병기(病期)·병태(病態)·중증도(重症度)로 본

근거 중심 **질환별 간호 과정 3**

병기(病期)·병태(病態)·중증도(重症度)로 본

근거 중심 **질환별 간호 과정 3**

Authorized translation from the Japanese language edition, entitled
病期・病態・重症度からみた 疾患別看護過程 + 病態関連図 第2版
ISBN 978-4-260-01561-5
edited by 井上　智子 / 佐藤　千史
published by IGAKU-SHOIN LTD., TOKYO Copyright ⓒ2012
All Rights Reserved. No part of this book may be reproduced or transmitted in any form or by any means,
electronic or mechanical, including photocopying, recording or by any information storage retrieval system,
without permission from IGAKU-SHOIN LTD.
Korean language edition published by HANEON PUBLISHING, Copyright ⓒ2014

병기(病期)·병태(病態)·중증도(重症度)로 본

근거 중심 질환별 간호 과정 3

이노우에 도모코, 사토 치후미 편집 | 엄옥주 감수 | 이민자 옮김

한집

추 천 사

이 책 한 권으로 임상 현장에서 필요한 전반적인 간호 과정을 이해할 수 있다. 일러스트와 체계적인 설명으로 간호 과정을 일목요연하게 보여주며, 임상 현장에서 반드시 필요한 질병 관련 지식들을 소개했다.

– **이숙자** (대한병원협회 학술교육국 국장)

환자 중심의 의료 서비스는 질병의 치유 외에도 환자에게 감동을 주는 것을 목표로 한다. 감동은 어렵거나 복잡하지 않다. 환자를 위하는 진정성이 전달되면 감동을 느낀다. 알고, 이해하고, 환자에게 도움을 주고자 하는 의료인의 순수한 마음이 그것이다. 이 책에는 가장 필요한 지식과 함께 그 마음이 담겨 있다.

– **장희정** (한림대학교 간호학부 성인간호학 교수)

의학·간호학 및 건강 관련 학문은 매우 빠른 속도로 발전하고 있다. 이러한 변화에 발맞추어 오늘날 간호사는 전문적인 이론 및 광범위한 지식을 바탕으로 간호대상자의 요구에 부응하는 총체적인 간호접근이 필요하다.

이 책은 해부, 병태 생리, 증상 관리와 더불어 간호를 계획하고 제공하기 위한 객관적이고 과학적인 접근 방법인 간호 과정을 구체적으로 설명하고 있다. 따라서 실제 임상에서 환자에게 적용할 수 있을 뿐 아니라, 현장 간호사나 간호학을 전공하는 학생들의 기본을 더욱 탄탄하게 해주는 데 큰 도움이 될 것으로 기대한다.

– **문숙자** (서울적십자병원 간호부장)

기본적인 질병들의 병태 생리를 쉽게 이해할 수 있는 책이다. 특정 환자에 국한하지 않고 임상적으로 일어날 수 있는 다양한 상황에서 더 많은 환자에게 적용할 수 있도록 폭넓은 관점으로 간호 과정을 조망할 수 있다. 예비 간호사들과 임상 현장의 간호사들은 물론, 후배들을 학습시키고자 하는 간호사 리더들에게도 반드시 필요한 책이라 확신한다.

— 공혜연 (나은병원 적정진료관리실 QI팀장)

질병에 따라 간호 과정을 구분하는 것은 결국 환자 중심의 의료서비스로 가는 길이다. 환자의 개별적인 질병에 초점을 맞추어 의료서비스를 제공하는 것이 결국 의료서비스 질 향상에 많은 도움이 될 것이다. 그렇다면 이 책에는 앞으로 의료기관이 가야 할 근본적인 방향이 제시되어 있다고 볼 수 있다.

— 김덕진 (한국만성기의료협회장, 전 대한노인요양병원협회장)

이 책은 단순히 환자들을 질환별로 나누어 묶도록 한 것이 아니라, 다양한 환자들의 간호 과정을 서로 효과적으로 융합시켜 의료 조직 간의 업무 효율을 높이는 방법이 된다는 것을 가르쳐준다.

— 문현근 (이노솔루션 대표)

서 문

Nursing Process, 즉 '간호 과정'이라는 용어가 간호계에 뿌리를 내린 지는 오래되었다. 이 용어의 중요성은 질병과 치료법에 따라 획일적인 간호를 하는 것이 아니라 환자의 개별적인 문제에 초점을 맞추는 데 있다. 즉 개별적인 문제 해결 방법에 따라 관리 계획을 세우고 간호 활동의 전개 방식을 도입하는 등 환자 개개인에게 눈을 돌리는 것이 양질의 간호와 연결된다고 보는 것이다. 기존의 병동 기준 간호 매뉴얼, 새로운 클리니컬 패스웨이(clinical pathway)와 케어 맵(care map) 등은 동일 진단군에 포함된 사람들, 같은 치료법(예를 들어 수술 방식·처방)을 적용하는 사람들의 공통점과 정체성에 주목하여 합리적이고 타당한 케어 방법을 보여주었다.

이 책은 이러한 사고에 기반하여 질병 이름은 물론 병태·중증도 등이 환자에 대한 평가와 간호 진단 등 문제를 명확하게 하는 데 도움이 되도록 서술하였다.

솔직히 처음 이 책의 성격을 '질환별 간호 과정'이라고 정의 내릴 때에는 많은 저항감이 있었다. 간호 과정은 개별 케어를 전개하기 위한 것이며, 환자들을 질환별로 묶는 것은 바람직하지 않다고 생각했기 때문이다. 또한 '(의학적) 진단에 따라서 간호가 결정되는 것이 아니며, 환자가 있기 때문에 간호가 존재한다'고 말할 수 있고, 질환의 이름이나 치료법이 간호에 선행한다고도 생각하지 않는다.

이러한 생각을 바탕으로 이 책을 기획하면서 '질병' 또는 '증상'을 출발점으로 하여 원인이나 발병 기전, 필요한 검사와 치료를 통해 간호 과정을 전개할 수 있으며, '평가–간호 진단-목표-간호 활동-평가'라는 사이클은 각 지점에서 더욱 유연하고 대담하게 시행될 것임을 실감했다.

이 책에서 보여주는 질환별 간호 과정은 여러 간호 과정을 질환별로 통합한 것이 아니다. 간호 과정의 전개에서 질병 이름은 물론, 병기·병태·중증도를 고려한 개별성을 충실히 반영해, 질환의 설명에 포함된 병인, 역학, 증상, 합병증 그리고 치료법에 대한 지식을 공고히 하기 위한 것이다. 간호 과정은 병의 치료와 별도로 존재할 수 없는 것이며, 중요한 것은 간호 과정과의 융합과 제휴 방법이다.

이 책은 기존의 것을 전제로 한 치료에 대한 지식이 아니라 환자들을 간호하는 과정을 유기적으로 통합하기 위한 방법을 보여준다. 또한 이 책에서 사용한 간호 진단명에 대해서는 새롭게 '간호 진단 색인'을 마련하여, 간호 진단이라는 측면에서 역방향으로 찾을 수 있도록 했다.

이러한 과정은 경험이 풍부한 집필진이 있어야 가능한 일로서, 현재 일본에서 간호의 제일선에서 활동하고 있는 분들이 참여해주었다. 그 결과 편집자들의 의도를 훨씬 뛰어넘는 내용을 제공받을 수 있었기에 크게 감사드린다. 또한 전자화 시대에 걸맞은 구성과 레이아웃에 공을 들인 의학서원 편집실 여러분에게도 진심으로 감사를 드린다.

이 책이 간호를 위한 학습과 간호에 종사하는 사람들에게 큰 도움이 된다면, 책을 세상에 내놓는 데 참여한 사람들 모두에게 기대 이상의 기쁨이 될 것으로 믿는다.

편집자를 대표하여 이노우에 도모코

편 집

이노우에 도모코 도쿄의과치과대학 대학원 보건대학원 교수-첨단 침습완화 케어 간호학

사토 치후미 도쿄의과치과대학 대학원 보건대학원 교수-건강정보 분석학

집 필

의학 해설

아오야기 마사루 도쿄의과치과대학 대학원 치의학종합연구과 준교수-신경기능 외과학

아카자 미호 도쿄의과치과대학 대학원 치의학종합연구과-뇌신경병태학

아키자와 다다오 쇼와대학 의학부 교수-신장내과학

아사노 유우 보에이의과대학교 병원 외래교수-소아과

히가시(와키원) 료코 도쿄의과치과대학 의학부 부속병원-순환제어내과

아라이 아야코 도쿄의과치과대학 대학원 치의학종합연구과 강사-혈액내과학

아라이 히로쿠니 도쿄의과치과대학 대학원 치의학종합연구과 교수-심장혈관외과학

아리이 시게키 독립 행정법인 노동자건강복지기구 히마마쓰 로사이 병원 원장

이시다 치호 독립 행정법인 국립병원기구 이오 병원 신경진료 부장

이즈미 나미키 무사시노 적십자 병원 부원장·소화기과 부장

이즈미야마 하지메 도쿄의과치과대학 의학부 부속병원 의료협력지원센터 강사

이소베 미쓰아키 도쿄의과치과대학 대학원 치의학종합연구과 교수-순환 제어내과학

이치오카 마사히코 공익 재단법인 도쿄보건의료공사 도시마 병원 부원장

이토 히로아키 아키타대학 대학원 의학계 연구과 교수-혈관내과학·호흡기내과학

이나지 모토키 도쿄의과치과대학 대학원 치의학종합연구과 조교수-뇌신경 기능 외과학

이리오카 다카쿠니 국가공무원공제조합연합회 요코스카 공제병원 신경내과 부장

우스이 유타카 사이타마의과대학 부교수-호흡기내과

우치다 치요코 후쿠시마대학 인간발달문화학 교수

우치무라 코헤이 구마모토대학 의학부 부속병원-신장내과

에노모토 노부유키 야마나시대학 대학원 의학공학종합연구부 교수-임상 의학 계열(내과학 강좌 제1교실)

엔도 겐	일본 적십자사 의료센터 대장항문외과 부장
오카와 아쓰시	도쿄의과치과대학 대학원 치의학종합연구과 교수-정형외과학
오타 가쓰야	도쿄의과치과대학 대학원 치의학종합연구과 강사-심리치료, 완화 의료학/온타 제2병원 진료부장
오쓰카 이사오	이사오 가메다소고 병원 부인과 부장
오토모 야스히로	도쿄의과치과대학 대학원 치의학종합연구과 교수-구급재해의학
오노 기쿠오	도쿄의과치과대학 대학원 치의학종합연구과 교수-신경기능외과학
오노 교코	도쿄의과치과대학 대학원 치의학종합연구과 준교수-안과학
오사나이 다카유키	요쓰야 메디컬 큐브 유선외과 과장
가키조에 유타카	구마모토대학 대학원 생명과학연구부-신장내과학
가게야마 유키오	사이타마 현립 암센터 비뇨기과 부장
가지와라 미치코	도쿄의과치과대학 의학부 부속병원 수혈부장
가타야마 이치로	오사카대학 대학원 의학계연구과 교수-내과계 임상의학 전공, 정보통합의학 강좌 피부과
가쓰노 데쓰야	JA아이치후생련 비사이 병원-내과
가토 사토시	자치의과대학 교수-정신과
가토 다쿠로	제생회 가와구치 종합병원 피부과 부장
가네코 히토시	닛산 후생회 타마 병원 산부인과 부장
가모이 고쥬	도쿄의과치과대학 대학원 치의학종합연구과 조교수-안과학
가와카미 사토루	사이타마 의과대학교 종합의료센터 부교수-비뇨기과
고노 타쓰유키	도쿄의과치과대학 대학원 치의학종합연구과 교수-식도, 일반외과학
기시모토 세이지	도쿄의과치과대학 대학원 치의학종합연구과 교수-두경부 외과학
기타하라 사토시	공익 재단법인 도쿄보건질환공사 타마 남부지역 병원-비뇨기과 부장
기타무라 오토	도쿄의과치과대학 대학원 치의학종합연구과 교수-이비인후과학
기타무라 다카토시	기타무라 클리닉 원장
기하라 가즈노리	도쿄의과치과대학 대학원 치의학종합연구과 교수-신장 비뇨기외과학
기요카와 유스케	도쿄의과치과대학 대학원 치의학종합연구과-이비인후과학
구도 아쓰시	도쿄의과치과대학 대학원 치의학종합연구과 조교수-간담췌·종합외과학

구보타 데쓰오　　　　도쿄의과치과대학 대학원 보건대학원 교수-생체방어검사학

구보타 도시로　　　　도쿄의과치과대학 대학원 치의학종합연구과 교수-생식기능협관학

구야마 야스시　　　　데이쿄대학 의학부 교수-내과학

구루마지 아케오　　　도쿄의과치과대학 대학원 치의학종합연구과 준교수-정신행동의과학

구로키 아케오　　　　쇼와대학 의학부 강사-신장내과학

구로사키 마사유키　　무사시노 적십자병원 소화기과 부장

구로사 요시로　　　　요시사쿠 종합병원 외과부장

구와하타 유코　　　　전 오메 시립 종합병원 이비인후과 원장

고야 마사히코　　　　오구라 기념병원 순환기내과 부장

고가 후미타카　　　　도쿄의과치과대학 대학원 치의학종합연구과 강사-신장 비뇨기외과학

고마노 유키코　　　　도쿄의과치과대학 대학원 치의학종합연구과 비상근 강사-교원병, 류머티즘 내과학

고야마 다카도시　　　도쿄의과치과대학 대학원 보건대학원 부교수-첨단 혈액검사학

사이토 가즈타카　　　도쿄의과치과대학 의학부 부속병원 강사-신장 비뇨기외과학

오타 마야　　　　　　도쿄 도립 다마종합의료센터-내과

사사키 세이　　　　　도쿄의과치과대학 대학원 치의학종합연구과 교수-신장내과학

시치리 마사요시　　　가타자토대학 의학교수-내분비대사 내과학

시모카도 겐타로　　　도쿄의과치과대학 대학원 치의학종합연구과 교수-혈류 제어 과학

진노 데쓰야　　　　　도쿄의과치과대학 의학부 부속병원 강사-정형외과

진 야스토　　　　　　히라쓰카 공제병원 호흡기과 과장

스기하라 겐이치　　　도쿄의과치과대학 대학원 치의학종합연구과 교수-종양외과학

스기모토 다로　　　　도쿄의과치과대학 의학부 부속병원 강사-이비인후과

스미 다쿠로　　　　　도쿄의과치과대학 대학원 치의학종합연구과 강사-두경부외과학

세키타 요시히사　　　시키 시립 시민병원 외과장

세키야 이치로　　　　도쿄의과치과대학 대학원 치의학종합연구과 교수-연골재생학

다카기와 준　　　　　도쿄공제병원 호흡기외과 부장

다케우치 다카시　　　도쿄의과치과대학 대학원 치의학종합연구과 조교수-정신행동의과학

다케시타 기미야　　　국제의료복지대학 아타미 병원 교수-소화기 센터

다테노 다에   도쿄의과치과대학 대학원 치의학종합연구과-분자 내분비내과학

다나카 아키라   영자영양대학 교수-임상영양의학연구소

다나카 도모히로   토론토대학 소화기내과-장기이식 의료부

다니구치 요시미   도쿄의과치과대학 의학부 부속병원 강사-주산, 여성진료과

다마키 마사시   무사시노 적십자병원 신경외과 부장

단 가즈오   일본의과대학 교수-혈액내과

지다 마모루   리버사이드 요미우리 빌클리닉 소장

데리다 미노리   아키타대학 대학원 의학계 연구과 조교수-혈관내과학

데라리 노리오   고치대학 의학부 교수-내분비대사, 신장내과학

도다 슈지   도쿄의과치과대학 대학원 치의학종합연구과 준교수-임상검사의학

도미타 기미오   구마모토대학 대학원 생명과학연구부 교수-신장내과학

도리야마 히데유키   도쿄해상일동 의료 서비스 의료본부

나카사와 마사유키   도쿄의과치과대학 대학원 치의학종합연구과 특임 교수-지역 소아 의료 연구강좌

나가호리 마사카즈   도쿄의과치과대학 조교수-소화기내과

나카무라 노리아키   도쿄의과치과대학 대학원 치의학종합연구과 조교수-간담췌·종합외과학

니시카와 도루   도쿄의과치과대학 대학원 치의학종합연구과 교수-정신행동과학

니시자와 아야   도쿄의과치과대학 대학원 치의학종합연구과 조교수-피부과

노구치 마사유키   오카야마현 정신보건복지센터 지역지원 상담과 참사

하기야마 히로유키   요코하마 시립 미나토 적십자병원 교원병 류머티즘 내과 부장

하라다 다쓰야   도쿄의과치과대학 대학원 치의학 종합연구과 강사-생식기능협관학

히구치 데쓰야   도호대학 의료센터 사쿠라 병원 부교수-피부과

히라다 유키오   공익 재단법인 첨단의료진흥재단 첨단의료센터 병원장

후카미 신   지바애우회 기념병원 안과부장

후쿠다 데쓰야   도쿄의과치과대학 대학원 치의학종합연구과 조교수-혈액내과학

후지이 도시미쓰   도쿄의과치과대학-소화기내과

후나코시 아키히로   후쿠오카 산노병원 췌장내과 부장

후루야 다다사   후루야 내과의원 원장

후루이 요시히코   가와구치 피부과 클리닉 원장

마쓰우라 마사토   도쿄의과치과대학 대학원 보건대학원 교수-생활기능 정보 해석학

마쓰시마 에이스케   도쿄의과치과대학 대학원 치의학종합연구과 준교수-심리치료·완화의료학

미즈사와 히데히로   도쿄의과치과대학 대학원 치의학종합연구과 교수-신경병태학

미야기 나오토   도쿄의과치과대학 의학부 부속병원 조교수-심장혈관 외과학

미야케 슈지   도쿄의과치과대학 보건관리센터 교수

미야자카 쿄코   동경가정대학 영양학과 교수

미야사카 노부유키   도쿄의과치과대학 대학원 치의학종합연구과 교수-교원병·류머티즘 내과학

미야자키 시게루   공익재단법인 결핵 예방 가이신야마다테 병원 생활습관병 센터장

미야자키 야스나리   도쿄의과치과대학 대학원 치의학종합연구과 준교수-수면제어학(호흡기내과)

무네타 다케시   도쿄의과치과대학 대학원 치의학종합연구과 교수-운동기외과학

무라카미 기미오   도쿄 도립 고마고메 병원 안과부장

모리오 도모히로   도쿄의과치과대학 대학원 치의학종합연구과 준교수-발생발달병태학

모리타 사다오   도쿄의과치과대학 의학부 부속병원 교수-재활부

야스미즈 타케히코   소카 시립병원 부원장(산부인과)

야마우치 신이치   도쿄의과치과대학 대학원 치의학종합연구과-종양외과학

야마다 마사히토   가나자와대학 대학원 의약보건학 종합연구과 교수-뇌 노화·신경병태학(신경내과학)

야마모토 다카시   데이쿄대학 의학부 강사-내과학

야마와키 마사나가   교토 부립 의과대학 대학원 의학연구과 교수-종합의료·의학교육학

요코제키 히로   도쿄의과치과대학 대학원 치의학종합연구과 교수-피부과

요코타 다카노리   도쿄의과치과대학 대학원 치의학종합연구과 교수-신경병태학

요시자와 야스유키   도쿄의과치과대학 이사-부학장

요시다 다케시   도쿄의과치과대학 대학원 치의학종합연구과 조교수-안과학

와카바야시 마이   도쿄의과치과대학 대학원 치의학종합연구과-신장내과학

와타나베 겐스케   기옥의과대학종합의료센터 객원 교수

와타나베 마모루   도쿄의과치과대학 대학원 치의학종합연구과 교수-소화기병태학

와타나베 무쓰히사   도쿄 도립 보쿠도병원 내과 원장

사이노 다카시	오사카 부립대학 간호학부 조교-감염간호학
사카이 아키코	후쿠이대학 의학부 간호학과 교수-임상간호학
사카모토 유코	도쿄 의료보건대학 간호학부 간호학과 강사
사쿠마 에리카	홋카이도의료대학 간호복지학부 간호학과 부교수-정신간호학
사쿠라이 아야노	세이료카간호대학 간호학부 조교-성인간호학
사사키 요시코	도쿄의과치과대학 대학원 보건대학원 부교수-첨단 침습 완화 케어 간호학
사이토 마사미	쓰쿠바대학 의학 의료계 부교수-성인간호학
사이토 도시코	오사카 부립대학 간호학부 교수-감염간호학
시게노 가오루	천리의료대학 교수
시노키 에리	도쿄의료 보건대학 의료보건학부 간호학과 교수
시마다 메구미	도쿄대학 대학원 인간건강과학연구과 준교수-간호과학 영역
쇼무라 마사코	도카이대학 건강과학부 간호학과 부교수-성인간호학
스기야마 유리	전 도쿄의료보건대학 의료보건학부 간호학과 조수
다카시마 나오미	도쿄 지케이의료대학 의학부 간호학과 교수-성인간호학
다카하시 사쓰키	군마 현립 현민건강과학대학 간호기술 교육학 연구분야 강사-기초 간호 기술학
다카하시 나쓰코	세이료카간호대학 대학원 박사과정 후기
다카히라 사치코	나가사키 현립대학 간호영양학부 간호학과 강사-성인간호학
다키시마 노리코	가와사키 시립 간호단기대학 교수
다케이 루미	고마키시민병원
다케우치 사치에	미에대학 의학부 간호학과 부교수
다테노 준코	야마구치대학 대학원 의학계 연구과 강사-임상간호학
스카모토 나오코	죠치대학교 종합인간과학부 간호학과 교수-기초간호학
쓰키다 가즈미	후쿠이대학 의학부 간호학과 부교수-성인·노인간호학
도미오카 아키코	도쿄의료보건대학 의료보건학부 간호학과 부교수-소아간호학
도모마사 준코	독립 행정법인 노동자 건강 복지기구 간사이 산재병원
나가사와 노리코	사이타마 시립병원 간호사장
나카지마 에미코	교린대학 보건학부 간호학과 교수-성인·노인 간호학

나카야마 유키 공익재단법인 도쿄의학종합연구소 감각 시스템 연구 분야 난치병 치료 간호 연구소 주임 연구원

나스 가즈미 히로시마대학 대학원 의치약보건학 연구과 조교-간호 개발 과학

히다이 리에 지바현 응급의료센터 간호국

히라마쓰 노리코 겐와카이 임상간호학 연구소 주임 연구원

후쿠다 유코 교린대학 보건학부 간호학과 강사-성인·노인 간호학

호리이 사토시 오사카 부립대학 간호학부 교수-감염간호학

마에카와 아쓰코 나고야대학 대학원 의학계 연구과 교수-지역 재택 간호

마쓰시마 모토코 독립 행정법인 노동자건강복지기구 오사카 로사이병원 간호사장

마나베 도모코 교린대학 의학부 부속병원

미우라 하나에 일본 적십자간호대학 부교수-성인간호학

미우라 미나코 도쿄여자의과대학 간호학부 조교-성인간호학

미타 유미코 성마리안나 의과대학 병원감염제어부 간호사장

야토미 유미코 도쿄의과치과대학 대학원 보건위생학연구과-대학원 첨단 침습 완화 케어 간호학

야마자키 도모코 죠우치대학교 종합인간과학부 간호학과 부교수-성인간호학

야마세 히로아키 야마구치대학 대학원 의학계 연구과 교수-임상간호학

야마다 유키 전 국립국제의료연구센터 병원 에이즈 치료·연구개발 센터

야마모토 이쿠코 준텐도대학 의학부 부속 우라병원 간호교육과

이 책의 콘셉트와 효과적인 학습법

이 책은 간호 과정의 프로세스를 체계적으로 설명하고 있습니다.

- 학생들이 간호 과정을 임상 현장에서 실제로 어떻게 전개하면 좋을지 배우는 것은 매우 어려운 일입니다. 이 책에서는 간호 과정이란 과연 무엇인지 철저하게 다루고 있으며, 학생들이 간호 과정을 이해할 수 있도록 체계적으로 설명하였습니다. 간호 과정의 개념은 '계통 간호학 강좌 기초 간호 기술'을 기준으로 하였습니다.

- 각 항목의 간호 과정 설명에는 먼저 전체를 파악할 수 있도록 '간호 과정의 순서도'를 실었습니다. 관찰 항목 → 간호 문제(간호 진단) → 간호 목표(간호 성과) → 간호 활동(간호 중재)의 흐름에 따라 잘 이해할 수 있도록 했습니다. 또한 간과해서는 안 되는 중요한 포인트 또는 기본 자세를 이해하고 실습에 임할 수 있도록, 이정표가 되는 '기본 개념'을 첫 부분에 넣었습니다.

- 이 책에서는 간호 과정을 'Step 1 영향 평가, Step 2 간호 초점, Step 3 계획, Step 4 실시, Step 5 평가'의 5단계로 나누어 설명하였습니다. 각 단계의 포인트나 착안점을 쉽게 알아볼 수 있도록 중요 사항은 빨간색으로 표시하고, 배경이 되는 근거를 확실히 설명하였습니다. 특히 학생들이 골칫거리로 여기는 평가 내용을 어디에서 착안하면 좋을지, 간과하기 쉬운 것은 무엇인지 그 내용을 실었습니다.

- 환자와 가족에 대해 전체적으로 파악하도록 하기 위해 각 항목의 마지막에는 일반적인 환자의 경우를 예로 '병태 관련도와 간호 문제'를 다루었습니다. 여기에서 병태를 바탕으로 한 근거를 이해할 수 있습니다. 전국의 간호대학에서 폭넓게 사용할 수 있는 부분이라고 생각합니다.

전국의 간호대학에서 폭넓게 사용할 수 있습니다.

- 이 책에서는 각 간호대학이나 교과서 또는 대상의 특성에 따라 구분된 특정 간호 이론이나 평가의 틀을 존중하여, 굳이 새로운 평가 틀을 설정하지 않고 물리적 검토의 기본인 head to toe의 구성 정보를 정리하였습니다. 따라서 고든, 오렘, 핸더슨, 로이, 탁소노미 Ⅱ(NANDA-I) 등의 실제 교육 내용에 따라 활용하시기 바랍니다. 참고로 기초 교육에서 널리 채용되고 있는 린다 J. 카르페니토, 모이에의 《간호 진단 핸드북》에 따른 고든의 기능적 건강 패턴에 의한 분류(예: 영양–대사 패턴)를 '간호 문제 목록'에 병기하였습니다. 따라서 고든의 기능적인 건강 패턴을 채용하고 있는 학교는 물론, 《카르페니토 간호 진단 핸드북》을 채용하는 학교에서도 이 책을 활용하여 일관성 있는 학습을 할 수 있습니다.
- 이 책에서는 간호 문제를 키워드로 간호 과정을 전개하기 때문에, NANDA-I 등 간호 진단 레이블을 사용하지 않아도 문제가 없습니다. 간호 문제에 대한 표기는 임상적이고 평이한 표현을 사용하였습니다.

NANDA-I, 카르페니토, 고든의 간호 진단을 병기하였습니다.

- 최고 전자 의료 기록의 도입에 따라 임상에서 공용 언어로 사용하는 간호 진단명을 소개하는 의료 시설이 증가하고 있습니다. 이 책에서는 NANDA-I의 간호 진단 레이블을 기본으로, NANDA-I에서는 채용되지 않았지만 임상적으로 유용하다고 생각되는 간호 진단 레이블 카르페니토의 《간호 진단 핸드북》에서도 채택하여 '간호 진단'으로 병기했습니다. 카르페니토와 고든도 기본 간호 진단 레이블은 NANDA-I에서 채용하고 있기 때문에, 카르페니토와 고든을 사용하는 수업에서도 이 책에서 설명한 내용으로 수업을 할 수 있습니다.

폭넓은 대상을 정하고 간호 과정을 전개하였습니다.

- 실제 임상에서는 환자의 상태가 매우 다양하고 개별성을 가집니다. 또한 시간이 지남에 따라 상태가 변화하게 마련입니다. 그러므로 이 책에서는 특정 환자의 상을 만들어내지 않고, 어느 정도 차별성이 있는 상황을 가정하여 임상적으로 일어날 수 있는 간호 문제를 가능한 한 넓은 관점에서 보도록 했습니다. 이는 특정 환자에게 한정된 지식만을 흡수하면 학생들이 상황에 따라 임기응변으로 대응하지 못할 것을 우려해서입니다. 책에서 얻은 지식을 바탕으로 실제 수업과 실습에서 환자 개인의 개별성을 가미한 간호 과정을 전개하면, 책을 통한 학습 효과를 더욱 실감할 수 있습니다.

- 또한 다양한 상황에서 학생이 임기응변으로 대응할 수 있도록 의학 논평의 '병기·병태·중증도별 치료 순서도'에 맞도록 '병기·병태·중증도별 관리 포인트'를 실었습니다.

이 책 한 권으로 최신 의학 지식을 배울 수 있습니다.

- 이 책에서는 기본적인 병태 생리를 학생들이 철저하게 이해하기를 바라는 마음으로 임상의가 저술한 의학서와 동등한 수준이면서도 분명하고 이해하기 쉬운 문장으로 의학 해설을 실었습니다. 현재 임상에서 실제로 이루어지는 진단과 치료에 대한 모든 항목을 각 분야의 전문성을 가진 의사가 집필하여, 내용의 신뢰도는 물론 최신 정보를 수록하였습니다. 또한 학생들이 건강기록부를 봤을 때 환자에게 사용되는 약물이 무엇인지 이해할 수 있도록 처방 사례도 충분히 도입하였으며, 치료제 일람표를 함께 실었습니다. 각 항목의 시작 부분에는 병태의 생리를 한눈에 파악할 수 있도록 그림을 중심으로 '눈으로 보는 질환'을 실어두었습니다.

이 책의 구성과 사용법

질환 설명

기본적인 의학 지식을 알기 쉽게 원 포인트로
해설하였습니다.

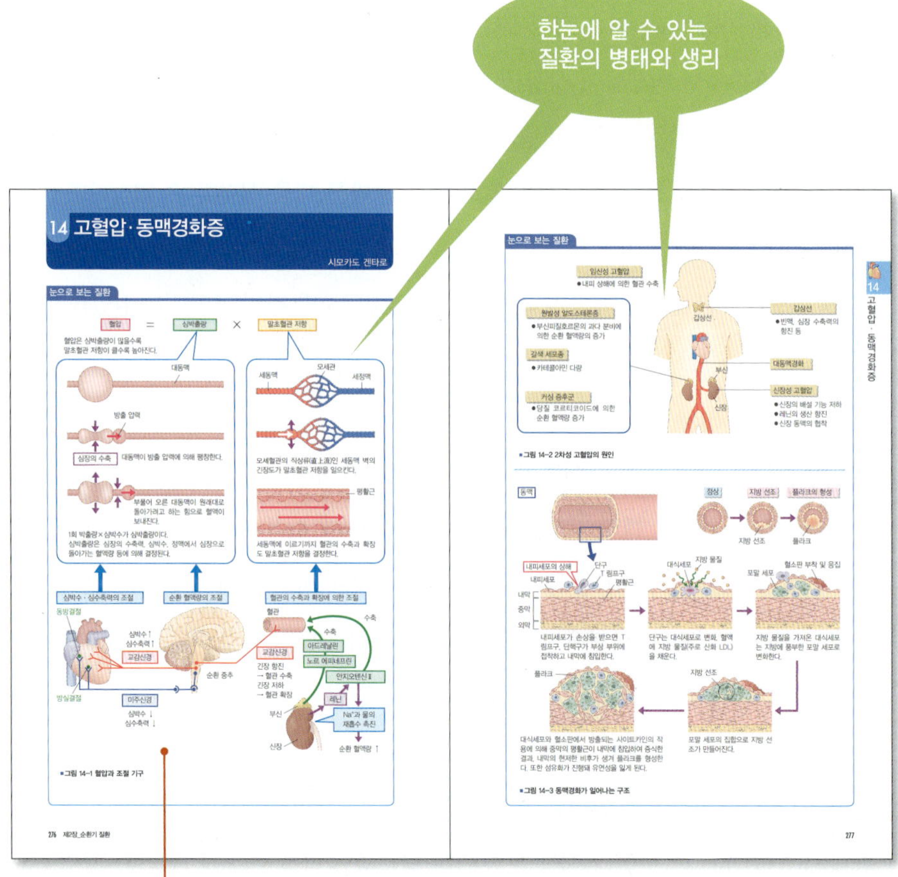

각 항목의 시작 부분에는 '눈으로 보는 질환'을
그림으로 보여주여 먼저 질병의 전체 모습을
파악하도록 하였습니다.

질환에 대한 지식을 간결하게 설명하였습니다.
진료기록 카드를 보고 확인하십시오.

* 병태 생리
* 병인 · 악화 요인
* 역학 · 예후
* 증상
* 진단 · 검사값
* 합병증
* 치료법

병태 생리

● 고혈압

* 고혈압은 혈압이 지나치게 높은 상태가 지속되는 병태에서 혈관·뇌·심장·신장 등의 장기에 장애가 있는 경우이다. 사람의 체질은 나이가 들면서 혈압이 상승하는데, 본태성 고혈압과 승압 호르몬 생산 종양 등에 따른 2차성 고혈압이 있다.

〈혈압 유지 기구와 고혈압〉

* 혈압은 심장에서 송출된 혈액이 전신을 둘러싼 압력으로 '심박출량×말초 저항'으로 규정된다. 심장에서 나온 혈액은 대동맥이 풍선처럼 부풀어 올라, 압력은 약화되고 말초로 전송된다. 이것이 수축기 혈압으로 좌심실의 수축기(심실 내압)보다 낮다. 심장의 이완기에는 심장의 방출 압력이 제로가 되지만, 부풀어 오른 대동맥의 수축에 의한 압력에서 말초 혈액을 계속해서 보낸다. 이때의 압력이 이완기 혈압이다(그림 14-1).
* 염분의 과잉 섭취는 체액을 증가시켜 심박출량을 높이기 때문에, 따뜻한 방에서 갑자기 추운 곳으로 나가면 혈관이 수축해 말초혈관 저항이 증가하므로 혈압이 상승한다.
* 혈압이 떨어지면 생명 유지에 필수적인 장기에 혈액을 공급할 수 없게 되므로 인체에는 혈압을 일정 정도 이상 유지하는 구조가 갖춰져 있다. 신경계에 의한 혈관 수축과 심장 박동 제어, 레닌-아지오텐신-알도스테론계에 의한 혈관 수축, 체액량 조절 제어가 대표적이다. 예를 들어 출혈보다 체액량이 감소하여 심박출량이 낮아지면 심박수가 증가하기 때문에, 1회 박출량의 저하를 보충하면 모든 말초혈관이 수축하고 혈압이 유지된다. 또한 신장에서 나트륨 배설이 감소하여 체액량 유지에 작용한다.
* 고혈압 여부는 혈압 상승에 의해 증가하는 심혈관 질환에 관한 역학 연구에서 얻어진 혈압 값에 따라 결정되며 다분히 편의적이다. 본태성 고혈압이 생리적 혈압 유지 기구가 높게 세팅되었기 때문에 2차성 고혈압은 주로 혈압 조절기구의 일부가 폭주하여 생기는 것이라 여겨진다. 또한 노인이 대동맥경화인 경우 심장의 방출 압력을 완충하는 작용이 저하하므로 수축기 혈압은 상승하고, 반대로 이완기 혈압은 낮아진다.

〈고혈압에 의한 장기 손상〉

* 높은 혈압에 노출되는 혈관계는 장애를 일으키고, 높은 압력에 저항하는 혈액을 보내 심장은 비대해진다.
  * 혈관: 뇌혈관의 괴사 → 뇌출혈 동맥경화 → 관상동맥 질환, 뇌경색, 사지의 말초동맥 질환(PAD)신장 사구체의 파괴 → 신장 경화증(단백뇨, 말기 신부전)
  * 심장: 고혈압 심장 질환(심장 비대, 말기에는 심부전)

● 동맥경화

* 동맥경화증은 혈관 벽의 지질 축적을 수반하는 만성 염증에 의해 생기는 혈관 루멘의 협착을 초래하는 질환이다.
* 고콜레스테롤혈증, 흡연, 고혈당, 고혈압 등에 의해 혈관 내피가 손상되는 것으로부터, 염증의 시작은 혈관 벽, 주로 내막에 지질의 침착을 동반한 섬유화 병변이 발생하는 것에서 비롯된다(그림 14-3).
* 항응고 작용을 하는 내피가 손상되기 때문에 혈전이 생기기 쉬워지지만 병변을 덮고 있는 피막이 깨지면 급격히 큰 혈전이 형성되어 소구경으로 혈관을 폐쇄한다.
* 급성 심근경색의 대부분은 이러한 동맥경화 병변의 파탄(불안정한 플라크의 파탄)에 의해 발생한다(그림 14-4).

병인 · 악화 요인

* 고혈압
  ① 본태성 고혈압: 체질
  ② 2차성 고혈압: 신장 질환(신장 혈관의 협착, 신장 실질 질환), 내분비 질환(원발성 알도스테론증, 갈색세포종, 쿠싱 증후군, 갑상선 기능 항진증 등), 대동맥경화(그림 14-2)
* 동맥경화: 당뇨병, 고혈압, 이상지질혈증, 흡연이 심근경색 가족력, 남성, 폐경 후 여성(관상동맥 질환의 위험 요인에 대해서는 '32 이상지질혈증(고지혈증)' 참조)

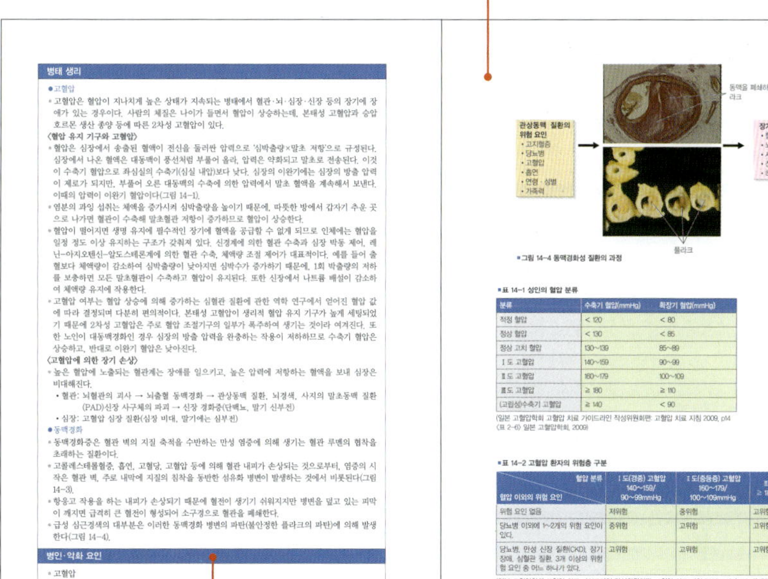

■ 그림 14-4 동맥경화성 질환의 과정

■ 표 14-1 성인의 혈압 분류

분류	수축기 혈압(mmHg)	확장기 혈압(mmHg)
적정 혈압	< 120	< 80
정상 혈압	< 130	< 85
정상 고치 혈압	130~139	85~89
I도 고혈압	140~159	90~99
II도 고혈압	160~179	100~109
III도 고혈압	≥ 180	≥ 110
(고립성)수축기 고혈압	≥ 140	< 90

(일본 고혈압학회 고혈압 치료 가이드라인 작성위원회판: 고혈압 치료 지침 2009, p14 〈표 2-6〉 일본 고혈압학회, 2009)

■ 표 14-2 고혈압 환자의 위험층 구분

혈압 이외의 위험 요인 \ 혈압 분류	I도(경증) 고혈압 140~159/ 90~99mmHg	II도(중등증) 고혈압 160~179/ 100~109mmHg	III도(중증) 고혈압 ≥ 180 / ≥ 110mmHg
위험 요인 없음	저위험	중위험	고위험
당뇨병 이외에 1~2개의 위험 요인이 있다.	중위험	고위험	고위험
당뇨병, 만성 신장 질환(CKD), 장기 상애, 심혈관 질환 3개 이상의 위험 요인 중 어느 하나가 있다.	고위험	고위험	고위험

(일본 고혈압학회 고혈압 치료 가이드라인 작성위원회판: 고혈압 치료 지침 2009, p16 〈표 2-8〉 일본 고혈압학회, 2009에서 일부 수정)

악화 요인의 제거는 중요한 케어 중 하나이므로
일상생활을 하는 환경도 포함하여 체크해야 합니다.

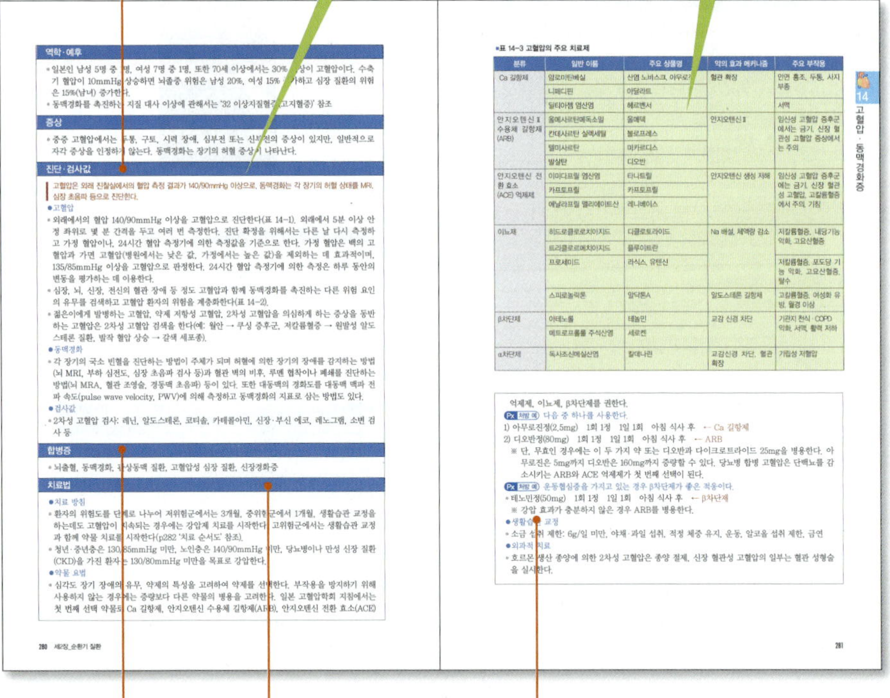

역학·예후

- 일본인 남성 5명 중 1명, 여성 7명 중 1명, 또한 70세 이상에서는 30% 이상이 고혈압이다. 수축기 혈압이 10mmHg 상승하면 뇌졸중 위험은 남성 20%, 여성 15% 증가하고 심장 질환의 위험은 15%(남녀) 증가한다.
- 동맥경화를 촉진하는 지질 대사 이상에 관해서는 '32 이상지질혈증(고지혈증)' 참조

증상

- 중증 고혈압에서는 두통, 구토, 시력 장애, 심부전 또는 신부전의 증상이 있지만, 일반적으로 자각 증상을 인정하지 않는다. 동맥경화는 장기의 허혈 증상이 나타난다.

진단·검사값

고혈압은 외래 진찰실에서의 혈압 측정 결과가 140/90mmHg 이상으로, 동맥경화는 각 장기의 허혈 상태를 MRI, 심장 초음파 등으로 진단한다.

● 고혈압
- 외래에서의 혈압 140/90mmHg 이상을 고혈압으로 진단한다(표 14-1). 외래에서 5분 이상 안정 좌위로 몇 분 간격을 두고 여러 번 측정한다. 진단 확정을 위해서는 다른 날 다시 측정하고 가정 혈압이나, 24시간 혈압 측정기에 의한 측정값을 기준으로 한다. 가정 혈압은 백의 고혈압과 가면 고혈압(병원에서는 낮은 값, 가정에서는 높은 값)을 제외하는 데 효과적이며, 135/85mmHg 이상을 고혈압으로 판정한다. 24시간 혈압 측정기에 의한 측정은 하루 동안의 변동을 평가하는 데 이용한다.
- 심장, 뇌, 신장, 전신의 혈관 장애 등 정도 고혈압과 함께 동맥경화를 촉진하는 다른 위험 요인의 유무를 검색하고 고혈압 환자의 위험을 계층화한다(표 14-2).
- 젊은이에게 발병하는 고혈압, 약제 저항성 고혈압, 2차성 고혈압을 의심하게 하는 증상을 동반하는 고혈압은 2차성 고혈압 검색을 한다(예: 월안 → 쿠싱 증후군, 저칼륨혈증 → 원발성 알도스테론 질환, 발작 혈압 상승 → 갈색 세포종).

● 동맥경화
- 각 장기의 국소 빈혈을 진단하는 방법이 주체가 되며 허혈에 의한 장기의 장애를 감지하는 방법(뇌 MRI, 부하 심전도, 심장 초음파 검사 등)과 혈관 벽의 비후, 루멘 협착이나 폐쇄를 진단하는 방법(뇌 MRA, 혈관 조영술, 경동맥 초음파) 등이 있다. 또한 대동맥의 경화도를 대동맥 맥과 전파 속도(pulse wave velocity, PWV)에 의해 측정하고 동맥경화의 지표로 삼는 방법도 있다.

● 검사값
- 2차성 고혈압 검사: 레닌, 알도스테론, 코티솔, 카테콜아민, 신장·부신 에코, 레노그램, 소변 검사 등

합병증

- 뇌출혈, 동맥경화, 관상동맥 질환, 고혈압성 심장 질환, 신장경화증

치료법

● 치료 방침
- 환자의 위험도를 단계로 나누어 저위험군에서는 3개월, 중위험군에서 1개월, 생활습관 교정을 하는데도 고혈압이 지속되는 경우에는 강압제 치료를 시작한다. 고위험군에서는 생활습관 교정과 함께 약물 치료를 시작한다(p282 '치료 순서도' 참조).
- 청년·중년층은 130/85mmHg 미만, 노인층은 140/90mmHg 미만, 당뇨병이나 만성 신장 질환(CKD)을 가진 환자는 130/80mmHg 미만을 목표로 강압한다.

● 약물 요법
- 심각도 장기 장애의 유무, 약제의 특성을 고려하여 약제를 선택한다. 부작용을 방지하기 위해 사용하지 않는 경우에는 증량보다 다른 약물의 병용을 고려한다. 일본 고혈압학회 지침에서는 첫 번째 선택 약물로 Ca 길항제, 안지오텐신 수용체 길항제(ARB), 안지오텐신 전환 효소(ACE)

280 제2장 순환기 질환

14 고혈압·동맥경화증

■표 14-3 고혈압의 주요 치료제

분류	일반 이름	주요 상물명	약의 효과 메커니즘	주요 부작용
Ca 길항제	암로디핀베실	산엽 노바스크, 아무로?	혈관 확장	안면 홍조, 두통, 사지 부종
	니페디핀	아달라트		
	딜티아쳄 염산염	헤르벤서		서맥
안지오텐신 Ⅱ 수용체 길항제 (ARB)	올메사르탄메독소밀	올메텍	안지오텐신 Ⅱ	임산성 고혈압 증후군에서는 금기, 신장 혈관성 고혈압 증상에서는 주의
	칸데사르탄 실렉세틸	블로프레스		
	텔미사르탄	미카르디스		
	발살탄	디오반		
안지오텐신 전환 효소 (ACE) 억제제	이미다프릴 염산염	타나트릴	안지오텐신 생성 저해	임산성 고혈압 증후군에는 금기, 신장 혈관성 고혈압, 고칼륨혈증에서 주의, 기침
	카프토프릴	카프토프릴		
	에날라프릴 말리에이트산	레니베이스		
이뇨제	히드로클로로치아지드	디클로토라이드	Na 배설, 체액량 감소	저칼륨혈증, 내당기능 악화, 고요산혈증
	트리클로로메치아지드	플루이트란		
	프로세미드	라식스, 유텐신		저칼륨혈증, 포도당 기능 악화, 고요산혈증, 탈수
	스피로놀락톤	알닥톤A	알도스테론 길항제	고칼륨혈증, 여성화 유방, 월경 이상
β차단제	아테노롤	테놀민	교감 신경 차단	기관지 천식·COPD 악화, 서맥, 활력 저하
	메트로프롤롤 주석산염	세로켄		
α차단제	독사조신메실산염	칼데나린	교감신경 차단, 혈관 확장	기립성 저혈압

억제제, 이뇨제, β차단제를 권한다.

Px 처방 예 다음 중 하나를 사용한다.
1) 아무로진정(2.5mg) 1회 1정 1일 1회 아침 식사 후 ← Ca 길항제
2) 디오반정(80mg) 1회 1정 1일 1회 아침 식사 후 ← ARB
　※ 단, 무효인 경우에는 이 두 가지 약 또는 디오반과 다이크로트라이드 25mg을 병용한다. 아무로진은 5mg까지 디오반은 160mg까지 증량할 수 있다. 당뇨병 합병 고혈압은 단백뇨를 감소시키는 ARB와 ACE 억제제가 첫 번째 선택이 된다.

Px 처방 예 운동협심증을 가지고 있는 경우 β차단제가 좋은 적용이다.
- 테노민정(50mg) 1회 1정 1일 1회 아침 식사 후 ← β차단제
　※ 강압 효과가 충분하지 않은 경우 ARB를 병용한다.

● 생활습관 교정
- 소금 섭취 제한: 6g/일 미만, 야채·과일 섭취, 적정 체중 유지, 운동, 알코올 섭취 제한, 금연

● 외과적 치료
- 호르몬 생산 종양에 의한 2차성 고혈압은 종양 절제, 신장 혈관성 고혈압의 일부는 혈관 성형술을 실시한다.

281

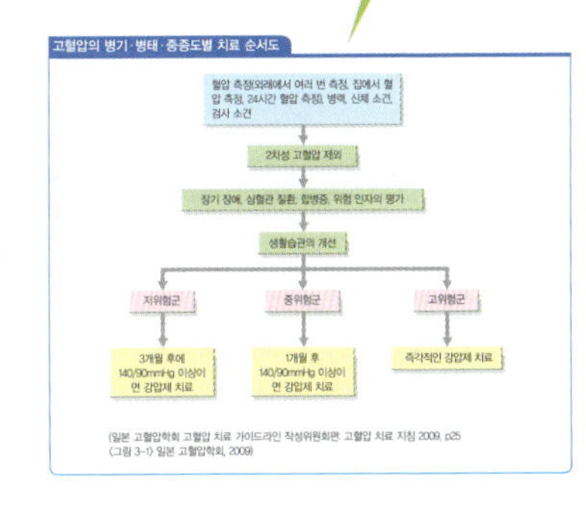

고혈압 · 동맥경화증 환자의 간호

아리타 기요코

간호 과정의 이해

정보 수집으로부터 영향 평가, 치료 계획, 평가까지
어떤 환자에게도 대응할 수 있도록
상세하게 해설하였습니다.

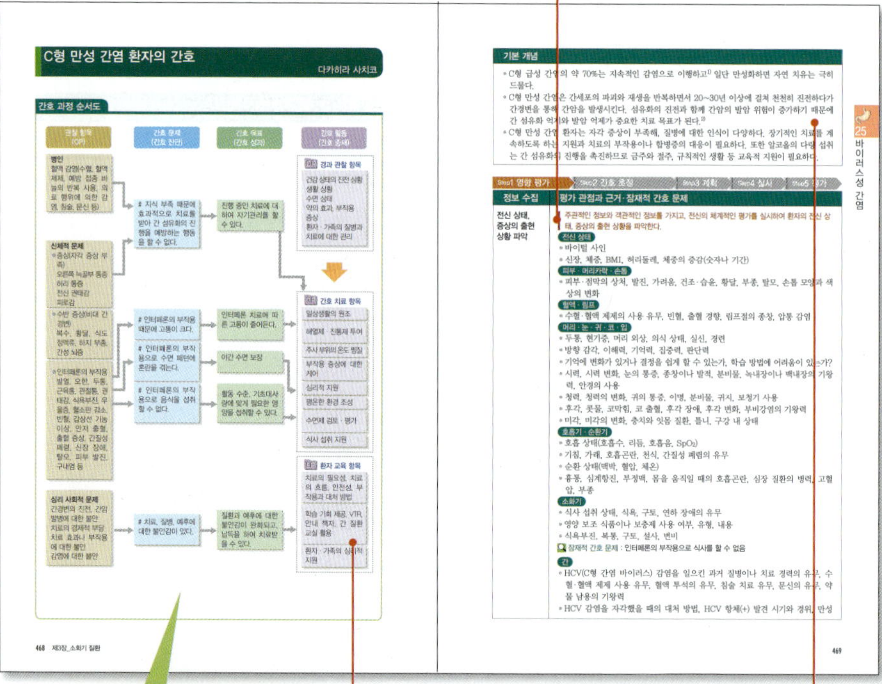

간호 과정의 개요를 우선 전체적으로 판단합니다.

일반적인 간호 문제의 목록을 보여줍니다. focus assessment는 그 후의 치료 계획에도 영향을 주는 중요한 단계입니다. '간호의 우선순위 지침'을 참고하면서 환자·가족과 간호 문제에 대해 검토할 수 있습니다.

간염 진단 시기와 경위, 진찰 여부, 치료 내용과 경과
- 자각 증상: 오른 늑골부 통증, 허리 통증, 전신 피로, 피로감 등
- 간 기능: AST, ALT, LDH(젖산 탈수소 효소), γ-GTP, ALP(알칼리성 포스파타제), TB(총 빌리루빈), ChE(콜린에스테라아제), WBC(백혈구), Plt(혈소판), PT(프로트롬빈 시간), HPT(헤파플러스턴 테스트), NH₃(암모니아)
- 영양 상태: TP(총 단백), Alb(알부민), TC(총 콜레스테롤), Hb(헤모글로빈), Ht(하프 타임)
- C형 간염 검사: HCV 항체, 바이러스성(HCV-RNA 정량법), 바이러스형(혈청형, 유전자형)
- 간경화도: 복수, TB, Alb, ICG(인도시아닌그린) 시험
- 섬유화 마커: 히알론산, Ⅳ형 콜라겐, P-Ⅲ-P(프로콜라겐페프치드)
- 종양 마커: AFP, PIVKA Ⅱ
- 검사 소견: 복부 초음파, 복부 CT, 복부 MRI, 복강경하 간 생검, 복부 소화관 조영술, 내시경
- 인터페론(IFN)의 사용 상황, 바이털 사인 변화, 해열 약물의 사용 상황

🔍 잠재적 간호 문제 : 인터페론의 부작용 때문에 고통이 강함

직장·항문·신장·비뇨기·생식기
- 배변 패턴(횟수, 양상, 불편, 제어 방법, 완하제 사용)
- 소변 패턴(횟수, 양상, 불편), 야간의 배뇨 상태, 이뇨제의 사용 상황
- 소변 검사값(요당, 요단백, 요잠혈), 대변 검사값(대변 잠혈), 신장 기능(BUN(혈액 요소 질소), Cr(크레아티닌) 등)
- 성기능의 변화와 문제
- 성관계 만족도, 변화·문제의 유무, 파트너와의 관계
- 피임 방법을 사용하고 있는지, 그에 따른 문제는 없는지 여부

골격근·사지·지각
- 사지·몸통의 운동 기능, 관절 가동 범위, 관절통, 근육통, 통증, 종창, 발적, 열감
- 근력, 악력, 보행 자세의 상태
- 지각이나 감각 이상, 떨림, 냉감
- 통증이나 불편함이 있는가, 있다면 언제부터 어느 정도에서 대처를 어떻게 하고 있는가?

🔍 잠재적 간호 문제 : 인터페론의 부작용 때문에 고통이 심함

ADL과 자기관리
- 식사 섭취(시간, 횟수, 내용, 기호), 수분 섭취(종류, 양, 맛)
- 흡연, 음주 여부, 복약 여부, 과로, 과식, 스트레스 등
- 필요한 활동을 위해 에너지는 충분한가, 권태감이나 피로감의 유무
- 일(시간, 내용, 활동 강도, 잔업의 유무)
- 운동(시간, 내용, 빈도), 레저 활동
- 수면(시간, 상태), 숙면의 유무
- 잠들기, 중간 각성, 이른 아침 각성, 밤낮 역전, 잔면감, 낮에 졸음이 오는지 유무, 수면제 사용 유무
- ADL(식사, 목욕, 배설, 옷 갈아입기, 조리, 가사, 자다가 몸을 뒤척임, 일반 이동성 등)

🔍 잠재적 간호 문제 : 인터페론의 부작용에 따른 수면 패턴의 혼란

심리적 측면의 파악

❙ 환자·가족의 질병이나 치료에 대한 인식, 스트레스 대처 행동, 가치관과 신념을 이해한다.

자기 인식
- 치료 방법 결정에 대해 갈등을 드러내는 말들을 관찰한다.
- 우울증을 보이는 말, 치료 내용과 그 효과를 파악한다.

- 시선 맞추기나 집중력, 주의력, 신체의 자세는 어떤가?
- 환자 자신에 대해 어떻게 생각하고 있는가?
- 환자는 자신을 어떻게 표현하는가?
- 환자의 신체가 변했는가(탈모 등), 이러한 변화가 환자에게 문제가 되는가?
- 발병 이후 자신의 신체에 대한 사고방식이 변화했는가?
- 분노, 좌절, 두려움, 불안, 우울의 정도와 그것을 해소시킬 수 있는가?
- 희망의 유무, 조절의 유무, 해결책이 있는가.
- 현재의 건강 상태·검사·치료에 관한 이해의 정도를 파악한다.
- 건강 유지 행동, 의사나 간호사의 지시 실행 여부, 의료 공급자 또는 요양 생활에 관한 희망을 가지고 있는가?

🔍 잠재적 간호 문제 : 지식 부족으로 인해 효과적으로 치료를 받고 간 섬유화의 진행을 미리 방지하는 행동을 취할 수 없음

코핑·스트레스 내성
- 최근 1~2년 동안 인생의 큰 변화와 위기가 있었는지 여부
- 일에 대해 차분히 상담하는 상대는 누구인가?
- 긴장하고 있는가, 릴렉스 상태인가, 긴장을 완화하는 방법은 무엇인가?
- 휴식을 위해 알코올, 약물을 사용하는가?
- 인생의 큰 문제에 대해 어떻게 대처하는가?
- 스트레스 존재의 유무(입원, 간 생검, 인터페론 치료 등)
- 코핑을 위한 다양한 지원 시스템

가치관·신념
- 전반적으로 인생이 원하는 대로 가고 있는지, 인생의 설계는 어떻게 하는가?
- 자신의 삶에서 중요한 것은 무엇인가?
- 일상에서의 종교적 실천이나 삶에서 신앙이 중요한가, 문제가 발생한 경우 신앙이 일정 정도 역할을 하는가?

🔍 잠재적 간호 문제 : 치료 및 질병·예후에 대한 불안감

사회적 측면의 파악

❙ 가족, 일, 사회관계 속에서 환자의 주요한 역할과 책임을 이해한다.
- 가족 구성, 가족이나 다른 사람의 관계, 가족에 대한 의존도·자립도, 만나는 사람은 어떠한 모습인가?
- 가족과의 문제(건강 문제, 돌봄의 문제)는 무엇인가?
- 환자의 질병·입원에 대해 가족은 어떻게 생각하고 있는가?
- 환자의 질병·입원에 대해 직장에서 이해하고 있는가?
- 직업·일의 종류, 일(학교 생활)은 잘되고 있는가?
- 가정, 직장, 학교, 사회 활동의 역할 변화에 대한 인식 정도를 파악한다.
- 의료비, 사회 자원의 활용 현황, 수입·지출에 대한 인식의 정도를 파악한다.

Step1 영향 평가 ▶ **Step2 간호 초점** ▶ Step3 계획 ▶ Step4 실시 ▶ Step5 평가

간호 문제 리스트

#1 지식 부족 때문에 효과적으로 치료를 받거나 간 섬유화의 진행 예방 행동을 취할 수 없다(건강 지각-건강관리 패턴).
#2 인터페론의 부작용 때문에 고통이 크다(인지-지각 패턴).
#3 인터페론 부작용으로 수면 패턴에 혼란을 초래한다(수면-휴식 패턴).
#4 치료나 질환, 예후에 대한 불안을 느낀다(자기 인식 패턴).
#5 인터페론의 부작용으로 음식을 섭취할 수 없다(영양-대사 패턴).

이런저런 간호 문제에 대하여 간호 진단, 간호 목표, 간호 계획, 중재의 포인트와 근거를 구체적으로 수록하였습니다. 환자의 상태에 맞춘 치료 계획을 세울 수 있습니다.

근거를 잘 알 수 있습니다.

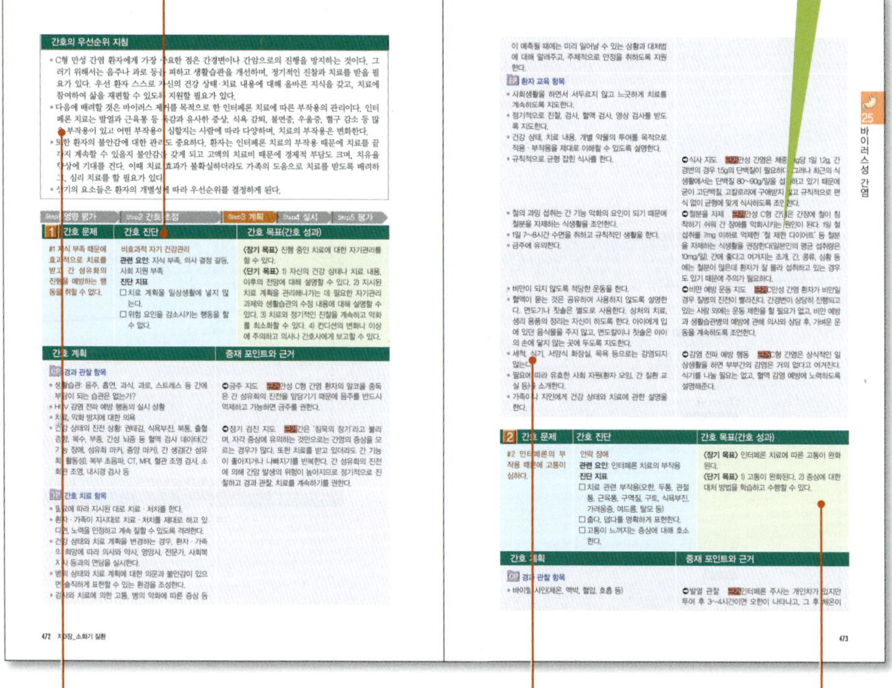

평가의 기준으로 고든의 《기능적 건강 패턴》을 사용한 경우, 분류를 참고하여 항목에 넣었습니다(분류와 표기는 린다 J. 카르페니토=모이에의 《간호 진단 핸드북 제9판》에 따랐습니다).

환자의 상태에 맞추어 치료 계획을 세웁니다.

간호의 장기 목표와 단기 목표를 보여줍니다.

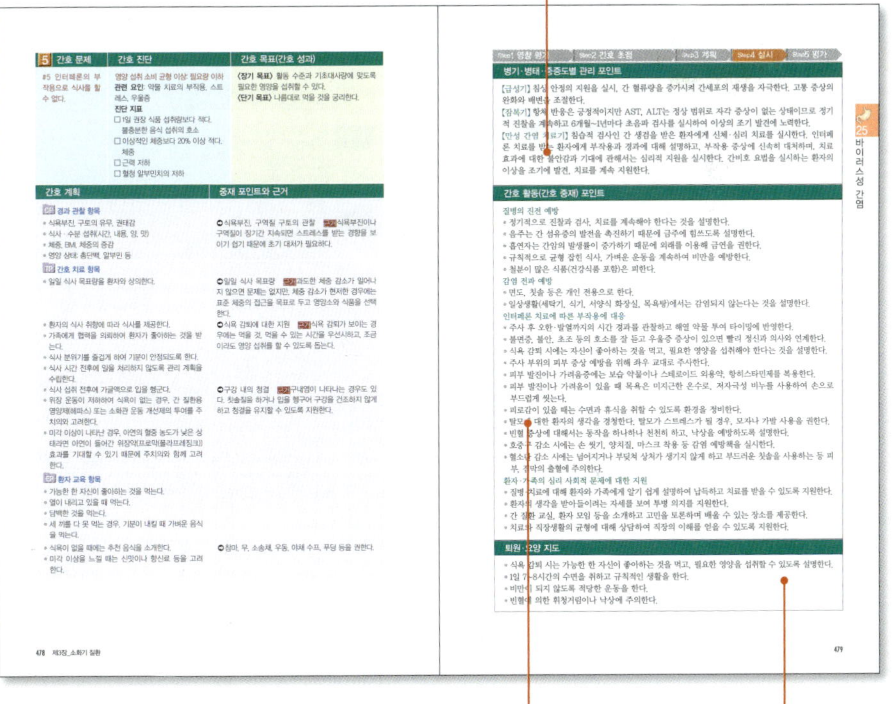

5 간호 문제	간호 진단	간호 목표(간호 성과)
#5 인터페론의 부작용으로 식사를 할 수 없다.	영양 섭취 소비 균형 이상 필요량 이하 **관련 요인**: 약물 치료의 부작용, 스트레스, 우울증 **진단 지표** □ 1일 권장 식품 섭취량보다 적다. 　불충분한 음식 섭취의 호소 □ 이상적인 체중보다 20% 이상 적다. 　체중 □ 근력 저하 □ 혈청 알부민치의 저하	〈장기 목표〉 활동 수준과 기초대사량에 맞도록 필요한 영양을 섭취할 수 있다. 〈단기 목표〉 나름대로 먹을 것을 궁리한다.

간호 계획	중재 포인트와 근거
OP 경과 관찰 항목 • 식욕부진, 구토의 유무, 권태감 • 식사·수분 섭취(시간, 내용, 양, 맛) • 체중, BMI, 체중의 증감 • 영양 상태: 총단백, 알부민 등 **TP 간호 치료 항목** • 일일 식사 목표량을 환자와 상의한다. • 환자의 식사 취향에 따라 식사를 제공한다. • 가족에게 협력을 의뢰하여 환자가 좋아하는 것을 받는다. • 식사 분위기를 즐겁게 하여 기분이 안정되도록 한다. • 식사 시간 전후에 일을 처리하지 않도록 관리 계획을 수립한다. • 식사 섭취 전후에 가글액으로 입을 행군다. • 위장 운동이 저하하여 식욕이 없는 경우, 간 질환용 영양제(헤파스) 또는 소화관 운동 개선제의 투여를 주치의와 고려한다. • 미각 이상이 나타난 경우, 아연의 혈중 농도가 낮은 상태라면 아연이 들어간 위장약(프로막(폴라프레징크)) 효과를 기대할 수 있기 때문에 주치의와 함께 고려한다. **EP 환자 교육 항목** • 가능한 한 자신이 좋아하는 것을 먹는다. • 열이 내리고 있을 때 먹는다. • 담백한 것을 먹는다. • 세 끼를 다 못 먹는 경우, 기분이 내킬 때 가벼운 음식을 먹는다. • 식욕이 없을 때에는 추천 음식을 소개한다. • 미각 이상을 느낄 때는 신맛이나 향신료 등을 고려한다.	◐식욕부진, 구역질 구토의 관찰　**근거** 식욕부진이나 구역질이 장기간 지속되면 스트레스를 받는 경향을 보이기 쉽기 때문에 초기 대처가 필요하다. ◐일일 식사 목표량　**근거** 과도한 체중 감소가 일어나지 않으면 문제는 없지만, 체중 감소가 현저한 경우에는 표준 체중의 접근을 목표로 두고 영양소와 식품을 선택한다. ◐식욕 감퇴에 대한 지원　**근거** 식욕 감퇴가 보이는 경우에는 먹을 것, 먹을 수 있는 시간을 우선시하고, 조금이라도 영양 섭취를 할 수 있도록 돕는다. ◐구강 내의 청결　**근거** 구내염이 나타나는 경우도 있다. 칫솔질을 하거나 입을 행구어 구강을 건조하지 않게 하고 청결을 유지할 수 있도록 지원한다. ◐참마, 무, 소송채, 우동, 야채 수프, 푸딩 등을 권한다.

478　제3장_소화기 질환

Step1 병창 확기　Step2 간호 초점　Step3 계획　**Step4 실시**　Step5 평가

병기·병태·중증도별 관리 포인트

【급성기】 침상 안정의 지원을 실시, 간 혈류량을 증가시켜 간세포의 재생을 자극한다. 고통 증상의 완화와 배변을 조절한다.
【잠복기】 항체 반응은 긍정적이지만 AST, ALT는 정상 범위로 자각 증상이 없는 상태이므로 정기적 진찰을 계속하고 6개월~1년마다 초음파 검사를 실시하여 이상의 조기 발견에 노력한다.
【만성 간염 치료기】 침습적 검사인 간 생검을 받은 환자에게 신체·심리 치료를 실시한다. 인터페론 치료를 받는 환자에게 부작용과 경과에 대해 설명하고, 부작용 증상에 신속히 대처하며, 치료 효과에 대한 불안감과 기대에 관해서는 심리적 지원을 실시한다. 간비호 요법을 실시하는 환자의 이상을 조기에 발견, 치료를 계속 지원한다.

간호 활동(간호 중재) 포인트

질병의 진전 예방
• 정기적으로 진찰과 검사, 치료를 계속해야 한다는 것을 설명한다.
• 음주는 간 섬유증의 발전을 촉진하기 때문에 금주에 힘쓰도록 설명한다.
• 흡연자는 간암의 발생률이 증가하기 때문에 외래를 이용해 금연을 권한다.
• 규칙적으로 균형 잡힌 식사, 가벼운 운동을 계속하여 비만을 예방한다.
• 철분이 많은 식품(건강식품 포함)은 피한다.
감염 전파 예방
• 면도, 칫솔 등은 개인 전용으로 한다.
• 일상생활(세탁기, 식기, 서양식 화장실, 목욕탕)에서는 감염되지 않는다는 것을 설명한다.
인터페론 치료에 따른 부작용에 대응
• 주사 후 오한·발열까지의 시간 경과를 관찰하고 해열 약물 투여 타이밍에 반영한다.
• 불면증, 불안, 초조 등의 호소를 잘 듣고 우울증 증상이 있으면 빨리 정신과 의사와 연계한다.
• 식욕 감퇴 시에는 자신이 좋아하는 것을 먹고, 필요한 영양을 섭취해야 한다는 것을 설명한다.
• 주사 부위의 피부 증상 예방을 위해 좌우 교대로 주사한다.
• 피부 발진이나 가려움증에는 보습 약물이나 스테로이드 외용약, 항히스타민제를 복용한다.
• 피부 발진이나 가려움이 있을 때 목욕은 미지근한 온수로, 저자극성 비누를 사용하여 손으로 부드럽게 씻는다.
• 피로감이 있을 때는 수면과 휴식을 취할 수 있도록 환경을 정비한다.
• 탈모에 대한 환자의 생각을 경청한다. 탈모가 스트레스가 될 경우, 모자나 가발 사용을 권한다.
• 빈혈 증상에 대해서는 동작을 하나하나 천천히 하고, 낙상을 예방하도록 설명한다.
• 호중구 감소 시에는 손 씻기, 양치질, 마스크 착용 등 감염 예방책을 실시한다.
• 혈소판 감소 시에는 넘어지거나 부딪쳐 상처가 생기지 않게 하고 부드러운 칫솔을 사용하는 등 피부, 점막의 출혈에 주의한다.
환자·가족의 심리 사회적 문제에 대한 지원
• 질병·치료에 대해 환자와 가족에게 알기 쉽게 설명하여 납득하고 치료를 받을 수 있도록 지원한다.
• 환자의 생각을 받아들이려는 자세를 보여 투병 의지를 지원한다.
• 간 질환 교실, 환자 모임 등을 소개하고 고민을 토론하며 배울 수 있는 장소를 제공한다.
• 치료와 직장생활의 균형에 대해 상담하여 직장의 이해를 얻을 수 있도록 지원한다.

퇴원·요양 지도
• 식욕 감퇴 시는 가능한 한 자신이 좋아하는 것을 먹고, 필요한 영양을 섭취할 수 있도록 설명한다.
• 1일 7~8시간의 수면을 취하고 규칙적인 생활을 한다.
• 비만이 되지 않도록 적당한 운동을 한다.
• 빈혈에 의한 휘청거림이나 낙상에 주의한다.

25 바이러스성 간염

479

달성도를 체크하여 케어를 평가하고 간호 과정의 피드백(Step1~4)을 정리했습니다.

• 넘어지거나 부딪쳐 상처가 생기지 않게 하고, 강하게 코를 풀지 않는다. 부드러운 칫솔을 사용하는 등 피부, 점막의 출혈에 주의한다.
• 손 씻기, 양치질을 하여 감염을 예방한다.

Step1 영향 평가　Step2 간호 초점　Step3 계획　Step4 실시　**Step5 평가**

평가 포인트

간호 목표의 달성도
• 자신의 건강 상태나 치료 내용, 자기관리 과제에 대해 설명할 수 있는가?
• 치료나 정기적인 진찰을 계속하고 병세의 악화를 최소화할 수 있는가?
• 컨디션의 변화나 이상을 알아채고 의사나 간호사에게 보고하는가?
• 인터페론 치료에 따른 고통이 완화되는가?
• 야간 수면을 확보할 수 있는가?
• 나름대로 먹을 궁리를 하고 필요한 영양을 섭취할 수 있는가?
• 적혈구, 백혈구, 혈소판 감소 시 자기관리 행동을 할 수 있는가?
• 질환과 예후에 대한 불안감을 표출할 수 있는가?
• 적절한 코핑을 사용할 수 있는가?

●참고 문헌
1) 일본간호회편: 만성 간염 · 간경변 진료 가이드 2011, p22~38, 문광당, 2011
2) 이즈미 나미키 편집: 지침/지도 만성 간염, p32~36 일본의학분야신보사, 2011
3) 아카시 사아아, 이누이 요시아키, 기노시타 요시코: IFN 근육 주사에 의한 온욕 요법의 개발, 간장47 p352~354, 2006

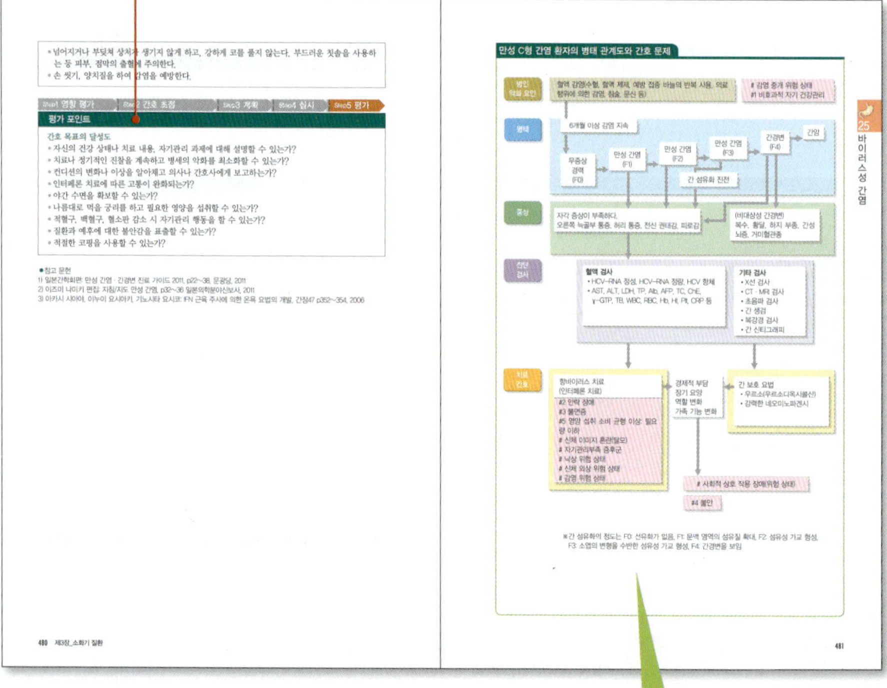

병태 관련도에서 전체 그림을 하나로 정리했습니다. 이 도표를 참고하여 돌보는 환자의 병태 관련도를 그려보십시오.

제 9 장

신장 질환

54 신증후군

눈으로 보는 질환

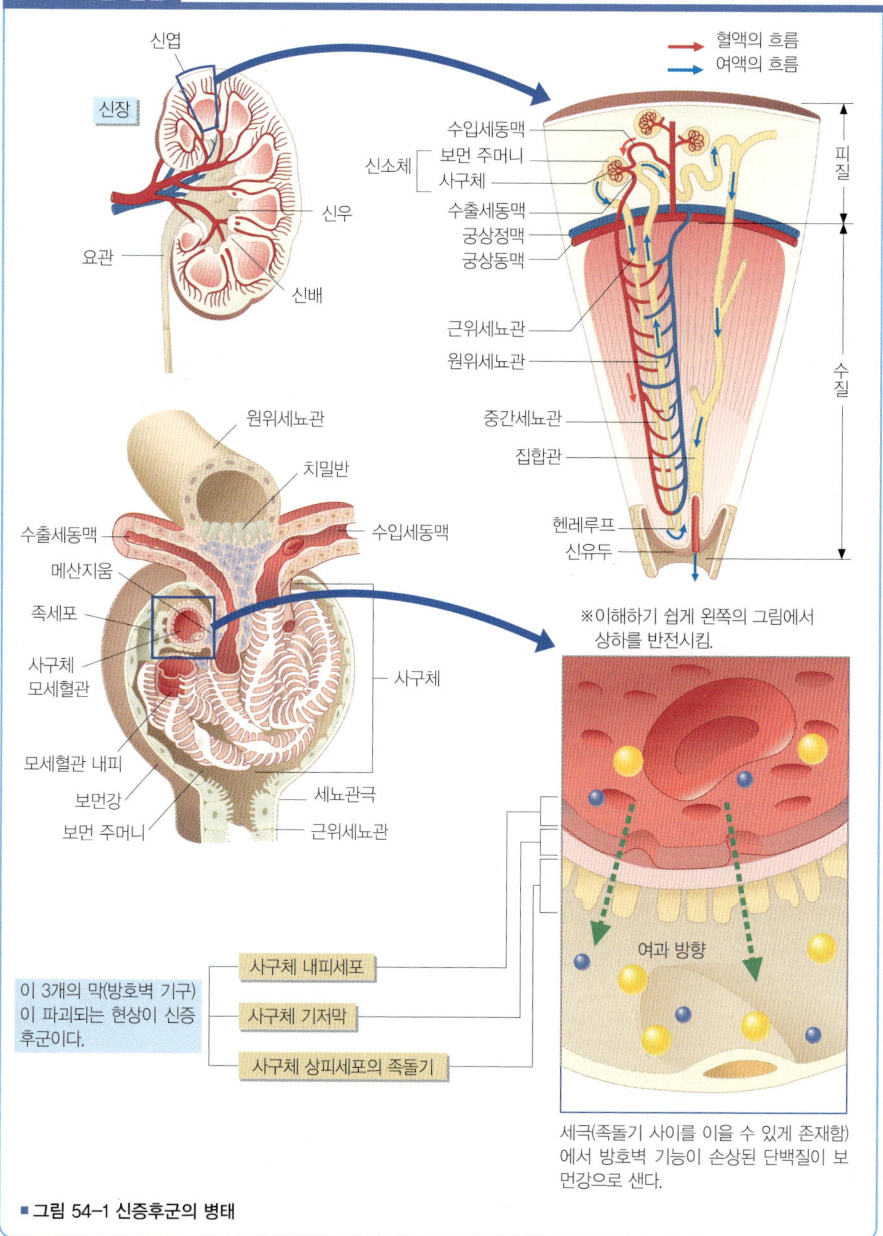

■ 그림 54-1 신증후군의 병태

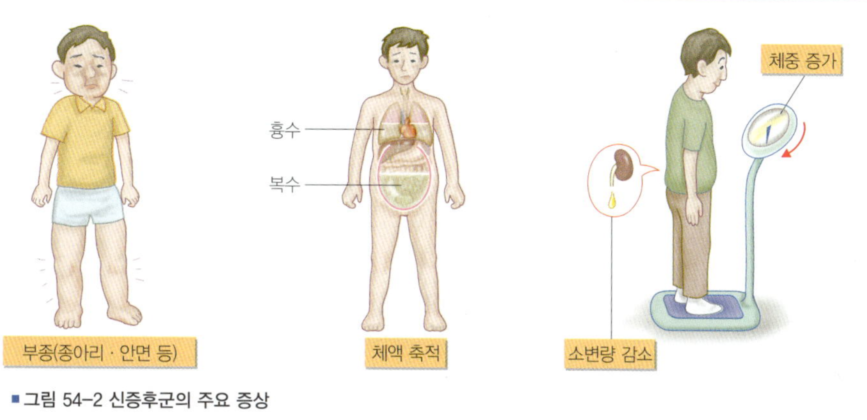

■ 그림 54-2 신증후군의 주요 증상

병태 생리

신증후군은 고도의 단백뇨와 그것에 따른 저단백혈증, 부종 및 이상지질혈증(고LDL콜레스테롤혈증)을 나타내는 임상 병태이다.

- 혈액의 여과를 담당하는 신장의 사구체 계제 벽(사구체 모세혈관 벽)은 내피세포, 기저막, 족세포로 구성되어 있다. 사구체에서 단백 투과성을 제어하는 것은 사구체 족세포의 족돌기 사이에 있는 세극과 사구체 기저막 구조의 방호벽 기구 두 개로 간주한다(그림 54-1).

- 이전에는 사구체 기저막 구조 속에 존재하는 크기 방호벽과 충전 방호벽이 손상되어, 알부민이 주체인 단백뇨가 나오는 것으로 알려졌다. 그런데 최근, 세극 구조 내 네프린이라는 단백질이 중요한 열쇠인 것으로 밝혀졌다. 세극의 방호벽 기능이 손상되어 단백질이 보먼강으로 유출되고, 이것이 단백뇨가 되는 것이다.

- 고도의 단백뇨가 생긴 결과로 저단백혈증이 발생하면, 혈관 내에서 수분을 유지하지 못하고 조직 간질로 수분이 누출되어 부종이 생긴다.

- 혈액 중 알부민 농도가 감소하면 간에서 알부민 합성이 증가하고, 그에 따라 저밀도리포단백질(LDL)과 초저밀도리포단백질(VLDL)의 생성도 증가해 이상지질혈증(고LDL콜레스테롤혈증)이 된다. 그 외에도 고밀도지방단백질(HDL)이 소변을 통해 손실되어 LDL 수용체 활성이 저하됨에 따라, LDL 제거율도 떨어진다. 모세혈관의 리포프로테인 리파제(Lipoprotein lipase, 리포단백질 리파제) 활성 저하에 따른 중성지방(TG)도 상승하는데, 이를 이상지질혈증에 관계된 것으로 간주한다.

- 단백뇨는 사구체 손상의 지표일 뿐만 아니라, 세뇨관 간질 장애를 일으켜 신장 장애를 악화시키는 중요한 요인이다.

병인 · 악화 요인

- 사구체 장애의 원인이 되는 것은 신장염 등 신장 자체의 이상(1차성)과, 당뇨병 등의 대사 이상이나 전신성 홍반성 루푸스(SLE) 등의 교원병, 아밀로이드 신부전, 감염증, 혈액 질환, 독성(2차성) 등이다.

역학 · 예후

- 성인의 경우 1차성 신증후군이 차지하는 비율은 70~80% 정도이다.
- 1차성 신증후군의 성인 예에서는 미세 변화형 신증후군이 약 40%, 만성 신부전이 약 30%, 메산지움 증식성 사구체 신장염이 약 12%, 소상사구체 경화증이 약 8%, 막증식성 사구체신장염이 약 7%를 차지한다(1990 · 1994년도의 일본 전국 조사에 따른다).
- 1차성 신증후군 환자 중 난치의 예가 차지하는 비중은 10~12%이다.

1. 1차성 신증후군
   1) 미세 변화형 신증후군
   2) 막성 신부전
   3) 막증식성 사구체 신장염
   4) 소상사구체 경화증
   5) 메산지움 증식성 사구체 신장염
2. 2차성 신증후군
   1) 전신성 질환에 따른 신장 장애: 당뇨병성 신부전, 전신성 홍반성 루푸스(SLE), 루프스 신장염, 아밀로이드 신부전, 크리오글로불린 신부전, 자반병성 신장염
   2) 유전성 질환: 선천성 신증후군, 알포트 증후군 등
   3) 간 질환: HBV 또는 HCV 관련 신부전
   4) 악성 종양: 각종 고형 암, 백혈병, 림프종, 다발성 골수종
   5) 감염증: 박테리아(MRSA 등), HIV, 기생충
   6) 심장 질환: 감염성 심내막염, 울혈성 심부전
   7) 약제: NSAIDs, 금제제, 부시라민, D-페니실라민 등
   8) 기타: 임신 고혈압 증후군, 신정맥·하대정맥 혈전증 등

■ 표 54-2 성인 신증후군의 진단 기준

1) 단백뇨: 3.5g/일 이상 지속된다.
   (소변에서의 요단백/소변 Cr 비율이 수시로 3.5g/gCr 이상인 경우도 이에 준한다)
2) 저알부민혈증: 혈청 알부민 수치 3.0g/dl 이하, 혈청 총단백량 6.0g/dl 이하인 경우도 참고한다.
3) 부종
4) 이상지질혈증(고LDL콜레스테롤혈증)

주 1. 위에 제시된 요단백량과 저알부민혈증(저단백혈증)이라는 두 가지 소견을 인정하는 것이 본 증후군 진단의 필수 조건이다.
   2. 부종은 본 증후군의 필수 조건이 아니지만, 중요한 소견이다.
   3. 이상지질혈증은 본 증후군의 필수 조건이 아니다.
   4. 난원형 지방체는 본 증후군의 진단에 참고가 된다.

(2010년 일본 후생노동성 난치성 질환 대책 진행성 신장 장애에 관한 조사 연구반)

- 성인의 경우, 난치성 예의 원질환으로는 소상사구체 경화증과 만성 신부전, 미세 변화형 신증후군, 막증식성 사구체 신장염, IgA 신증을 들 수 있지만, 만성 신부전이 약 40%, 소상사구체 경화증이 약 20%를 차지한다.
- 2차성 신증후군의 원인은 연령에 따라 다르다. 소아는 자반병성 신장염, 성인은 당뇨병성 신부전이나 루프스 신장염이 많다.
- 성비(남/여)는 1.3~1.5로, 남성이 많다.
- 연령 분포로 따지면, 1차성 신증후군은 0~10대와 50대에서 발생 빈도가 높다. 고령층에서도 나타난다.
- 예후는 원질환에 따라 다르다. 신장 생존율은 소상사구체 경화증이 만성 신부전보다 좋지 않다.

증상

부종(종아리, 얼굴 등)이 주요 증상이다.
- 주요 증상은 저단백혈증에 따른 부종(종아리·안면 등)이며, 약 80%의 증례를 통해 인정되었다 (그림 54-2).
- 저단백혈증이 악화되면 전신 부종, 흉수와 복수의 축적이 인정된다. 소변량 감소도 같이 발생하며, 체액이 축적됨에 따른 체중 증가를 본인이 자각할 수 있다. 또한 단백뇨는 배뇨 시 소변의 거품으로 인식할 수 있다.
- 난치의 예에서는 혈전증, 급성 신부전, 감염증도 발생할 수 있다.

- 주요 증상을 바탕으로 진찰한다. 혈액 검사와 소변 검사를 시행하여 성인 신증후군의 진단 기준(표 54-2)에 기초해 진단한다.
- 신증후군을 일으키는 질환이 많이 있어, 그 병형이나 조직 유형을 알기 위해서는 혈액 검사, 초음파 검사 등이 필요하다. 그중에서도 신장생검은 병형의 확인과 치료 방침을 결정하는 데 매우 유용하다.
- 검사값
- 진단 기준대로 요단백이 3.5g/일 이상 지속(또는 소변의 단백뇨/소변 크레아틴 비율이 수시로 3.5g/gCr 이상), 혈청 총단백량이 6.0g/dℓ 이하(또는 혈청 알부민값이 3.0g/dℓ 이하)일 때 인정된다.
- 영상(X선 · CT · 초음파 등)을 통해, 흉수나 복수가 인정되는 경우도 있다.

합병증

- 고혈압
- 급성 신부전: 체내 순환 혈액량이 감소한 결과, 신장 혈류량도 줄어 신전성 신부전이 나타날 수 있다.
- 혈전증(혈액 응고 기능 항진): 심부정맥 혈전증, 폐색전증, 심근경색, 뇌경색 등. 동맥 · 정맥 모두에 발생할 위험이 있다. 또한 신증후군에 걸리면 혈액의 섬유소(응고 촉진계에 작용)가 증가하고, 항트롬빈 3(응고를 억제하는 작용)이 소변으로 사라지기 때문에 혈액 응고 항진 상태가 되며 혈전이 생기기 쉽다.
- 감염증: 면역 글로불린이나 보체 등이 소변으로 사라져 면역 기능이 저하된다.

치료법

■ 안정을 취한 다음, 부신피질 스테로이드 요법을 중심으로 한 약물 요법을 실시한다.
- 치료 방침
- 안정 요법, 식이 요법, 약물 요법이 기본이다.
- 안정 요법
- 안정의 영향으로 단백뇨와 부종이 경감될 때도 있다.
- 식이 요법
- 염분 제한(6g/일 이하), 고칼로리식(이상 체중 1kg당 35kcal 전후), 저단백식(이상 체중 1kg당 0.8~1.0g 정도), 저지방식이 원칙이다. 염분 제한이 특히 중요하다.
- 약물 요법
- 치료의 주체는 부신피질 스테로이드 요법이며, 이뇨제, 항혈소판제, 항응고제 및 면역 억제제, 혈압강압제가 같이 이루어진다.
- 부신피질 호르몬 제제(스테로이드제)는 초기에 대량으로 투여했다가 점차 양을 줄이면서 소량을 유지하는 것이 원칙이다.
- 부신피질 호르몬 제제 및 면역 억제제가 장기간 투여되는 경우가 많기 때문에 부작용에 세심한 주의가 필요하다. 특히 감염성은 중요한 위치를 차지하므로, 기회 감염 대책이 중요하다.
- 알부민 고도 저하의 예로 소변량이 감소할 때는 알부민 제제를 투여한다.
- 또한 혈압강압제(ACE 억제제나 ARB)에 관해서는 강압 효과 이외에 신장 등의 장기 보호작용이 인정되고 있다. 단백뇨 억제 효과도 있다.

Px 처방 예 부종과 소변량 감소가 같이 생기는 경우, 다음 중 하나를 처방한다.
1) 라식스 정(20mg) 1회 1~2정 1일 1~2회 식후 ← 루프 이뇨제
2) 라식스 주(20mg) 1~4앰플 1일 1~2회 점적 정맥 주사(복용이 효과가 없을 시) ← 루프 이뇨제

위 처방에서 반응 소변이 없는 경우
3) 알부민 주(25%) 1회 50㎖ 정맥 주사, 종료 시 라식스 주(20mg) 1~4앰플 점적 정맥 주사 ← 알부민 제제

※이상의 처방으로 효과가 없는 경우, 체외식 한외 여과법(Extracorporeal ultrafiltration method: ECUM) 등과 같은 체외 순환에 따른 수분 제거를 시행한다.

분류	일반명	주요 상품명	약의 효과 메커니즘	주요 부작용
부신피질 호르몬 제제(스테로이드제)	프레드니솔론	프레드니솔론, 프레드닌, 프레드한	면역 억제작용·항염증 작용	감염증, 소화관 궤양·출혈·천공, 당뇨병, 정신 이상, 골다공증, 골두 무균성 괴사, 혈전증, 백내장, 녹내장, 근육병 등
	메틸프레드니솔론 호박산 에스테르나트륨	솔루메드롤(주사약)		
면역 억제제	사이클로스포린	네오랄, 산디뮨		감염증, 신장 장애, 간 장애, 중추신경계 장애, 급성 췌장염, 용혈성 빈혈, 혈소판 감소, 횡문근 융해증, 악성 림프종, 림프 증식성 질환, 악성 종양(특히 피부)
	사이클로포스파미드	엔도키산		
	미조리빈	브레디닌		
루프 이뇨제	푸로세미드	라식스, 오이텐신	헨레의 상행각에서 Cl⁻의 재흡수를 억제	저칼륨혈증, 저나트륨혈증, 저마그네슘혈증, 고요산혈증, 내당능 저하, 광선과민증, 지질 증가
	토라세미드	루프락		
ACE 억제제	말레인산 에날라프릴	레니베스, 에나라트	승압계의 레닌-안지오텐신(RA)계 억제와 강압계의 칼리크레인·키닌-프로스타그란딘계 강화	기침, 발진, 혈관 부종, 신부전, 고칼륨혈증, 빈혈, 심한 혈압 저하 등
	이미다프릴 염산염	타나트릴		
	테모카프릴 염산염	에이스콜		
안지오텐신 2 수용체 길항제(ARB))	발살탄	디오반	A-Ⅱ 수용체에 특이하게 결합, A-Ⅱ 생리작용(혈관 수축, 체액 축적, 교감신경 항진작용)을 억제	혈관 부종, 간염, 신부전, 고칼륨혈증, 쇼크, 혈소판 감소, 간질성 폐렴, 저혈당
	칸데사르탄 실렉세틸	브로프레스		
	텔미사르탄	미칼디스		
항응고제	헤파린나트륨	프라그민, 달테파린 Na(주사약)	응고 인자의 작용을 억제하고 항응고작용 발휘	출혈, 쇼크, 혈소판 감소, 간 기능 장애 등
	달테파린나트륨	카프로신, 헤파린칼슘(주사약)		
	헤파린칼슘	카프로신, 헤파린칼슘(주사약)		
	와파린칼륨	와파린, 와파린칼륨		
항혈소판제	아스피린	바이아스피린, 바파린 81mg	혈소판 응집 억제작용	충격, 아나필락시스 같은 증상, 백혈구 감소 등
	디피리다몰	페르산틴-L		출혈, 혈소판 감소, 두통, 권태감, 심계항진, 발진 등
HMG-CoA 환원 효소 억제제(고지혈증용 약)	프라바스타틴 나트륨	메바로친 오리피스 내복약	HMG-CoA 환원 효소를 억제하고 콜레스테롤을 저하시킴	횡문근 융해증, 간 장애, 혈소판 감소, 근육병, 말초신경 장애, 과민 증상 등
	아토르바스타틴 칼슘 수화물	리피톨		

> **Px** 처방 예 미세 변화군 등 스테로이드 주효형 신증후군의 경우 다음을 처방한다.
> - 솔루메드롤 주(500mg)　2앰플(1000mg)＋생리식염 주사액 100㎖　1일 1회　점적 정맥 주사×3일간　← 부신피질 호르몬 제제
>   ※ 위 처방 시행 4일째부터
> - 프레드닌 정(5mg)　1회 3~5정　1일 1~2회　식후　← 부신피질 호르몬 제제
>   ※초기 용량으로 4~8주를 투여하고 이후 양을 점차적으로 줄여나간다.
>
> **Px** 처방 예 스테로이드 의존성이나 난치성의 경우, 스테로이드와 다음 중 하나를 병용한다.
> 1) 네오랄 캡슐(50mg)　1회 1~2캡슐　1일 2회　식전　← 면역 억제제

※사이클로스포린 혈중 농도(복용 전의 트로프값 또는 복용 2시간 후의 값)를 측정하고, 과잉되지 않도록 조정한다.

2) 부레디닌 정(50mg)　1회 1정　1일 3회　식후　← 면역 억제제
3) 엔도키산 정(50mg)　1회 1정　1일 2회　식후(보험 적용 외)　← 면역 억제제

Px 처방 예 신증후군의 과다 응고 상태에 대한 보조 요법으로 다음 중 하나를 사용하거나, 1)과 3) 또는 4), 2)와 3) 또는 4)를 병용한다.

1) 노보 헤파린 1만~1만 5000단위/일을 생리식염 주사액 등에 더해 지속 점적 정맥 주입　← 항응고제
　　※APTT 1.5~2.0배 연장을 기준으로 복용량을 조절한다.
2) 와파린 정(1mg)　1회 2~3정　1일 1회　식후　← 항응고제
　　※PT-INR 1.5~2.0을 기준으로 복용량을 조절한다.
3) 바이 아스피린 정제(100mg)　1회 1정　1일 1회　식후　← 항혈소판제
4) 페르산틴-L 캡슐(150mg)　1회 1~2캡슐　1일 1~2회　식후　← 항혈소판제

Px 처방 예 강압 및 단백뇨 감소 목적으로 다음 중 하나를 사용 또는 병용한다.

1) 디오반 정(80mg) 1회 1~2정 1일 1회 식후 ← 혈압강압제(ARB)
2) 레니베스 정(5mg) 1회 1~2정 1일 1회 식후 ← 혈압강압제(ACE 억제제)

Px 처방 예 이상지질혈증이 뚜렷하게 나타나는 경우 다음 중 하나를 처방한다.

1) 메바로틴 정(10mg)　1회 1~2정　1일 1회　식후　← HMG-CoA 환원 효소 억제제
2) 리피톨 정(10mg)　1회 1~2정　1일 1회　식후　← HMG-CoA 환원 효소 억제제

● 혈액 정화 요법
● 스테로이드 요법을 실시해도 저항성과 의존성이 나타나는 경우에는 면역 억제제를 병용한다. 그래도 회복되지 않으면, 한 예로 난치성 신증후군이 발생한다.
● 난치성 신증후군 중 국소성 분절성 사구체 경화증(FSGS)에는 LDL 흡착 요법과 혈장 교환술, 면역 흡착 등의 체외 순환을 이용한 혈액 정화 요법도 시도되고 있다.
● 현재, 난치성 FSGS에 혈액 정화 요법을 적용할 때 LDL 흡착 요법을 첫 번째로 선택한다.

신증후군의 병기 · 병태 · 중증도별 치료 순서도

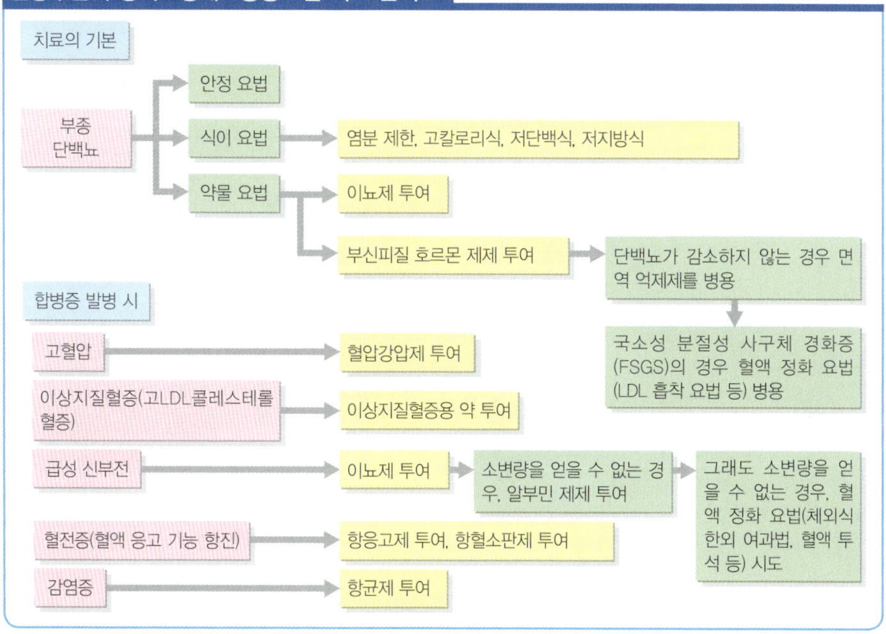

치료의 기본

부종
단백뇨
→ 안정 요법
→ 식이 요법 → 염분 제한, 고칼로리식, 저단백식, 저지방식
→ 약물 요법 → 이뇨제 투여
　　　　　　→ 부신피질 호르몬 제제 투여 → 단백뇨가 감소하지 않는 경우 면역 억제제를 병용 → 국소성 분절성 사구체 경화증(FSGS)의 경우 혈액 정화 요법(LDL 흡착 요법 등) 병용

합병증 발병 시

고혈압 → 혈압강압제 투여
이상지질혈증(고LDL콜레스테롤혈증) → 이상지질혈증용 약 투여
급성 신부전 → 이뇨제 투여 → 소변량을 얻을 수 없는 경우, 알부민 제제 투여 → 그래도 소변량을 얻을 수 없는 경우, 혈액 정화 요법(체외식 한외 여과법, 혈액 투석 등) 시도
혈전증(혈액 응고 기능 항진) → 항응고제 투여, 항혈소판제 투여
감염증 → 항균제 투여

오카 미치요 · 다카하시 사쓰키

간호 과정 순서도

관찰 항목 (OP)	간호 문제 (간호 진단)	간호 목표 (간호 성과)	간호 활동 (간호 중재)

병인
사구체의 장애에 따라 1차성과 2차성이 있다.

감염 등을 계기로 발병할 수 있다.

\# 질환에 따라 쉽게 감염되고, 부종에 따른 피부 · 점막의 취약성, 스테로이드 요법을 통해 더 감염되기 쉽다.

감염의 징후가 보이지 않는다.

OP 경과 관찰 항목
부종의 부위 · 정도, 바이털 사인, 수분 I&O, 소변량 · 양상, 검사 데이터

신체적 문제
- 증상
  고도의 단백뇨
  저단백혈증
  부종
  이상지질혈증(고지혈증)
  혈액 응고 항진
- 합병증
  감염증
  혈전증
  고혈압
  급성 신부전
- 치료
  식이 요법: 수분 · 염분 제한 등
  안정
  약물 요법:
   이뇨제
   항혈소판제, 항응고약
   면역 억제제
   스테로이드제

\# 흉수, 복수, 부종에 따른 호흡곤란, 복부 팽만감이 있다.

부종과 고통 증상이 완화된다.

TP 간호 치료 항목
피부 · 점막의 청결 유지

안정의 유지, 보온

하지거상, 체위의 연구

호흡곤란의 완화

욕창 예방

식이 요법, 약물 요법

수분 섭취의 제한

안정

제한 범위 내에서의 연구

청결, 배설 관리

\# 권태감, 설사, 복통, 염분 · 수분 제한에 따라 식욕이 저하되고 영양이 부족하다.

식사량이 증가한다.

\# 치료 후 안정 유지를 위한 자기관리가 부족하다.

부분적인 도움으로 자기관리를 실시할 수 있다.

\# 질환의 재발 · 증상 악화를 예방하기 위한 행동을 할 수 없다.

EP 환자 교육 항목
정기 진찰

식사 제한의 필요성과 방법

약물 요법에 대한 주의사항

활동량 지도

휴식, 안정 지도

감염 예방

환자 · 가족에 대한 정신적 지원

필요한 지식을 얻을 수 있다.

\# 만월양안모, 여드름으로 신체 이미지에 혼란을 겪고 있다.

생김새 · 용모 변화를 수용함을 말로 표현한다.

심리 · 사회적 문제
불확실한 예후
계속되는 자기관리,
직장 · 가족으로서의 역할 수행
경제적 문제

\# 환자 · 가족이 예후나 퇴원 후의 생활에 대한 예측을 할 수 없기 때문에 불안해한다.

불안이 감소했음을 말로 표현한다.

- 일반적으로 재발·악화의 위험이 따르고 장기간의 복과 정기적인 진찰, 운동·식사 제한을 필요로 한다. 장기 관해 유지, 신장 기능 저하 예방을 목표로 한 자기관리의 확립을 지도·지원하는 것이 중요하다.
- 예후에 대한 불안과 자기관리 지속에 대한 환자의 초조함, 불편함을 잘 이해하고, 질병의 상태에 적합한 사회생활과 가정생활을 할 수 있도록 돕는 것이 중요하다.

Step1 영향 평가	Step2 간호 초점	Step3 계획	Step4 실시	Step5 평가

정보 수집	평가 관점과 근거·잠재적 간호 문제
전신 상태 파악	신증후군은 고도의 단백뇨와 전신에 걸친 부종을 주 증상이므로, 질병의 정도를 평가하려면 부종 관찰과 소변의 양상 및 양, 각종 검사 데이터 등을 파악하는 것이 중요하다. 이들은 회복·악화의 판단과도 연결되며, 환자의 중증 정도나 안정, 식이 요법, 약물 요법의 정도를 판단하는 데에도 중요하다. • 부종 부위: 눈꺼풀, 얼굴, 팔, 다리, 발등, 선골 부위, 후두부, 음낭·생식기, 복부, 가슴, 나타난 부위의 좌우 대칭성 등. • 부종의 정도: 경골과 같은 골질 표면의 피하 조직을 손가락으로 5~10초 동안 눌러, 압박 자국을 관찰한다. 흉부 청진, 복부 타진·촉진, 허리둘레 측정, 체중 측정, 수분 I&O(Intake&Output)(소변량, 수분 섭취량, 발한량). • 검사 데이터: 요단백, 현미경적 혈뇨, 혈청 총단백, 혈청 알부민, 전해질, BUN, Cr, Cr 제거율, 면역 글로불린, 혈청 총콜레스테롤, 중성 지방, A/G 비, 적혈구 침강 속도, 혈장 피브리노겐, 흉부·복부 단순 X선(심흉 비율, 폐야 투과성, 흉수, 복수). 기타: 바이털 사인, 호흡음, SpO_2, 전신 권태감, 복부 팽만감, 호흡곤란 등. 🔍 잠재적 간호 문제 : 흉수, 복수, 부종에 따른 호흡곤란, 복부 팽만감이 있다.
예정되어 있는 각각의 치료가 잘 진행될 수 있도록 관찰	**식이 요법** 복수로 복부 팽만감이나 전신 권태감, 장관에 부종이 생긴 경우는 설사, 복통도 수반한다. 부종의 정도에 따라 염분과 수분이 제한되기 때문에 식사가 맛이 없어 먹기 힘들고 식욕도 저하된다. 증상과 요단백이 개선됨에 따라 제한이 점차 완화되지만, 검사 데이터를 근거로 회복에 필요한 영양을 취할 수 있는지 확실하게 평가한다. • 식사 제한의 필요성에 대한 설명 내용, 환자의 이해 정도, 식사 섭취량, 제한이 지켜지고 있는지에 대한 여부, 복부 팽만감, 권태감, 식욕, 복통, 설사, 환자의 선호도, 수분 I&O, 검사 데이터 등을 파악한다. 🔍 잠재적 간호 문제 : 권태감, 설사, 복통, 염분·수분 제한에 따라 식욕이 저하되고 영양이 부족하다./질환의 재발·악화 방지를 위한 행동을 취할 수 없다. **안정** 신장 혈류량과 사구체 여과량의 유지와 부종 감소를 목적으로 한다. 증상이나 단백뇨의 개선에 따라 안정도는 서서히 완화된다. • 지시된 안정도, 환자의 이해 정도, 환자가 자기관리하는 면이나 검사 데이터 등. • 안정 유지에 방해가 되는 자기관리를 평가하고 부족한 부분을 도와준다. 특히 부종과 감염이 일어나기 쉬운 상태이기 때문에 청결과 배설에 대한 평가가 중요하고, 전신의 피부·점막 상태를 착실하게 관찰한다. 🔍 잠재적 간호 문제 : 치료의 안정 유지 때문에 자기관리가 부족하다./질환의 재발·악화를 방지하기 위한 행동을 할 수 없다.

	약물 요법(스테로이드)
	부신피질 호르몬 제제(스테로이드)를 첫 번째 치료 약으로 선택해 사용한다. 스테로이드 약은 치료 효과가 높은 반면 부작용도 많다. 부작용은 부위·정도·시기 모두 다양하게 적용되어 나타난다. 부작용에 대한 관찰을 착실하게 수행해 조기에 발견할 수 있도록 노력하고, 심각한 합병증을 일으키지 않게 한다.
	● 치료 효과는 주로 단백뇨·부종의 소실, 저단백혈증의 개선 등으로 확인한다. 그에 따른 복용 감량의 지시가 있기 때문에 지시된 약 복용이 잘 이루어지도록 착실하게 확인한다.
	● 비교적 경증인 부작용(작은 부작용)으로는 만월양안모(보름달 얼굴), 다한, 다소변, 식욕부진 또는 식욕 이상 항진, 피부 증상(여드름, 다모증, 색소 침착), 부종, 불면증, 정서 불안 등이 있다.
	● 심각한 부작용(골다공증, 골두 무균성 괴사, 백내장, 녹내장, 고혈압, 중추신경 장애, 소화기 궤양, 당뇨병 등)은 때로 예후에 영향을 미칠 수 있기 때문에 약의 감량·중지를 결정하는 원인이 된다. 이 같은 부작용이 나타나면 즉시 의사에게 보고한다.
	● 정해진 양·시간에 맞게 복용하고 있는지, 스테로이드 요법의 인식방법·이해 상황은 어떤지 파악한다.
	🔍 잠재적 간호 문제 : 질환에 따라 감염되기 쉽다. 부종에 따른 피부·점막의 취약과 스테로이드 치료 때문에 감염되기 쉽다./질환의 재발·악화 방지를 위한 행동을 취할 수 없다./만월양안모(보름달 얼굴), 여드름 때문에 신체 이미지에 혼란이 일어난다.
환자·가족의 심리·사회적 측면 파악	환자·가족의 심리·사회적 측면에 대한 안정감 여부는 치료와 환자 교육의 성과에 영향을 주기 때문에 매우 중요하다. 정보를 수집하려면 환자와의 신뢰 관계를 기반으로 한 언어적 커뮤니케이션도 중요하지만 환자의 표정, 목소리 톤, 식욕, 수면, 가족과의 면회 장면, 병실에서의 생활 등을 관찰하는 것도 중요하다. 야간 및 휴일에는 어떤 모습으로 지내는지 정보를 수집하고 다각적으로 파악하면 좋다.
	● 의사가 설명한 내용, 환자·가족이 이해한 내용, 이번 입원에 대한 인식방법, 보호자의 유무, 가정·직장 등에서의 역할, 가족·직장 등의 협력 체제, 경제적인 어려움의 유무 등.
	● 신증후군은 소아에서 고령자까지 폭넓은 연령층에서 발병한다. 각각의 진행 단계에 따른 발달 과제가 달성되고 있는가에 대한 관점도 잊지 말아야 한다.
	● 신증후군의 예후 특성 때문에, 처음 입원과 재발·악화 입원은 환자의 심리 상태에 따라 차이가 있음을 유의한다. 질병 경험에 대한 환자의 이야기를 느긋하고 착실하게 들으며 배려한다.
	🔍 잠재적 간호 문제 : 스테로이드 치료로 감염되기 쉽다./질환의 재발·악화 방지를 위한 행동을 취할 수 없다./환자·가족이 예후와 퇴원 후의 생활에 대한 불안을 안고 있다.

Step1 영향 평가 ▸ **Step2 간호 초점** ▸ Step3 계획 ▸ Step4 실시 ▸ Step5 평가

간호 문제 리스트

#1 흉수, 복수, 부종에 따른 호흡곤란, 복부 팽만감이 있다(영양-대사 패턴).

#2 질환으로 발생하기 쉬운 감염성, 부종에 따른 피부·점막의 취약성과 스테로이드 치료 때문에 감염되기 쉽다(영양-대사 패턴).

#3 권태감, 설사, 복통, 염분·수분 제한으로 식욕이 저하되고 영양이 부족하다(영양-대사 패턴).

#4 질병의 재발·악화 방지를 위한 행동을 취할 수 없다(건강 지각-건강관리 패턴).

#5 환자·가족이 예후나 퇴원 후의 생활에 대한 예측을 할 수 없기 때문에 불안해한다(자기인식 패턴).

- 급성기이면 부종과 관련된 간호 문제의 해결을 우선으로 한다. 동시에 부종이나 소변 소견 등을 관찰하여 이상·악화를 조기에 발견하기 위해 노력하는 것이 중요하다. 치료는 식이 요법, 안정, 약물 요법이 있으며 간호사가 하는 역할은 매우 크다. 이 방법들을 확실하게 수행함으로써 질병의 경과는 달라진다.
- 급성기를 벗어나 건강 상태가 진정되면 퇴원 후 자기관리를 위한 환자 교육을 시작한다. 환자 교육의 내용이 많으면 그 내용을 모두 지도하려는 데에만 급급하게 되는데, 질환이나 요양 내용에 대해 환자가 수용하지 않으면 효과적인 자기관리를 수행할 수 없다. 환자·가족의 정신적인 측면과 직장, 가정, 사회에서의 역할 수행에 미치는 영향, 미래를 위한 환자·가족의 생각 등을 포함한 정신적·지식적 양면을 고려해 환자 교육을 생각하고 개별성에 따라 우선순위를 결정한다.

Step1 영향 평가	Step2 간호 초점	Step3 계획	Step4 실시	Step5 평가

1 간호 문제	간호 진단	간호 목표(간호 성과)
#1 흉수, 복수, 부종으로 호흡곤란, 복부 팽만감이 있다.	**체액량 과잉** **관련 요인:** 조절 기구의 장애 **진단 지표** ☐ 부종 ☐ 흉수 축적 ☐ 호흡곤란	〈장기 목표〉 부종과 고통 증상이 완화된다. 〈단기 목표〉 1) 지시된 안정도, 식사, 수분량, 약물 요법을 실행한다. 2) 호흡곤란이 사라진다. 3) 복부 팽만감이 사라진다.

간호 계획

OP 경과 관찰 항목

- 부종 부위·정도(압박 자국), 체중·허리둘레 측정, 수분 I&O

- 바이털 사인, 호흡음 청진, 복부 타진, 검사 데이터

TP 간호 치료 항목

- 온찜질, 보온, 족욕 등을 통해 피부를 따뜻하게 한다.
- 몸을 단단히 조이는 옷은 피한다. 누웠을 때 다리를 위로 한다.
- 상반신을 세우고 파울러 자세를 한다. 복수 때문에 호흡이 어려울 때는 무릎을 구부린 자세를 통해 증상을 완화시킬 수 있다.
- 지시된 안정도를 유지한다.
- 지시된 식사, 수분의 양을 지킨다.
- 지시된 약물을 확실하게 수행한다.

EP 환자 교육 항목

- 지시된 안정도, 식사, 수분량, 약물 요법에 대한 필요성을 포함하여 설명한다.
- 수분 섭취량을 기재해달라고 한다.
- 가끔 몸의 방향을 바꾸면서 자도록 설명한다.

중재 포인트와 근거

➡ **근거** 부종은 눈꺼풀 부위에서 시작해 전신에 이른다. 체중·허리둘레 측정, 수분 I&O는 매일 정해진 시간에 한다.

➡ **근거** 호흡음은 약해진다. 옆구리에 손을 대고 반대쪽 면을 가볍게 치면 파동이 전해진다.

➡ **근거** 혈관을 확장시켜 조직 간 액의 환류를 촉진한다.
➡ **근거** 정맥 환류가 안 되면 부종이 심해진다.

➡ **근거** 중력에 따라 횡격막이 내려가고 호흡 운동을 하기 쉬워진다. 심장과 복부에 정맥 환류도 감소한다.

➡ **근거** 수분의 양은 매일 체중을 측정한 다음 제한 정도를 조절한다.

➡ **근거** 체중에 따른 피부의 압박을 최소한으로 한다.

2 간호 문제	간호 진단	간호 목표(간호 성과)
#2 질환으로 발생하기 쉬운 감염성, 부종에 따른 피부·점막의 취약성과 스테로이드 치료를 통해 더 감염되기 쉽다.	감염 위험 상태 **위험 요인:** 부적절한 제1차 방어 기구, 약물	〈장기 목표〉 감염의 징후가 보이지 않는다. 〈단기 목표〉 구강, 피부, 생식기를 청결하게 유지한다.

간호 계획	중재 포인트와 근거
OP 경과 관찰 항목 • 체온, 피부·점막의 상태 • 감기 증상 • 검사 데이터	➡ 근거 부종이 있는 피부·점막은 감염되기 쉬운 상태이다. 감염은 건강 상태를 더욱 악화시킨다.
TP 간호 치료 항목 • 안정 유지를 위해 민감한 부위인 피부·점막을 청결하게 관리한다(특히 구강, 생식기).	➡ 근거 충치는 감염의 원인이 된다. 생식기의 오염은 요로 감염을 일으키기 쉽다.
EP 환자 교육 항목 • 감염 예방의 필요성을 지도한다. 손 씻기, 양치질을 하도록 격려한다.	

3 간호 문제	간호 진단	간호 목표(간호 성과)
#3 권태감, 설사, 복통, 염분·수분 제한에 따라 식욕이 저하되고 영양이 부족하다.	영양 섭취 소비 균형 이상: 필요량 이하 **관련 요인:** 심리적 요인, 음식을 섭취할 수 없음 **진단 지표** ☐ 1일 권장 식품 섭취량보다 적은 양인, 불충분한 음식 섭취에 대한 호소 ☐ 섭식에 대한 혐오 ☐ 복통 ☐ 설사	〈장기 목표〉 식사량이 증가한다. 〈단기 목표〉 1) 반찬은 절반만 먹는다. 2) 반찬 하나를 다 먹는다(식단을 계획할 때는 환자의 식사량에 맞게 작은 단계를 세운다).

간호 계획	중재 포인트와 근거
OP 경과 관찰 항목 • 식욕, 설사, 복통, 권태감, 식사량 • 검사 데이터	➡ 근거 영양사와 상의하여 환자의 입맛을 생각한 식사를 제공한다. 가족들이 식사를 제한하는 이유를 이해하게 하고 좋아하는 음식을 차입할 때는 내용을 기재하고 받는다.
TP 간호 치료 항목 • 식사의 맛이 어떤지를 듣고, 제한 범위 내에서 연구를 한다. • 밥을 먹으려고 하는 환자의 노력을 인정하고 격려와 칭찬을 한다. • 식사량이 현저하게 부족한 경우에는 의사와 상담하여 제한을 일시적으로 해제한다.	➡ 근거 칭찬으로 성취감이 높아져, 자기효능감도 높아진다.
EP 환자 교육 항목 • 식사 제한과 영양의 필요성을 설명한다.	

<table>
<tr><td>

4 간호 문제

</td><td>

간호 진단

</td><td colspan="2">

간호 목표(간호 성과)

</td></tr>
<tr><td>

#4 질환의 재발 · 악화를 방지하기 위한 행동을 할 수 없다.

</td><td>

비효과적 자기 건강관리
관련 요인: 지식 부족
진단 지표
□ 지시된 치료방법을 실시하는 것이 어렵다고 말로 표현한다.
□ 치료 계획을 일상생활에 적용할 수 없다.

</td><td colspan="2">

〈**장기 목표**〉 필요한 지식을 얻을 수 있다.
〈**단기 목표**〉 1) 신증후군 질환의 특징을 말한다. 2) 식사 제한을 지켜 식사한다. 3) 약 복용 치료상의 주의사항을 말한다. 4) 휴양 · 청결의 필요성을 말한다.

</td></tr>
</table>

간호 계획	**중재 포인트와 근거**
OP 경과 관찰 항목 • 환자 · 가족의 질병에 대한 인식방법, 치료 방침, 현재 습득하고 있는 지식 • 퇴원 후의 생활 상황, 대처 자세, 자기관리를 하기 위한 장애 · 보호자의 유무 등	➡ **근거** 'Step1 평가'의 '평가 관점과 근거 · 잠재적 간호 문제'를 참조
TP 간호 치료 항목 • 개별성에 따라 단계를 작게 나누어 환자와 대화하면서 지도 계획, 달성 목표를 세운다. • 구체적으로 개선된 행동을 간과하지 않고 칭찬한다. • 평가한 개별성에 근거한 팸플릿 같은 것을 만든다. • 필요 시 체크표에 기재하거나 행동 변화를 촉진하는 프로그램을 활용하여 중재한다.	➡ **근거** 작게 나눈 단계별 목표를 하나씩 달성해나가는 경험은 '할 수 있다'라는 성취감으로 작용한다. ➡ **근거** 주위 사람들로부터 개선한 부분에 대해 말로 확인 · 칭찬받아, 성취감과 자기효능감이 높아진다. ➡ **근거** 셀프 모니터링법이라고 한다. 연구를 통해 이러한 인지 행동 치료 기법은 자기관리에 효과적이라는 사실이 증명되었다.
EP 환자 교육 항목 • 'Step4 실시'의 '간호 활동(간호 중재) 포인트'의 '스테로이드 요법을 받는 환자에게 지도'와 '퇴원 · 요양 지도' 항목을 참조	➡ **근거** 재발과 악화가 일어나지 않도록 퇴원 후 환자가 원하는 생활을 가족들이 함께 알게 하고, 자기관리 하는 것을 목표로 한다.

<table>
<tr><td>

5 간호 문제

</td><td>

간호 진단

</td><td colspan="2">

간호 목표(간호 성과)

</td></tr>
<tr><td>

#5 환자 · 가족이 예후와 퇴원 후 생활에 대한 예측을 할 수 없기 때문에 불안해한다.

</td><td>

불안
관련 요인: 건강에 대한 위협, 경제 상태에 대한 위협, 역할 상태에 대한 위협
진단 지표
□ 인생의 사건(라이프 이벤트) 변화에 따른 걱정을 표현한다.
□ 생각에 잠긴다.

</td><td colspan="2">

〈**장기 목표**〉 불안이 감소했다는 것을 말로 표현한다.
〈**단기 목표**〉 1) 가족과 이야기할 수 있는 시간을 갖는다. 2) 예후와 자기관리에 관해 의료진에게 질문한다.

</td></tr>
</table>

간호 계획	**중재 포인트와 근거**
OP 경과 관찰 항목 • 언행과 그 내용, 표정 • 경제적, 일 문제의 유무, 가족 간의 지원 시스템 • 질환, 자기관리에 대한 이해 상황	➡ **근거** 불안에 대한 내용과 의사의 설명은 기록으로 남겨 의료진 간에 공유하고, 통일된 태도로 대하도록 한다.
TP 간호 치료 항목 • 공감적 · 수용적인 태도로 환자와 관계를 맺는 시간을 많이 가진다. • 의료진이 말한 지도 내용을 이해 · 납득했는지 확인하고 필요시 다시 설명한다.	➡ **근거** 침대 옆 의자에 앉아 시선을 맞추고 경청한다. 안정 범위 내에서 함께 산책을 하거나, 프라이버시를 배려하기 위해 방 안에서 천천히 이야기를 듣는 것도 효과적이다.

- 지시된 안정 범위 내에서 가능한 기분 전환을 하게 한다.
- 가족과 함께 지내는 시간을 많이 마련한다.

➡ **근거** 가능하면 의료진으로부터의 지도와 설명은 가족 동반으로 들을 수 있도록 준비한다. 필요시 면회 시간을 사용하도록 한다.

EP 환자 교육 항목

- 불안하거나 변하지 않는 부분이 있다면 무엇이든지 의료진에게 말하도록 설명한다.
- 유사한 건강 상태·연령인 환자와 이야기를 할 수 있도록 한다.

➡ **근거** 체험담을 들은 것이 대리적 경험(모델링)으로 이어져, 자기효능감이 높아진다.

| Step1 영향 평가 | Step2 간호 초점 | Step3 계획 | **Step4 실시** | Step5 평가 |

병기·병태·중증도별 관리 포인트

【급성기(핍뇨기)】 부종에 따른 고통을 완화하고 안정 유지와 보온에 힘쓴다. 감염이나 악화 징후의 조기 발견, 소변과 부종의 관찰, 약물 요법과 식이 요법을 확실하게 해, 피부·점막의 청결을 유지할 수 있도록 지원한다.

【회복기】 건강 상태에 따라 안정을 유지하고 급성기 관찰을 계속하면서도 감염의 증상, 재발의 징후, 약물 요법의 부작용이 나타나는지에 유의해 관찰한다. 또한 환자의 인식방법이나 이해 상황을 확인하면서 퇴원을 위해 질환과 치료에 대해 이해하게 한다. 자기관리에 관한 구체적인 지도도 실시하여 환자가 적극적으로 스스로를 관리하는 것을 목표로 한다.

【관해기】 퇴원을 해도 재발과 악화의 위험이 따르기 때문에 오랜 기간 동안 자기관리가 필요하다. 정기 검진을 통해, 컨디션이나 일상생활에 따른 자기관리방법에 대한 생각 또는 기준을 알려주고 투병 의욕을 유지할 수 있도록 지원한다.

간호 활동(간호 중재) 포인트

신장생검을 받은 환자의 간호

- 확정 진단과 치료에 대한 반응 및 예후 판정에 필요한 검사이다. 검사를 안전하게 수행하기 위해 검사 단계, 천자 시 호흡을 멈추는 연습, 검사 후 안정 유지, 침대에서의 배설 등에 대해 검사 전에 설명하고, 불안을 표출하게끔 한다.
- 검사는 엎드려 누운 자세로 한다. 신장 조직을 천자 채취할 때 다른 장기 손상을 방지하기 위해 환자에게 호흡을 잠시 멈추라고 한다.
- 합병증으로 신장 출혈이나 신장 피막 아래에 혈종 등이 생길 수 있다. 천자 후 바이털 사인이 안정될 때까지 15~30분마다 바이털 사인을 측정하고, 천자부에서의 출혈이나 통증의 유무, 시험지를 통한 육안으로 혈뇨 유무 확인 등을 관찰한다.
- 혈관이 풍부한 신장을 천자하기 위해서는 확실한 지혈이 중요하다. 천자 부위는 신축성 반창고를 이용하여 압박 고정한다. 검사 후 몇 시간은 천자부에 모래주머니를 대고 바르게 누워 휴식하게 한다. 그 후 12~24시간 전후로 모래주머니를 제거하고 침대에서 안정을 취하게 한다.
- 검사 후 물을 넉넉하게 먹게 해 배뇨를 유도한다. 확실한 지혈을 위해, 침상 안정 기간 중에는 식사나 배설 등도 모두 침상에서 실시하게 하고 도움을 필요로 하는 부분은 도와준다. 장시간 안정을 유지해 허리 요통이 생기기 쉬우므로, 안정 범위 내에서 요통이 완화되도록 돕는다.

스테로이드 요법을 받는 환자에게 지도

- 지시된 복용량, 정확한 복약의 필요성, 효과와 부작용, 임의의 판단으로 복용을 그만두지 말 것 등을 지도한다. 임의로 복용을 중단하면 증상의 재발(반동 현상)이나, 혈압 저하, 쇼크 등의 금단 증후군이 일어날 수 있다.
- 부작용이 있지만 작용 효과가 더 중요하므로, 지시된 약물의 양을 계속 지키도록 충분히 지도한다.
- 감염에 대한 저항력 저하를 막기 위해 피부·점막을 청결하게 유지하고, 외상이나 호흡기, 요로 등의 감염을 방지할 수 있도록 격려한다.

■ 표 54-4 신증후군의 식이 요법

	염분	단백질	에너지
당뇨병과 비만이 없다. 미세 변화형 신증후군	6g/일 이하 정도	1.0~1.1g/kg 체중/일	35kcal/kg 체중/일
당뇨병과 비만이 없다. 미세 변화형 신증후군 이외		0.8g/kg 체중/일	

〔후생노동성 난치성 질환 극복 연구 사업 진행성 신장 장애에 대한 조사 연구반 난치성 신증후군 분과회: 신증후군 진료 지침, 일본신장학회지 53(2): 88, 2011을 바탕으로 도표화〕

- 간식이나 영양 균형에 주의하고, 과식하지 않도록 주의한다.
- 장기 사용으로 골다공증이나 근력 저하가 일어나기 쉽기 때문에, 넘어지거나 골절이 생기지 않도록 지도한다.
- 스트레스는 체내 스테로이드 필요량을 증가시키므로 가급적 스트레스를 피하고 휴양, 휴식을 취하게 한다.

퇴원 · 요양지도

- 식이 요법의 이해도나 해석방법을 확인하고 집에서 실행할 수 있는 방법이나 연구방법을 환자 · 가족과 함께 구체적으로 생각한다.
- 약물 치료에 관한 지도는 '스테로이드 요법을 받는 환자에게 지도'를 참조.
- 정기 진찰을 받게 한다. 식이 요법의 내용이나 활동량 제한은 건강 상태에 따라 변하기 때문에, 진찰 시의 지시를 지키도록 지도한다.
- 체중, 수분 I&O 기록, 필요에 따라 집에서 소변 검사하는 방법을 지도해, 병이 재발 · 악화됐다고 느꼈을 때 신속하게 진찰받도록 지도한다.
- 감염 예방의 필요성을 설명해 손 씻기, 양치질, 마스크 착용 등을 잘 이행하게 하고 감기가 유행할 때는 사람이 많은 곳을 피하도록 지도한다. 또한 구강, 생식기의 청결에도 유의하도록 지도한다.
- 과로하지 말고 충분한 수면과 휴식을 취하도록 권한다. 또한 부종이나 부종 때문에 생기는 고통을 완화하는 방법에 대해 설명한다.
- 난치성 신증후군은 특정 질환으로 되어 있다. 신증후군의 공비 부담 조성은 각 지자체의 기준에 따르기 때문에, 신청방법 등에 대해 설명한다(ex. 일본).

| Step1 영향 평가 | Step2 간호 초점 | Step3 계획 | Step4 실시 | Step5 평가 |

평가 포인트

간호 목표 달성도
- 안정, 식이 요법, 약물 요법을 이해하고 확실히 이행하고 있고, 소변 소견이나 부종이 개선되고 있는가?
- 부종에 따른 고통이 경감되고 있는가?
- 피부 점막의 손상은 없는가?
- 감염의 징후가 없고, 예정되어 있는 치료를 받을 수 있는가?
- 제한된 식사를 하고 있더라도 연구를 통해 필요한 영양을 취할 수 있는가?
- 질환의 특성을 이해하고 환자의 자기관리를 위한 지식의 습득 및 마음가짐, 환자를 지원하는 체제가 갖추어져 있는가?

신증후군 환자의 병태 관계도와 간호 문제

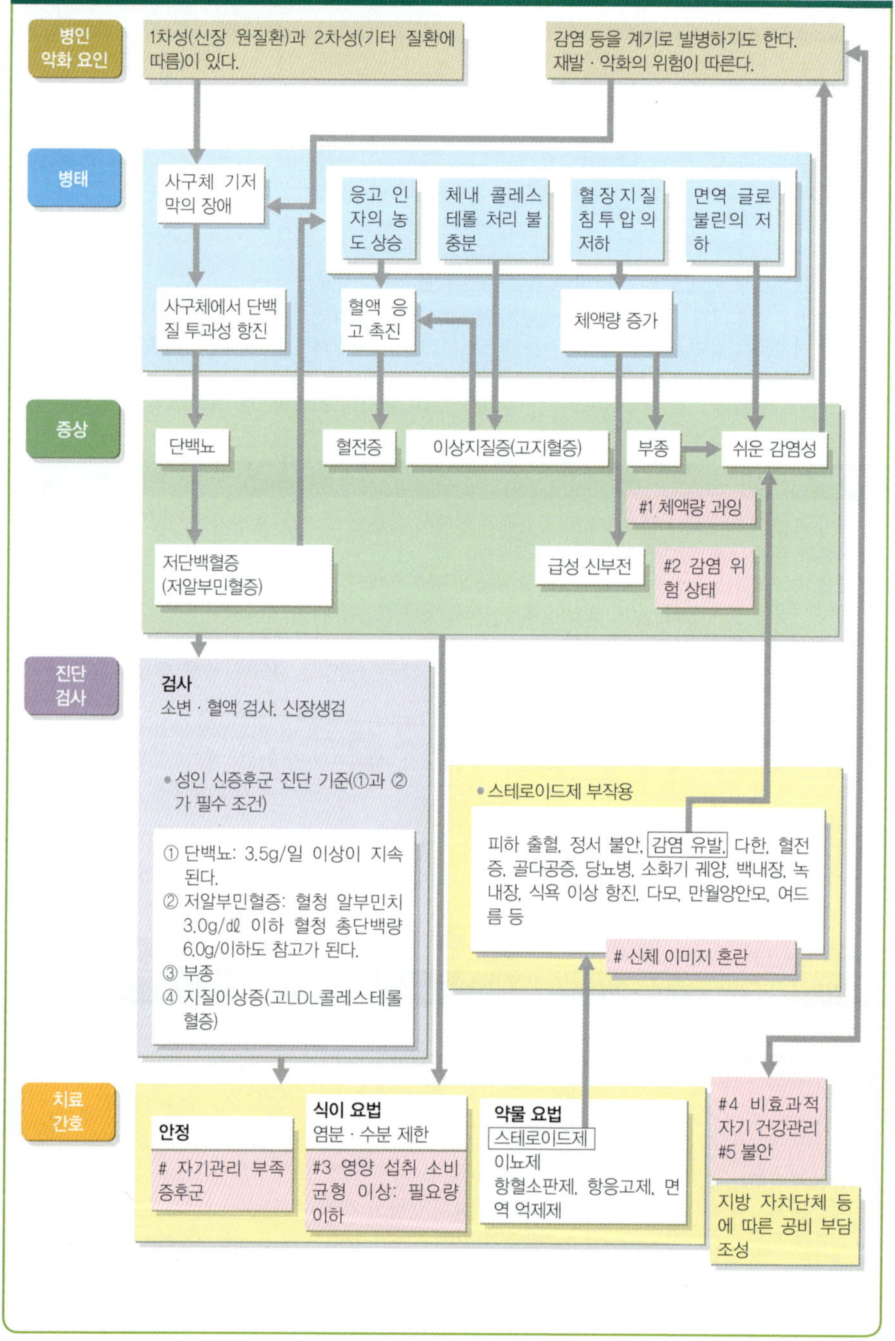

병인 · 악화 요인

1차성(신장 원질환)과 2차성(기타 질환에 따름)이 있다.

감염 등을 계기로 발병하기도 한다. 재발 · 악화의 위험이 따른다.

병태

- 사구체 기저막의 장애
- 응고 인자의 농도 상승
- 체내 콜레스테롤 처리 불충분
- 혈장지질 침투압의 저하
- 면역 글로불린의 저하
- 사구체에서 단백질 투과성 항진
- 혈액 응고 촉진
- 체액량 증가

증상

- 단백뇨
- 혈전증
- 이상지질증(고지혈증)
- 부종
- 쉬운 감염성
- 저단백혈증 (저알부민혈증)
- 급성 신부전

#1 체액량 과잉

#2 감염 위험 상태

진단 · 검사

검사
소변 · 혈액 검사, 신장생검

- 성인 신증후군 진단 기준(①과 ②가 필수 조건)

① 단백뇨: 3.5g/일 이상이 지속된다.
② 저알부민혈증: 혈청 알부민치 3.0g/㎗ 이하 혈청 총단백량 6.0g/이하도 참고가 된다.
③ 부종
④ 지질이상증(고LDL콜레스테롤혈증)

- 스테로이드제 부작용

피하 출혈, 정서 불안, 감염 유발, 다한, 혈전증, 골다공증, 당뇨병, 소화기 궤양, 백내장, 녹내장, 식욕 이상 항진, 다모, 만월양안모, 여드름 등

\# 신체 이미지 혼란

치료 · 간호

안정

\# 자기관리 부족 증후군

식이 요법
염분 · 수분 제한

#3 영양 섭취 소비 균형 이상: 필요량 이하

약물 요법
스테로이드제
이뇨제
항혈소판제, 항응고제, 면역 억제제

#4 비효과적 자기 건강관리
#5 불안

지방 자치단체 등에 따른 공비 부담 조성

55 사구체 신염

데라리 노리오

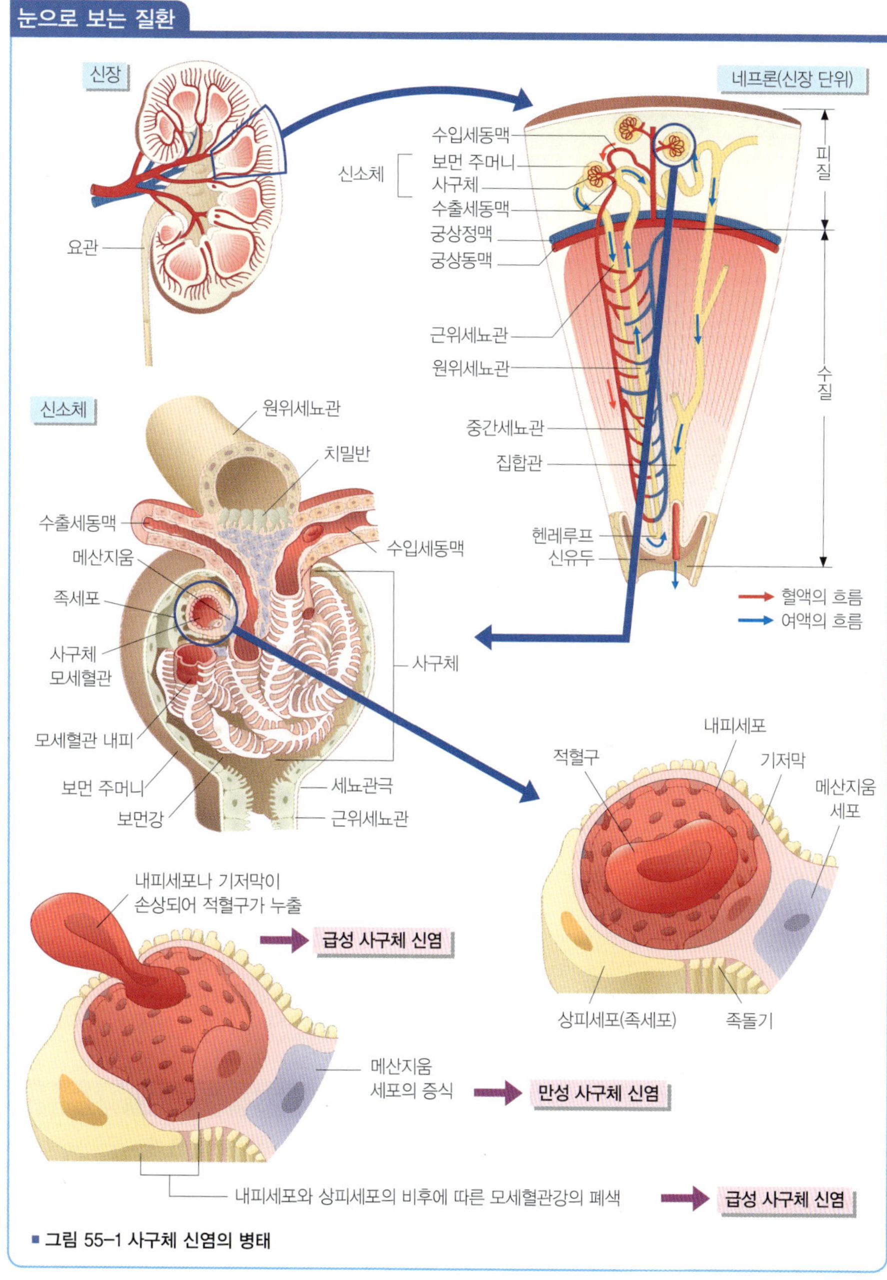

■ 그림 55-1 사구체 신염의 병태

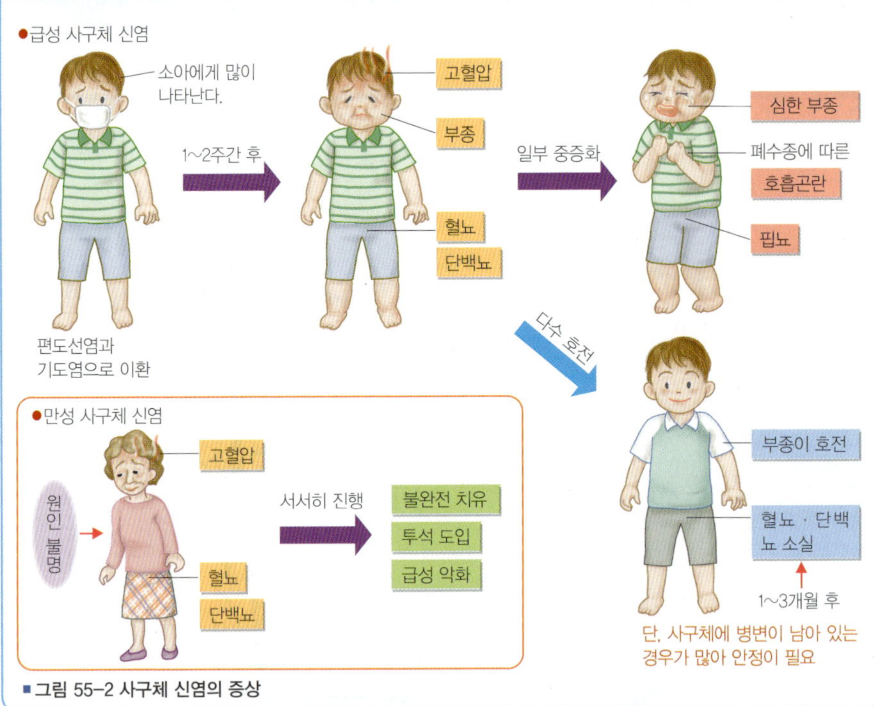

■ 그림 55-2 사구체 신염의 증상

병태 생리

사구체 신염은 주로 면역학적 원인에서 사구체에 생긴 염증성 병변으로 발생하는 신장 질환을 총칭한다(그림 55-1).

- 다양한 병태가 있기 때문에 분명하지 않은 것도 많지만, 면역학적 원인과 관계되는 것들이 대부분이라고 생각한다.
- 급성 사구체 신염에 걸리면 용혈성 연쇄 상구균에 감염된 후 만들어진 항체와 항원(세균의 일부 등)인 면역 복합체가 신장의 사구체 기저막에 침착하여 염증 반응을 일으킨 결과로, 사구체의 종대나 모세혈관 내강이 폐색된다. 그 결과, 혈액 여과에 차질이 생기고 핍뇨나 무소변이 나타난다. 또한 기저막이 손상되어 단백질이나 적혈구가 소변으로 새어나온다.
- 만성 사구체 신염의 50~70%는 메산지움 영역에 면역 복합체가 침착되어 염증을 일으키는 메산지움세포가 증식하는 타입이다. 그 결과로 모세혈관이 압박되어 핍뇨, 혈뇨가 생긴다.
- 기타 면역 복합체가 상피세포와 기저막 사이에 침착하거나 기저막 자체에 자가 항체가 생기는 병태로 나타나기도 한다.

병인·악화 요인

- 분명하지 않은 것이 많지만, 감염, 교원병을 포함한 자가 면역 이상, 약물 등을 들 수 있다.
- 감염을 계기로 악화되는 경우가 많다.

역학·예후

- 원인이나 악화 인자로 감염이 될 수 있지만, 최근에는 생활환경이 개선되고 항생제가 보급됐기 때문인지 환자 수가 감소하고 있다. 또한 투석을 해야 하는 원질환으로는 만성 사구체 신장염이 장기간 1위였는데 1998년부터는 당뇨병성 신장염에 이어 2위가 되었다(2009년).

■ 표 55-1 각종 사구체 신장염의 징후

	급성 사구체 신염	IgA 신증	미세 변화 신병증	급속 진행성 사구체 신염	만성 신부전
소변	단백뇨, 혈뇨	혈뇨, 단백뇨	단백뇨	단백뇨, 혈뇨	단백뇨
특징	선행 감염 2주 정도 후 혈뇨, 고혈압, 부종	혈뇨 → 단백뇨 인후염 등에 따른 육안적 혈뇨	급격한 부종으로 발병	혈뇨, 단백뇨, 고혈압, 부종, 신부전의 급성 진행	단백뇨, 부종이 주 증상 비교적 서서히 경과

- 소아에게 발병하기 쉬운 미세 변화 신병증에서부터 노인에게 많이 나타나는 ANCA(Anti0neutrophil cytoplasmic antibody) 관련 신장염까지 폭넓은 연령층에서 발병한다.
- 예후는 적절한 요양을 하면 증상이 완전히 가라앉는 미세 변화군부터 진행이 빠르고 고율의 투석 도입에 이르게 되는 반월체 형성성 신장염까지 다양하다.

증상

▍임상적으로는 주로 소변 소견 이상, 부종, 고혈압 등이다.
- 전혀 증상이 없는 경우부터 부종이나 흉수와 같은 일수 소견, 고혈압과 발열을 일으키는 증상까지, 〈그림 55-2〉, 〈표 55-1〉처럼 각종 사구체 신장염에 따라 다양하다.

진단·검사값

▍가능한 한 신장 조직 검사를 실시한다.
- 임상 사진에서 신장염이 의심되면 더 조직학적으로 진단하기 위해 신장 조직 검사를 시행하는 것이 바람직하다. 신장 조직 검사에 따른 진단은 물론, 예후 및 치료에 대한 적용과 반응에 관해 어느 정도 고찰할 수 있다.
- 침습적인 신장 조직 검사의 적용과 반응은 확실하게 정할 필요가 있다. 출혈 경향이 있는 경우, 감염증이 있는 경우, 신장이 한쪽만 있는 경우, 안정 유지가 어려운 경우 등은 피하는 것이 좋다.
- 검사값
- 혈액 소견: BUN과 Cr 등의 신장 기능을 나타내는 것이다. 총단백과 알부민의 낮은 수치, 보체 수치나 교원병의 특이적 항체의 존재 등.

합병증

- 핍뇨에 따른 울혈성 심부전 및 흉수에 따른 호흡 부전, 호흡기 감염증.
- 치료제(특히 면역 억제제)에 따른 합병증에도 주의한다.

치료법

▍급성기에는 안정이 중요하며 식이 요법과 혈압 강압제에 따른 약물 요법을 실시한다.
- 치료 방침은 개별 임상 증상과 신장 조직 검사의 결과에 따라 결정된다.
- 치료는 크게 생활 지도, 식사 지도, 약물 요법 3가지로 나뉜다.
- 생활 지도
- 급성기에는 안정이 필요하지만, 만성기일 때 필요 이상의 운동 제한은 바람직하지 않다.
- 일본 신장 학회가 생활 지도 기준을 준비했다(표 55-2).
- 식사 지도
- 저단백, 고칼로리, 저식염, 수분 제한이 중요하지만 개별 건강 상태에 맞게 조절이 필요하다.
- 약물 요법
- 면역 억제제, 안지오텐신 전환 효소(ACE) 억제제, 안지오텐신 II 수용체 길항제(ARB) 등 신장 보호작용을 하는 혈압강압제, 항혈소판제 또는 항응고제를 주체로 한다.

Px 처방 예 처음 발병할 때의 예
- 프레드닌 정(5mg)　1회 3~5정　1일 1~2회　식후　← 부신피질 호르몬 제제
　※일정 기간(4~6주간) 처방을 계속한 후, 부작용에 유의하며 감량, 중단을 목표로 한다. 재발 시에는 증량하거나 다른 면역 억제제를 추가한다.

■ 표 55-2 성인 생활 지도 구분표

지도 구분	통근·통학	근무 내용	가사	학생 생활	가정·여가 활동
A: 안정 (입원·집)	불가	불가(휴양 필요)	불가	불가	불가
B: 고도 제한	단시간(30분 정도)(가능한 한 자동차)	가벼운 작업 근무 시간 제한 잔업, 출장, 야근 불가 (근무 내용에 따라)	가벼운 가사(3시간 정도)	교실에서 학습 수업만 체육은 제한 다른 활동은 제한 극히 가벼운 운동은 가능	산책 라디오 체조 정도
C: 중등도 제한	1시간 정도	일반 사무 일반 수작업이나 기계 조작은 심야·시간 외 근무, 출장을 피한다.	쇼핑(30분 정도)	보통의 학생 생활 가벼운 체육은 가능 문화계 부 활동은 가능	빠른 발걸음으로 산책 자전거
D: 경도 제한	2시간 정도	육체 노동은 제한 그 외에는 보통 근무, 잔업, 출장 가능	보통의 가사 육아도 가능	보통의 학생 생활 일반적인 체육은 가능 체육계 부 활동은 제한	가벼운 조깅 탁구, 테니스
E: 보통 생활	제한 없음	보통 근무 제한 없음	보통의 가사 파트타임 근무	보통의 학생 생활 제한 없음	수영, 등산, 스키, 에어로빅

혈뇨만, 가벼운 단백뇨만 ·· 지도 구분 E
경도의 단백뇨＋혈뇨 ··· 지도 구분 D
중등도 이상의 단백뇨,
운동을 하거나 상기도염에 걸린 후 단백뇨·혈뇨의 증가 또는 일과성 신장 기능의 저하 발생 ·········· 지도 구분 C

(일본신장학회 편: 신장 질환의 생활 지도·식이 요법 지침 , p50, p56, 도쿄의학사의 1998에서 일부 수정)

※위궤양 예방을 위해 H_2 수용체 길항제의 가스타(파모티딘), 뉴모시스티스 폐렴 예방을 위해 바쿠타(ST 합제), 칸디다 식도염 예방을 위해 환기존 시럽(암포테리신 B)) 등을 투여하는 경우가 있다.

- 레니베스 정(2.5mg)　1회 1~2정　1일 1~2회 식후　← ACE 억제제

※기침 때문에 중단해야 하는 경우가 있다.

- 뉴로탄 정(25mg) 1회 1~2정 1일 1~2회 식후　← ARB

※혈압은 130/80mmHg 미만을, 특히 요단백 1g/일 이상인 경우에는 125/75mmHg 미만을 목표로 한다. 고혈압이 아니더라도 신장 보호 목적으로 사용하는 경우가 많다.

- 페르산친-L 캡슐(150mg)　1회 1캡슐　1일 2회　← 항혈소판제

※두통이 생기는 경우에는 소량부터 시작하면 점차적으로 개선할 수 있다.

Px 처방 예 부종, 흉수 등 일수 소견이 강한 경우

- 체중 측정으로 예측해 수분 섭취를 제한해도 컨트롤이 어려운 경우에는 이뇨제를 사용한다. 장관 부종이 심해 경구 약물 흡수가 안 좋은 경우에는 정맥 주사를 투여한다.
- 라식스 정(20mg)　1회 2정　1일 2회　식후　← 이뇨제
- 라식스 주(20mg/2㎖/A)　1일 1회 20mg　정맥 또는 근육 주사　← 이뇨제

※혈관 내 탈수를 조장하여 저혈압이나 신부전을 일으킬 수 있으므로 유의한다.

Px 처방 예 부신피질 호르몬 제제로 효과가 불충분한 경우, 경과가 좋아졌다가 재발한 경우에는 다음 중 하나인 면역 억제제를 부신피질 호르몬 제제와 병용한다.

1) 네오랄 3~5캡슐　한두 번으로 나눠서　(식전)　← 면역 억제제

※신장 독성이 있기 때문에 혈중 농도에 주의한다.

2) 엔도키산 정(50mmg)　1회 1~2정　1일 1회　식후　← 면역 억제제

※골수 억제, 출혈성 방광염, 성선 억제가 일어날 수 있으므로 총투여량에 유의한다.

3) 브레디닌 정(50mg)　1회 1정　1일 3회　아침·점심·저녁 식사 후　← 면역 억제제

※부작용이 적어 고령자에게도 사용하기 쉽다.

분류	일반명	주요 상품명	약의 효과 메커니즘	주요 부작용
부신피질 호르몬 제제	프레드니솔론	프레드닌, 프레드니솔론, 프레도한	사구체 장애의 원인인 자가 면역 이상을 억제한다.	쉬운 감염, 고혈당, 골다공증 등
면역 억제제	시크로스포린	네오랄, 산디뮴		쉬운 감염, 신장 장애
	시크로포스파미드	엔토키산		쉬운 감염, 성선 장애
	미조리빈	브레디닌		쉬운 감염
안지오텐신 변화 효소(ACE) 억제제	에날라프릴말레인산염	레니베스, 에날라트	사구체 유출 동맥을 확장시키는 사구체 내압을 내려 요단백을 감소시키고 사구체 장애를 예방한다. 혈압을 조절하여 신장 장애가 진전되는 것을 방지한다.	기침, 신장 기능 장애, 고칼륨혈증
	이미다프릴염산염	타나트릴		
안지오텐신 Ⅱ 수용체 길항제 (ARB)	칸데사르탄 실렉세틸	브로프레스		신장 기능 장애, 고칼륨혈증
	로살탄 칼륨	뉴로탄		
	텔미살탄	미카르디스		
	올메살탄 메독소밀	올메텍		
	발살탄	디오반		
항혈소판제	디피리다몰	페르산친-L, 안기날	응고 기능의 항진에 따른 혈전 형성을 방지한다. 단, 단제로는 효과가 없다.	두통, 쉬운 출혈성, 심근허혈
혈관 확장제	딜라제프염산염수화물	코멜리안		
항응고제	헤파린칼슘	카프로신		쉬운 출혈성
	헤파린나트륨	헤파린칼슘		
	와파린칼륨	노바 헤파린 와파린칼륨		
루프이뇨제	프로세미드	라식스, 오이텐신	소변량을 증가시켜 부종과 탈수를 감소시킨다.	전해질 이상

● 혈액 정화 요법
* 면역 복합체를 제거하는 의미에서 혈장 교환을 하거나, 신부전이 진행되는 경우에는 혈액 투석을 도입할 수 있다.

사구체 신염의 병기 · 병태 · 중증도별 치료 순서도

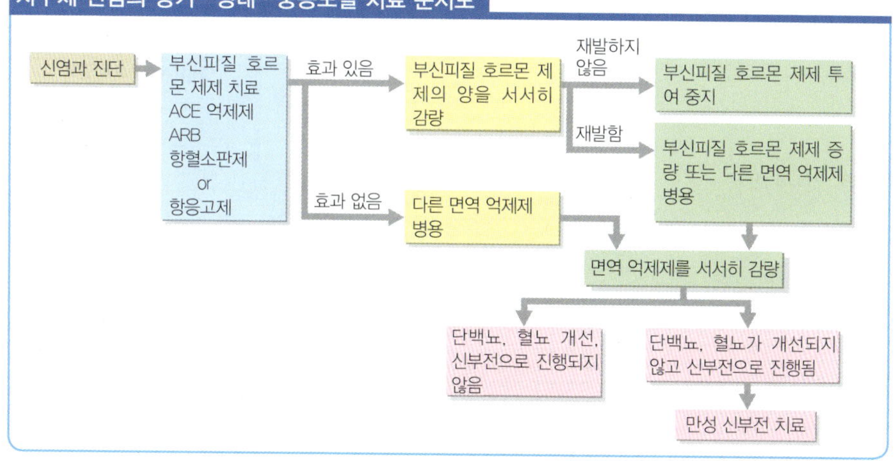

간호 과정 순서도

관찰 항목 (OP)	간호 문제 (간호 진단)	간호 목표 (간호 성과)	간호 활동 (간호 중재)

병인
급성기: A군 β용혈성 연쇄 상구균이 원인이 된 선행 감염
만성기: IgA가 메산지움에 침착

\# 질병으로 진행될 가능성이 있다.

활동 제한 범위 내에서 자기관리를 수행할 수 있다.

이상이 생겼을 때 즉시 의료진에게 알릴 수 있다.

OP 경과 관찰 항목
바이털 사인
자각 증상
소변량 · 소변의 양상
검사 데이터
질환에 대한 이해도
약의 효과 · 부작용

신체적 문제
- 증상
  급성기: 혈뇨 · 단백뇨, 고혈압, 부종, 핍뇨
  만성기: 전신 권태감, 식욕부진, 야간 다뇨

\# 수분 I&O의 이상으로 체액량이 과잉된다.

\# 수분 I&O의 이상으로 심장 기능이 저하되어 일상생활에 장애가 된다.

증상이 줄어드는 것이 보인다.

필요한 영양을 섭취할 수 있다.

TP 간호 치료 항목
증상 완화를 위한 도움
자기관리를 할 수 있도록 지원
감염 예방
필요한 식사량 섭취
치료 계획의 수행을 위한 지원
이상 시 조기 대응

- 수반 증상
  급성기: 상기도염 증상, 고혈압에 따른 증상
  만성기: 구역질, 불면증, 두통, 빈혈에 따른 휘청거림 · 현기증

\# 식욕부진, 구역질 등의 증상에 따른 식사 섭취량의 감소로 영양이 부족해진다.

\# 복잡한 자기관리가 필요해, 일상생활과 자기관리를 통합하기 어렵다.

질병을 이해할 수 있고, 치료 계획을 무리 없이 수행할 수 있다.

약의 부작용
급성기: 항균제, 이뇨제, 혈압강압제에 따른 부작용
만성기: 스테로이드 약물에 따른 부작용: 높은 혈당, 소화성 궤양, 감염증 유발

\# 약물의 부작용으로 감염이 일어날 수 있다.

감염 증상이 없다.

EP 환자 교육 항목
치료와 질병에 대한 지도
환자 · 가족의 심리적 지원
환자 · 가족의 생활 지원

심리 · 사회적 문제
환자 · 가족의 질병에 대한 불안
안정에 따른 사회 활동 저하 · 경제적 문제

\# 치료 및 검사, 건강 상태에 대해 불안이 있다.

환자 · 가족의 불안이 줄어들어 심신이 안정된 생활을 할 수 있다.

- 신장 기능의 저하가 진행되지 않은 경우는 식사 제한 등은 할 필요가 없지만, 급성기로 진행 중인 경우는 안정, 보온, 식이 요법, 약물 요법이 치료의 기본이 된다.
- 만성기 및 말기에는 만성 신부전으로 이행하는 경우가 있으므로, 환자에 따라서는 투석 치료가 필요할 수도 있다. 신장 기능 상태에 따른 주의 깊은 경과 관찰, 부신피질 호르몬 제제(스테로이드제) 등의 약물 투여, 적절한 생활 지도를 할 필요가 있다. 또한 환자에 따라서는 미래의 투석 치료에 대한 정신적인 지원도 필요하다.
- 여기에서는, 급성기에 관해서는 급성 사구체 신염을 중심으로 설명하고, 만성기에 관해서는 IgA 신증을 중심으로 설명한다.

Step1 영향 평가	Step2 간호 초점	Step3 계획	Step4 실시	Step5 평가

정보 수집	평가 관점과 근거·잠재적 간호 문제
전신 상태 파악	환자에게서 신체적·심리적 상태를 확인해 토탈 케어할 수 있다. 심리적 상태는 질병의 진행 및 치료 효과와도 관련이 있다. • 전신 상태 파악. • 신장 기능의 진행 상황에 맞춘 전신 상태와 생활상의 관리가 필요하다. → 다음 항목 참조. • 엄격한 식이·수분 관리가 중요하고 환자의 생활에 맞는 지도가 필요하다. • 스테로이드 등 약물에 대한 부작용과 전신 상태의 변화를 평가한다. 🔍 잠재적 간호 문제 : 수분 I&O의 이상에 따른 심장 기능 저하로 일상생활에 장애가 된다.
신장 기능 진행으로 증상이 나타난 상황, 정도의 관찰	증상이 어떻게 나타나고 정도가 어떠한지를 관찰한다. 증상 상태 및 정도를 파악해 질환의 진행 상황을 알면 치료 계획, 간호 계획의 수립에 효과적이다. • 발병 초기에는 증상이 별로 안 나타나고 혈뇨 및 단백뇨 등이 특징이다. 그러나 증상이 진행되면 고혈압과 부종 등이 나타나며, 일상생활이 제한되거나 약물에 따른 부작용이 발생하기 쉬워진다. • 진행성이 아니라면 과도한 활동과 염분의 과잉 섭취를 제외하고는 일상생활에 제한이 없고, 정기적으로 신장 기능 상태를 관찰할 필요가 있다. • 진행성인 경우에는 신장 기능의 상태에 따라 부종, 고혈압, 전신 권태감이나 식욕부진 등의 자각 증상이 나타난다. 신증후군을 보이는 환자도 있다. • 약물에 따른 부작용으로 구역질·구토, 식욕부진, 환각·망상이 나타난다. 🔍 잠재적 간호 문제 : 수분 I&O 이상은 체액량의 과잉으로 고혈압이나 부종을 발생시킨다./고혈압이나 부종 때문에 안정에 문제가 생긴다./복잡한 자기관리가 필요해, 일상생활과 자기관리를 통합하는 것이 어렵다./식욕부진, 구역질 등의 증상에 따른 식이 섭취량의 감소로 영양이 부족하다./혈관 내액, 간질액, 세포 내액의 증감으로 탈수 및 부종이 발생할 수 있다. **다뇨·핍뇨** • 급성기에는 핍뇨, 만성기에는 야간 다뇨가 보인다. • 물·전해질의 균형 유지가 급성기, 만성기에 공통적으로 중요하다. • 다뇨의 경우, 수분 I&O가 제대로 이루어지지 않아 전해질(나트륨, 칼륨 등)이 저하될 수 있다. 또한 야간 빈뇨의 경우 수면 장애가 생기기도 한다. • 핍뇨의 경우 수분 섭취가 제한되기 때문에 구강 건조 등의 고통을 동반할 수 있다. 또한 엄격한 식사 제한에 따라 고통과 식욕부진이 심해질 수 있다. 🔍 잠재적 간호 문제 : 수분 I&O 이상으로 체액량이 과잉될 수 있다./식욕부진, 구역질 등의 증상에 따른 식이 섭취량의 감소로 영양 부족이 생긴다./혈관 내액, 간질액, 세포내 액의 증감이 보인다.

55 사구체 신염

고혈압

- 고혈압을 수반하는 증상의 악화나 합병증의 출현·악화가 나타날 수 있다.
- 고혈압은 생활 습관과 식습관 등이 위험 요인이 될 수 있으므로, 일상생활 습관에 관한 정보를 얻을 필요가 있다.
- 🔍 잠재적 간호 문제 : 수분 I&O 이상으로 체액량이 과잉될 수 있다./심장 기능이 저하한다.

권태감

- 일상생활에 지장을 줄 수 있다.
- 피로의 정도에 따라 안락도 장애가 된다.
- 🔍 잠재적 간호 문제 : 수분 I&O 이상에 따른 심장 기능 저하로 일상생활에 장애가 생긴다./신장 기능의 저하 때문에 소모성 피로가 나타난다.

식욕부진

- 영양 장애 및 체력 저하, 기력 감퇴 등의 증상이 나타날 수 있다.
- 식욕부진이 지속되면 체력과 집중력이 저하돼, 일상생활에 지장이 생길 수 있다.
- 식욕부진이 정신적인 면에 영향을 줄 수 있다.
- 🔍 잠재적 간호 문제 : 식욕부진, 구역질 등의 증상에 따른 식이 섭취량의 감소로 영양 부족이 생긴다./약물에 대한 부작용으로 구역질이 나올 수 있다.

부종

- 전신 부종의 경우, 울혈성 심부전 증상을 보일 수 있다.
- 신증후군의 증상이 나타나는 경우가 있다.
- 부종의 정도는 식습관, 특히 염분·수분 제한을 할 수 있는지의 여부도 관계되기 때문에 식습관에 대한 정보를 수집한다.
- 🔍 잠재적 간호 문제 : 수분 I&O 이상으로 체액량이 과잉된다./혈관 내액, 간질액, 세포 내액의 증감이 보인다./복잡한 자기관리가 필요해, 일상생활과 자기관리를 통합하는 것이 어렵다.

식이 요법, 생활 지도에 대한 환자의 반응 파악	임상 증상, 신장 기능 저하, 혈압 상태에 따라 식사에 제한이 필요하다. 식사 제한에 따른 정신적 고통도 배려하는 것이 중요하다. 병태에 따른 식사 제한은 총에너지, 단백질, 소금, 칼륨, 수분, 인 등 많은 부분에 제한이 필요하기 때문에 환자가 식사에 대해 어느 정도 이해했는지 확인할 필요가 있다. 생활 지도에서는 병기에 따라 활동, 청결, 배설에 대한 지도가 필요하다.

- 병기에 맞는 식이 요법을 할 수 있는지의 여부가 예후를 좌우하기도 하기 때문에 임상 증상도 함께 관찰한다.
- 개별성에 맞는 식이 요법이 필요하므로 음식에 대한 환자의 기호 등을 확인할 필요가 있다.
- 만성기인 경우는 식이 요법이 장기간이 지속되기 때문에 환자 자신이 수행할 수 있는 상태인지, 또는 동기 부여를 위해 어떻게 연결할 것인지 평가하는 것이 중요하다.
- 일본 신장 학회에서 '신장 질환 환자의 생활 지도·식이 요법 지침'을 발표하였다. 자세한 내용은 이를 참조하기 바란다.
- 🔍 잠재적 간호 문제 : 복잡한 자기관리가 필요해, 일상생활과 자기관리를 통합하는 것이 어렵다./식욕부진, 구역질 등의 증상으로 식사 섭취량이 저하되어 영양 부족이 발생한다.

검사와 약물 요법 파악	급성기 치료의 주체는 안정·보온이다. 대증요법으로 부종과 고혈압에 대한 염분·단백질·수분을 제한하고, 강압 이뇨제를 투여한다. 사구체 신염의 정도에 따라 스테로이드도 사용한다. 원인균의 지속 감염이 계속되면 항생제 투여도 실시하지만, 신장염에 효과는 없다. 만성기는 병태에 따라 항응고제, 항혈소판제, 스테로이드 약물 등이 사용된다. 만성기의 IgA 신증은 확정 진단을 받기 위해 신장생검을 진행해야 하므로, 이에 대한 지원이 필요하다. 기타 수반 증상에 따른 약물(항고혈압제, 이뇨제)의 부작용도 관찰하는 것이 중요하다.

<table>
<tr><td></td><td>

- 스테로이드 약물은 만월양안모, 비만, 다모증 등의 경증 부작용 외에도, 심각한 부작용으로 위궤양, 심한 감염증, 고혈압, 전해질 이상 등이 있다.
- 신장생검 검사의 전 · 중 · 후 각각의 과정에서 관찰이 필요하다. 특히 검사 후에는 출혈의 유무나 바이털 사인, 장시간 안정에 따른 고통의 유무 등을 관찰할 필요가 있다.
- 부작용이 나타났을 때는 그 특징을 관찰해 의사에게 신속하게 보고하고, 약의 양이나 시간을 조절한다.

🔍 잠재적 간호 문제 : 약물의 부작용으로 감염이 일어날 수 있다./치료나 검사, 건강 상태에 대한 불안함이 있다./장시간 안정에 따른 고통이 있다.
</td></tr>
<tr><td>환자 · 가족의 심리 · 사회적 측면 파악</td><td>

급성인 경우, 소아는 90%, 성인은 60~80% 정도가 치료되지만 나이와 함께 치유율이 저하되기 때문에 만성화되는 경향도 있다. 따라서 질환의 진행 정도에 따른 환자 · 가족의 심리 · 사회적 측면 파악이 중요하다. 또한 말기인 경우에는 미래 투석 치료에 대한 준비도 해야 하므로 심리 · 사회적 측면에 대한 파악이 더욱 필요하다.

- 질병에 대한 느낌을 환자 · 가족에게서 듣고, 인식이 낮은 경우 정중하게 설명한다.
- 질환에 따른 직장이나 사회생활의 폐해를 확인하고, 필요한 경우 상담을 받거나 의료 사회복지사와 제휴해나간다.
- 정신적 지원의 필요성을 파악하고, 고민을 함께 나누거나 간호 연구를 배울 수 있는 '환자 모임' 등의 정보를 제공한다.
- 환자 · 가족의 이야기 내용을 경청하고 곤혹스러움과 절망, 거부적 태도에 공감하면서 위기 상황을 극복하기 위한 정신 상태를 확인한다.

🔍 잠재적 간호 문제 : 치료 및 검사, 건강 상태에 대한 불안감이 있다./질환이나 치료에 따른 스트레스에 적절히 대처하지 못하고, 환자 자신은 그러한 역할을 할 수 없다고 느낀다.
</td></tr>
</table>

Step1 영향 평가　　Step2 간호 초점　　Step3 계획　　Step4 실시　　Step5 평가

간호 문제 리스트

급성기(급성 사구체 신염)

#1 수분 I&O의 이상으로 체액량이 과잉된다(영양−대사 패턴).

#2 수분 I&O의 이상으로 심장 기능이 저하되어 일상생활에 장애가 된다(활동−운동 패턴).

#3 약물(스테로이드제, 항생제)의 부작용으로 감염이 일어날 수 있다(영양−대사 패턴).

#4 식욕부진, 구역질 등의 증상에 따른 식사 섭취량의 감소로 영양이 부족해진다(영양−대사 패턴).

#5 복잡한 자기관리가 필요해, 일상생활과 자기관리를 통합하기 어렵다(건강 지각−건강관리 패턴).

만성기(IgA 신증)

#6 수분 I&O 이상으로 체액량이 과잉된다(영양−대사 패턴).

#7 복잡한 자기관리가 필요해, 일상생활과 자기관리를 통합하기 어렵다(건강 지각−건강관리 패턴).

#8 치료 및 검사, 건강 상태에 대해 불안감이 있다(자기인식 패턴).

#9 약물(스테로이드제)의 부작용으로 감염이 발생할 수 있다(영양−대사 패턴).

#10 식욕부진, 구역질 등의 증상에 따른 식사 섭취량의 감소로 영양이 부족해진다(영양−대사 패턴).

간호의 우선순위 지침

- 급성기(급성 사구체 신염): 치료율은 높지만 치료 경과가 길고, 특히 급성 발병 후 몇 주 동안은 꼭 누워서 휴식을 취해야 한다. 또한 소변 이상이나 핍뇨, 부종, 고혈압이 생기고 구역질이나 전신 권태감 등의 증상도 나타나기 때문에 ADL에 장애가 된다. 식이 요법, 약물 요법 등이 필요하므로 병기에 따라 간호의 우선순위를 결정해나가는 것이 중요하다. 진행 단계에 따라 일과 같은 사회활동이 제한되거나 가족 기능을 완수할 수 없는 등의 사회기능 장애가 생길 수 있다.

55
사구체 신염

- 만성기(IgA 신증): IgA 신증은 신장생검 시행 시 예후가 4군으로 분류된다(일본신장학회 'IgA 신부전 진료 지침 제2판' 참조). 군에 따라 치료와 향후 정책이 달라지기 때문에, 환자가 어느 군에 해당하는지를 파악해야 한다. 각 군과 병기에 따라 간호의 우선순위를 결정하는 것이 중요하다. 그러나 IgA 신증은 혈액 투석으로 전환될 확률이 높기 때문에 주의 깊은 경과 관찰, 스테로이드제 약물 복용, 적절한 식사 등의 생활 지도가 필요하다. 또한 IgA 신증의 30~40%는 말기 신부전으로 이행되어 투석 치료를 받아야 하기 때문에 미래를 위한 정신적 지원도 필요하다.
- 여기에서는 앞의 5문제를 급성기(급성 사구체 신염) 간호 문제, 뒤의 5문제를 만성기(IgA 신증) 간호 문제로 들어 설명한다.

| Step1 영향 평가 | Step2 간호 초점 | Step3 계획 | Step4 실시 | Step5 평가 |

급성기(급성 사구체 신염)

1 간호 문제	**간호 진단**	**간호 목표(간호 성과)**
#1 수분 I&O의 이상으로 체액량이 과잉된다.	체액량 과잉 **관련 요인:** 조절 기구의 장애 **진단 지표** □ 부종 □ 단기간의 체중 증가 □ 호흡곤란 □ 핍뇨	〈장기 목표〉 부종의 경감이 보이며, 부종 예방법에 대해서도 말할 수 있다. 〈단기 목표〉 1) 부종의 원인을 말할 수 있다. 2) 눌러서 들어간 자리, 부종 부위의 둘레, 소변량이 개선된다. 3) 식사·수분 제한의 중요성을 인식하고 수행할 수 있다.

간호 계획	**중재 포인트와 근거**
OP 경과 관찰 항목 • 증상의 부위, 외관 상태, 정도의 관찰 • 바이털 사인 • 부종의 정도, 부위의 둘레, 눌러서 들어간 자리 관찰 • 수분의 출납 파악, 소변량, 체중 증감 여부 • 검사 데이터, X선 검사(CTR(심흉곽 비율)) • 호흡 상태(호흡수, 호흡 패턴, 호흡음)	 ➡수분 I&O는 여러 차례에 걸쳐 확인한다. **근거** 약물(이뇨제)의 효과에 대한 판정이나 심부전의 예방 또는 전해질 균형의 추정에 도움이 된다.
TP 간호 치료 항목 • 체위의 연구: 부종이 있는 부위를 높인다. • 영양 관리를 실시한다. 1일 염분 섭취량은 5g 정도로, 저단백이며 소화 기관에 부담이 가지 않는 음식을 먹게 한다. • 피부 보호와 청결에 신경 쓰고 보온을 한다. • 자기관리를 지원할 때는 부종 부위를 압박하지 않는 옷이나 부위를 닦아서 깨끗이 할 때 알아야 할 유의 사항, 보온 등을 고려하여 실시한다. • 1회/일, 체중을 측정한다. • 이뇨제 등의 약물은 의사의 지시대로 복용하도록 투약한다.	➡부종이 있는 부위를 높인다. **근거** 정맥 환류를 촉진하기 위해서라도 부종 부위를 세울 필요가 있다. ➡위장에 부담이 가지 않는 식사가 바람직하다. **근거** 위장관에도 부종이 생길 수 있으므로, 위장에 부담이 적은 식사가 좋다. ➡이뇨제의 작용 시간을 확인한다. **근거** 작용 시간을 이해하면 언제 소변량이 증가하는지 이해할 수 있다.
EP 환자 교육 항목 • 저염식이나 저단백식 등의 필요성을 설명한다. • 약의 효과에 맞춰 생활을 조정하는 법을 지도한다. • 수분 함량을 제한 범위 내에서 억제하도록 설명한다. • 의사의 지시 범위 내에서 활동하도록 설명한다. • 부종의 원인에 대해 지도한다.	➡복용하고 있는 약을 확인한다. **근거** 혈압강압제의 부작용으로 현기증이나 부정맥, 저혈압이 발생할 수 있고 낙상이 일어날 수도 있다. ➡안정을 취할 필요가 있다. **근거** 신장 혈류량과 소변량 유지를 위해서는 휴식이 중요하다.

<table>
<tr><td>2 간호 문제</td><td>간호 진단</td><td>간호 목표(간호 성과)</td></tr>
<tr><td>#2 수분 I&O의 이상으로 심장 기능이 저하되어 일상생활에 장애가 된다.</td><td>활동내성 저하
관련 요인: 신장 질환, 체액량 과잉
진단 지표
□ 권태감의 호소
□ 일할 때 호흡곤란
□ 일할 때의 불쾌감
□ 활동할 때의 혈압, 심장박동 수 이상 반응</td><td>〈장기 목표〉 증상 완화에 따라 ADL을 수행할 수 있다.
〈단기 목표〉 1) 의사의 지시 범위 내에서 ADL을 할 수 있다. 2) 활동에 따른 바이털 사인에 큰 변화가 보이지 않는다.</td></tr>
</table>

<table>
<tr><td>간호 계획</td><td>중재 포인트와 근거</td></tr>
<tr><td>

OP 경과 관찰 항목
- 증상이 나타난 상황, 정도 관찰
- 바이털 사인
- 호흡 상태(호흡수, 호흡 패턴, 호흡음)
- 활동 전·중·후 환자의 자각 증상 및 바이털 사인
- 무력감과 피로

- 검사 데이터, X선 검사
- 불안의 정도와 야간 수면 상황
- ADL 상황

TP 간호 치료 항목
- 증상이 심해지지 않는 범위 내에서 ADL에 필요한 지원을 실시할 수 있다.
- 병태·증상에 맞게 활동량을 증가한다.
- 환자가 서두르지 않고 식사를 할 수 있도록 환경을 조성한다.
- 안락한 자세를 유지할 수 있도록 돕는다.
- 증상에 따라 부족한 자기관리를 돕는다.
- 불안이 완화되도록 돕는다.

EP 환자 교육 항목
- 천천히 식사를 하도록 지도한다.
- 연하 장애를 일으키기 쉬운 음식은 피하도록 지도한다.
- 변비를 예방하도록 설명한다.
- 활동 후에는 휴식을 하도록 설명한다.
- 무리가 없는 범위에서 활동하도록 설명한다.

</td><td>

➡ 활동 전부터 비교해보는 것이 중요하다. 근거 활동 전·중·후에 주목할 만한 정도의 바이털 사인 변화가 나타나면 호흡과 심장에 부담이 될 수 있다.

➡ 안락한 호흡 운동을 위해 필요하다. 근거 변비에 따른 횡격막의 거상은 호흡 근육 운동을 방해한다.

</td></tr>
</table>

<table>
<tr><td>3 간호 문제</td><td>간호 진단</td><td>간호 목표(간호 성과)</td></tr>
<tr><td>#3 약물(스테로이드제, 항생제)의 부작용으로 감염이 일어날 수 있다.</td><td>감염 위험 상태
위험 요인: 약물 요법(스테로이드제, 항생제 복용), 만성 질환</td><td>〈장기 목표〉 감염 징후가 나타나지 않는다.
〈단기 목표〉 1) 감염 예방을 위한 대책을 이해할 수 있으며, 실시할 수 있다. 2) 발열이나 오한 등 감염을 나타내는 증상이 보이지 않는다.</td></tr>
</table>

<table>
<tr><td>간호 계획</td><td>중재 포인트와 근거</td></tr>
<tr><td>

OP 경과 관찰 항목
- 증상이 나타난 상황, 정도 관찰
- 바이털 사인, 검사 데이터
- 약물 복용 상황 및 부작용

</td><td>

➡ 오한 시 증상을 관찰한다. 근거 오한은 고통을 수반하므로 증상이 나타남을 조기에 알면 고통에 미리 대응할 수 있다.

</td></tr>
</table>

• 수분 I&O, 전해질 균형, 소변량, 소변의 양상
• 점적 루트 등이 있는 경우, 삽입부의 상태
• 식사 섭취량

TP 간호 치료 항목

• 발열 시는 냉찜질을 실시한다.
• 탈수가 되지 않도록 소변량에 따라 수분 보충을 한다.

➡️ 발열 시에는 탈수를 일으키기 쉽다. **근거** 발열 시에는 땀이나 불감증설(Insensible perspiration)이 증가한다.

• 제한 범위 내에서 필요한 영양을 충분히 섭취할 수 있도록 지원한다.
• 구강 및 피부의 청결을 유지하도록 돕는다.
• 불안을 줄이도록 노력한다.
• 점적 루트가 있는 경우, 무균 조작으로 삽입부를 처치한다.
• 감염 환자와 같은 방을 쓰는 것은 가급적 피한다.
• 환경 조정(온도 및 습도)을 한다.
• 열이 높을 시에는 의사의 지시에 따라 확실하게 약물을 투여해 열을 내린다.
• 손 씻기 · 양치질을 철저히 한다.

➡️ 고열에 따른 피로감으로 식사량이 저하되기 쉽다. **근거** 영양 상태가 부족하면 면역력이 저하되고 감염이 쉽게 된다.

➡️ 불안의 정도를 관찰한다. **근거** 발열에 따른 건강 상태의 변화 및 악화는 환자의 불안을 강화시키기 때문에 불안 완화를 위해 노력하는 것이 중요하다.

EP 환자 교육 항목

• 이상이 있을 때는 즉시 의료진에게 알리도록 설명한다.
• 감염되기 쉬운 상태에 있다는 것을 인식할 수 있도록 지도한다.
• 발열 시는 안정을 유지하도록 설명한다.
• 감염 예방에 대해 지도한다.

➡️ **근거** 감염 예방의 중요성을 환자 · 가족에게 알기 쉽게 설명한다.

4 간호 문제	간호 진단	간호 목표(간호 성과)
#4 식욕부진, 구역질 등의 증상에 따른 식사 섭취량의 감소로 영양이 부족해진다.	**영양 섭취 소비 균형 이상: 필요량 이하** **관련 요인:** 음식 섭취를 할 수 없음, 구역질 **진단 지표** ☐ 1일 권장 섭취량보다 적은 불충분한 식사 섭취에 대한 호소 ☐ 이상적인 체중보다 20% 이상 적은 체중	〈**장기 목표**〉1일 권장 섭취량을 섭취할 수 있다. 〈**단기 목표**〉1) 식욕부진이나 구역질이 완화되는 것이 보이고 조금씩 식사 섭취량이 늘어난다. 2) 영양 지표가 되는 혈액 검사 데이터가 악화되지 않는다.

간호 계획	중재 포인트와 근거
OP 경과 관찰 항목 • 증상이 나타난 상황, 정도의 관찰 • 구토 등 자각 증상의 유무 • 검사 데이터 • 의사의 지시에 따른 1일 영양 섭취량, 식사 섭취량 • 정신적 상태	➡️ 언제 어느 때에 증상이 일어나는지 관찰한다. **근거** 구토 상황에 따라 질환의 진행도나 예후를 예측할 수 있다.
TP 간호 치료 항목 • 자각 증상(구역질 · 구토 등)이 있는 경우, 증상 완화에 노력한다. • 자각 증상(구역질 · 구토 등)이 있는 경우, 구강 내를 냉수 등으로 헹구고 나서 식사를 하도록 조언한다.	➡️ 구역질 · 구토 후 증상의 경감이나 환경 정비를 신속하게 한다. **근거** 구역질과 구토는 고통이나 냄새를 수반하기 때문에 안락을 방해한다.

- 환자가 좋아하는 음식을 조금씩 섭취하게 한다.
- 조금이라도 먹기 쉬운 환경(냄새, 온도 등)을 조성한다.

EP 환자 교육 항목

- 천천히 조금씩이라도 섭취하도록 설명한다.
- 식사 섭취의 필요성을 지도한다.

➡ 식사 섭취량의 감소를 관리한다. 근거 영양 부족은 체력·집중력을 저하시켜 일상생활에 지장을 준다는 것을 설명한다.

5 간호 문제	간호 진단	간호 목표(간호 성과)
#5 복잡한 자기관리가 필요해, 일상생활과 자기관리를 통합하기 어렵다.	비효과적 자기 건강관리 **관련 요인:** 치료 계획의 복잡성, 무력 **진단 지표** □ 질병을 관리하기를 원한다고 말로 표현한다. □ 지시된 치료방법을 실시하는 것이 어렵다고 말로 표현한다.	〈**장기 목표**〉 치료 계획을 무리 없이 수행할 수 있다. 〈**단기 목표**〉 1) 치료 계획에 대해 이해하고 말로 표현한다. 2) 치료 계획의 내용이 환자 자신의 회복에 필요하다는 것을 이해할 수 있다. 3) 치료 계획의 조정·통합에 어려움을 불러오는 요인을 줄이거나 제거할 수 있다.

간호 계획	중재 포인트와 근거

OP 경과 관찰 항목

- 증상 부위, 외관 상태, 정도의 관찰
- 증상과 치료에 대한 지식의 유무나 이해 정도
- 환자의 질환에 대한 인식
- 현재의 치료 방침
- 가족의 질병과 치료에 대한 이해 정도와 협력 체제
- 검사 데이터의 추이
- 신체 상황
- 의사의 설명 내용과 이해도

TP 간호 치료 항목

- 환자 자신이 납득하고 스스로 결정할 수 있도록 지원한다.
- 자기효능감을 확인하고 높일 수 있도록 돕는다.
- 환자와 상의해 자체 모니터링 등을 활용하고 객관적으로 행동 변화를 확인할 수 있는 연구를 한다.
- 교육방법은 시청각 교재를 사용하는 등 환자의 상태에 맞게 연구를 한다.

➡ 어디까지나 환자가 주체이다. 근거 환자가 자기 결정을 할 수 있도록 관계하고 돕는다.

➡ 환자들이 관심을 나타내는 방법을 연구한다. 근거 팜플렛뿐 아니라, 비디오를 활용하거나 강의 등으로 지도를 하면 또한 효과가 높다.

EP 환자 교육 항목

- 환자의 이해도에 맞춰 다음을 알기 쉽게 설명한다(사구체 신염은 식사·수분제한, 약물 요법이 필요하다).
- 모르는 것, 궁금한 것은 걱정하지 말고 간호사에게 물어보도록 설명한다.

6 간호 문제	간호 진단	간호 목표(간호 성과)
#6 수분 I&O의 이상으로 체액량이 과잉된다.	체액량 과잉 **관련 요인:** 조절 기구의 장애 **진단 지표** ☐ 부종 ☐ 단기간의 체중 증가 ☐ 호흡곤란 ☐ 핍뇨	〈**장기 목표**〉 부종이 줄고, 부종의 예방법을 말할 수 있다. 〈**단기 목표**〉 1) 부종의 원인을 말할 수 있다. 2) 눌러서 들어간 자리, 부종 부위의 둘레, 소변량이 개선된다. 3) 식사·수분 제한의 중요성을 인식하고 수행할 수 있다.

간호 계획	중재 포인트와 근거
OP 경과 관찰 항목 • 증상 부위, 외관 상태, 정도의 관찰 • 바이털 사인 • 부종의 정도, 부위의 둘레, 눌러서 들어간 자리 • 수분 I&O의 파악, 소변량, 체중 증감 여부 • 검사 데이터, X선 검사(CTR) • 호흡 상태(호흡수, 호흡 패턴, 호흡음) **TP** 간호 치료 항목 • 체위의 연구: 부종이 있는 부위를 세운다. • 영양 관리를 실시한다. 1일 염분은 5g 정도로 하고, 저단백 음식으로 위장에 부담이 가지 않는 식사를 한다. • 피부 보호와 청결에 힘쓰고, 보온도 함께 실시한다. • 자기관리를 도울 때 부종 부위를 압박하지 않는 의복을 고려하고, 부위를 닦아서 깨끗이 할 때 유의해야 할 사항, 보온 등을 배려해 실시한다. • 이뇨제 등의 약물은 의사의 지시대로 복용하도록 투약한다. • 1회/일, 체중 측정을 수행한다. **EP** 환자 교육 항목 • 저염식이나 저단백식 등의 필요성을 설명한다. • 약의 효과에 맞춰 생활을 조정하도록 지도한다. • 의사의 지시 범위 내에서 활동하도록 설명한다. • 수분량을 제한 범위 내로 억제하도록 설명한다. • 부종의 원인에 대해 지도한다.	➡ 부종의 정도에 따라 염분 제한이 필요하다. **근거** 부종은 나트륨의 배설 장애로 체내에 축적된다. ➡ 이뇨제, 항고혈압 강압제 등은 시간을 정해서 먹는 약물이 많다. **근거** 복용 시간이 지연되면 약물의 효과가 지속되지 않기 때문에 제때 복용하는 것이 중요하다. ➡ 혈압강압제 부작용에 대한 주의가 필요하다. **근거** 혈압강압제 종류에 따라, 먹으면 현기증이 나거나 함께 먹으면 안 되는 식품 재료가 있다. ➡ 소변량에 따라 수분 제한을 엄밀하게 실시한다. **근거** 수분의 과잉 섭취는 부종의 심화를 일으키고 심장, 신장에 부담이 된다.

7 간호 문제	간호 진단	간호 목표(간호 성과)
#7 복잡한 자기관리가 필요해, 일상생활과 자기관리를 통합하기 어렵다.	비효과적 자기 건강관리 **관련 요인:** 치료 계획의 복잡성, 무력 **진단 지표** ☐ 질병을 관리하기 원한다고 말로 표현한다. ☐ 지시된 치료방법을 실시하는 것이 어렵다고 말로 표현한다.	〈**장기 목표**〉 치료계획을 무리 없이 수행할 수 있다. 〈**단기 목표**〉 1) 치료계획에 대해 이해한다는 것을 말로 표현한다. 2) 치료계획의 내용이 환자 자신의 질환 회복에 필요한 것임을 이해할 수 있다. 3) 치료계획의 조정·통합에 어려움을 가져오는 요인을 줄이거나 제거할 수 있다.

<table>
<tr><th>간호 계획</th><th>중재 포인트와 근거</th></tr>
</table>

OP 경과 관찰 항목
- 증상 부위, 외관 상태, 정도의 관찰
- 증상과 치료에 대한 지식의 유무나 이해의 정도
- 질환에 대한 환자의 인식
- 현재의 치료 방침
- 질병의 진행 정도에 따른 사회 자원의 활용 상황
- 질병과 치료에 대한 가족의 이해도와 협력 체제
- 검사 데이터의 추이
- 내복약의 종류와 효과, 부작용
- 의사의 설명 내용과 이해도

➡ Cr값을 확인한다. **근거** Cr값에 따라 신장 기능에 따른 장애 인정을 받을 수 있다.

➡ 스테로이드 약물 복용 유무를 파악하는 것이 중요하다. **근거** 스테로이드 약물 복용의 부작용을 파악하고 예방에 노력할 필요가 있다.

TP 간호 치료 항목
- 환자 자신이 납득하고 자기 결정을 할 수 있도록 돕는다.
- 자기효능감을 확인하고 높일 수 있도록 지원한다.

➡ 자기효능감 파악은 행동 변화에 도움이 된다. **근거** 자기효능감이 높으면 행동을 변화시키기 쉽다.

- 필요시에는 환자와 함께 상의하고, 자체 모니터링 등을 활용해 환자가 자신의 행동 변화를 객관적으로 확인할 수 있는 연구를 수행한다.

EP 환자 교육 항목
- 환자의 이해 정도에 따라 다음의 사항들을 알기 쉽게 설명한다(사구체 신염은 식사·수분 제한, 약물 치료가 필요하다).
- 모르거나 궁금한 점은 걱정하지 말고 간호사에게 물어보도록 설명한다.
- 질병의 진행 정도에 따라 사회적 자원을 활용할 수 있다는 것을 설명한다.
- 약은 복용을 중단하지 않도록 설명한다.

➡ 생활상의 주의사항을 포함해 설명한다. **근거** 질환에 대한 이해는 주의사항 준수를 향상시킬 뿐만 아니라 불안 해소로도 이어진다.

➡ 효과적으로 사회 자원을 활용한다. **근거** 가족은 사회 자원에 대한 정보를 모르거나 요구하는 경우가 있다.
➡ 자기 판단으로 약을 중단하지 않는다. **근거** 특히 스테로이드 약물의 중단은 부신 기능 부전(클리제)의 위험이 있다.

<table>
<tr><th>8 간호 문제</th><th>간호 진단</th><th>간호 목표(간호 성과)</th></tr>
</table>

#8 치료 및 검사, 건강 상태에 대해 불안이 있다.	**불안** **관련 요인:** 건강에 대한 위협, 환경 변화(입원) **진단 지표** ☐ 피로 및 쇠약감 ☐ 구역질 ☐ 고민 ☐ 특별히 정해지지 않은 결과에 대한 두려움 ☐ 안정적이지 않음(안절부절못함)	〈장기 목표〉 불안이 완화되고 치료에 적극적으로 참여할 수 있다. 〈단기 목표〉 1) 불안이 심해지지 않아 치료에 참여할 수 있다. 2) 환자가 불안을 인식하고 이를 완화하기 위한 해결책을 이해할 수 있다.

<table>
<tr><th>간호 계획</th><th>중재 포인트와 근거</th></tr>
</table>

OP 경과 관찰 항목
- 불안의 수준을 확인
- 질환에 대한 환자의 인식 확인
- 바이털 사인

➡ 불안의 수준을 단계별로 확인한다. **근거** 불안은 막연하고 확인이 어렵지만, 어느 정도의 공통 지침이 있으면 평가하기 쉽다.

- 치료 내용과 이해 정도
- 가족의 지원 상황
- 환자의 말과 그 내용
- 야간 수면 상태
- 식욕과 식사 섭취량

- 불안해하는 점들을 다른 사람에게 말할 수 있게끔
  다가간다.
- 환자 옆에서 안정감을 준다.
- 환자의 말과 행동을 부정하지 않는다.
- 숙면을 취할 수 있도록 돕는다.

- 불안하거나 의문 사항이 있으면 언제라도 상담받으
  러 올 것을 설명한다.
- 불안한 것은 당연한 것이며, 불안을 표출해도 좋다는
  것을 설명한다.

➡수면과 식사 상태는 불안한 정도를 파악하는 지침이
된다. `근거` 불안이 심해지면 수면 시간의 단축과 음식
섭취량의 감소로 이어진다.

9 간호 문제	간호 진단	간호 목표(간호 성과)
#9 약물(스테로이드제)의 부작용으로 감염이 일어날 수 있다.	감염 위험 상태 **위험 요인:** 약물 요법(스테로이드 약물 복용), 만성 질환	〈장기 목표〉 감염 현상이 나타나지 않는다. 〈단기 목표〉 1) 감염 예방을 위한 대책을 이해하고, 실시할 수 있다. 2) 발열이나 오한 등 감염을 나타내는 증상이 보이지 않는다.

간호 계획	중재 포인트와 근거

- 증상이 나타난 상황, 정도의 관찰
- 바이털 사인
- 약물 복용 상황
- 검사 데이터
- 수분 I&O, 전해질 균형
- 소변량, 소변의 양상
- 점적 루트 등이 있는 경우, 삽입부 상태
- 식사 섭취량
- 스테로이드 약물의 부작용

➡백혈구 수의 증가로 병태를 알 수 있다. `근거` 세균
에 따른 감염은 백혈구 수 증가를 보이지만, 바이러스
감염 등으로는 증가하지 않는다.

➡스테로이드 약물 복용이 원인이 된 각종 부작용이
생길 수 있다. `근거` 감염 이외에도 소화관 궤양 및 당
뇨병 등의 합병증이 생길 수 있다.

- 발열 시에는 냉찜질을 실시한다.
- 탈수가 되지 않도록 소변량에 따라 수분을 공급한다.
- 제한 범위 내에서 필요한 에너지양을 흡수할 수 있
  도록 지원한다.
- 구강과 피부의 청결을 유지하도록 돕는다.
- 환자의 불안이 줄어들 수 있도록 노력한다.
- 점적 루트가 있는 경우, 삽입부에 대한 무균 조작을
  철저히 한다.
- 감염 환자와 병실을 같이 쓰는 것은 가급적 피한다.
- 환경(온도와 습도 등)을 조정한다.

➡2차 감염을 예방한다. `근거` 탈수에 따른 구강 건조
나 땀이 원인이 되는 피부 습윤이 2차 감염으로 이어
지는 경우가 있다.

- 고체온일 때는 의사의 지시에 따라 확실하게 약물을 투여하고, 해열할 수 있도록 한다.
- 손 씻기, 양치질을 철저하게 한다.

 환자 교육 항목
- 이상이 있을 때는 즉시 의료진에게 알리도록 설명한다.
- 감염되기 쉬운 상태라는 것을 환자가 인식할 수 있도록 지도한다.
- 발열 시에는 안정을 유지하도록 설명한다.
- 감염 예방에 대해 지도한다.

➡ 사용 빈도를 확인한다. **근거** 해열 약물 남용에 따른 소화관 궤양이나 혈압 저하 등의 부작용이 발생할 수 있다.

10 간호 문제	간호 진단	간호 목표(간호 성과)
#10 식욕부진, 구역질 등의 증상에 따른 식사 섭취량의 감소로 영양이 부족하다.	영양 섭취 소비 균형 이상: 필요한 양 이하 **관련 요인:** 음식 섭취를 할 수 없다. 구역질이 난다. **진단 지표** □ 1일 권장 섭취량보다 적은 양의 불충분한 식사 섭취 호소 □ 이상적인 체중보다 20% 이상 적게 나가는 체중	〈**장기 목표**〉1일 권장 섭취량을 섭취할 수 있다. 〈**단기 목표**〉1) 식욕부진이나 구역질 증상의 빈도가 감소해 식사 섭취량이 조금씩 늘어난다. 2) 영양 지표가 되는 혈액 검사 데이터가 더 이상 나빠지지 않는다.

간호 계획	중재 포인트와 근거

 경과 관찰 항목
- 증상이 나타난 상황, 정도의 관찰
- 구토 등과 같은 자각 증상의 유무
- 검사 데이터, 체중의 증감
- 정신적 상태
- 의사의 지시에 따른 1일 영양 섭취량, 식사 섭취량

 간호 치료 항목
- 자각 증상(구토 등)이 있는 경우, 증상이 줄어들도록 돕는다.
- 자각 증상(구토 등)이 있는 경우, 구강 내를 냉수 등으로 헹구고 나서 식사를 하도록 조언한다.
- 환자가 좋아하는 음식이 포함된 식사를 조금씩 섭취하게 한다.
- 조금이라도 밥을 먹기 쉬운 환경(냄새, 온도 등)을 조성한다.

 환자 교육 항목
- 천천히 조금씩이라도 섭취하도록 설명한다.
- 식사 섭취의 필요성을 지도한다.

➡ 구내염과 혀가 허는 등의 증상이 있는지 관찰한다. **근거** 이러한 증상은 식욕부진의 원인이 된다.

➡ 식욕부진의 원인은 질병뿐만이 아닐 수도 있다. **근거** 입원에 따른 생활환경의 변화나 불안 등도 식욕부진으로 이어질 수 있다.

병기·병태·중증도별 관리 포인트

【급성기(급성 사구체 신염)】상기도감염 등을 계기로 육안적 혈뇨와 급성 신장염 증후군 등이 발병할 수 있다. 발병 초기에는 환자가 안정과 보온의 필요성에 대해 이해하게 한다. 또한 식사 제한에 따른 고통을 완화시키고 합병증의 예방, 증상의 완화를 위해 노력한다.

【만성기(IgA 신증)】단백뇨, 혈압, 신장 기능 상태에 따라 경과가 달라진다. 증상이 진행되면 고혈압이 발생한다. 만성 신부전에 따른 요독증 증상에는 투석 치료가 필요하다. 우선은 안정, 보온, 식이(저염식, 저단백식, 고에너지 음식) 요법, 약물 요법에 대한 조정 및 지도가 필요하며, 확정 진단을 위해 받아야 할 신장생검에 대한 간호도 필요하다.

간호 활동(간호 중재) 포인트

식사 지도에 대한 환자 교육
- 지금까지의 환자·가족 라이프스타일을 존중하는 방향으로 지원한다.
- 기본적으로 환자의 질병과 건강 상태에 비춰, '신장 질환 환자의 생활 지도·식이 요법에 대한 가이드라인'(일본신장학회)에 따라 교육을 실시한다.
- 식사는 기본적인 욕구를 위협하는 부분이다. 그것을 제한해야 하는 환자의 생각을 먼저 이해하는 것이 중요하다.
- 연령이나 성별에 따라 규정에 대한 이해가 어디까지 가능할지, 어디까지 교육을 실시할 수 있을지 사전에 평가한다.
- 갑작스럽게 음식이나 생활 내용을 한꺼번에 지도하는 것이 아니라, 환자가 가능할 것 같은 부분부터 조금씩 변할 수 있도록 교육을 실시한다.
- 환자뿐만 아니라, 식사를 만들어 주는 가족 등에게도 가능한 한 교육을 실시하도록 한다.
- 영양사와 함께 통일된 지도를 할 수 있도록 한다.

생활 지도에 대한 환자 교육
- 지금까지의 환자 라이프스타일을 존중하는 방향으로 지원한다.
- 기본적으로 환자의 질병과 건강 상태에 비춰, '신장 질환 환자의 생활 지도·식사 요법에 대한 가이드라인'(일본신장학회)에 따라 교육을 실시한다.
- 갑작스럽게 생활 내용을 한꺼번에 지도하는 것이 아니라, 환자에게 가능할 것 같은 부분부터 조금씩 교육을 실시한다.
- 환자뿐만 아니라 가족에게도 가능한 한 교육을 실시하도록 한다.

환자·가족의 심리·사회적 문제에 대한 지원
- 질환에 대해 환자·가족에게 알기 쉽게 설명하고 그들이 불안을 해소하도록 지원한다.
- 경제적 부담에 대한 고민이나 불안도 있기 때문에, 그 기분을 다른 사람과 나눌 수 있도록 응원한다. 그 후, 필요하다면 의료 사회복지사와 상담한다.
- '환자 모임' 등을 소개해, 고민을 말하며 생활상의 연구를 배울 수 있는 자리를 제공한다.

퇴원·요양지도

- 환자와 함께 객관적으로 평가가 가능하며 자기효능을 확인할 수 있는 자체 모니터링을 활용한다.
- 큰 목표를 갑자기 설정하는 것이 아니라 단계별(단계별법)로 목표를 조금씩 달성해 자기효능감을 높이게 한다.
- '환자 모임' 등 같은 질환을 가진 환자들끼리 고민을 나누고 생활상의 연구를 배울 수 있는 자리를 제공한다.
- 환자·가족들이 안정된 가정생활을 할 수 있도록 환경 정비와 삶의 재조정을 지원한다.
- 규칙적으로 복약을 하도록 지도한다.
- 부작용이 나타난 경우에는 즉시 의료진에게 연락하도록 지도한다.
- 장기 경과 질병임을 이해하게 하고 지속적으로 내원하기를 제의한다.

- 질병이 진행되고 약 기운이 약해지면, 사회생활이나 일상생활에서 자신감을 잃기 때문에 지속 가능한 일로 생활의 방향을 잡도록 고무시키고 심리적인 지원을 한다.
- 다양한 형태로 사회와의 접점을 계속 갖게 하여, 가능하면 건강 상태에 따라 신체도 움직이도록 지도한다.
- 재택 요양 지원으로 사회 자원을 활용할 수 있는 경우, 지역과 연계 및 조정을 한다.
- 환자가 가진 힘을 믿고 그 힘을 이끌어내면서(권한 부여) 생활할 수 있도록 조절해나간다.
- 학습 준비 상태에 따라 지도를 실시한다.
- 환자에게 자발적인 동기 부여가 되도록 정보를 제의한다. 즉, 환자 자신이 실현 가능하다고 느낄 수 있는 정보를 제공하고 지도를 실시한다.

Step1 영향 평가　　Step2 간호 초점　　Step3 계획　　Step4 실시　　**Step5 평가**

평가 포인트

간호 목표 달성도

【급성기(급성 사구체 신염)】
- 검사 데이터가 안정되고 생명 위기 상황이 발생하지 않는가?
- 환자 자신이 치료에 적극적으로 참여할 수 있는가?
- 질병 관리가 환자 능력의 범위 내에서 이루어지고 있는가?
- 질환을 수용하고 있는가?
- 환자가 행동을 변화시킬 준비가 되어 있는가?
- 제한 범위 내에서 자기관리 정도가 떨어지지 않고 조금씩 확대될 수 있는가?
- 환자가 올바른 지식을 얻을 수 있는가?
- 환자의 고통을 줄일 수 있는가?
- 환자뿐만 아니라 가족도 안정감을 가질 수 있는가?

【만성기(IgA 신증)】
- QOL이 저하되고 있지 않은가?
- 환자뿐만 아니라 가족도 안정감을 가질 수 있는가?
- 환자가 치료방법을 납득하고 참여하게 할 수 있는가?
- 질병 관리가 환자 능력의 범위 내에서 이루어지고 있는가?
- 질환을 수용하고 있는가?
- 환자가 행동을 변화시킬 준비가 되어 있는가?
- 제한 범위 내에서 자기관리 정도가 떨어지지 않고 조금씩 확대될 수 있는가?
- 환자가 올바른 지식을 얻을 수 있는가?
- 환자의 고통을 줄일 수 있는가?
- 사회 자원을 활용할 수 있는가?
- 검사 데이터만으로 평가하는 것이 아니라, 환자의 행동이나 생각의 변화 등도 평가하고 있는가?
- 환자 행동 중 작은 변화와 개선도 인정하고, 개선된 부분은 칭찬하고 있는가?

급성 사구체 신염 환자의 병태 관계도와 간호 문제

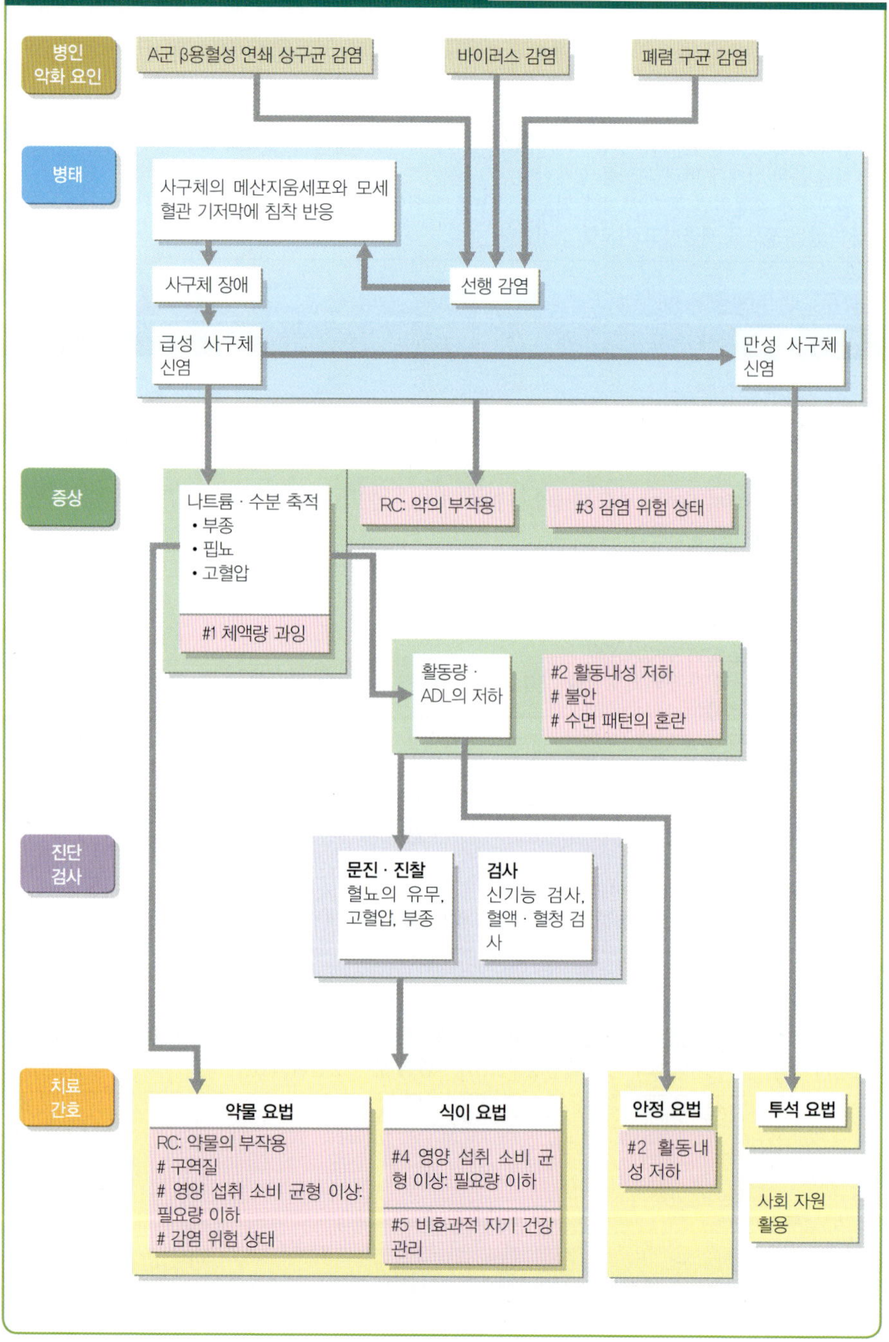

병인 악화 요인
A군 β용혈성 연쇄 상구균 감염
바이러스 감염
폐렴 구균 감염

병태
사구체의 메산지움세포와 모세혈관 기저막에 침착 반응
사구체 장애
선행 감염
급성 사구체 신염
만성 사구체 신염

증상
나트륨·수분 축적
• 부종
• 핍뇨
• 고혈압
#1 체액량 과잉
RC: 약의 부작용
#3 감염 위험 상태
활동량·ADL의 저하
#2 활동내성 저하
불안
수면 패턴의 혼란

진단 검사
문진·진찰
혈뇨의 유무, 고혈압, 부종
검사
신기능 검사, 혈액·혈청 검사

치료 간호
약물 요법
RC: 약물의 부작용
구역질
영양 섭취 소비 균형 이상: 필요량 이하
감염 위험 상태
식이 요법
#4 영양 섭취 소비 균형 이상: 필요량 이하
#5 비효과적 자기 건강 관리
안정 요법
#2 활동내성 저하
투석 요법
사회 자원 활용

병인 악화 요인

혈중 IgA 항체와 항원, 보체의 복합체가 신장 사구체에 침착하여 발병하는 면역 복합체 질환

병태

사구체 메산지움세포 증식, 메산지움 기질 확대 (생산 증가)

메산지움 영역에 IgA를 주체로 하는 과립상 침착물 형성

사구체의 증식 신장 기능의 폐절

단백뇨 고혈압 신장 기능 저하

만성 신부전

증상

나트륨 · 수분의 축적
- 부종
- 핍뇨
- 고혈압
혈소판 응집 응고 항진

#6 체액량 과잉
#8 불안

RC: 약의 부작용(스테로이드제 복용)

#9 감염 위험 상태

활동량 · ADL의 저하

#8 불안
수면 패턴 혼란
활동내성 저하

진단 검사

문진 · 시진
육안적 혈뇨의 유무
대부분 무증상
신장

검사
혈액 검사
신장 기능 검사
생검

치료 간호

약물 요법

RC: 약물의 부작용
구역질
영양 섭취 소비 균형 이상: 필요량 이하
감염 위험 상태

식이 요법

#10 영양 섭취 소비 균형 이상: 필요량 이하

#7 비효과적 자기 건강 관리

안정 요법

활동내성 저하

투석 요법

사회 자원의 활용

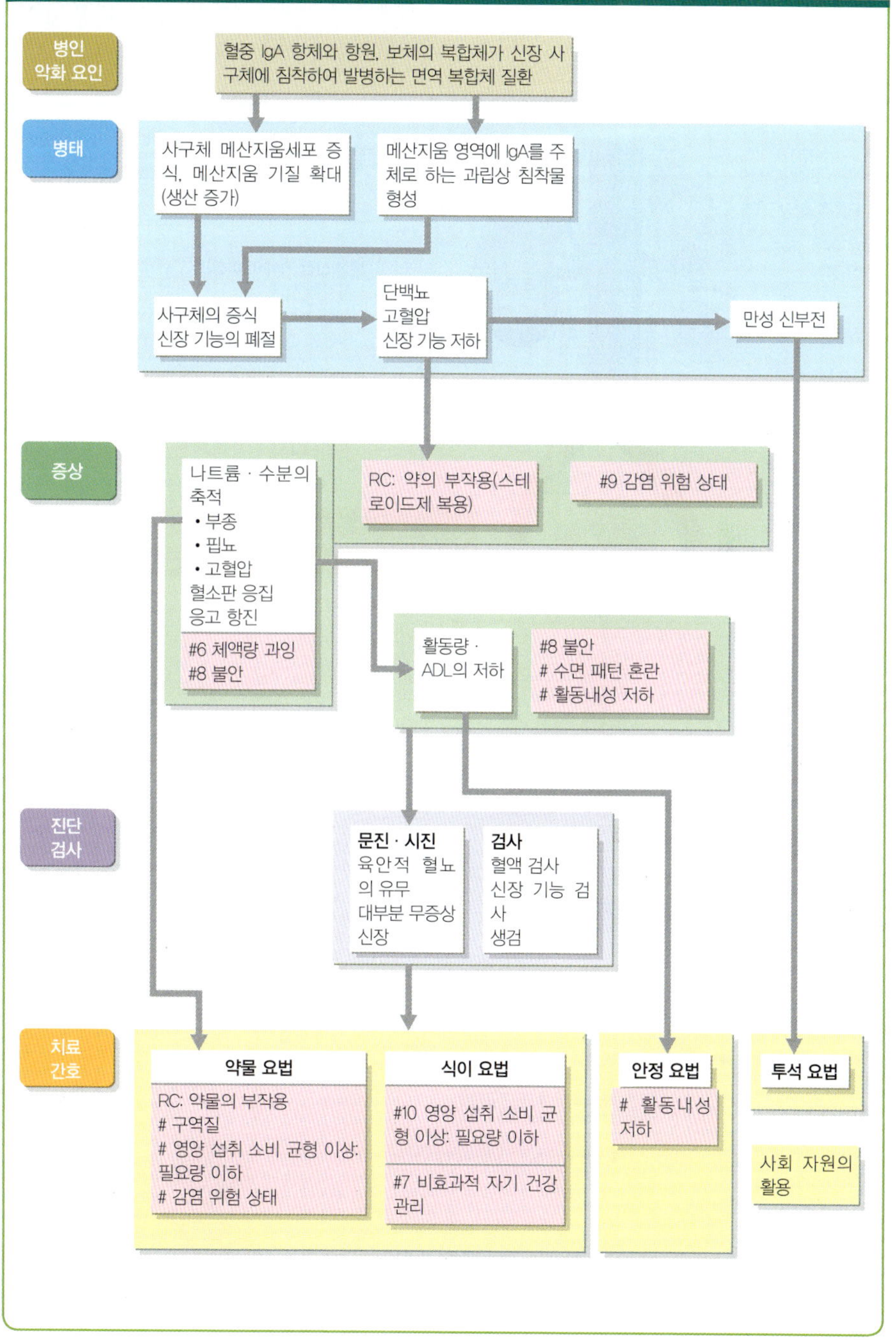

56 급성 신부전

에노모토 노부유키 · 가키조에 유타카 · 도미타 기미오

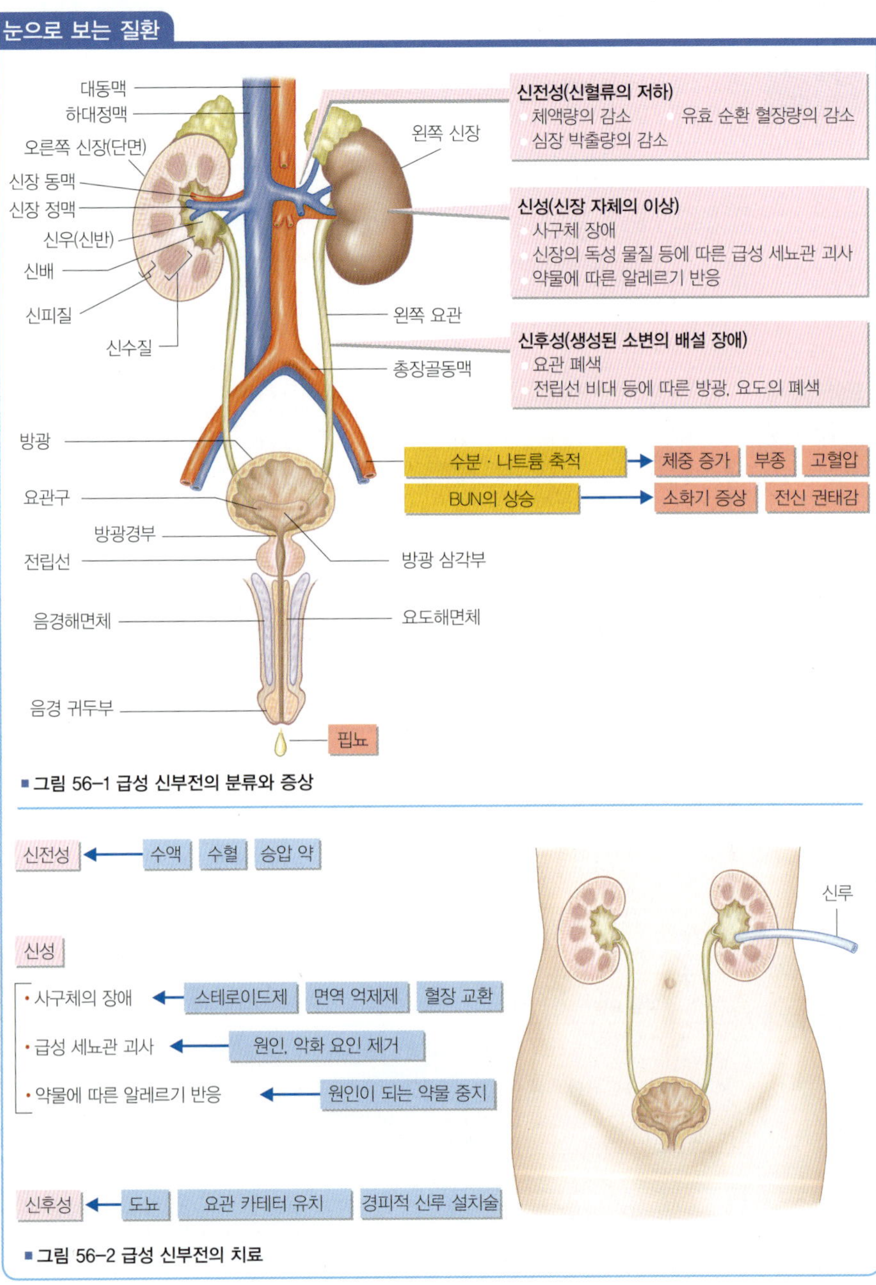

■ 그림 56-1 급성 신부전의 분류와 증상

■ 그림 56-2 급성 신부전의 치료

> 급성 신부전은 노폐물의 배설, 수분·전해질의 조절, 산·염기의 평형 유지의 신장 기능이 급속하게 저하되어 그에 따른 요독증 증상이 나타나는 상태이다.

- 신장 기능 장애의 원인은 ① 신장 혈류의 감소에 따른 신전성, ② 신장 자체의 병변에 따른 신성, ③ 신장에서 생성된 소변의 배출 장애에 따른 신후성, 크게 이 세 가지로 나뉜다(그림 56-1).
- 핍뇨(1일 소변량 400㎖ 이하)의 유무에 따라, 핍뇨성과 비핍뇨성으로 나뉜다. 무뇨(1일 소변량 100㎖ 이하)를 동반하기도 한다.
- 불가역성의 만성 신부전과 달리, 치료에 따른 신장 기능의 회복을 기대할 수 있다.

〈새로운 개념AKI*(Acute kidney injury)〉

- 지금까지는 급성 신부전의 정의가 통일되어 있지 않아 정확한 비교·평가를 할 수 없었기 때문에, 급성 신부전은 임상적 문제라고 되어 있었다. 그래서 보다 조기에 신장 기능 장애를 포함한 통일적인 기준을 정하고자 AKI 개념이 제창되었다.
- AKI의 진단 기준에 따라 2004년에 RIFLE 분류가 발표되었다. 2005년에는 AKIN(AKI Network) 분류로 발전하여, 현재 많은 수의 임상 연구가 진행되고 있다.
- AKIN 분류의 특징은 생명 예후의 개선을 목표로 하며, 조기에 혈청 크레아티닌(Cr) 수치의 경미한 상승이나 소변량의 감소만으로도 병을 진단할 수 있는 명확한 기준을 정한 것에 있다.
  * AKI의 정의: 급격한(48시간 이내) 신기능 저하(혈청 Cr 0.3mg/㎗ 이상 증가 또는 1.5배 이상 상승, 소변량이 0.5㎖/kg/시 이하로 6시간 이상 지속)로 정의되어 있다.

- 신전성 급성 신부전은 신장 자체에는 이상이 없지만 신장 혈류량이 감소했기 때문에 소변의 생산이 저하된 상태이다. 원인은 ① 구토·설사, 출혈 등에 따른 체액량의 감소, ② 신증후군, 간경변, 심부전 등의 부종을 일으키는 질환에 따른 유효 순환 혈장량의 감소, ③ 심근경색 등에 따른 심장 박출량의 감소 등이 있다.
- 신성 급성 신부전은 ① 교원병, 혈관염, 급속 진행성 사구체 신염 등으로 사구체가 장애되는 경우, ② 신장 혈류량의 감소, 신장 독성 물질로 세뇨관이 장애되는 급성 세뇨관 괴사(협의된 급성 신부전), ③ 페니실린이나 비스테로이드성 소염제(NSAIDs)의 알레르기 반응에 따른 급성 간질성 신염으로 나뉜다.
- 급성 세뇨관 괴사를 일으키는 신장 독성 물질로는 체외에서 투여되는 항균제(아미노글리코사이드계), 항암제(시스플라틴), 면역 억제제(시클로스포린), 중금속(수은), 조영제 등이 있고, 체내에서 생산되는 물질로는 적혈구 파괴로 생기는 헤모글로빈, 근육 파괴로 생기는 미오글로빈이 있다.
- 신후성 급성 신부전은 신장에서 소변이 생산되고 있지만 요로가 폐색되어 배출할 수 없는 상태를 말한다. 원인은 ① 악성 종양의 골반 침윤과 요관 결석 등에 따른 양측 요관 폐색, ② 전립선 비대 및 방광암에 따른 방광·요도의 폐색이 있다.

- 급성 신부전은 수술·약제 투여 등의 의료 행위가 행해지는 경우가 많고, 전체 입원 환자의 약 5%에게서 발병한다. 특히 중증 입원 환자 사이에서 약 15%가 발병한다.
- 예후는 나이, 원인, 합병증, 치료 시작까지의 기간이나 치료 등에 크게 영향을 받는다. 고령자의 사망률이 높다.
- 핍뇨성은 비핍뇨성보다 예후가 나쁘고, 투석 치료는 조기에 시작해야 예후가 좋다.
- 만성 신부전과 달리 신장 기능의 회복을 기대할 수는 있지만, 투석을 지속하는 경우로 전환되거나 불완전한 신장 기능의 회복에 머무르는 경우도 있다.
- 급성 신부전의 전체 사망률은 50% 이상이며, 혈액 정화 요법의 발전에 따라 지난 30년 동안은 큰 변화가 없었다. 이것은 노인 환자의 증가와 여러 장기 부전 합병의 증가 등 때문이다.
- 사인으로는 감염(패혈증, 호흡기 감염, 요로 감염증)이 많았고, 그 다음으로 심부전, 출혈, 고칼륨혈증 등이 있다.

■ 표 56-1 급성 신부전의 원인 감별

	병력	신체 소견	검사값
신전성	구토, 설사, 다한 현상, 발열, 이뇨제 사용 등에 따른 체액량 감소	체중 감소, 혈압 저하, 빈맥, 기립성 저혈압	혈액 농축(혈청 총단백, Hct 상승)
	신증후군, 간경변 등의 유효 순환 혈장량 감소	부종	혈중 요소 질소(BUN)/혈청 크레아틴(Cr) > 15~20
	심근경색 · 심부전 등의 심박출량 저하	흉통 · 호흡의 괴로움, 기좌 호흡	
신성(사구체 질환)	전신성 홍반성 루푸스(SLE) 등 전신성 질환을 나타내는 병력 · 신체 소견	원질환은 발열, 피부 발진, 근육통 · 관절통 등의 전신 증상을 나타냄	단백뇨, 혈뇨, 요원주, 자가 항체의 상승, 신장생검으로 사구체 병변 확인
신성(급성세뇨관 괴사, 협의된 급성 신부전)	수술, 약제 투여, 외상 신전성에서 이행		
신성(간질성 신염)	약제 복용 발한, 요통, 관절통	피부 발진	소변의 β_2미클로글로불린 증가, 혈중 · 요 중의 호산구 증가, 혈중 IgE 증가, 신장생검을 통한 간질에의 현저한 세포 침윤 확인
신후성	육안적 혈뇨, 배뇨 장애, 무뇨, 핍뇨 · 다뇨의 반복, 골반 수술, 골반 내 악성 종양		초음파 검사, CT에 따른 신우, 신배, 요관의 확장 확인

■ 표 56-2 신전성과 신성(급성세뇨관 괴사, 협의된 급성 신부전)의 감별

	신전성	신성(급성세뇨관 괴사, 협의된 급성 신부전)
소변 소견	소변 소견 변화는 경도	요단백, 혈뇨, 원주 등
소변 삼투압(mOsm/kg H₂O)	> 500	< 350
소변 내 Na(mEq/ℓ)	< 20	> 40
%Na 배설률(FE$_{Na}$)	< 1	> 1
소변/혈청 Cr 비율	> 40	< 20
소변/BUN 비율	> 20	< 20

FE$_{Na}$(%)=(소변 Na × 혈청 Cr)/(소변 Cr × 혈청 Na)×100

증상

핍뇨일 경우에는 급성 신부전을 강하게 의심할 수 있다. 신장 장애가 발생한 뒤 24시간 이내에 핍뇨가 되는 경우가 많고, 핍뇨기는 1~3주간 지속된다.

- 수분 · 나트륨(Na)의 축적에 따라 체중 증가, 부종, 고혈압, 폐울혈이 일어난다.
- 혈중 BUN의 상승(고질소혈증)은 식욕부진, 구토, 복통 등의 소화기 증상이나 전신 피로, 혼수, 근육 경련 등의 신경 · 근육 증상을 일으킨다(요독증 증상).

진단 · 검사값

신전성, 신성, 신후성의 감별이 중요하다(표 56-1, 2).

- 신장 기능의 급속한 저하가 확인되는 것을 통해 진단한다. 혈청 Cr값과 BUN 상승으로 진단하기 때문에, 임상 증상보다는 급성 신부전의 발병을 의심하여 혈액 검사를 실시할 필요가 있다.
- 신장 기능 장애의 경과가 분명하지 않은 경우에는 급성 신부전인지 만성 신부전인지에 대한 감별이 필요하다. 만성 신부전은 단백뇨, 혈뇨, 고혈압, 당뇨병 등의 병력을 가지고 있는 경우가 많다. 만성 신부전은 신장이 위축되고, 급성 신부전은 장기가 부푸는 경우가 많기 때문에 영상 진단에 따라 신장의 크기를 평가한다.

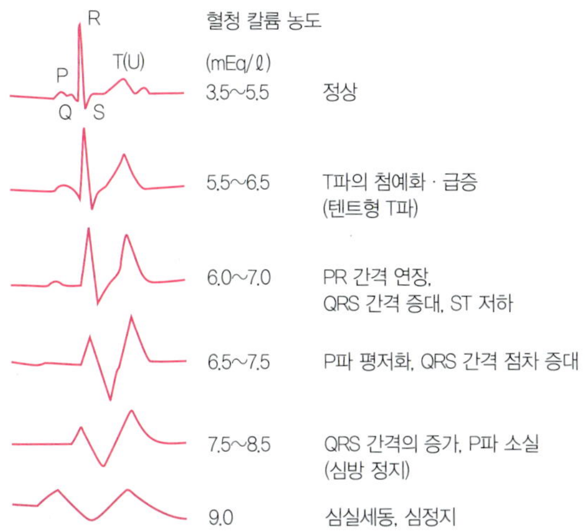

■ 그림 56-3 고칼륨혈증의 심전도 변화

(가나메 노부야: 고 · 저 K혈증, 고 · 저 Mg혈증, 시모조 분부, 감: 전문의를 위한 신장
병학 제2판, p127, 의학서원, 2009)

〈신전성 급성 신부전의 진단〉

- 구토, 설사, 발열, 이뇨제 사용 등의 과거 증상이나 혈압 저하, 빈맥, 체중 감소 등 순환 혈액량 감소를 나타내는 신체 소견을 통해 신전성 급성 신부전을 의심한다.
- 순환 혈액량이 감소하면 신체는 신장에서 수분 · Na 재흡수를 항진시켜 체액의 양을 유지하려고 한다. 이에 따라 소변의 삼투압은 높아지고, 소변 및 혈청의 Cr 비율이나 BUN 비율의 수치도 높아진다. 또한 소변 Na 농도, Na 배설률(Fractional sodium excretion: FENa)은 값이 낮아진다.
- 생리 식염액 등의 수액으로 신장 혈류를 개선시켜 신장 기능 회복을 인정할 수 있다면, 신전성 신부전의 진단을 확정한다.

〈신성 급성 신부전의 진단〉

- 항균제 및 항암제 투여 중, 또는 수술이나 외상, 화상 후 발병한 경우는 신장 급성 신부전을 의심한다.
- 신성 급성 신부전의 대부분을 차지하는 급성 세뇨관 괴사는 세뇨관의 장애에 따른 소변의 농축이나 Na 재흡수에서 장애가 일어나, 소변 삼투압은 낮아지고 소변 Na 수치는 높아진다. 또한 세뇨관 손상으로 소변의 β_2마이크로글로불린과 N-아세틸-β_2-D-글루코사미니다제(NAG)는 수치가 높아진다.
- 페니실린이나 NSAIDs 등 알레르기 반응을 많이 일으키는 약물 투여 중에 발생한 급성 신부전이나 요통, 발열, 관절통, 발진 등을 수반하는 경우 등은 간질성 신염의 발병을 의심한다. 소변의 β_2마이크로글로불린 수치가 증가하고, 혈중 및 소변에서 호산구와 혈중 IgE 증가를 인정할 수 있다.
- 확정 진단에는 신장 조직 검사가 필요하다.

〈신후성 급성 신부전의 진단〉

- 골반강 내 수술의 기왕력을 가지고 있는 환자와 골반 강내에 악성 종양이 있는 환자에게 급성 신부전이 발병한 경우, 또는 육안적 혈뇨, 배뇨 곤란, 24시간 이상 완전 무뇨, 다뇨 및 핍뇨의 반복 등을 인정하는 경우에는 신후성 급성 신부전을 의심한다.
- 초음파 검사나 CT의 신우 · 신배 · 요관에 대한 확장 소견에 따라 진단한다.
- 경피적 신장 누관 조성 등에 따른 요로 폐색을 제거하고 신장 기능이 개선되면 진단을 확정한다.

● 검사값

- 혈청 Cr과 BUN 상승이 반드시 나타나며, 혈청 요산치도 상승한다. Cr 평가(Ccr)는 저하된다. 보통 하루에 BUN은 10~20mg/dℓ, 혈청 Cr은 0.5~1.0mg/dℓ 정도 상승하지만 발열, 감염,

저영양 상태 등의 단백질 이상 항진 시에는 BUN이 급격히 상승한다.
- Na에 비해 물의 양이 상대적으로 많아져, 저나트륨혈증이 되는 경우가 많다.
- 혈청 K는 상승하고 심전도 텐트형 T파의 출현, P파의 소실, QRS 폭의 확대 등이 인정되면서 심실세동으로 죽음에 이를 수 있다(그림 56-3).
- 비휘발성 산의 배설이 저하된 대사성 산증을 일으킨다.

합병증

- 감염: 요도 및 혈관 내 카테터 유치 등으로 면역력이 저하되어 패혈증, 요로 감염, 폐렴 등이 일어나기 쉽다.
- 폐수종, 울혈성 심부전, 고혈압: 물·Na이 축적되기 때문이다.
- 소화관 출혈: 고질소혈증에 따른 구토, 스트레스에 따른 소화성 궤양, 혈소판 기능 저하 등으로 일어난다.
- 빈혈: 신장에서의 에리스로포이에틴의 생산 저하, 적혈구 수명의 단축, 출혈 등으로 발생한다.
- 신경 증상: 요독증 증상으로 의식 장애, 경련 등이 일어난다.

치료법

신전성·신후성 급성 신부전은 원질환이나 원인 병태를 치료하고, 신성의 경우에는 원인이나 악화 요인을 제거해 합병증을 예방하는 것이 기본이다.

● 치료 방침
- 신전성·신후성은 원질환과 원인 병태의 치료가 기본이다. 전자는 수액, 수혈, 승압 약 등으로 신장 혈액 흐름을 개선시킴으로써 신장 기능의 급속한 개선을 기대할 수 있다. 후자는 요도, 요관 카테터 유치, 경피적 신루 설치술 등으로 요로의 폐색을 뚫어주면 신장 기능이 신속하게 개선된다.
- 신성의 대표적인 증상인 급성 세뇨관 괴사는 신부전의 정도를 가볍게 하거나 발병 기간을 단축시킬 수 있는 근본적인 치료법이 없다. 원인이나 악화 요인을 제거한 후(신 독성 약제의 중지, 탈수·출혈의 치료 등), 신부전과 합병증에 따른 증상을 예방·치료하면서 신장 기능이 회복되기를 기다린다.
- 교원병, 혈관염, 급속 진행성 사구체 신염 등에 따른 사구체 장애가 원인인 경우에는 부신피질 호르몬 제제(스테로이드제), 면역 억제제, 혈장 교환이 적용된다.
- 알레르기성 급성 간질성 신염은 원인 약제를 중단함과 동시에 스테로이드 약물을 사용할 수도 있다.

● 식이 요법·영양 관리
- 생체 내의 단백질 이상화·고질소혈증을 방지하기 위해 저단백·고칼로리식이 기본이다(단백질 0.5~1.0g/kg/일, 에너지 35g/kg/일). 또한 고칼륨혈증이나 체액량 과잉에 따른 부종·고혈압 예방을 위해 칼륨 제한, 염분 제한(6g/일 이하), 수분 제한(소변량＋300~500mℓ/일)이 필요하다.

Px 처방 예 경구 섭취가 불가능한 경우 고칼로리 수액을 투여한다.
- 50% 포도당 주 800mℓ＋네오아미유 주 400mℓ＋10% NaCl 주 60mℓ＋네오라민 멀티V 주 1병 이상을 혼합하여 중심 정맥으로 지속 투여한다.
  ※혈청 칼륨 수치, 인 수치에 따라 KCL 주와 콘크라이트 액-PK로 보정한다.

● 합병증에 대한 보존적 치료
Px 처방 예 일수·부종의 경우
- 라식스 주   1회 40~100mg   천천히 정주   ← 루프 이뇨제
  ※2시간 동안 관찰하여 이뇨(40mℓ/시 이상)를 얻을 수 없으면 약을 증량(100~200mg)하고, 이뇨를 얻을 수 있으면 동일 분량을 6~8시간 간격으로 반복 투여한다.

Px 처방 예 고칼륨혈증에 대해서는 다음 중 하나를 적절히 조합하여 사용한다.
- 카루티콜 주(85%)   1회 10~20mℓ   천천히 정주(보험 적용 외)   ← 칼슘 보충제
- 메이론 주(7%)   1회 5~100mℓ   점적 정주   ← 산증 치료제
- 10% 포도당 주 500mℓ＋휴-마린R 주 10단위   정맥 주사(보험 적용 외)   ← 포도당·인슐린(GI) 치료
- 카리메트 분말   1회 5~10g을 물 30mℓ에 타서 1일 2~3회 복용 또는 30g을 미지근한 물에 타서 장에 주입   ← 혈청 칼륨 억제제
  ※위의 약제는 작용 발현 시간이 짧고, 아래 약제는 효과가 지속되는 시간이 길다.

분류	일반명	주요 상품명	약의 효과 메커니즘	주요 부작용
루프 이뇨제	프로세미드	라식스, 오이텐신	신장 세뇨관에 Na, Cl, K의 재흡수를 억제하여 이뇨를 촉진	저나트륨혈증, 저칼륨혈증, 저칼슘혈증, 고요산혈증, 고혈당증, 난청
칼슘 보급제	글루콘산칼슘	카르티콜	심근 독성의 경감	고칼슘혈증, 결석증
산증 치료제	탄산수소나트륨	메이론, 탄산수소나트륨	을 촉진	알카로시스, 고나트륨혈증, 부종
혈청 칼슘 억제제	폴리스티렌술폰산 칼슘	카리메트, 아가메이트젤리	장관 내에서 K를 흡착하여 대변으로 배설	장관 천공, 장폐색, 변비

Px 처방 예 대사성 산증인 경우

- 메이론 주(7%)　1회 50~100㎖　점적 정주　← 산증 치료제

- **투석 치료**

- 보존적 요법으로 신부전을 관리할 수 없는 경우에는 투석 치료를 시작한다.

- 폐수종, 현저한 고칼륨혈증(6mEq/ℓ 이상), 요독증성 심외막염, 구역질·구토 등의 소화기 증상, 중추신경 증상, 출혈 경향 등이 나타나면 투석 치료를 적용한다. 임상 증상이 없어도 혈청 Cr 7mg/㎗·BUN 70mg/㎗ 이상이면 투석 치료를 시작한다.

- 투석 치료는 크게 혈액 투석, 복막 투석으로 구별된다. 복막 투석은 출혈 걱정이 적고 순환 동태에 미치는 영향도 적지만, 투석 효율이 충분하지 않을 수 있다. 혈액 투석은 투석 효율이 좋지만 심부전과 패혈증 등으로 저혈압을 보이는 경우에는 순환 동태에 미치는 영향이 크고 시행하지 못할 수도 있다. 순환 동태가 불안정한 환자는 지속적 혈액 여과 투석법(Continuous hemodialysis filtration: CHDF)을 고려한다.

- 신부전이 발병하고 난 며칠~몇 주 동안 신장 기능이 점차 개선되어, 다뇨를 일으키는 이뇨기에 들어간다. 이뇨기에는 물·전해질의 배설 증가로 탈수, 저나트륨혈증, 저칼륨혈증 등이 발생할 수 있으며 필요에 따라 경구 섭취를 증가하고 수액을 한다.

- 이뇨기에 들어서도 BUN 및 혈청 Cr 수치의 회복에는 시간이 걸리는 경우가 많다.

급성 신부전의 병기 · 병태 · 중증도별 치료 순서도

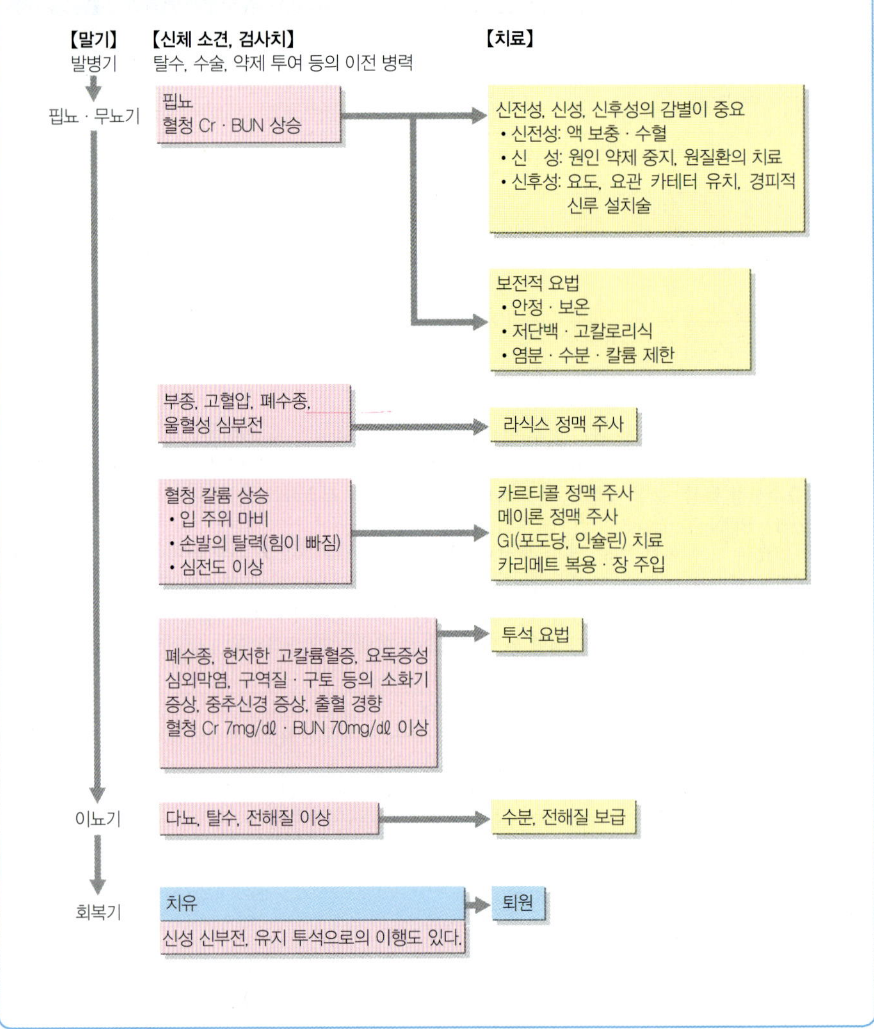

【말기】
발병기
핍뇨 · 무뇨기
【신체 소견, 검사치】
탈수, 수술, 약제 투여 등의 이전 병력
【치료】
핍뇨
혈청 Cr · BUN 상승
신전성, 신성, 신후성의 감별이 중요
• 신전성: 액 보충 · 수혈
• 신　성: 원인 약제 중지, 원질환의 치료
• 신후성: 요도, 요관 카테터 유치, 경피적
　　　　　신루 설치술
보전적 요법
• 안정 · 보온
• 저단백 · 고칼로리식
• 염분 · 수분 · 칼륨 제한
부종, 고혈압, 폐수종,
울혈성 심부전
라식스 정맥 주사
혈청 칼륨 상승
• 입 주위 마비
• 손발의 탈력(힘이 빠짐)
• 심전도 이상
카르티콜 정맥 주사
메이론 정맥 주사
GI(포도당, 인슐린) 치료
카리메트 복용 · 장 주입
폐수종, 현저한 고칼륨혈증, 요독증성
심외막염, 구역질 · 구토 등의 소화기
증상, 중추신경 증상, 출혈 경향
혈청 Cr 7mg/dl · BUN 70mg/dl 이상
투석 요법
이뇨기
다뇨, 탈수, 전해질 이상
수분, 전해질 보급
회복기
치유
퇴원
신성 신부전, 유지 투석으로의 이행도 있다.

급성 신부전 환자의 간호

간호 과정 순서도

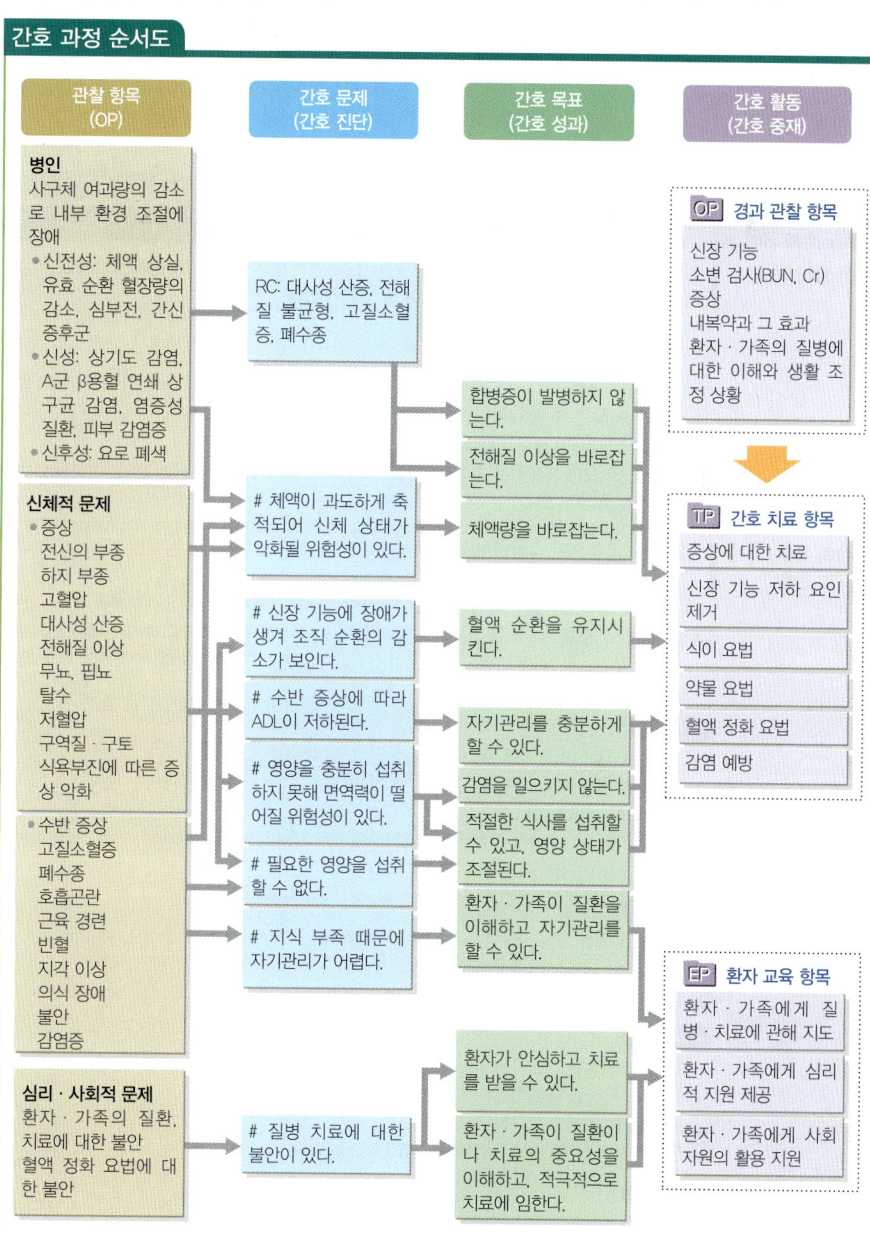

- 급격하게 신장 기능 저하가 발생해 체액의 항상성을 유지할 수 없게 된 병태로, 대부분은 급격한 소변량 감소를 보인다. 신기능이 급격히 저하되는 원인은 질병, 사고 등 다양하다. 만성 신부전에 비해 가역성이 있으므로 원인을 제거해 조기에 적절한 치료를 하면 신기능 회복을 기대할 수 있다.
- 신장 기능의 경과는 BUN, 혈청 Cr값 추이에 따라 결정되므로 검사 수치에 맞는 케어가 필요하다. 식이 요법, 약물 요법을 위주로 치료하지만 요독증 증상의 출현에 주의한다. 전해질, 산·염기 평형의 이상이 개선되지 않는 경우는 혈액 정화 요법을 도입해야 하므로 준비, 간호를 한다.

| Step1 영향 평가 | Step2 간호 초점 | Step3 계획 | Step4 실시 | Step5 평가 |

정보 수집	평가 관점과 근거 · 잠재적 간호 문제
전신 상태 파악	일반적으로 신장 기능이 급격하게 저하되어 신체 상태가 급변하고 있기 때문에, 원인과 상태를 파악해 몸 상태를 빠르게 조절해야 할 필요가 있다. • 원질환이나 동기를 파악한다. • 환자의 과거 질환을 파악한다. • 체중 변화, 부종 등 소변량이 감소하여 신체에 여분의 수분이나 대사산물이 축적되어 있진 않은지 파악한다. 🔍 공동 문제 : 대사성 산증, 전해질 불균형, 고질소혈증, 폐수종 🔍 잠재적 간호 문제 : 내부 환경의 평형 상태 유지에 장애/체액이 과도하게 축적되어 신체 상태가 악화될 위험이 있다.
증상의 유무, 정도의 관찰	데이터와 함께 어떤 증상이 있는지 관찰하고 신체 내부 환경의 평형 상태를 파악해 관리의 우선순위를 결정한다. • 요독성 물질의 급격한 축적에 따른 구역질 · 구토, 식욕부진이 나타난다. 🔍 잠재적 간호 문제 : 내부 환경의 평형 상태 유지에 대한 장애/신장 기능 장애가 나타나고 조직 순환의 감소를 보인다./영양을 충분히 섭취하지 못해 면역력이 저하될 위험성이 있다./필요한 영양을 섭취할 수 없다. **호흡곤란** • 소변량이 감소하고 수분이 배설되지 않으면 폐수종으로 이어진다. • 환자의 호흡곤란은 생명의 위기로 직결된다. 🔍 공동 문제 : 폐수종 🔍 잠재적 간호 문제 : 체액이 과도하게 축적되어 신체 상태가 악화될 위험성이 있다./수반 증상에 따라 ADL이 저하된다./질환 치료에 대한 불안이 있다. **근육 경련** • 전해질(K, Ca 등)의 밸런스가 무너져 하지에 쥐가 나는 등의 증상이 나타난다. 🔍 공동 문제 : 대사성 산증, 전해질 불균형 🔍 잠재적 간호 문제 : 수반 증상에 따라 ADL이 저하한다. **지각 이상** • 전해질 균형의 혼란이나 요독증성 물질의 축적에 따라, 지각 과민 증상이나 감각이 둔해지는 등의 증상이 말초신경에 나타날 수 있다. 🔍 공동 문제 : 전해질 불균형, 고질소혈증 🔍 잠재적 간호 문제 : 수반 증상에 따라 ADL이 저하한다. **의식 장애** • 급격하게 신장 기능이 저하되고, 단기간에 고도 장애를 일으키는 고질소혈증, 전해질 이상에 따른 의식 장애가 나타날 수 있다. 🔍 공동 문제 : 전해질 불균형, 고질소혈증 🔍 잠재적 간호 문제 : 수반 증상에 따라 ADL이 저하된다.

	 ● 면역력 저하로 감염 위험이 높아진다. 정기적으로 체온을 측정하고 이상을 조기 발견할 수 있도록 노력한다. 🔍 잠재적 간호 문제 : 영양을 충분히 섭취하지 못해 면역력이 저하될 위험성이 있다.
약물 요법의 효과 관찰	약물 요법의 효과가 나타나고 있는지 관찰한다. 급성 신부전은 증상이 빠르게 변화한다. 이뇨제 투여 시 체액의 양을 평가하여 적절하게 실시하지 않으면 탈수가 심해질 수 있으므로, 투여 후 상태 변화에 주의한다. ● 이뇨제 투여 후 수분 I&O나 전해질 밸런스가 무너지면 신장 기능 저하가 조장된다. 신장 혈류를 유지하기 위해 체액량과 전해질이 균형을 이루고 있는지 여부를 주의 깊게 관찰할 필요가 있다. ● 내복약과 관련이 있는 관리 단계에서는 이뇨제와 항고혈압제를 복용하고 자기관리를 해야 할 필요가 있다. 🔍 잠재적 간호 문제 : 복약 준수 저하
환자 · 가족의 심리 · 사회적 측면의 파악	안정이 필요한 경우, ADL이 규제되고 구속감이나 불안 등을 갖기 쉽다. 신체 상태의 회복을 위해서는 휴식이 필요하다는 것을 이해시키고, 적극적으로 치료에 참여할 수 있게 도울 필요가 있다. 소아 등의 경우에는 가족이나 중요한 사람이 같이 환자를 지원하게 되어 치료에 대해 불안감을 가진다. 가족들이 부담이 크게 느끼지 않도록 지원할 필요가 있다. ● 소변량의 변화 등 회복 단계에 맞춰 신체 상태나 치료에 대해 설명한다. ● 같은 일을 반복하지 않도록 생활을 조절해갈 수 있게 지원한다. ● 식이 요법과 약물 요법 등 전문 지식이 필요한 정보를 정중하게 설명하여 개별 생활에 적용할 수 있도록 지원한다. ● 식사 제한을 강요하면 필요한 영양소 섭취량이 부족해질 수 있다. 필요한 영양과 에너지는 제대로 섭취할 수 있도록 지도할 필요가 있다. ● 혈액 투석 요법의 도입은 환자 · 가족의 곤혹스러움과 동요가 크다. 투석의 필요성, 투석의 구조 등을 알기 쉽게 설명한다. 🔍 잠재적 간호 문제 : 질병, 치료에 대한 불안이 있다./지식 부족 때문에 자기관리가 어렵다./섭취 부족 때문에 자기관리가 어렵다.

Step1 영향 평가　　Step2 간호 초점　　Step3 계획　　Step4 실시　　Step5 평가

간호 문제 리스트

RC: 대사성 산증, 전해질 불균형, 고질소혈증, 폐수종
#1 체액이 과도하게 축적되어 신체 상태가 악화될 위험성이 있다(영양–대사 패턴).
#2 신장 기능에 장애가 생기고 조직 순환의 감소가 보인다(활동–운동 패턴).
#3 수반 증상에 따라 ADL이 저하된다(활동–운동 패턴).
#4 영양을 충분히 섭취하지 못해 면역력이 저하될 위험성이 있다(영양–대사 패턴).
#5 필요한 영양을 섭취할 수 없다(영양–대사 패턴).
#6 지식 부족 때문에 자기관리가 어렵다(건강 지각–건강관리 패턴).
#7 질환 치료에 대한 불안이 있다(자기인식 패턴).

간호의 우선순위 지침

● 급성기는 신체 상태를 조절하는 것이 우선시된다. 사구체의 염증을 완전히 억제하여 조직의 회복이 촉진되도록 신장 혈류량을 확보하기 위해 안정, 보온이 필요하다. 또한 신장 기능에 부하가 걸리지 않도록 하기 위해 식이 요법을 진행해야 한다. 환자에게 식사 제한을 강요하게 되는데, 의사로부터 받은 지시 수용방법은 환자 각각에 따라 다르다. 환자가 적극적으로 치료에 참여 더 건강한 생활을 할 수 있도록 지원하는 것이 중요하다.

공동 문제	간호 목표(간호 성과)
RC: 대사성 산증, 전해질 불균형, 고질소혈증, 폐수종	내부 환경의 항상성이 유지되고 신장 기능을 회복한다.

간호 계획	중재 포인트와 근거
OP 경과 관찰 항목 • 대사성 산증의 징후와 증상, 정도 • 전해질 균형 이상과 증상, 정도 • 바이털 사인(혈압, 맥박, 호흡, 발열, 의식) **TP** 간호 치료 항목 • 체액 · 전해질 이상에 대처한다. • 약물 투여를 확실히 실시한다. • 이상을 조기에 발견한다. **EP** 환자 교육 항목 • 대사에 필요한 칼로리를 확보하면서, 염분과 단백질 등의 섭취를 제한한다. • 신체 상태를 이해할 수 있도록 증상을 통해 설명한다.	➡ **근거** 전해질, 산 · 염기 평형이 깨져, 고질소혈증, 요독증 증상, 폐수종, 고칼륨혈증, 대사성 산증 등을 일으킬 위험이 높기 때문에 이러한 증상이 나타나는지를 중심으로 관찰한다. ➡ **근거** 안정 시의 바이털 사인을 측정하고 검사값 이상이 나타나는 경우에는 의사에게 연락하여 지시를 따른다. ➡ **근거** 신장 기능이 저하되면 체내에 염분, 수분, 전해질 등이 축적되어 다양한 폐해를 일으킨다. 대사성 산증, 전해질 불균형, 폐수종 등의 증상에 주의하고 소변량, 체중을 확인한다. ➡ **근거** 염분, 물, K 등의 체내 축적을 방지하기 위해 식이 요법, 약물 요법을 실시한다. 환자 · 가족이 치료의 중요성을 이해하지 못하면 치료 준수를 위한 행동이 저하될 수 있으므로, 식사 요법, 약물 요법의 중요성을 설명하고 이해시킨다.

1 간호 문제	간호 진단	간호 목표(간호 성과)
#1 체액이 과도하게 축적되어 신체 상태가 악화될 위험성이 있다.	**체액량 과잉** **관련 요인:** 신장 기능 장애 **진단 지표** ☐ 핍뇨 ☐ 소변 비중의 변화 ☐ 수분 섭취량이 배출량보다 많음 ☐ 단기간에 체중 증가 ☐ 혈압의 변화 ☐ 부종 ☐ 중심 정맥압의 상승 ☐ 호흡곤란 ☐ 기좌 호흡	1) 수분 I&O가 바로잡혀, 체액 과잉에 따른 고통이 최소화된다. 2) 필요한 경우, 혈액 정화 요법에 따라 효과적으로 수분이 제거된다.

간호 계획	중재 포인트와 근거
OP 경과 관찰 항목 • 체액 과잉 현상 모니터링 • 매일 정시에 체중 측정 수행 • 수분 I&O 기록 • 소변 비중 측정, 소변의 양상 기록 • 부종의 정도	➡ **근거** 수분 · Na의 축적에 따른 체중의 증가를 보이는 경우가 많기 때문에, 체중을 정기적으로 관찰 · 기록한다. 식이 요법으로 섭취 제한을 받고 있는 경우에는 체중이 감소하는 경향을 고려한다. ➡ 부종의 정도를 관찰한다. **근거** 피부를 눌러 함몰의 정도를 파악한다.

TP 간호 치료 항목

- 환자에게 수분 관리가 필요한 상태임을 설명하고 이해시킨다.

➡ 근거 급성 신부전 핍뇨기는 보통 5~15일 동안 계속된다. 이 시기 동안은 수분 섭취가 제한되어, 환자는 신체적으로도 정신적으로도 고통이 따른다. 신체 내부의 변화를 환자·가족에게 전해 불안을 낮출 수 있도록 노력한다.

- 기분이 불쾌하거나 컨디션에 변화가 생기는 등의 증상은 언제든지 의료진에게 표현하도록 요청한다. 호소에 적극적으로 대응한다.
- 수액, 정맥 투여 약물 관리를 정확하게 한다.

➡ 기분이 불쾌한지, 컨디션 변화가 어떤지 알아본다. 근거 노폐물이 배출되지 않고 체내에 축적되면 피로, 구역질 등 다양한 증상이 나타난다.

EP 환자 교육 항목

- 환자에게 체액 과잉에 따른 신체 증상에 대해 설명한다.
- 환자·가족에게 치료에 대해 설명하고 회복을 위해 사항들을 조절하도록 전한다.

➡ 근거 이뇨제 등을 사용해 체액량 균형을 계획하지만, 급속한 뇨량 증가, 물, 전해질 상실 상태가 발생할 수 있으므로 수액을 보충하고 균형을 유지한다.

2 간호 문제	간호 진단	간호 목표(간호 성과)
#2 신장 기능에 장애가 생기고 조직 순환의 감소가 보인다.	비효과적 신장 조직 순환 위험 상태 **위험 요인:** 신장 질환, 순환 혈액량 감소증	전신에 적절한 혈액 순환을 유지한다.

간호 계획	중재 포인트와 근거
OP 경과 관찰 항목 - 바이털 사인, 혈행 동태 모니터링 - 심전도의 이상 파형 모니터링 - 피부색, 점막 개관, 탄력성 등의 모니터링 - 마비, 지각 이상, 근육 경련 등 반사 항진의 호소 유무 관찰	➡ 심전도 모니터링을 한다. 근거 신장 기능 저하에 따라 K 배설이 하락하면 고칼륨혈증을 일으켜 부정맥, 근육 긴장 저하 등의 증상이 나타난다. ➡ 근거 신체 증상의 호소는 체액량이나 혈행 동태의 변화를 나타내는 것이다.
TP 간호 치료 항목 - 지시에 따라 산소를 투여하고, 90% 이상 산소 농도를 유지한다. - 지시에 따라 약물 투여를 실시해, 각 약물의 효과를 관찰, 기록한다. - 필요할 때에는 지시에 따라 혈액 정화 요법(투석 요법)을 준비해 처치한다.	➡ 근거 호흡곤란이 일어나면 산소를 투여한다. ➡ 근거 식이 요법과 약물 요법을 실시해도 대사성 산증, 폐수종, 고질소혈증, 고칼륨혈증 등이 나타나는 경우에는 혈액 정화 치료를 시작한다.
EP 환자 교육 항목 - 환자·가족에게 신체 상태를 설명한다. - 혈액 투석 요법이 어떻게 이루어지는지 설명한다.	➡ 혈액 투석 요법의 목적, 종류 등에 대해 설명한다. 근거 의외의 치료법에 환자가 당황하는 경우도 많기 때문에, 불안을 줄이기 위해 정중하고 알기 쉽게 설명한다. 한 번의 설명으로 이해하지 못하는 경우도 있으므로 불명확한 사항은 질문을 하도록 지도한다.

급성 신부전

3 간호 문제	간호 진단	간호 목표(간호 성과)
#3 수반 증상에 따라 ADL이 저하된다.	**활동내성 저하** **관련 요인:** 신장 질환 **진단 지표** □ 작업 시 불쾌감, 호흡곤란 □ 권태감의 호소 □ 쇠약 호소	안정을 유지하면 ADL의 저하가 최소한으로 억제된다.

간호 계획	중재 포인트와 근거
OP 경과 관찰 항목 • 증상이 나타난 상황, 정도의 관찰 • 바이털 사인(혈압, 맥박, 호흡, 발열, 의식)	➡ 전신 상태를 파악한다. **근거** 신장 기능 저하로 일상생활에 어떤 폐해가 발생하는지 파악한다. ➡ **근거** 안정 시의 바이털 사인을 측정하고 검사치에서 이상이 보이면 의사에게 연락해 지시를 따른다.
TP 간호 치료 항목 • 필요에 따라 재활을 한다. • 안정을 유지하면서 가능한 범위 내에서 움직일 수 있도록 돕는다.	➡ **근거** 과도한 안정은 ADL을 저하시킨다. 환자의 신장 기능 정도에 맞는 재활을 지도한다.
EP 환자 교육 항목 • 환자에게 휴식과 ADL 저하 방지의 필요성에 대해 설명하고 예방방법을 지도한다. • 의사가 지시한 생활 지도 영역의 범위 내에서 활동하도록 유의한다.	➡ 생활지도 영역 **근거** 운동은 신장 혈류량을 감소시키고 신장 질환에 악영향을 미친다. 의사의 지시에 따라 신장 기능의 정도에 맞는 적당한 활동을 하도록 권한다.

4 간호 문제	간호 진단	간호 목표(간호 성과)
#4 영양을 충분히 섭취하지 못해 면역력이 저하될 위험성이 있다.	**감염 위험 상태** **위험 요인:** 부적절한 제1차 방어기구, 부적절한 제2차 방어기구	감염의 징후 또는 증상이 보이지 않는다.

간호 계획	중재 포인트와 근거
OP 경과 관찰 항목 • 바이털 사인 모니터링 • 증상(발열, 오한, 기침)의 출현 상황, 정도 • 혈액·소변 검사 결과	➡ **근거** 바이털 사인을 정기적으로 측정하고 발열이 보이지 않는지 주의한다.
TP 간호 치료 항목 • 가능한 한 침습 가능성이 있는 수액선, 카테터 삽입을 피한다. • 적절한 영양을 유지한다. • 지시에 따라 혈액·소변·객담의 배양을 준비한다. • 지시에 따라 항균제를 투여한다.	➡ **근거** 면역력 저하에 따라 감염되기 쉽기 때문에 정맥 점적 주입 라인, 카테터 삽입부가 감염원이 되지 않도록 한다. 실시할 때는 무균·멸균 작업을 철저히 한다. ➡ 항균제를 투여한다. **근거** 감염증이 발병한 경우, 악화되지 않도록 약물 투여를 확실하게 실시한다.
EP 환자 교육 항목 • 감염증, 특히 상기도 감염자와의 접촉을 피하도록 지도한다. • 피부의 통합성을 유지하도록 환자에게 지도한다.	➡ **근거** 감염증이 악화되지 않게 하기 위해, 면회자에게는 손 씻기 등으로 청결하게 환자를 배려하도록 지도한다.

<table>
<tr><td>5 간호 문제</td><td>간호 진단</td><td>간호 목표(간호 성과)</td></tr>
<tr><td>#5 필요한 영양을 섭취할 수 없다.</td><td>영양 섭취 소비 균형 이상: 필요량 이하
관련 요인: 음식 섭취와 소화, 영양소 흡수를 할 수 없다.
진단 지표
□ 1일 권장 식품 섭취량보다 적은 양의, 불충분한 음식 섭취 호소
□ 이상적인 체중보다 20% 이상 적게 나가는 체중
□ 미각의 변화에 대한 호소
□ 섭식에 대한 혐오</td><td>영양필요량을 달성·유지하고 체중이 안정되어 있다.</td></tr>
</table>

간호 계획	중재 포인트와 근거
OP 경과 관찰 항목 • 섭취 상황, 섭취량을 관찰한다. • 체중의 변화를 기록한다. • 혈액 검사 데이터를 기록한다. • 증상의 출현 상황, 정도를 관찰한다. **TP 간호 치료 항목** • 구강 관리 실시 • 매일 체중 측정 수행 • 지시에 따른 비타민, 미네랄제 투여 **EP 환자 교육 항목** • 환자·가족의 신장을 위한 식단을 지도한다. • 영양사에게 상담한다.	❶데이터, 체중 등의 추이를 항상 관찰한다. 근거 요독증성 물질 및 전해질 균형 이상, 이상화 항진을 피하기 위해 적절한 영양 섭취가 필요하다. ❶ 근거 식욕부진과 미각 이상, 구역질 등 소화기 질환 증상을 호소하는 경우가 있으므로, 식사가 진행될 수 있도록 구강 내부의 청결을 유지한다. ❶식이 요법을 준수한 결과, 저영양 상태인 경우에는 지금까지의 대처 방식을 지지하면서 필요한 영양을 섭취하도록 지원한다. 근거 식이 요법의 준수를 지지하는 것은 환자의 준수 행동을 강화하는 데 효과적이다.

<table>
<tr><td>6 간호 문제</td><td>간호 진단</td><td>간호 목표(간호 성과)</td></tr>
<tr><td>#6 지식 부족 때문에 자기관리가 어렵다.</td><td>비준수
관련 요인: 계획된 치료 행동과 관련된 지식, 기술
진단 지표
□ 합병증이 나타나는 현상
□ 증상 악화의 징후
□ 개선되지 않음</td><td>적절한 지식을 얻을 수 있어 자기관리를 할 수 있다.</td></tr>
</table>

간호 계획	중재 포인트와 근거
OP 경과 관찰 항목 • 환자의 질환에 대한 인식 확인 • 지시한 치료 내용의 실행을 방해하는 요인 **TP 간호 치료 항목** • 환자가 질병, 현재의 신체 상태를 어떻게 인식하고 있는지 확인하고 잘못된 정보와 인식을 바로잡는다.	❶ 근거 급성 신부전은 가역성 질환으로, 적절한 치료를 받으면 신장 기능의 회복을 기대할 수 있지만 치료를 받지 않고 방치하면 만성 신부전으로 이행된다.

- 영양사와 함께 식단을 고안한다.
- 치료의 의도를 이해할 수 있도록 의사에게 설명을 요청한다.

EP 환자 교육 항목
- 신체 상태나 신장에 대해 부족한 지식을 보완한다. 신장에 대한 설명은 한 번 들어서는 어렵기 때문에 반복적으로 정중하게 설명한다.

➡ **근거** 식이 요법에서는 저단백질, 염분 줄이기, K 제한을 수행하지만, 제한된 식사라도 맛이 있도록 고안한다.

➡ 입원 중에는 의료진의 도움으로 신체 상태가 조절되고 있어도, 환자가 치료나 제한의 필요성을 이해하지 못하고 심리적으로 부담을 느끼기 쉽다. **근거** 환자가 신장에 대한 지식이 부족했다는 것을 안 계기로 신장을 보살피면서 사는 생활에 대해 생각해볼 수 있도록 지원한다.

➡ **근거** 질환과 치료의 필요성을 이해함으로써 치료를 준수하는 행동이 강화된다.

7 간호 문제	간호 진단	간호 목표(간호 성과)
#7 질환 치료에 대한 불안이 있다.	**불안** **관련 요인:** 욕구가 채워지지 않음, 스트레스, 역할 상태·건강 상태·환경·경제적 상태의 변화 **진단 지표** □ 인생의 사건 변화에 따른 걱정 표현 □ 좌절 □ 혼란 □ 다른 사람을 비난하는 경향	환자·가족의 불안이 완화되고 심신이 모두 안심되어 치료를 받을 수 있다.

간호 계획	중재 포인트와 근거
OP 경과 관찰 항목 - 환자 및 가족의 심리·사회적 측면 파악	➡ 심리적 변화를 파악한다. **근거** 신체 상태의 변화에 따라 심리 상태도 변화한다.
TP 간호 치료 항목 - 적절한 정보를 제공하고 회복을 위한 치료 상태에 있다는 것을 알린다. - 사회 자원의 활용에 대한 정보를 제공한다.	➡ **근거** 핍뇨나 부종, 복수 등의 증상은 환자·가족의 불안을 증대시킨다. 치료가 잘 진행되고 있다는 것을 설명한다.
EP 환자 교육 항목 - 신체 상태, 치료에 대해 환자·가족에게 알기 쉽게 설명한다.	➡ **근거** 질환과 치료의 필요성을 이해하는 것은 불안의 해소로 이어진다.

Step1 영향 평가 ▶ Step2 간호 초점 ▶ Step3 계획 ▶ **Step4 실시** ▶ Step5 평가

병기·병태·중증도별 관리 포인트

【발병기·핍뇨기】 이 시기에는 사구체의 염증 상태가 계속되고, 사구체 여과량이 급격히 감소한다. 네프론의 손상을 최소한으로 억제하기 위해, 네프론의 움직임에 부하가 걸리지 않도록 혈류를 확보하고 보온에 노력할 필요가 있다.

【이뇨기】 신장 기능이 회복되기 시작하는 시기이며, 소변량이 2~3ℓ에 이르는 경우도 있다. 수분, 노폐물, 전해질이 배설됨에 따른 탈수 및 저나트륨혈증, 저칼륨혈증 등 전해질 불균형 상태가 일어나지 않도록 관찰·간호한다. 또한 회복되고 있는 단계임을 환자·가족에게 이해시키고 안정을 유지하게 한다.

【회복기】 신장 기능이 거의 정상으로 돌아오는 시기로, 내부 환경이 평형 상태가 되어 간다. 환자가 신장에 부하가 걸리지 않는 생활에 대해 이해하고 신장 장애를 반복하지 않기 위해 생활을 조절할 수 있도록 지원한다.

진단 · 치료에 도움

- 관찰은 정시에 정확하게 실시한다.
- 이상의 조기 발견에 노력하고, 의사에게 신속하게 보고한다.
- 시간마다 약물의 효과를 확인한다.
- 핍뇨기를 지나면 이뇨기가 되어 단번에 배설 과잉 상태가 된다. 매일 소변량이나 바이털 사인의 변화에 주의하고 신장 기능이 악화되지 않도록 조절한다.
- 욕창이나 감염 예방을 위해 피부나 점막을 청결하게 하도록 지도 · 지원한다.
- 가족의 부담이 덜어지도록 사회 자원의 활용 등 필요한 정보를 지원한다.
- 소아 등의 경우에는 발달 과제를 달성해나가는 것을 지원한다.

환자 · 가족의 심리 · 사회적 문제에 대한 지원

- 질환에 대해 환자 · 가족에게 알기 쉽게 설명하고 불안을 해소하도록 지원한다.
- 환자 · 가족과 의사소통을 하고, 구체적인 생활 조정에 대해 함께 생각한다.
- 적절하게 스트레스를 발산할 수 있도록 지원한다.

퇴원 · 요양지도

- 환자의 생활을 함께 돌아보며 발병을 유도하는 원인에 대해 알고 예방 조치할 수 있도록 한다.
- 신장 기능이 완전히 회복될 때까지 정기적으로 진찰을 받도록 제의한다.

Step1 영향 평가　　Step2 간호 초점　　Step3 계획　　Step4 실시　　Step5 평가

평가 포인트

간호 목표 달성도

- 내부 환경의 항상성이 유지되고 신장 기능이 회복되었는가?
- 수분 I&O가 바로잡혀지고 체액 과잉에 따른 고통이 최소화되었는가?
- 투석에 따른 수분 제거는 효과적으로 이루어졌는가?
- 전신에 적절한 혈액 순환을 유지하고 있는가?
- 안정 유지에 따른 ADL의 저하가 최소한으로 되었는가?
- 감염의 징후 또는 증상이 보이지 않는가?
- 영양필요량을 달성 · 유지하고 체중이 안정되었는가?
- 적절한 지식을 얻을 수 있어 자기관리가 가능했는가?
- 환자 · 가족의 불안이 완화되고 심신이 안심되어 치료를 받을 수 있었는가?

급성 신부전환자의 병태 관계도와 간호 문제

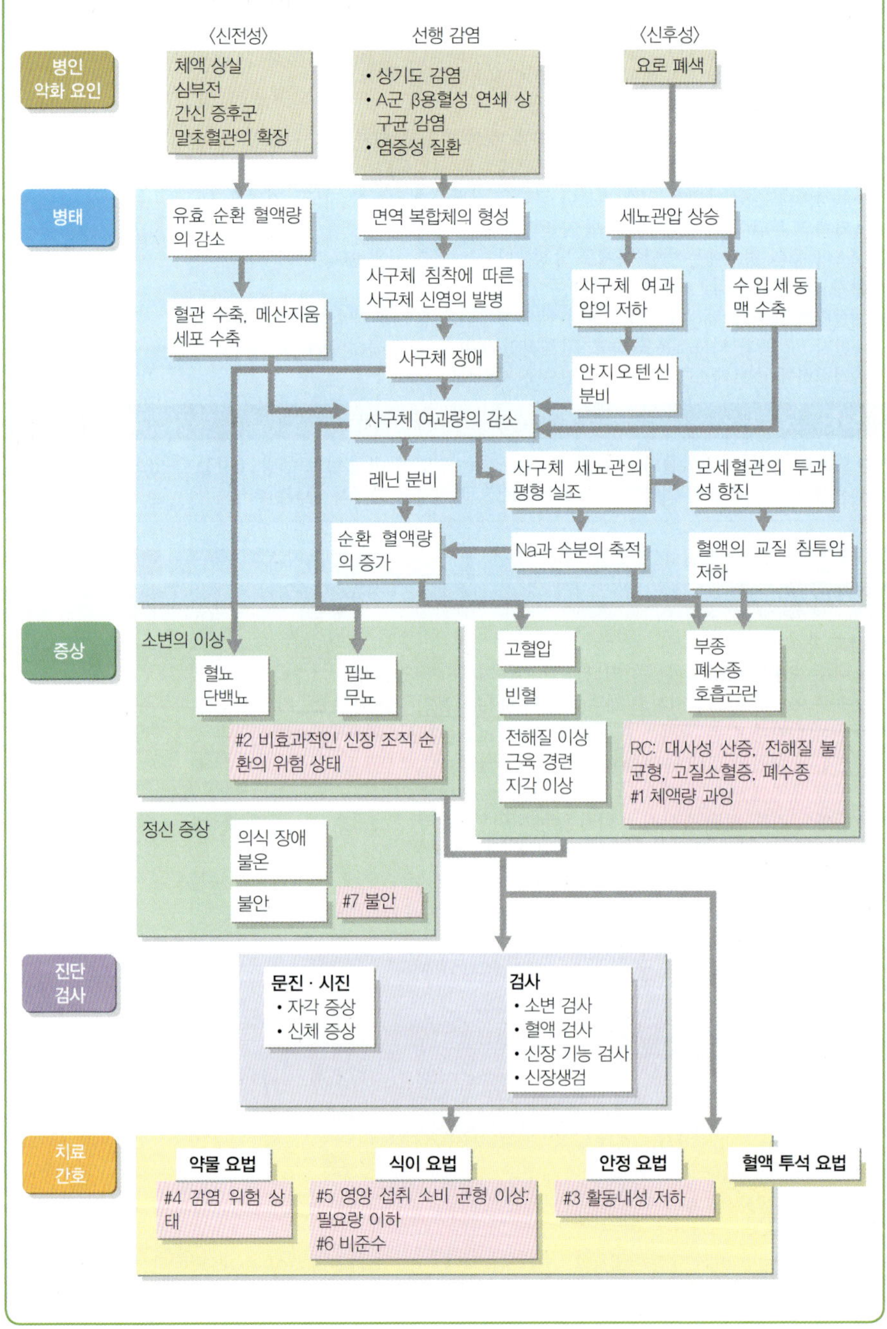

병인 악화 요인

〈신전성〉
체액 상실
심부전
간신 증후군
말초혈관의 확장

선행 감염
- 상기도 감염
- A군 β용혈성 연쇄 상구균 감염
- 염증성 질환

〈신후성〉
요로 폐색

병태

유효 순환 혈액량의 감소 → 혈관 수축, 메산지움 세포 수축

면역 복합체의 형성 → 사구체 침착에 따른 사구체 신염의 발병 → 사구체 장애 → 사구체 여과량의 감소

세뇨관압 상승 → 사구체 여과압의 저하 → 안지오텐신 분비

세뇨관압 상승 → 수입세동맥 수축

사구체 여과량의 감소 → 레닌 분비 → 순환 혈액량의 증가

사구체 여과량의 감소 → 사구체 세뇨관의 평형 실조 → Na과 수분의 축적 → 순환 혈액량의 증가

사구체 여과량의 감소 → 모세혈관의 투과성 항진 → 혈액의 교질 침투압 저하

증상

소변의 이상
- 혈뇨 단백뇨
- 핍뇨 무뇨

#2 비효과적인 신장 조직 순환의 위험 상태

정신 증상
- 의식 장애 불온
- 불안 #7 불안

고혈압
빈혈
전해질 이상 근육 경련 지각 이상

부종 폐수종 호흡곤란

RC: 대사성 산증, 전해질 불균형, 고질소혈증, 폐수종
#1 체액량 과잉

진단 검사

문진·시진
- 자각 증상
- 신체 증상

검사
- 소변 검사
- 혈액 검사
- 신장 기능 검사
- 신장생검

치료 간호

약물 요법
#4 감염 위험 상태

식이 요법
#5 영양 섭취 소비 균형 이상: 필요량 이하
#6 비준수

안정 요법
#3 활동내성 저하

혈액 투석 요법

57 만성 신부전

구로키 아케오 · 아키자와 다다오

눈으로 보는 질환

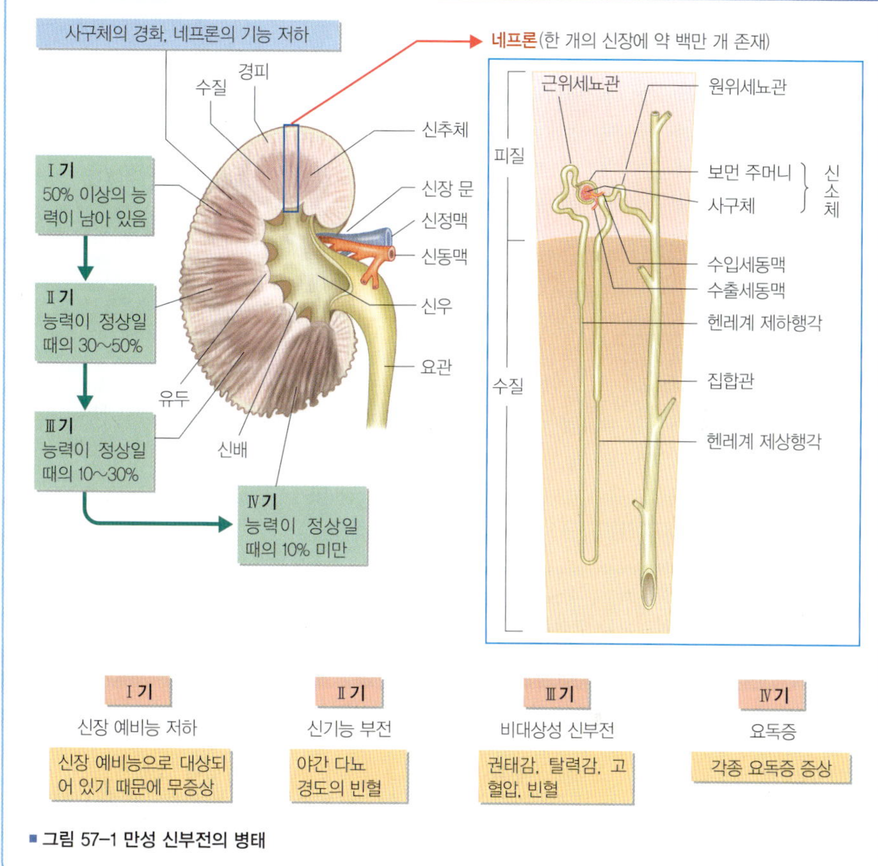

■ 그림 57-1 만성 신부전의 병태

병태 생리

> 만성 신부전은 월·연 단위로 신장 기능이 점진적으로 저하되어 가는 불가역성 질환이다. 신장의 배설 기능, 내분비 기능이 저하되어 신체의 내부 환경 항상성 유지가 불가능해진다.

- 일반적으로 사구체 여과값(GFR)이 정상의 50% 이하, 혈청 Cr값이 2.0mg/dℓ 이상 지속되는 상태를 말한다.
- 초기에는 자각 증상이 부족하다. 단백뇨 등의 소변 이상에서 시작해 신장 기능이 서서히 저하되어 말기 신부전으로 진행된다.
- 신장 기능 저하에 따른 야간 다뇨, 빈혈, 전해질 이상(고칼륨혈증, 저칼슘혈증, 과인산혈증, 대사성 산증 등), 고혈압, 부종 등이 나타난다. 또한 말기 신부전이 되면 혈관 증상·소화기 증상을 비롯한 전신 증상이 나타난다.
- 최근, 만성 신부전 대신 만성 신장 질환(Chronic kidney disease: CKD)이라는 개념이 확산되어 가고 있다. CKD는 기존의 개념에 만성 신부전보다 약한 신장 손상을 더한 개념이다. 또한 신장

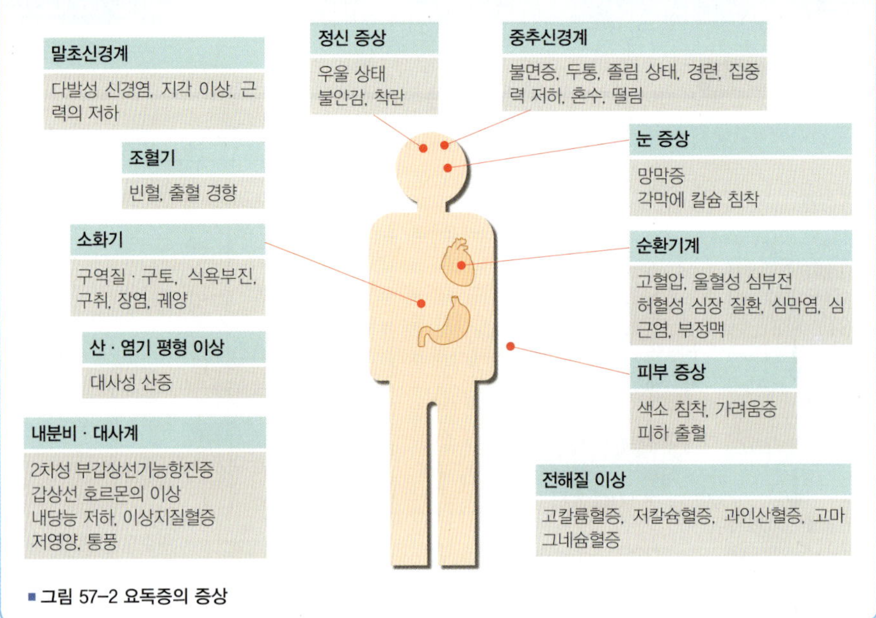

■ 그림 57-2 요독증의 증상

기능뿐만 아니라 신장 질환, 단백뇨도 심각도 분류 평가에 사용되고 있다(표 57-1). 조기부터 신장 손상을 인식하고 원질환을 고려해 신기능 저하의 진행을 막는 것이 CKD 개념의 기반이다.

병인·악화 요인

- 병인: 만성 사구체 신염, 당뇨병성 신증, 신장 경화증, 다발성 낭포신장 등 만성으로 이어지는 모든 신장 질환이 원인이 될 수 있다.
- 악화 요인: 감염, 과로 등의 스트레스에 따라 신장 기능이 한층 저하될 수 있다. 조영제, 소염 진통약, 항생제 등의 약제는 신장 장애의 진전을 이끄는 요인이다. 생활 습관과 관련된 악화 요인으로는 고혈압, 비만, 내당능 이상, 지질대사 이상, 흡연이 있다. 그 외에 빈혈도 악화 요인이 되는 것으로 알려져 있다.

역학·예후

- 역학: 혈청 Cr값 2.0mg/㎗ 이상은 1000명 중에서 2명 정도에게 나타난다. 한편, CKD 환자는 수백만 명에 이르는 것으로 추정된다.
- 예후: 신장 기능이 저하되어 말기 신부전이 되면 투석 또는 신장 이식 치료가 필요하다. 만성 신부전은 심혈관 병변의 위험 인자이며, 말기 신부전에 이르기 전 심장 혈관 병변으로 사망할 확률이 높다. 2010년 투석을 받는 환자의 수는 3만 7532명이며, 2010년 말 투석 환자 수는 인구 100만 명대에서 2320명으로, 대략 431명 중 1명이 투석 요법을 시행받고 있는 중이다.
- 투석 도입으로 이끄는 원질환으로는 빈도가 높은 순으로 당뇨병성 신증, 만성 사구체 신염, 신장 경화중이 있다. 투석 도입 후, 5년 생존율은 약 60%, 10년 생존율은 36%이다. 투석 환자의 사망 원인은 심장 혈관 병변이 1위를 차지했고 감염, 악성 종양의 순으로 되어 있다.

■ 표 57-1 CKD의 중증도 분류

원질환		단백뇨 구분		A1	A2	A3
당뇨병		소변 알부민 정량(mg/일) 소변 알부민/Cr 비(mg/gCr)		정상	미량 알부민뇨	현성 알부민뇨
				30 미만	30~299	300이상
고혈압, 신염, 다발성 낭 포신장, 이식 신장, 불 명, 기타		뇨단백 정량(g/일) 뇨단백/Cr 비(g/gCr)		정상	경도 단백뇨	고도 단백뇨
				0.15 미만	0.15~0.49	0.50 이상
GFR 구분 (㎖/분/ 1.73m²)	G1	정상 또는 높은 수치	> 90			
	G2	정상 또는 경도 저하	60~89			
	G3a	경도~중등도 저하	45~59			
	G3b	중등도~고도 저하	30~44			
	G4	고도 저하	15~29			
	G5	말기 신부전(ESKD)	< 15			

중증도는 원질환 · GFR 구분 · 단백뇨 구분에 맞춰 스테이지에 따라 평가한다. CKD의 중증도는 사망, 말기 신부전, 심장혈관과 관련한 사망 발병 위험에 대해 녹색 ■ 의 스테이지를 기준으로 노란색 ■ , 주황색 ■ , 빨간색 ■ 순으로 나타냈으며, 단계 가 상승할수록 리스크는 상승한다.
(KDIGO CKD guideline 2012를 일본 인용으로 변경)

(일본신장학회 편: CKD 진료 가이드 2012, p3, 도쿄의학사, 2012)

■ 표 57-2 만성 신부전의 병기 분류와 증상

	사구체 여과값 (㎖/분)	임상 소견	검사 소견
Ⅰ기 신장 예비 기능 저하	50 이상	무증상	거의 정상 범위 소변 검사 이상이 인정된다.
Ⅱ기 신장 기능 부전	30~50	소변 농축 능력 저하에 따른 야간 다뇨	경도의 혈중 BUN, Cr의 상승
Ⅲ기 비대상성 신부전	10~30	권태감, 탈력감, 고혈압	BUN, Cr 상승, 빈혈, 대사성 산증, 전해질 이상
Ⅳ기 요독증	10 미만	요독증 증상, 폐수종	Ⅲ기에서 인정된 검사 소견의 악화

증상

- 만성 신부전의 병기는 무증상의 Ⅰ기에서 요독증의 Ⅳ기까지 4단계로 분류된다(그림 57-1, 표 57-2). 요독증은 그림 57-2에 언급된 전신 증상을 일으킨다.
- 2기 이후, 신장 기능의 저하로 야간 다뇨, 빈혈, 권태감, 고혈압 등의 증상이 나타난다.

진단·검사값

▋ BUN, Cr 클리어런스, 혈청 Cr값, 추산 GFR값으로 신장 기능을 평가한다.
- 조기 발견은 소변 검사(단백뇨, 혈뇨)가 효과가 있다.
- 신장 기능 평가는 Cr 클리어런스, 혈청 Cr 수치에서 구한 추산 GFR값으로 한다.
- 검사값
- 만성 신부전 3기 이후에는 표 57-3과 같이 검사치의 이상이 인정된다.

합병증

- 주요 합병증으로 심장 혈관 병변, 투석 아밀로이드증, 2차성 부갑상선기능항진증이 있다(표 57-4).

■ 표 57-3 만성 신부전의 주요 검사치의 이상

검사값	만성 신부전에서 인정되는 이상	원인
소변 비중	등장 소변(비중 1.010)	소변 농축력, 희석력의 저하
질소 대사물(BUN, Cr 등)	상승	신장에서의 배설 장애
혈청 K	상승	신장에서의 배설 장애
혈청 칼슘	저하	신장에서 비타민 D_3(장관, 신장에서 칼슘 재흡수를 촉진)의 활성화 장애
혈청 P	상승	신장에서의 배설 장애, 저칼슘혈증
산 · 염기 평형	대사성 산증	신장에서 산의 배설 장애
적혈구 수, 헤모글로빈, Hct	저하	적혈구 합성에 필요한 에리스로포이에틴의 신장에서의 합성 저하

■ 표 57-4 만성 신부전의 주요 합병증

	원인	증상 · 소견 · 진단	대책 · 치료
심혈관 병변	만성 신부전에 합병하는 고혈압, 이상지질혈증, 칼슘, P의 이상에 따른 동맥경화의 진행, 빈혈	심부전, 허혈성 심장 질환, 뇌혈관 장애, 말초혈관 장애	혈압의 조절, 이상지질혈증의 개선, 칼슘, P의 조절로 빈혈을 바로잡음
감염증, 악성 종양	면역 기능 저하	원인 불명의 열, 결핵, 신장 세포암	특히 결핵에 주의 악성 종양의 조기 발견에 힘씀
2차성 부갑상선기능항진증	저칼슘혈증, 과인산혈증이 지속되어 부갑상선 호르몬(PTH)의 분비 항진	관절, 혈관으로의 칼슘 침착(이소성 석회화), 신성 골이영양증, 피부소양증	칼슘, P의 조절, 활성형 비타민 D_3 제제와 칼슘 수용체작용 약에 따른 PTH의 분비 억제, 부갑상선 적출술
신성 골이영양증	저칼슘혈증, 과인산혈증의 지속, 2차성 부갑상선기능항진증에 따른 골대사의 이상	골통, 골절, 뼈의 변형	칼슘, P의 조절, 활성형 비타민 D_3 제제와 칼슘 수용체작용 약에 따른 PTH의 분비 억제, 부갑상선 적출술
투석 아미로이드시스	투석으로 충분히 제거할 수 없는 β_2미클로글로불린의 혈액 중 농도가 상승한 결과, 관절, 뼈 등에 침착한다.	수근관 증후군, 관절통, 골낭포, 파괴성 척추관절증	β_2미클로글로불린 제거 효율이 좋은 다이얼 라이저 사용, 투석량을 늘림, 생긴 병변에 대해서는 대증요법을 실시

보존기의 치료법

■ 주요 합병증으로 심장 혈관 병변, 투석 아밀로이드증, 2차성 부갑상선기능항진증이 있다(표 57-4).

● 치료 방침(그림 57-3)

● 혈압의 조절은 엄격하게 실시하고, 130/80mmHg 미만을 목표로 한다. 혈압강하제 중에서 신장 보호작용이 인정되는 안지오텐신 Ⅱ 수용체 길항제(ARB), 안지오텐신 전환 효소(ACE) 억제제를 적극적으로 사용한다.

● 식이 요법은 충분한 에너지 섭취, 저단백, 저염분이 기본이다.

● 만성 신부전으로 인정되는 합병증에 대해서는 표 57-5와 같은 약으로 대응한다.

● 약물 요법

● 신부전을 악화시키는 고혈압에 대해서는 혈압강하제에 따른 엄격한 혈압 관리를 실시한다. 그 외에도 증상에 따라 대증요법을 실시한다.

Px 처방 예 고혈압

● 디오반 정(80mg) 1회 1정 1일 1회 식후 ← ARB

● 타나트릴 정(5mg) 1회 1정 1일 1회 식후 ← ACE 억제제

● 아무로진 정(5mg) 1회 1정 1일 1회 식후 ← 칼슘길항제

　※ARB나 ACE 억제제를 사용해 고칼륨혈증이 인정되는 경우에는 다른 혈압강압제를 사용한다.

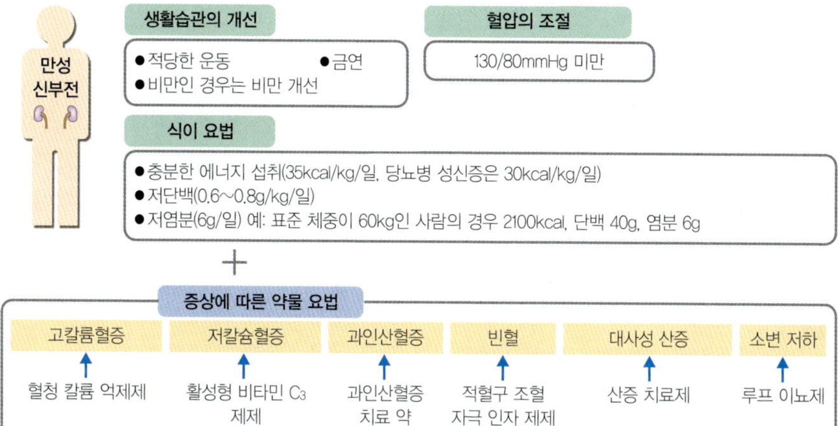

■ 그림 57-3 보존기 만성 신부전의 치료

■ 표 57-5 만성 신부전의 합병증에 사용되는 주요 치료제

분류	일반명	주요 상품명	약의 효과 메커니즘	주요 부작용
안지오텐신 II 수용체 길항제 (ARB)	발살탄	디오반	승압계로, 안지오텐신 II 에 대항해 강압작용을 나타낸다.	고칼륨혈증
안지오텐신 전환 효소(ACE) 억제제	이미다프릴 염산염	타나트릴	안지오텐신 II 의 합성을 저해함으로써 ACE 활성을 억제해 강압작용을 발현한다.	
칼슘 길항제	암로디핀베실 산염	아무로진, 노바스크	세포 내로의 칼슘 유입을 감소시키고 혈관 평활근을 이완시킨다.	심계항진
혈청 칼륨 억제제	폴리스티렌설폰산 칼슘	카리메트, 아가메이트젤리	장관 내에서 K를 흡착한다.	장관 천공, 장폐색
활성형 비타민 D3 제제	알파칼시돌	알파롤, 원알파	칼슘·뼈 대사의 개선작용을 한다.	고칼슘혈증
	칼시트리올	로칼트롤		
칼슘 수용체작용 약	시나칼세트 염산염*	레그파라	부갑상선에 작용해 부갑상선 호르몬의 분비를 억제한다.	저칼슘혈증
과인산혈증 치료제	침강 탄산 칼슘	카탄	장관에서 P를 흡착한다.	고칼슘혈증
	세벨라머 염산염*	레나젤, 포스블록		변비, 복부 팽만, 장관 천공, 장폐색
	탄산란탄 수화물*	포스레놀	음식 중의 P와 결합하여 장관에서의 P 흡수를 억제한다.	구역질·구토
적혈구 조혈 자극 인자 제제	에포에틴	에스포, 에포진	적혈구의 분화·증식을 촉진한다.	혈압 상승·적아구로
	달베포에틴	네스프		
	에포에틴 베타	미루세라		
산증 치료제	탄산수소나트륨	탄산수소나트륨, 메이론	탄산 수소를 보충한다.	Na 축적에 따른 부종
루프 이뇨제	프로세미드	라식스	이뇨작용을 한다.	저칼륨혈증
경구 흡착제	구형 흡착탄	크레메진	장관 내 요독증 물질을 흡착한다.	소화기 증상

* 투석 환자만

> **Px 처방 예** 고칼륨혈증
- 아가메이트 젤리(제제량으로 25g) 1회 1개 1일3회 식사 직후 ← 혈청 칼륨 억제제

> **Px 처방 예** 저칼슘혈증
- 알파롤 캡슐(0.25μg) 1회 1캡슐 1일 1회 식후 ← 활성형 비타민 D_3 제제

> **Px 처방 예** 과인산혈증
- 카탄 정(500mg) 1회 2정 1일 3회 매 식사 직후 ← 과인산혈증 치료제

> **Px 처방 예** 신성 빈혈
- 에스포 피하용(12000단위) 1회 12000단위 2주마다 피하 주사 ← 에리스로포이에틴 제제

> **Px 처방 예** 대사성 산증
- 탄산수소나트륨 분말 2g 3회 매 식사 후 ← 산증 치료제

> **Px 처방 예** 소변량 감소
- 라식스 정(40mg) 1회 1정 1일 1회 아침 식사 후 ← 루프 이뇨제

> **Px 처방 예** 신부전의 진행 억제
- 크레메진 세립(2g) 1회 1포 1일 3회 식사 중간 ← 흡착제

말기 신부전의 치료법

▌말기 신부전은 투석 요법(혈액 투석, 복막 투석)이나 신장 이식이 이루어진다.

● 치료 방침
- 말기 신부전은 혈액 투석, 지속 휴대 복막 투석(CAPD, 일반적으로 하는 복막 투석) 등의 투석 치료, 또는 신장 이식이 필요하다. 투석 도입에 있어서는 투석 도입 기준(표 57-6)을 참고한다.

● 투석 치료

1) 혈액 투석(그림 57-4, 표 57-7)
- 혈액 투석은 현재 일본에서 가장 널리 행해지고 있는 방법이다. 혈액을 체외로 이끌어, 반투명 세포막을 통해 확산과 여과에 따른 혈액과 투석액 사이의 물질을 다이얼 라이저로 교환한다. 그 뒤, 혈액 성분을 생리적 상태까지 개선한 다음 체내로 되돌린다.
- 혈액을 체외로 순환시키기 위해 혈관으로 접근한다. 일반적으로 혈관 문합에 따라 동맥과 정맥을 이은 내 우회로를 요골동맥과 요피정맥 사이에 증설한다. 그 결과, 혈류가 증가하고 부은 상태인 전완의 피하정맥이 천자된다. 체외 순환 시에는 천자침을 유치하고 혈액 응고를 방지하기 위해 헤파린 등의 항응고제를 사용한다.
- 투석액 중 만성 신부전에서 제거해야 할 물질(K 등)은 저농도로, 보급해야 하는 물질(칼슘, 탄산수소 등)은 고농도로 함유, 조성되어 있다. 농도가 높은 쪽에서 낮은 쪽으로 물질이 이동하는 확산의 원리에 따라 체액 성분이 개선된다.
- 체내에 축적된 수분은 혈액 측과 투석액 측의 압력 차를 이용한 한외 여과에 따라 제거된다.
- 합병증으로 단시간에 체액이 변화한 결과, 두통과 구토 등을 일으키는 투석 불균형 증후군이 된다. 투석 도입 시에 많이 일어난다. 또한 순환 동태가 불량한 경우는 혈액 중에 혈압 저하가 일어나 투석을 할 수 없을 때도 있다. 이러한 환자에게는 복막 투석을 적용하게 된다. 혈액 투석은 보통 주 3회, 1회 3~4시간에 걸쳐 진행되며 환자는 정기적으로 의료 시설에 통원한다.

2) 복막 투석(그림 57-5, 표 57-7)
- 복막 투석은 전체 투석 환자의 약 3%에게 실시하고 있다. 반투막의 성질을 가진 복막에 투석 막을 이용해 혈액과 복강 안으로 주입한 투석액과의 물질 교환으로 체액을 치료하는 방법이다.
- 투석액의 주입·배액을 위한 복강 카테터를 유치하고 카테터는 복벽에서 더글러스와로 삽입한다.
- 1.5~2.5ℓ의 투석액을 약 6시간 정도 복강에 축적한 후, 밀어내고 새로운 투석액을 주액한다. 일반적으로 이 작업을 1일 4회 반복한다. 환자에 따라서는 야간에만 기계를 사용해 자동적으로 시행하는 것도 가능하다.
- 투석액은 혈액 투석의 투석액과 같이 만성 신부전에서 제거해야 할 물질(K 등)은 저농도로, 보급해야 할 물질(칼슘, 탄산수소 등)은 고농도로 함유, 조성되어 있고, 복막의 모세혈관 혈액과 투석액 사이의 농도 차에 따라 물질 교환이 이루어진다. 투석액의 포도당 농도를 높게 해 삼투압을 높이고, 체내에 축적된 수분을 투석액 쪽으로 이동시킨 뒤 제수한다.

■ 표 57-6 만성 신부전 투석 도입 기준

Ⅰ. 임상 증상
1. 체액 축적(전신성 부종, 고도의 저단백혈증, 폐수종) 2. 체액 이상(관리 불능의 전해질·산·염기 평형 이상) 3. 소화기 증상(구역질·구토, 식욕부진, 설사 등) 4. 순환기 증상(중증 고혈압, 심부전, 심포염) 5. 신경 증상(중추·말초신경 장애, 정신 장애) 6. 혈액 이상(고도의 빈혈 증상, 출혈 경향) 7. 시력 장애(요독증성 망막증, 당뇨병성 망막증) 이 1~7까지의 소항목 중 3개 이상이면 고도(30점), 2개는 중등도(20점), 1개는 경도(10점)라고 한다.

Ⅱ. 신장 기능
혈청 Cr(mg/dℓ) (Cr 클리어런스 mℓ/분)   점수 8 이상(10 미만)   30 5~8 미만(10~20 미만) 20 3~5 미만(20~30 미만) 10

Ⅲ. 일상생활 장애도
요독증 증상 때문에 일어날 수 없는 상태를 고도(30점), 일상생활이 현저하게 제한되는 상태를 중등도(20점), 통근, 통학 또는 가정 내 노동이 어려운 상태를 경도(10점)라고 한다.

Ⅳ.투석 도입 기준
(1) 임상 증상 (2) 신장 기능   } 합계 60점 이상이면 투석 도입을 적용한다. (3) 일상생활 장애도 주) 연소자(10세 이하), 노인(65세 이상), 전신성 혈관 합병증이 있는 경우는 10점 가산

(가와구치 오토, 외: 만성 신부전 투석 도입 가이드라인 연구, 1991년 일본 후생 과학 연구 신부전 의료 연구 사업 연구 보고서, 1992)

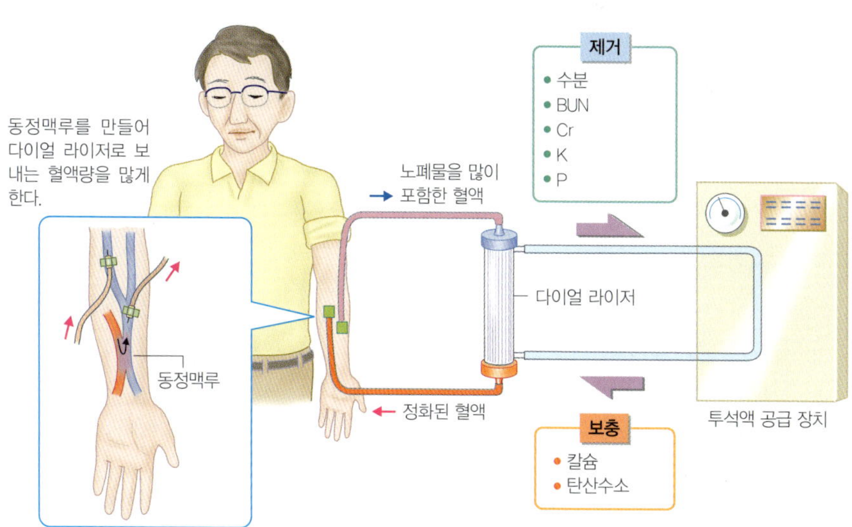

■ 그림 57-4　혈액 투석

	혈액 투석	복막 투석
투석의 위치	의료 시설	가정, 직장
통원	일주일에 세 번	일반적으로 월 1~2회
투석 효율	작은 분자의 제거 효율이 뛰어남	중분자의 제거 효율이 우수함
잔여 신장 기능의 유지	나쁨	좋음
식사 제한	엄격함	혈액 투석에 비해 단백질, K 제한은 엄하지 않음
혈액량 · 용질 농도	간헐적으로 크게 변동	거의 불변
비적응 예	심 · 순환계 기능이 나쁜 환자	광범위한 복부 수술 경력이 있는 환자
대표적인 합병증	불균형 증후군	복막염

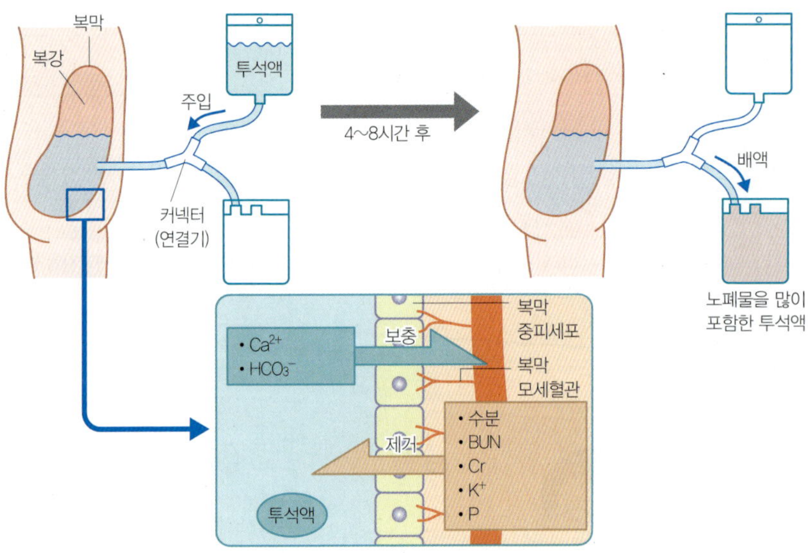

확산의 원리로 농도가 균일하게 되도록 물질이 복막을 통해 이동한다.

■ 그림 57-5 복막 투석

- 합병증으로는 유치 카테터에 따른 복막염이 있다. 또한 복막 투석을 장기간 받으면 복막이 미만성으로 두꺼워지면서 광범위하게 유착되어, 장폐색 증상을 일으키는 피낭성 복막경화증이 생길 수 있다. 피낭성 복막경화증은 심각한 합병증이며, 생명 예후를 달리한다.
- 복막 투석의 투석액 교환은 가정이나 직장 등 의료 시설 밖에서도 가능하고(재택 치료), 환자는 체중, 혈압, 배액 상태 등을 기록하는 것이 좋다. 통원 빈도는 일반적으로 월 1~2회 정도로 한다.

● 신장 이식

- 신장 이식에는 생체 신장 이식과 사체 신장 이식(기증 이식)이 있고, 일본에서는 대부분 생체 신장 이식을 한다. 현재 일본에서 이루어지고 있는 신장 이식 건수는 연간 1484번(2010년 기준) 정도이다.
- 타인의 신장을 이식하면 이식 신장에 대한 거부 반응이 생긴다. 거부 반응을 줄이기 위해서는 림프구 항원인 조직 적합 항원과 혈액형이 일치하는 기증자를 찾는 것이 바람직하다.
- 거부 반응의 진행은 이식 신장 기능이 죽어버리게 되는 심각한 합병증이다. 거부 반응을 억제하기 위해 부신피질 호르몬 제제 및 면역 억제제가 사용되지만, 이 약의 부작용도 신장 이식의 합병증으로 나타날 수 있기 때문에 주의해야 한다.
- 이식한 신장이 기능하고 있는 비율(생착률)은 생체 신장을 이식한 경우, 1년 후가 약 90%, 10년 후는 65%로 경과가 좋다.
- 이식의 장점으로는 생활의 질 향상, 장기 투석 합병증의 예방 등이 있으며, 향후 추진해야 할 치료법이라고 할 수 있다.

만성 신부전의 병기 · 병태 · 중증도별 치료 순서도

생활습관의 개선

I 기 — 금연 / 비만이 있는 경우는 비만 개선 / 적당한 운동

II 기

식이 요법 — 염분 제한 6g/일 이하

혈압 관리 — 130/80mmHg 미만

III 기 — 단백질 제한 0.6~0.8g/kg/일

고칼륨혈증이 있는 경우 K 제한 1500mg/일

증상에 따른 대증요법

고칼륨혈증 → 양이온 교환 수지
저칼슘혈증 → 활성형 비타민D_3
과인산혈증 → 린 흡착제
대사성 산증 → 탄산수소 나트륨
신성 빈혈 → 에리스로포이에틴 제제
경구 흡착약
이뇨제

IV 기

투석 · 이식을 위한 준비

투석 요법 / 신장 이식

혈액투석 도입한 후에는
단백질 제한 0.8~1.0g/kg/일
K 제한 1500mg/일
P 제한 800mg/일
수분 제한

동정맥루 조설
복강 내 카테터 유치
신장 기증자 검색

간호 과정 순서도

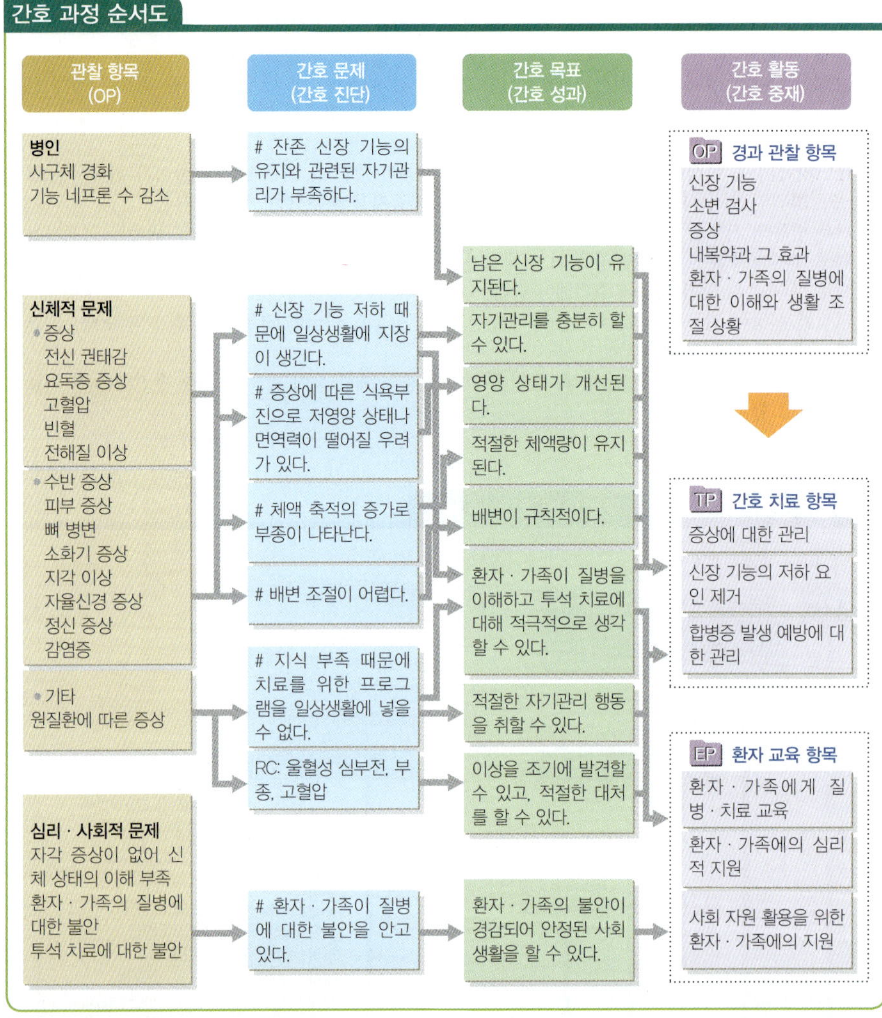

기본 개념

- 신장의 남은 기능을 유지하기 위해 신체 상태를 파악하면서 생활 조정을 할 수 있도록 지원한다.
- 투석 치료가 예측되는 단계에서 환자 · 가족에게 투석방법의 선택에 대해 설명하고 주체적으로 투석 치료를 받을 수 있도록 지원하는 것이 필요하다.
- 만성 신장 질환(CKD)이라는 개념이 최근 도입되어, 신장 기능의 장애를 경도의 단계에서 파악하고 치료를 통해 신장 기능 저하의 진행을 최대한 늦추려는 노력이 시작되고 있다.

정보 수집	평가 관점과 근거·잠재적 간호 문제
전신 상태 파악	■ 환자가 신체적·심리적 상태를 드러내게 함으로써 토탈케어를 할 수 있다. ● 전신 상태 파악 → 다음 항목 참조. ● 신장 기능 저하를 조장하는 요인이 있는지 파악한다. ● 혈압강하제, 조혈 약을 제대로 투여하지 않으면 신장 기능 저하가 조장된다. 🔍 잠재적 간호 문제 : 신장 기능 저하로 일상생활에 지장을 준다.
증상의 부위, 나타난 상황, 정도의 관찰	■ 증상이 어느 부위에서 어떻게 나타나고 어느 정도인지를 관찰한다. 증상 상태 및 정도를 파악하여 질환의 진행 정도를 알 수 있고, 치료 계획, 간호 계획의 수립에 효과적이다. ● 요독증성 물질이 어느 정도 축적되지 않으면 증상을 자각할 수 없기 때문에 남은 신장의 기능에 부담이 되는 생활을 계속하면 신장 기능 저하를 조장하게 된다. ● 요독증 증상이 나타나면 투석 치료가 전제된다. ● 저영양 상태는 면역력 저하, 근력 저하 등 QOL의 저하로 이어진다. 🔍 잠재적 간호 문제 : 신장 기능의 저하로 일상생활에 지장이 생긴다./면역력 저하에 따른 감염의 위험/증상에 따른 식욕부진은 저영양 상태와 면역력의 저하를 일으킬 우려가 있다./환자·가족이 질병에 대한 불안을 안고 있다./체액 축적의 증가로 부종이 나타난다. **소화기 증상** ● 소화기 증상에 따라 섭취량이 저하되고, 이화 항진이 진행되면 신장 기능 저하가 조장된다. ● 미각의 이상, 구취는 식욕부진을 조장한다. ● 구내염, 궤양이 보인다. ● 설사·변비 등 배변 조절이 되지 않을 수 있다. 🔍 잠재적 간호 문제 : 증상에 따른 식욕부진은 저영양 상태와 면역력의 저하를 일으킬 우려가 있다./배변 조절이 어렵다. **피부 증상** ● 요독증성 물질에 따라 가려움증이 나타나고 지속된다. ● 응고작용이 저하되어, 부딪치는 것만으로도 피하 출혈이 일어나기 쉽다. ● 색소 침착 등이 보일 수 있다. 🔍 잠재적 간호 문제 : 면역력 저하에 따른 감염 위험/가려움증이 나타난다. **순환기 증상** ● 신장 기능 저하에 따른 고혈압이 나타난다. ● 합병증에 따른 동맥 경화가 진행되고 있는 경우가 많다. ● 고혈압은 신장 기능 저하를 조장하기 때문에 적절한 강압에 따른 혈압 조절이 중요하다. ● 소변량이 감소하고 체내에 여분의 수분이 축적되면 울혈성 심부전이 일어나기 때문에 하지부종 등의 관찰이 필요하다. 🔍 공동 문제 : 울혈성 심부전, 부종, 고혈압 **내분비계** ● 장관에서의 칼슘 흡수가 저하되고, 혈청 칼슘값이 하락하면 부갑상선 호르몬이 분비되어 뼈 대사 균형이 흐트러진다. ● 성 호르몬 기능이 저하되고, 발기 부전, 무월경 등이 나타난다. 🔍 잠재적 간호 문제 : 성 충동의 감퇴/성 기능 장애/내당능 이상

57
만성 신부전

	 ● 배변 조절이 어려운 경우가 많다. ● 혈액 투석에 따른 순환 동태 변화로 혈압 유지 기능이 저하되어 혈압이 떨어진다. 🔍 잠재적 간호 문제 : 낙상의 위험/신장 기능 저하에 따라 일상생활에 지장이 생긴다./배변 조절이 어렵다. ● 신체 상태의 저하와 불안 등으로 우울증이 나타날 수 있다. ● 요독증성 물질의 축적으로 의식 장애가 나타날 수 있다. 🔍 잠재적 간호 문제 : 우울 상태/ADL 저하에 따라 일상생활에 지장이 생긴다.
원질환에 따른 증상	만성 신부전은 당뇨병 신증이나 자가 면역 질환에 따른 신부전 등 원질환의 합병증인 경우가 많다. 원질환을 조절하지 못하면 전신 상태에 영향을 미칠 수 있다. 합병증이 복합되는 경우로 이어지기 때문에, 원질환을 치료할 필요가 있다. ● 내복약 인슐린 피하 주사, 혈압강압제, 스테로이드제 등의 복용 여부를 확인하고, 제대로 복용하고 있는지 파악한다. 🔍 잠재적 간호 문제 : 지식 부족 때문에 치료를 위한 프로그램을 일상생활에 넣을 수 없다.
환자 · 가족의 심리 · 사회적 측면 파악	환자 · 가족이 질병을 어떻게 인식하고 있는지 확인한다. 만성 신부전은 신장 기능 저하가 점차적으로 진행되어, 완충작용에 따른 자각 증상이 부족한 경우가 많다. 신장 기능 저하를 자각하지 못하면 신장 기능이 더욱 악화되고 생활 조정이 어렵기 때문에 신체 상태의 이해를 촉진시키는 것이 중요하다. 환자 · 가족이 불안을 느끼고 있는 경우에는 정신적인 지원을 계속한다. 또한 가족의 경제적 · 신체적 부담에 대해서도 도움을 준다. ● 소변 검사, 혈액 검사, 체중, 혈압 등의 객관적인 데이터를 통해 신장 기능 저하의 단계가 어느 정도인지 설명한다. ● 생활 속에서 신장 기능 저하를 조장시키는 요인을 환자와 함께 찾아내어, 요인을 경감시키는 방향으로 조정할 수 있도록 지원한다. ● 정신적 지원의 필요성을 파악하고 '환자 모임' 등 고민을 나누거나 간호 연구를 배울 수 있는 장을 제공한다. 🔍 잠재적 간호 문제 : 지식 부족 때문에 치료를 위한 프로그램을 일상생활에 넣을 수 없다./환자 · 가족이 질병에 대한 불안을 안고 있다.

Step1 영향 평가　▶　Step2 간호 초점　▶　Step3 계획　▶　Step4 실시　▶　Step5 평가

간호 문제 리스트

#1 신장 기능 저하 때문에 일상생활에 지장이 생긴다(활동-운동 패턴).
#2 증상에 따른 식욕부진으로 저영양 상태나 면역력이 떨어질 우려가 있다(영양-대사 패턴).
#3 체액 축적의 증가로 부종이 나타난다(영양-대사 패턴).
#4 배변 조절이 어렵다(배설 패턴).
#5 환자 · 가족이 질병에 대한 불안을 안고 있다(자기인식 패턴).
#6 지식 부족 때문에 치료를 위한 프로그램을 일상생활에 넣을 수 없다(건강 지각-건강관리 패턴).

간호의 우선순위 지침

● 만성의 경과에 따라 신장 기능이 서서히 저하되기 때문에, 적절한 혈압 관리와 식사 관리 등의 생활 조정을 통해 신장 기능 저하를 방지하는 것이 중요하다. 신장 기능 저하가 조장되지 않도록 객관적인 데이터를 바탕으로 환자가 신체 상태를 이해하게 한다. 각 환자가 개별적인 생활 속에서 길러온 생각과 사고, 가치관 등이 치료 방침과 어긋나지 않게 목표를 일치시키고 생활을 조정할 수 있도록 밀접하게 관계할 필요가 있다. 또한 도입이 예상되는 투석 치료에 대해 주체적으로 선택할 수 있게 하는 지원이 필요하다.

1 간호 문제 | 간호 진단 | 간호 목표(간호 성과)

#1 신장 기능 저하 때문에 일상생활에 지장이 생긴다.

활동내성 저하
관련 요인: 신장 질환
진단 지표
☐ 작업 시의 불쾌감, 호흡곤란
☐ 권태감 호소
☐ 쇠약의 호소

〈장기 목표〉 전신 상태가 정돈되고 ADL을 할 수 있다.

간호 계획 | 중재 포인트와 근거

OP 경과 관찰 항목
- 전신 상태 파악
- 증상 부위, 외관 상태, 정도의 관찰
- 바이털 사인(혈압, 맥박, 호흡, 발열, 의식)

➲ 전신 상태　**근거** 신장 기능 저하로 일상생활에 어떤 폐해가 발생하는지 파악한다.
➲ **근거** 안정 시의 바이털 사인을 측정하고 검사치에 이상이 보이는 경우 의사에게 연락하여 지시를 따른다.

TP 간호 치료 항목
- 의사의 지시를 받으면서 약물 투여를 실시한다.
- ADL에 따라 필요한 지원을 한다.

➲ **근거** 만성 신부전은 체액량 증가, 혈압 상승, 전해질 이상, 산·염기 평형 파탄, 신성 빈혈 등 다양한 증상을 나타낸다. 외관 증상에 따라 지장을 일으키는 ADL을 지원한다.

EP 환자 교육 항목
- 의사가 지시한 생활 지도의 범위 내에서 활동하도록 유의시킨다.
- 신체 증상의 변화를 자각했을 때 즉시 의료진에게 전달하도록 지도한다.

➲ 생활 지도 구분　**근거** 운동은 신장 혈류량을 감소시키고 신장 질환에 악영향을 미친다. 일본신장학회에서는 '신장 질환의 생활지도·식이 요법 가이드라인'에 신장 질환의 병기·병태별에 맞는 생활 지도 구분 표를 발표했다. 의사의 지시에 따라, 신장 기능의 정도에 따라 적당한 활동을 하도록 조언한다.

2 간호 문제 | 간호 진단 | 간호 목표(간호 성과)

#2 증상에 따른 식욕부진으로 저영양 상태나 면역력이 떨어질 우려가 있다.

영양 섭취 소비 균형 이상: 필요량 이하
관련 요인: 음식 섭취, 소화를 할 수 없고 영양소를 흡수할 수 없다.
진단 지표
☐ 이상적인 체중보다 20% 이상 적은 체중
☐ 미각의 이상 호소
☐ 섭식에 대한 혐오
☐ 근육 긴장 저하
☐ 음식에 관심을 보이지 않음

〈장기 목표〉 영양 상태가 개선되고 감염이 일어나지 않는다.
〈단기 목표〉 식사 섭취량이 증가하고 데이터가 개선된다.

간호 계획 | 중재 포인트와 근거

OP 경과 관찰 항목
- 소화기 증상의 유무
- 섭취량
- 체중의 증감
- 식욕 상태
- 영양의 필요성과 제한에 대한 지식

➲ 데이터, 체중 등의 추이를 항상 관찰한다.　**근거** 요독증과 전해질 균형 이상, 이화 항진을 피하기 위해 적절한 영양 섭취가 필요하다.

57

만성 신부전

- 환자가 먹기 쉬운 식품을 선택할 수 있도록 정보를 제공한다.
- 부족한 미네랄, 비타민류의 영양을 보급할 수 있도록 영양사와 상담하고 지원한다.
- 구강 관리를 실시한다.

- 신체 상태를 유지하기 위해서는 영양이 필요하다는 것을 전달하고 과도한 섭취 제한이 필요하지 않음을 설명한다.

- ⮞ 신장 기능 저하를 예방하기 위해 식사 제한을 준수한 결과, 저영양 상태인 경우는 지금까지의 대처를 지지하면서 필요한 영양을 섭취하는 방향으로 지원한다. 근거 식이 요법의 준수를 지지하는 것은 환자의 치료 준수를 강화시키는 쪽으로 이어진다.
- ⮞ 근거 식욕부진과 미각 이상, 구역질 등의 소화기 질환 증상을 호소할 수 있기 때문에, 식사가 진행될 수 있도록 구강 내부의 청결을 유지한다.
- ⮞ 근거 신부전 진행 억제를 위해 단백질, 염분, K, P 섭취를 제한해야 하는 필요성에 대해 설명하고 이해하게 한다.

3 간호 문제	간호 진단	간호 목표(간호 성과)
#3 체액 축적의 증가로 부종이 나타난다.	체액량 과잉 **관련 요인:** 신장 기능 장애, 과잉 수분 섭취, 과잉 나트륨 섭취 **진단 지표** ☐ 부종 ☐ 단기간에 체중 증가 ☐ 수분 섭취량이 배출량보다 많음 ☐ 혈압의 변화 ☐ 호흡곤란 ☐ 기좌 호흡 ☐ 폐울혈 ☐ 소변 비중의 변화	〈장기 목표〉 체액량이 적절하게 유지된다.

간호 계획	중재 포인트와 근거

- 증상이 나타난 상황, 정도의 관찰
- 검사 데이터, 소변량, 체중
- 부종의 정도
- 식사 내용

- ⮞ 체중은 매일 측정한다. 근거 심각한 체액 축적은 생명의 위기로 이어진다. 순환 혈액량의 변화에 주의할 필요가 있다.
- ⮞ 부종의 정도 근거 피부를 눌러 함몰의 정도를 파악한다.

- 의사의 지시에 따라 이뇨제 등의 약물 요법을 적절히 수행한다.
- 이상을 조기에 발견하고 의사에게 보고한다.
- 적절한 식사 관리를 할 수 있도록 영양사와 상담한다.
- 안락하게 지낼 수 있도록 돕는다.

- ⮞ 근거 부종은 조직으로의 혈액 흐름을 억제하기 때문에 쉽게 손상된다. 이뇨제 등을 사용하여 체액량의 균형을 잡는다.
- ⮞ 근거 저영양 상태에 있는지, 식사 내용이 편향되어 있는지 파악한다. 단백질, 염분, K, P 등의 섭취 제한 정도가 환자에게 맞는지에 대해 영양사와 식품 메뉴를 상의한다.

- 수분, 식이 섭취량 등을 파악하고 과잉 섭취하고 있는 경우에는 양을 줄이도록 지도한다.
- 가족에게 환자의 신체 상태를 설명하고, 식사 관리에 협력할 수 있도록 지도한다.

- ⮞ 근거 체액 축적의 원인을 파악하기 위해 식사 섭취량, 수분 섭취량을 기록한다.
- ⮞ 근거 퇴원 후에 가정에서 관리하는 것을 고려해 가족의 이해, 협력을 구한다.

<table>
<tr><td>4 간호 문제</td><td>간호 진단</td><td>간호 목표(간호 성과)</td></tr>
<tr><td>#4 배변 조절이 어렵다.</td><td>변비
관련 요인: 불충분한 신체 활동, 약물적인 요인, 섭취량이 적은 식습관, 소화관 운동의 약화, 불충분한 수분 섭취, 탈수
진단 지표
□ 복부 팽만
□ 배변량 감소
□ 딱딱한 유형의 대변
□ 복통
□ 배변에 따른 통증</td><td>〈장기 목표〉 배변이 규칙적이고, 불쾌감이 사라진다.</td></tr>
</table>

간호 계획

OP 경과 관찰 항목

- 증상이 나타난 상황, 정도의 관찰

TP 간호 치료 항목

- 매일 정시에 배변을 유도하고, 배변이 습관화되게 한다.
- 적절한 수분 섭취 계획에 기초해 수분을 섭취한다.
- 필요에 따라 복부 마사지나 온찜질을 한다.
- 2일 이상 배변이 없으면 의사와 상담을 통해 변비약의 조절과 투여, 좌약과 관장을 검토한다.

EP 환자 교육 항목

- 환자에게 약물의 부작용으로 변비가 생기기 쉽다는 것을 설명하고, 예방법을 지도한다.

중재 포인트와 근거

➲ 이전의 배변은 어떠했는지, 변비에 따른 복부 불쾌감의 유무, 변의 양상과 양 등을 구체적으로 파악한다.

➲ Mg 함유 변비약은 피한다. **근거** 혈청 Mg의 수치가 높아지고, 만성 신부전은 Mg을 배설할 수 없기 때문에 미량 원소가 축적된다.

<table>
<tr><td>5 간호 문제</td><td>간호 진단</td><td>간호 목표(간호 성과)</td></tr>
<tr><td>#5 환자 · 가족이 질병에 대한 불안을 안고 있다.</td><td>불안
관련 요인: 욕구가 충족되지 않음, 스트레스, 역할 상태 · 건강 상태 · 환경 · 경제 상태의 변화
진단 지표
□ 인생의 사건과 변화에 따른 걱정 표현
□ 초조
□ 혼란
□ 다른 사람을 비난하는 경향</td><td>〈장기 목표〉 신체 상태에 대한 이해가 깊어지고, 생활 조정에 따라 조절이 가능하다는 것을 이해하여 미래의 전망을 세울 수 있다.
〈단기 목표〉 신체 상태가 정돈되고 욕구가 충족된다.</td></tr>
</table>

간호 계획

OP 경과 관찰 항목

- 증상 부위, 외관 상태, 정도의 관찰
- 환자 · 가족의 질환에 대한 지식

TP 간호 치료 항목

- 환자 · 가족과 의사소통이 잘되도록 신뢰 관계를 구축한다.
- 조정이 필요한 상태에 대하여 적절하게 관리를 시행한다.

중재 포인트와 근거

➲ 심리적 변화를 파악한다. **근거** 신체 상태의 변화에 따라 심리 상태도 변화한다.

- 사회적 지원을 얻을 수 있도록 정보를 제공한다.

EP 환자 교육 항목
- 환자 · 가족이 질병에 대해 충분히 이해할 수 있도록 알기 쉽게 설명한다.

➡ 효과적으로 사회 자원을 활용한다. 근거 지역에 따라 활용할 수 있는 사회 자원이 다르다. 의료 사회복지사에게 문의해 정보를 얻는다.

➡ 생활상의 조정을 할 수 있도록 구체적으로 설명한다. 근거 질환의 이해는 자기관리를 향상시킬 뿐만 아니라 불안 해소에도 도움이 된다.

6 간호 문제	간호 진단	간호 목표(간호 성과)
#6 지식 부족으로 치료를 위한 프로그램을 일상생활에 넣을 수 없다.	**비효과적 자기 건강관리** **관련 요인:** 지식 부족, 장벽이 있다는 믿음, 사회 지원의 부족, 치료 계획에 대한 불신, 의사결정에의 갈등, 환자 또는 가족에게 과도한 요구 **진단 지표** □ 일상생활 속에서 건강 목표를 달성하기에 효과적이지 않은 것을 선택한다.	〈**장기 목표**〉 적절한 자기관리 행동을 취할 수 있다.

간호 계획	중재 포인트와 근거

OP 경과 관찰 항목
- 환자 및 가족의 심리 · 사회적 측면 파악

TP 간호 치료 항목
- 생활 속에서 신장 기능 저하를 조장시키는 요인을 함께 발견하고, 요인을 제거하거나 경감시키는 방향으로 조정할 수 있도록 지원한다.
- 행해지는 치료가 회복에 필수적인 방법임을 의사가 환자에게 설명하는 것을 제의한다.

- 사회적인 문제가 있는 경우는 그 부분을 조정한다.

EP 환자 교육 항목
- 환자가 신장 기능 상태를 그려볼 수 있도록 객관적인 데이터를 통해 알기 쉽게 설명한다.
- 투석 요법을 실시하는 경우에는 일상생활 조정과 신체 상태의 변화를 대조해 이해하게 한다.

➡ 가족 및 환자의 관계에 대해 파악한다. 근거 자기관리에는 가족의 협력이 필요하다.

➡ 말기 신부전에 이르면 투석 요법이 도입된다. 환자 · 가족에게 투석 치료에 대해 설명하고 투석에 대해 올바르게 이해하게 한다. 투석 치료를 받아들이게 하기 위해 종류와 방법 등에 대한 충분한 설명이 필요하며, 마음의 준비를 위한 시간적 여유를 가질 수 있도록 배려한다.

➡ 효과적으로 사회 자원을 활용한다. 근거 정보를 얻으면 불안이 해소되어 긍정적으로 대처하는 쪽으로 이어진다.

➡ 구체적으로 식사 · 수분 섭취가 체중 증가와 혈액 데이터에 어떻게 영향을 주고 있는지 파악한다. 근거 생활을 조정함으로써 스스로 신체 상태를 관리할 수 있다는 것을 알았을 때, 치료 준수의 향상으로 이어진다.

병기·병태·중증도별 관리 포인트

【보존기】 남은 신장의 기능이 유지되는 단계에서는 신장 기능 저하를 조장하는 요인에 대해 충분히 이해하게 하고, 신체 상태를 파악하면서 생활을 조정할 수 있도록 지원한다.

【요독증기】 투석 치료가 필요한 단계에서는 신체 증상에 따른 고통과 투석 치료에 대한 불안, 향후 활동에 대한 불안이 혼재한다. 몸 상태를 정돈하면서 환자의 라이프스타일에 맞는 투석 치료를 선택할 수 있도록 지원한다.

【투석 도입 후】 주체적으로 투석을 받으며 생활을 하고 사회에 복귀할 수 있도록 지원한다. 사회 자원의 활용에 대한 정보도 제공하여, 효과적으로 활용할 수 있도록 지원한다.

간호 활동(간호 중재) 포인트

진찰·치료에 도움
- 복약을 조절할 수 있도록 지원한다.
- 신체 상태에 변화가 있을 경우, 즉시 의사에게 보고하고 필요시에는 투석 요법을 도입한다.

자기관리 지원
- 신체 상태에 관심을 갖고 이해하게 한다.
- 지금까지의 생활습관을 되돌아보고, 신장 기능 저하를 조장하는 요인에 유의하도록 지원한다.
- 환자의 개별적인 생활 경험을 통해 축적된 생각, 가치관 등이 손상되지 않도록 하면서 생화을 조정할 수 있게 지원한다.

환자·가족의 심리·사회적 문제에 대한 지원
- 질환에 대해 환자·가족에게 알기 쉽게 설명하고 불안을 해소할 수 있도록 지원한다.
- 간호의 부담이 경감되도록 가정환경과 사회 자원의 활용 등 필요한 것을 지원한다.
- '환자 모임' 등을 소개해 고민을 나누거나 자기관리방법을 배울 수 있는 장의 제공을 지원한다.

퇴원·요양지도

- 환자·가족이 안정된 가정생활을 할 수 있도록 환경 정비를 지원한다.
- 규칙적인 복약을 준수하도록 지도한다.
- 신체 상태에 변화가 나타나면 즉시 연락하도록 지도한다.
- 장기 경과 질환임을 이해하게 하고 지속적인 내원을 제의한다.
- 과도한 섭취 제한은 저영양 상태로 이어져 신장 기능 저하를 조장하므로 적절히 식사 관리를 할 수 있도록 지도한다.
- 자신의 신체에 관심을 갖고 자체 관리할 수 있도록 지도한다.

평가 포인트

간호 목표 달성도
- 전신 상태가 정돈되고 ADL을 할 수 있는가?
- 영양 상태가 개선되고 감염을 예방할 수 있는가?
- 체액량이 적절히 유지되고 있는가?
- 배변이 규칙적이고, 복부 불쾌감이 사라졌는가?
- 환자가 신체 상태에 대한 이해가 깊어져, 생활 조정에 따라 조절이 가능하다는 것을 이해하고 미래의 전망을 세울 수 있는가?
- 적절한 자기관리 행동을 취할 수 있는가?

만성 신부전 환자의 병태 관계도와 간호 문제

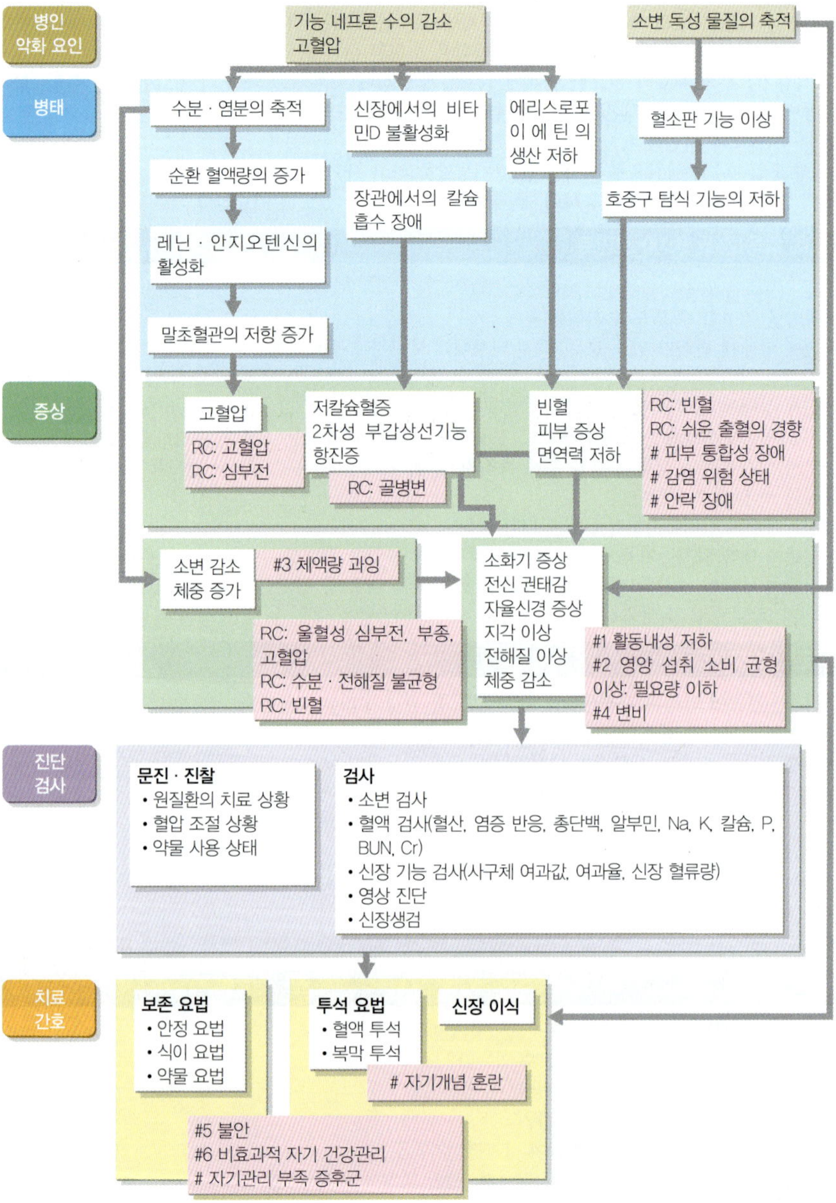
병인 악화 요인
기능 네프론 수의 감소
고혈압
소변 독성 물질의 축적
병태
수분 · 염분의 축적
순환 혈액량의 증가
레닌 · 안지오텐신의 활성화
말초혈관의 저항 증가
신장에서의 비타민D 불활성화
장관에서의 칼슘 흡수 장애
에리스로포이에틴의 생산 저하
혈소판 기능 이상
호중구 탐식 기능의 저하
증상
고혈압
RC: 고혈압
RC: 심부전
저칼슘혈증
2차성 부갑상선기능항진증
RC: 골병변
빈혈
피부 증상
면역력 저하
RC: 빈혈
RC: 쉬운 출혈의 경향
피부 통합성 장애
감염 위험 상태
안락 장애
소변 감소
체중 증가
#3 체액량 과잉
RC: 울혈성 심부전, 부종, 고혈압
RC: 수분 · 전해질 불균형
RC: 빈혈
소화기 증상
전신 권태감
자율신경 증상
지각 이상
전해질 이상
체중 감소
#1 활동내성 저하
#2 영양 섭취 소비 균형 이상: 필요량 이하
#4 변비
진단 검사
문진 · 진찰
• 원질환의 치료 상황
• 혈압 조절 상황
• 약물 사용 상태
검사
• 소변 검사
• 혈액 검사(혈산, 염증 반응, 총단백, 알부민, Na, K, 칼슘, P, BUN, Cr)
• 신장 기능 검사(사구체 여과값, 여과율, 신장 혈류량)
• 영상 진단
• 신장생검
치료 간호
보존 요법
• 안정 요법
• 식이 요법
• 약물 요법
투석 요법
• 혈액 투석
• 복막 투석
신장 이식
자기개념 혼란
#5 불안
#6 비효과적 자기 건강관리
자기관리 부족 증후군

제 10 장

비뇨·생식기 질환

사이토 가즈타카 · 기하라 가즈노리

눈으로 보는 질환

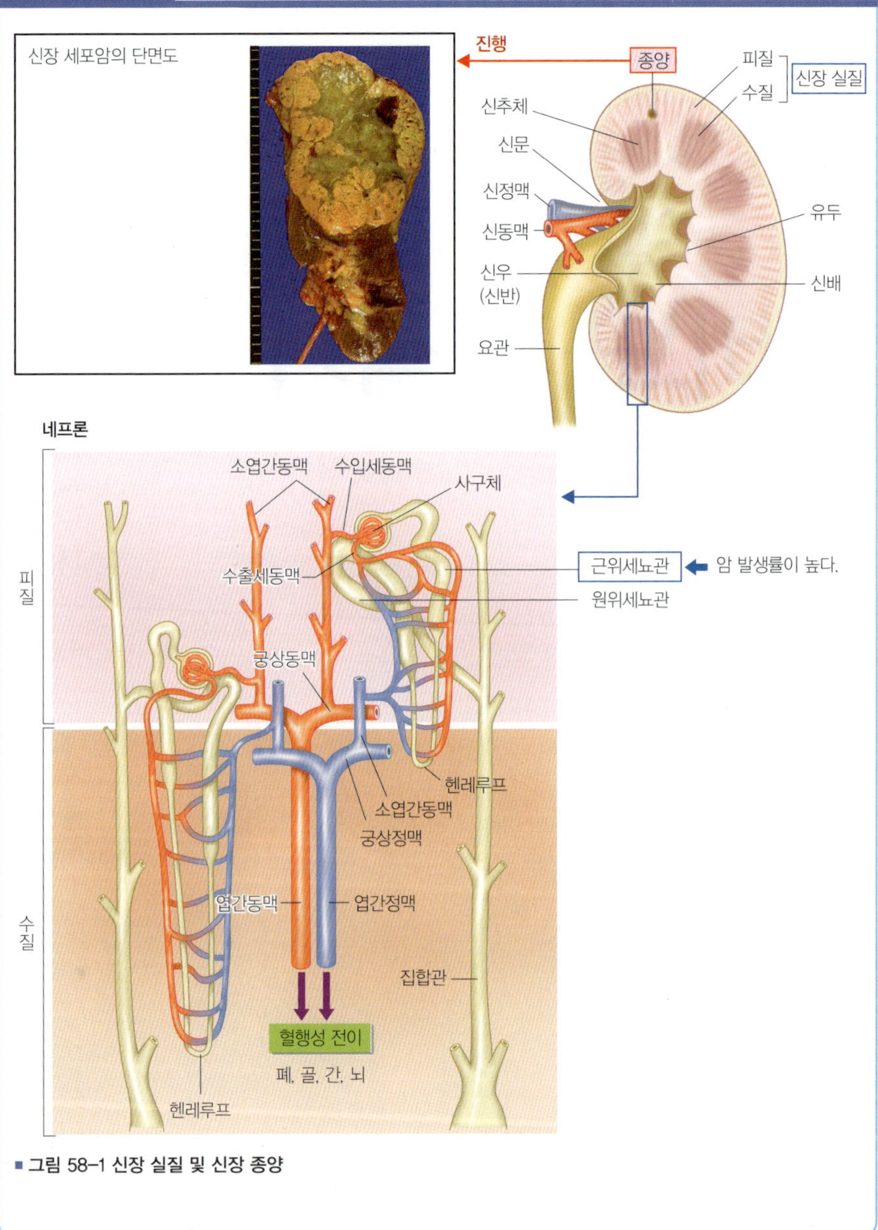

■ 그림 58-1 신장 실질 및 신장 종양

병태 생리

신장 종양은 신장에서 발생하는 종양성 질환으로, 특히 신장 실질에서 발생하는 악성 종양의 약 80%는 신장세포암이다.

- 신장세포암 중에서도 가장 빈도가 높은(약 80%) 암은 담명세포형 신장세포암이며, 근위세뇨관세포에서 발생한다고 생각된다(그림 58-1).
- 암이 진행되면 전신에 전이되는데, 혈행성 전이가 많은 것이 특징이고 폐, 뼈, 간, 뇌 등으로 전이된다.
- 혈관 내 진전도 인정되고, 신장 정맥의 하대정맥에 종양 색전을 형성할 수도 있다.

병인 · 악화 요인

- 흡연 · 비만이 신장암 발병과 관련 있을 수 있다.
- 장기 투석 환자에게서 신장세포암의 발생 빈도가 높다.
- 신장세포암의 대부분은 산발적이지만 폰 히펠−린다 우(Von Hippel−Lindau) 질환에 따른 예 등에서 살펴보면 가족성으로 발생하는 경우도 일부 있다.

역학 · 예후

- 신장세포암의 비율은 암 전체의 약 2%이며, 이환율이 증가하고 있다.
- 남녀 비율은 2~3:1로 남성에게서 많이 발병한다. 연령과 함께 이환율이 증가하고 있으며 가장 비율이 높은 연령은 남성 70~75세, 여성 75~80세이다.
- 예후는 진행 정도에 따라 다르고, 전체적으로 약 40%의 환자가 신장세포암으로 사망한다. 또한 처음 발병 시 전이가 안 된 상태에서 근치적 신장 절제가 이루어진 환자의 약 30%에게 암이 재발해 사망에 이른다.

증상

대부분 무증상이며 진행되면 발열, 체중 감소, 식욕부진이 나타난다.

- 현재는 환자의 50% 이상이 무증상이었다가 영상 진단을 통해 우연히 신장암을 발견한다.
- 고전적으로 알려진 세 가지 특징인 옆구리 통증, 혈뇨, 복부 종양을 나타내는 증례는 10% 이하로 감소했다.
- 진행 증례에서는 발열, 체중 감소, 식욕부진이 나타날 수 있다.
- 뼈 통증, 기침 등 전이에 따른 증상이 증례의 약 25%로 나타난다.
- 임상 증상을 보이는 증례의 약 30%에게서 종양 수반 증후군이 나타난다.

진단 · 검사값

결정적인 진단 수단은 영상 진단(초음파 검사, CT, MRI)이다.

- 초음파 검사는 주로 검사에 유용하다.
- 조영제를 이용한 CT(그림 58-2), MRI 검사는 질적 진단과 병기 진단에 유용하다.
- 전이에 대한 검사는 CT 외에 뼈 신티그래피를 할 수도 있다.
- 병기 분류는 주로 TNM 분류(표 58-1)가 사용된다.

● **검사값**
- 특이한 이상을 나타내는 검사치는 아니지만, CRP 상승, 페리틴의 상승 등 염증 반응이 표면화되고 있는 사례도 있다.
- 진행되는 예에서는 빈혈, 알부민의 감소가 인정된다. 또한 종양 수반 증후군을 합병하는 경우에는 혈청 칼슘(Ca)값의 증가, 간 기능 장애가 인정된다.

합병증

- 전이를 하는 신장세포암에서는 전이소에 따른 합병증이 발생할 가능성이 있다. 뼈 전이에 따른 병적 골절 또는 폐 전이에 따른 호흡곤란, 뇌 전이에 따른 마비 증상 등이 보인다.
- 신장암은 고칼슘혈증, 고혈압, 다혈증, 간 기능 장애 등의 종양 수반 증후군을 합병하는 비율이 높고, 합병하는 경우의 예후는 나쁘다.

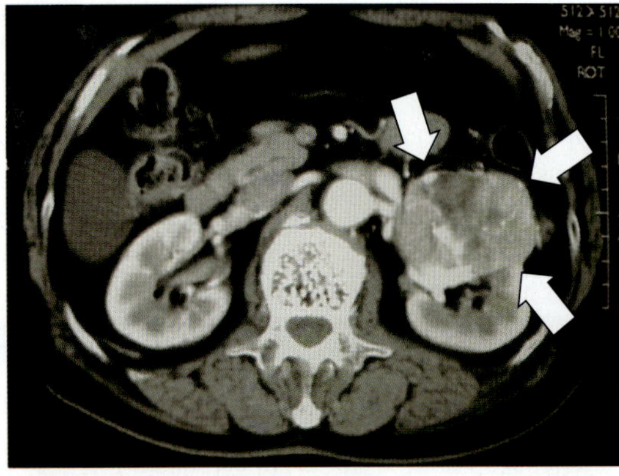

담명세포형의 조영 CT 영상. 종양은 조영 조기에 내부가 균일하지 않고 농염한 종양으로 보인다(⇨).

■ 그림 58-2 신장세포암의 조영 CT 사진

■ 표 58-1 신장세포암의 TNM 분류

T-기본 종양	
T0	기본 종양으로 인정하지 않음
T1	최대 지름이 7.0cm 이하로 신장에 국한된 종양
T1a	최대 지름이 4.0cm 이하로 신장에 국한된 종양
T1b	최대 지름이 4.0cm를 넘지만 7.0cm 이하로 신장에 국한된 종양
T2	최대 지름이 7.0cm 이상으로 신장에 국한된 종양
T2a	최대 지름이 7cm를 넘지만 10cm 이하로 신장에 국한된 종양
T2b	최대 지름이 10cm 이상, 신장에 국한된 종양
T3	종양은 신장 정맥·하대정맥으로 발전하거나 신장 주위 지방조직에 직접 침투하지만, 제로타 근막을 넘어 침윤하지 않으며, 부신에 침윤하지 않음
T3a	종양은 육안으로 신장 정맥, 그 줄기까지 진전하거나 신장 주위 지방조직, 신장동 지방조직에 침윤함
T3b	종양은 육안으로 횡격막 아래까지의 하대정맥에 진전됨
T3c	종양은 육안으로 횡격막을 넘어 하대정맥 또는 하대정맥 벽에 침윤함
T4	종양은 제로타 근막을 넘어 침투 또는 부신에 직접 침윤함
N-소속 림프절	
N0	소속 림프절 전이 없음
N1	1개의 소속 림프절 전이
N2	2개 이상의 소속 림프절 전이
M-원격 전이	
M0	원격 전이 없음
M1	원격 전이 있음

(Sobin LH, et al: TNM Classification of malignant tumours 7th ed. Wiley-Blackwell, 2009)

치료법

● 치료 방침

- 근본적인 치료법은 수술적 치료이다. 전이가 없고, 신장에 국한된 암은 근치 요법으로 절제술(신장 부분 절제술, 근치적 신장 절제술)을 실시한다. 최근에는 수술의 영향을 줄인 복강경 수술, 최소 창 내시경 수술이 확대되고 있다.
- 전이가 있는 진행 예에서는 분자 표적 요법과 면역 요법 등의 전신 요법을 실시하지만 가능하다면 암이 발생한 신장을 적출한다. 전이소를 절제하는 경우도 있다.
- 화학 요법(항암제), 방사선 요법에는 치료 저항성이 있다.

■ 표 58-2 신장세포암의 주요 치료제

분류	일반명	주요 상품명	약의 효과 메커니즘	주요 부작용
분자 표적 치료제	소라페닙토실 산염	넥사바	VEGF-R을 저해해 항종양 활성과 혈관 신생 억제작용을 갖는다.	수족 증후군, 고혈압, 설사
	수니티닙 산염	수텐		수족 증후군, 고혈압, 설사, 백혈구 · 혈소판 감소, 갑상선 기능 저하, 심장 기능 저하
	에베로림스	아피니톨	mTOR의 활성을 억제하고 세포 주기의 진행과 혈관 신생을 억제한다.	간질성 폐렴, 구내염, 감염증
	템시로림스	토리셀		
인터페론 제제	인터페론 알파	스미페론, 오아이에프	여러 가지 원인에 따른 항바이러스작용, 항종양작용, 면역 증강작용을 나타낸다.	간질성 폐렴, 우울증
	인터페론 알파-2b	인트론 A		
인터로이킨 제제	테세로이킨	임네스	다양한 면역 조절작용, 항종양작용을 나타낸다.	체액 축적, 울혈성 심부전

● **수술적 치료**
- 신장 보존 수술(부분 절제술): 신장에 국한된 종양에게는, 신장을 부분적으로 절제하는 신장 부분 절제술이 근치적 신장 절제술과 비교했을 때 거의 동등하게 암을 제거하는 효과를 가진다. 신장 부분 절제술은 수술 후 신장 기능의 보존이 기대되므로, 작은 지름의 신장세포암일 경우에는 신장 부분 절제술이 표준 수술식으로 제창되고 있다. 단신장 및 신기능 장애의 경우에도 시행한다.
- 근치적 신장 절제술: 제로타 근막에 싸인 상태(신장 주위 지방조직)에서 신장을 적출한다. 신장 부분 절제의 대상이 되지 않는 암인 경우에 이루어진다. 전이가 있는 진행성 예에서도 가능하면 신장 절제를 하는 경우가 많다.
- 전이소 절제술: 신장세포암은 가능하면 전이소에 대한 수술(폐 절제술, 간 절제술 등)도 실시한다.

● **방사선 요법**
- 신장세포암은 방사선 치료에 대한 종양 축소 효과가 나타나지 않고, 치료 저항성이지만 뇌 전이에 대한 감마나이프나 통증 완화 등을 목적으로 한 뼈 전이소의 외부 방사선 요법이 유용한 경우도 있다.

● **분자 표적 치료**
- 신체의 특정 분자를 표적으로 하는 약으로 신장세포암의 종양을 축소하는 효과가 있다고 알려져, 전신 약물 치료의 첫 번째 선택 약물이다. 향후 사용 가능한 약제가 증가할 것으로 예상된다.
- 혈관 내피 증식인자 수용체(VEGF-R) 티로신키나제 억제제: 경구 투여 약물이며, 복용으로 치료한다. 현재 소라페닙토실 산염과 스니티니부린고 산염 2제를 사용한다. 부작용은 수족 증후군(Hand-foot syndrome: HFS), 고혈압, 설사 등이 있으며, 수텐은 주로 백혈구 · 혈소판 감소, 갑상선 기능 저하, 심장 기능 저하 등에 유의한다.
- mTOR(포유류 라파 마이신 표적 단백질) 억제제: 현재 에베로림스, 템시로림스 2제가 사용되고 있다. 부작용으로 나타나는 간질성 폐렴, 구내염, 감염 등에 주의할 필요가 있다.

Px 처방 예 VEGF-R 티로신키나제 억제제
- 넥사바 정(200mg) 1회 2정 1일 2회 복용(상태에 따라 적절히 감량) ← 분자 표적 치료제
- 수텐 캡슐(12.5mg) 1회 4정 1일 1회 복용 4주 연속 투여 후 2주간 휴약(상태에 따라 적당히 감량) ← 분자 표적 치료제

Px 처방 예 mTOR 억제제
- 아피니톨 정(5mg) 1회 2정 1일 1회 복용(상태에 따라 적절히 감량) ← 분자 표적 치료제
- 토리셀 주(25mg) 일주일에 1회 25mg을 30~60분 점적 정맥 주사(상태에 따라 적절히 감량) ← 분자 표적 치료제

58 신종양(신장암)

● 면역 요법

- 신장세포암에서는 소수지만 자연스럽게 회복되는 경우가 존재해, 숙주 면역 기능의 관여가 시사되고 사이토카인에 따른 면역 요법 효과도 밝혀지고 있다.
- 인터페론 α: 1회에 300만~600만 단위를 주 2~3회 정도의 횟수로 근육 내 또는 피하 주사한다. 단독 요법의 반응률은 15%이며, 연명 효과도 인정된다. 부작용은 발열, 두통, 상기도염 증상 등 이른바 독감과 유사한 증상과 우울증 반응 등이 있다.
- 인터로이킨 2(IL-2): 1일 70만 단위 연일 투여가 기본이지만, 효과 및 부작용에 따라 적절하게 증감(1일 210만 단위까지 증량 또는 투여 간격 연장에 따른 감량)한다. 단독 요법의 반응률은 약 15%이다. 부작용은 인터페론과 마찬가지로 독감과 유사한 증상, 우울증 반응이 나타나며, 이외에도 체액 축적(체중 증가, 부종, 폐부종, 가슴·복수) 및 혈관 내 탈수에 따른 저혈압 등 모세혈관 누출 증후군이 원인이 되어 나타난 증상들이 있다. 인터페론과의 병용 요법도 이루어진다.

Px 처방 예 인터페론 α

- 스미페론 DS 주(300만 IU, 600만 IU)　1일 1회　피하 또는 근육 주사　← 인터페론 제제
- 오아이에후 주(500만 IU)　1일 1회　500만 IU　피하 또는 근육 주사　← 인터페론 제제
- 인토론 A 주(300만, 600만, 1000만 IU)　1일 1회　300만~1000만 IU　근육 내 주사　← 인터페론 제제

Px 처방 예 인터로이킨 2

- 임네스 주(35만 IU)　1일 70만 IU　생리식염 주사액 또는 5% 포도당 주사액 등에 용해해 1일 1~2회로 나누어 연일 정맥 주사　← 인터로이킨 제제

신장 종양(신장암)의 병기·병태·중증도별 치료 순서도

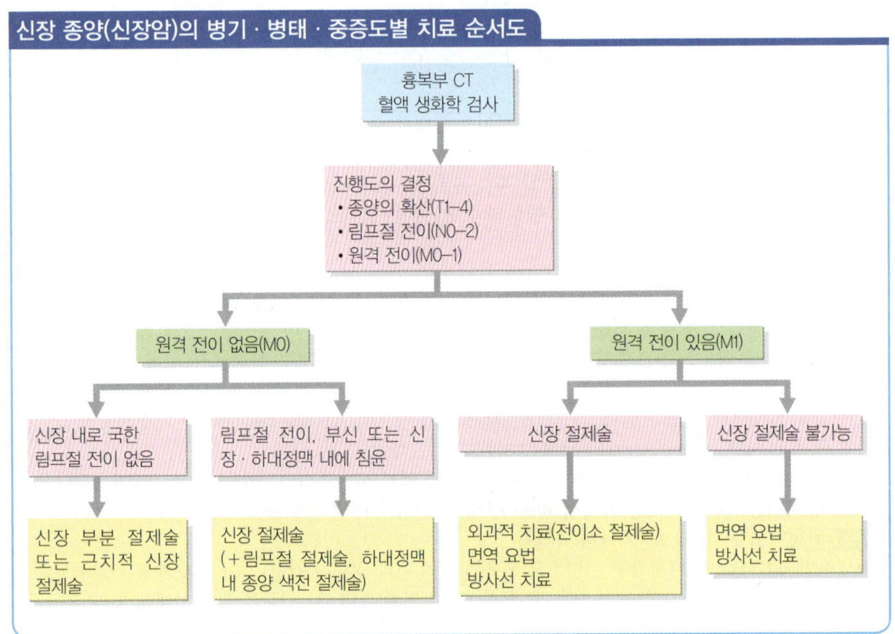

신장 종양(신장암) 환자의 간호

나스 가즈미

간호 과정 순서도

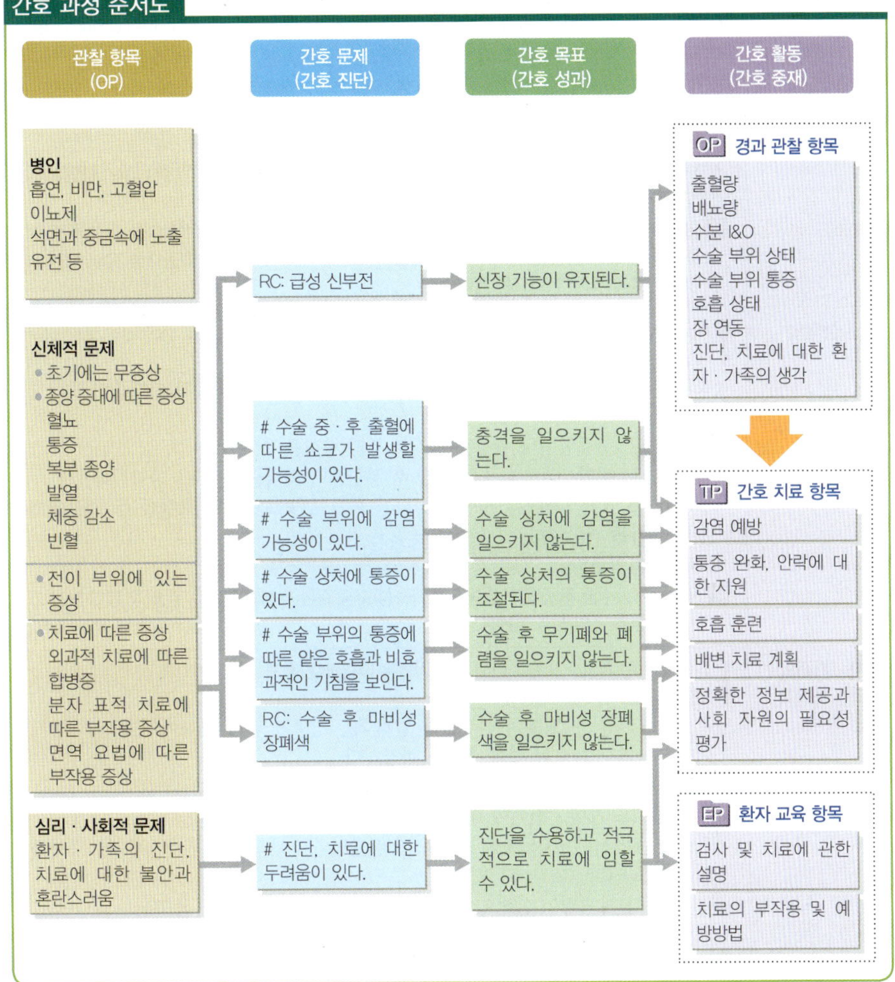

기본 개념

• 무증상에 지름이 작은 신장세포암이 발견되는 경우가 많다. 치료법은 수술적 치료를 첫 번째로 선택한다. 수술 후 합병증 예방에 노력하며 수술 전과 같은 생활로 돌아갈 수 있도록 지원한다. 환자·가족의 불안을 이해하고 심신 양면에 대한 케어가 필요하다.

• 진행되는 예에서 외과적 치료를 하지 않는다면 분자 표적 치료와 면역 요법을 선택할 수도 있다. 신장세포암의 증대·전이에 따른 다양한 신체 증상 이외에 약에 대한 부작용 증상이 나타나고, 신체적으로 정신적으로 고통이 증가한다. 증상에 대한 컨트롤과 정신적인 지원이 중요하다.

정보 수집	평가 관점과 근거 · 잠재적 간호 문제
증상 부위, 출현 상황, 정도의 관찰	초기에는 증상이 없는 경우가 많지만, 종양의 증대에 따라 다양한 증상이 나타난다. 언제쯤 어떤 증상이 어느 정도로 계속되고 있는지 파악하고 고통스러운 증상의 완화에 노력한다. ● 전형적인 세 가지 주요 증상은 혈뇨, 복부 종양, 요통이다. 그러나 최근에는 무증상으로 발견되는 경우가 70% 이상이다. ● 정맥 내에 진전되면 하대정맥이 폐쇄되고, 복부 체표의 정맥과 음낭 내의 정맥이 눈에 띄어 고환 정맥류 등의 현상이 일어날 수 있다. ● 진행되면 전신 증상으로 발열, 체중 감소, 빈혈 등이 나타난다. ● 폐와 뼈 전이에 따라 일어나는 증상(기침, 골통 등)이 먼저 발견되고, 원발소로 발견되는 경우도 있다. 🔍 잠재적 간호 문제 : 혈뇨에 따른 출혈 위험 상태/신장부 또는 뼈 전이에 따른 만성 통증/발열에 따른 고통/영양 섭취 소비 균형 이상: 필요량 이하/빈혈에 따른 활동내성 저하, 낙상 위험/폐 전이에 따른 가스교환 장애
전신 상태의 파악	치료 전 전신 상태의 평가는 치료에 따른 합병증의 위험을 파악하는 데 중요하다. 또한 이는 종양 증대 및 전이의 발견으로 이어진다. ● 호흡 기능: 노인 또는 흡연 경력이 있는 환자는 수술 후 호흡기 합병증이 발생하기 쉽다. ● 순환 상태: 고혈압이나 관상동맥 질환 등의 병력을 파악한다. ● 영양 상태: 비만, 당뇨병 등의 수술 후 봉합 부전의 위험 인자를 파악한다. ● 신장 기능: 수술 후에는 신장이 하나가 되므로 당뇨병이나 고혈압 등 신부전의 위험 인자를 파악한다. ● ADL을 파악한다. 🔍 공동 문제 : 수술 후 호흡기 합병증의 가능성/수술 순환 부전의 가능성/수술 후 봉합 부전 가능성/수술 후 신부전의 가능성
환자 · 가족의 심리 · 사회적 측면 파악	진단에 대한 환자 · 가족의 이해, 해결방법은 다양하다. 환자 · 가족 각각의 생각을 파악하고 필요한 간호 계획을 세운다. ● 무증상으로 작은 지름의 신장암이 발견되는 경우가 많아 환자에게 진단의 충격이 크다. 또한 치료에 대한 생각도 복잡하다. ● 한쪽 신장을 잃는 것에 대한 불안, 수술에 대한 두려움이 있다. ● 수술 후에도 재발 · 전이에 대한 불안을 가진 채 살아가게 된다. ● 진행된 예에서는 분자 표적 치료와 면역 요법이 선택되는 경우가 많은데, 경제적인 부담도 크다. ● 말기에는 신체 증상이 심해져가는 데다, 죽음에 대한 불안과 정신적 고뇌도 나타난다. ● 치료가 장기간 진행되어 경과가 길어지면 가족의 간병 부담도 커진다. 🔍 잠재적 간호 문제 : 진단, 치료에 대한 두려움/재발 · 전이에 대한 불안/죽음의 불안/정신적 고뇌/가족의 간병인 역할 긴장
수술 후 합병증의 관찰	신장은 혈관이 풍부한 조직이므로, 수술 후 출혈의 위험을 염두에 두면서 관찰한다. 또한, 남아 있는 신장의 기능이 잘 유지되고 있는지 확인이 필요하다. **수술 부위의 관찰** ● 수술 부위, 드레인에서 배액이 일어나거나 방광 유치 카테터로부터 유출되는 혈뇨에 주의하고, 바이털 사인 등의 전신 상태를 함께 관찰한다. ● 수술 부위, 드레인, 방광 유치 카테터에 따른 감염 증상은 없는지 체온이나 혈액 검사 데이터(백혈구, CRP) 등의 전신 상태 변화와 함께 관찰한다. **급성 신부전** ● 소변량을 확인하고 수분 I&O에 주의한다. ● 혈액 검사 데이터(Cr, BUN)를 확인하고 급성 신부전의 증상을 조기에 발견한다.

> **통증**
> - 경사 절개에 따른 경복막적 접근법의 경우, 특히 통증이 심하고 수술 부위 및 크기에 따라 호흡이나 기침이 어려울 수 있다.

> **장폐색**
> - 경복막적 접근법의 경우, 마비성 장폐색이 일어날 위험성이 크다.
> 🔍 **공동 문제** : 수술 후 출혈의 가능성/급성 신부전의 가능성/수술 후 호흡기 합병증의 가능성/수술 후 마비성 장폐색의 가능성
> 🔍 **잠재적 간호 문제** : 수술 중·후 출혈에 따른 쇼크의 가능성/수술 부위의 감염 가능성/수술 부위의 통증/수술 부위 통증에 따른 얕은 호흡과 비효과적인 기침

Step1 영향 평가	Step2 간호 초점	Step3 계획	Step4 실시	Step5 평가

간호 문제 리스트

#1 진단, 치료에 대한 두려움이 있다(자기인식 패턴).
#2 수술 중·후 출혈에 따른 쇼크가 발생할 가능성이 있다(활동–운동 패턴).
#3 수술 부위에 감염 가능성이 있다(영양–대사 패턴).
#4 수술 상처에 통증이 있다(인지–지각 패턴).
#5 수술 부위 통증에 따른 얕은 호흡과 비효과적인 기침을 보인다(활동–운동 패턴).

간호의 우선순위 지침

- 병기나 치료에 따라 간호 문제는 달라진다. 무증상인 상태에서 갑작스런 진단에 따라 수술을 받는 환자가 많아, 진단·치료에 임하는 것이 어려운 경우도 있다. 환자·가족 각각의 생각을 이해하고 요구에 맞는 정보를 제공하는 것이 중요하다. 수술은 한쪽 신장을 적출하거나 부분 절제를 하지만 여러 가지 합병증을 일으킬 가능성이 있다. 수술 전 전신 상태의 평가에 따라 위험성이 높은 합병증에 대한 대응 우선순위를 결정하고, 수술 후에도 중점적으로 관찰·중재할 필요가 있다. 수술 후 통증 조절은 합병증 예방을 위해서도 충분히 하는 것이 중요하다.

Step1 영향 평가	Step2 간호 초점	Step3 계획	Step4 실시	Step5 평가

1 간호 문제	간호 진단	간호 목표(간호 성과)
#1 진단, 치료에 대한 두려움이 있다.	**불안** **관련 요인:** 신장세포암의 진단 및 치료 **진단 지표** ☐ 긴장한 표정 ☐ 불면증 ☐ 식욕부진 ☐ 권태감	〈장기 목표〉 진단을 수용하여 적극적으로 치료에 임할 수 있다. 〈단기 목표〉 1) 믿을 수 있는 타인에게 불안과 걱정을 말할 수 있다. 2) 진단 및 치료에 대해 이해할 수 있다.

간호 계획

OP 경과 관찰 항목
- 진단·치료에 대한 생각
- 표정, 안색, 전신 상태
- 라이프스타일, 대처 규제
- 가족이나 중요한 타인의 존재

TP 간호 치료 항목
- 불안한지에 대해 묻고 자신의 생각을 말할 수 있도록 한다.
- 환자의 이해도에 맞춰 정확한 정보를 제공한다.
- 이용 가능한 사회 자원의 필요성에 대해 평가한다.

중재 포인트와 근거

➡ 환자·가족 모두에게 도움이 필요하다. **근거** 무증상인 상태에서 건강검진 등으로 종양이 발견되는 경우가 많고, 환자·가족에게 있어서 암 진단은 충격이다. 또한 진단이 확정되면 신장 적출을 해야 하기 때문에 수술에 임해야 하는 환자의 기분도 복잡하다.

➡ 문제에 대한 환자의 판단을 피하고 이야기를 경청한다. **근거** 환자의 두려움과 관심에 따른 정당성에 관한 보증은 환자의 자기인식을 높인다.

• 향후의 검사와 치료에 대해 구체적으로 설명한다.　➡정확한 정보와 구체적인 설명이 필요하다. 근거미지에 대한 불안과 걱정이 줄어든다.

2 간호 문제	간호 진단	간호 목표(간호 성과)
#2 수술 중·후 출혈에 따른 쇼크가 발생할 가능성이 있다.	출혈 위험 상태 **위험 요인:** 수술	〈장기 목표〉 출혈성 쇼크가 일어나지 않는다. 〈단기 목표〉 1) 수술 후 대량 출혈을 예방할 수 있다. 2) 수술 후 대량 출혈을 조기에 발견, 대처할 수 있다.

간호 계획	중재 포인트와 근거
OP 경과 관찰 항목 • 수술 부위, 드레인으로 배액, 혈뇨 • 혈압 저하와 빈맥 등 바이털 사인의 변화 • 응고 기능이나 헤모글로빈 수치 등의 혈액 데이터 • 안색, 정신 상태의 변화 • 소변량, 수분 I&O	➡수술 부위를 자주 관찰한다. 근거신장 피막 주위는 혈관이 매우 풍부하다. 특히 부분 절제술을 시행하다가 출혈량이 많아질 수 있다. 급성 대량 출혈은 다량의 배액, 또는 봉합선의 팽창이라는 형태로 발견된다.
TP 간호 치료 항목 • 수술 방식에 따라 의사에게 안정도를 확인한다. • 안정을 통해 환자의 고통이 최소화되도록 안락한 자세를 지원한다. • 출혈 징후가 보이면 의사에게 즉시 보고한다.	➡빈혈 증상에 주의한다. 근거순환 혈장량이 감소하면 혈중 산소 농도를 유지하려고 심장박동 수·호흡수가 증가하고 말초 순환량이 감소하며 맥박의 저하와 피부 냉감 같은 증상이 나타난다. 뇌의 산소 농도가 감소하여 정신 상태의 이상을 일으키기도 한다. 신장에 산소가 부족하면 소변량이 감소한다.
EP 환자 교육 항목 • 안정의 필요성에 대해 설명한다.	

3 간호 문제	간호 진단	간호 목표(간호 성과)
#3 수술 부위에 감염 가능성이 있다.	감염 위험 상태 **위험 요인:** 관혈적 치료	〈장기 목표〉 수술 부위에 감염을 일으키지 않는다. 〈단기 목표〉 1) 수술 부위가 삼출액이나 홍반 현상 없이 치료된다. 2) 백혈구 수와 체온을 정상적으로 유지한다.

간호 계획	중재 포인트와 근거
OP 경과 관찰 항목 • 수술 부위, 드레인 장치의 배액 • 체온, 혈액 검사 데이터(BUN, Cr), 자각 증상	➡카테터의 폐색에 주의한다. 근거출혈이 많으면 어혈 덩어리 때문에 배출이 방해받지 않도록 모니터하고 적절하게 밀킹한다.
TP 간호 치료 항목 • 수술 부위와 드레인류의 취급은 무균 작업으로 실시한다. • 체위의 변화나 튜브의 비틀림으로 카테터가 폐색되지 않도록 고정하는 등 카테터의 개통성을 유지한다.	
EP 환자 교육 항목 • 드레인 장치의 취급방법을 지도한다.	

<table>
<tr><td>4 간호 문제</td><td>간호 진단</td><td>간호 목표(간호 성과)</td></tr>
<tr><td>#4 수술 부위에 통증이 있다.</td><td>급성 통증
관련 요인: 수술
진단 지표
□ 말 또는 신호에 따른 통증 호소
□ 통증의 증거 관찰
□ 통증을 피하기 위한 체위
□ 고통스런 얼굴
□ 수면 장애</td><td>〈장기 목표〉 수술 부위의 통증이 조절된다.
〈단기 목표〉 1) 야간 휴식을 취할 수 있다. 2) 수술 후 진통제를 사용하면서 움직일 수 있다.</td></tr>
</table>

<table>
<tr><td>간호 계획</td><td>중재 포인트와 근거</td></tr>
<tr><td>

OP 경과 관찰 항목
- 통증 부위와 강도, 표정, 바이털 사인
- 통증 평가 도구를 이용한 상대적 평가
- 진통제의 효과
- 수면 상태

TP 간호 치료 항목
- 통증 부위와 강도를 기록 및 평가한다.
- 적절한 진통제를 투여한다.
- 안락한 체위를 연구한다.

EP 환자 교육 항목
- 통증 부위와 강도를 표현하게 한다.
- 진통제의 효과와 부작용에 대해 설명한다.

</td><td>

➡ 환자의 호소와 객관적인 데이터, 통증의 변화에 주의한다. 근거 적출 수술 후에는 수술 체위와 광범위한 조직 손상에 따라 통증이 매우 심하다. 통증의 부위와 강도의 변화는 출혈의 가능성이나 진통제 효과를 평가하는 데 도움이 된다.

➡ 진통제를 적절하게 사용한다. 근거 통증의 경감은 수술 후 회복을 실감하게 한다. 또한, 충분한 통증 조절은 수술 후 섬망을 예방할 수 있게 해준다.

</td></tr>
</table>

<table>
<tr><td>5 간호 문제</td><td>간호 진단</td><td>간호 목표(간호 성과)</td></tr>
<tr><td>#5 수술 부위의 통증에 따른 얕은 호흡과 비효과적인 기침을 보인다.</td><td>비효과적인 기도 정화
관련 요인: 마취, 삽입관에 따른 가래의 증가, 통증, 수술 중 체위
진단 지표
□ 호흡음의 감쇠
□ 호흡 깊이의 변화
□ 효과 없는 기침</td><td>〈장기 목표〉 수술 후 무기폐나 폐렴이 일어나지 않는다.
〈단기 목표〉 1) 효과적인 기침을 할 수 있다. 2) 폐의 환기량이 증가한다.</td></tr>
</table>

<table>
<tr><td>간호 계획</td><td>중재 포인트와 근거</td></tr>
<tr><td>

OP 경과 관찰 항목
- 호흡수, 호흡의 깊이
- 폐 소리 듣기, 산소 포화도
- 기침, 가래의 양상, 자각 증상
- 통증의 부위와 정도

TP 간호 치료 항목
- 체위 변환, 기침을 돕는다.
- 기침, 심호흡을 도와 적극적으로 통증을 완화한다.
- 필요시 흡인을 한다.

EP 환자 교육 항목
- 올바른 복식 호흡방법을 가르치고, 의식적으로 심호흡을 하게 한다.
- 액티브·스파이로메트리(기도가역성실험)를 사용하게 한다.

</td><td>

➡ 수술 부위 부근을 눌러, 기침을 돕는다. 근거 신장 적출의 절개 부분이 횡경막에 가깝기 때문에 심호흡과 기침에 따른 통증이 심해진다. 수술 부위 부근을 눌러 기침에 따른 압력을 분산할 수 있다.

➡ 수술 전부터 호흡 훈련을 실시한다. 근거 수술 전부터 바른 복식 호흡을 몸에 익혀 수술 후를 대비한다.

</td></tr>
</table>

병기·병태·중증도별 관리 포인트

【진단기】 건강검진 등에서 작은 지름의 신장세포암이 발견되는 경우가 많아, 무증상인 상태에서 진단을 받는 환자가 증가하고 있다. 또한 폐나 뼈에 전이된 것이 먼저 발견되어 원발소로 신장세포암이 발견되는 경우도 있다. 두 경우 모두 환자가 진단을 받았을 때 충격이 크기 때문에, 환자·가족의 심리적인 면에 대한 충분한 평가가 필요하다.

【치료기】 신장의 절제가 가능한 경우, 신장 적출 수술 또는 신장 부분 절제술이 이루어진다. 신장은 혈관이 풍부한 장기이므로 출혈에 따른 쇼크에 주의할 필요가 있다. 또한 수술 후 신장 한쪽으로 생활하는 데 주의해야 할 점이나 불안에 대해 도움을 준다. 한편, 전신 요법으로는 분자 표적 치료와 면역 요법이 있다. 지속적인 약 복용 및 주사의 필요성과 그에 따른 부작용의 출현, 경제적 부담 등이 생기므로 신체적·심리적·사회적인 관리가 필요하다.

【말기】 혈뇨, 복부 종양, 통증뿐만 아니라 발열이나 체중 감소, 빈혈 등의 전신 증상이 나타나고, 전이 부위에 따라서도 증상이 나타난다. 통증 완화를 위한 관리를 적극적으로 실시하여, 환자가 안락한 최후를 맞이할 수 있도록 지원한다. 가족의 슬픔이나 간병 부담 관리도 중요하다.

간호 활동(간호 중재) 포인트

진단·치료 지원
- 종양의 발견부터 전이의 검색, 차례대로 이루어지는 검사에 대해 환자의 이해도에 맞게 구체적으로 설명한다.
- 의사의 설명을 충분히 이해할 수 있는지에 대한 평가가 중요하다.
- 검사 및 치료에 대한 지원은 환자의 개인 정보 보호를 충분히 배려하고 실시한다.

환자·가족의 심리·사회적 측면에 대한 지원
- 수술로 종양을 제거한 경우에도 환자·가족은 그 후의 재발·전이에 대한 불안을 가지고 살아간다는 것을 이해하고 염려한다.
- 전이소에 대한 면역 요법으로는 정기적인 점적이나 주사를 할 필요가 있다. 환자·가족에게 무리가 없는 방법으로 일상생활에 도입할 수 있는 방법을 함께 생각한다.

말기 환자·가족에 대한 지원
- 다양한 신체 증상과 더불어 죽음에 대한 불안, 가족 간병인의 부담 등 다양한 문제가 발생한다. 환자의 고통을 충분히 완화시키고 환자·가족을 전인적으로 파악한 케어가 필요하다.

퇴원·요양지도

- 남아 있는 신장의 기능 유지를 위해 충분한 수분 섭취를 지속해야 하는 중요성에 대해 설명한다.
- 요로 감염의 증상 및 징후를 지도한다.
- 신독성의 가능성이 있는 약물(예: 비스테로이드성 항염증 약물)은 의사나 간호사와 상담한 후 사용하도록 지도한다.
- 수술 전과 같은 생활을 해도 좋으나 남아 있는 신장을 손상시키지 않기 위해 서로 몸을 부딪치는 스포츠는 피하는 편이 좋다고 설명한다.
- 남아 있는 신장 기능의 모니터링 및 전이 가능성을 알기 위한 검사를 정기적으로 받아야 할 필요성에 대해 설명한다.

평가 포인트

간호 목표 달성도

- 환자가 진단을 수용하고, 적극적으로 치료에 임할 수 있는가?
- 수술 중·후 출혈에 따른 쇼크가 일어나고 있지 않는가?
- 수술 부위에 감염이 일어나고 있지 않는가?
- 수술 상처의 통증이 제어되고 있는가?
- 수술 후 무기폐나 폐렴이 일어나고 있지 않은가?

신장 종양(신장암) 환자의 병태 관계도와 간호 문제

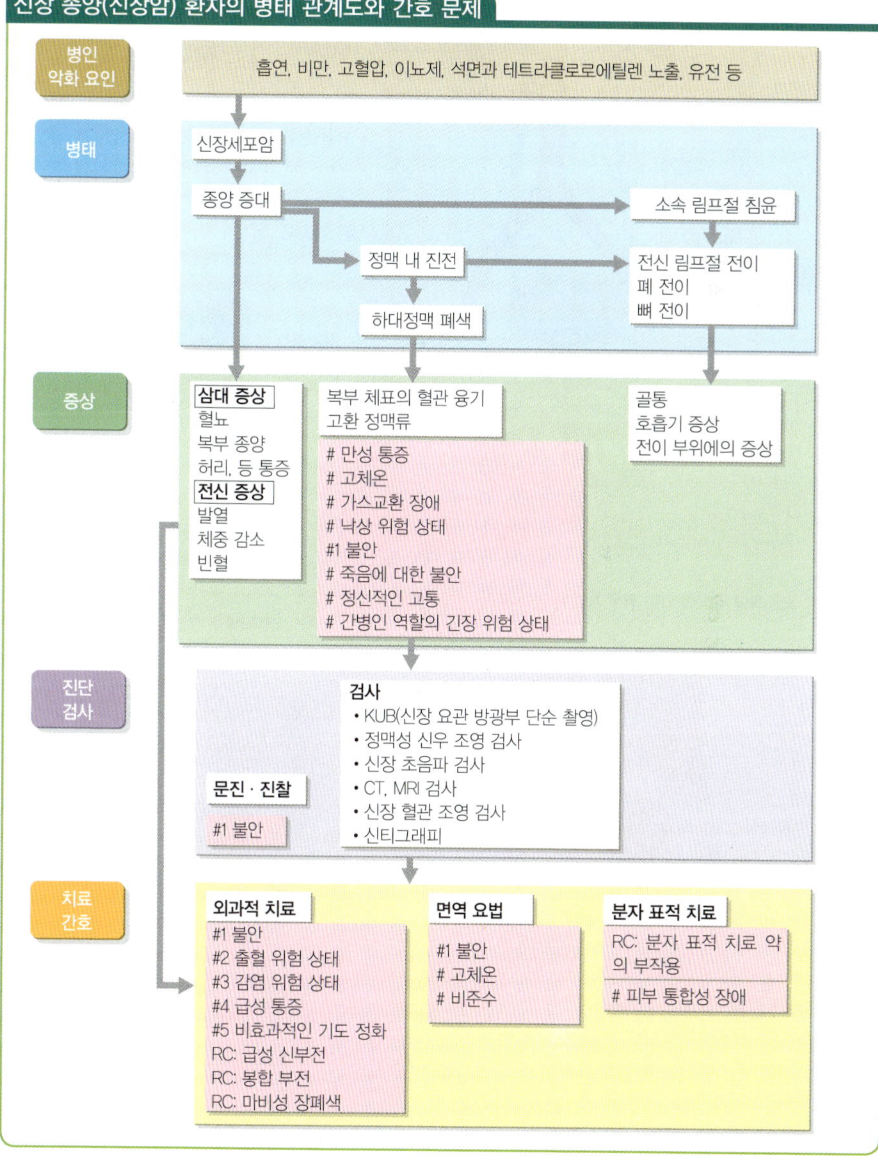

58
신종양(신장암)

59 신장·요로결석 (신장결석·요관결석·방광결석)

기타하라 사토시

눈으로 보는 질환

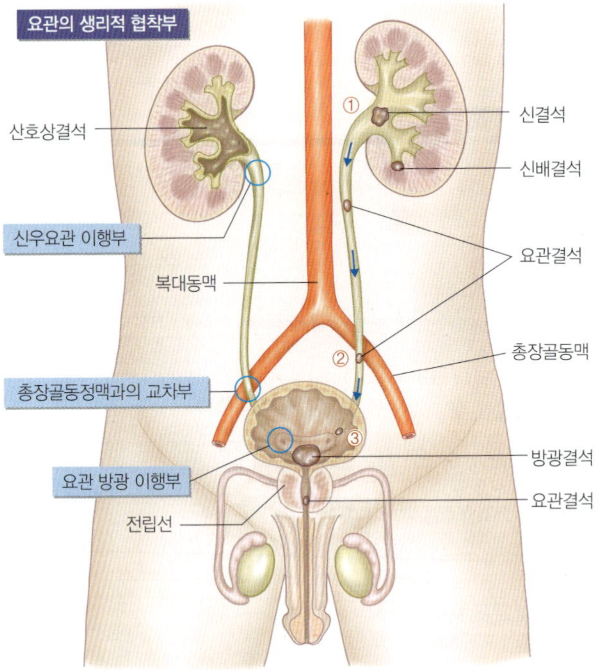

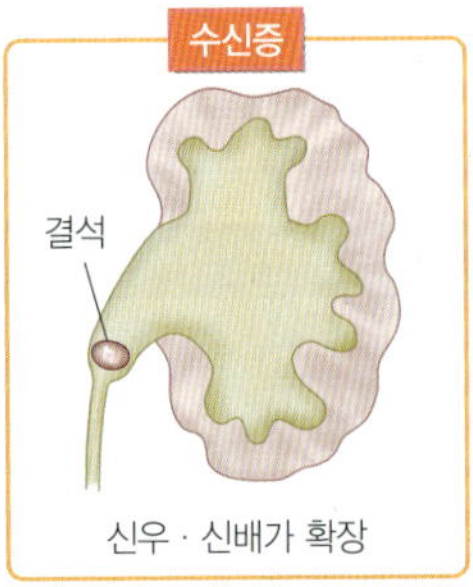

① 수신증에 따른 옆구리 복통
② 하복통(경우에 따라 고환통)과 옆구리 복통
③ 빈뇨, 잔뇨감과 하복통

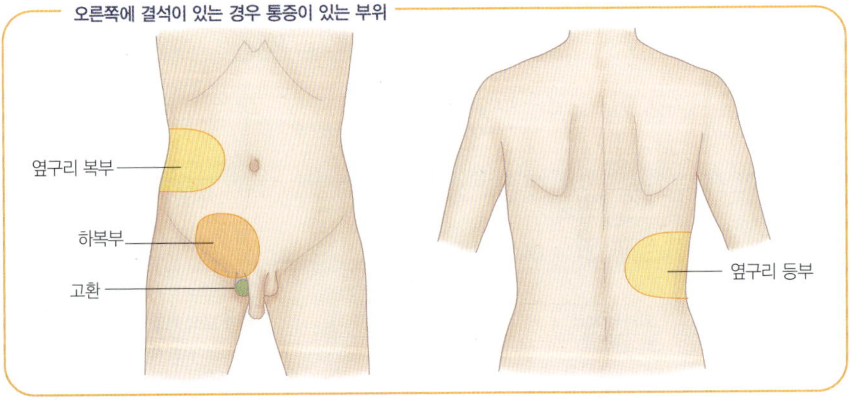

■ 그림 59-1 신장 · 요로결석의 병태

■ 요로결석에는 칼슘(Ca)결석(수산화칼슘, 인산칼슘 합계의 약 80%), 감염결석(인산마그네슘암모늄 약 10%), 요산결석(약 5%), 시스틴 결석(약 1%) 등이 있다.

- 소변에는 결정이 과포화 용해 상태(물리 화학적 용해도를 초과한 용질로 소변에 녹아 있는 것)로 있으며, 상황에 따라 결정이 석출되어 핵을 형성한다. 또한 결정의 성장 및 응집이 발생하면서 결석이 형성된다고 생각한다. 한편, 이 응집을 억제 또는 촉진하는 요인이 있을 수 있으며 억제 요인으로는 구연산, 피로인산, 마그네슘(Mg), 아연(Zn) 등이 보고되고 있다. 환경 인자로는 요관의 협착이나 전립선 비대증 등에 따른 소변 흐름의 정체와 요로 감염을 들 수 있다.
- 요관결석은 신장에서 발생해(신장결석) 하강 요관(내경이 2~3mm)에서 막히면서 통증 등의 증상이 나타난다. 결석은 요관에서 방광으로 내려가면서 배뇨 시에 요도를 통해 쉽게 자연 배출되는 경우가 많다.
- 방광결석은 전립선 비대나 신경인성 방광(뇌경색이나 척수 손상의 후유증 등) 등의 경우에 나타나며, 잔뇨 이외에 장기 병으로 누워 있는 경우나 요로 감염도 영향을 끼친다. 방광에서 발생해 커진다.

병인 · 악화 요인

- 원인 불명인 경우가 많지만, 결석을 일으키는 질환으로는 원발성 부갑상선(상피 소체)기능항진증이 많다. 칼슘결석 환자의 약 5%이다. 부갑상선 호르몬(PTH)이 대량으로 분비되어 골흡수(뼈의 파괴) 등이 진행되고, 혈중 칼슘값이 상승하면서 결과적으로 소변에서 많은 양의 칼슘이 나오기 때문에 결석이 형성되기 쉽다. 환자의 약 50%에게서 요로결석이 발생한다. 다발성 신장결석이나 요로결석을 반복하는 환자에 대해서는 혈중 칼슘 및 인수치나 PTH 값을 측정한다.
- 통풍을 일으키는 고요산혈증과 요로결석에 관한 내용은 확정되진 않았지만, 소변의 산성화 및 통풍 치료제인 요산 배설 촉진제의 영향도 있어 결석의 발생률이 높다고 생각된다.
- 시스틴 결석의 원인이 되는 시스틴뇨증(아미노산 1개가 시스틴의 신세뇨관에 재흡수되는 장애로, 상염색체 열성 유전이다)이나 신세뇨관성 산증, 해면신, 쿠싱 증후군 등에서 요로결석이 나타난다.
- 임신 후기에는 태아 때문에 요관이 압박되어 신장과 요관에 수신증이 생기고, 신장결석이 내려와 요관결석이 되기 때문에 통증이 나타나는 경우가 많다.

역학 · 예후

- 일본에서는 전체 인구의 약 5%에게 발병하는 것으로 되어 있으며, 미국과 유럽에서는 더 높은 수치를 보인다. 시스틴뇨증이나 선천성 수산뇨증 등은 유전적으로 결석이 발생하는 질환이지만, 명백한 원인을 알 수 없는 칼슘결석도 가족 내 발생일 경우 형제는 약 50%로 유의하게 높다. 이 경우도 유전적 요인을 시사하는 것이라고 생각한다.
- 염분, 동물성 단백질, 지방 등의 섭취량과 결석 발생 간의 관련성을 나타내는 보고가 있고, 식습관도 중요한 요인이다. 일본에서는 10년의 경과 관찰을 통해 약 50%에게서 결석이 재발한다는 보고가 있었다.

증상

■ 복부 급통증 발작, 구역질, 혈뇨가 전형적인 증상이다.

- 통증과 구역질: 결석의 증상은 복부 급통증 발작과 옆구리 요통이 일반적이다. 결석의 부위에 따라 서혜부 통증이나 고환 통증(하부 요관) 또는 빈뇨, 잔뇨감(요관 방광 이행부)을 호소하기도 한다(그림 59-1). 통증에 따른 복막 자극 증상으로 구역질 · 구토가 일어나는 경우도 적지 않다. 신장결석은 증상이 없는 경우가 많은데, 요관결석도 지속적으로 아픈 것은 아니다(요로결석의 통증은 간헐적이다).
- 혈뇨: 육안적 또는 현미경적 혈뇨를 동반하는 경우가 많은데, 현미경적 혈뇨가 없는 요로결석도 있다.
- 감별 진단: 복부 격통은 소화기, 산부인과, 정형외과 등의 질환과 함께 복부 해리성 대동맥류와의 감별도 중요하다.

■ **소변 검사, 복부 X선 검사, 복부 초음파 검사 소견을 통해 진단, 치료를 시작한다.**

- 먼저 소변 검사, X선 검사, 복부 초음파 검사를 실시한다. 발병은 급격하게 일어나고 응급처치로 대응하는 경우가 많다. 통증에 대응할 필요가 있으므로, 소변 검사에서 소변 잠혈 및 초음파를 통해 통증이 있는 곳의 수신 · 수뇨관 소견만으로도 치료를 시작하는 경우가 많다.
- 소변 검사와 혈액 검사: 통증 시에는 소변에 다수의 적혈구가 보이는 경우가 많다. 소변에 백혈구가 많으면 요로 감염의 합병을 생각할 수 있다. 소변에서 석출한 결정으로 결석을 예상하는 경우도 적지 않다. 혈액 검사에서는 감염이 없어도 백혈구 수 증가가 나타날 수 있으며, 백혈구의 현저한 증가와 고열이 발생하면 신우신염의 합병을 생각할 수 있다. 신장이 한쪽만 있거나(수술 등으로 신장이 하나만 있는 경우) 양측이 요관결석인 경우는 Cr으로 총신장 기능을 확인한다(신부전의 가능성).
- 복부 초음파 검사: 급통증 발작이 일어났다면, 일반적으로 통증이 있는 곳의 수신 · 수뇨관과 상부 요관결석의 경우에서 결석도 확인할 수 있다. 또한 요관 하단의 결석은 배뇨 전에 방광을 관찰하면 결석과 확장된 요관이 보인다.
- 복부 X선(KUB: 신장 · 뇨관 · 방광의 영문 머리글자): 결석 음영의 위치나 크기가 향후의 경과 예측과 치료 선택에 도움이 된다. 그러나 시스틴이나 요산결석은 X선 투과성이며, 하부 요관결석과 골반의 정맥석 등은 감별을 필요로 한다.
- 기타 영상 검사: 배설성 요로 조영술(IVP)은 조영제를 정맥 투여하여 X선 사진을 찍는 방법이다. 요로를 조영해 결석 상부의 수신 · 수뇨관을 명확하게 확인할 수 있다. 따라서 요산결석이나 작은 결석은 KUB에서는 안보여도 IVP에서 판명할 수 있다. 그러나 결석이 요로를 완전히 폐색하고 있거나 통증이 있을 경우, 아픈 쪽의 요로는 전혀 조영되지 않는다. 단순 CT는 요산결석이어도 선명하게 보이고 수신 · 수뇨관도 확인할 수 있으므로 효과적이다. 최근에 자주 이용되고 있는데, 피폭량이 문제가 된다.

- 요로 감염: 결석으로 요로의 흐름에 장애가 생긴 상태로, 신우염이 발생하면 항생제 효과를 보기 어렵다. 진행되면 신우신염으로 패혈증에 따른 쇼크가 올 수 있다.
- 신우 바깥으로 소변이 넘침: 수신증으로 신우의 내압이 상승하여 신장 밖으로 소변이 넘칠 수 있다. 경도인 경우 자연 흡수를 기다리면 되지만, 양이 많으면 소변이 복막을 자극해 통증과 감염에 따른 농양이 발생한다. 이 두 개의 합병증을 위해 요관 스텐트 삽입, 신루 설치, 후복막 드레나지 등이 필요하다(그림 59-2).

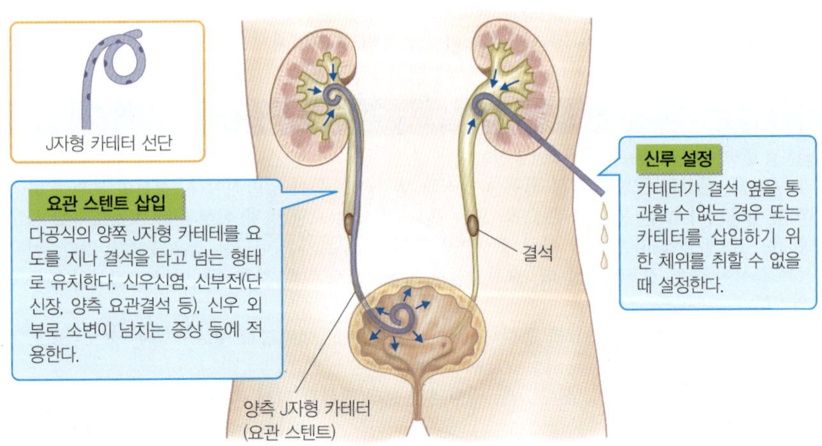

■ 그림 59-2 요로결석에 대한 긴급 비뇨기과 처치

발병 시에는 진경제 등으로 통증을 완화시킨다. 결석의 종류, 위치, 크기, 합병증의 유무에 따라 경과 관찰이나 약물 요법에 따른 자연 배석, 처치(요관 스텐트 삽입 등), 외과적 치료(ESWL, TUL, PNL)를 선택한다.

● 응급 치료

● 진통제(제통): 요관결석에 따른 심한 복통 발작에 대해서는 진경제 · 진통제(부틸스코 폴라민브롬화물)의 정맥 투여 및 비마약성 진통제(펜타조신) 근육 주사가 투여된다. 소염 진통 좌약(디클로페낙 나트륨 등)도 효과가 있으며, 정맥 투여와 병용하는 경우도 많다. 집에서 통증이 발생했을 때는 복용할 수 없는 약도 많고, 좌약이 내복약보다 즉효성(15분 정도)이 있기 때문에 유용하다.

● 비뇨기과적 치료(그림 59-2): 통증이 개선되지 않은 경우, 추가 합병증에서 설명한 대로 신우신염의 항균제에 대한 반응이 나쁜 경우, 패혈증이 된 경우, 신우 외부로 대량의 소변이 넘친 경우에는 요관 스텐트나 신장 누관이 적용된다. 또한 임신했을 때는 결석 제거 통증에 펜타조신을 사용하는 것이 가능하지만, 통증이 계속되면 요관 스텐트를 유치할 수 있다. 위치의 확인은 X선 대신 초음파로 하고 출산 후에 스텐트를 제거한다. 단신장 및 양쪽 요관결석도 급성 신후성 신부전이 되는 경우가 많으며, 긴급 비뇨기과 처치 대상이다.

Px 처방 예 통증 시, 정맥을 확보하여 1)을 실시한다. 주입을 빠르게 하면 신장이 증대해 통증이 악화되기 때문에 일반적으로 실시하지 않는다. 이에 2)를 추가하는 경우도 많지만, 체중에 따라 양을 결정하며 신부전 및 천식 환자에게는 사용하면 안 된다.

1) 부스코판 주(20mg/1㎖/A) 1A＋5% 포도당 20㎖ 정맥 주사 ← 부교감신경 억제 · 차단제
2) 볼타렌 좌약(25 · 50mg) 1회 25~50mg 1일 2~3회 직장 내 삽입 ← 소염 진통 좌약

Px 처방 예 상기 1), 2)로 효과가 없을 시 혈압의 저하가 일어나기도 하므로 투여 전후에 혈압을 측정한다. 투여 후 구역질이나 비틀거림이 일어날 수 있으므로 미리 고지한다.

● 펜타조신(15 · 30mg/1㎖/A) 근육 주사 ← 비마약성 진통제

● 약물 치료 및 경과 관찰

● 신장결석은 약에 따른 근본적인 치료가 가능한 경우가 적다. 결석을 용해 제거할 수 있는 경우는 요산결석이나 시스틴 결석의 소변 알칼리화이다(6개월 정도).

● 요관결석은 요관 협착 등과 같은 통과 장애가 명백히 없는 경우에 결석 장경 5mm가 치료의 기준이 된다. 5mm 이하면 자연 배석될 가능성이 높다(3개월 이내). 10mm 이상이면 자연 배석 가능성은 거의 없고, 수술적 치료의 대상이 된다. 경과 관찰이 좋고 적응이 되는 결석은 ① 증상이 경도이며 지속되지 않고, ② 수신증이 경도이고(신장 기능 장애가 적음), ③ 요로 감염이 없고, ④ 결석은 장경 5mm 이하이며, ⑤ 요관 하부에 위치한다.

Px 처방 예 자연 배석을 기대할 수 있는 요관의 칼슘결석

● 코스파논 정(80mg) 1회 1정 1일 3회 아침 · 점심 · 저녁 식사 후 14일간 ← 부교감신경 억제 · 차단제(진경제)

● 우로카룬 정(225mg) 1회 2정 1일 3회 아침 · 점심 · 저녁 식사 후 14일간 ← 신장 · 요로결석 치료제

● 볼타렌 좌약(25 · 50mg) 통증 시 1개 1일 5회까지 직장 투여 ← 소염 진통 좌약

Px 처방 예 요산결석(진통은 제외)

● 자이로릭 정(50 · 100mg) 1회 1정 1일 1~2회 아침(및 저녁) ← 요산 생성 억제제

● 우라릿트 정(산 1g = 2정) 1회 2정 1일 3회 아침 · 점심 · 저녁 식사 후 (요산 배설 촉진제 유리놈 중지) ← 소변 알칼리화 약물

● 외과적 치료(그림 59-4, 5, 6)

● 요관결석은 경과 관찰이 적용되지 않는 경우(위의 조건 기재) 이외에서만 수술적 치료의 대상이 된다.

● ESWL(체외 충격파 쇄석술): 충격파를 이용해 결석을 2~3mm 이하로 만들어 배석을 촉진하는 방법이다. 요관 협착 등의 요로 폐색이 없는 경우 대부분이 치료의 대상이 된다. 따라서 신장 결석이 3mm 이하인 경우에는 경과를 볼 수 있다. 하신배의 결석은 쇄석을 해도 위치적으로 배석하기

■ 표 59-1 신장 · 요로 · 요관결석의 주요 치료제

분류	일반명	주요 상품명	약의 효과 메커니즘	주요 부작용
부교감신경 억제 · 차단제	부틸스코폴라민브롬화물	부스코판	항콜린작용	구갈(갈증), 변비
	부프로피온	웰부트린	COMT 억제	위장 장애
	찌메피지움 브로마이드 수화물	세스덴	항콜린작용	변비, 식욕부진
소염 진통 좌약(비스테로이드성 항염증약)	디클로페낙나트륨	볼타렌(좌약)	PG(프로스타글란딘) 합성 억제	위장 장애 신장 장애
비마약성 진통제	펜타조신	펜타진, 소세곤	마약 유사 물질	의존성, 구역질
신장 · 요로결석 치료제	우라지로가시에키스	우로카룬	—	위장 장애
요산 생성 억제제	알로푸리놀	자이로릭, 알로푸리놀(한국)	요산 생성 억제	위장 장애, 피부 발진
뇨 알칼리화 약	구연산칼륨 · 구연산나트륨 배합	우라릿트	구연산 제제	고칼륨혈증 간 장애
간질환 치료제	티오프로닌	티오프로닌(한국)	시스틴 화학 반응	황달, 구역질, 발진
항류마티스 약	D-페니실라민	메탈캅타아제	킬레이트제	백혈구 감소

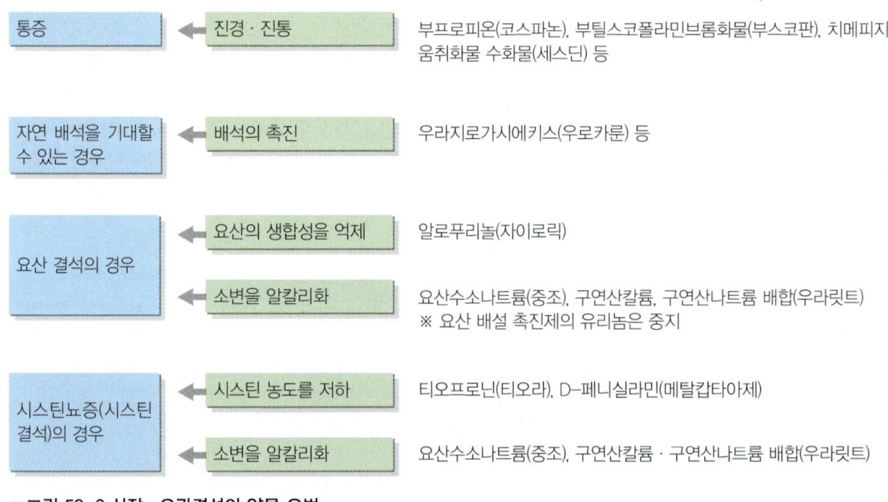

■ 그림 59-3 신장 · 요관결석의 약물 요법

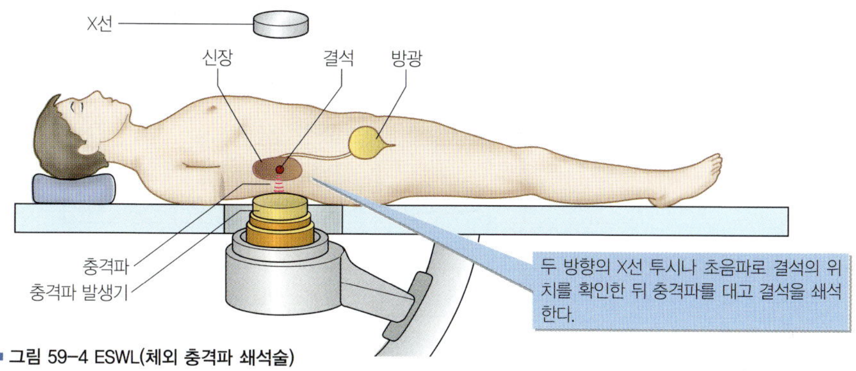

■ 그림 59-4 ESWL(체외 충격파 쇄석술)

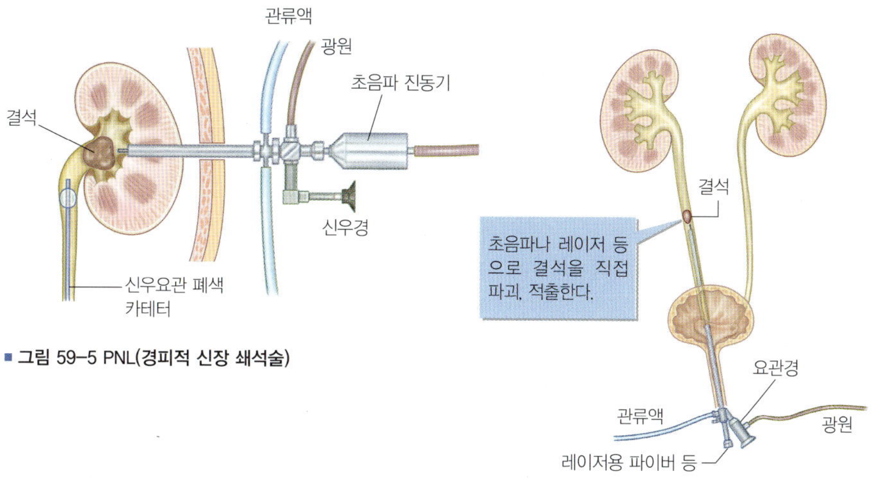

■ 그림 59-5 PNL(경피적 신장 쇄석술)

■ 그림 59-6 TUL(경요도적 요관 쇄석술)

가 어렵다. 장경 20mm 이상인 경우는 쇄석된 미세 결석에 따라 요관이 막혀버리는(스톤 · 스트리트라고도 함) 경우가 많다. 따라서 가능한 한 수술 전에 요관 스텐트를 유치한다. 요산결석이나 시스틴 결석은 딱딱하여 파쇄하기가 어렵다. 일반적으로 마취는 하지 않고 진통제 사용만 가능하다.

- PNL(경피적 신장 쇄석술): 허리에 신장 누관을 만들어, 경피적으로 내시경을 삽입하고 초음파나 레이저 등을 이용해 쇄석한다. 신장결석은 많은 경우 ESWL로 대응할 수 있으므로, 신우에 충만한 산호상결석 등이 대상이 된다. 경막 외 마취 또는 전신 마취를 실시한다.
- TUL(경요도적 요관 쇄석술): 요도, 방광을 거쳐 세경(좁은 지름)의 경성 또는 연성 요관경을 요관에 삽입한다. 경성의 경우는 초음파, 압축 공기 혹은 레이저를 이용하고, 연성의 경우는 레이저로 쇄석한다. 요추 마취를 실시한다. 최근에는 연성 요관경으로 신장결석도 쇄석할 수 있게 되었다. 수술 후 요관 스텐트를 유치한다.

● 재발 예방
- 배석과 쇄석으로 빼낸 결석은 성분 분석을 실시하고 결석의 성분 확인을 통해 재발을 예방한다.
- 칼슘결석 환자의 생활 지도는 다음과 같다.
    ① 수분 섭취(1일 2ℓ의 소변량이 목표)
    ② 지방, 설탕, 소금의 섭취 억제
    ③ 칼슘 섭취(장으로의 수산 재흡수 억제)
    ④ 규칙적인 식사(잠자기 직전의 식사는 엄금)

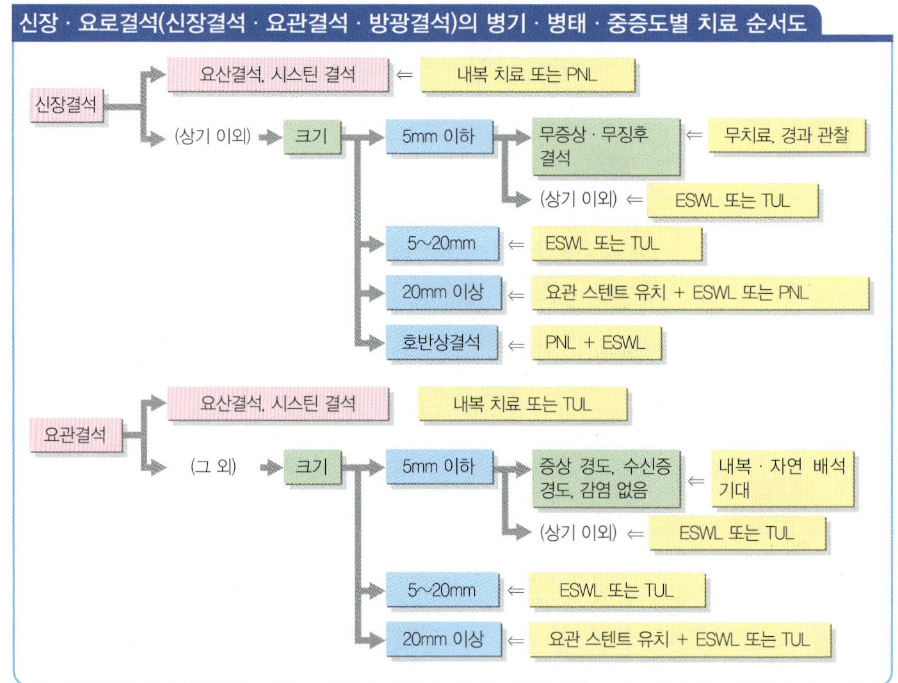
신장결석
요산결석, 시스틴 결석 ⇐ 내복 치료 또는 PNL
(상기 이외) → 크기
5mm 이하 → 무증상 · 무징후 결석 ⇐ 무치료, 경과 관찰
(상기 이외) ⇐ ESWL 또는 TUL
5~20mm ⇐ ESWL 또는 TUL
20mm 이상 ⇐ 요관 스텐트 유치 + ESWL 또는 PNL
호반상결석 ⇐ PNL + ESWL
요관결석
요산결석, 시스틴 결석 내복 치료 또는 TUL
(그 외) → 크기
5mm 이하 → 증상 경도, 수신증 경도, 감염 없음 ⇐ 내복 · 자연 배석 기대
(상기 이외) ⇐ ESWL 또는 TUL
5~20mm ⇐ ESWL 또는 TUL
20mm 이상 ⇐ 요관 스텐트 유치 + ESWL 또는 TUL

신장·요로결석(신장결석·요관결석·방광결석) 환자의 간호

다카시마 나오미

간호 과정 순서도

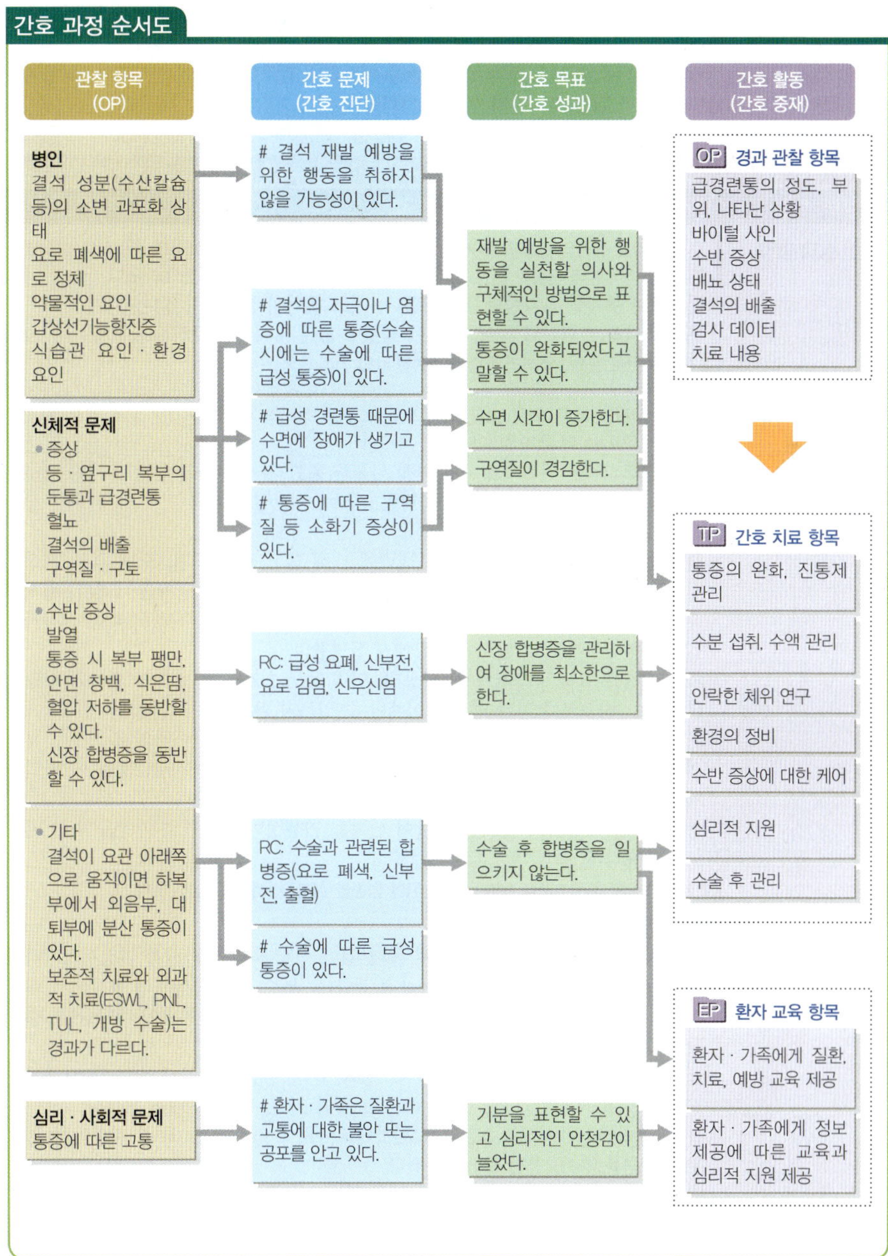

- 발작 시에는 심한 복통을 동반하기 때문에 신속하게 진통을 가라앉힐 필요가 있다.
- 치료는 결석의 크기와 부위에 따라 다르지만, 체외 충격파 쇄석술(ESWL)이 실시되는 경우가 많다. 때로는 쇄석이 요관에 막혀 요류 장애에 따른 신장 기능 저하를 일으킬 수 있으므로, 수술 후의 관찰이 중요하다.
- 결석에 걸리는 원인의 종류는 많고, 병태와 생활습관을 개선하지 않으면 재발이 반복된다. 원인에 따른 적절한 치료 및 예방을 위한 자기관리 행동을 지원한다.

Step1 영향 평가	Step2 간호 초점	Step3 계획	Step4 실시	Step5 평가

정보 수집	평가 관점과 근거·잠재적 간호 문제
전신 상태 파악	결석에 따른 통증의 정도와 부위, 경과, 수반 증상, 그에 따른 수면 패턴의 혼란이나 식욕부진 등 신체적 상태 관찰과 문진, 그에 따른 심리적 상태에 대해 들을 필요가 있다. • 원인이나 동기를 파악한다. 60~80%는 기초 질환이 분명하지 않다. • 통증에 따라 수면이나 식사, 활동에 영향이 있는지 여부를 문진하고 관찰한다. 🔍 잠재적 간호 문제 : 결석의 통증과 관련된 수면 장애 및 식욕부진
증상 부위, 나타난 상황, 정도의 관찰	증상이 나타난 부위, 외관 상황, 증상의 정도, 경과 상태를 관찰하는 것은 치료 계획, 간호 계획을 수립하는 데 효과적이다. • 통증을 호소하는 환자에게 신속하게 진통을 위한 처치를 하고 안락한 체위 연구나 정신적인 지원을 실시한다. 구역질·구토, 식은땀과 혈압 저하 등의 수반 증상이 나타나기도 한다. • 결석이 의심되는 환자의 경우는, 병력에 대해 듣고 신체 소견, 소변 검사, X선 검사, 복부 초음파 단층법, 혈액 검사를 실시해 의사가 초기 평가를 내린다. 결석증이라고 진단되면 결석의 양상과 폐색 상황을 파악할 수 있으므로, 각종 검사가 원활하게 이루어질 수 있도록 환자에게 설명한다. • 치료 방침은 결석의 크기나 폐색 상태, 연령 등 사회적 요인에 따라 환자와 상담한 후 결정하므로 환자가 정보를 이해할 수 있는지 확인하고 지원한다. • 20mm 이하의 신장결석 및 상부 요관결석은 ESWL, 5mm 이하의 결석은 수분 섭취, 운동, 식사 지도 등 '요로 결석증 진료 가이드라인 개정판(2004)'에 따라 치료법을 선택한다. • 생활습관을 개선하지 않으면 재발이 반복될 가능성이 있으므로 예방을 위한 지도가 필요하다. 🔍 잠재적 간호 문제 : 결석 재발 예방을 위한 행동을 취하지 못할 가능성이 있다. 급경련통 • 급경련통은 결석이 신우나 요관에 들어 있어 신장 피막을 과하게 긴장시키거나 요관의 연동 항진 또는 경련에 따라 발생한다. 통증 부위는 옆구리 복부에서 허리 뒤 부위가 많지만 결석이 하복부 등으로 내려가면 분산 통증이 나타난다. 발작 지속 시간은 수분에서 수 시간으로 일정하지 않다. • 급경련통이 나타난 상황, 부위, 정도, 경과, 분산 통증의 유무나 수반 증상(구역질·구토, 복부 팽만, 안면 창백, 식은땀, 혈압 저하, 빈맥)에 대해 듣는다. • 급경련통의 발작 시에는 NSAIDs(비스테로이드성 항염증약) 좌약, 비마약성 진통제의 근육 주사, 진경제가 사용된다. • 결석의 크기와 부위, 환자의 사회적 요인과 희망 등에 따라 결정되는 치료 방침을 파악한다. 🔍 잠재적 간호 문제 : 결석의 자극이나 염증에 따른 통증이 있다.

혈뇨

육안적 혈뇨(0.1% 혈액)가 보이는 경우는 적지만, 현미경적 혈뇨는 많이 확인된다.
- 요관결석 수술을 받은 경우는 거의 모든 예에서 육안적 혈뇨가 인정된다.
- 🔍 잠재적 간호 문제 : 결석에 따른 혈뇨가 보인다.

구역질 · 구토
- 신장 및 복강 내 장기에 자율신경이나 지각신경이 근접해 있거나 해부학적으로 인접한 위치면 소화기 증상으로 복통과 구토가 발생할 수 있다.
- 급성 복증의 감별을 통한 소화기 증상 파악이 중요하다.
- 🔍 잠재적 간호 문제 : 통증에 따른 구역질 등의 소화기 증상이 있다.

발열
- 소변 흐름의 정체와 결석 자극으로 요로 감염이 발생하기 쉽다.
- 오한을 수반하는 급격한 발열은 세균 감염이 예측되며, 국소 통증과 압통이 장기 부위에 일치되어 보인다. 신우신염에서는 아픈 쪽의 늑골척추각(CVA)에 반사통이 인정되는 경우가 많다.
- 🔍 공동 문제 : 급성 요폐, 신부전, 요로 감염, 신우신염
- 🔍 잠재적 간호 문제 : 결석에 따른 요류 정체, 자극에 따른 요로 감염이 원인인 발열

신장 합병증 · 요류 이상, 신장 기능 저하
- 결석에 따라 방광 점막이 자극되면 빈뇨와 배뇨 시 통증이 발생한다.
- 배뇨 상태는 개인차가 크고, 수분 섭취량과 기후, 수면 상태, 연령을 고려할 필요가 있다.
- 결석 때문에 대량 수분 섭취에 영향을 주는 경우도 있는데, 배뇨 횟수는 많아도 10회 이내인지, 야간 배뇨는 1회 정도인지에 대해 듣는다.
- 결석이 양쪽 요관을 폐색(단신부전은 한쪽)시키면 신후성 무뇨가 되어, 방치하면 신장 기능 저하를 일으킨다.
- 🔍 공동 문제 : 급성 비뇨기 유지, 신부전, 요로 감염, 신우신염
- 🔍 잠재적 간호 문제 : 결석에 따른 요류 정체와 자극에 따른 요류 이상, 신장 기능 저하가 보인다.

생활습관의 관찰	▌요로결석은 촉진 인자(요류 정체, 요로 감염, 대사 이상 등)와 억제 인자(소변 pH, Mg, 구연산 등)의 균형으로 형성되지만, 환경 인자(식사, 물, 기후, 직업 등)의 영향이 중요하므로 재발 예방을 위해서는 지금까지의 식사와 수분 섭취, 운동 등의 생활습관 조정이 필요하다. • 일상생활에서의 수분 섭취량, 식사 내용(설탕, 염분, 지방의 과잉 섭취는 없는지) 및 균형, 섭취 시간, 편식이나 과식에 대해 듣는다. • 결석 성분을 통해 식사 지도가 선택되지만, 수산 및 인산칼슘 함유 결석이 70~80%를 차지하기 때문에 수산(시금치와 초콜릿, 커피 등)의 과잉 섭취가 없었는지 등에 대해 듣는다. 🔍 공동 문제 : 급성 요폐, 신부전, 요로 감염, 신우신염 🔍 잠재적 간호 문제 : 결석 재발 예방을 위한 행동을 취하지 못할 가능성이 있다.
외과적 치료에 따른 합병증의 관찰	▌외과적 치료에 따른 합병증을 관찰 및 예방하고, 조기 회복을 지원한다. • 요로결석의 적극적인 치료법인 수술은 결석 부위와 크기별로 선택되고 ESWL, TUL(경요도적 요관 쇄석술), PNL(경피적 신장 쇄석술) 및 개방 수술이 있다. • 신우 신배 내에 20mm 이하의 신장결석이 발생한 경우, 치료의 첫 번째 선택은 ESWL이다. 치료 저항이 있으면 PNL, TUL이 병용되고 그래도 저항이 있으면 개방 수술을 한다. • 요관결석의 경우, 상부에서는 ESWL이 제일 좋은 선택이다. 중부에서는 TUL 또는 ESWL을 선택하고 하부는 10mm 이상일 경우 TUL이 첫 번째 선택이 되고, 10mm 미만이면 ESWL이 선택된다.

	- 수술 방식과 마취방법을 겸해서 수술 전 준비를 함과 동시에 수술에 따르는 위험에 관한 정보(당뇨병, 고혈압, 천식, 비만, 흡연 경력 등)나 기초 질환(부갑상선기능항진증(고칼슘혈증), 효소 이상, 과요산 뇨증, 시스틴뇨증)의 유무를 확인한다. - ESWL은 파쇄된 결석이 요관에 막혀 Stone street, 소변의 정체로 수신증이나 신장 기능 저하를 일으키므로, 수술 후 배뇨 상태와 소변 양상 및 검사 데이터의 관찰이 중요하다.[1] - 심한 통증과 혈뇨, 빈혈을 보이는 경우는 신장 피막 아래에 혈종의 가능성이 있으므로 조기 발견을 위한 관찰을 한다. - 개방 수술(신우 절석술 등)의 경우, 혈관이 많은 장기를 절개해야 하기 때문에 수술 후 출혈의 위험이 높다. 또한 전신 마취하에 수술 체위는 잭나이프형 같이 옆으로 누운 자세를 취하는 경우가 많으며, 수술 후에는 무기폐와 폐렴 등 호흡기 합병증이 올 수 있기 때문에 관찰을 한다. 🔍 공동 문제 : 수술 관련 합병증(요로 폐색, 신부전, 출혈) 🔍 잠재적 간호 문제 : 수술에 따른 급성 통증이 있다.
환자·가족의 심리·사회적 측면 파악	환자·가족이 질병을 어떻게 인식하고 있는지 확인한다. 결석 증례의 25%는 재발되므로 재발 예방 행동에도 관계한다. 또한 환자·가족이 불안을 느끼고 있는 경우에는 정신적 지원을 실시한다. - 질환에 대한 인식이 부족한 경우 친절하게 설명해준다. - 재발 예방을 위해서는 수분 섭취, 운동, 식이 요법이 필요하므로, 적극적이고 지속적으로 이에 임할 수 있도록 환자·가족의 불안을 듣는다. 🔍 잠재적 간호 문제 : 환자·가족은 질병과 고통에 대한 불안 또는 공포를 안고 있다./급경련통에 따른 수면 장애가 발생하고 있다.

간호 문제 리스트

RC: 급성 요폐, 신부전, 요로 감염, 신우신염/수술과 관련된 합병증(요로 폐색, 신부전, 출혈)
#1 결석의 자극이나 염증에 따른 통증(수술 시에는 수술에 따른 급성 통증)이 있다(인지–지각 패턴).
#2 통증에 따른 구역질 등 소화기 증상이 있다(인지–지각 패턴).
#3 급성 경련통 때문에 수면 장애가 생기고 있다(수면–휴식 패턴).
#4 환자·가족은 질환과 고통에 대한 불안 또는 공포를 안고 있다(자기인식 패턴).
#5 결석 재발 예방을 위한 행동을 취하지 않을 가능성이 있다(건강 지각–건강관리 패턴).

간호의 우선순위 지침

- 결석에 따른 급성 경련통 발작이 발생하는 경우, 안락 장애, 통증의 간호 문제 해결책으로는 진통이 우선시된다. 통증과 함께 구역질이나 안면 창백, 빈맥 등의 자율신경 증상을 수반하는 경우가 있는데, 이 또한 함께 우선시된다. 결석의 크기와 부위, 환자의 사회적 요인 등을 고려해 치료법이 결정되고 그에 따라 간호 문제의 우선순위도 달라진다.
- 수술적 치료의 경우는 수술과 관련된 합병증(출혈, 요로 폐색, 신부전 등)의 간호 문제가 있고, 회복 정도에 따라 경시적으로 우선순위가 변한다.
- 증상이 안정되면 재발 예방을 위한 수분 섭취·식사 지도와 약물 요법의 교육에 대한 간호의 우선순위가 높아진다. 언제 통증 발작이 일어날지 모르는 상황이고 사회적 역할에 지장을 줄 수 있는 통증에 대한 불안·공포가 있는 경우는 심리적 지원이 동시에 필요하다.

공동 문제

RC: 급성 요폐, 신부전, 요로 감염, 신우신염

간호 목표(간호 성과)

〈**장기 목표**〉 환자가 배뇨 후 편안한 느낌을 받을 수 있도록 간호사는 신장 합병증을 관리하고 장애를 최소화한다.
〈**단기 목표**〉 1) 잔뇨가 없게 한다. 2) 신장 기능을 악화시키지 않는다.

간호 계획

OP 경과 관찰 항목
- 배뇨 곤란, 빈뇨, 혈뇨
- 방광 팽만, 하복부 팽창
- 발열, 오한
- 검사 데이터(백혈구(WBC), BUN, Cr, K, P, 암모니아)

TP 간호 치료 항목
- 약물 치료 관리
- 요폐 시의 치료(ESWL, 요관 스텐트 삽입, 신루 설치 등)를 지원한다.
- 검사(X선 검사, CT 검사, 신우 촬영, 방광경, 초음파 검사 등) 시 설명과 지원을 한다.
- 식이 요법

EP 환자 교육 항목
- 복압을 주어 배뇨하지 않도록 설명한다.

중재 포인트와 근거

➥배설 기능 전반을 관찰한다. **근거** 관찰을 하면서 요폐 및 신부전 징후를 조기 발견해 중증화를 방지할 수 있다. 요류 정체로 요로 감염이 일어나기 쉬우므로 감염 징후(백혈구 수 증가)를 관찰한다. 신장에서 배설되는 BUN 및 Cr, 전해질 등은 신장 기능 장애에 따라 혈중 농도가 상승한다.

➥증상으로 예측해 대처한다. **근거** 양측 요관결석으로 무뇨가 되는 상황이 드물게 발생하고, 장기화되면 신후성 신부전이 되기 때문에 즉각적인 처치로 대응한다. 또한 상부 요로결석으로 수신증이 발생하는 경우는 소변 정체에 따른 요로 감염, 신우신염이 일어나기 쉽기 때문에 항생제 투여 및 처치가 필요하다.

공동 문제

RC: 수술 관련 합병증(요로 폐색, 신부전, 출혈)

간호 목표(간호 성과)

〈**장기 목표**〉 수술 후 합병증을 일으키지 않는다.
〈**단기 목표**〉 1) 요로를 폐색시키지 않고 소변 유출을 양호하게 유지한다. 2) 혈종을 조기 발견·대처한다.

간호 계획

OP 경과 관찰 항목
- 소변량, 배뇨 횟수, 육안적 혈뇨의 유무와 정도
- 통증의 유무와 부위, 정도, 지속 시간 등의 상황
- 바이털 사인(특히 발열의 유무와 정도)
- 결석 배출의 유무와 양
- 검사 데이터: 빈혈 증상(적혈구(RBC), 헤모글로빈(Hb), 혈소판), 감염(백혈구, CRP), 신부전(BUN, Cr)
- 부종의 유무와 부위
- 안색, 입술 색상, 눈꺼풀 결막의 색

TP 간호 치료 항목
- 수액 관리, 수분 섭취의 촉진
- 통증 관리
- 결석이 있는 부위를 위로 향하게 하고 옆으로 눕는 자세를 취하게 한다.

중재 포인트와 근거

➥수술 후의 경시적인 증상이나 검사 데이터의 변화를 관찰한다. **근거** 혈뇨는 모든 경우에 발생하지만 대부분 수술 후 1~2일 안에 사라진다. 혈뇨가 지속되는지 여부를 확인한다. 파쇄 조각이 요관을 폐쇄해 요폐가 생기면서 신부전 증상, 수신증이 발생할 수 있으므로 관찰을 하도록 한다. 신장 피막 아래의 혈종은 심한 통증과 빈혈을 동반하므로 조기 발견·조기 대처에 유의한다.

➥소변 유출과 색상을 관찰한다. **근거** 결석이 막혀 소변 흐름이 정체될 수 있으므로 수액이나 수분 섭취에 따른 소변량을 확보한다.

59

신장 · 요로결석

• 통증의 악화나 혈뇨, 소변 유출의 이상이 발견되면 즉시 보고하도록 설명한다.

➜환자가 자기관리를 위한 관찰과 보고의 필요성을 인식하게 한다. 근거재발률이 높기 때문에 수술 후 자기관리의 자세를 빨리 배양해 자기 대처가 가능하게 한다.

1 간호 문제	간호 진단	간호 목표(간호 성과)
#1 결석의 자극이나 염증에 따른 통증(수술 시에는 수술에 따른 급성 통증)이 있다.	급성 통증 **관련 요인:** 결석 **진단 지표** □ 신호 또는 말로 통증을 호소 □ 통증의 증거 관찰(이를 악문다, 손을 부여잡는다)	〈**장기 목표**〉 진통제 및 진경제 투여 등 통증 완화방법을 실시한 후 환자가 통증이 완화되었다고 말할 수 있다. 〈**단기 목표**〉 1) 통증이 있다는 것을 객관적으로 말할 수 있다. 2) 통증을 강화하는 요인을 말할 수 있다. 3) 통증 완화방법을 실시할 수 있다.

간호 계획	중재 포인트와 근거
OP 경과 관찰 항목 • 통증 부위, 증상 출현 상황, 정도의 관찰 • 수반 증상(발열, 복부 팽만, 안면 창백, 식은땀, 혈압 저하 등) 및 관련 통증의 유무와 정도 • 검사 데이터 • 치료 내용	➜통증을 수반하는 자율신경 증상을 관찰한다. 근거결석에 따른 급경련통은 평활근 경련, 연동과 관련된 파동성 간헐성 내장 통증이다. 요관 폐색 시에는 신장 피막이 신전하고 급격한 통증이 늑골척추각부를 중심으로 발생한다. 야간이나 새벽에 발작적으로 보이며, 식은땀, 구역질·구토 등의 자율신경 증상을 수반하는 경우도 많다. 측복부 부분의 등허리 부위에 통증이 많지만, 결석이 요관 아래쪽에 있으면 하복부 통증이 나타난다. 이와 관련된 통증은 남자는 음낭, 고환, 여성은 외음부에서 느낄 수 있다.
TP 간호 치료 항목 • 진통제·진경제를 적절히 투여한다. 통증이 심해지기 전에 예방적으로 사용한다. • VAS(시각적 평가 척도) 등을 이용해 통증의 정도를 객관적으로 파악하는 등 고통에 대한 반응을 듣는다. • 안락한 체위를 연구한다. • 환자와 함께 통증 완화방법을 생각한다. • 요통에 효과가 있는 경혈, 신유(L2–3 대요근 경계 부근)의 지압을 실시한다.	➜예방적 진통제를 투여한다. 근거급성기에 진통제를 예방적 투여하면 필요시 투여하는 것보다 진통 효과가 높고, 불안의 경감으로 이어진다.[2] 통증의 정도로 객관적 지표를 이용해 진통제의 효과를 평가할 수 있다.
EP 환자 교육 항목 • 통증에 대한 올바른 정보를 제공한다. • 진통제에 대한 정확한 정보를 제공하고 의존에 대한 불안 등을 완화한다.	➜먼저 통증의 경험을 듣고 난 뒤 정보를 제공한다. 근거통증의 정도는 환자에 따라 다르기 때문에 원칙에 따라 환자의 호소를 존중하고 의견을 중시한다. 환자·가족이 결석에 따른 통증의 메커니즘과 특징(지속 시간이나 정도), 진통에 대한 정보를 얻어 예측할 수 있으면 통증에 대처하기 쉽다.

2 간호 문제	간호 진단	간호 목표(간호 성과)
#2 통증에 따른 구역질 등의 소화기 증상이 있다.	구역질 **관련 요인:** 통증, 결석 **진단 지표** □ 타액 분비의 증가 □ 구강 내의 신맛 □ 토할 것 같은 느낌	〈**장기 목표**〉 구역질이 완화된다. 〈**단기 목표**〉 1) 구역질을 촉진하는 인자에 대해 말할 수 있다. 2) 예방 수단을 사용할 수 있다.

<table>
<tr><th>간호 계획</th><th>중재 포인트와 근거</th></tr>
</table>

OP 경과 관찰 항목
- 구역질 증상의 출현 상황, 정도의 관찰
- 식욕의 유무, 식사 섭취량

TP 간호 치료 항목
- 불쾌한 냄새 및 광경을 피한다.

- 차갑거나 담백한 음식을 권한다.
- 구토 후에는 양치질을 하도록 조언한다.

EP 환자 교육 항목
- 심호흡이나 의식적인 연하 운동을 실시하게 한다.
- 식사 섭취량을 적게 하고 천천히 섭취하게 한다.
- 식사 전·중·후에 수분을 지나치게 섭취하지 않도록 지도한다.

➡통증과 구역질의 관계를 관찰한다. **근거** 해부학적인 위치에 따른 것과 자율신경 증상으로 나타난다.

➡환경을 정돈한다. **근거** 불쾌한 냄새(음식이나 조리, 실내 냄새)와 불쾌한 광경은 구토를 촉진한다.
➡자극이 적은 식사를 한다. **근거** 차가운 음식은 냄새가 별로 안 나기 때문에 구토를 촉진시키지 않는다. 위의 과신전은 구토를 촉진한다.

➡느긋하게 행동한다. **근거** 심호흡을 함으로써 자율신경이 안정을 취하게 한다.
➡수분 섭취의 타이밍을 가르친다. **근거** 배석을 위해 2000~4000㎖/일의 수분 섭취를 권장하지만, 위의 과신전을 피할 필요가 있다.

<table>
<tr><th>3 간호 문제</th><th>간호 진단</th><th>간호 목표(간호 성과)</th></tr>
</table>

#3 급성 경련통 때문에 수면 장애가 발생하고 있다.

불면증
관련 요인: 신체적 불편(결석에 따른 급경련통)
진단 지표
- ☐ 환자가 수면 지속 곤란을 호소
- ☐ 환자가 잠들기 어려움을 호소

〈장기 목표〉 수면 장애 없이 ADL을 할 수 있다.
〈단기 목표〉 1) 수면 시간이 증가한다. 2) 수면을 방해하는 요인을 극복할 수 있다.

<table>
<tr><th>간호 계획</th><th>중재 포인트와 근거</th></tr>
</table>

OP 경과 관찰 항목
- 급경련통이 나타난 상황, 정도 및 진통 효과 관찰
- 수면 시간, 수면 상태, 주간 졸음

TP 간호 치료 항목
- 복약 시간과 양 조절을 의사와 상담한다.
- 환자가 안정되어 잠들 수 있게 환경을 정돈한다.

EP 환자 교육 항목
- 생활 패턴을 규칙적으로 갖추게 조언한다.

➡불면 유발 인자를 평가하고 제거한다. **근거** 원인(통증이나 불안 등)에 대처해 숙면할 수 있다.

➡환경을 조정한다. **근거** 실내 온도, 소리, 빛을 조정하고 환자가 좀 더 편안히 잠들 수 있는 환경을 제공한다.

<table>
<tr><th>4 간호 문제</th><th>간호 진단</th><th>간호 목표(간호 성과)</th></tr>
</table>

#4 환자·가족은 질환과 고통에 대한 불안 또는 공포를 안고 있다.

불안
관련 요인: 건강에 대한 위협
진단 지표
- ☐ 발한의 증가
- ☐ 혈압의 변동
- ☐ 격렬한 심장의 고동
- ☐ 고민
- ☐ 두려움
- ☐ 안절부절못함

〈장기 목표〉 심리적인 안락감이 증가한다.
〈단기 목표〉 1) 마음속에 품고 있는 감정을 표현할 수 있다. 2) 통증 관리 및 치료에 주체적으로 참여할 수 있다.

□ 의식 집중의 어려움
□ 혼란
공포
관련 요인: 급경련통 발작
진단 지표
□ 걱정을 호소
□ 매우 두렵다는 호소
□ 맥박수의 증가
□ 호흡수의 증가

간호 계획	중재 포인트와 근거
OP 경과 관찰 항목 • 생리적 · 정동적 · 인지적 반응 • 불안 수준 **TP 간호 치료 항목** • 환자에게 통증 등에 대한 감정과 생각을 표현하도록 격려한다. • 환자의 곁에 머물러 안심과 안락함을 제공한다. • 감정이 안정되면, 치료 계획에 대한 의사의 설명을 보충한다. **EP 환자 교육 항목** • 릴랙스법을 지도한다.	➡ 심리 상태나 자율신경 자극 증상을 놓치지 않는다. **근거** 갑자기 엄습해올지도 모르는 통증에 대한 환자 · 가족의 공포, 불안은 사람마다 다르다. ➡ 먼저 표출이나 표현을 할 수 있게 돕고 정보를 제공한다. **근거** 통증에 대한 두려움과 걱정을 표현하는 것은 불안 완화에 도움이 된다. 듣고 얻은 경험은 안심과 안락의 관리로도 이어진다. 학습이 가능하다면, 예측에 대한 정확한 정보와 통증 시 바로 대처해야 함을 전하는 것이 불안과 공포를 줄이는 데 도움이 된다. ➡ 적극적으로 쾌적감을 준다. **근거** 릴랙스법은 자율신경 밸런스를 정돈해 스트레스 반응을 약화시킬 가능성이 있다.

5 간호 문제	간호 진단	간호 목표(간호 성과)
#5 결석 재발 예방을 위한 행동을 취하지 않을 가능성이 있다.	비효과적 자기 건강관리 **관련 요인:** 행동을 일으키는 계기의 불충분, 지식 부족 **진단 지표** □ 위험 요인을 감소시키는 행동을 취할 수 없다. □ 일상생활에서 건강 목표를 달성하기에는 효과적이지 않은 선택을 한다.	〈장기 목표〉 재발 예방을 위한 행동을 실천하고 의사에게 구체적인 방법을 표현한다. 〈단기 목표〉 1) 스스로 결석 생성의 요인에 대해 말할 수 있다. 2) 수분 섭취의 필요성을 말할 수 있다. 3) 식이 요법의 필요성과 내용에 대해 말할 수 있다. 4) 보고해야 하는 결석의 증상과 배출된 결석을 채취해둘 필요성에 대해 말할 수 있다.

간호 계획	중재 포인트와 근거
OP 경과 관찰 항목 • 생활습관과 생활 상황: 식생활습관, 기호, 수분 섭취, 소변량, 운동량, 가족력 • 결석의 원인이나 동기가 되는 질환 등의 유무: 요류 정체(수신증, 병이 들어 누움 등), 요로 감염, 내분비 대사 이상(부갑상선기능항진증, 고요산혈증, 시스틴뇨증, 세뇨관 산증, 과칼슘뇨증, 과수산 뇨증 등), 약물(비타민D 등) • 소변 비중	➡ 결석의 성분 인자뿐만 아니라 환경 요인을 관찰하고 정보를 수집한다. **근거** 결석은 생성 원인을 알 수 없는 경우가 대부분이고 환경 요인, 촉진 요인 및 억제제 인자의 균형에 따라 생성되기 때문에 식생활(동물성 단백질과 지방 섭취량 증가)과 가족력도 알 필요가 있다.

● 배설된 결석을 검사한다.
● 약물 치료를 할 때는 적절한 복약 관리를 한다.

EP 환자 교육 항목

● 재발률이 높다는 것과 결석의 위험성 및 성공 사례를 설명한다.

● 적당량의 수분 섭취를 권한다. 1일 소변량 2000㎖/일을 유지하도록 권장하고, 물 또는 엽차를 선택하게 한다.

● 식사는 편식하지 말고 균형 있게 세끼를 규칙적으로 먹는다.
● 저녁 식사는 취침 4시간 전에 끝낸다.

● 결석의 성분에 따라 식사 지도를 한다.[3]
  • 칼슘: 충분한 칼슘(우유로 2~3개 정도/일 가능)를 섭취한다.
  • 수산: 차, 코코아, 커피, 콜라, 시금치, 초콜릿, 견과류, 죽순, 사과, 감귤류를 제한한다.
  • 구연산: 단백질과 설탕의 섭취를 제지해 구연산 배설량을 증가시킨다.
● 예방적인 약물 요법이 필요한 환자에게 지도한다.

● 같은 자세를 장시간 취하지 않도록 설명한다.
● 요량 저하, 소변 침전물, 농축 소변이 있으면 보고하도록 설명한다.

◑ 재발률이 높다는 것과 정기적 통원 및 예방의 필요성, 성공 사례를 이해시킨다. 근거 예방이 가능하다는 것을 이해함으로써 불안을 줄일 수 있고, 자기효능감이 높아져 보건 위생을 실시하기 쉽다.

◑ 수분 섭취 지도는 구체적으로 실시한다. 근거 소변 비중이 1.015보다 낮은 수치가 되도록 외래에서 지도한다. 음료의 종류 중 단맛이 나는 음료수는 소변 칼슘의 배설 증가를, 청량음료는 인산의 증가를, 오랜 알콜 섭취는 고칼슘뇨증을 일으켜 탈수 증상이 문제가 되므로 유의할 필요가 있다.

◑ 저녁 식후부터 취침 시간까지는 속을 비워둔다. 근거 취침 중에는 발한이 많고 수분 공급이 없기 때문에, 저녁 식후부터 취침까지의 시간을 4시간 이상 비워두어 농축 소변이 되는 것을 막는다.

◑ 결석 성분에 따라 식사 지도가 다르다. 근거 장관 내 칼슘 이온은 수산 이온과 결합하여 수산칼슘 결정을 형성하기 때문에 칼슘 제한은 결석 생성의 위험을 높인다. 수산량은 측정이 어렵지만 고수산뇨증 환자에 대해서는 수산의 섭취 제한을 지도한다. 구연산은 소변의 칼슘 농도를 저하시키는데, 과일이나 야채에 많이 포함되어 있는 수산도 함유하고 있기 때문에 단백질과 설탕의 섭취를 제지해 산증을 시정하고 구연산을 증가시킨다.

◑ 각자에게 맞는 운동을 권한다. 근거 같은 체위는 요류의 정체를 일으킨다.

59
신장 · 요로결석

| Step1 영향 평가 | Step2 간호 초점 | Step3 계획 | **Step4 실시** | Step5 평가 |

병기·병태·중증도별 관리 포인트

【급성기】 결석에 따른 급경련통 발작과 그에 따른 불안 등의 고통을 완화시키면서 신속하게 대처한다. 치료법을 판단해야 하기 때문에 환자가 이를 이해하고 외과적 치료 등에 적극 임할 수 있도록 지원하는 것이 필요하다. 수술 받은 환자의 수술 준비와 수술에 따른 합병증을 관찰 및 예방하고, 조기 회복할 수 있도록 지원한다.

【만성기】 통증 등의 증상이 일시적으로 안정되어도 배석을 할 수 없는 경우에는 재발이 반복될 수 있다. 환자는 언제 엄습해올지 모르는 통증에 대한 두려움과 불안을 가지기 쉽다. 급경련통 발작에 대한 대처 및 요로 폐색에 따른 신장 기능 저하, 감염 징후 관찰에 따른 자기관리를 할 수 있도록 교육할 필요가 있다. 또한, 결석 생성의 원인을 최대한 방지하는 치료를 계속하고 생활습관 개선을 위한 교육을 실시하는 것이 좋다.

【회복기】 결석 생성을 예방하기 위한 치료와 식이 요법, 운동 등의 자기관리 행동을 지원한다.

간호 활동(간호 중재) 포인트

진료 및 치료 지원

● 검사 후 결석 부위와 크기에 따라 치료법이 선택되므로 환자가 정보를 이해하고 납득해 치료를 선택하고 적극적으로 참여할 수 있도록 지원한다.

- 보존적 치료(자연 배석)가 선택되는 경우는 수분 섭취와 운동을 촉진하고 복용(결석의 종류에 따른 약물, 항콜린제, NSAIDs, 비마약성 진통제) 지도를 실시한다.
- 자연 배석을 할 수 없는 경우는 EWSL 등의 적극적인 조치가 필요하므로, 수술 후 합병증(요로 폐색, 신부전, 출혈 등)을 관찰하면서 환자에게 합병증의 위험과 자각 증상을 보고해야 할 필요성에 대해 설명한다.

통증에의 대처
- 급경련통 발작은 쓰러질 정도의 심한 통증도 있고 때로는 다른 급성 복증과의 감별도 중요하다. 검사에 따라 증상이 결정되는데, 우선 지시된 진통제를 사용해 고통에서 해방시켜준다. 원인이 설명되는 것만으로 통증을 완화할 수 있는 경우도 있다.
- 수반하는 자율신경 자극 증상(구역질 · 구토, 식은땀, 안면 창백, 빈맥 등)을 관찰하면서 안락한 체위를 취하게 하고 정신적 지원을 한다.

재발 예방을 위한 교육
- 많은 환자들은 결석 생성의 환경 요인인 생활습관의 영향을 받고 있다. 병태와 생활습관을 조정하면 재발을 방지할 수 있기 때문에 결석 성분을 파악하고 식이 요법 및 수분 섭취에 관한 교육을 실시한다.

불안의 경감
- 언제 올지 모르는 급경련통 발작과 일상생활이나 사회생활에 미치는 영향에 대한 두려움, 불안이 증가하는 경우가 많기 때문에 질병에 대해 알기 쉽게 설명하고 완화에 노력한다.
- 급경련통 발작으로 고통받는 환자를 보고 있는 가족이나 주위 사람들도 불안을 가지고 있기 때문에 질병과 고통 완화방법에 대해 설명한다.

퇴원·요양지도

- 급경련통 발작 시 진통제의 사용방법, 예방적인 복약방법을 이해할 수 있는지 확인한다.
- 결석의 성분에 따라 식이 요법과 수분 섭취의 필요성, 운동 요법의 필요성, 방법을 이해할 수 있는지 확인하고 생활습관으로 적용할 수 있도록 지원한다.
- 진료가 필요한 증상을 설명하고 필요시 진료 행동을 취할 수 있도록 격려한다.

Step1 영향 평가　　Step2 간호 초점　　Step3 계획　　Step4 실시　　Step5 평가

평가 포인트

간호 목표 달성도
- 급경련통이 나타났을 때 적절한 진통을 통해 고통을 최소화할 수 있는가?
- 급경련통이 나타났을 때 통증을 표현하고 스스로 대처할 수 있는가?
- 환자 · 가족이 통증의 원인을 이해하고 심한 불안에 빠지는 일이 없는가?
- 혈뇨와 요폐, 신부전을 일으키는 일 없이 소변 유출을 할 수 있고, 환자 자신이 증상 파악과 보고를 할 수 있는가?
- 통증에 따른 일상생활의 행동 변화(불면증 및 식욕부진 등)가 생기고 있지 않은가?
- 결석에 따른 수반 증상(발열이나 혈압 저하 등)이 일어나는 일은 없는가?
- EWSL 후 합병증을 일으키지 않고 혈뇨가 단기간에 소실되었는가?
- 식이 요법과 수분 섭취, 운동 요법 등의 예방 조치를 스스로 취할 수 있는가?

- 인용 문헌

1) 다키자와 미즈키: 수술을 받은 환자의 간호, 계통 간호학 강좌 전문 분야2 신장 · 비뇨기 제13판, p291~292, 의학서원, 2011
2) 린다 J 칼베니트 편저(시바야마 모리지로 외 감역): 간호 진단에 기초한 성인 간호 관리 계획 제2판, p245, 의학서원, 2002
3) 위의 책, p247

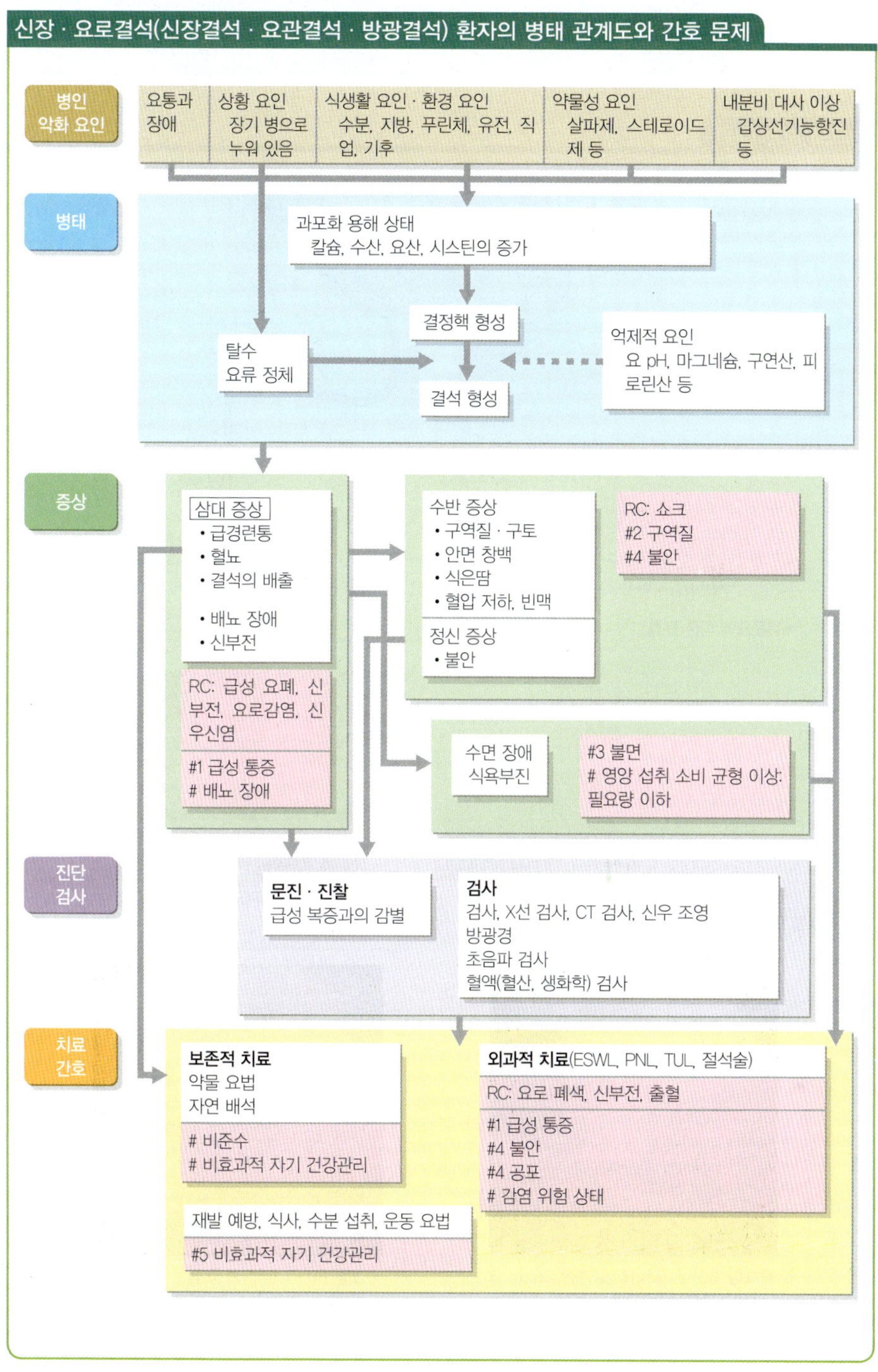
병인 악화 요인

요통과 장애

상황 요인 장기 병으로 누워 있음

식생활 요인 · 환경 요인 수분, 지방, 푸린체, 유전, 직업, 기후

약물성 요인 살파제, 스테로이드제 등

내분비 대사 이상 갑상선기능항진 등

병태

과포화 용해 상태 칼슘, 수산, 요산, 시스틴의 증가

결정핵 형성

탈수 요류 정체

억제적 요인 요 pH, 마그네슘, 구연산, 피로린산 등

결석 형성

증상

삼대 증상
• 급경련통
• 혈뇨
• 결석의 배출

• 배뇨 장애
• 신부전

RC: 급성 요폐, 신부전, 요로감염, 신우신염

#1 급성 통증
배뇨 장애

수반 증상
• 구역질 · 구토
• 안면 창백
• 식은땀
• 혈압 저하, 빈맥

정신 증상
• 불안

RC: 쇼크
#2 구역질
#4 불안

수면 장애 식욕부진

#3 불면
영양 섭취 소비 균형 이상: 필요량 이하

진단 검사

문진 · 진찰 급성 복증과의 감별

검사 검사, X선 검사, CT 검사, 신우 조영 방광경 초음파 검사 혈액(혈산, 생화학) 검사

치료 간호

보존적 치료 약물 요법 자연 배석

비준수
비효과적 자기 건강관리

외과적 치료(ESWL, PNL, TUL, 절석술)

RC: 요로 폐색, 신부전, 출혈

#1 급성 통증
#4 불안
#4 공포
감염 위험 상태

재발 예방, 식사, 수분 섭취, 운동 요법

#5 비효과적 자기 건강관리

60 방광암

고가 후미타카 · 기하라 가즈노리

눈으로 보는 질환

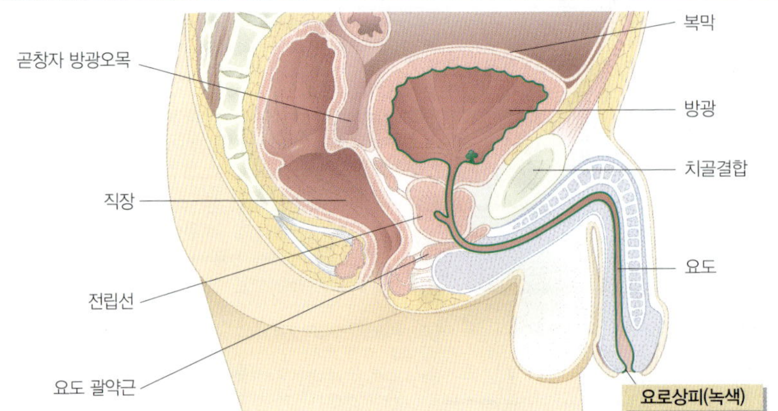

병리조직학적으로 말하면 방광암, 신우암, 요관암, 요도암은 같은 요로상피암이다.

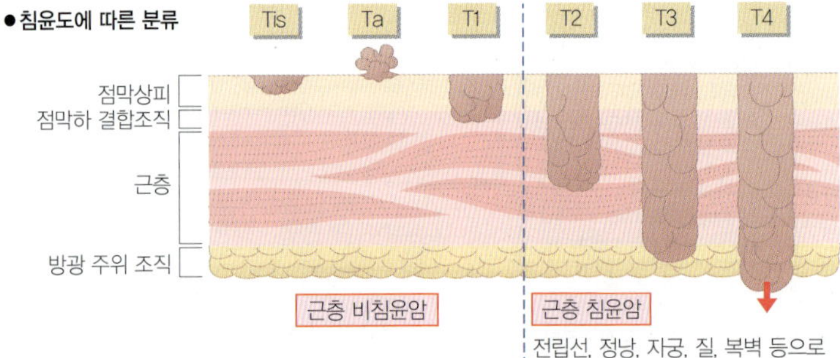

■ 그림 60-1 요로상피와 방광암

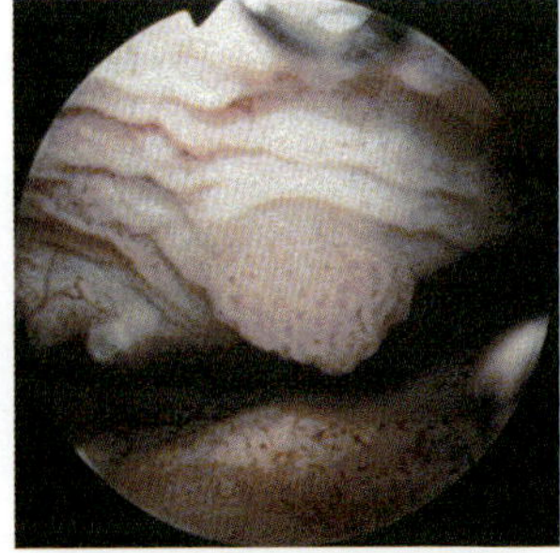

■ 그림 60-2 후벽에 발생한 5mm 크기의 유두 상비근층 침윤성 방광암(분화형 Ta 방광암)

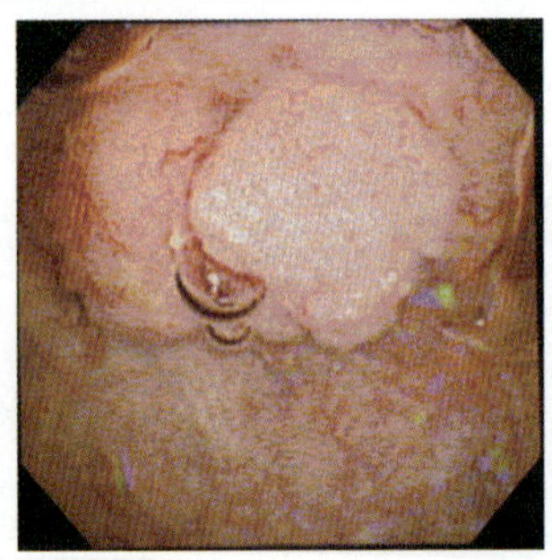

■ 그림 60-3 정부(가장 높은 꼭대기 부분)에 발생한 3cm 크기의 근층 침윤성 방광암(T3)

■ **표 60-1 방광암의 TNM 임상 분류**

T: 원발 종양의 벽 내 침윤도	
TX	원발 종양의 평가가 불가능
T0	원발 종양이 확인되지 않음
Ta	유두상 비침윤암
Tis	상피내암(CIS) 'Flat tumour'
T1	상피 아래 결합조직에 침윤하는 종양
T2	근층에 침윤하는 종양
T2a	얕은 근층에 침윤하는 종양(내측 1/2)
T2b	얕은 근층에 침윤하는 종양(외측 1/2)
T3	방광 주위 지방조직에 침윤하는 종양
T3a	현미경적
T3b	육안적(방광 외의 종양)
T4	다음의 어느 한 곳에 침윤하는 종양: 전립선 간질, 정낭, 자궁, 질, 골반 벽, 복벽
T4a	전립선 간질, 정낭, 또는 자궁과 질에 침윤하는 종양
T4b	골반 벽, 또는 복벽에 침윤하는 종양
N: 소속 림프절	
NX	소속 림프절의 평가가 불가능
N0	소속 림프절 전이 없음
N1	소골반 내 1개의 림프절(하복, 폐쇄 림프절, 외장골 및 전선골 림프절)에 전이
N2	소골반 내 다발성 림프절(하복, 폐쇄 림프절, 외장골 및 전선골)에 전이
N3	총장골림프절 전이
M: 원격 전이	
M0	원격 전이 없음
M1	원격 전이 있음

(일본비뇨기과학회, 일본병리학회, 일본의학방사선학회 편: 신우·요관·방광암 취급 규약, pp61~62, 금원출판, 2011)

병태 생리

■ 방광암은 방광의 점막인 요로상피에 발생하는 종양으로, 병리조직학적으로는 90% 이상이 요로 상피암이다.

- 신장에서 생성된 소변은 요로(신우, 요관, 방광, 요도)를 거쳐 체외로 배설된다. 이 요로를 감싼 점막이 요로상피이다. 병리조직학적으로는 방광암을 비롯한 신우암, 요관암, 요도암을 같은 요로상피암으로 취급할 필요가 있다(그림 60-1).
- 요로상피암은 상기 요로계의 각 소에 다발하기 쉽고, 재발도 쉽다. 따라서 요로 전체에 대한 확인과 치료를 한 후의 재발 확인이 중요하다.
- 방광암의 병기 분류를 표 60-1로 나타내었다.
- 요로상피암에 있어, 상피내암은 수년이 경과한 후 침윤암으로 진행될 가능성이 높다.

병인·악화 요인

- 첫 번째 발암 위험 요인은 흡연이다.
- 직업성 화학 발암 요인으로는 방향족 화합물 아민에의 노출이 지적되고 있다.
- 약제성 발암 요인으로는 소염 진통제인 페나세틴(2001년, 후생노동성의 지도로 공급 정지)의 대량 사용과 시클로포스파미드를 들 수 있다.
- 염증, 감염증과 관련하여, 아프리카 등의 일부 지역에서는 주혈흡충 감염에 따른 만성 염증을 기반으로 한 방광 편평상피암이 잘 발병한다.

역학·예후

- 일본에서 방광암은 모든 암 가운데 7번째로 많이 발병한다.
- 방광은 요로(신우, 요관, 방광, 요도) 중 요로상피암 발생 빈도가 가장 높은 장기이다.
- 중년 이후에 많이 발병하고, 성별로는 남성이 여성에 비해 3~4배 정도 많다.

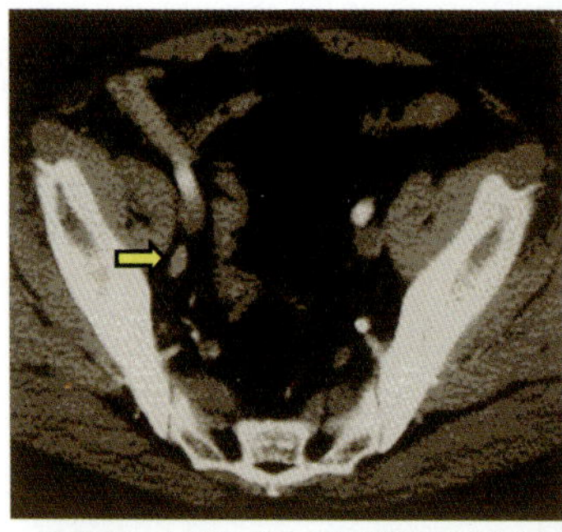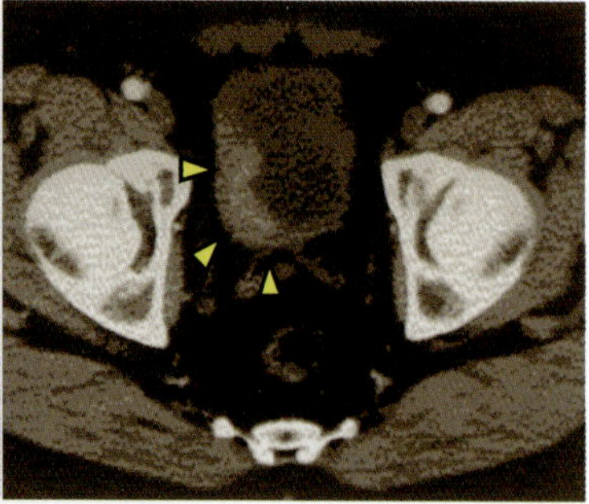

■ 그림 60-4 근층 침윤성 방광암(T3N1M0) 증례의 CT 영상

화살표(→)는 림프절 전이를, 쐐기(▶)는 원발 종양을 나타낸다.

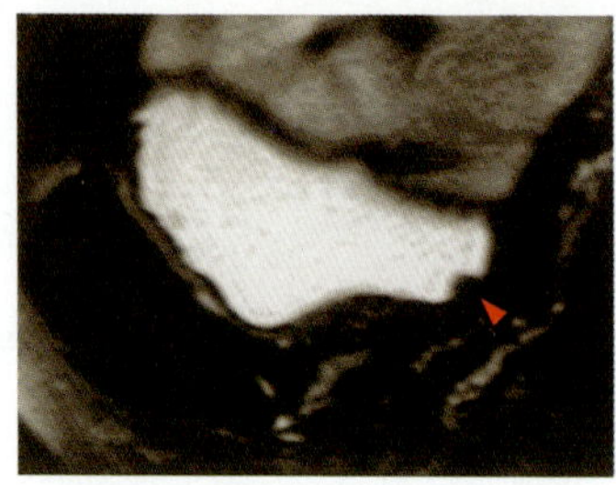

■ 그림 60-5 근층 침윤성 방광암(T2N0M0)
증례의 MRI 영상

이미지상 침윤은 근층 내에 머물러 있다.

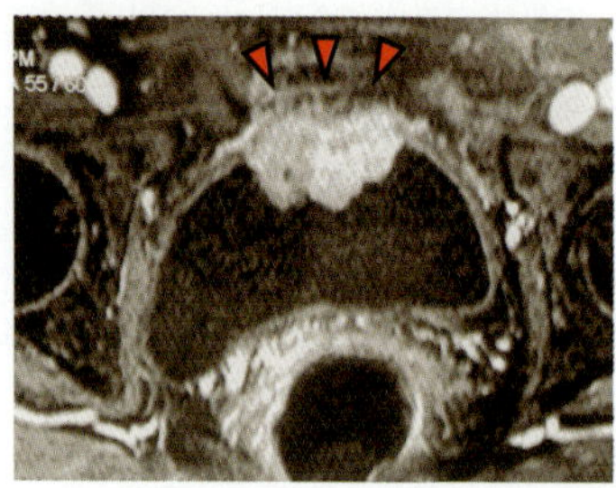

■ 그림 60-6 방광경 영상에서 나타난 근층
침윤성 방광암(T3N0M0) 증례의 조영 MRI
영상

- 생명 예후는 방광암의 조직학적 분화도와 침윤도에 따라 크게 다르다. 분화형의 근층 비침윤성 (Ta, T1) 방광암(방광암의 약 70~80%)은 5년 생존율이 90% 이상으로, 좋은 예후를 보인다. 반면, T2 이상의 침윤암(방광암의 약 20~30%, 대부분이 낮은 분화형)은 5년 생존율이 약 50%로 감소한다.
- T1 이하의 방광암은 내시경으로 절제 치료 후, 약 50%의 증례에서 방광강 내 재발이 평가된다.

증상

▌ 대부분 혈뇨가 보이며, 빈뇨, 배뇨 시 통증 등이 있다.

- 85~90%가 혈뇨를 호소하며 진찰을 받는다.
- 약 20%에서 빈뇨, 배뇨 시 통증 등 방광 자극 증상이 인정된다.

진단·검사값

▌ 방광경 검사를 통해 종양의 발생 부위, 크기, 양상을 진단할 수 있다.

- 방광경(그림 60-2, 3): 방광암의 진단에 필수적이다. 종양의 발생 부위, 수, 크기, 양상(유두상인지 또는 비유두상인지) 등 치료법 선택에 유용한 정보를 얻을 수 있다.
- 복부 초음파 검사: 5mm 이상의 방광암이면 복부 초음파 검사로 진단이 가능하지만, 방광경 정도로는 상세한 정보를 얻을 수 없다. 간편하게 할 수 있기 때문에 신우·요관암의 합병 유무, 수신증의 유무, 스크리닝에 유용하다.
- 배설성 요로 조영술: 신우·요관암의 합병이 의심되는 경우에 필수로 하는 검사이다. 예전부터 방광암 진단 시에는 일상으로 행해졌는데, 복부 초음파 검사를 대신하는 방법이다.
- CT(그림 60-4): 병기 진단, 특히 림프절이나 다른 장기 전이의 유무 진단에 유용하다. 침윤도 진단은 방광 주위 지방조직 침윤과 인접 장기의 벽 이외의 침윤 진단에 유용하다.

■ 표 60-2 방광암의 주요 치료제

	분류	일반명	주요 상품명	약의 효과 메커니즘	주요 부작용
항암제	대사 길항제	메토트렉세이트	메소트렉세이트	세포 내 효소에 대항해 작용한다.	골수 억제
		겜시타빈 염산염	젬잘		
	알칼로이드계	빈블라스틴 황산염	엑잘	세포의 유사 분열을 중기에 정지시킨다.	골수 억제, 신경 장애
	항암제	독소루비신 염산염 (아드리아마이신)	아드리아신	DNA, RNA의 생합성을 억제한다.	심근 장애, 심부전
	백금 제제	시스플라틴	란다, 브리프라틴	DNA 합성, 암세포의 분열을 억제한다.	급성 신부전

- MRI(그림 60-5, 6): 침윤도 진단에 유용하며, T1 이하와 T2 이상의 감별이 어느 정도 가능하다.
- 소변세포진: 종양이 생기는 소변 박리세포를 파파니콜로 염색 검사로 진단한다. 클래스 1, 2를 음성, 클래스 3을 양성 의심, 클래스 4, 5를 양성이라 한다. 요로상피암의 조직학적 배경을 반영하고 있으며, 침윤암과 상피내암 검출 능력이 특히 뛰어나다.
- 경요도적 생검: 확정 진단을 위해 필수적이다. T1 이하 방광암의 경우, 경요도적인 방광 종양 절제술(TURBT) 치료도 겸한다.

합병증

- 혈뇨에 따른 빈혈
- 수신증에 따른 신부전
- 진행 증례에서는 종양 수반 증후군으로 백혈구 증다증이나 고칼슘혈증 등

치료법

치료는 병기와 조직학적 분화도에 따라 다르다.

● 비근층 침윤성(Ta, T1, Tis) 방광암

- 경요도적인 방광 종양 절제술(TURBT)로 종양을 완전히 절제한다. 조직학적 분화도에 따라 진전 위험이 다르기 때문에 TURBT 후의 대응도 다르다.
- 다발 또는 빈번한 재발을 반복하는 비근층 침윤성 방광암에 대해서는 재발 방지 치료로 BCG(방광 내 사용)와 항암제(미토마이신 C, 아드리아마이신 등)의 방광 내 주입 요법을 실시한다.
- T1 방광암은 근층 침윤이 없다는 것을 확인하기 위해 TURBT을 다시 시행하고 침윤도 재평가를 실시한다.
- 상피내암은 BCG 또는 항암제의 방광 내 주입 요법을 실시한다. 치료 저항성이 나타나는 경우는 방광 전체 적출 수술을 적용한다.

● 근층 침윤성(T2 이상) 방광암

- 표준 치료는 방광 전적출이다. 남성은 방광, 전립선, 정낭, 요도를, 여성은 방광, 요도, 자궁, 질전벽 전체를 적출한다.
- 방광 전적출은 요로 재건(요로 전환)이 필요하다. 요로 전환 수술 방식인 회장도관은 시술을 해온 지 오래되었고 안정적인 장기 성적이 확인되고 있다. 자연 배뇨형·소변 금제형의 방광 설치나 요관 피부 루도 이루어진다(그림 60-7).
- 치료 성적의 향상을 목적으로 수술 전·후의 보조 화학 요법이 시도되고 있다.
- QOL의 개선을 목적으로 TURBT, 화학 요법, 방사선 요법의 병용에 따른 방광 보존 요법도 실시되고 있다.

● 전이성 방광암

- 전신 화학 요법으로 GC 요법(겜시타빈 염산염 + 시스플라틴)과 M-VAC 요법(메토트렉세이트 + 빈블라스틴 황산염 + 독소루비신 염산염 + 시스플라틴)이 이루어진다. M-VAC 요법은 GC 요법과 동등한 효과를 나타내지만, 부작용이 적다.

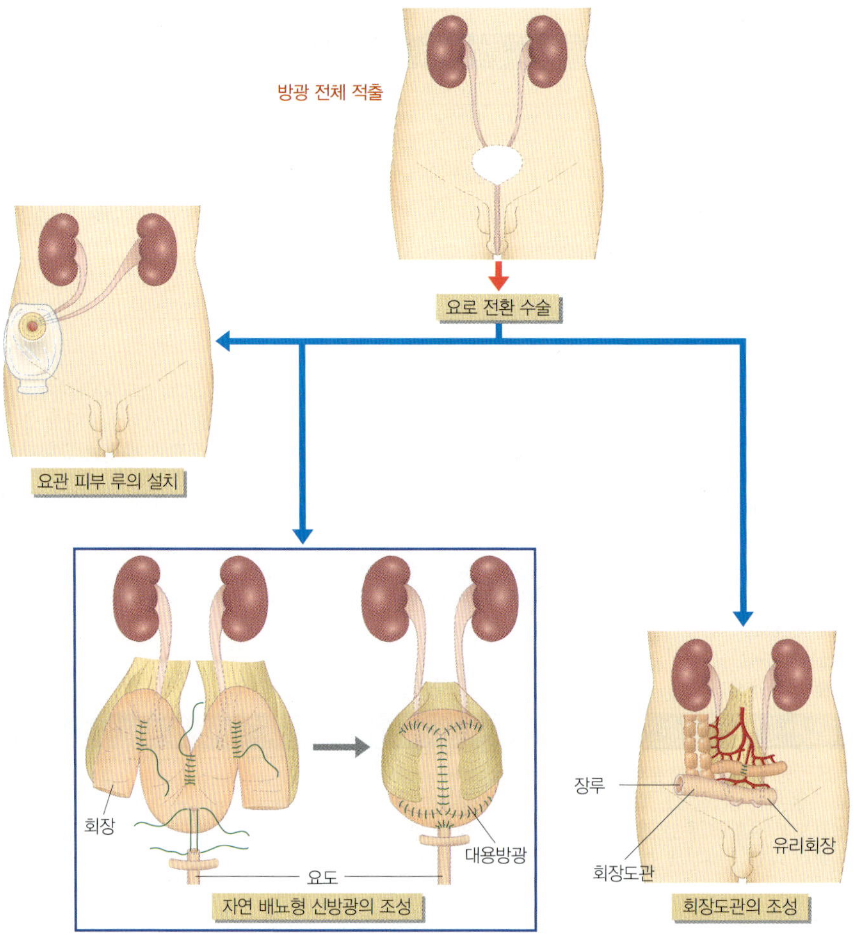

■ 그림 60-7 방광 전체 적출 후의 요로 전환 수술

Px 처방 예) GC 요법: 다음의 2제를 병용한다.
● 젬잘 주　1회 1000mg/㎡　제1, 8, 15일　정맥 주사　← 대사 길항제
● 란다 주　1회 70mg/㎡　제2일　정맥 주사　← 백금 제제
　※상기를 4주간 1코스로 반복한다.
Px 처방 예) M-VAC 요법: 다음의 4제를 병용한다.
● 메토트렉세이트 주　1회 30mg/㎡　제1, 15, 22일　정맥 주사　← 대사 길항제
● 엑잘 주　1회 3mg/㎡　제2, 15, 22일　정맥 주사　← 알카로이드계
● 아드리아신 주　1회 30mg/㎡　제2일　정맥 주사　← 항암제
● 란다 주　1회 70mg/㎡　제2일　정맥 주사　← 백금 제제
　※상기를 4주간 1코스로 반복한다.

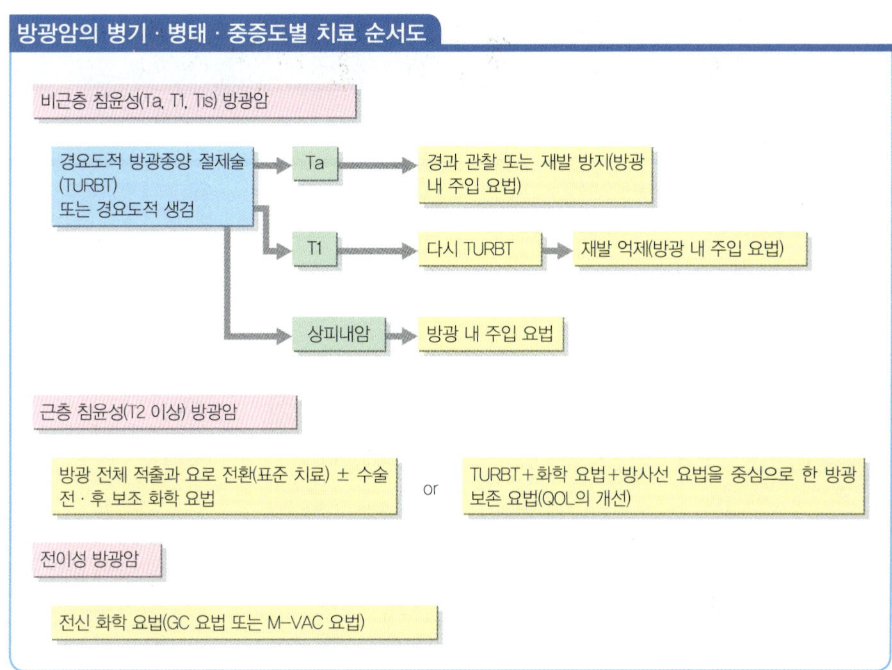
비근층 침윤성(Ta, T1, Tis) 방광암
경요도적 방광종양 절제술
(TURBT)
또는 경요도적 생검
Ta
경과 관찰 또는 재발 방지(방광 내 주입 요법)
T1
다시 TURBT
재발 억제(방광 내 주입 요법)
상피내암
방광 내 주입 요법
근층 침윤성(T2 이상) 방광암
방광 전체 적출과 요로 전환(표준 치료) ± 수술 전 · 후 보조 화학 요법
or
TURBT+화학 요법+방사선 요법을 중심으로 한 방광 보존 요법(QOL의 개선)
전이성 방광암
전신 화학 요법(GC 요법 또는 M–VAC 요법)

방광암 환자의 간호

간호 과정 순서도

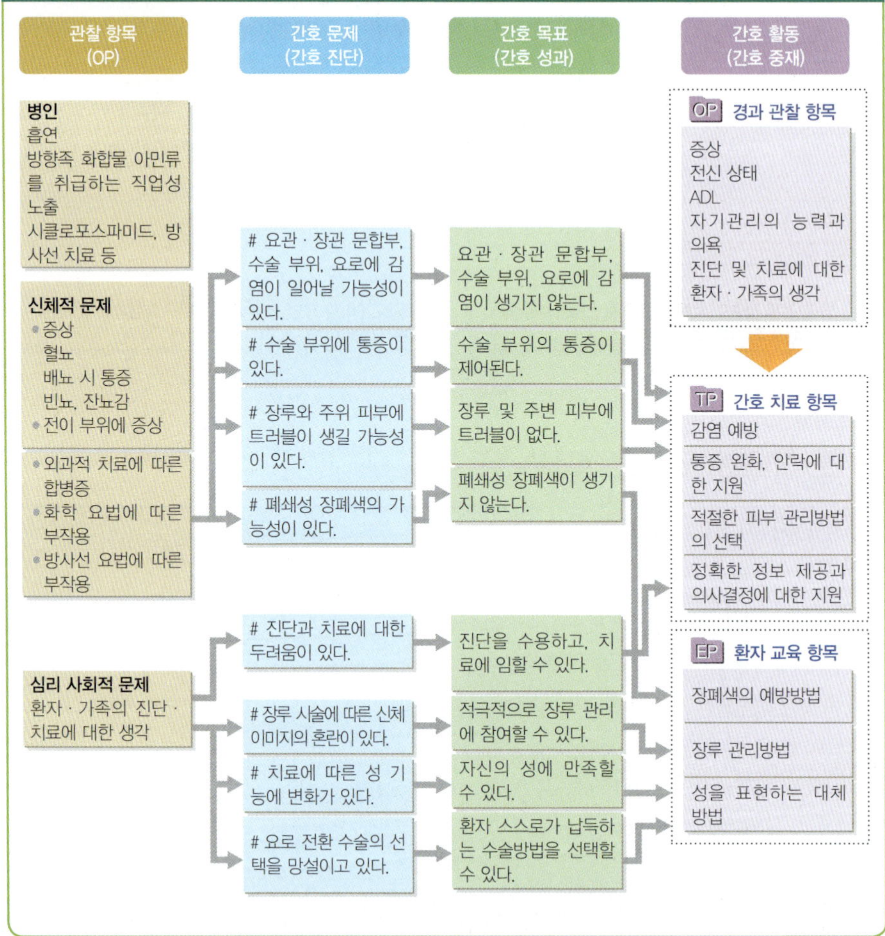

기본 개념

- 표재성 방광암에는 경요도적인 방광 종양 절제술이나 BCG 치료 등 여러 가지 방법이 있지만, 침윤암은 요로 전환을 수반하는 방광 전체 적출 수술이 일반적이다. 방광 기능의 변화와 함께 외관적으로도 큰 변화를 받아들여야 하는 환자의 기분에 맞춰 수술 전 · 후, 이후 생활에 대한 치밀한 간호가 필요하다.
- 전이 · 재발에는 화학 요법이 이루어지는 경우가 많으며, 화학 요법을 받는 환자의 간호에 대해서도 알고 있을 필요가 있다. 더 진행되면 혈뇨나 배뇨통 이외에, 전이 부위에도 통증 증상이 나타나고 신체적으로도 정신적으로도 고통이 증가한다. 충분한 증상 컨트롤과 정신적인 지원이 중요하다.

정보 수집	평가 관점과 근거·잠재적 간호 문제
증상 부위, 출현 상황, 정도의 관찰	▌언제부터 어떤 증상이 어느 정도 계속되고 있는지 파악하고, 고통 증상의 완화에 노력한다. ● 혈뇨, 방광 자극 증상(배뇨 시 통증, 빈뇨, 배뇨 곤란, 잔뇨감 등)이 있다. ● 혈뇨가 심해지면 빈혈 증상이 나타날 수 있다. 혈액 데이터와 함께 확인한다. ● 방광암이 퍼져 요관 입구를 폐쇄하면 수신증을 일으키고 요통이 발생한다. 허리 통증의 여부와 함께 신장 기능 저하의 유무를 확인한다. ● 전이는 결장, 직장, 전립선, 자궁, 질과 인근 장기에 직접 침윤하면서 시작되어 혈행성, 림프행성으로 전신에 퍼진다. 전이 부위의 증상 관찰을 실시한다. 🔍 잠재적 간호 문제 : 배뇨 장애/혈뇨에 따른 출혈 위험 상태/빈혈에 따른 활동내성 저하, 낙상 위험 상태/만성 통증
전신 상태의 파악	▌방광암은 노인에게 잘 발생한다. 치료 전 전신 상태에 대한 평가는 치료 선택과 치료에 따른 합병증의 위험을 파악하는 데 중요하다. ● 호흡 기능: 흡연 경력이 있는 환자는 수술 후 호흡기 합병증을 일으키기 쉽다. ● 순환 상태의 영향 평가와 함께 고혈압이나 관상동맥 질환 등의 병력을 파악한다. ● 영양 상태: 비만, 당뇨병 등 수술 후 봉합 부전의 위험 인자를 파악한다. ● ADL을 파악한다. 요로 전환방법을 선택할 때는 자기관리 능력도 확인한다. 🔍 공동 문제 : 수술 후 호흡기 합병증의 가능성/수술 순환 부전의 가능성/수술 후 봉합 부전의 가능성 🔍 잠재적 간호 문제 : 요로 전환 수술 후 배설의 자기관리 부족
환자·가족의 심리·사회적 측면 파악	▌방광암 진단을 환자·가족이 어떻게 받아들이고 대처하는지의 양상은 다양하다. 또한 치료와 수술 방식의 선택, 방광 기능과 구조의 변화라는 현실에 어떻게 대처할지, 환자·가족의 생각을 이해하고 필요한 간호 계획을 세운다. ● 요로 전환 수술은 각각 장점과 단점이 있고, 배설방법뿐만 아니라 신체 이미지, 성적인 문제와도 관계가 있다. ● 환자의 자기관리에 대한 준비와 환자를 지지해주는 가족의 존재를 파악한다. ● 치료 후에도 재발·전이에 대한 불안과 함께 살아가게 되므로 환자·가족의 생각을 배려한다. ● 말기에는 신체 증상 이외에, 죽음에 대한 불안과 정신적 고뇌도 나타난다. ● 가족 등 간병인에게 과도한 부담이 되진 않을지 파악한다. 🔍 잠재적 간호 문제 : 진단과 치료에 대한 두려움/요로 전환 수술을 선택하는 데 드는 망설임/치료에 따른 성적 기능 변화/재발·전이, 예후에 대한 불안/죽음의 불안/정신적 고통/가족의 간병인 역할 긴장
수술 후 합병증의 관찰	▌골반 내 장기의 적출에 따른 합병증 이외에, 요로 전환 수술에 따른 다양한 합병증이 발생할 수 있기 때문에 장기간 관찰이 필요하다. **수술 부위의 상태** ● 요관·장관 문합부에서 복강 내로 소변이 샐 가능성이 있다. 드레인의 배액량·양상, 요로에서의 소변 유출, 복막염 증상 출현에 주의한다. ● 요관·장관 문합부, 수술 부위, 요로에 감염 증상이 없는지는 체온과 혈액 데이터 등의 전신 상태 변화와 함께 관찰한다. ● 회장도관이나 요관 피부 루의 설치술에서는 장루와 피부 봉합부에서의 출혈, 장루의 혈액 순환 장애, 부종, 주위 피부염 등을 관찰하고 합병증의 조기 발견에 노력한다. ● 신방광의 설치 수술 후 방광 유치 카테터에서 배설되는 소변에 함께 섞여 배출되는 신방광의 점액과 괴사 조직의 상태를 관찰한다.

60
방광암

	통증
	● 수술 부위 통증뿐만 아니라 복막염 증상이나 장폐색 등의 가능성도 생각해볼 수 있다. 통증의 원인을 평가하고, 효과적으로 통증을 완화시킨다.
	● 통증이 호흡 · 순환 상태에 미치는 영향을 파악한다.
	● 진통제의 사용 상황, 효과, 부작용의 출현 상황을 파악한다.
	● 수술 후 활동 상황을 파악하고 통증이 조기 움직임을 방해하는 요인이 되는지 파악한다.
	● 통증이 수면, 휴식을 방해하고 있지 않은지 파악한다.
	장폐색
	● 구역질 · 구토, 복통 등의 자각 증상과 대장 연동 음, 배기가스, 배변 상황, X선 소견을 파악해, 장폐색의 유무를 평가한다.
	● 수술 후 마비성 장폐색은 일과성이지만, 회장도관 및 회장 이용의 신방광이 설치된 경우는 장관의 유착이나 혈행 장애에 따른 폐쇄성 장폐색이 반복적으로 일어날 가능성이 있다. 수술 후 장기적인 예방이 필요하다.
	성적 기능 장애
	● 신경 보존 수술을 받아도 수술 작업에 따른 신경 손상의 가능성이 있다. 또한 장루나 배뇨 기능의 변화가 성적인 면에 영향을 주는 경우도 있다.
	● 부부 관계나 환자 자신의 성적 기능 변화를 파악하고 어떤 불안과 어려움이 있는지를 평가한다.
	🔍 잠재적 간호 문제 : 요관 · 장관 문합부, 수술 부위, 요로 감염 가능성/장루와 주위 피부 트러블의 가능성/수술 부위의 통증/복통 · 구토에 따른 안락 장애/폐쇄성 장폐색의 가능성/성기능 장애/수술 후 회복 지연
요로 전환에 따른 새로운 배뇨방법 취득 상황	새로운 배뇨방법을 얻어 생활할 수 있는지와 환자 · 가족의 이해도, 기술 획득 상황 이외에 심리적 수용 상황도 파악한다.
	● 수술 선택에서 환자 · 가족이 주체적으로 결정했는가?
	● 새로운 배뇨방법에 대한 환자 · 가족의 언행과 생각은 어떠한가?
	● 환자의 관리방법 습득과 가족의 협력 체제를 파악했는가?
	● 환자 · 가족의 라이프스타일에 맞는 기구가 검토되고 있는가?
	🔍 잠재적 간호 문제 : 장루 설치에 따른 신체 이미지의 혼란/배설의 자기관리 부족/가족 간병인의 부담 증가

Step1 영향 평가	Step2 간호 초점	Step3 계획	Step4 실시	Step5 평가

간호 문제 리스트

#1 진단과 치료에 대한 두려움이 있다(자기인식 패턴).
#2 요로 전환 수술의 선택을 망설이고 있다(인지–지각 패턴).
#3 요관 · 장관 문합부, 수술 부위, 요로에 감염이 일어날 가능성이 있다(영양–대사 패턴).
#4 수술 부위에 통증이 있다(인지–지각 패턴).
#5 장루와 주위 피부에 트러블이 생길 가능성이 있다(영양–대사 패턴).
#6 장루 설치에 따른 신체 이미지의 혼란이 있다(자기인식 패턴).
#7 폐쇄성 장폐색의 가능성이 있다(배설 패턴).
#8 치료에 따른 성 기능에 변화가 있다(성–생식 패턴).

간호의 우선순위 지침

● 병기나 치료법에 따라 간호 문제는 달라진다. 치료법을 선택할 때는 요로 전환이라는 선택 사항이 포함되어 있기 때문에, 환자 · 가족이 납득하는 쪽으로 선택을 하고 치료에 적극적으로 임할 수 있도록 충분한 설명과 지원을 해준다.

- '간호 문제 #3' 다음은 침윤암으로, 근치적 방광 전체 적출 수술＋회장도관 설치 수술을 받은 환자에게 초점을 맞추었다. 수술 후 발생하기 쉬운 간호 문제를 예를 들었다. 요로 전환 수술에도 여러 가지가 있기 때문에 그것에 따라서 간호 문제가 또 달라지지만, 두 경우 모두 수술 전부터 충분한 평가와 중재가 중요하다.

<table>
<tr><td>Step1 영향 평가</td><td>Step2 간호 초점</td><td>Step3 계획</td><td>Step4 실시</td><td>Step5 평가</td></tr>
</table>

1 간호 문제 / 간호 진단 / 간호 목표(간호 성과)

간호 문제	간호 진단	간호 목표(간호 성과)
#1 진단과 치료에 대한 두려움이 있다.	**불안** **관련 요인:** 방광암의 진단 및 치료 **진단 지표** □ 긴장한 표정 □ 불면증 □ 식욕부진 □ 권태감	〈장기 목표〉 진단을 수용하고 치료에 임할 수 있다. 〈단기 목표〉 1) 믿을 수 있는 타인에게 불안과 걱정을 말할 수 있다. 2) 진단 및 치료에 대해 이해할 수 있다.

간호 계획 / 중재 포인트와 근거

OP 경과 관찰 항목
- 진단, 치료에 대한 생각
- 표정, 안색, 전신 상태
- 라이프스타일, 대처 규제
- 가족이나 중요한 타인의 생각

TP 간호 치료 항목
- 위협을 느끼고 있는 부분에 대해 말하도록 격려한다.
- 환자와 가족의 이해에 맞추어 정확한 정보를 제공한다.
- 이용 가능한 사회 자원의 필요성에 대해 평가한다.

EP 환자 교육 항목
- 향후의 검사와 치료에 대해 구체적으로 설명한다.

중재 포인트와 근거

➡ 환자의 문제에 대한 판단을 피하고 이야기를 경청한다. **근거** 환자의 두려움과 관심에 대한 정당성 보증은 환자의 자기인식을 높인다.

➡ 정확한 정보와 구체적인 설명이 필요하다. **근거** 미지의 것에 대한 불안과 걱정을 완화시켜준다.

2 간호 문제 / 간호 진단 / 간호 목표(간호 성과)

간호 문제	간호 진단	간호 목표(간호 성과)
#2 요로 전환 수술의 선택을 망설이고 있다.	**의사결정에 대한 갈등** **관련 요인:** 가치관에 대한 위협 자각 **진단 지표** □ 선택에 대한 불확실성을 말로 표현 □ 다른 몇 가지 선택 사이에서의 갈등 □ 의사결정을 할 때의 고통을 말로 표현 □ 고통 또는 긴장의 신체적 징후	〈장기 목표〉 환자 자신이 납득하는 수술을 선택할 수 있다. 〈단기 목표〉 1) 환자 자신의 고민과 가치관의 갈등을 자각할 수 있다. 2) 가족이나 중요한 타인의 힘을 빌리면서 선택할 수 있다.

간호 계획 / 중재 포인트와 근거

OP 경과 관찰 항목
- 각각의 수술 방식에 대한 환자의 지식과 생각
- 의사결정 패턴
- 가치관(문화, 종교, 가족 등)

TP 간호 치료 항목
- 불안과 갈등을 말하도록 격려한다.

중재 포인트와 근거

➡ 환자의 이야기를 듣는 것에서 시작한다. **근거** 불안과 두려움은 의사결정 능력에 부정적인 영향을 미친다. 감정과 걱정하는 부분에 대해 이야기할 기회를 주는 것은 불안을 경감시킨다.

- 각각의 수술 방식에 대한 정확한 정보를 제공하고 설명한다.

- 의사결정에는 가능한 한 많은 시간을 준다.

EP 환자 교육 항목

- 필요하면 세컨드 오피니언을 요청할 것을 조언한다.

➡ 정확한 정보와 충분한 시간이 필요하다. **근거** 어떻게 의사결정을 했는지는 후속 치료에 대한 대처방법에 영향을 준다.

➡ 적극적으로 세컨드 오피니언을 활용하게 한다. **근거** 정보 확인은 스스로의 선택에 정확성을 보장한다.

3 간호 문제	간호 진단	간호 목표(간호 성과)
#3 요관·장관 문합부, 수술 부위, 요로에 감염이 일어날 가능성이 있다.	감염 위험 상태 **위험 요인:** 관혈적 처치	〈장기 목표〉 요관·장관 문합부, 수술 부위, 요로에 감염이 일어나지 않는다. 〈단기 목표〉 1) 복막염 증상, 요로 감염의 증상이 없다. 2) 수술 부위가 삼출액이나 홍반 증상 없이 치유된다. 3) 백혈구 수와 체온이 정상적으로 유지된다.

간호 계획	중재 포인트와 근거
OP 경과 관찰 항목 - 복부 팽만, 압통의 유무 - 드레인에서의 배액량, 양상 - 소변량, 양상 - 수술 부위의 홍반, 삼출액의 유무 - 체온, 혈액 데이터 **TP** 간호 치료 항목 - 수술 3일 전부터 저잔식, 전날은 유동식을 한다. - 수술 전에 처방된 항생제와 설사제를 투여한다. - 배액 가방이 드레인이나 카테터 장치의 삽입부보다 높게 올리가지 않게 한다. - 체위나 튜브의 뒤틀림에 따라 카테터가 폐색되지 않도록 고정하여 카테터의 개통성을 유지한다. - 적절한 소변량을 유지하기 위해 수액을 한다. - 의사의 지시로 항균제를 투여한다. **EP** 환자 교육 항목 - 수술 전 처치는 감염의 위험을 감소시킬 수 있음을 설명한다. - 드레인 장치의 취급방법을 지도한다.	➡ 요관·장관 문합부에서의 누출에 따른 복막염에 주의한다. **근거** 갑자기 소변량이 감소하거나 드레인으로 소변이 유출되었다는 것은 문합부의 누출을 시사한다. 복막염 증상을 일으키진 않는지 충분한 모니터링이 필요하다. ➡ 역행성 감염을 예방한다. **근거** 요관·장관 문합부의 요로를 확보할 목적으로 신우에 요관 카테터가 삽입되어 체외로 소변을 배출하고 있기 때문에, 역행 감염이 일어나기 쉽다. ➡ 소변량 유지에 노력한다. **근거** 소변량의 감소는 요로 장애 또는 신부전의 징후일지도 모른다. 적어도 30㎖/시간을 유지하도록 모니터링한다.

4 간호 문제	간호 진단	간호 목표(간호 성과)
#4 수술 부위에 통증이 있다.	급성 통증 **관련 요인:** 수술 **진단 지표** □ 말 또는 신호로 통증 호소 □ 통증의 증거 관찰 □ 통증을 피하기 위한 체위 □ 고민에 찬 얼굴 □ 수면 장애	〈장기 목표〉 통증이 제어된다. 〈단기 목표〉 1) 야간 휴식을 취한다. 2) 진통제를 사용하면서 수술 후 움직일 수 있다.

<table>
<tr><th>간호 계획</th><th>중재 포인트와 근거</th></tr>
<tr><td>

OP 경과 관찰 항목
- 통증 부위와 강도
- 표정, 바이털 사인
- 통증 평가 도구를 이용한 상대적 평가
- 진통제의 효과
- 수면 상태
- 움직임의 상황

TP 간호 치료 항목
- 통증 부위와 강도를 기록하고 평가한다.
- 적절한 진통제를 투여한다.
- 안락한 체위를 연구한다.
- 기침이나 심호흡을 할 때는 복부에 베개를 댄다.

EP 환자 교육 항목
- 통증 부위와 강도를 표현하도록 격려한다.
- 진통제의 효과와 부작용에 대해 설명한다.

</td><td>

➡ 환자의 호소와 객관적인 데이터, 통증의 변화에 주의한다. **근거** 통증 부위와 강도의 변화는 출혈이나 복막염의 가능성, 진통제 효과를 평가할 수 있다.

➡ 정기적인 일정에 따라 진통제를 투여한다. **근거** 수술 후의 조기 움직임은 합병증 예방으로 이어진다. 야간의 충분한 휴식은 수술 후 섬망을 예방한다.

</td></tr>
</table>

<table>
<tr><th>5 간호 문제</th><th>간호 진단</th><th>간호 목표(간호 성과)</th></tr>
<tr><td>

#5 장루와 주위 피부에 트러블이 일어날 가능성이 있다.

</td><td>

피부 통합성 장애 위험 상태
위험 요인: 기계적 요인, 습윤, 배설물, 대사 상태의 변화, 순환 장애, 영양 상태의 불균형

</td><td>

〈장기 목표〉 장루 및 주위 피부에 트러블이 없다.
〈단기 목표〉 1) 장루에 적절한 파우치를 선택할 수 있다. 2) 환자와 가족이 적절한 장루 관리방법을 습득할 수 있다.

</td></tr>
</table>

<table>
<tr><th>간호 계획</th><th>중재 포인트와 근거</th></tr>
<tr><td>

OP 경과 관찰 항목
- 장루의 색깔, 상태(출혈, 부종)
- 파우치 접착 부분의 피부

TP 간호 치료 항목
- 장루의 색깔과 상태를 관찰하고 평가한다.
- 장루를 세척하고 관리한다.
- 주위의 피부에 맞는 파우치를 선택한다.
- 환자가 누워 있을 때나 취침 시간에는 파우치를 드레나지 팩에 연결한다.

EP 환자 교육 항목
- 장루와 주위 피부의 관찰점을 설명한다.
- 장루와 주위 피부의 적절한 관리방법을 지도한다.

</td><td>

➡ 정상적인 장루 상태를 이해한다. **근거** 정상적인 장루의 색상은 진한 분홍색에서 어두운 빨간색이다. 혈액 순환이 현저하게 장애를 보이면 보라색에서 흑색이 된다.

➡ 장루의 치유 과정을 이해한다. **근거** 수술 후 조기에 나타나는 장루의 부종은 정상적인 현상이다. 수술 후 1~2주 안에 해소된다.

➡ 환자·가족에게 가능한 방법을 지도한다. **근거** 환자·가족에게 부담이 적은 방법을 선택해 장기적인 문제 방지로 이어나간다.

</td></tr>
</table>

<table>
<tr><th>6 간호 문제</th><th>간호 진단</th><th>간호 목표(간호 성과)</th></tr>
<tr><td>

#6 장루 설치에 따른 신체 이미지의 혼란이 있다.

</td><td>

신체 이미지 혼란
관련 요인: 수술
진단 지표
☐ 신체 부위를 만지지 않음
☐ 신체의 일부를 보지 않음
☐ 신체에 대한 부정적인 감정
☐ 변화 또는 상실의 고통

</td><td>

〈장기 목표〉 환자가 적극적으로 장루 관리에 참여한다.
〈단기 목표〉 1) 환자가 장루에 손을 댈 수 있다. 2) 장루에 대한 긍정적인 언행을 한다.

</td></tr>
</table>

<table>
<tr><th>간호 계획</th><th>중재 포인트와 근거</th></tr>
<tr><td>

`OP` 경과 관찰 항목
- 환자의 장루에 대한 언행
- 장루 관리 참여에의 의욕

</td><td>

➡️장루에 대한 환자의 감정을 표출하게 한다. `근거` 부정적인 감정과 걱정에 대해 말할 기회를 주는 것은 치료의 수용을 촉진시킨다. 또한 구체적으로 어떤 부분을 부정적으로 느끼고 있는지 평가할 수 있다.

</td></tr>
<tr><td>

`TP` 간호 치료 항목
- 피부의 주름과 흉터, 뼈의 돌출, 벨트라인 등을 피한다. 환자에게 최적의 장루 위치를 표시한다.
- 환자의 장루 관리 학습 의욕을 평가한다.
- 도표 및 사진을 이용한 간단한 설명서를 전달한다.

- 간호사가 파우치를 교환하는 모습을 보여주어, 스스로 관리에 참여하도록 격려한다.
- 지속적인 지도와 모니터링이 필요한지 평가한다.

`EP` 환자 교육 항목
- 장루 관리방법을 지도한다.
- 장루 문제와 해결방법을 지도한다.
- 이용 가능한 사회 자원에 대한 정보를 제공한다.

</td><td>

➡️환자의 의욕과 이해에 맞추어 지도한다. `근거` 환자가 학습 준비를 갖추기 전에 시작하거나 너무 어려운 내용을 하면 신체 이미지 혼란을 더욱 강화시킨다.

➡️사회 자원을 활용하게 한다. `근거` 퇴원 후 지속적인 팔로우 업을 포함해, 피부·배설 관리 인증 간호사 활용 및 환자 모임, 장애인 복지법에 따른 장루 기구 비용 지급에 대한 정보를 제공한다.

</td></tr>
</table>

7 간호 문제	간호 진단	간호 목표(간호 성과)
#7 폐쇄성 장폐색의 가능성이 있다.	변비 위험 상태 **위험 요인:** 수술 후 폐색	〈장기 목표〉 폐쇄성 장폐색이 발생하지 않는다. 〈단기 목표〉 1) 수술 후 배변이 있다. 2) 장폐색의 예방법에 대해 이해할 수 있다.

<table>
<tr><th>간호 계획</th><th>중재 포인트와 근거</th></tr>
<tr><td>

`OP` 경과 관찰 항목
- 대장 연동 음, 배기가스, 배변
- 복부 불쾌감, 복부 팽만감, 복통 등의 자각 증상

`TP` 간호 치료 항목
- 체위 변환이나 신체 움직임을 지원한다.
- 구토가 있으면, 양상을 모니터한다.

`EP` 환자 교육 항목
- 장폐색의 증상과 대책에 대해 설명한다.
- 예방을 위해 소화에 좋은 음식과 수분 섭취, 적당한 운동을 권한다.

</td><td>

➡️연동을 촉진시킨다. `근거` 체위 변환이나 보행은 연동을 촉진한다.

➡️환자·가족에 대한 지도가 중요하다. `근거` 퇴원 후 집에서 장폐색이 될 가능성도 있으므로 집에서의 예방이 중요하다.

</td></tr>
</table>

8 간호 문제	간호 진단	간호 목표(간호 성과)
#8 치료에 따른 성 기능에 변화가 있다.	성적 기능 장애 **관련 요인:** 신체 기능과 신체 구조의 변화 **진단 지표** ☐ 성적 만족감을 얻는 데에 관한 변화 ☐ 자신이 생각하는 성적 역할을 담당하는 데에 관한 변화	〈장기 목표〉 환자가 자신의 성에 만족할 수 있다. 〈단기 목표〉 1) 신체 구조의 변화에 따른 성적 변화를 이해할 수 있다. 2) 성을 표현할 수 있는 대체방법을 알 수 있다.

<table>
<tr><td>

간호 계획

</td><td>

중재 포인트와 근거

</td></tr>
</table>

OP 경과 관찰 항목

- 성적 변화에 대한 환자의 언행
- 성에 대한 환자와 파트너의 가치관

➡ 간호사로서 전문적인 태도로 관계한다. **근거** 성욕이 반드시 성행위를 바라는 것이라고는 할 수 없지만, 환자는 수치심 때문에 스스로 말을 꺼내지 못하는 경우도 많다. 간호사가 화제를 제공하여 논의할 기회를 가지면 불안과 염려를 표출하기 쉬워진다.

TP 간호 치료 항목

- 성기능의 변화에 대한 염려를 상의해도 좋다는 것을 전한다.
- 성적인 염려에 대해 말하는 환자의 망설임을 존중한다.
- 치료에 따른 성기능 변화에 대한 적절한 정보를 제공한다.
- 프라이버시가 보호되는 장소에서 화제를 제공한다.
- 파트너와의 사이에서 솔직해지도록 조언한다.
- 전문가 중재의 필요성을 평가한다.

➡ 전문가를 활용한다. **근거** 오랜 기간 만족을 얻지 못한 경우는 파트너와의 관계나 정신적인 면에서 문제가 있을 수도 있다.

EP 환자 교육 항목

- 땀 때문에 기구가 환자 및 파트너에게 붙을 수 있으므로 속옷과 T셔츠, 기구 커버 등의 사용을 권한다.
- 냄새가 신경 쓰이는 경우, 성행위 전에 기구를 하늘로 하여 밀봉하고 소변 냄새의 원인이 되는 음식의 섭취를 피하도록 조언한다.

Step1 영향 평가 ▷ Step2 간호 초점 ▷ Step3 계획 ▷ **Step4 실시** ▷ Step5 평가

병기·병태·중증도별 관리 포인트

【진단기】 방광암 진단이라는 충격을 받아들이면서 단기간에 요로 전환 수술을 선택하는 경우와 경요도적인 방광 종양 절제술과 BCG 치료를 반복하면서 서서히 침윤성 방광암으로 변하여 요로 전환 수술을 하는 경우가 있다. 어느 경우든지 간에 치료법, 수술 방식에 따른 장점과 단점이 뭔지 적절한 정보를 제공한 후, 환자·가족이 납득한 채 치료에 임할 수 있도록 지원한다.

【치료기】 간호사의 적절한 관리와 조언으로 장루 관리에 대한 사고방식도 달라진다. 자기관리를 위해 환자의 심신이 준비되어 있는지 충분한 평가를 한 후 지도를 하는 것이 중요하다. 또한 화학 요법이나 방사선 요법을 실시할 때는 각각의 치료와 그 부작용 증상을 숙지하고 관리하는 것이 좋다.

【말기】 혈뇨, 배뇨통 등의 증상뿐만 아니라 전이 부위에 따라 다양한 고통 증상이 출현한다. 적극적인 통증 완화를 실시해, 환자가 안락한 최후를 맞이할 수 있도록 지원한다. 가족의 슬픔이나 간병 부담의 관리도 중요하다.

간호 활동(간호 중재) 포인트

진단·치료 지원

- 종양 발견부터 전이의 검색, 연속적으로 이루어지는 검사에 대해 환자의 이해에 맞게 구체적으로 설명한다.
- 의사의 설명을 충분히 이해하고 알고 싶은 것은 질문할 수도 있지만, 평가가 중요하다.
- 검사 및 처치 간호는 환자의 개인 정보 보호를 충분히 배려하고 실시한다.

요로 전환 수술 선택의 지원

- 암의 침윤 부위에 따라 선택하는 수술이 달라진다는 것을 이해한다.
- 환자의 라이프스타일이나 가치관을 소중히 하고, 각각의 장단점에 대한 정보를 제공한다.

- 환자가 망설이면 다가가서 환자의 생각을 경청함으로써 환자·가족의 마음 정리를 지원한다. 궁극적으로 환자·가족이 직접 선택할 수 있도록 가능한 한 시간을 많이 준다.

신체 이미지와 성적 변화에 대한 지원
- 장루 및 기구를 사용했을 때 옷이 어울릴지의 여부 등을 포함해, 신체 이미지와 성적인 부분이 변화하는 것을 이해하게 한다.
- 파우치 교환을 실제로 해보거나 기구를 착용하고 외출해봄으로써, 환자가 조금씩 자신감을 가질 수 있고 변화를 받아들이기 쉬워진다.
- 환자와 파트너가 조금씩 변화를 받아들이도록 서두르지 않고 기다린다.

말기 환자·가족에 대한 지원
- 다양한 신체 증상과 더불어 죽음에 대한 불안, 가족 간병인의 부담 등 다양한 문제가 발생한다. 충분히 고통을 완화시켜주고 환자·가족을 전인적으로 파악한 케어가 필요하다.
- 장루 관리는 가족에게 맡기게 되기 때문에 가족이 관리하기 쉬운 기구로의 변경도 생각한다.

퇴원·요양지도

- 환자와 가족에게 장루 관리를 지도하고 환자가 집에서 파우치를 교환할 수 있도록 반복 지도한다.
- 파우치 교환 기준과 교환일의 간격을 지도한다.
- 장루에 문제가 생겼을 때의 대처방법에 대해 구체적으로 설명한다.
- 암모니아 냄새의 예방을 위해 소변을 산성으로 만드는 음식과 수분(크랜베리 주스 등)의 섭취를 권한다.
- 요로 감염과 변비 예방을 위해 하루 2ℓ 정도 수분 섭취를 하게 한다.
- 요로 감염 예방을 위해 취침 시간에는 드레나지 팩을 파우치보다 낮게 사용하도록 지도한다.
- 재사용형 파우치와 레그백은 정기적으로 비누와 물로 세척하도록 지도한다.
- 환자 모임 등 장루를 지닌 채 생활하는 사람들의 모임을 소개한다.
- 신체 장애자 수첩 등 이용 가능한 사회 자원을 소개한다.
- 정기적인 후속 관리를 위한 진찰과 비상 연락방법을 확인한다.

Step1 영향 평가　　Step2 간호 초점　　Step3 계획　　Step4 실시　　**Step5 평가**

평가 포인트

간호 목표 달성도
- 환자가 진단을 받아들이고 치료에 임할 수 있는가?
- 환자 자신이 납득하는 수술 방식의 선택을 할 수 있었는가?
- 요관·장관 문합부, 수술 부위, 요로의 감염을 일으키고 있지 않는가?
- 수술 부위의 통증이 제어되고 있는가?
- 장루와 주위의 피부에 문제가 없는가?
- 환자가 적극적으로 장루 관리에 참여할 수 있는가?
- 폐쇄성 장폐색을 일으키고 있지 않는가?
- 환자가 자신의 성에 만족하고 있는가?

병인 악화 요인

흡연, 시클로포스파미드, 방사선 치료, 방향족 화합물 아민류를 취급하는 직업성 노출 등

병태

요로상피암
편평상피암
선암

종양 증대

요관 입구 폐색

주변 장기 침윤

혈행성 · 림프행성 전신 전이

증상

혈뇨
빈뇨
배뇨 긴급
배뇨 상해
측복부 통증

\# 배뇨 장애
\# 만성 통증

등허리 통증, 직장 통증, 치골 상부의 통증
직장 방광루
방광질루

골통
호흡기 증상
전이 부위의 증상

\# 만성 통증
\# 배뇨 장애
\# 출혈 위험 상태
\# 활동내성 저하
\# 가스교환 장애
\# 낙상 위험 상태
\# 불안
\# 죽음에 대한 불안
\# 정신적 고뇌
\# 간병인 역할의 긴장 위험 상태

진단 검사

문진 · 진찰

\#1 불안
\#2 의사결정 갈등

검사

방광경
소변세포진
정맥성 신우 조영 검사
CT, MRI 검사
흉부 X선 검사
복부 초음파 검사
뼈 신티그래피

치료 간호

수술 치료

RC: 수술 후 호흡기 합병증
RC: 수술 후 순환 부전
RC: 수술 후 봉합 부전
RC: 수술 후 출혈
\#3 감염 위험 상태
\#4 급성 통증
\#5 피부 통합성 장애 위험 상태
\#6 신체 이미지 혼란
\#7 변비 위험 상태
\#8 성적 기능 장애
\# 수술 후 회복 지연
\# 배설에 관한 자기관리 부족

화학 요법

RC: 약물 요법의 유해 반응
\# 구역질
\# 감염 위험 상태
\# 신체 이미지 혼란
\# 비효과적인 성적 패턴

방사선 요법

RC: 방사선 요법의 부작용
\# 배뇨 장애
\# 설사
\# 피부 통합성 장애 위험 상태

외과적 치료＋화학 요법
외과적 치료＋방사선 요법
화학 요법＋방사선 요법

60
방광암

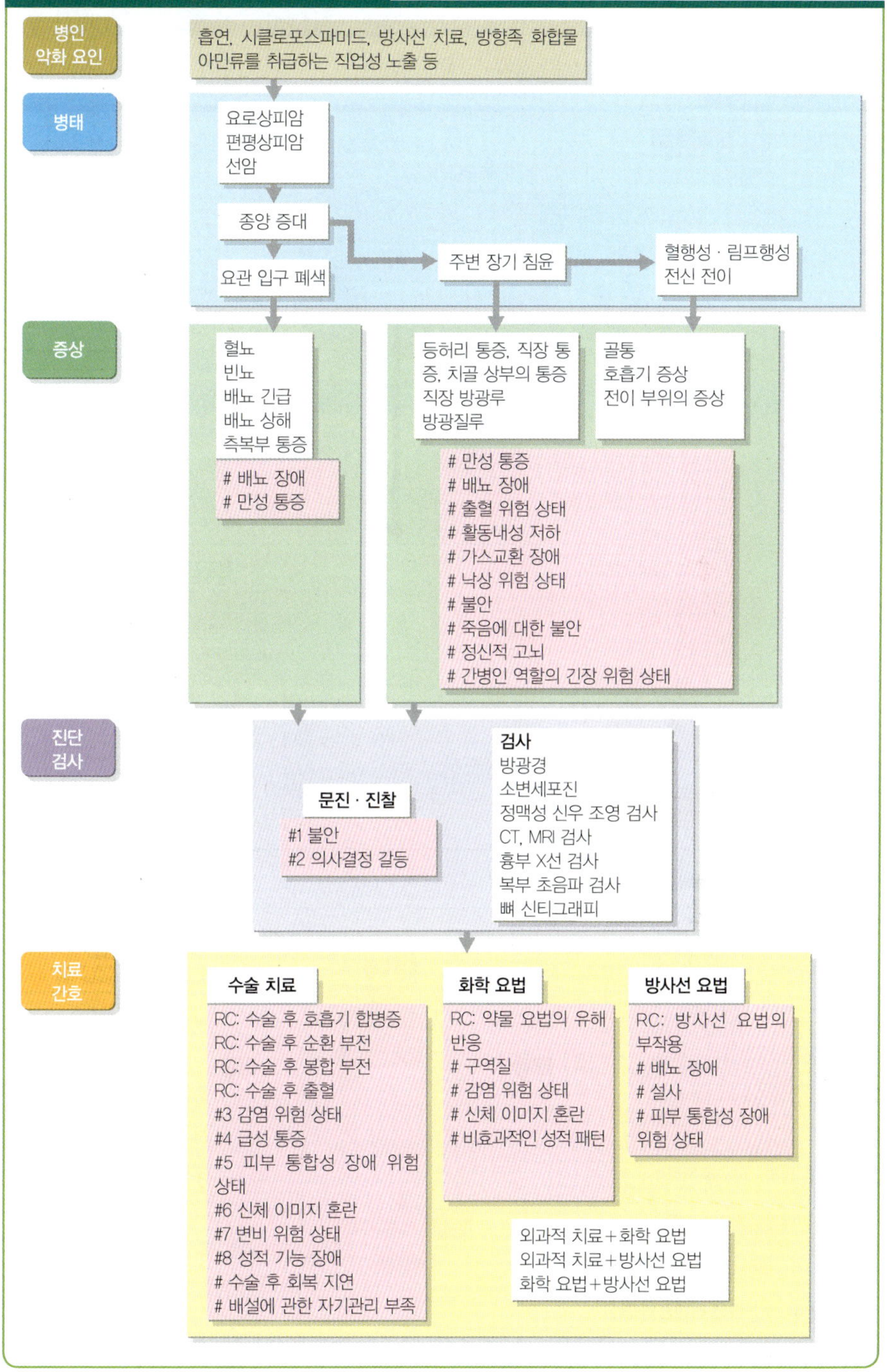

61 전립선 비대증

가와카미 사토루

눈으로 보는 질환

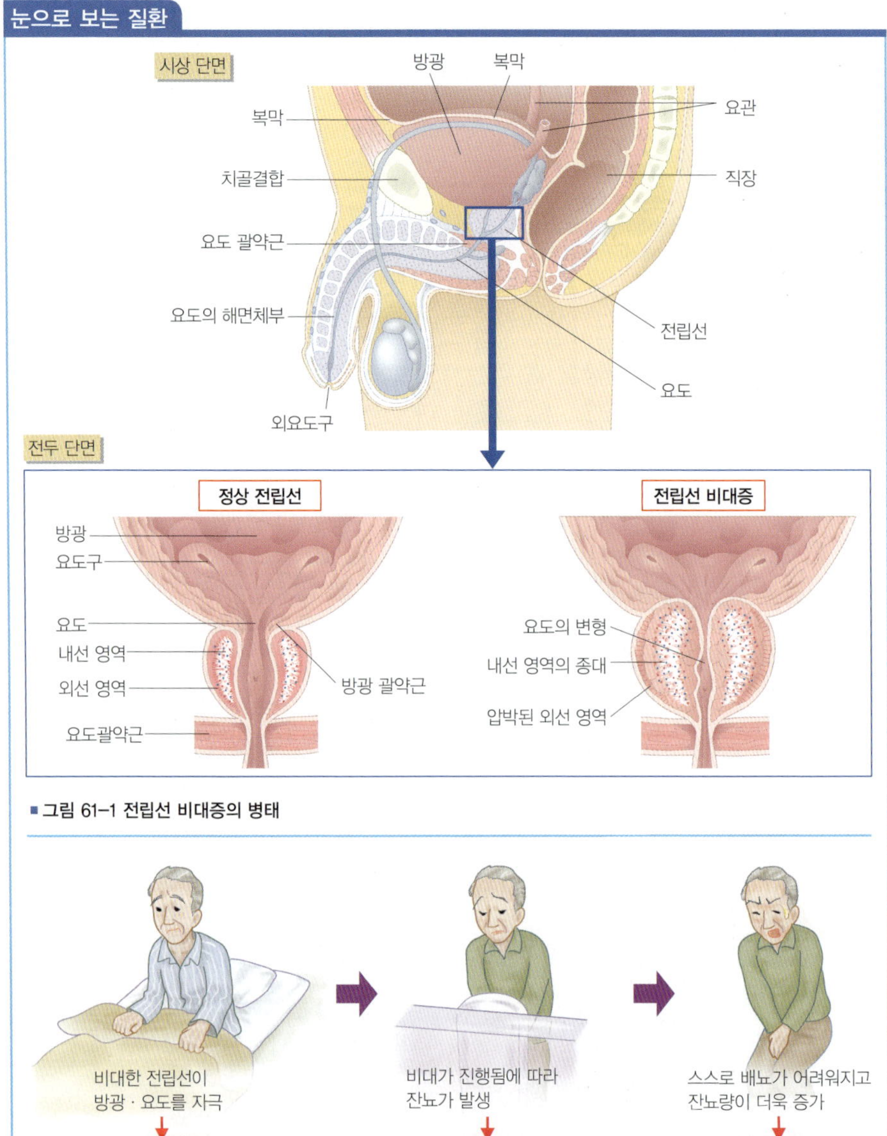

■ 그림 61-1 전립선 비대증의 병태

■ 그림 61-2 전립선 비대증의 증상

병태 생리

▌ 전립선 비대증은 전립선이 비대해져 하부 요로를 폐색해, 하부 요로 증상이 나타난 상태를 말한다.
- 남성의 배뇨는 방광에 쌓인 소변이 전립선 내부를 관통하는 전립선 요도를 통과해 체외로 배설된다.
- 전립선은 요도 주위를 둘러싼 형태로 존재하는 외분비선이다. 전립선 비대증은 전립선의 외분비 영역(이행 영역)이 비대해지는 것이다(그림 61-1).
- 전립선은 남성 생식기관이며, 그 기관의 형성, 분화, 기능은 남성 호르몬의 지배를 강하게 받고 있다.
- 전립선이 비대해져 하부 요로를 폐색하는 원인으로는 기계적 폐색과 기능적 폐색이 있다.
  - 기계적 폐색: 내선 영역의 비대에 따라 요도가 압박되고 변형된다.
  - 기능적 폐색: 전립선 평활근의 수축 긴장에 따른다. 이는 교감신경계의 아드레날린 수용체가 관여한다.

병인·악화 요인

- 전립선 비대증의 발병에는 많은 요인이 있지만 현재까지는 나이와 호르몬 환경만을 분명한 관련 요인으로 보고 있다.

역학·예후

- 전립선 비대증은 65세 이상 남성의 약 30%에게서 발생하는, 빈도가 매우 높은 질환이다.
- 전립선 비대증의 발병률은 나이와 함께 증가한다. 30세 이전에는 0%이지만 60세가 되면 약 60%가 증가한다는 보고가 있다.
- 1990년대 이후 전립선 비대증에 대한 일반적인 의식이 높아짐에 따라 환자 수가 증가하고 있다.
- 예후: 전립선 비대증 자체는 생명에 위험한 질환이 아니지만, 하부 요로 증상에 따라 환자의 QOL이 저하된다.

증상

▌ 야간 빈뇨, 잔뇨감, 배뇨 곤란 등의 하부 요로 증상이 나타난다.
- 주된 증상은 하부 요로 증상으로, 배뇨 곤란, 빈뇨, 야간 빈뇨, 잔뇨감, 요의 절박감 등이 있다(그림 61-2). 전립선의 크기와 하부 요로 증상이 반드시 상관있는 것은 아니라는 점에 주의가 필요하다.

진단·검사값

▌ 관건은 전립선암의 제거와 하부 요로 폐색에 대한 상태 파악이다.
- 하부 요로 증상을 일으키는 질환 모두가 감별의 대상이 된다. 전립선암, 방광경부 경화증, 요도 협착, 신경인성 방광, 요로 감염증, 하부 요로결석, 하부 요로종양 등이다.
- 환자의 배경 파악: 합병증, 병력, 사용 중인 약제
- 기본적 평가: 직장 검사, 소변 검사, 신장 기능의 평가(Cr 측정), 전립선 특이 항원(PSA)
- 자각 증상의 평가
  - 국제 전립선 증상 점수(I-PSS: International prostate symptom score)(표 61-1): 0~7점을 경증, 8~19점을 중등증, 20~35점을 중증이라 한다.
  - QOL 점수(표 61-2): 0, 1점을 경증, 2~4점을 중등증, 5, 6점을 중증이라 한다.
  - 배뇨 일지
- 배뇨 기능과 전립선 형태의 평가
  - 요류 속도 측정·잔뇨 측정(표 61-3, 61-4): 최대 요류 속도 15㎖/초 이상이고 잔뇨량 50㎖ 미만을 경증, 최대 요류 속도 5㎖/초 미만 또는 잔뇨량 100㎖ 이상을 중증이라 한다.
  - 초음파 검사: 전립선 용적 측정과 방광, 전립선 모양을 관찰할 수 있다.

합병증

- 전립선 비대증에 따른 하부 요로 폐색은 신장 기능 장애를 일으킬 위험이 있다. 전립선 비대증 증상을 보이는 환자의 11%에게서 신장 기능 장애가 인정된다는 보고가 있다.

61 전립선 비대증

■ 표 61-1 국제 전립선 증상 점수(I-PSS)

	전혀 없음	5회에 1회 비율 미만	2회에 1회 비율 미만	2회에 1회 비율	2회에 1회 비율 이상	거의 항상
1. 최근 1개월 동안 배뇨 후 소변이 아직 남아 있다는 느낌이 있었습니까?	0	1	2	3	4	5
2. 최근 1개월 동안 배뇨 후 2시간 이내에 다시 가야 하는 일이 있었습니까?	0	1	2	3	4	5
3. 최근 1개월 동안 배뇨 도중 소변이 끊기는 경우가 있었습니까?	0	1	2	3	4	5
4. 최근 1개월 동안 소변을 참는 것이 괴로운 적이 있었습니까?	0	1	2	3	4	5
5. 최근 1개월 동안 소변의 기세가 약한 적이 있었습니까?	0	1	2	3	4	5
6. 최근 1개월 동안 배뇨 시작 시에 배에 힘을 줄 필요가 있었습니까?	0	1	2	3	4	5
7. 최근 1개월 동안 잠자리에 들어 아침에 깰 때까지 보통 몇 번의 배뇨 때문에 일어났습니까?	0회 0	1회 1	2회 2	3회 3	4회 4	5회 이상 5

I-PSS는 배뇨 장애의 증상에 관한 7가지 항목의 질문으로 구성되어 있다. 각각 0~5점으로 평가하고 각 항목 점수를 합산(총계 35점)하여 경증(0-7점), 중등증(8~19점), 중증(20~35점)으로 분류한다.

■ 표 61-2 QOL 점수

	매우 만족	만족	대략 만족	만족·불만 어느 쪽도 아님	약간 불만	불만	매우 불만
현재 배뇨 상태가 향후 평생 지속된다면, 기분이 어떻습니까?	0	1	2	3	4	5	6

QOL 점수는 현재의 배뇨 상태에 대한 환자 자신의 만족도를 나타내는 지표이다.
0점(매우 만족)에서 6점(매우 불만)까지 7단계로 평가하고 경증(0, 1점), 중등증(2~4점), 중증(5, 6점)으로 분류한다.

■ 표 61-3 전립선 비대증의 진료 지침에 따른 중증도의 판정 기준

심각도	1. 증상	2. QOL	3. 배뇨 기능	4. 형태
	국제 전립선 증상 점수	QOL 점수	최대 요류 속도와 잔뇨량	전립선 용적
경증	0~7	0, 1	15㎖/초 이상, 50㎖ 미만	20㎖ 미만
중등증	8~19	2~4	5㎖/초 이상, 100㎖ 미만	50㎖ 미만
중증	20~35	5, 6	5㎖/초 미만 또는 100㎖ 이상	50㎖ 이상

■ 표 61-4 전립선 비대증의 진료 지침에 따른 일반 중증도의 판정 기준

심각도	표 61-3의 4항목의 심각도
경증	4항목 모두 경증 3항목 경증 및 1항목 중등증
중등증	중증 항목 없음, 중등증 2항목 이상 중증 항목 1항목만
중증	중증 항목 2항목 이상

분류	일반명	상품명	약의 효과 메커니즘	주요 부작용
α_1 수용체 차단제	탐스로신 염산염	하루날	α_1 수용체의 차단에 따라 하부 요로 평활근을 이완	간 기능 장애, 기립성 저혈압, 수술 중 홍채 긴장 저하 증후군
	나프토피딜	플리바스		
	실로도신	유리프	α_{1A} 수용체의 선택적 차단	간 기능 장애, 갈증, 사정 장애, 수술 중 홍채 긴장 저하 증후군
5α 환원 효소 억제제	두타스테리드	아볼부	5α 환원 효소를 억제해 전립선세포 내의 디하이드로 테스토스테론 농도를 내려. 전립선을 축소	성욕 감퇴, 발기부전, 유방 장애
항 안 드 로 겐 약	알릴에스트레놀	퍼세린	안드로겐과의 경합적인 대항에 따른 전립선의 비대를 억제	간 장애
	크롬마지논초산에스텔	프로스톨	황체 호르몬작용	
식물 제제	세르니틴포렌엑스	세닐톤	항염증작용과 요로 소독작용	드물게 과민증
	합제	에비프로스타트		

- 이외에도 요폐, 요로 감염, 혈뇨, 방광 결석 등이 합병될 수 있다. 이러한 합병증이 있는 전립선 비대증은 수술적 치료가 적용된다.

치료법

치료의 목표는 하부 요로 증상의 개선과 QOL의 개선, 합병증 예방이다. 중증도, 환자의 연령, 병존 질환의 유무 등에 따라 치료 방침을 결정한다.

- 약물 요법으로는 α_1 수용체 차단제 단독 적용 또는 α_1 수용체 차단제와 두타스테리드의 병용이 중심이다.
- 수술적 치료는 경요도적 전립선 절제술(TUR-P)이 표준이지만, 최근 저침습성 치료로 홀미움 레이저를 이용한 내시경 수술이 주목받고 있다.
- 치료하지 않고 경과 관찰: 증상이 경증 혹은 QOL의 저하가 없는 경우.
- 약물 요법: α_1 수용체 차단제의 투여가 첫 번째 선택이지만, 중등증 이상에 대해서는 두타스테리드의 병용이 이루어진다. 두타스테리드의 투여로, 확대된 전립선은 약 30% 정도 축소되고 요폐와 전립선 비대증 수술 등의 사고 발생을 억제한다. 두타스테리드를 6개월 이상 계속 복용하면 혈중 테스토스테론 수치가 약간 상승하고, 혈청 PSA값은 약 50%로 감소한다.
- 수술적 치료: 약물 요법에 저항성인 경우, 또는 전립선 비대증에 따른 반복 요폐, 요로 감염, 혈뇨 또는 방광게실, 방광결석, 신후성 신부전이 있는 경우에는 수술적 치료가 적당하다. 경요도적 전립선 절제술(TUR-P)이 표준 수술이다.
- 저침습성 치료: 레이저, 스텐트 유치, 고온도 치료 등을 들 수 있지만, 장기 성적은 아직 명확하지 않다.

전립선 비대증의 병기 · 병태 · 중증도별 치료 순서도

※ 표 61-3, 4의 중증도 판정에 기초해 연령, 병존 질환, 환자의 희망 등을 고려한 종합적인 치료 방침을 세운다.

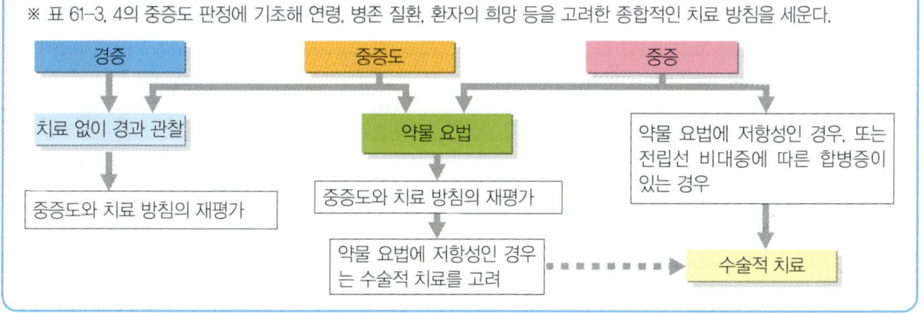

나스 가즈미

간호 과정 순서도

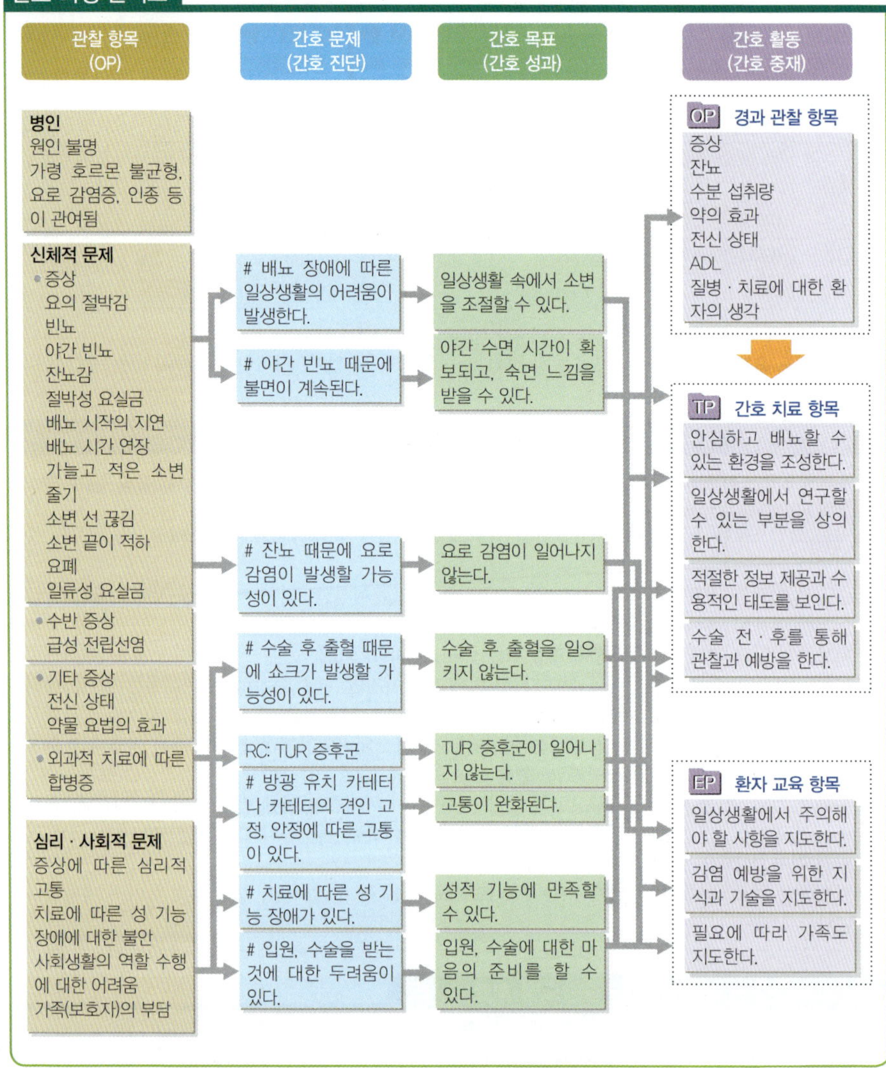

기본 개념

- 배뇨 장애는 노인 QOL을 크게 위협하는 한편, 다른 사람에게 상담하기 어려운 문제이기도 하다. 환자의 수치심과 정신적 고통을 충분히 배려하면서 일상생활상의 문제를 지원할 필요가 있다.
- 환자가 고령자임을 고려하여, 처치 및 일상생활상의 지도를 실시한다. 가족(보호자)을 포함해, 심신 양면의 위한 지원이 필요하다.

정보 수집	평가 관점과 근거·잠재적 간호 문제
증상이 나타난 상황, 정도의 파악	▌어떤 증상이 어느 정도 나타나고, 일상생활에서 어려움을 겪는 부분이 무엇인지 파악한다. ● 배뇨 횟수의 증가 때문에 외출을 삼가고 수분 섭취량을 줄이는 경우도 있으므로, 증상에 따라 일상생활에 어떤 영향이 미치는지 자세하게 듣는다. ● 야간 빈뇨로 불면이 된 경우도 있기 때문에 수면에 대한 청취가 중요하다. ● 증상이 진행되면 음주나 감기약 등에 따라 급성 요폐가 나타날 수도 있다. ● 또한 증상이 진행되면 소변이 지속적으로 조금씩 누출되는 일류성 요실금 상태가 된다. ● 소변의 악취나 혼탁·발열이 있는 경우에는 세균 감염에 따른 요로 감염증을 의심해야 한다. 🔍 잠재적 간호 문제 : 배뇨 장애 때문에 일상생활에 지장이 있다./야간 빈뇨에 따른 불면이 계속되고 있다./잔뇨에 따른 요로 감염의 가능성이 있다.
전신 상태 관찰	▌환자는 고령자가 많기 때문에 다른 질환을 앓고 있는 경우도 많다. 전신 상태에 따라 치료 선택도 달라지므로, 충분한 평가가 필요하다. ● 호흡, 순환, 신장 기능, 간 기능 등 중요한 장기의 평가를 실시한다. ● 시력, 청력 등의 감각 기능과 인지 기능을 파악한다. ● ADL을 파악한다. 🔍 잠재적 간호 문제 : 수술 후 섬망의 위험이 있다./낙상의 위험이 있다.
환자·가족의 심리·사회적 측면 파악	▌증상에 따른 심리적 고통, 사회생활상의 역할 수행에 대한 어려움, 치료에 대한 기대와 불안 등에 대한 환자의 생각과 환자를 지원하는 가족의 생각이 다를 수 있다. 치료 및 처치의 선택에 있어서 환자가 무엇을 바라는지가 중요하긴 하지만, 한편으로는 환자를 지원하는 가족의 의향도 중요하다. ● 증상에 따른 사회적 역할의 어려움과 가족 내에서의 역할 변화에 대한 환자의 생각을 파악한다. ● 치료 및 처치, 합병증에 대한 생각을 파악한다. ● 환자의 증상에 따라 가족(보호자)의 부담이 큰 경우가 있다. 치료 및 처치에 대한 가족의 생각도 파악한다. 🔍 잠재적 간호 문제 : 사회적 역할 수행의 어려움/입원, 수술을 받아야 하는 것에 대한 두려움이 있다./간병에 대한 가족들의 부담이 증가한다.
수술 후 합병증의 관찰	▌경요도적 전립선 절제술(TUR-P)에서 발생할 수 있는 대표적인 합병증에 대한 평가 관점을 말한다. **수술 후 출혈** ● 소변량, 혈뇨의 정도, 혈전의 유무를 관찰하고 방광 지속 관류 및 견인 고정이 제대로 이루어지고 있는지, 안정이 유지되고 있는지 확인한다. ● 어혈 덩어리가 카테터를 막고 있진 않은지, 소변의 유출 상황, 방광 자극 증상의 유무를 관찰한다. **TUR 증후군** ● TUR 증후군은 경요도적 전립선 절제 수술 시에 발생하는 희석성 저나트륨혈증이다. 수술 중·후 방광 내에서 지속 관류하여 관류액이 혈액 내로 유입되면 저나트륨혈증을 일으킨다. ● 구역질·구토, 식은땀 등의 자각 증상, 혈액 데이터(Na)를 함께 관찰한다. **요도 유치 카테터 및 견인 고정, 안정에 따른 고통** ● 지혈을 위한 요도 유치 카테터와 카테터의 견인 고정에 따른 통증, 방광 자극 증상의 유무와 정도를 관찰한다. ● 침상 안정에 따른 허리 통증의 유무와 정도를 관찰한다.

61 전립선 비대증

요로 감염

- 요도 유치 카테터로 역행 감염이 없는지의 여부와 소변의 양상을 체온이나 혈액 검사 데이터(백혈구, CRP) 등의 전신 상태와 함께 관찰한다.

요실금

- 요도 유치 카테터 제거 후에는 1회 소변량, 배뇨 시간, 배뇨 횟수, 요실금의 유무, 배뇨 통증, 잔뇨감의 유무 등을 관찰한다.

성적 기능 장애

- 발생할 수 있는 성 기능 장애에 대해 환자가 어떻게 받아들이고 무슨 생각을 갖고 있는지 파악한다.

🔍 잠재적 간호 문제 : 수술 후 출혈로 쇼크가 일어날 가능성이 있다./요로 감염의 위험이 있다./ 수술 후 요실금이 있다./치료에 따른 성 기능 장애/방광 유치 카테터나 카테터 견인 고정, 안정에 따른 고통이 있다.

| Step1 영향 평가 | Step2 간호 초점 | Step3 계획 | Step4 실시 | Step5 평가 |

간호 문제 리스트

#1 배뇨 장애에 따른 일상생활의 어려움이 발생한다(배설 패턴).
#2 야간 빈뇨 때문에 불면이 계속된다(수면–휴식 패턴).
#3 잔뇨 때문에 요로 감염이 발생할 가능성이 있다(영양–대사 패턴).
#4 입원, 수술을 받는 것에 대한 두려움이 있다(자기인식 패턴).
#5 수술 후 출혈 때문에 쇼크가 발생할 가능성이 있다(활동–운동 패턴).
#6 방광 유치 카테터와 카테터의 견인 고정, 안정에 따른 고통이 있다(인지–지각 패턴).
#7 치료에 따른 성 기능 장애가 있다(성–생식 패턴).

간호의 우선순위 지침

- 배뇨에 관계되는 문제로는 노인 QOL이 크게 좌우되고 환자가 일상생활을 보내기 어렵다고 느끼는 부분들을 먼저 해결하는 것을 최우선으로 들었다. 그런 다음, 발생할 수 있는 문제와 향후 치료와 관계된 문제를 환자·가족과 충분히 상의할 필요가 있다. 증상은 서서히 진행하고 환자의 고통과 가족의 부담이 점차적으로 커지기 때문에 장기간 지속적인 평가가 필요하다.

| Step1 영향 평가 | Step2 간호 초점 | Step3 계획 | Step4 실시 | Step5 평가 |

1 간호 문제	간호 진단	간호 목표(간호 성과)
#1 배뇨 장애에 따른 일상생활의 어려움이 발생한다.	**배뇨 장애** **관련 요인:** 해부학적 폐색 **진단 지표** ☐ 요의 절박감 ☐ 빈뇨 ☐ 배뇨 곤란 ☐ 지연성 배뇨 ☐ 요폐 ☐ 요실금	〈장기 목표〉 일상생활 속에서 소변을 조절할 수 있다. 〈단기 목표〉 1) 스스로의 배뇨 상태를 관찰하고 패턴을 알 수 있다. 2) 배뇨 상황에 맞는 적절한 대처를 할 수 있다.

간호 계획	중재 포인트와 근거
OP 경과 관찰 항목 • 증상이 나타난 상황, 정도 파악 • 일상생활에서 어려움을 겪고 있는 부분 파악 • 약물 요법의 효과	➡증상에 대한 환자의 주관에 주목한다. **근거** 증상이 있다고 해서 반드시 QOL의 저하로 이어진다고는 할 수 없다. 환자가 증상을 어떻게 받아들이고, 무엇을 바라는지가 중요하다.

TP 간호 치료 항목

- 환자의 신체적 · 정신적 고통을 이해하고 있음을 표현한다.
- 환자의 배뇨 상황에 맞는 해결방법을 함께 생각한다.
- 언제라도 안심하고 배뇨를 할 수 있도록 환경을 조성한다.
- 복약 조정을 의사에게 상담한다.

EP 환자 교육 항목

- 뇨를 참으면 요폐가 될 수 있기 때문에 언제든지 화장실에 갈 수 있는 환경을 조성하도록 지도한다.
- 골반의 혈액 순환을 좋게 하기 위해 하체가 차갑지 않아야 함을 설명한다.
- 전립선 울혈을 예방하기 위해 적당한 운동을 권장한다.
- 변비로 배뇨 상태가 악화될 가능성도 있기 때문에, 변비가 생기지 않게 식생활에 주의하도록 지도한다.
- 카페인 음료나 알코올 음료는 이뇨와 빈뇨의 원인이 되기 때문에 섭취를 자제하도록 권한다.
- 이뇨제, 항콜린제, 항우울제, 항히스타민제 등은 요폐를 일으키기 때문에 다른 병원에서 진찰을 받을 시에는 전립선 비대증이 있음을 반드시 말하도록 지도한다.
- 탈수가 신장 기능 장애를 일으킬 수 있기 때문에 적절한 수분 섭취를 지도한다.

➲ 간호사로서 전문적인 태도로 대한다. **근거** 환자가 수치심 때문에 배뇨에 관한 문제를 상담하지 못하는 경우도 있다. 환자의 고통을 이해하고 있음을 알림으로써 환자는 안심하고 가장 개인적인 고민을 이야기할 수 있다.

➲ 일상생활에서 연구할 부분을 환자 · 가족과 함께 생각한다. **근거** 환자는 고령자이기 때문에 단순히 정보만 제공하면 혼란스러워하기도 한다. 간호사가 함께 생각하는 자세가 중요하다. 증상은 갑자기 변하는 것이 아니기 때문에 한 번에 모든 것을 설명하려 하지 말고, 환자의 이해 속도에 맞춰서 가족도 함께 지도하는 것이 좋다.

➲ 수분 섭취에 대해 반드시 지도한다. **근거** 빈뇨를 염려해 수분 섭취량을 너무 줄이는 경우도 있다.

2 간호 문제	간호 진단	간호 목표(간호 성과)
#2 야간 빈뇨 때문에 불면이 계속된다.	**불면** **관련 요인:** 방해(야간 빈뇨, 요의 절박감, 요실금) **진단 지표** □ 수면 지속의 어려움을 호소 □ 수면에 대한 불만족감을 호소	〈장기 목표〉 야간 수면 시간이 확보되어 숙면감을 느낄 수 있다. 〈단기 목표〉 1) 야간 빈뇨에 대한 대책을 취할 수 있다. 2) 불면에 따른 피로가 해소된다.

간호 계획	중재 포인트와 근거

OP 경과 관찰 항목

- 수면 시간, 야간에 깨어나는 횟수, 숙면감

TP 간호 치료 항목

- 야간에 안심하고 화장실에 갈 수 있는 환경을 조성한다.
- 요의 절박감이 심할 때는 필요에 따라 휴대용 소변기나 소변 용기를 사용한다.
- 목욕과 족욕 등으로 전신의 순환을 촉진시켜 숙면할 수 있도록 한다.
- 복약의 조정을 의사에게 상담한다.

EP 환자 교육 항목

- 저녁 식사 후 수분 섭취는 하지 말고, 취침 전에 배뇨하도록 지도한다.
- 냉한 자극은 소변 횟수를 늘리기 때문에 따뜻하게 자도록 설명한다.

➲ 환자의 호소를 잘 듣는다. **근거** 불면의 원인은 야간 빈뇨만이 아닐지도 모른다. 야간 빈뇨라도 바로 잠들 수 있다면 반드시 불면이라고 할 수 없다.

➲ 낙상에도 주의한다. **근거** 환자가 고령자이기 때문에 야간의 화장실 이동은 낙상의 위험도 따른다. 환자가 안심하고 배뇨할 수 있고, 동시에 안전하다고 느낄 수 있는 환경 조성이 필요하다.

➲ 연구할 수 있는 부분이 없을지 환자와 함께 생각한다. **근거** 야간의 배뇨 횟수를 줄이는 것과 함께, 증상에는 변화가 없어도 배뇨와 수면 환경을 조성해 숙면감을 얻을 수 있다.

- 화장실이 가까운 방에서 자는 등, 환경을 조성하도록 권장한다.
- 생활 리듬을 갖도록 지도한다. 피로가 심할 때는 낮 동안 짧은 수면을 권한다.

3 간호 문제	간호 진단	간호 목표(간호 성과)
#3 잔뇨 때문에 요로 감염이 발생할 가능성이 있다.	감염 위험 상태 **위험 요인:** 잔뇨	〈장기 목표〉 요로 감염을 일으키지 않는다. 〈단기 목표〉 1) 요로 감염의 징후에 대해 이해할 수 있다. 2) 적절한 감염 예방 대책을 취할 수 있다.

간호 계획	중재 포인트와 근거
OP 경과 관찰 항목 • 소변의 색·양상, 잔뇨량, 수분 섭취량 • 체온, 혈액 데이터, 권태감 등 자각 증상 **TP** 간호 치료 항목 • 2~3시간마다 배뇨를 촉진한다. • 간헐적 자가 요도법이나 방광 유치 카테터의 적응에 대해 의사와 상담한다. **EP** 환자 교육 항목 • 적절한 수분 섭취량에 대해 조언한다. • 2~3시간마다 배뇨하고, 방광을 비우기 위해 자가 배뇨법을 지도한다. • 잔뇨가 많을 때는 간헐적 자가 요도법을 지도한다. • 카테터 유치가 필요한 경우에는 카테터 취급법을 지도한다. • 감염이 상부 요로에 이르면 신장 기능 저하를 일으킬 수 있다는 것을 설명한다.	➲배뇨 후에 요도한다. 근거 잔뇨량을 알기 위해 이루어진다. ➲감염 징후에 주의한다. 근거 고령자는 감염되어도 발열이 없는 경우도 많다. ➲방광을 비우는 것을 생각한다. 근거 잔뇨를 없애기 위해 실시한다. ➲환자가 할 수 있는 방법을 지도한다. 근거 고령자가 새로운 방법을 터득하는 것은 매우 어려운 일이다. 청결 작업을 완벽하게 하고 잔뇨를 없애는 것이 중요하다. 필요하다면 가족의 협력도 얻고, 환자를 간병하는 가족의 부담을 고려해 지도한다.

4 간호 문제	간호 진단	간호 목표(간호 성과)
#4 입원, 수술을 받는 것에 대한 두려움이 있다.	불안 **관련 요인:** 입원, 수술 **진단 지표** ☐ 긴장한 표정 ☐ 불면 ☐ 식욕부진 ☐ 권태감	〈장기 목표〉 입원을 하고 수술을 받을 마음의 준비를 할 수 있다. 〈단기 목표〉 1) 믿을 수 있는 타인에게 불안과 걱정에 대해 말할 수 있다. 2) 입원, 수술에 대해 이해할 수 있다.

간호 계획	중재 포인트와 근거
OP 경과 관찰 항목 • 입원, 수술을 받는 것에 대한 환자의 생각 • 걱정스럽게 생각하고 있는 부분에 대한 구체적인 내용 **TP** 간호 치료 항목 • 환자의 생각을 이해하고 적절한 정보를 제공한다.	➲환자의 주관을 소중히 한다. 근거 고령인 상황에서 입원과 수술은 큰 스트레스가 될 수 있다. 환자에게서 무엇이 걱정인지 주목하고, 모르는 것이 있으면 언제든지 질문해도 좋다는 뜻을 전한다.

- 필요에 따라 가족의 협력을 얻는다.

 환자 교육 항목

- 입원 생활에 대해 설명한다.
- 예측할 수 있는 수술 후 상태에 대해 설명한다. 세정액이나 유치 카테터, 견인 등을 이해하기 쉽게 구체적으로 설명한다.
- 통증과 견인에 따른 고통에 대해서는 충분히 완화될 수 있다는 것을 설명한다.

➡ 가족에게 같이 설명한다. **근거** 환자에게 안심할 수 있는 가족의 존재는 의미가 크다.

➡ 설명한 내용을 어떻게 이해하고 있는지 확인한다. **근거** 한 번에 많은 것들을 설명하면 이해하지 못할 수도 있다. 수술 후에 대한 이미지가 있는 경우에는 수술 후 섬망의 예방에도 도움이 된다.

5 간호 문제	간호 진단	간호 목표(간호 성과)
#5 수술 후 출혈 때문에 쇼크가 발생할 가능성이 있다.	출혈 위험 상태 **위험 요인:** 관혈적 치료	〈장기 목표〉 수술 후 출혈을 일으키지 않는다. 〈단기 목표〉 1) 수술 후 출혈을 예방할 수 있다. 2) 수술 후 출혈의 조기 발견 · 대처를 할 수 있다.

간호 계획	중재 포인트와 근거
OP 경과 관찰 항목 - 혈뇨, 소변 유출 상태, 응고 혈액의 유무와 정도 - 안색, 빈혈 증상의 유무 - 응고 기능, 혈색소 수치 등 혈액 데이터의 확인 - 수분 I&O	➡ 수술에서의 평가가 중요하다. **근거** 수술 후 변화에 대해 걱정하기 쉽다. ➡ 혈뇨의 정도 변화에 주목한다. **근거** 경요도적 전립선 절제술의 경우, 봉합 수술이 아니기 때문에 어느 정도 혈뇨가 보인다. 혈뇨가 심할 때는 방광 지속 관류 및 견인이 확실하게 되고 있는지 확인하고, 신속히 의사에게 보고한다.
TP 간호 치료 항목 - 수술 후 안정과 견인으로 출혈을 예방한다. - 카테터와 견인, 체위에 대한 고통을 충분히 완화시켜 준다. - 혈뇨가 심해지거나 소변 유출 상태에 변화가 생기면 의사에게 보고한다. **EP** 환자 교육 항목 - 항응고제 등을 복용 중인 경우에는 의사의 지시에 따라 수술 전에 복용을 중지한다. - 수술 전부터 수술 후까지의 안정과 견인에 대해 환자가 협력해주어야 함을 설명한다.	➡ 고통에 대해 적절한 해결을 한다. **근거** 고통이 심하거나 견인이 잘못된 경우, 환자가 힘을 주는 경우에 혈뇨가 심해질 수 있다.

6 간호 문제	간호 진단	간호 목표(간호 성과)
#6 방광 유치 카테터와 카테테 견인 고정, 안정에 따른 고통이 있다.	안락 장애 **관련 요인:** 방광 유치 카테터, 카테터 견인 고정, 안정 **진단 지표** ☐ 고통을 느끼는 증상의 호소 ☐ 안락하지 않다는 호소 ☐ 수면 패턴의 혼란	〈장기 목표〉 방광 유치 카테터 및 견인 고정, 안정에 따른 고통이 완화된다. 〈단기 목표〉 1) 고통 증상을 표현할 수 있다. 2) 야간 휴식을 취할 수 있다.

간호 계획	중재 포인트와 근거
OP 경과 관찰 항목 - 통증과 방광 자극 증상의 부위와 강도 - 허리 통증의 유무와 정도	➡ 환자의 호소와 객관적인 데이터, 증상의 변화에 주의한다. **근거** 증상 부위와 강도의 변화는 이상의 조기 발견과 진통제 효과에 대한 평가에 도움이 된다.

- 표정, 바이털 사인
- 소변 유출 상태, 카테터 폐색의 유무
- 요도구로의 소변 누출, 요도구의 발적 · 종창의 유무
- 견인 고정 상태
- 진통제의 효과
- 불면의 유무

TP 간호 치료 항목
- 고통 증상의 부위와 강도를 기록하고 평가한다.
- 카테터의 굴곡과 폐색을 방지하고 카테터의 개통성을 유지한다.
- 안락한 체위를 연구한다.
- 적절한 진통제를 투여한다.

➡ 진통제를 적절히 사용한다. **근거** 고통이 심하면 힘을 주어 혈뇨가 심해지거나 안정을 유지하지 못해 견인을 잘못할 수 있다. 적절한 고통 완화는 수술 후 섬망 예방에도 도움이 된다.

EP 환자 교육 항목
- 고통을 표현하게끔 격려한다.
- 방광 유치 카테터 및 카테터 견인 고정의 필요성에 대해 설명한다.
- 진통제의 효과와 부작용에 대해 설명한다.

7 간호 문제	**간호 진단**	**간호 목표(간호 성과)**
#7 치료에 따른 성적 기능 장애가 있다.	성적 기능 장애 **관련 요인:** 수술 **진단 지표** ☐ 원하는 만족감을 얻을 수 없다. ☐ 성적 기능에 문제가 있다고 말로 표현한다. ☐ 자신이 생각하는 성적 역할에 변화가 생겼다.	〈**장기 목표**〉 성적 기능에 만족할 수 있다. 〈**단기 목표**〉 1) 발생할 수 있는 성 기능 장애에 대해 이해할 수 있다. 2) 성 기능의 변화에 대처할 수 있다.

간호 계획	**중재 포인트와 근거**
OP 경과 관찰 항목 - 자신의 성적 기능에 대한 환자의 호소	➡ 간호사로서의 전문적인 태도로 질문하는 것이 중요하다. **근거** 반드시 성욕에 따른 성행위를 바란다고는 할 수 없지만, 환자는 고령이며 수치심을 느껴 말하지 못하는 경우도 많다. 남성 의사 쪽이 상담하기 쉽긴 하지만, 간호사도 상담을 해줄 수 있음을 먼저 전하는 것이 중요하다.
TP 간호 치료 항목 - 성 기능 장애에 대한 걱정을 상의해도 좋다고 전한다. - 환자가 성적인 부분에 대한 걱정을 말하기를 망설이는 행동을 존중한다. - 환자가 만족감을 얻을 수 없는 경우에는 전문가에게 소개한다.	➡ 전문가를 활용한다. **근거** 치료에 따른 합병증뿐만 아니라 정신적 문제를 가지고 있을 가능성도 있다.
EP 환자 교육 항목 - 치료에 따른 역행 사정, 발기 장애의 가능성에 대해 설명한다. - 출혈을 예방하기 위해 성교에 대해서는 의사의 지도를 확인한다.	➡ 발생 가능한 합병증, 주의사항에 대해서는 아내(파트너)와 가족에게도 정확하게 설명한다. **근거** 성적 기능의 변화는 부부 간이나 가족 내에서의 역할 변화와도 이어지는 문제이다. 환자가 혼자서 고민하지 않도록 아내(파트너)와 가족이 함께 이해하는 것이 필요하다.

병기·병태·중증도별 관리 포인트

【초기】 배뇨의 어려움이나 야간 빈뇨 등의 불편한 증상이 있지만, 노화에 따른 것이라 생각해 포기하고 의사에게 상담하지 않는 경우가 많다. 어떤 증상을 걱정하고 있는지, 해결책은 뭔지, 일상생활에서 연구할 수 있는 부분은 없는지 함께 상의한다.

【진행기】 잔뇨와 요의 절박감, 요폐 등 불편한 증상이 더욱 심해진다. 신체적·정신적 고통에 대해 충분히 이해했음을 나타냄과 동시에, 증상을 방치하면 신장 기능 저하가 일어나거나 요로 감염의 위험이 있음을 교육하고 적절한 처치와 일상생활상의 주의사항을 지도한다. 환자·가족(보호자)에게 무리가 없는 방법을 상의하는 것이 중요하다.

【주 수술기】 노인에게 입원·수술은 심신에 커다란 스트레스를 준다. 수술에 대한 기대와 불안에 대해 파악하고 입원 생활에 적응할 수 있도록 지원한다. 수술 후에는 전신 상태의 관찰을 충분히 실시하여 불쾌 증상의 완화에 노력한다.

간호 활동(간호 중재) 포인트

진단·치료 지원
- 검사와 처치에 대한 중재는 환자의 수치심을 충분히 고려하여 실시한다.
- 신체적·정신적 고통을 수반하는 검사도 있으므로 충분한 설명이 필요하다.

일상 생활상의 지도
- 환자는 고령이며, 기술의 복잡함과 생활을 변화시켜야 하는 것에 당황하기도 한다. 환자가 할 수 있을 것 같은 부분부터 지도를 시작한다.
- 환자의 QOL에서 무엇이 중요한지 충분히 이야기한다.
- 필요에 따라 가족의 협력을 얻는다.

치료 선택에 대한 지원
- 현재는 다양한 치료법이 개발되어 있어, 환자·가족이 어떤 치료가 좋을지 망설이는 경우가 많다. 환자와 가족이 납득하는 방법을 선택을 할 수 있도록 지원한다.

성적 기능의 변화에 대한 지원
- 고령자라고 해서 성적인 문제를 경시할 것이 아니라 간호사로서 전문적인 태도를 가지고 염려한다.
- 성 기능 장애는 남성으로서의 정체성과 가치관을 위협하는 문제이기도 하다. 성욕과 성행위의 회복을 반드시 원하는 것이 아니므로, 환자의 호소에 충분히 귀를 기울인다.

퇴원·요양지도

- 수술 후 재출혈(2~3주 후에 보이는 경우가 많음)의 예방을 위해 다음의 진찰까지는 음주나 심한 운동, 성교를 자제하도록 설명한다.
- 수술 부위가 자극되지 않게, 자전거나 오토바이, 단단한 의자에 앉아서 하는 사무는 자제하도록 지도한다.
- 갈색 젤 상태의 덩어리 또는 물질은 오래전에 탈락한 조직 조각이며 이상이 있는 것이 아니므로, 경과를 지켜봐도 좋다고 설명한다. 소변에 선혈이 강하게 나올 때는 병원에서 진찰을 받아야 함을 지도한다.
- 혈뇨와 감염 예방을 위혜 수분 섭취를 많이(1500~2000㎖ 정도)하도록 지도한다.

평가 포인트

간호 목표 달성도
- 환자가 일상생활 속에서 배뇨를 조절할 수 있다고 느끼고 있는가?
- 야간의 수면 시간을 확보할 수 있고 숙면감을 얻을 수 있는가?

• 요로 감염이 일어나지 않은 상태를 보내고 있는가?
• 환자가 입원·수술을 받을 마음의 준비를 했는가?
• 수술 후 출혈을 일으키지 않았는가?
• 환자는 성 기능의 변화에 만족하고 있는가?

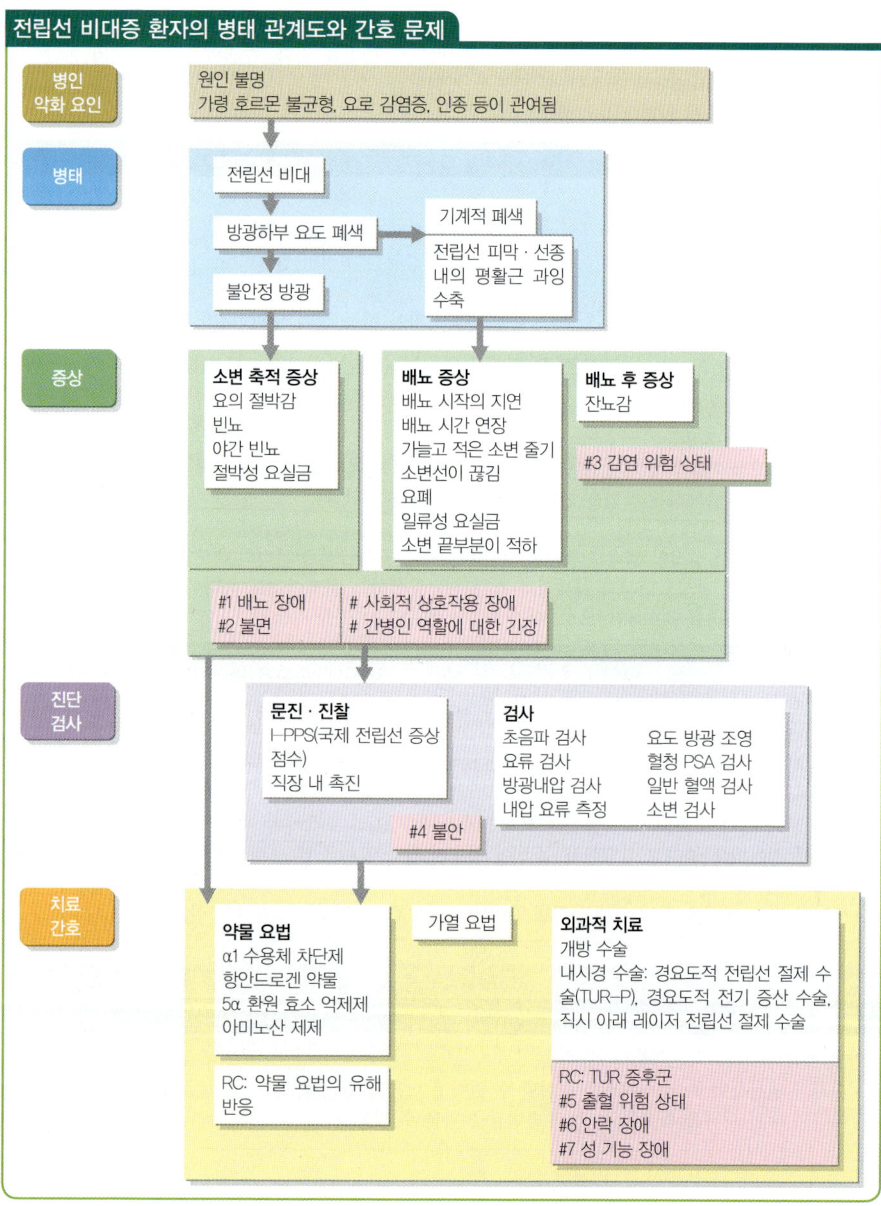

전립선 비대증 환자의 병태 관계도와 간호 문제

병인
악화 요인

원인 불명
가령 호르몬 불균형, 요로 감염증, 인종 등이 관여됨

병태

전립선 비대

방광하부 요도 폐색

기계적 폐색
전립선 피막·선종 내의 평활근 과잉 수축

불안정 방광

증상

소변 축적 증상
요의 절박감
빈뇨
야간 빈뇨
절박성 요실금

배뇨 증상
배뇨 시작의 지연
배뇨 시간 연장
가늘고 적은 소변 줄기
소변선이 끊김
요폐
일류성 요실금
소변 끝부분이 적하

배뇨 후 증상
잔뇨감

#3 감염 위험 상태

#1 배뇨 장애
#2 불면

사회적 상호작용 장애
간병인 역할에 대한 긴장

진단
검사

문진·진찰
I-PPS(국제 전립선 증상 점수)
직장 내 촉진

검사
초음파 검사   요도 방광 조영
요류 검사   혈청 PSA 검사
방광내압 검사   일반 혈액 검사
내압 요류 측정   소변 검사

#4 불안

치료
간호

약물 요법
α1 수용체 차단제
항안드로겐 약물
5α 환원 효소 억제제
아미노산 제제

가열 요법

외과적 치료
개방 수술
내시경 수술: 경요도적 전립선 절제 수술(TUR–P), 경요도적 전기 증산 수술, 직시 아래 레이저 전립선 절제 수술

RC: 약물 요법의 유해 반응

RC: TUR 증후군
#5 출혈 위험 상태
#6 안락 장애
#7 성 기능 장애

62 전립선암

가와카미 사토루

눈으로 보는 질환

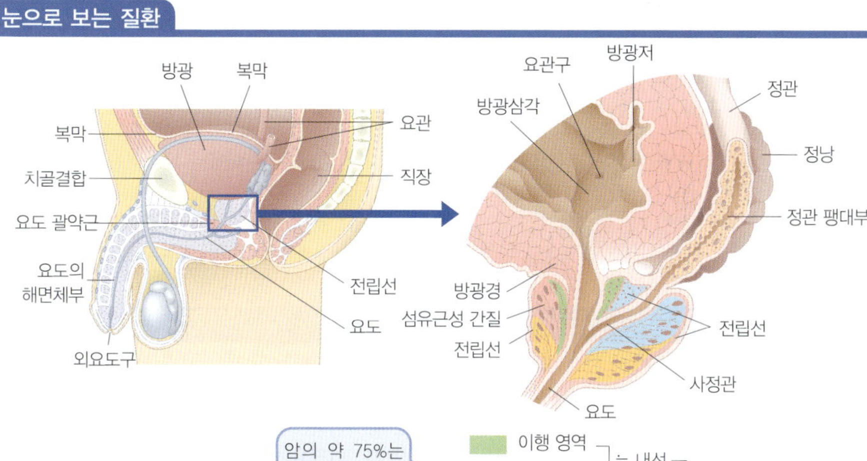

■ 그림 62-1 전립선의 내부 구조

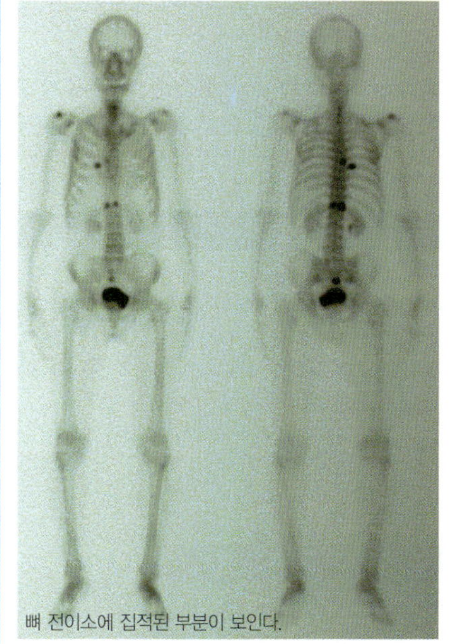

■ 그림 62-2 병기 D 뼈 신티그래피

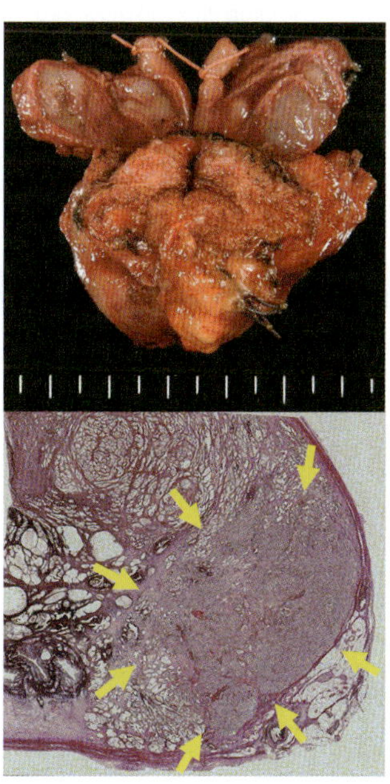

■ 그림 62-3 전립선 전체 절제 표본과 조직상

▌ **전립선암은 남성 생식기인 전립선에서 발생하는 선암이다.**

- 전립선은 요도 주위를 둘러싼 외부 분비선에서 중심 영역, 이행 영역, 변연 영역의 세 영역으로 구분된다. 전립선암의 약 75%는 변연 영역에서 발생한다.
- 전립선은 남성의 생식기관이며, 그 기관의 형성, 분화, 기능은 남성 호르몬의 지배를 강하게 받고 있다. 전립선암의 90% 이상은 호르몬 감수성이 유지되고, 내분비 치료인 남성 호르몬 제거가 주효하다.
- 남성 호르몬의 주체는 테스토스테론으로, 주로 고환에서 분비된다. 테스토스테론 분비는 뇌하수체에서 분비되는 황체 형성 호르몬(LH)이 조절한다. LH의 분비는 간뇌에서 분비되는 황체 형성 호르몬 방출 호르몬(LH–RH)이 조절한다.
- 전립선이 요도로 분비하는 전립선액(정액 성분)에는 전립선 특이 항원(PSA)이라는 단백질이 대량으로 포함되어 있다. PSA는 극미량이 혈액 중에서도 검출되기 때문에 종양 표시로 작용해 전립선암의 검출, 병세의 모니터링에 널리 이용되고 있다.

병인·악화 요인

- 전립선암의 발암 원인에는 여러 요인들이 관계한다. 잠재하는 암의 빈도가 인종에 관계없이 거의 일정한 것을 보면, 임상적으로 표면화되는 암의 빈도가 인종 또는 지역에 따라 크게 다른 이유는 환경 요인, 특히 동물성 지방의 섭취와 관련이 있다고 시사된다.
- 유전적 요인도 관계가 있고 약 10%에게서 가족성 발생이 인정된다. 전립선암의 가족력은 전립선암의 위험 요인 중 하나이다.
- 전립선암 환자에게 남성 호르몬을 투여하는 것은 금기이다.

역학·예후

- 발병률은 인종, 지역에 따라 큰 차이가 있고, 미국과 유럽에서 높고 아시아, 오세아니아에서 낮다.
- 현재 일본에서 환자 수가 가장 빠르게 증가하고 있는 암 가운데 하나이며, 2005년 이후 일본인 남성의 장기별 암환자 수 1위를 차지하고 있다.
- PSA 검사를 통해 조기 진단이 가능하다. 무증상으로 발견되는 조기암의 경우가 급증하면서 현재 새롭게 전립선암이라고 진단된 증례의 과반수가 국한된 암이다.
- 예후를 강하게 규정하는 요인은 병기와 악성도이다. 임상 병기별 예후의 개요를 표 62–1에 나타내었다.

증상

▌ **병기에 따라 크게 다르다.**

- 병기 A~B는 무증상이다. 직장 검사에서 이상 또는 혈청 PSA 상승이 나타나 진단의 계기가 된다.
- 병기 C에 이르면 배뇨 곤란, 혈뇨 등의 원발소 증상이 나타날 수 있다.
- 전립선암의 전이는 림프절과 뼈의 빈도가 높다. 병기 D는 앞서 제시된 원발소에 따른 증상 이외에 전이소에 따른 증상(뼈 통증, 병적 골절, 척추 압박 증상), 빈혈 등의 전신 증상을 나타낸다.

■ **표 62–1 전립선암의 병기 분류와 예후**

병기	정의	5년 생존율
A	양성 전립선 수술에서 우연히 발견되어 전립선에 국한된 암	100%
B	전립선에 국한된 선암	99%
C	전립선 피막을 넘거나 정낭에 침투하는 국소 진행암	95%
D	전이가 있는 암	50%

(일본비뇨기과학회 일본병리학회 편: 전립선암 취급 규약 제4판, p43~44, 금원출판, 2010에서 개정)

▌진단의 결정적 수단은 PSA와 생검이다.

●전립선암을 의심하는 계기
●종양 표시인 전립선 특이 항원(PSA) 상승 또는 직장 검사에서의 이상이 계기가 되는 경우가 많다.
●PSA는 가장 유용한 종양 표시 중의 하나이다. 그러나 전립선에선 특이적이지만 전립선암에 대해
선 특이성이 무조건 높지 않기 때문에, 전립선 비대증, 전립선염 등 암이 아닌 질환에서도 높게 나
오는 것에 주의가 필요하다.
●PSA의 기준치는 기존 4ng/㎖ 미만이라고 되어 있지만, 그 범위 안에서도 전립선암이 상당한 빈
도로 발견되기 때문에 보다 낮은 역치도 고려되고 있다.

●전립선암의 확정 진단
●전립선의 침 생검으로 채취한 조직병리학적 검사에 따른다.
●경직장 초음파로 전립선을 관찰하면서 스프링식 자동 생검기를 이용해 전립선에 침을 삽입해 조
직의 조각을 채취한다.
●침 생검으로 암 확정 진단이 내려지는 것과 함께, 암의 악성도(전립선암은 글리손 점수*라고 불리
는 지표로 표시)를 파악한다.
*글리손 점수: 전립선암의 병리조직학적 분류(글리손 분류)를 바탕으로 만들어진 악성도 평가법. 2~10으로 평가한다.

●병기 진단
●원발소는 직장 검사, 경직장 초음파, MRI 등으로 평가한다. 진행 병기가 의심되는 경우에는 CT,
뼈 신티그래피 등으로 림프절과 뼈를 중심으로 한 전이를 평가하고, 표 62-1에 표시된 병기로 결
정한다. 그림 62-2는 뼈 신티그래피에서 밝혀진 뼈 전이소를 나타낸다.

●진행 병기는 병적 골절, 척추 압박 증상, 빈혈 등이 발생할 수 있다.

▌병기와 환자의 나이, 합병증 유무에 따라 치료법을 선택한다.

●치료 방침
●전립선암에 대한 치료법은 치료 없이 경과 관찰, 전립선 전체 절제, 외부 조사, 밀봉 소선원 영구
삽입, 내분비 치료, 화학 요법, 또는 이들의 조합 등 다양하다.
●환자 측 요인(예상 수명, 합병증 등)과 종양 측 요인(병기, PSA값, 악성도 등)을 종합하여 최적의
치료를 선택한다.

●수술적 치료
●전립선 전체 절제: 근치성 관점에서, 국한된 암에 대한 가장 우수한 치료법 중 하나이다. 수술 후
요실금과 발기 기능 장애가 생기지 않도록 수술 방식에 대한 연구가 계속되어 왔으며, 복강경 수
술, 최소 창 내시경 수술에 대해 저침습화할 수 있다. 그림 62-3에서 전립선 전체 절제 표본과 그
단면을 나타내었다.

●방사선 치료
●외부 조사: 국한된 암에 대한 치료 성적은 전립선 전체 절제와 동일하다고 생각한다. 안전하게
70 그레이 이상의 고선량을 쏘기 위해 3차원 원체 조사법 또는 강도 변화 방사선 치료를 한다.
●밀봉 소선원 영구 삽입: 방사성 동위 원소가 밀봉된 시드 선원을 경직장 초음파 단층법 안내로 전
립선에 영구 삽입하고 고선량 방사선 조사를 실시한다. 일본에서는 2003년 9월부터 시행되었고
며칠간의 입원 치료가 전부이다. 위험성이 높은 증례에서는 외부 조사와 결합된 조사도 진행된다.

●내분비 치료
●남성 호르몬의 혈중 농도를 낮추는 치료이다. 외과적 고환 절제와 약물적 고환 절제(LH-RH 아
날로그 데포 제제의 피하 주사, 항안드로겐 약의 복용, 에스트람스틴인산 에스텔나트륨 수화물 복
용)가 있다.
●진행 병기도 약 90% 정도로 뚜렷한 효과를 보이지만, 유효 기간이 유한하기 때문에 완전히 완화
되는 것은 기대하기 어렵다. 완화적 치료라고 파악할 필요가 있다.

■ 표 62-2 전립선암의 주요 치료제

분류	일반명	주요 상품명	약의 효과 메커니즘	주요 부작용
LH-RH 아날로그	류프로렐린 초산염	류프린	LH-RH 수용체의 다운 레귤레이션을 통해 LH 분비를 저하시킨다.	간 기능 장애, 간질성 폐렴, 홍조, 발한
	고세레린 초산염	졸라덱스		
비스테로이드성 항안드로겐 약	비칼타미드	카소덱스	안드로겐작용을 수용체 수준에서 경쟁적으로 저해한다.	간 기능 장애, 간질성 폐렴
	프루타미드	오다인		
스테로이드성 항안드로겐 약	크롤마지논 초산에스텔	프로스톨	황체 호르몬이 작용한다.	간 기능 장애
여성 호르몬과 항악성종양 약의 화합물	에스트람스틴인산 에스텔나트륨 수화물	에스트라사이트	에스트라디올에 따른 중추성 호르몬작용과 나이트로젠 머스타드에 따른 세포독작용이 있다.	혈전 색전증, 심부전, 심근경색, 협심증, 간 기능 장애
타키산계 항악성종양 약	도세탁셀 수화물	탁소텔	미세소관의 탈중합을 저해해 종양세포의 분열을 억제한다.	골수 억제, 쇼크, 간질성 폐렴, 부종

- LH-RH 아날로그의 투여 지속을 전제로 선택한 1제 항안드로겐 약이 효과가 없는 경우, 먼저 해당 항안드로겐 약물을 중단하고 항안드로겐 약물 제거 증후군의 유무를 확인한다.
- 1제인 항안드로겐 약물의 제거 증후군을 확인한 후에, 2제로 항안드로겐 약물의 투여 또는 에스트람스틴린 산염 에스텔나트륨 수화물을 투여한다.

Px 처방 예 다음 중 하나를 사용한다.

※전립선암에 대한 내분비 치료의 주체는 LH-RH 아날로그 데포 제제의 피하 주사이다.

1) 류프린 주사용 키트(3.75mg/V)　4주마다 1회 피하 투여　← LH-RH 아날로그 데포 제제
2) 졸라덱스 데포(3.6mg/통)　4주마다 1회 피하 투여　← LH-RH 아날로그 데포 제제
3) 류프린 SR 주사용 키트(11.25mg)　12~13주에 1회 피하 투여　← LH-RH 아날로그 데포 제제
4) 졸라덱스 LA 데포(10.8mg/통)　12~13주에 1회 피하 투여　← LH-RH 아날로그 데포 제제

Px 처방 예 상기 주사 이외에 또는 단독으로 아래 1)~4)를 사용한다.

1) 카소덱스 정(80mg)　1회 1정　1일 1회　← 비스테로이드성 항안드로겐 약
2) 오다인 정(125mg)　1회 1정　1일 3회　← 비스테로이드성 항안드로겐 약
3) 프로스톨 정(25mg)　1회 2정　1일 2회　← 스테로이드성 항안드로겐 약
4) 에스트라 사이트 캡슐(140mg)　1회 2캡슐　1일 2회　← 여성 호르몬과 항악성종양 약의 화합물

● 화학 요법
- 내분비 치료의 효과가 나타나지 않는 거세 저항성 전립선암에 대해서는 도세탁셀 수화물에 따른 화학 요법이 생존 기간을 연장시킬 수 있다.

Px 처방 예 거세 저항성 전립선암에 대해, 위의 내분비 치료를 계속하면서 다음을 투여한다.

- 탁소텔 75 mg/㎡을 1시간 이상에 걸쳐 1일 1회, 3주 간격으로 정맥 주사

● 치료 없이 경과 관찰
- 무증상으로 발견된 저악성도 조기암에 대해, 즉시 근치적 치료를 시행하는 것이 아니라 아무런 치료 없이 PSA의 측정 등에 따라 병세를 관찰하는 방침이다. 병세가 진행되는 경우에는 근치적 치료를 실시한다. 이는 저악성도(글리손 · 점수 6 이하) 전립선암의 진행이 비교적 느리기 때문이다.

전립선암의 병기 · 병태 · 중증도별 치료 순서도

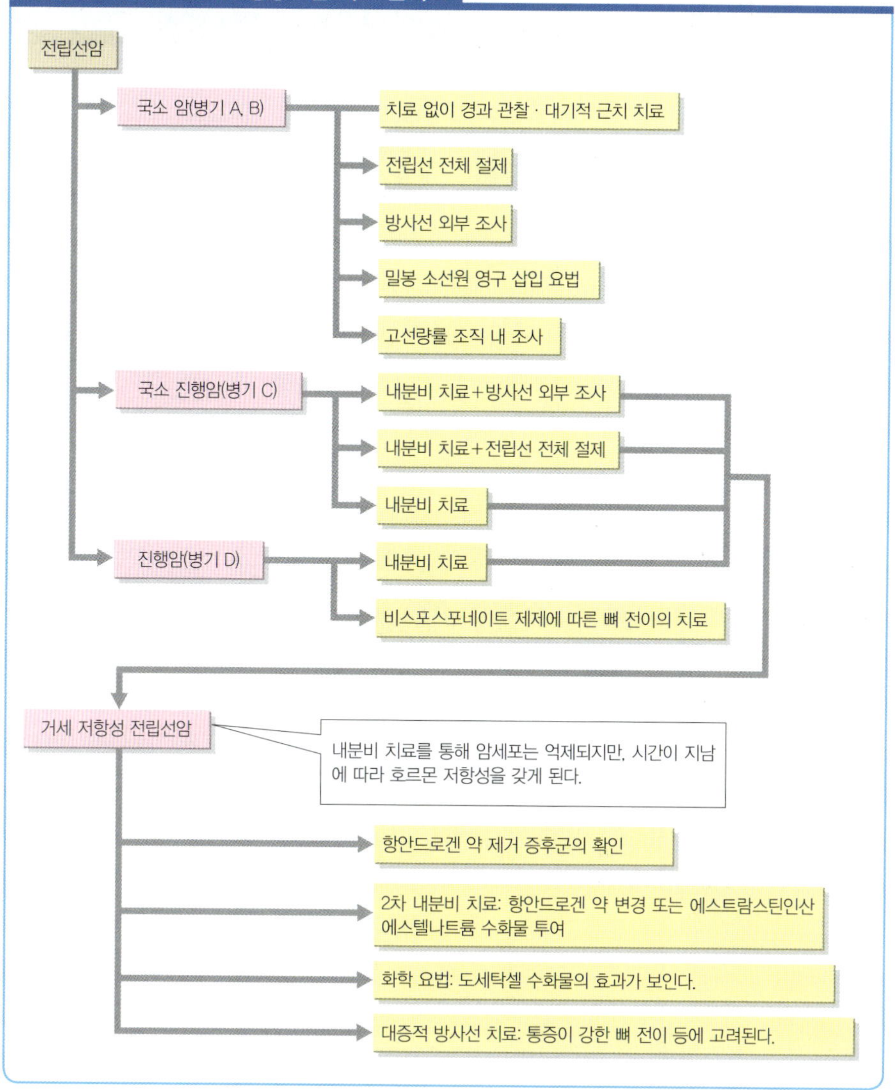

전립선암
국소 암(병기 A, B)
치료 없이 경과 관찰 · 대기적 근치 치료
전립선 전체 절제
방사선 외부 조사
밀봉 소선원 영구 삽입 요법
고선량률 조직 내 조사
국소 진행암(병기 C)
내분비 치료+방사선 외부 조사
내분비 치료+전립선 전체 절제
내분비 치료
진행암(병기 D)
내분비 치료
비스포스포네이트 제제에 따른 뼈 전이의 치료
거세 저항성 전립선암
내분비 치료를 통해 암세포는 억제되지만, 시간이 지남에 따라 호르몬 저항성을 갖게 된다.
항안드로겐 약 제거 증후군의 확인
2차 내분비 치료: 항안드로겐 약 변경 또는 에스트람스틴인산 에스텔나트륨 수화물 투여
화학 요법: 도세탁셀 수화물의 효과가 보인다.
대증적 방사선 치료: 통증이 강한 뼈 전이 등에 고려된다.

전립선암 환자의 간호

간호 과정 순서도

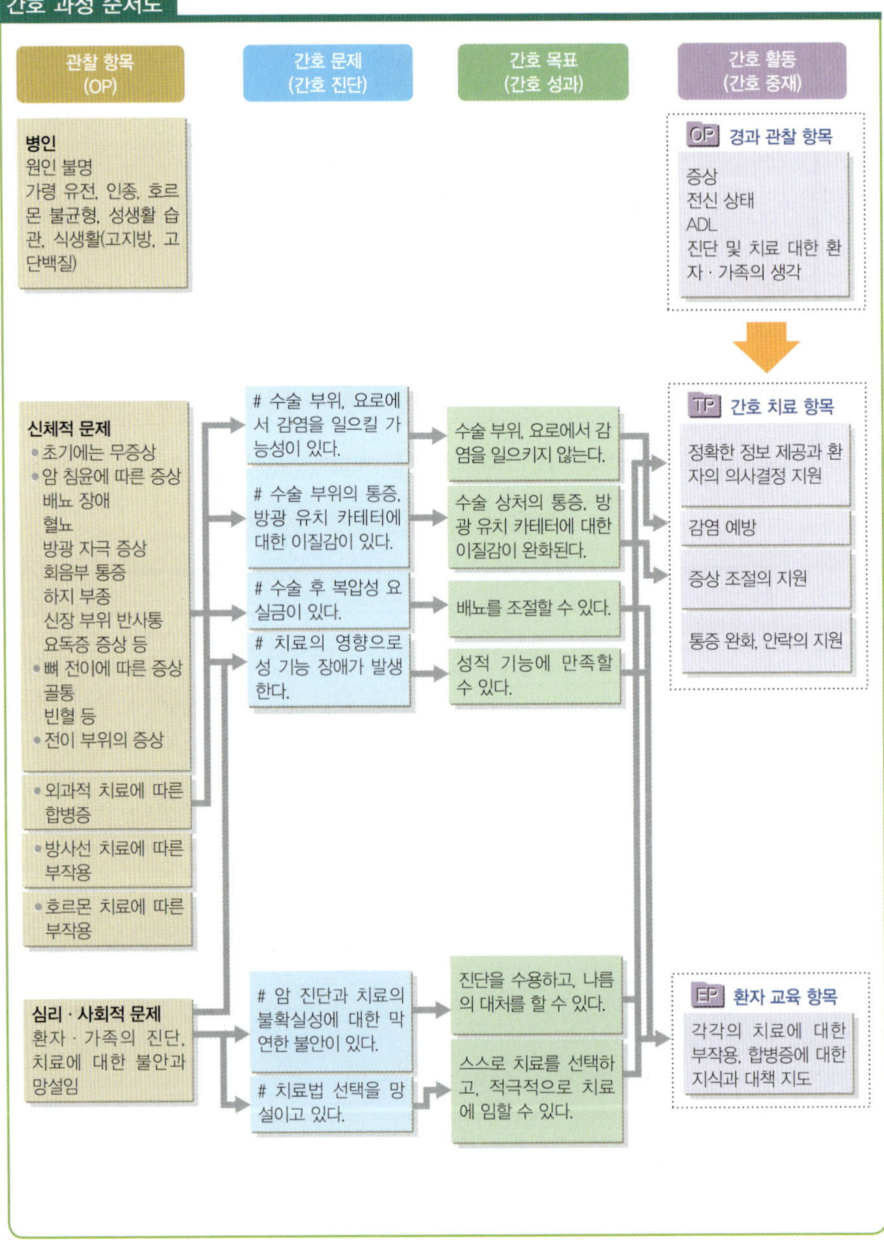

<table>
<tr><td colspan="2">기본 개념</td></tr>
<tr><td colspan="2">

- 다양한 치료법의 개발로 비교적 예후가 좋은 암이다. 그러나 치료의 부작용으로 나타나는 요실금이나 성 기능 장애 등이 남성으로서의 존엄을 위협하기도 한다. 환자·가족이 납득하는 치료를 선택하고 부작용에 대처할 수 있도록 지원할 필요가 있다.
- 병기가 진행되면 요도나 방광에 침윤에 따른 배뇨 장애와 방광 자극 증상, 하지 부종과 뼈 전이에 따른 뼈 통증 등의 고통 증상이 나타난다. 증상이 나아져 생활을 계속할 수 있도록 지원하는 것이 중요하다.
</td></tr>
</table>

| Step1 영향 평가 | Step2 간호 초점 | Step3 계획 | Step4 실시 | Step5 평가 |

정보 수집	평가 관점과 근거·잠재적 간호 문제
증상 부위, 정도의 관찰	조기에는 자각 증상이 없는 경우가 많지만, 진행 정도, 전이 부위에 따라 다양한 증상이 나타난다. 또한 치료에 대한 부작용 증상이 장기간 나타날 수 있으므로, 환자의 호소를 충분히 듣는 것이 중요하다. • 초기에는 증상이 없는 경우가 많지만 진행되면 배뇨 장애와 방광 자극 증상, 혈뇨가 나타난다. 뼈에 전이가 되면 뼈 통증을 호소한다. • 근치적 전립선 전체 적출 수술의 합병증으로는 요실금이나 발기부전 등이 있다. 요실금은 수개월이 지나면 개선되는 경우가 많지만, 장기간 지속되면 치료도 고려해야 한다. • 방사선 치료의 합병증에는 직장염이나 하혈, 요도 협착, 요실금 등이 있다. • 내분비 요법의 부작용으로는 홍조, 발열감, 여성화 유방, 근력 저하, 권태감 등 다양한 불쾌 증상이 있다. 🔍 잠재적 간호 문제 : 배뇨 장애/만성 통증/수술 부위, 요로에의 감염 가능성/수술 부위 통증, 방광 유치 카테터에 따른 이질감/수술 후 복압성 요실금/치료에 따른 성 기능 장애/설사/신체 이미지의 혼란
전신 상태의 파악	환자는 고령자가 많기 때문에 다른 질환을 앓고 있는 경우도 많다. 전신 상태에 따라 선택하는 치료법도 달라지기 때문에 충분한 평가가 필요하다. • 호흡 기능: 노인과 흡연 경력이 있는 환자는 수술 후 호흡기 합병증이 일어나기 쉽다. • 순환 상태: 고혈압이나 관상동맥 질환 등의 병력을 파악한다. • 영양 상태: 비만, 당뇨병 등 수술 후 봉합 부전의 위험 인자를 파악한다. • 신장 기능, 간 기능 등 중요한 장기의 평가를 실시한다. • 시력, 청력 등의 감각 기능과 인지 기능을 파악한다. • ADL을 파악한다. 🔍 공동 문제 : 수술 후 호흡기 합병증의 가능성/수술 후 순환 부전의 가능성/수술 후 봉합 부전의 가능성 🔍 잠재적 간호 문제 : 수술 후 섬망의 위험이 있다./낙상의 위험이 있다.
환자·가족의 심리·사회적 측면 파악	환자·가족이 진단에 대해 어떻게 받아들이고 대처하는지는 그 양상이 다양하고, 치료법의 선택 사항이 많으면 결정을 하는 데 망설이게 된다. 각각의 환자·가족의 생각을 이해하고 필요한 간호 계획을 세우는 것이 중요하다. • 조기암은 건강검진 등에서 발견되는 경우가 많고 자각 증상이 적기 때문에 진단에 대한 환자의 충격이 크다. • 수술적 치료나 방사선 치료, 호르몬 치료, 경과 관찰 등 여러 치료 방식이 제시되므로 빨리 결단을 내리는 것이 어렵고, 한 번 들은 설명으로는 이해할 수 없는 부분도 많다. • 인터넷이나 책 등에서도 다양한 정보를 얻을 수 있지만, 때로는 유혹이 될 수 있다.

	• 남편이자 아버지인 환자가 가족에게 자신의 생각을 말할 수 없어, 외로움을 안고 있는 경우도 있다.

- 남편이자 아버지인 환자가 가족에게 자신의 생각을 말할 수 없어, 외로움을 안고 있는 경우도 있다.
- 치료가 장기간 진행되거나 경과가 길어지면 가족 간병인의 부담도 커진다.
- 말기에는 신체 증상이 심해져가는 데다, 죽음에 대한 불안과 정신적 고뇌도 나타난다.
- 🔍 잠재적 간호 문제 : 암의 진단과 치료의 불확실성에 따른 막연한 불안이 있다./치료법 선택을 망설이고 있다./비효과적 코핑/사회적 고립/가족의 간병인 역할 긴장 위험 상태/죽음에 대한 불안/치료에 따른 성 기능 장애

| Step1 영향 평가 | Step2 간호 초점 | Step3 계획 | Step4 실시 | Step5 평가 |

간호 문제 리스트

#1 암 진단과 치료의 불확실성에 따른 막연한 불안이 있다(자기인식 패턴).
#2 치료법 선택을 망설이고 있다(인지-지각 패턴).
#3 수술 부위, 요로에서 감염을 일으킬 가능성이 있다(영양-대사 패턴).
#4 수술 부위의 통증, 방광 유치 카테터에 따른 이질감이 있다(인지-지각 패턴).
#5 수술 후 복압성 요실금이 있다(배설 패턴).
#6 치료의 영향으로 성 기능 장애가 발생한다(성-생식 패턴).

간호의 우선순위 지침

- 비교적 긴 경과를 보이고, 병기 및 치료법에 따라 간호 문제가 달라진다. 많은 환자들에게서 진단에 대해 충격을 받은 모습, 치료 선택을 망설이는 모습을 볼 수 있지만, 겉으로 표출되지 않을 수도 있기 때문에 특히 주의해서 살펴볼 필요가 있다. '간호 문제 #3'부터는 대표적인 치료법인 근치적 전립선 전체 적출 수술을 받은 환자를 상정하여 우선순위를 결정했다. 수술 후 합병증으로는 요실금 및 성 기능 장애가 있고, 이후의 생활을 생각한 관계가 중요하다.

| Step1 영향 평가 | Step2 간호 초점 | Step3 계획 | Step4 실시 | Step5 평가 |

1 간호 문제	간호 진단	간호 목표(간호 성과)
#1 암의 진단과 치료의 불확실성에 따른 막연한 불안이 있다.	**불안** **관련 요인:** 전립선암 진단 · 치료 **진단 지표** ☐ 긴장한 표정 ☐ 불면 ☐ 식욕부진 ☐ 권태감	〈장기 목표〉 진단을 받아들이고 나름대로 처리할 수 있다. 〈단기 목표〉 1) 믿을 수 있는 타인에게 불안과 걱정을 말할 수 있다. 2) 진단 및 치료에 대해 이해할 수 있다.

간호 계획	중재 포인트와 근거
OP 경과 관찰 항목 • 진단 및 치료에 대한 생각 • 표정, 안색, 전신 상태 • 라이프스타일, 대처 규제 • 가족이나 중요한 타인의 존재 **TP 간호 치료 항목** • 불안한 일이나 질문은 없는지 물어보고, 자신의 생각을 이야기하도록 격려한다. • 정확한 정보를 제공하고 의사의 설명이 필요하다고 생각되는 경우는 의사에게 의뢰한다. • 정신과 의사 중재의 필요성을 평가한다.	➡ 가족이나 중요한 타인과의 가교 역할도 중요하다. **근거** 이 연령대의 남성은 불안을 표출하지 않고 혼자 고민하는 경향이 있다. 환자의 불안과 생각을 가족에게 전하고 환자 · 가족 모두에 대한 지원이 필요하다. ➡ 환자의 문제에 대한 판단은 피하고 이야기를 듣는다. **근거** 환자의 두려움과 관심에 정당성을 보증해주면 환자가 자기인식을 높이는 데 도움이 된다.

* 향후의 검사와 치료에 대해 구체적으로 설명한다.

⊃ 정확한 정보와 구체적인 설명이 중요하다. 근거 미지의 것에 대한 불안과 걱정을 완화한다.

2 간호 문제	간호 진단	간호 목표(간호 성과)
#2 치료법 선택을 망설이고 있다.	**의사결정 갈등** **관련 요인:** 가치관 위협에 대한 자각 **진단 지표** □ 선택에 대한 불확실성을 말로 나타낸다. □ 다른 몇 가지 선택 사이에서 고민한다. □ 의사결정을 할 때의 고뇌를 말로 나타낸다. □ 고민 또는 긴장의 신체적 징후	〈장기 목표〉 환자 스스로 치료법을 선택하고 적극적으로 치료에 임할 수 있다. 〈단기 목표〉 1) 환자 스스로 고민과 가치관의 갈등을 자각할 수 있다. 2) 환자 가족이나 중요한 타인의 힘을 빌려 선택할 수 있다.

간호 계획	중재 포인트와 근거
OP 경과 관찰 항목 • 진단 및 치료에 대한 환자의 지식과 생각 • 의사결정 패턴 • 가치관(문화, 종교, 가족 등) TP 간호 치료 항목 • 불안과 망설임을 말하도록 격려한다. • 진단 및 치료, 대체 요법에 대한 정확한 정보를 제공하고 설명한다. • 의사결정을 위한 시간을 가능한 한 많이 준다. EP 환자 교육 항목 • 필요하다면 세컨드 오피니언을 요청하도록 조언한다.	⊃ 환자의 이야기를 들으면서 환자의 생각과 가치관에 대한 관련 정보를 얻는다. 근거 환자가 정보를 정확히 이해하고 선택할 수 있는지에 대한 확인이 필요하다. ⊃ 정확한 정보와 충분한 시간을 제공해, 스스로 납득하고 치료를 받을 수 있도록 지원한다. 근거 어떤 치료를 선택했는지는 후속 치료에 대한 대처방법에도 영향을 준다. ⊃ 의사에게 언제든지 세컨드 오피니언을 신청할 수 있도록 전한다. 근거 정보의 확인은 스스로의 선택에 대한 정확성을 보장한다.

3 간호 문제	간호 진단	간호 목표(간호 성과)
#3 수술 부위, 요로에 감염을 일으킬 가능성이 있다.	**감염 위험 상태** **위험 요인:** 관혈적 치료	〈장기 목표〉 수술 부위, 요로에 감염을 일으키지 않는다. 〈단기 목표〉 1) 의사의 지시에 따라 적절한 감염 예방 대책을 취할 수 있다. 2) 스스로 감염 징후를 이해하고 적절한 감염 예방 대책을 취할 수 있다.

간호 계획	중재 포인트와 근거
OP 경과 관찰 항목 • 수술 부위, 드레인 장치에서 배액 • 방광 유치 카테터에서 소변의 양상·양 • 체온, 혈액 데이터, 자각 증상	⊃ 방광 유치 카테터가 막혀, 소변이 개방창이나 드레인 삽입부에 오염되지 않도록 주의한다. 근거 개방창이나 드레인 삽입부가 방광 유치 카테터에서 가까운 거리에 위치해 있다.

62 전립선암

TP 간호 치료 항목

* 수술 상처나 드레인류를 취급할 때는 무균 작업으로 실시한다.
* 폐쇄식 채뇨 시스템을 이용한 방광 세척 시에는 무균 작업으로 실시한다.
* 환자의 체위 변화와 튜브의 뒤틀림에 따라 카테터가 폐색되지 않도록 고정하고, 카테터 개통성을 유지한다.
* 적절한 소변량을 유지하기 위해 수액을 실시한다.

* 회음부의 청결을 유지한다.

➾ 소변량 유지에 노력한다. 근거 혈전에 따른 카테터의 폐색을 예방하고 소변의 자정작용을 촉진한다.
➾ 회음부 관리에 노력한다. 근거 변의 오염에 따른 상처 감염, 방광 유치 카테터의 감염을 예방한다.

EP 환자 교육 항목

* 드레인 장치, 방광 유치 카테터의 취급방법을 지도한다.
* 경구 섭취가 가능해지면 수분 섭취를 촉진한다.
* 배변 후 적절한 회음부 관리를 지도한다.

➾ 환자의 자기관리 교육이 중요하다. 근거 방광 유치 카테터는 방광 요도 문합부의 부목 역할을 하고 있어, 환자가 보행을 시작한 후에도 유치되어 있다. 때문에 수술 후 ADL 회복에 따라 환자의 자기관리가 중요해진다.

---

4 간호 문제	간호 진단	간호 목표(간호 성과)
#4 수술 부위의 통증, 방광 유치 카테터에 따른 이질감이 있다.	**급성 통증** **관련 요인:** 수술, 카테터 유치 **진단 지표** □ 말 또는 신호에 따른 통증 호소 □ 통증의 증거 관찰 □ 통증을 피하기 위한 체위 □ 고통스런 얼굴 □ 수면 장애	〈**장기 목표**〉 수술 부위의 통증, 방광 유치 카테터에 따른 이질감이 제어된다. 〈**단기 목표**〉 1) 야간 휴식을 취할 수 있다. 2) 수술 후 진통제를 사용하면서 움직일 수 있다.

간호 계획	중재 포인트와 근거

OP 경과 관찰 항목

* 통증 부위와 강도, 표정, 바이털 사인
* 통증 평가 도구를 이용한 상대적 평가
* 진통제의 효과
* 수술 후의 움직임 상황
* 불면의 유무

➾ 환자의 호소와 객관적인 데이터, 통증의 변화에 주의한다. 근거 통증 부위와 강도의 변화는 출혈 가능성이나 진통제 효과를 평가하는 데 도움이 된다. 또한 통증 감소는 수술 후 회복을 실감하게 해준다.

TP 간호 치료 항목

* 통증 부위와 강도를 기록하고 평가한다.
* 적절한 진통제를 투여한다.
* 카테터의 굴곡 및 폐색을 방지하고 카테터의 개통성을 유지한다.
* 변비 예방을 위해 완하제를 투여한다.

➾ 진통제를 적절히 사용한다. 근거 수술 후 조기의 움직임은 합병증 예방으로 이어진다. 충분한 통증 제어는 수술 후 섬망을 예방한다.
➾ 변비에 주의한다. 근거 힘주기로 생기는 출혈이나 통증 악화를 방지한다.

EP 환자 교육 항목

* 통증을 참지 않아도 된다고 전한다.
* 진통제의 효과와 부작용에 대해 설명한다.
* 카테터가 막히면 이질감이 강화되므로 뒤틀리지 않도록 지도한다.
* 변비에 주의하도록 지도한다.

<table>
<tr><td>5 간호 문제</td><td>간호 진단</td><td>간호 목표(간호 성과)</td></tr>
<tr><td>#5 수술 후 복압성 요실금이 있다.</td><td>복압성 요실금
관련 요인: 높은 복강 내압, 취약한 골반 근육
진단 지표
□ 배뇨 근육의 수축이 작용하지 않는 소량의 불수의 소변 누출이 관찰되거나 환자가 호소한다.</td><td>〈장기 목표〉 소변 조절을 할 수 있다.
〈단기 목표〉 1) 요실금에 대처할 수 있다. 2) 소변을 조절하는 방법을 습득할 수 있다.</td></tr>
</table>

간호 계획

OP 경과 관찰 항목
- 요실금량, 간격
- 빈뇨와 소변의 절박감

- 환자의 요실금에 대한 대처방법
- 요실금에 따른 환자의 감정 변화

TP 간호 치료 항목
- 요실금 상황에 따라 대처방법을 함께 생각한다.

EP 환자 교육 항목
- 요실금은 수술 후 일반적으로 보이는 현상이며, 몇 개월이 지나면 개선된다는 것을 설명한다.
- 요실금 패드 사용방법과 문제 해결방법을 지도한다.
- 음부의 청결을 유지하도록 지도한다.
- 골반저근육 운동을 지도한다.

중재 포인트와 근거

➡ 간호사로서 전문적인 태도로 대한다. **근거** 요실금은 환자의 수치심과 자존심으로 연결된다. 환자의 기분 변화에도 충분히 주의한다.

➡ 요실금 패드에 따른 피부 트러블에 주의한다. **근거** 남자는 패드 사용에 익숙하지 않으며 간호사와 상담하기 어려워, 발견이 지연될 수 있다.
➡ 골반저근육 운동을 조언한다. **근거** 적극적으로 골반저근육을 단련해, 복압이 상승할 때 소변을 자제하는 능력을 강화한다.

<table>
<tr><td>6 간호 문제</td><td>간호 진단</td><td>간호 목표(간호 성과)</td></tr>
<tr><td>#6 치료의 영향으로 성 기능 장애가 발생한다.</td><td>성 기능 장애
관련 요인: 수술, 방사선 요법, 호르몬 요법
진단 지표
□ 원하는 만족감을 얻을 수 없다.
□ 성 기능에 문제가 있다고 말한다.
□ 자신이 생각하는 성적 역할에 변화가 생겼다.</td><td>〈장기 목표〉 성적 기능에 만족할 수 있다.
〈단기 목표〉 1) 발생할 수 있는 성 기능 장애에 대해 이해할 수 있다. 2) 성 기능의 변화에 대처할 수 있다.</td></tr>
</table>

간호 계획

OP 경과 관찰 항목
- 자신의 성 기능에 대한 환자의 호소

TP 간호 치료 항목
- 치료가 성 기능에 미칠 수 있는 영향과 그것을 최소한으로 줄이기 위한 방법에 대해 의사, 간호사, 환자가 상의할 기회를 만든다.

중재 포인트와 근거

➡ 간호사로서 전문적인 태도로 질문하는 것이 중요하다. **근거** 성욕이 반드시 성행위를 바라는 것이라고 할 수 없지만, 환자는 수치심 때문에 말하지 못하는 경우가 많다. 경우에 따라서는 남성 의사인 편이 상담하기 쉬울 수도 있지만, 간호사도 상담을 해줄 수 있다는 의사을 먼저 전하는 것이 중요하다.

62 전립선암

- 성기능 장애에 대한 걱정을 상의해도 좋다고 전한다.
- 환자가 성 기능 장애에 대한 걱정을 이야기하는 것을 망설여도 이를 존중한다.
- 환자가 만족감을 얻을 수 없는 경우는 전문가에게 소개한다.

- 전립선 전체 절제 수술을 받은 환자에게 수술 전부터 수술 후 발기부전, 역행성 사정의 가능성에 대해 설명한다.
- 방사선 요법을 받는 환자에게 발기부전에 대해 설명한다.
- 호르몬 요법을 받는 환자에게는 여성화 유방, 발기장애, 성욕 감퇴에 대해 설명한다.

➡ 전문가를 활용한다. 근거 수술 후 합병증뿐만 아니라 정신적 문제를 가지고 있을 가능성도 있다.

➡ 발생할 수 있는 합병증, 주의사항은 아내(파트너)와 가족에게도 제대로 설명한다. 근거 성적 정체성의 변화는 부부 간이나 가족 내에서의 역할 변화로도 이어지는 문제이다. 환자가 혼자서 고민하는 일이 없도록 아내(파트너) 및 가족도 이해시키는 것이 필요하다.

| Step1 영향 평가 | Step2 간호 초점 | Step3 계획 | **Step4 실시** | Step5 평가 |

병기·병태·중증도별 관리 포인트

【진단기】 건강검진 등으로 발견되는 경우가 많으며, 자각 증상이 없다. 치료 선택 사항은 수술이나 방사선 요법, 호르몬 치료 등이 있으며, 매우 조기인 경우에는 경과를 관찰하는 방법도 있기 때문에 선택을 망설이는 경우가 많다. 환자·가족의 질병이나 치료에 대한 생각을 이해하고 납득이 가는 선택을 할 수 있도록 지원한다.

【치료기】 각 치료의 부작용에 따라 적절한 조언과 도움이 필요하다. 요실금과 성 기능 장애, 합병증에 대해서도 환자 각각의 느낌·사고방식을 이해하고 간호사와 언제든지 상담할 수 있음을 알린다. 또한 적절한 조언과 정보를 제공한다.

【말기】 하지의 부종과 뼈 전이 등에 따른 통증, 전이 부위에 따른 다양한 고통 증상이 나타난다. 적극적인 통증 완화를 실시해, 환자가 안락한 최후를 맞이할 수 있도록 지원한다. 경과가 길고 가족의 간병이 장기간 지속되는 경우도 있으므로, 가족의 케어도 중요하다.

간호 활동(간호 중재) 포인트

진단·치료 지원
- 검사 및 치료에 대한 간호는 환자의 수치심을 충분히 고려하며 실시한다.
- 신체적·정신적 고통을 수반하는 검사도 있으므로 충분한 설명이 필요하다.
- 환자가 의사의 설명을 충분히 이해할 수 있고 원하는 정보를 요청할 수 있는지 등을 진찰 후 확인하는 것도 필요하다.

치료 선택에 대한 지원
- 현재 다양한 치료법이 개발되어 있으며, 환자와 가족 모두 어떤 치료가 좋을지 망설이는 경우가 많다. 선택을 할 수 있도록 충분한 시간을 주고, 정확한 정보 제공을 실시하는 것이 중요하다. 적극적으로 세컨드 오피니언을 조언하고 지원도 한다.
- 환자의 망설임과 생각을 경청함으로써 환자·가족의 마음 정리를 촉진하는 것도 중요하다.

치료의 부작용에 대한 지원
- 치료의 결과로 다양한 부작용 증상이 나타나기 때문에 정확한 지식을 통해 증상을 조기에 발견하고 일상생활에 대한 적절한 조언을 하는 것이 중요하다.

성적 정체성의 변화에 대한 지원
- 간호사로서 전문적인 태도를 가지고 대한다.
- 치료의 선택과도 연결되므로, 의사결정을 할 때 가족도 포함하여 정확한 정보를 제공한다.
- 성 기능 장애는 남성으로서의 정체성과 가치관을 위협하는 문제이기도 하다. 반드시 성욕과 성행위의 회복을 원하는 것은 아닐 수도 있으므로, 환자의 호소에 충분히 귀를 기울인다.

말기 환자·가족에 대한 지원
- 다양한 신체 증상과 죽음에 대한 불안, 가족의 간병인 부담 등 많은 문제가 나타난다. 충분히 고통을 완화시켜주고 환자·가족을 전인적으로 파악한 케어가 필요하다.

퇴원·요양지도

- 전립선 전체 절제 수술 후 요실금이 지속되면 골반근육 운동을 지속하고 생식기의 청결을 유지하도록 지도한다. 요실금은 몇 달 정도 계속될 수 있지만 점차적으로 개선되거나 개선되지 않을 때의 치료도 고려해야 함을 설명한다.
- 요로 감염 예방을 위한 수분 섭취는 넉넉하게 하도록 설명한다.
- 수술 부위를 자극하지 않기 위해, 자전거나 오토바이, 성교에 대한 의사의 지시를 확인한다.
- 성 기능 장애에 대한 불안과 걱정이 있을 때는 언제든지 상담하도록 설명한다.

| Step1 영향 평가 | Step2 간호 초점 | Step3 계획 | Step4 실시 | Step5 평가 |

평가 포인트

간호 목표 달성도
- 환자가 진단을 받아들이고 자기 나름대로 대처할 수 있는가?
- 스스로 치료를 선택하고 적극적으로 치료에 임할 수 있는가?
- 수술 부위, 요로에 감염이 일어나지 않는가?
- 수술 부위의 상처에 따른 통증, 방광 유치 카테터에 따른 이질감이 조절되고 있는가?
- 소변을 조절할 수 있는가?
- 자신의 성적 기능에 만족하고 있는가?

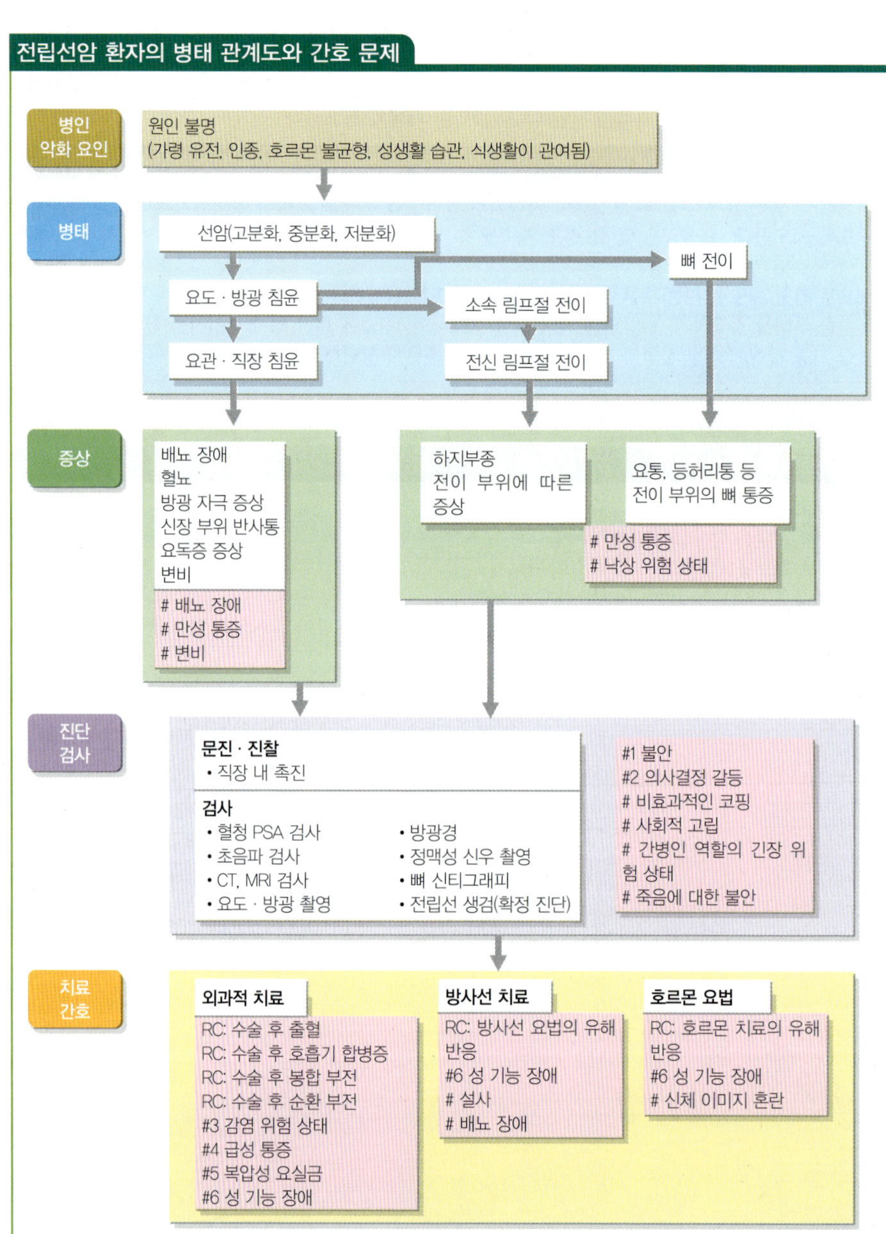
병인
악화 요인
원인 불명
(가령 유전, 인종, 호르몬 불균형, 성생활 습관, 식생활이 관여됨)
병태
선암(고분화, 중분화, 저분화)
뼈 전이
요도 · 방광 침윤
소속 림프절 전이
요관 · 직장 침윤
전신 림프절 전이
증상
배뇨 장애
혈뇨
방광 자극 증상
신장 부위 반사통
요독증 증상
변비
배뇨 장애
만성 통증
변비
하지부종
전이 부위에 따른 증상
요통, 등허리통 등
전이 부위의 뼈 통증
만성 통증
낙상 위험 상태
진단
검사
문진 · 진찰
• 직장 내 촉진
검사
• 혈청 PSA 검사
• 초음파 검사
• CT, MRI 검사
• 요도 · 방광 촬영
• 방광경
• 정맥성 신우 촬영
• 뼈 신티그래피
• 전립선 생검(확정 진단)
#1 불안
#2 의사결정 갈등
비효과적인 코핑
사회적 고립
간병인 역할의 긴장 위험 상태
죽음에 대한 불안
치료
간호
외과적 치료
RC: 수술 후 출혈
RC: 수술 후 호흡기 합병증
RC: 수술 후 봉합 부전
RC: 수술 후 순환 부전
#3 감염 위험 상태
#4 급성 통증
#5 복압성 요실금
#6 성 기능 장애
방사선 치료
RC: 방사선 요법의 유해 반응
#6 성 기능 장애
설사
배뇨 장애
호르몬 요법
RC: 호르몬 치료의 유해 반응
#6 성 기능 장애
신체 이미지 혼란

63 요로 감염 (신우신염·방광염)

가게야마 유키오

눈으로 보는 질환

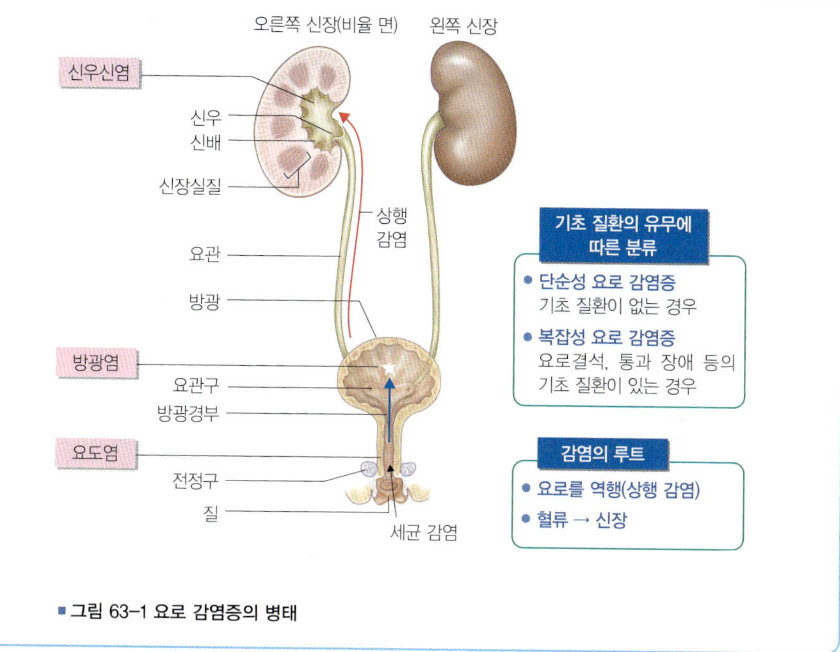

■ 그림 63-1 요로 감염증의 병태

병태 생리

▌세균의 상행성 감염에 따른 요로 염증이다.
● 방광염: 점막 주체의 염증 → 배뇨통 등의 국소 증상이 주체.
● 신우신염: 신장 실질의 염증 → 발열 등의 전신 증상이 주체.
● 기초 질환(요로결석, 요로의 통과 장애 등)의 유무에 따라 단순성 요로 감염증과 복잡성 요로 감염증으로 분류된다.

병인·악화 요인

● 대장균 등의 장내 상주균이 원인의 대부분을 차지한다.
  • 단순성 요로 감염증: 대장균이 80%, 기타 프로테우스, 폐렴간균 등.
● 요로의 통과 장애나 요로결석은 요로 감염증을 악화시키기 쉽다.
● 당뇨병이 있는 환자 중 중증인 환자는 난치병인 경우가 많고 엄중한 치료가 필요하다.

역학·예후

● 일반적으로 남성에게서 방광염이 나타나는 경우는 거의 없다.
● 여성의 빈도가 높다(남성의 5~6배).
  • 단순성 방광염: 20~40세의 성적 활발기에 가장 많이 발생하고, 다음으로 폐경 전후의 여성에게 많다.
● 단순성 요로 감염증은 항생제 투여로 빠르게 개선되는 경우가 많다.
● 복잡성 요로 감염증은 중증화되기 쉽고, 특히 신우신염은 패혈증 등으로 사망할 위험성도 있다.

빈뇨, 배뇨통, 소변 혼탁의 세 가지 주요 특징이 방광염의 증상이다. 단순성 신우신염은 발열과 측복부 통증을 호소한다.
- 단순성 방광염: 빈뇨, 배뇨통, 소변 혼탁(세 가지 주요 특징), 잔뇨감 등이 있으며, 혈뇨를 보이는 경우도 많다. 보통은 발열을 수반하지 않는다.
- 단순성 신우신염: 발열, 측복부(늑골 척추각) 통증과 방광염 같은 증상도 보인다.

진단·검사값

증상과 소변 검사 및 혈액 검사 소견을 종합적으로 진단한다. 소변 침전물에서는 백혈구의 증가도 함께 인정된다.
- 증상, 소변 검사, 혈액 검사 소견을 종합적으로 판단하여 진단한다.
- 소변 침전물: 백혈구 수 증가(한 번의 시야에서 10개 이상 관찰됨)가 인정된다.
  - 중간 소변을 이용한다.
- 신우신염은 말초혈액 백혈구 수 증가, 적침(ESR) 항진, CRP 증가 등으로 진단한다.
- 신우신염은 항생제 투여 시작 전에 소변(필요한 경우 혈액) 세균 배양을 제출한다.

합병증

- 단순성 방광염: 항생제를 사용하면 증세가 빠르게 좋아지고 합병증을 남기는 경우도 거의 없다.
- 신우신염: 균혈증이 되기 쉽다. 패혈증으로 사망에 이르는 사례도 있다.
  - 고령자, 당뇨병 환자, 부신피질 호르몬 제제 사용 환자는 특히 주의가 필요하다.

치료법

단순성 요로 감염증은 항생제에 따른 약물 요법이 기본이다.
- ● 치료 방침
- 단순성 요로 감염증: 항생제 투여, 수분 섭취, 휴식을 취한다. 자극과 음주는 피한다.
- 복잡성 요로 감염증: 상기 외에도 요로에 통과 장애가 있으면 그에 대한 해결책이 필요하다.
- 신우신염으로 입원 적응: 고열, 고도의 백혈구 증가, 탈수, 패혈증의 가능성 등이 보인다.
- ● 약물 요법
- 경증의 사례에서는 항생제를 경구 투여하고, 중증 신우신염, 복잡성 신우신염에는 점적 정맥 주사가 기본이 된다.
- 무증상의 복잡성 요로 감염은 일반적으로 항생제를 투여하지 않는다.
- 임산부는 세펨계, 고령자에게는 뉴퀴놀론 약을 사용한다.

Px 처방 예 급성 단순성 방광염
※다음 중 하나의 항생제(경구 투여)를 3일간(고령자에게는 3~7일간) 투여한다.
- 크라비트 정(500mg)　1회 1정　1일1회　식후　← 뉴퀴놀론 약
- 세프존 캡슐(100mg)　1회 1캡슐　1일 3회　식후　← 제3세대 세펨계
- 파세트신 캡슐(250mg)　1회 1캡슐　1일 3회　식후　← 페니실린계

Px 처방 예 급성 단순성 신우신염(중증의 경우: 고열, 고도의 백혈구 증가, 탈수, 패혈증 등)
※다음 주사약(3~5일간) 중 하나를 투여한다. → 다음 경구 약물 중 하나를 투여한다(전체 14일간).
〈주사약〉
- 판스포린 주(0.5g/V) + 생리식염 주사액 100㎖　점적 정맥 주사　6시간마다　← 제2세대 세펨계
- 로세핀 주(1g/V) + 생리식염 주사액 100㎖　점적 정맥 주사　12시간마다　← 제3세대 세펨계
- 유나신-S 키트(3g) + 생리식염 주사액 100㎖　점적 정맥 주사　12시간마다　← β 락타마제 억제제 배합 페니실린
- 〔+ 황산 아미카신 주(100mg) + 생리식염 주사액 100㎖　1일 1회〕　← 아미노글리코 사이드계
〈경구 약물〉
- 크라비트 정(500mg)　1회1정　1일1회　식후　← 뉴퀴놀론 약
- 판스포린 T 정(200mg)　1회1캡슐　1일3회　식후　← 제2세대 세펨계

■ 표 63-1 요로 감염증의 주요 치료제

	분류	일반명	주요 상품명	약의 효과 메커니즘	주요 부작용
경구약	뉴퀴놀론 약	레보플록사신 수화물	크라비트	소변 이행에 따른 살균	알레르기 증상, 묽은 변·설사, 경련(뉴퀴놀론 약)
	제2세대 세펨계	세포티암헥세틸 염산염	판스포린 T		
	제3세대 세펨계	세프디닐	세프존		
	페니실린계	아목시실린 수화물	파세트신, 아모린, 사와실린, 와이드실린		
	β 락타마제 저해제 배합 페니실린	설타미실린토실산염 수화물	유나신		
주사약	제2세대 세펨계	세포티암 염산염	판스포린	소변 이행에 따른 살균	쇼크·아나필락시스 같은 증상, 신장 기능 장애(아미노글리코사이드계), 경련(카바페넴계), 내이신경 장애(아미노글리코사이드계)
	제3세대 세펨계	세프트리악손나트륨 수화물	로세핀		
	β 락타마제 저해제 배합 페니실린	암피실린나트륨·설박탐나트륨	유나신-S		
	아미노글리코사이드	아미카신 황산염	황산아미카신, 비크린		
	카바페넴계	파니페넴·베타미프론	카베닌		

> **Px 처방 예** 급성 단순성 신우신염(경증 사례: 미열, 백혈구 수 증가, 구역질·구토 없음)
> ※다음 항생제(경구 투여) 중 하나를 14일간 투여한다.
> ● 크라비트 정(500mg)　1회 1정　1일 1회　식후　← 뉴퀴놀론 약
> ● 판스포린 T 정(200mg)　1회 1캡슐　1일 3회　식후　← 제2세대 세펨계
>
> **Px 처방 예** 복잡성 방광염
> ※다음 항생제(경구 투여) 중 하나를 7일간(~14일간) 투여한다.
> ● 크라비트 정(500mg)　1회 1정　1일 1회　식후　← 뉴퀴놀론 약
> ● 판스포린 T 정(200mg)　1회 1캡슐　1일 3회　식후　← 제2세대 세펨계
> ● 유나신 정(375mg)　1회 1정　1일 3회　식후　← β 락타마제 억제제 배합 페니실린
>
> **Px 처방 예** 복잡성 신우신염
> ※다음 주사약(3~5일간) 중 하나를 투여한다. → 다음 경구 약물(14일간) 중 하나를 투여한다.
> 〈주사약〉
> ● 판스포린 주(0.5g/V) + 생리식염 주사액 100㎖　점적 정맥 주사　6시간마다　← 제2세대 세펨계
> ● 로세핀 주(1g/V) + 생리식염 주사액 100㎖　점적 정맥 주사　12시간마다　← 제3세대 세펨계
> ● 유나신-S 키트(3g) + 생리식염 주사액 100㎖　점적 정맥 주사　12시간마다　←β 락타마제 억제제 배합 페니실린
> ● 카베닌 주(500mg) + 생리식염 주사액 100㎖　점적 정맥 주사　12시간마다　← 카바페넴계
> 〈경구 약물〉
> ● 크라비트 정(500mg)　1회 1정　1일 1회　식후　← 뉴퀴놀론 약
> ● 판스포린 T 정(200mg)　1회 1캡슐　1일 3회　식후　← 제2세대 세펨계

● **수술 치료**
● 경피 신장 누관
　• 수신증을 동반하는 중증 신우신염은 신루를 설치해 배농을 필요로 하는 경우가 있다.
　• 초음파 안내에 따라 등허리 부위에서 신장을 천자하여 카테터를 유치한다(그림 63-2).
● 신장 적출: 항생제 투여, 경피 신장 누관 등의 치료로 개선되지 않는 중증 신우신염일 경우 고려한다.

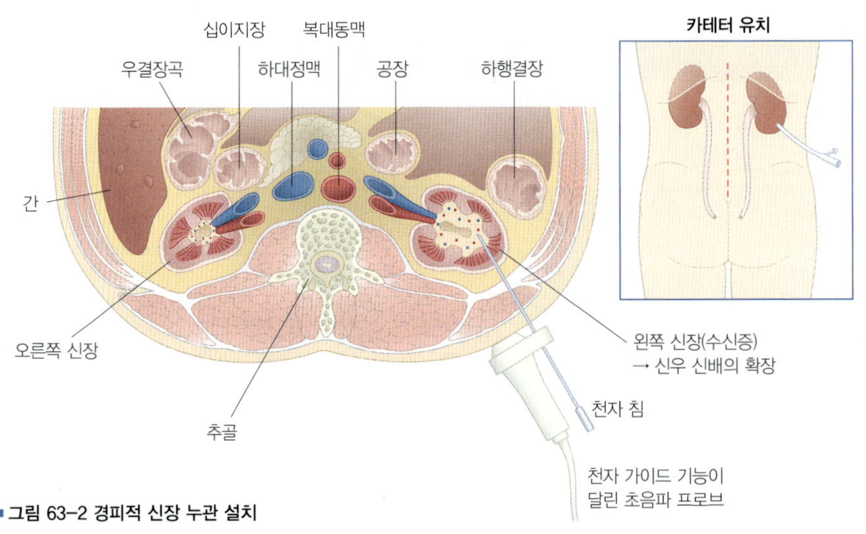

■ 그림 63-2 경피적 신장 누관 설치

요로 감염의 병기·병태·중증도별 치료 순서도

■ **방광염**

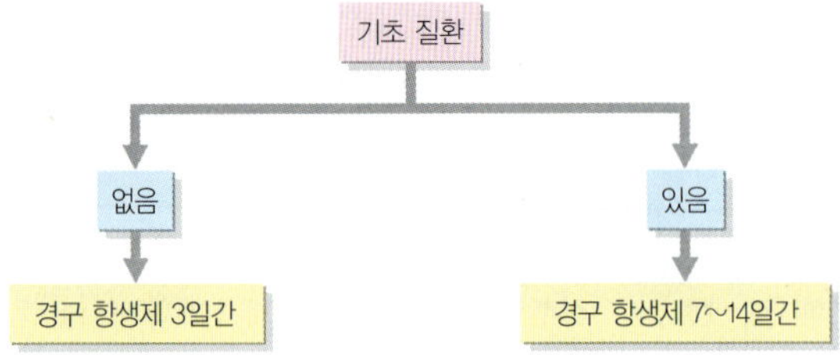

■ **신우신염**

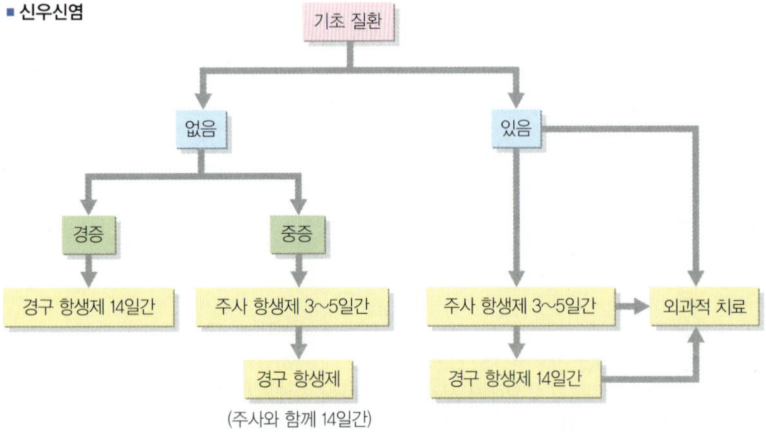

요로 감염 환자의 간호

다카시마 나오미

간호 과정 순서도

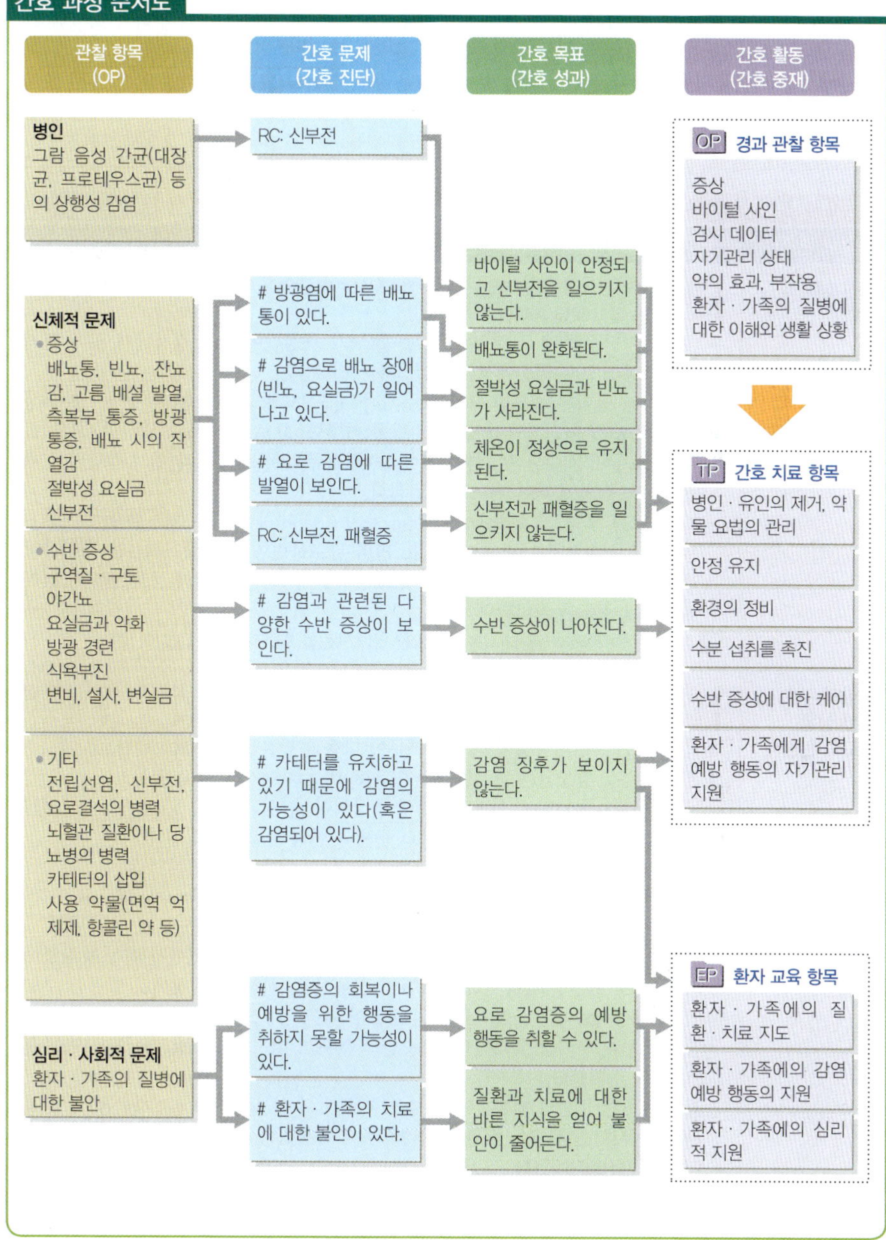

63

요로 감염

- 요로 감염(Urinary tract infection: UTI)은 세균이 신우, 요관, 방광, 요도 등에 부착돼 염증 반응을 일으키는 감염의 총칭이다. 기초 질환이 없는 단순성 요로 감염증과 요류 정체, 이물질(유치 카테터 포함) 등이 원인이 되어 발생하는 복잡성 요로 감염증이 있다. 심각한 경우에는 패혈증에 이르는 것부터 여성의 25%에게서 발병하는 방광염에 이르기까지, 병태와 병기에 따라 적절한 간호 지원을 판단할 필요가 있다.
- 감염증은 미생물의 병원성이 신체의 감염 방어 기능을 초과했을 때 발병하기 때문에, 신체의 방어 기능을 강화하면서 감염의 원인과 유인을 제거하기 위한 지원이 필요하다. 예방 및 재발 예방 행동을 취할 수 있도록 자기관리 행동도 지원한다.

Step1 영향 평가	Step2 간호 초점	Step3 계획	Step4 실시	Step5 평가

정보 수집	평가 관점과 근거·잠재적 간호 문제
전신 상태의 파악	환자에게서 신체적·정신적인 경과를 청취함으로써 감염에 이르게 된 신체 방어 기능의 하락 상황을 알고 토탈 케어할 수 있다. • 기염균은 단순성 요로 감염증의 70~80%가 대장균이고, 고령자에게 많이 생기는 복잡성 요로 감염증에서 다양한 균이 검출된다.[1] • 요로 감염 방어는 충분한 요류와 주기적 배뇨, 요로 표층의 점막 장벽으로 구성된다. 기초 질환(신경인성 방광, 전립선 비대증, 요로 결석증, 전립선암, 요도 협착, 비뇨기계 암 수술 후, 골반 외상 등)의 유무와 정도에 따라 쉽게 감염되기 때문에 기초 질환에 대한 치료가 필요하다. • 요인으로는 부동, 요류 이상, 요실금, 유치 카테터 등의 요로 처치를 들 수 있다. 질병이나 상황으로는 당뇨병, 통풍, 면역 글로불린혈증, 중증 질환(암 등), 항암제 투여, 부신피질 호르몬 제제(스테로이드제) 투여, 전신 쇠약 등도 관련이 있기 때문에 그 정도를 파악한다. 🔍 잠재적 간호 문제 : 감염의 회복과 예방을 위한 행동을 취하지 못할 가능성이 있다.
증상의 부위, 출현 상황, 정도의 관찰	증상의 출현 부위, 외관 상황, 증상의 정도를 관찰한다. 증상 상태 및 정도를 파악해 질병 상태를 알면 치료 계획, 간호 계획의 수립에 효과적이다. • 질병에 따라 임상 증상이 다르기 때문에 다음과 같은 증상을 파악한다. • 급성 단순성 방광염은 해부학적인 이유로 대부분 여성의 성적 활동기에 많이 발생하고, 배뇨통, 빈뇨, 잔뇨감이 3대 증상이다. 남성의 경우, 50세 이하에게서는 방광염이 드물게 발생하며 해부학적 문제나 면역 결핍이 의심된다. • 신우신염은 신장실질(간질)의 염증을 중심으로, 상행성과 대장에서의 림프행성을 생각할 수 있지만, 대부분 상행성으로 방광의 세균뇨가 역류하여 발열, 요통, 반사통을 일으킨다. 세균이 혈액 내에 침입하면 요로 패혈증을 일으킬 수도 있다. • 신경인성 방광의 기능적 장애 또는 카테터 작업, 기질적 장애에서 만성 방광염이 되어, 방광 요관 역류증이나 연속적인 신우신염, 신장 기능 장애로 발전할 수도 있다. 항생제보다는 간헐적 요도의 적응이 나은 경우도 있다. • 항생제 투여가 가장 효과적이지만, 연속 투여의 실시와 부작용(아나필락시스 쇼크 등)에 주의한다. • 검사는 중간 소변의 백혈구 수와 소변 배양이 우선 실시되고, 그 다음은 기초 질환의 분류로 진행된다. 백혈구 엘라스타제 측정법은 측정 스틱을 이용해 1~2분 이내에 측정할 수 있다. 🔍 잠재적 간호 문제 : 카테터를 유치하고 있기 때문에 감염의 가능성이 있다.

	 ●방광 염증에 따라 방광 자극 증상이 생기고 소변 횟수가 많아진 상태를 빈뇨라 한다. 염증이 생기면 방광 벽의 탄력성이 없어져 방광 점막이 과민성을 일으키기 때문에 소변량이 적어진다. 또한 감염에 따른 염증으로는 소변을 참지 못해 소변이 새어나오는 절박성 요실금이 발생한다. 🔍 잠재적 간호 문제 : 감염으로 배뇨 장애(빈뇨, 절박성 요실금)가 일어나고 있다. 배뇨통 ●감염에 따른 방광의 염증, 배뇨 시 하복부 통증, 작열감이 생긴다. 🔍 잠재적 간호 문제 : 감염과 관련된 배뇨 통증이 있다./방광염에 따른 배뇨통이 있다. 혼탁뇨·고름 소변 ●방광에 세균이 침입하는 것만으로는 염증이 발생하지 않는다. 세균이 방광 점막에 부착되어 점막 표면에서 세균이 증식하고, 점막 상피세포 심층에 침입 정착하여 점막 하층의 호중구 수가 급증한다. 그 결과, 혼탁뇨나 고름 소변·혈뇨가 배설된다. ●소변의 세균 콜로니 수는 10^5개/㎖ 이상[2]이다. 🔍 잠재적 간호 문제 : 소변의 양상(혼탁뇨, 농뇨)의 이상이 보인다. 발열 ●신우신염은 방광염과 달리 혈류가 풍부하기 때문에 세균에서 나오는 엔도톡신이 혈중으로 들어가 발열이 생긴다. 열형·발열의 시기와 시각·지속 시간, 오한 전율의 유무를 관찰한다. ●말초혈액의 호중구 수가 증가하고, CRP 항진이 나타난다. ●발열의 수반 증상인 발한, 권태감, 안면 홍조, 맥박 증가, 혈압 저하, 식욕부진, 소변량 감소를 관찰하고 치명적인 엔도톡신 쇼크에 특히 주의한다. 🔍 공동 문제 : 신부전 🔍 잠재적 간호 문제 : 요로 감염에 따른 발열이 보인다. 요통 ●신우신염의 경우, 신장실질의 염증으로 아픈 쪽 또는 양쪽 늑골척추각(CVA)의 자발 통증, 반사통이 나타난다. 🔍 공동 문제 : 신부전 🔍 잠재적 간호 문제 : 요통이 있다.
약의 효과 관찰	▌약의 효과가 나타나거나 증상의 정도 및 검사 결과를 보고 관찰한다. ●단순성 요로 감염의 치료에는 페니실린계나 세펨계의 제1·제2세대 약물이 사용되는 경우가 많지만, 3일 이내에 증상이 개선되지 않으면 기염균을 확실히 해 약을 변경한다. ●복잡성 요로 감염증은 기초 질환에 대한 대처가 중요하지만 항생제는 병태에 따라 사용되기 때문에 소변 소견의 관찰을 실시한다. 🔍 잠재적 간호 문제 : 효과적인 약물 요법을 실시할 수 없다.
생활 습관 파악	▌감염의 원인이 되는 배변 행동이나 청결 습관이 있는지의 여부를 듣는다. 또한 신체 방어 기능을 저하시키는 요인의 유무를 파악하여 재발 예방으로 연결한다. ●배뇨 습관이나 배변 후 청결 활동, 수분 십취량, 성교 후 배뇨 및 과로·스트레스 상태 등을 파악한다. 문제가 있으면 지도를 통해 예방에 관한 지식을 이해하고 예방 행동을 취할 수 있게 한다. 🔍 잠재적 간호 문제 : 적절한 감염 예방 조치를 취할 수 없다.

<table>
<tr>
<td>환자 · 가족의
심리 · 사회적
측면 파악</td>
<td>■ 환자 · 가족의 질병이나 치료에 대한 인식, 이해력을 확인한다. 치료 계획 관리와 관련이 있고 치료 효과와 치료 지속 가능성에도 영향을 주기 때문이다. 또한 환자 · 가족이 불안을 느끼고 있다면, 정신적인 지원을 실시할 필요가 있다.
● 환자 · 가족에게서 질병에 대한 지식과 느낌을 듣고, 인식이 낮은 경우 정중하게 설명한다.
🔍 잠재적 간호 문제 : 환자 가족의 질병이나 치료에 대한 불안이 있다.</td>
</tr>
</table>

Step1 영향 평가　　Step2 간호 초점　　Step3 계획　　Step4 실시　　Step5 평가

간호 문제 리스트

RC: 신부전
#1 방광염에 따른 배뇨통이 있다(인지–지각 패턴).
#2 감염에 따른 배뇨 장애(빈뇨, 요실금)가 일어나고 있다(배설 패턴).
#3 요로 감염에 따른 발열이 보인다(영양–대사 패턴).
#4 감염증의 회복 및 예방을 위한 행동을 취하지 못할 가능성이 있다(건강 지각–건강관리 패턴).
#5 카테터를 유치하고 있기 때문에 감염의 가능성이 있다(혹은 감염되어 있다)(영양–대사 패턴).

간호의 우선순위 지침

● 요로 감염증에는 기초 질환이 없는 단순성 요로 감염증과 요류 정체나 이물질이 원인이 되는 복잡성 요로 감염증이 있으며, 발열이나 배뇨통 등의 증상이 있는 급성과 증상이 없는 만성이 있다. 그 차이에 따라 간호의 우선순위가 달라지기 때문에 확인이 필요하다.
● 신우신염의 급성 증상으로는 발열이나 통증이 있고 악화되면 패혈증에 걸리기도 하므로, 병태에 따라 우선순위가 변한다.
● 방광염은 배뇨 통증, 빈뇨, 잔뇨감 등 방광 자극 증상이 불편하기 때문에 우선순위가 높아진다. 증상이 소실되면 만성화를 방지하기 위한 건강관리가 필요하다. 배설은 기본적인 욕구와 관계되기 때문에 심리적인 문제도 동시에 관리할 필요가 있다.

Step1 영향 평가　　Step2 간호 초점　　Step3 계획　　Step4 실시　　Step5 평가

공동 문제	간호 목표(간호 성과)
RC: 신부전	〈장기 목표〉 바이털 사인이 안정되고 신부전이 일어나지 않는다. 〈단기 목표〉 1) 충분한 소변량을 얻을 수 있다. 2) 신장 기능을 유지한다.

간호 계획	중재 포인트와 근거
OP 경과 관찰 항목 ● 소변량, 색깔, 혼탁의 유무 ● 바이털 사인, 수분 I&O ● 신장의 반사통 등의 수반 증상 ● 결석 등에 따른 요로 폐색이나 방광 요관 역류증의 유무 ● 검사 데이터(CRP, 백혈구, BUN, Cr 등)	➡ 발열 환자를 충분히 관찰하고 이상이나 변화가 확인되면 즉시 보고한다. **근거** 염증이 신우 상피뿐만 아니라 신장실질에까지 영향이 미치면 신장에 부종이 발생하고 신장 종대와 농양을 형성할 수 있다. 또한 방광염에서도 부종에 따른 일시적인 방광 요관 역류증이 발생해 신우신염이 발병하기 쉽다. 심한 경우나 고령자는 패혈증에 따른 쇼크 등이 발생할 수 있다.
TP 간호 치료 항목 ● 확실한 약물 요법의 관리 ● 안정 유지	➡ 항균 약을 투여하기 전에 혈액 검사와 배양을 할 필요가 없는지 확인한다. **근거** 항생제 치료를 시작하고서는 필요한 정보를 얻지 못할 수 있다.

- 발열을 포함한 요로 감염의 증상을 설명하고 증상이 나타나면 보고하도록 전한다.

➡️환자가 자기 모니터링을 할 수 있도록 지원한다.
근거 환자 자신이 증상을 이해하고 보고할 수 있으면 조기에 치료를 시작할 수 있고 예방 행동으로도 이어진다.

1 간호 문제	간호 진단	간호 목표(간호 성과)
#1 방광염에 따른 배뇨 통증이 있다.	급성 통증 **관련 요인:** 방광염 **진단 지표** □ 신호와 말로 통증 호소 □ 통증 증거 관찰(배뇨 시 손을 쥐고 이를 악문다) □ 통증을 피하기 위한 체위	〈장기 목표〉 환자가 배뇨 통증이 완화되었다고 말한다. 〈단기 목표〉 1) 통증을 완화시키는 방법에 대해 말할 수 있다. 2) 통증의 원인 및 처치, 악화되는 요인을 말할 수 있다.

간호 계획	중재 포인트와 근거

OP 경과 관찰 항목
- 증상의 부위, 외관 상태, 정도의 관찰
- 배뇨 후 잔뇨감, 배뇨 후 불쾌감

TP 간호 치료 항목
- 항생제 및 진통제 약물을 관리한다.
- 통증에 대한 호소를 듣는다.

➡️통증에 대한 호소를 받아들이고 듣는다. 근거 고통을 이해하려고 하는 존재가 있다는 것으로 불안이 줄어들고 통증이 완화될 수 있다.

EP 환자 교육 항목
- 배뇨 통증의 원인과 유인, 그 후 예측되는 경과를 설명한다.

➡️통증의 원인이나 동기가 예측되는 상황을 이해할 수 있도록 환자와 함께 이야기한다. 근거 마음가짐을 갖추는 것으로도 고통에 따른 스트레스를 줄일 수 있다.

2 간호 문제	간호 진단	간호 목표(간호 성과)
#2 감염으로 배뇨 장애(빈뇨, 요실금)가 일어나고 있다.	절박성 요실금 **관련 요인:** 방광염 **진단 지표** □ 요의 절박감을 호소 □ 방광의 수축·경련을 수반하는 불수의 소변의 배출을 호소	〈장기 목표〉 환자가 요의 절박감에 연이은 요실금이 없어졌다고 보고한다. 〈단기 목표〉 1) 요의 절박감의 원인을 말할 수 있다. 2) 소변 횟수가 감소한다.

간호 계획	중재 포인트와 근거

OP 경과 관찰 항목
- 다음 소변을 볼 때까지의 시간을 잰다.
- 소변양, 소변 양상, 수반 증상(불안, 불면, 초조)

➡️절박성 요실금에 대한 사실을 파악한다. 근거 현 상태를 파악하기 위해 객관적 데이터를 이용하여 평가한다.

TP 간호 치료 항목
- 약물 치료 관리
- 배뇨하기 쉬운 환경으로 정비
- 수면에의 지원
- 요실금일 때는 관리 도구 검토

63
요로 감염

EP 환자 교육 항목
- 요의 절박감의 원인과 치료를 설명한다.
- 수분 섭취의 필요성을 설명한다.

➡ 증상에 따라 환자가 배뇨를 억제하기 위해 수분 섭취를 자제하는 경우가 있으므로 제대로 확인한다.
근거 수분 자제에 따른 탈수는 국소 감염을 악화시킨다.

---

3 간호 문제	간호 진단	간호 목표(간호 성과)
#3 요로 감염증에 따른 발열이 나타난다.	고체온 **관련 요인:** 요로 감염증 **진단 지표** ☐ 정상 범위 이상으로 체온이 상승 ☐ 만지면 따뜻함	〈장기 목표〉 환자가 보통 체온을 유지한다. 〈단기 목표〉 1) 보통 체온을 나타낸다. 2) 수반 증상이 소실된다.

간호 계획	중재 포인트와 근거

OP 경과 관찰 항목
- 증상의 출현 상황, 정도의 관찰
- 수분 I&O, 전해질 데이터

➡ 열형은 하루 내 변동 정도를 관찰한다. **근거** 신우신염의 특징적인 열형은 오후부터 오한 전율을 동반하는 고열(간헐열)이다.

TP 간호 치료 항목
- 고열 시에는 냉찜질을 한다.

- 체온의 변화에 따라 실내 온도나 침구류, 환경을 조성한다.

- 물 · 전해질을 보급한다.
- 식사 섭취를 돕는다.

➡ 목, 겨드랑이, 대퇴동맥에 냉찜질을 한다. **근거** 신체 표면에 가까운 동맥을 냉각하면 효과적이다.
➡ 오한이 있을 때는 따뜻하게, 열감이 나면 차갑게 한다. **근거** 체온 상승 시에는 체온 조절의 세트 포인트에 혈액 온도를 가까이 대면 한기를 최소화할 수 있다.
➡ 물 · 전해질을 보급한다. **근거** 발열 시에는 불감증설이 증가되어 탈수의 위험이 있으므로, 데이터를 기초로 평가할 필요가 있다.

EP 환자 교육 항목
- 수분 섭취의 필요성을 설명한다.

---

4 간호 문제	간호 진단	간호 목표(간호 성과)
#4 감염증의 회복 및 예방을 위한 행동을 하지 못할 가능성이 있다.	비효과적 자기 건강관리 **관련 요인:** 지식 부족 **진단 지표** ☐ 위험 요인을 감소시키는 행동을 취할 수 없음 ☐ 지시된 치료방법을 실시하는 것이 어렵다고 말로 표현	〈장기 목표〉 요로 감염증의 예방 조치를 취할 수 있다. 〈단기 목표〉 1) 자기관리하기를 원한다고 표현한다. 2) 감염에 결부된 개인의 행동 특성과 이를 해결할 필요성에 대해 말할 수 있다.

간호 계획	중재 포인트와 근거

OP 경과 관찰 항목
- 증상 부위, 외관 상태, 정도의 관찰

➡ 관찰하는 이유와 예방 행동의 필요성을 설명한다. **근거** 감염 현상의 관찰은 조기 발견에 도움이 되고, 중증화나 만성화의 영향을 설명하는 것으로도 예방 조치를 취하기 쉬워진다.

TP 간호 치료 항목
- 1일 소변량이 2000㎖ 정도 되도록 수분을 섭취하게 한다.

➡ 수분의 과잉 섭취는 피한다. **근거** 고령자나 유아에게서 물 중독과 저나트륨혈증이 일어날 수 있으므로, 수분 I&O에 주의한다.[3]

EP 환자 교육 항목

- 감염 징후(혼탁뇨, 빈뇨, 배뇨 통증, 발열 등)를 설명한다.
- 항생제 복용의 필요성과 방법을 설명한다.

➡ 내복약은 자기 판단으로 휴약하지 않는다. **근거** 경구 항생제는 5~7일 연속 투여를 필요로 하는 경우가 많기 때문에 증상이 소실되었다고 임의로 휴약하지 않도록 미리 설명한다.[4]

- 여성의 경우, 배변 후 회음부를 전방에서 뒤로 닦아 깨끗이 하도록 하고, 청결한 속옷을 착용하도록 설명한다.
- 성행위 후 배뇨하도록 지도한다.
- 지나치게 소변을 참지 말고 정기적으로 배뇨하도록 설명한다.
- 과로와 추위, 감기, 월경 시에는 특히 주의할 것을 설명한다.

➡ 청결한 환경이 감염을 방지한다는 것을 강조한다. **근거** 특히 여성은 원인균인 대장균의 콜로니 형성을 방지할 필요가 있다. 또한 조직 저항성을 저하시키는 위생 행동을 금지한다.

➡ 감염이 유도된다는 것을 설명한다. **근거** 신체 방어 기능과 세균 독성 감염이 성립하는 등 감염에 대한 지식은 보다 더 예방적인 행동으로 이어진다.

5 간호 문제	간호 진단	간호 목표(간호 성과)
#5 카테터를 유치하고 있기 때문에 감염의 가능성이 있다(혹은 감염되어 있다).	**감염 위험 상태** **위험 요인:** 요도 카테터 유치가 병원성 인자에 노출되는 것을 피하기 위한 지식의 부족	〈장기 목표〉 카테터가 삽입되어 있는 것으로는 감염을 일으키지 않는다. 〈단기 목표〉 1) 소변 혼탁이 보이지 않는다. 2) 카테터 작업을 청결하게 할 수 있다.

간호 계획	중재 포인트와 근거

OP 경과 관찰 항목

- 증상의 출현 상황, 정도의 관찰

TP 간호 치료 항목

- 수분 섭취(소변량이 2000㎖/일 이상)를 촉진한다.
- 카테터 작업 시 손을 청결하게 한다.
- 채뇨 시에는 무균 작업을 한다.
- 카테터 삽입 중에는 비누와 물로 음부를 매일 세정한다.
- 소변 팩을 하늘 쪽으로 향하게 할 때는 소변병에 배출구가 닿지 않게 하고, 팩이 바닥에 닿지 않도록 관이 접히지 않는 위치를 조정한다.
- 필요 없는 카테터 유치는 피하도록 한다.

➡ 요도 카테터 주위에 분비물이 많은 경우는 세정 횟수를 늘리고, 자기관리를 할 수 있는 환자에게는 케어를 지도한다. **근거** 비누와 물로 하는 세정은 감염의 원인이 되는 분비물을 가장 잘 제거할 수 있지만 확실한 증거라고는 말할 수 없다.[5] 외요도구 소독약(이소진(포비도요오드)과 크롤헥시딘)의 일상적인 사용은 효과가 없다고 한다.[6]

EP 환자 교육 항목

- 무균적 폐쇄를 유지할 필요가 있다는 것을 설명하고 가능하면 환자에게 자기관리를 지도한다.

➡ 가능하면 간헐적 요도로 변경한다. **근거** 이물질인 카테터 유치에 따른 감염증이 발생하기 쉽다. 자기 요도가 가능한 환자에게는 자기관리를 지도한다. 유치가 필요한 경우 폐쇄식 시스템으로 한다.

Step1 영향 평가　　Step2 간호 초점　　Step3 계획　　**Step4 실시**　　Step5 평가

병기·병태·중증도별 관리 포인트

【급성기】 항생제를 사용해 감염 원인균을 제거하므로 확실하게 약물 투여를 관리하면서 방광 자극 증상이나 발열, 불안 등에 대해 지원한다. 심한 경우는 신부전이나 패혈증으로 발전하기도 하므로 안정과 체온 조절, 일상생활에 대한 지원을 실시한다.

【만성기】만성 복잡성 요로 감염증의 경우는 기초 질환의 치료가 우선된다. 치료법이 병태에 따라 다르기 때문에 환자가 참을성 있게 자기관리 행동을 취할 수 있도록 정신적인 면을 포함한 관리와 지도를 실시한다.

【회복기】급성 단순성 요로 감염증은 항생제 사용을 통한 회복이 양호하다. 질환에 관한 지식을 제공하면서 재발하지 않도록 신체 방어 기능 강화나 배설 행동, 청결 행동을 지도하는 것이 효과적이다.

간호 활동(간호 중재) 포인트

진단 · 치료 지원
- 항생제를 확실하게 지속적으로 복용하도록 지도한다.
- 초기 검사 시에 중간 뇨를 채취할 수 있는지 확인한다.

증상에 대한 지원
- 신우신염의 급성기 환자는 감염에 따른 발열이나 통증 등 불편한 증상을 가지고 있다. 안정을 유지하며 체온을 조절하고, ADL을 지원해 체력 소모를 최소화한다.
- 방광염 환자는 배뇨 통증, 빈뇨, 잔뇨감 등의 방광 자극 증상이 있다. 증상을 없애기 위해 항생제 관리와 수분 섭취를 촉진하고, 재발하지 않도록 배변 행동과 청결 행동을 지도한다.

환자 · 가족의 심리에 대한 지원
- 배뇨는 인간의 가장 기본적인 욕구이기 때문에 배뇨 장애 및 배뇨 통증은 불안의 커다란 요인이 되기 쉽다. 지식 부족이 원인인 경우도 있기 때문에 불안의 내용과 요인을 밝히면서 관리하는 것이 중요하다.

퇴원·요양지도

- 의료기관의 진찰을 받고 보고가 필요한 감염 징후와 증상이 뭔지에 대해 지도한다.
- 규칙적으로 항생제를 지속 투약하도록 지도한다.
- 소변량을 2000㎖/일 유지하고 수분 섭취의 필요성과 그 이유에 대해 설명한다.
- 요로 감염을 예방하기 위한 청결 활동을 지도한다. 배설 후 청결방법, 깨끗한 속옷 착용, 성행위 후 배뇨[7] 등의 지도를 실시한다.
- 신체 방어 기능을 저하시키지 않는 방법: 과로나 스트레스, 추위를 피하고 감기나 생리 시에는 특히 주의한다.

| Step1 영향 평가 | Step2 간호 초점 | Step3 계획 | Step4 실시 | Step5 평가 |

평가 포인트

간호 목표 달성도
- 감염에 따른 증상(빈뇨, 잔뇨감, 배뇨 통증, 발열, 요통 등)이 소실됐는가?
- 소변 소견에서 감염 징후가 보이지 않았는가?
- 요로 감염증의 예방 조치를 취할 수 있는가?

●인용 문헌
1) 가와다 고도 편: 요로 감염증의 기초와 임상, p36~37, 일본 의사신보사, 1992
2) 무라이 마사루: 검사, 계통 간호학 강좌 전문 분야2 성인 간호학8 신장 · 비뇨기 제13판, p77, 의학서원, 2011
3) 미즈시마 히로시 편: 오늘의 치료와 간호, p651, 남강당, 2004
4) 위의 책[1], p115~117
5) Nicol M, et al, 야마다 유카리 번역: 간호사를 위한 의료 처치 매뉴얼, p226, 의학서원, 2001
6) Koskeroglu N, Durmaz G, Bahar M, et al:The role of meatal disinfection in preventing catheter-related bacteriuria in an intensive care unit: a pilot study in Turkey, J Hosp Infect 56(3): 236~238, 2004
7) Lewis S, et al: Medical surgical nursing 6th, Renal and urologic problems, p1175~1177, Mosby, 2004

요로 감염 환자의 병태 관계도와 간호 문제

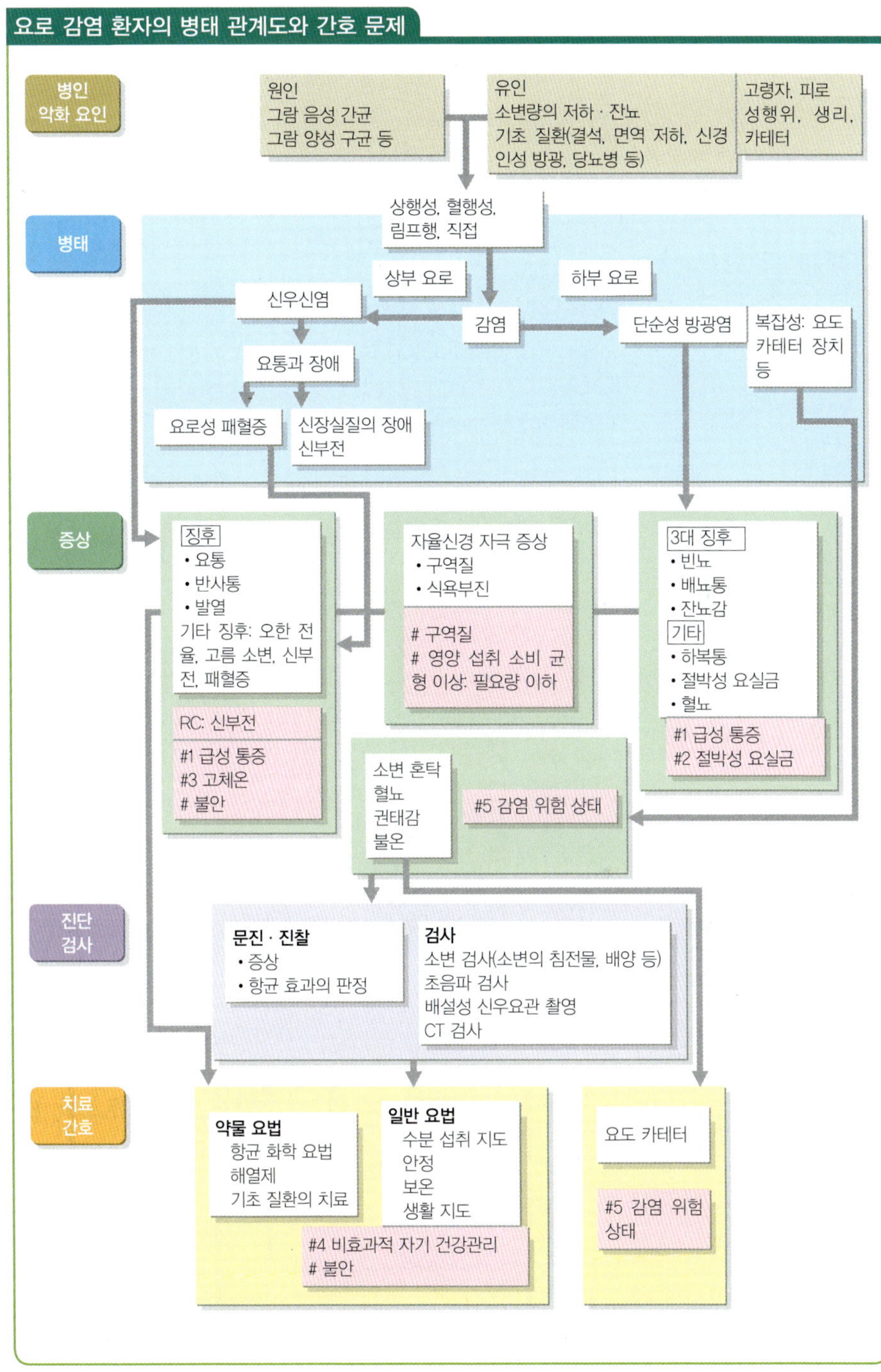

피부 질환

64 아토피성 피부염

요코제키 히로

눈으로 보는 질환

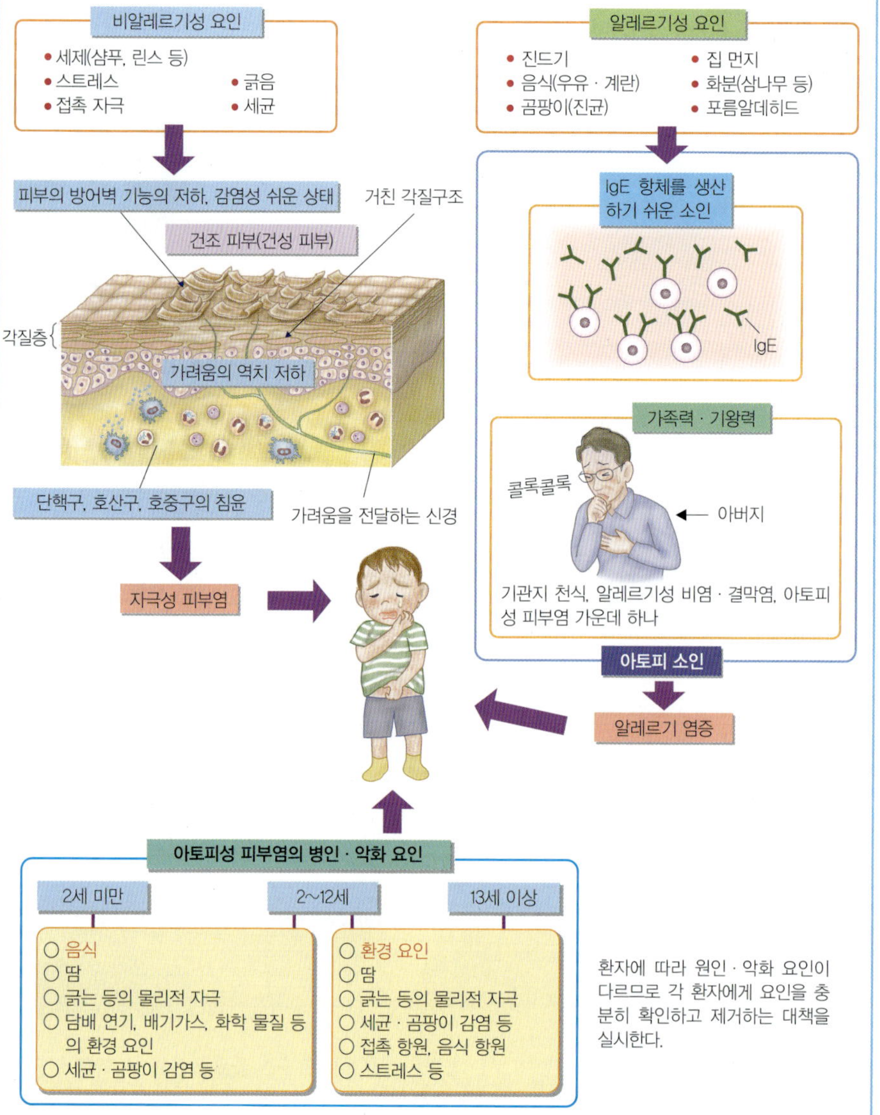

■ 그림 64-1 아토피성 피부염의 병태

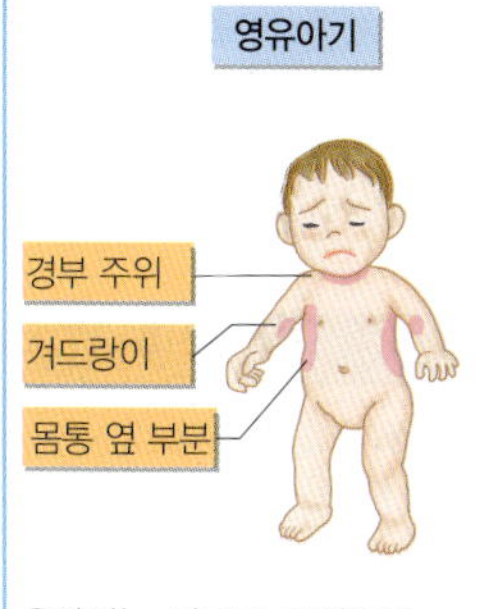

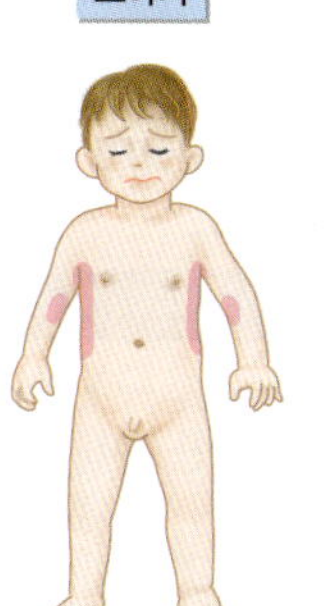

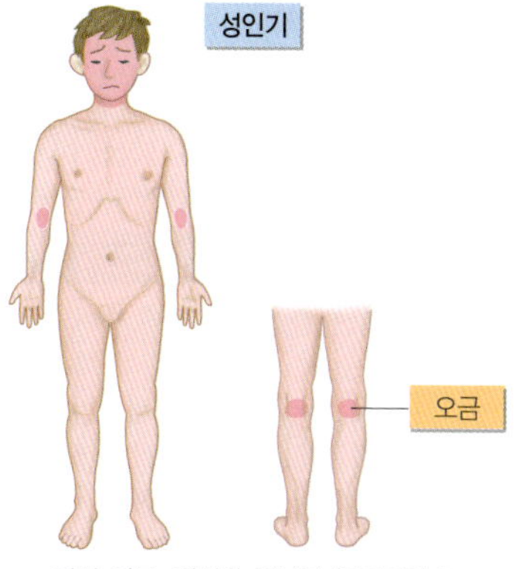

유아기는 피부를 끈적끈적한 침윤 상태로 만든다. 유아기에는 건성 피부, 모공 각화증도 많이 발생한다.

거칠거칠하고 건조한 닭살 같은 아토피 피부가 겨울이 되면 더욱 심해진다.

건성 피부, 태선화 현상이 두드러진다. 오금, 목 등뿐만 아니라 광범위하게 발생한다.

■ 그림 64-2 발달 단계에 의한 피부 증상의 분포 상황

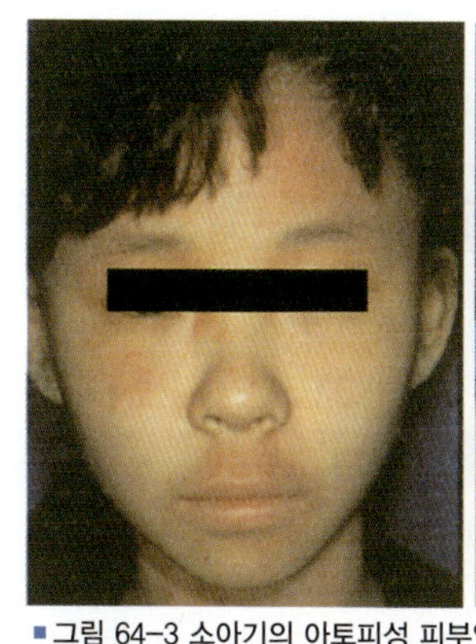
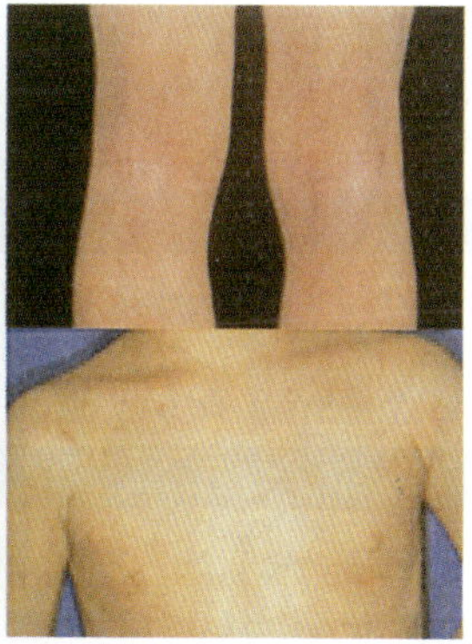

■ 그림 64-3 소아기의 아토피성 피부염의 임상 사진

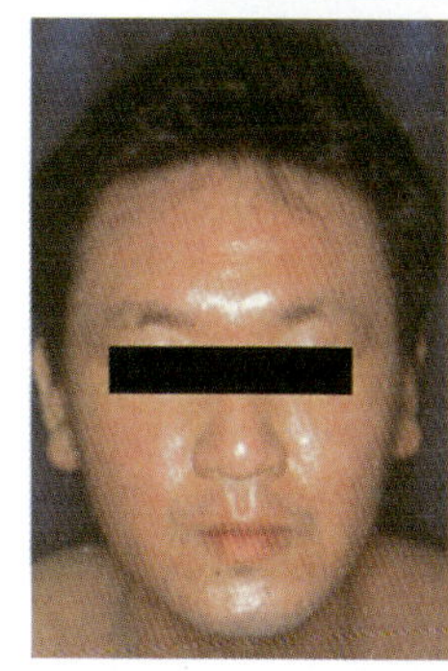
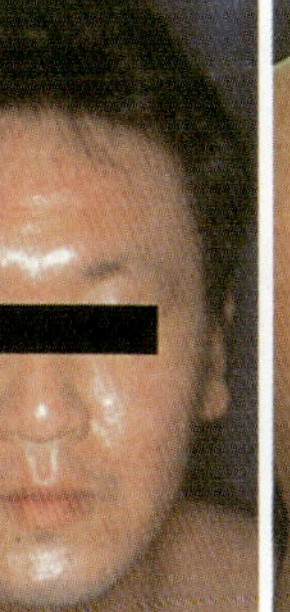
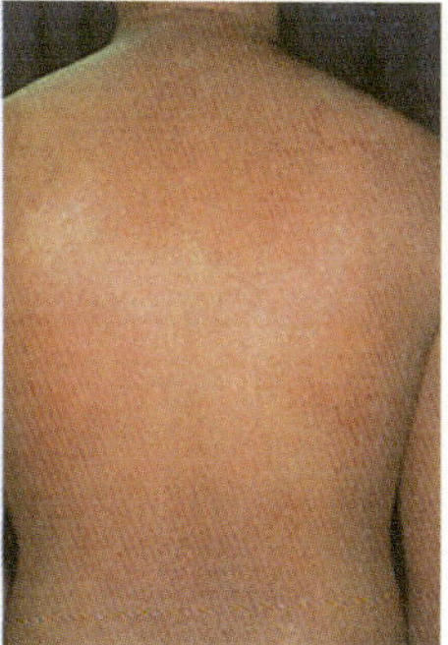
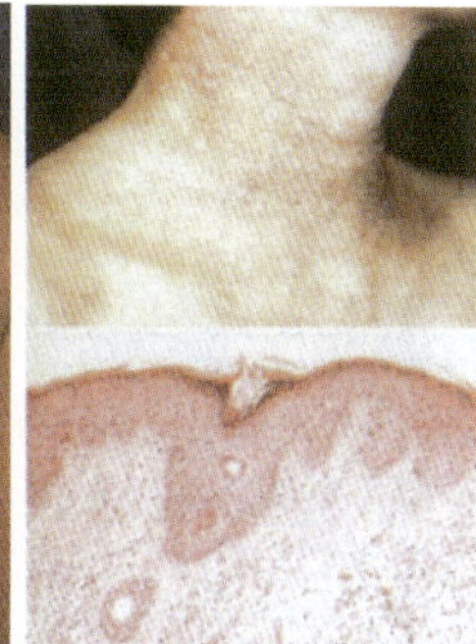

a. 홍안   b. 홍반성 구진   c. 경부에 잔물결 같은 색소 침착

■ 그림 64-4 성인기의 아토피성 피부염의 임상 사진

64
아토피성 피부염

병태 생리

아토피-피부염은 '악화와 회복을 반복하고 가려움증의 습진을 주 병변으로 하는 질환이며 환자의 대부분은 아토피 소인이 있다'고 정의되어 있다.

- 아토피성 피부염의 발병 원인은 아토피 소인에 따른 알레르기적인 면과 아토피성 피부염 환자의 피부 건조 및 민감한 자극성, 즉 사소한 자극에 따라서도 쉽게 가려움이 유발되는 비알레르기적인 장벽 기능 장애의 양면에서 논의되고 있다(그림 64-1).

병인 · 악화 요인

- 비알레르기적인 원인으로 피부 장벽 기능 이상이 가장 중요한 병인이다. 아토피성 피부염의 피부 건조의 원인 중 하나는 각질층의 세라마이드(표피세포간 지질) 저하이다. 또한 최근 아토피성 피부염의 원인이 각질층의 각질세포를 시멘트처럼 접착시키는 필라그린이라는 단백질의 유전자 이상으로 밝혀졌는데, 필라그린이 아토피성 피부염으로 감소, 결손된 것으로 나타났다. 필라그린 유전자는 어린선이라는, 피부가 비늘처럼 되는 피부 질환의 원인 유전자로 간주하는데, 아토피성 피부염의 원인 중 하나일 것이라고 생각하고 있다.
- 알레르기 염증에 의한 요인으로는 아토피성 천식 · 비염 등이 합병하는 경우가 많다. 혈중 면역 글로불린 E(IgE)가 높고, IgE 양과 피부 증상이 같이 이동해 랑겔한스세포라고 하는 피부의 항원 제시세포에 IgE가 결합하여 염증을 일으키기 쉽게 만들며, 아토피 관련 유전자가 검출되는 것이 많다는 점이 지적되고 있다.
- 연령에 따라 악화 요인이 다르다. 유아기에는 음식 알레르기, 발한, 물리적 자극 등이 주요 악화 요인이라 생각되며, 유아기부터 성인까지 진드기 등의 환경 요인, 땀, 세제 등의 자극 요인, 스트레스 등을 생각하고 있다(그림 64-1).

역학 · 예후

- 일본에서 2000~2008년에 전국 규모로 실시된 후생 노동 과학연구 조사에서의 전국 평균 비율은 4개월 유아 12.8%, 3세아 13.2%, 초등 1학년 11.8%, 초등학교 6학년 10.6%, 대학생 8.2%였다.
- 성인의 비율은 노인일수록 감소했다.

증상

심한 가려움증이 있는 습진이 주 증상으로 영아기, 유아기, 소아기, 사춘기, 성인기에 각각 특징적인 증상을 보인다(그림 64-2).

- 영아기의 아토피성 피부염의 증상
- 영아기 아토피성 피부염의 피부 증상의 특징은 습윤 경향이다. 생후 1개월 전후에서 전두엽 부위, 정수리에 걸쳐 황백색의 가피(딱지)가 생긴다. 이와 전후하여 안면, 특히 뺨 부위에서 귀 앞까지 얼룩 띄는 부위에 황색조의 가피가 붙은 작은 홍반성 구진(다닥다닥)이 모인 습윤 상황이 나타나게 된다. 이러한 증상은 생후 2~3개월 무렵에 줄어들지만 그 다음에 몸통, 사지에도 나타난다. 유아기의 특징은 끈적끈적한 습윤 상황을 만드는 것이다.
- 유아기의 피부 증상
- 아토피성 피부염의 대부분은 영아기 후반에 나아지고 일부(20%) 증례가 유아기의 아토피성 피부염으로 이행한다. 1세 이상이 되면 얼굴을 중심으로 한 습윤 상황이 점차 감소하여 가벼운 습윤을 남기고, 눈 주변, 뺨 부위, 입 주위에 비듬이 부착된 경계 불명확한 홍반이 퍼져간다. 또한 몸통에도 홍색 구진을 인정할 수 있게 된다. 또한 이 시기부터 점차 건성 피부, 모공 각화증도 많이 발생한다.
- 소아기의 피부 증상(그림 64-3)
- 3세 이상의 유아기가 되면 전신의 건성 피부, 닭살 같은 모공성 작은 구진이 보인다. 이러한 까칠까칠하고 건조한 닭살 같은 피부를 아토피(Atopic skin) 피부라고 한다.
- 아토피 피부는 여름에는 별로 눈에 띄지 않지만, 겨울이 되면 두드러진다.
- 팔꿈치 안쪽, 오금, 엉덩이 부분은 가려운 작은 발진이 모인 경계가 불분명한 태선화 현상(구덕구

■ 표 64-1 아토피성 피부염의 진단 기준

1. 가려움
2. 특징적인 피부 발진 및 분포
① 피부 발진은 습진 병변
• 급성 병변: 홍반, 습윤성 홍반, 구진, 장액성 구진, 비듬, 가피
• 만성 병변: 침윤성 홍반 · 태선화 현상, 비듬, 가피
② 분포
• 좌우 대칭성
• 호발 부위: 이마, 눈 주변, 입 주위 · 입술, 귀 주위, 목, 사지 관절부, 몸통
• 참고가 되는 나이에 따른 특징
• 유아기: 머리, 얼굴에서 시작해 종종 몸통, 사지로 하강.
• 어린 소아기: 경부, 사지 관절부의 병변.
• 사춘기 · 성인기: 상체(머리, 경부, 가슴, 등)에 피부 발진이 강한 경향.
3. 만성 · 반복성 경과(종종 신구의 피부 발진이 혼재함): 유아는 2개월 이상, 그 외는 6개월 이상이면 만성으로 경과한다.
상기 1, 2, 3 항목에 해당하는 것을, 증상의 경중을 불문하고 아토피성 피부염으로 진단한다. 나머지는 급성 또는 만성 습진이라 하고, 연령과 경과를 참고하여 진단한다.

〔일본피부과학회 아토피성 피부염 진료 가이드라인 작성위원회: 아토피성 피부염 진료 지침 일본 피부과학회지 119(8): 1516, 2009〕

덕한 피부)이 나타난다. 사지 신측은 건조하고 거친 피부에 가려움증이 강한 홍반성 구진이 산재성, 집족성으로 나타난다.

- 사춘기 이후의 피부 증상은 유아기의 피부 증상, 피부 발진의 분포와 비슷하지만 건성 피부, 태선화 상황이 더욱 두드러진다. 건조성의 태선화 현상이 팔꿈치 안쪽, 오금, 목뿐만 아니라, 몸통, 사지, 엉덩이 부위에도 광범위하게 발생한다. 건조성이고 가려움이 장시간 지속되기 때문에 2차적인 색소 침착, 색소 탈실, 피부 비후 등을 동반하는 경우가 많다.
- 최근의 성인형 아토피성 피부염은 이상 증상 이외에 ① 급성기에 나타나는 몸통의 두드러기에 홍반성 구진, ② 안면 주사 모양의 피부염(홍안), ③ 경부에 색소 침착(dirty neck) 등이 나타나고, 아토피 질환의 임상 모양을 더욱 복잡하게 한다(그림 64-4).

진단 · 검사값

아토피성 피부염 진료 지침의 진단 기준에 따른다.

- 아토피성 피부염의 진단 기준이 몇 가지 있는데 약간씩 다르다. 공통적으로 ① 특이한 분포를 나타내는 습진 병변의 출현, ② 심한 가려움이 동반되고, ③ 성쇠를 반복하여 만성으로 경과하는 습진 반응이 나타난다는 세 가지에 대해서는 일치한다. 그래서 더 쉽게 진단할 수 있도록 일본 피부과학회 학술위원회에서 검토되고 완성된 것이 '아토피성 피부염의 진단 기준'(표 64-1)이다. 혈청 IgE가 높은 수치는 진단에 필요하지 않다.
- 아토피 소인이 있고, 만성으로 경과하는 습진 병변이 특징적인 부위에 나타나는 경우에는 쉽게 진단을 내릴 수 있다. 그러나 부적절한 치료를 받아 장기화된 만성의 접촉 피부염, 자극 피부염 등도 아토피성 피부염과 비슷한 임상 모양을 취하기 때문에 신중하게 감별할 필요가 있다..

- **검사값**
- 아토피성 피부염을 진단하는 데 검사는 반드시 필요하지 않다. 그러나 아토피 소인을 확인하기 위해 혈청 총 IgE 수치, 항원 특이적 IgE 항체값, 호산구 수 등이 상승하는 검사 결과는 진단을 내릴 때 보조적으로 유용하다. 이외에 스크래치 테스트, 패치 테스트 등도 악화 요인을 검토하는 데 유용하다.

합병증

- 천식, 알레르기성 비염, 결막염, 음식 알레르기
- 백내장, 망막박리
- 단순 포진, 전염성 속종, 전염성 농가진

■ 표 64-2 아토피성 피부염의 주요 치료제

분류	일반명	주요 상품명	약의 효과 메커니즘	주요 부작용
부신피질 호르몬 제제 (스테로이드 외용약)	낙산 하이드로 코르티손	로코이드	길항증작용 • 혈관 투과성의 억제 • 염증성 펩티드의 방출 억제 • 리소자임의 방출 억제 • T세포 기능 억제	피부 위축, 자반, 모세혈관 확장, 피부 감염증의 유발
	길초산 초산 프레드니솔론	리도멕스 코와		
	디플루코르톨론 길초산 에스텔	네리소나, 텍스메틴		
	베타메타손 낙산 에스텔 프로피온산 에스텔	안테베트		
면역억제 외용약	타크로리무스 수화물	프로토픽	T세포에서의 사이트카인 생산 억제	피부 자극성, 피부의 감염증
보습제	헤파린 유사물질	히루도이드	보습작용	소양, 발적
항알레르기 약(도스타민 H, 길항제)	펙소페나딘 염산염	알레그라	경합적으로 히스타민의 약리작용에 길항 비만세포에서의 화학전달물질 유리의 억제	중추신경계의 억제(졸음)
	오로파타진 염산염	알레록		

치료법

❚ 증상을 완화시켜 증상의 지연화와 합병증의 예방을 목표로 악화 요인을 제거 및 피부 관리, 약물 치료를 한다.

● 치료 방침

• 원칙적으로는 염증을 일으키는 악화 요인을 최대한 찾아내 제거하고, 피부 관리, 약물 치료를 적절히 조절할 필요가 있다.

• 환자에게는 치료에 대한 정보를 충분히 전달하여, 좋은 협력 관계를 구축한다.

● 약물 요법

• 약물 치료의 기본은 부신피질 호르몬 제제(스테로이드 외용약)를 주로 하는 항염증성 약물의 외용이지만, 연령, 부위, 중증도를 충분히 파악하고 적절한 강도의 스테로이드 외용약을 사용한다.

• 가려움증에 대해서는 필요에 따라 항히스타민제, 항알레르기 약을 투여하고, 가려움증을 완화시킨다.

• 1~2주간을 목표로 중증도를 평가하고, 치료 약의 변경을 검토한다.

• 면역 억제 외용약인 타크로리무스 수화물 연고(프로토픽 연고)가 보급되어 왔다. 2세 이상 15세 이하에는 0.03% 프로토픽 연고, 16세 이상은 0.1% 연고가 적응한다. 프로토픽 연고는 안면, 경부의 피부 발진에 효과가 높은데, 도포 부위의 자극감, 쉬운 감염성, 신장 장애, 발암 위험 등에 조심한다.

• 스테로이드의 전신적인 부작용으로는 대량·장기 투여에 의한 부신피질 기능 부전, 성장 장애, 쉬운 감염성의 항진 등이 있다. 스테로이드의 면역 억제에 의한 감염증의 유발이 심한 경우로, 카포시(Kaposi)의 수두 같은 발진증인 아토피성 피부염의 단순성 포진이 있다. 그 외에 국소적인 부작용으로는 피부의 비박화, 혈관벽의 취약성, 모낭 피지선계의 이상 활성화 등이 있으며, 이들은 모두 스테로이드의 약리작용이 극단적으로 나타난 것으로 생각된다.

Px 처방 예 경증의 경우

• 히루도이드 소프트 연고   1일 수회   도포   ← 보습제

• 백색 바셀린   1일 수회   도포   ← 보습제

• 로코이도 연고   1일 2회   도포   ← 스테로이드 외용약

Px 처방 예 중등증

• 히루도이도 소프트 연고   1일 수회   도포   ← 보습제

• 리도멕스 코와 연고   1일 2회   도포   ← 스테로이드 외용약

• 알레그라 정(60mg)   1회 1정   1일 2회   아침·저녁 식후 복용   ← 항알레르기 약

- 네리소나 유니버셜 크림　1일 2회　도포　← 스테로이드 외용약
- 안테베토 연고　1일 2회　도포　← 스테로이드 외용약
- 프로토픽 연고　1일 2회　도포(안면, 목)　← 면역 억제 외용약
- 알레그라 정(60mg)　1회 1정　1일 2회　아침·저녁 식후 복용　← 항알레르기 약

● 스킨케어
- 스킨케어는 피부에 묻은 진드기 항원 등의 악화 요인을 제거하고 청결하게 하는 동시에 피부 기능 이상의 보정을 위한 적절한 보습제의 외용이 필요하다.
- 보습제는 많은 종류가 있는데 각 제품에 따라 그 보습 기능과 발랐을 때의 기분이 다르고, 계절·습도·생활환경·피부의 차이 등을 고려하여 선택할 필요가 있다. 기본적으로 여름 등 습도가 높아 땀 등에 따라 피부가 촉촉해지는 계절에는 친수 연고, 흡수 연고, 요소 연고(우레팔) 등의 크림 기제가 적합하며, 겨울에 습도가 낮을 때에는 바셀린, 아즈놀 연고 등의 연고 기제를 선택하는 경우가 많다. 그러나 피부 상태에 따라 고려할 필요도 있고, 미란 상황과 가려운 부위에는 요소 연고, 크림 기제는 자극에 따라 통증을 수반하는 일도 있으므로 주의가 필요하다.
- 보습제의 외용방법은 목욕 후에 피부를 청결하게 한 상태에서 손바닥으로 보습제를 따뜻하게 잘 펴 바르고, 피부에 자극을 주지 않도록 부드럽게 외용하는 것이 가장 바람직하다. 결코 문질러 바르거나 손톱 끝으로 긁듯이 외용하거나 하지 않는다. 그리고 한기에 노출된 후나 수영 후, 운동하고 땀이 난 다음, 진흙 놀이 등으로 피부가 더러워졌을 때에 샤워 등으로 충분히 몸을 씻은 후 보습제를 사용한다.

● 생활 지도
- 피부 관리는 보습제를 외용하면 좋다는 것이 아니라, 아토피 등의 건성 피부, 쉬운 자극성의 피부를 보호하기 위해 자세한 문진을 실시하고 그 환자에게 적절한 생활 지도를 할 필요가 있다.
- 의류, 특히 속옷 등은 면 제품으로 부드럽고 자극성이 없는 것을 추천하고 있다. 세제가 남아 있으면 피부에 자극을 줄 수 있으므로 세탁 시에는 충분하게 헹군다.
- 목욕은 여러 가지의 자극, 땀, 더러움을 제거하고 피부를 정화하기 위해 필요하다. 너무 뜨거운 물은 가려움을 유발하기 때문에 감기에 걸리지 않을 정도의 약간 따뜻한 정도의 온도로 설정한다. 또한 목욕 시에는 몸을 세게 닦지 않도록 주의한다.
- 피부를 자극하지 않도록 면제 또는 마제 침구를 선택하고 가능한 풀을 먹이지 않고 촉감이 좋은 상태에서 사용한다. 침구 진드기가 원인이 되므로 햇빛에 잘 말린 후 강한 진공청소기를 사용하여 사멸 진드기를 흡입해 제거할 필요가 있다. 베개도 주의가 필요하고, 깃털이나 메밀껍질 베개는 사용하지 않도록 주의한다.
- 주거 환경에 대해 지도하는 것도 중요하다. 습도가 높은 계절은 공조기를 항상 사용하기 때문에 방이 밀폐된 상태가 되어, 악화 인자인 진드기나 곰팡이가 번식하기 쉽다. 이러한 환경을 개선하기 위해 부지런히 환기를 하여 바람을 통하게 하고, 청소를 통해 악화 요인을 제거하도록 지도한다. 또한 가능한 한 마루 바닥으로 하고, 카펫은 깔지 않도록 한다.
- 영유아의 아토피성 피부염의 일부는 우유, 계란, 콩 등의 식품 알레르기와 관계가 되고, 성인에서 드물게 쌀 등에 의한 아토피성 피부염의 악화가 알려져 있다. 음식 알레르기의 관여가 의심되는 경우에는 음식 섭취 시험 등을 실시해, 아토피성 피부염 악화와의 인과 관계를 밝혀 음식 알레르기를 가능한 한 제거할 필요가 있다. 이때 중요한 것은 대체 식품을 섭취하여 성장 장애를 일으키지 않도록 하는 것이다.

64

아토피성 피부염

분류	일반명	주요 상품명
1군 ① 최강	프로피온산 클로베타졸 초산 디프로라손	더모베이트 디프라, 다이어코트
2군 ② 중강	모메타손푸로에이트 디플루프프레드네이트 플루오시노니드 디플루코르톨론 길초산 에스테르	훌메타 마이자 톱심 네리조나
3군 ③ 강	덱사메타손 플로피오산 에스테르 베타메손 길초산 에스테르 플루오시놀론 아세트니드	메사델름 린데론 · 베트네베트 후르코트
4군 ④ 중약	길초산 초산 프레드니솔론 알크로메타손 프로피온산 에스테르 클로베타손 초산 에스테르 하이드로 코르티손 낙산 에스테르	리도멕스코와 아르메타 킨다베트 로코이드
5군 ⑤ 약	프레드니솔론	프레드니솔론

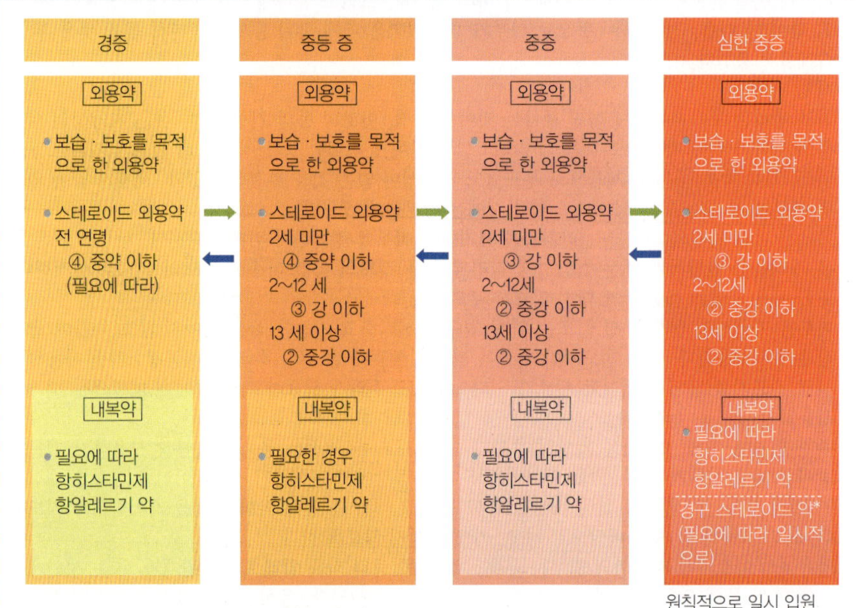

아토피성 피부염 환자의 간호

다키시마 노리코

간호 과정 순서도

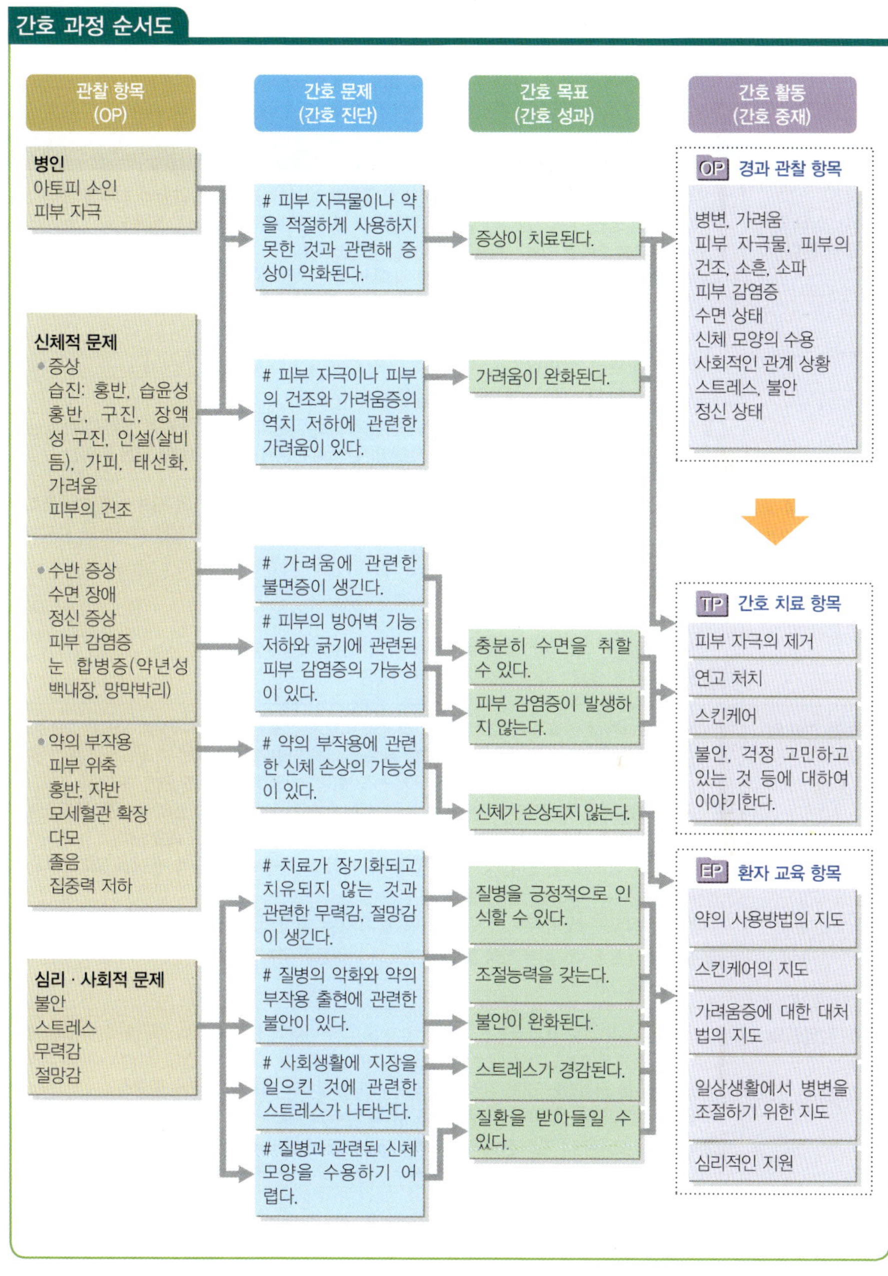

- 아토피성 피부염 환자의 대부분은 아토피 소인을 가지고 있는데, 근본적인 치료법은 없고, 대증요법을 중심으로 증상 · 징후를 컨트롤할 수 있게 한다.
- 아토피성 피부염은 악화 → 회복 → 악화 → 회복을 반복하기 때문에 장기간 치료를 계속하도록 한다.

Step1 영향 평가	Step2 간호 초점	Step3 계획	Step4 실시	Step5 평가

정보 수집	평가 관점과 근거 · 잠재적 간호 문제
증상 부위 · 상태와 정도의 관찰	아토피성 피부염은 내적 · 외적인 자극에 민감하게 반응하고 증상의 악화와 회복을 반복한다. 따라서 병변 부위 · 상태와 정도를 관찰하는 것은 상태가 악화되는지 회복되고 있는지를 판단하고, 효과적인 치료 · 지도를 실시하는 데 중요하다. • 습진에는 홍반, 습윤성 홍반, 구진, 장액성 구진, 살비듬, 가피, 태선화, 가려운 발진 등, 다양한 유형이 있고 나이에 따라 특징적인 발진 모양과 분포를 나타낸다. • 병변 부위를 살핀다. • 상태와 정도를 살핀다. • 증상이 악화되고 있는지 회복되고 있는지 살핀다. 🔍 잠재적 간호 문제 : 피부 자극과 관련된 증상의 악화/질환의 악화와 관련된 불안/질환에 관련한 신체 외관을 받아들이기 어렵다./질환의 진행에 관련된 치료 · 처치에 대한 무력감
피부 건조의 정도 관찰	아토피성 피부염은 표피세포간 지질의 감소에 따른 피부의 보습 기능의 저하로 피부는 건조해진다. 이에 따라서 가려움이 발생한다. 따라서 피부 건조 정도의 관찰은 가려움을 억제하는 데 중요하다. • 피부의 건조 정도를 살핀다. • 가려움의 유무 · 정도를 살핀다. • 자국의 유무 · 정도를 살핀다. 🔍 잠재적 간호 문제 : 피부 건조와 관련된 가려움
가려움 정도의 관찰	아토피성 피부염은 피부가 건조하고 가려움의 역치가 감소되고 있기 때문에 자극이 가해지면 쉽게 가려움증이 생긴다. 가려운 곳을 긁으면 더욱 가려워진다. 더욱 가려워지면 또한 긁는 행위를 더욱 강화시켜 가려움 → 긁기 → 가려움 → 긁기라는 악순환에 빠진다. 그리고 가려움으로 잠을 못 이루는 경우도 있다. 가려운 정도의 관찰은 가려움의 완화를 목적으로 효과적인 치료 · 지도를 실시하는데, 잘 수 없는 상황을 방지하는 데도 중요하다. • 가려움의 정도를 살핀다. VAS(시각적 평가 척도) 등을 이용하여 정도를 평가한다. • 자국의 유무 · 정도를 살핀다. • 야간 가려움증의 유무 · 정도가 수면에 미치는 영향의 유무를 알 수 있다. 🔍 잠재적 간호 문제 : 피부 자극 및 피부 건조와 가려움의 역치 저하와 관련한 가려움/가려움과 관련된 불면증
피부 감염증의 유무	아토피성 피부염은 표피세포간 지질의 감소에 따라 피부의 장벽 기능이 저하되고, 가려움에 긁어서 피부가 손상되기 쉬운 상태가 되어, 피부 감염증을 일으키기 쉽다. 따라서 피부 감염증의 유무를 관찰하는 것은 감염 징후를 조기에 발견하고 대처하기 위해 중요하다. • 피부 감염(감염 징후)의 유무 · 정도를 확인하고 의사에게 보고한다.. 🔍 잠재적 간호 문제 : 피부 장벽 기능 저하와 긁음에 관련한 피부 감염증의 가능성

약 효과의 관찰	아토피성 피부염의 병변에 대해서는 스테로이드 외용약, 가려움에 대해서는 항히스타민제나 항알레르기 약을 사용한다. 이 약들을 적절하게 사용하면 증상은 회복된다. 따라서 약 효과의 관찰은 적절한 약이 사용되고 있는가를 판단하는 데 중요하다. 또한 증상에 따라 사용하는 스테로이드 외용약의 강도가 다르다. 약 효과에 대한 관찰은 적절한 스테로이드 외용약을 선택하는 데 중요하다. ● 병변의 상태와 정도를 보고 병변이 악화되는지 회복되는지를 확인한다. 🔍 잠재적 간호 문제 : 약을 적절하게 사용하지 못하는 것에 관련한 증상의 악화
약의 부작용 관찰	아토피성 피부염에 사용되는 스테로이드 외용약, 항히스타민제와 항알레르기 약에는 다양한 부작용이 있다. 이러한 약물에 따라 나타날 가능성이 있는 부작용의 조기 발견은 조기 해결에 중요하다. ● 스테로이드 외용약의 부작용에 대한 유무 · 정도를 살핀다. ● 항히스타민제 부작용의 유무 · 정도를 살핀다. ● 항알레르기 약의 부작용의 유무 · 정도를 살핀다. 🔍 잠재적 간호 문제 : 약물의 부작용 출현에 관련된 불안/약물의 부작용에 관련한 신체 손상의 가능성
환자 · 가족의 심리 · 사회적 측면 파악	아토피성 피부염은 악화와 회복을 반복하고 치료는 장기에 이르게 되므로, 환자 · 가족은 무력감과 절망감에 빠질 수 있다. 또한 증상의 악화로 사회생활을 하는 데 지장을 일으킬 수도 있다. 따라서 환자 및 가족의 심리 · 사회적 측면의 파악은 장기에 걸쳐 치료를 계속하게 하면서, 또한 사회적인 지장을 최소화하는 것이 중요하다. ● 현재의 상황을 어떻게 받아들이고 있는지를 파악한다. ● 사회생활에 미치는 영향의 유무 · 정도를 파악한다. 🔍 잠재적 간호 문제 : 장기에 걸쳐 치료되지 않는 것에 관련된 무력감/장기에 걸쳐 치료되지 않는 것에 관련된 절망감/사회생활에 지장을 일으키는 것과 관련한 스트레스

Step1 영향 평가 ▶ **Step2 간호 초점** ▶ Step3 계획 ▶ Step4 실시 ▶ Step5 평가

간호 문제 리스트

#1 피부 자극이나 피부 건조와 가려움에 대한 역치의 저하와 관련한 가려움(인지–지각 패턴)
#2 피부 자극이나 약을 적절하게 사용하지 않은 것에 관련된 증상의 악화(건강 지각–건강관리 패턴)
#3 피부 장벽 기능 저하와 긁음에 관련한 피부 감염증의 가능성(영양–대사 패턴)
#4 가려움과 관련된 불면(수면–휴식 패턴)
#5 질병과 관련된 신체 외관을 받아들이기 어려움(자기인식 패턴)
#6 질환의 악화나 약물의 부작용 출현에 관련된 불안(자기인식 패턴)
#7 치료가 장기화되고 치료되지 않는 것에 관련된 무력감(자기인식 패턴)
#8 치료가 장기화되고 치료되지 않는 것과 관련된 절망감(자기인식 패턴)
#9 약물의 부작용과 관련된 신체 손상의 가능성(건강 지각–건강관리 패턴)
#10 사회생활에 지장을 일으키는 것에 관련한 스트레스(코핑–스트레스 내성 패턴)

간호의 우선순위 지침

● 아토피성 피부염은 심하게 가려운 습진을 동반하고, 악화와 회복을 반복하며 치료가 장기에 이르는 피부 병변이기 때문에 우선은 가려움에 대한 간호의 우선순위가 높아진다.
● 가려움 때문에 생겨난 신체적인 문제, 계속해서 병태에 따라 생기는 심리 · 사회적인 문제에 대한 대처가 필요하다.

1 간호 문제

#1 피부 자극물이나 피부 건조와 가려움에 대한 역치의 저하와 관련한 가려움이 있다.

간호 진단

안락 장애
관련 요인: 피부·신경계 기능 장애
진단 지표
- □ 가려움증의 호소
- □ 질환과 관련된 증상
- □ 수면 패턴의 혼란
- □ 자극에 과잉 반응
- □ 환경적 조절의 부족
- □ 유해한 환경 자극

간호 목표(간호 성과)

〈장기 목표〉 가려움이 완화된다.
〈단기 목표〉 1) 피부 자극물을 알고, 피할 수 있다. 2) 피부의 건조를 방지할 수 있다.

간호 계획

OP 경과 관찰 항목
- 가려움의 정도
- 피부 자극물의 유무
- 피부 건조의 유무·정도
- 긁은 자국의 유무·정도

TP 간호 치료 항목
- 피부의 건조를 예방하기 위한 처치를 한다.
- 피부의 자극물을 제거한다.

EP 환자 교육 항목
- 피부의 자극물을 피하기 위한 방법을 지도한다.
- 피부 관리방법을 지도한다.
- 가려움증에 대한 대처방법을 지도한다.

중재 포인트와 근거

➡ 가려움의 요인을 밝힌다. **근거** 가려움증에 대한 대처방법을 생각할 수 있는 단서를 얻는다.

➡ 가려움의 요인을 제거한다. **근거** 유발 요인을 제거하여 가려움을 완화한다.

➡ 스스로 가려움을 완화할 수 있도록 한다. **근거** 가려움에 따른 정신적 스트레스를 완화한다.

2 간호 문제

#2 피부 자극물이나 약이 적절하게 사용되지 않은 것과 관련해 증상이 악화된다.

간호 진단

비효과적 자기 건강관리
관련 요인: 지식 부족, 치료 계획의 복잡성, 헬스 케어에 대한 가족의 지원 패턴, 무능력
진단 지표
- □ 치료를 일상생활과 병행할 수 없다.
- □ 질병을 관리하고 싶다고 말로 표현한다.
- □ 지시된 치료방법을 실시하는 것이 어렵다고 말로 표현한다.
- □ 위험 요인을 감소시키는 행동을 취할 수 없다.

간호 목표(간호 성과)

〈장기 목표〉 증상이 회복된다.
〈단기 목표〉 1) 피부의 자극물을 알 수 있다. 2) 피부 자극물을 피할 수 있다. 3) 약의 사용방법을 안다. 4) 적절한 약을 사용할 수 있다.

간호 계획

OP 경과 관찰 항목
- 증상 회복의 유무·정도

TP 간호 치료 항목
- 피부 자극과 병변의 관계에 대해 이야기한다.
- 약의 사용법을 설명하면서 처치를 한다.

중재 포인트와 근거

➡ 증상의 정도를 살핀다. **근거** 악화 요인의 제거 정도를 파악할 수 있다. 약을 사용할 수 있는지 여부를 파악할 수 있다.

➡ 자극물을 알 수 있게 한다. **근거** 자극물을 모르면 증상의 악화는 반복된다. 악화 요인은 개인차가 있다. 집 먼지, 진드기, 애완동물, 스트레스, 음식 등 다양하다.

EP 환자 교육 항목
- 피부의 자극물을 피하기 위한 방법을 지도한다.

- 약의 사용방법을 지도한다.

➲ 환자가 스스로 자극물을 제거할 수 있도록 한다. `근거` 이환 기간이 장기에 걸치게 되므로 일상생활에서 자기관리가 필요하게 된다.
➲ 약의 사용방법을 알 수 있게 한다. `근거` 이환 기간이 장기에 걸치게 되므로 일상생활에서 자기관리가 필요하게 된다.

---

3 간호 문제	간호 진단	간호 목표(간호 성과)
#3 피부 장벽 기능 저하와 긁는 것과 관련된 피부 감염증의 가능성이 있다.	감염 위험 상태 **위험 요인:** 부적절한 제1차 방어 기구(피부 손상), 병원성 인자에 노출을 피하기 위한 지식의 부족	〈장기 목표〉 피부 감염증이 생기지 않는다. 〈단기 목표〉 1) 피부 관리를 할 수 있다. 2) 가려움에 대하여 긁는 것 이외의 방법으로 대처할 수 있다.

간호 계획	중재 포인트와 근거

OP 경과 관찰 항목
- 바이털 사인(특히 발열)
- 긁은 자국의 유무 · 정도
- 피부 감염 증상의 유무 · 정도

TP 간호 치료 항목
- 피부 관리를 한다.

EP 환자 교육 항목
- 피부 관리방법을 지도한다.
- 가려움증에 대한 대처방법을 지도한다.

- 감염 징후를 알 수 있도록 지도한다.

➲ 감염을 조기에 발견한다. `근거` 피부 감염증에 따라 증상이 더욱 악화된다.

➲ 감염이 생기기 어려운 피부 상태를 유지할 수 있도록 한다. `근거` 피부 관리는 피부의 장벽 기능을 보완한다.

➲ 환자가 스스로 피부 관리, 가려움에 대처할 수 있다. `근거` 이환 기간이 장기에 걸치게 되므로 일상생활에 자기관리가 필요하게 된다.
➲ 이상을 발견하면 의료진에게 연락하도록 설명한다. `근거` 감염증을 중증화하지 않기 위해 조기 대처가 필요하다.

---

4 간호 문제	간호 진단	간호 목표(간호 성과)
#4 가려움에 관련된 불면증이 생긴다.	불면증 **관련 요인:** 신체적 불편(가려움) **진단 지표** ☐ 환자가 잠들기 어려움을 호소 ☐ 환자가 수면지속의 어려움을 호소 ☐ 감정의 변화가 관찰된다.	〈장기 목표〉 충분히 수면을 취할 수 있다. 〈단기 목표〉 가려움이 완화된다.

간호 계획	중재 포인트와 근거

OP 경과 관찰 항목
- 가려움의 정도
- 자연스런 입면, 야간 수면의 지속 정도
- 감정의 변화의 유무 · 정도

TP 간호 치료 항목
- 취침 전에 피부 관리를 한다.

➲ 가려움이 수면에 미치는 영향을 실핀다. `근거` 수면 부족은 증상을 악화시킨다.

➲ 취침 중의 가려움을 완화할 수 있도록 한다. `근거` 가려움은 수면 장애의 원인이 된다.

- 가려움증에 대한 대처방법을 지도한다.
- 피부 관리방법을 지도한다.

❍환자가 스스로 가려움을 해결할 수 있도록 한다. 근거 이환 기간이 장기에 걸치게 되므로 일상생활에 자기관리가 필요하게 된다.

5 간호 문제	간호 진단	간호 목표(간호 성과)
#5 질병과 관련된 신체 외관을 받아들이기 어렵다.	신체 이미지 혼란 **관련 요인:** 질병 **진단 지표** □ 자신의 신체에 대한 견해의 변화를 반영한 감정을 말로 나타낸다. □ 사회적 관계의 변화 □ 신체의 일부를 의식적으로 숨긴다. □ 변화에 상처를 받는다.	〈장기 목표〉 질환을 받아들인다. 〈단기 목표〉 1) 주체적인 치료 조치를 취할 수 있다. 2) 사회적인 관계를 가질 수 있다.

간호 계획	중재 포인트와 근거
OP 경과 관찰 항목 - 습진의 형태 · 분포 - 신체 외관 수용 정도 - 사회적 관계의 변화 정도 TP 간호 치료 항목 - 신체의 외관에 대한 생각을 이야기한다. - 향후 전망을 이야기한다. EP 환자 교육 항목 - 증상 회복을 위해 현재 수행해야 하는 것을 지도한다.	❍ 근거 외관상 습진이 분명한 경우 환자는 사람을 피하고, 아이는 학교생활을 싫어하는 경우도 있다. ❍신체 외관 수용 정도를 살핀다. 근거 이환 기간이 장기에 이르므로 질환 때문에 생겨나는 신체 외관의 변화를 받아들일 필요가 있다. ❍신체 외관의 변화에 대한 생각을 표출할 수 있도록 한다. 근거 보다 객관적인 신체적 자기 파악이 가능하게 되고, 질병을 수용하는 단계가 된다. ❍회복한 상태가 지속되도록 한다. 근거 회복한 상태가 사회와의 관계를 가지기 쉽고, 사회와의 관계를 갖는 것은 점차 질환을 받아들여 가는 것으로 연결된다.

6 간호 문제	간호 진단	간호 목표(간호 성과)
#6 질환의 악화나 약의 부작용과 관련된 불안이 생긴다.	불안 **관련 요인:** 건강 상태에 대한 위협, 건강 상태의 변화, 자기 개념에 대한 위협 **진단 지표** □ 불면증 □ 안정하지 못하다. □ 고뇌한다. □ 특정할 수 없는 결과에 대한 두려움 □ 긴장된 표정	〈장기 목표〉 불안이 완화한다. 〈단기 목표〉 1) 질환의 악화 요인을 안다. 2) 부작용에 대한 대처법을 안다.

간호 계획	중재 포인트와 근거
OP 경과 관찰 항목 - 불안의 내용 · 정도	❍불안의 내용 · 정도에 따른 관계가 있다.

TP 간호 치료 항목

• 불안하게 생각하고 있는 것에 대해 이야기한다.

➡불안을 표출할 수 있도록 한다. **근거** 불안하게 생각하고 있는 것을 표출하여, 잘못된 정보·지식에 주의할 수 있다.

• 약의 부작용에 대해 이야기한다.

➡약의 부작용에 대해 알기 쉽게 설명한다. 잘못된 정보나 믿음은 불안을 악화시킬 수 있다.

EP 환자 교육 항목

• 질병의 악화 요인을 피하는 방법을 지도한다.

➡질환의 악화를 방지한다. **근거** 이환 기간이 장기에 걸치기 때문에 일상생활에 자기관리가 필요하다.

• 약의 부작용과 관련해 적절한 약의 사용방법을 지도한다.

➡부작용을 두려워하지 않고 약을 사용할 수 있다.
근거 지식이 뒷받침된 약물의 사용은 안심할 수 있다.

7 간호 문제	간호 진단	간호 목표(간호 성과)
#7 치료가 장기화되고 치료되지 않는 것과 관련한 무력감이 생긴다.	무력감 **관련 요인:** 질병에 관련된 치료 계획 **진단 지표** ☐ 역할 수행에 관한 의문을 표명한다. ☐ 기회가 있어도 관리에 참여하지 않는다. ☐ 신체 증상의 악화에 따른 우울증 ☐ 컨트롤할 수 없다고 말로 표현한다.	〈**장기 목표**〉 조절 능력을 가질 수 있다. 〈**단기 목표**〉 1) 회복에 효과적인 치료 행동을 취할 수 있다. 2) 악화 요인을 안다.

간호 계획	중재 포인트와 근거
OP 경과 관찰 항목 • 무력감을 느끼는 이유·정도를 살핀다. **TP** 간호 치료 항목 • 어떤 때 증상이 악화되는지 알 수 있게 한다. • 치료하면 질병이 회복된다는 것을 안다. • 약의 사용방법에 대하여 확인한다. **EP** 환자 교육 항목 • 증상의 회복을 위해 현재 수행해야 하는 것을 지도한다.	➡무력을 느끼는 상황에 따른 관계를 할 수 있다. ➡회복 상태가 되는 방법을 알 수 있게 한다. **근거** 아토피성 피부염의 특성 제어방법에 관한 지식을 알고 보다 효과적인 치료 조치를 취할 수 있다. ➡증상의 컨트롤에 필요한 것을 알고, 조절할 수 있다는 자신감을 가질 수 있게 한다. **근거** 회복에 대한 희망을 가질 수 있다.

8 간호 문제	간호 진단	간호 목표(간호 성과)
#8 치료가 장기화되고 치료되지 않는 것과 관련된 절망감이 있다.	절망감 **관련 요인:** 장기 스트레스 **진단 지표** ☐ 감정의 감퇴 ☐ 식욕 저하 ☐ 자극에 대한 반응의 감소 ☐ 관리와의 관계 부족 ☐ 주도권은 취하지 않는다.	〈**장기 목표**〉 질병을 긍정적으로 인식할 수 있다. 〈**단기 목표**〉 1) 주체적인 치료 조치를 취할 수 있다. 2) 질환의 특성을 안다.

간호 계획	중재 포인트와 근거
OP 경과 관찰 항목 • 절망을 느끼는 이유·정도를 살핀다.	➡절망을 느끼는 상황에 따른 관계를 할 수 있다.

TP 간호 치료 항목
• 아토피성 피부염의 특성에 대해 이야기한다.
• 치료하면 증상이 회복된다는 것을 말한다.
• 약의 사용방법에 대해 확인한다.

EP 환자 교육 항목
• 증상의 회복을 위해 현재 수행해야 하는 것을 지도한다.

➡ 회복 상태가 되는 방법을 알 수 있도록 한다.
근거 아토피성 피부염의 특성 · 필요한 처치에 관한 지식을 알고, 증상의 일진일퇴의 이유를 안다.

➡ 회복에 필요한 것을 알고, 자신감을 가질 수 있게 한다. 근거 회복에 대한 희망을 가질 수 있다.

9	간호 문제	간호 진단	간호 목표(간호 성과)
	#9 약의 부작용에 관련된 신체 손상의 가능성이 있다.	신체 손상 위험 상태 **위험 요인:** 화학적 인자(약물)	〈장기 목표〉 신체를 손상하지 않는다. 〈단기 목표〉 1) 약의 부작용을 안다. 2) 약의 부작용이 일으키는 위험을 회피하는 방법 · 행동을 안다.

간호 계획	중재 포인트와 근거
OP 경과 관찰 항목 • 부작용의 증상: 졸음의 유무 · 정도	➡ 가려움의 정도 · 내복량과 졸음의 관계를 살핀다. 근거 내복량 적합성 여부를 안다.
TP 간호 치료 항목 • 약은 의사의 지시대로 사용한다. • 부작용에 따라 졸음이 생기는 경우는 생활상의 위험에 주의한다.	➡ 근거 약의 복용 · 횟수는 지시대로 사용한다. 항히스타민제는 최면작용이 있는 것이 많다. 부작용의 정도는 약물에 따라 다르므로, 환자 · 가족에게 설명한다.
EP 환자 교육 항목 • 약의 부작용 증상과 부작용 때문에 생기는 생활상의 위험을 피하는 방법을 지도한다.	➡ 약의 부작용에 대한 지식을 가지고 위험을 피할 수 있도록 한다. 근거 부작용 증상을 의식하는 것은 위험을 피할 수 있게 한다.

10	간호 문제	간호 진단	간호 목표(간호 성과)
	#10 사회생활에 지장을 일으키는 것과 관련한 스트레스가 있다.	비효과적 코핑 **관련 요인:** 스트레스 요인에 대처하는 준비의 기회가 부적절하고, 강도의 위협이 있으며, 코핑 능력에 대한 자신감의 수준이 부적절 **진단 지표** ☐ 역할 기대를 만족하지 못한다. ☐ 기본 요구를 충족할 수 없다. ☐ 코핑할 수 없다고 말로 표현한다.	〈장기 목표〉 스트레스가 완화된다. 〈단기 목표〉 1) 사회생활에 지장이 되고 있다는 것을 말한다. 2) 사회생활에 지장이 되고 있는 것에 대한 해결방법을 말한다.

간호 계획	중재 포인트와 근거
OP 경과 관찰 항목 • 스트레스의 정도	➡ 스트레스의 원인을 밝힌다. 근거 스트레스 내용에 따라 관계가 가능해진다.
TP 간호 치료 항목 • 사회생활에 지장이 되고 있는 것에 대해 이야기한다.	➡ 지장이 되고 있는 것에 대한 해결책을 찾아낼 수 있게 한다. 근거 스트레스를 경감하게 하고 질병을 갖고서도 사회에 적응해갈 수 있다.
EP 환자 교육 항목 • 증상을 조절하면서 생활하기 위한 방법에 대해 지도한다.	

병기 · 병태 · 중증도별 관리 포인트

가려움이나 특징적인 피부 발진의 대처법이나 악화 요인을 피하는 방법, 또한 적절한 약물의 사용방법을 환자가 알도록 지도하는 것이 기본인데, 유아 · 유아의 경우 가족에게 케어방법을 지도한다.

【급성 병변】 가려움의 대처법을 지도하고 악화 요인을 피할 수 있도록 한다. 스테로이드 외용약의 사용 목적을 충분히 이해한 후, 확실하게 도포할 수 있도록 한다. 또한 항히스타민제와 항알레르기약의 사용 목적을 충분히 이해한 후, 확실하게 복용할 수 있도록 한다.

【만성 병변】 필요성을 충분히 이해한 후, 적절한 방법으로 스킨케어를 실시하여 적절한 피부 관리가 지속될 수 있고, 악화 요인을 피할 수 있도록 한다.

간호 활동(간호 중재) 포인트

치료의 중재
- 지시된 외용약이 지시된 부위에 적절한 방법으로 도포될 수 있도록 지도한다.
- 지시된 내복약을 지시한 대로 복용할 수 있도록 지도한다.
- 스테로이드 외용약이나 항히스타민제의 효과 · 부작용을 충분히 알 수 있도록 사용 약물에 대해 설명한다.

스킨케어에의 지원
- 신체를 청결하게 유지할 수 있도록 지도한다.
- 땀이나 더러움은 즉시 제거한다. 땀이 난 후와 피부가 더러워졌을 때는 즉시 샤워를 하는 등으로 땀이나 더러움을 제거한다.
- 병변이 습윤하지 않으면, 목욕하여 청결하게 한다. 목욕 시 탕의 온도는 낮게 한다. 가려움증이 생기거나 강화되기 때문에 탕의 온도가 높은 욕실이나 장시간 목욕은 피한다.
- 신체를 닦아서 깨끗하게 할 때에는 지나치게 피부를 자극하지 않도록 지도한다. 나일론 타월로 강하게 문지르지 않는다(나일론 타월은 사용하지 않는 것이 좋다). 일반 비누를 이용해 씻은 후에는 비누 분을 충분히 씻어낸다(향료가 들어간 비누나 약용 비누 등은 피부를 자극하기 때문에 사용하지 않는다. 또한 알칼리성 비누는 지나치게 피지를 제거하고 피부가 건조해지기 때문에 사용하지 않는다).
- 피부 보습을 할 수 있도록 지도한다. 목욕 후에는 피부의 건조를 예방하기 위해 즉시 보습제를 도포한다.

악화 요인 완화에의 지원
- 악화 요인을 환자가 이해할 수 있도록 설명하고 증상이 악화되지 않도록 지도한다.
- 악화 요인: 목욕, 온열, 발한, 의류, 정신적 스트레스, 과로, 수면 부족, 음식, 음주, 감기, 피지, 긁음, 진드기, 먼지, 애완동물, 세균 · 곰팡이, 비누 · 샴푸 등의 세제 등
- 온수의 온도가 높은 욕실이나 장시간 목욕은 피한다.
- 땀이 난 후에는 신속하게 땀을 제거한다.
- 면 소재의 옷을 입는다(화학 섬유 소재나 울 소재의 의류는 피부를 자극한다).
- 정신적인 스트레스를 완화한다(스트레스를 잘 발산한다).
- 충분한 휴식을 취한다.
- 자극이 있는 음식(고추, 카레 등)의 섭취는 자제한다.
- 진드기나 집 먼지를 제거하기 위해서는 주거 및 침구를 정화한다(예: 주거의 먼지를 제거하기 위해 걸레질을 철저하게 실시하고, 침구의 진드기를 제거하기 위해서는 이불을 햇빛에 충분히 말린다).
- 세탁할 때 잘 헹궈 세탁물에서 세제 성분을 충분히 제거하고 유연제는 사용하지 않는다.

가려움에 대한 지원
- 가려움의 악화 요인(위 참조)을 환자가 이해할 수 있도록 설명하고, 가려움을 줄일 수 있도록 지도한다.
- 긁으면 가려움증이 점점 악화된다는 것을 설명한다.
- 실내 온도는 낮게 유지한다(온도가 높으면 땀이 나고 가려움증을 악화시킨다).

- 가려움증에 대한 대처방법을 지도한다(가려운 부분을 가볍게 두드리고, 차게 한다. 가려운 부위를 청결하게 한 후에 외용약을 도포하고, 기분 전환을 하게 한다).
- 피부의 건조를 막도록 한다.
- 야간의 무의식적 긁음을 예방한다(손톱을 짧게 잘라둔다, 장갑을 끼고 잔다, 병변 부위는 붕대로 보호하고 잔다).

일상생활에의 지원
- 실내 공기를 청정하게 유지하기 위해 환기를 여러 차례 하도록 지도한다.
- 항히스타민제 내복약의 부작용에 따라 졸린 것을 이해한 후, 환자가 일상생활에서의 주의사항을 이해할 수 있도록 설명한다.

심리 · 사회적 측면에 대한 지원
- 치료가 장기간에 이르기 때문에 꾸준히 치료를 계속할 수 있도록 정신적인 지원을 실시한다.

퇴원 · 요양지도
- 지시된 약을 사용하여 증상 · 징후를 조절할 수 있도록 지도한다(사용 약제의 효과 · 부작용과 함께 적절한 약물의 사용방법을 지도한다).
- 스킨케어를 할 수 있도록 지도한다(신체를 청결하게 유지하는 방법, 피부 보습방법을 지도한다).
- 악화 인자를 관리할 수 있도록 지도한다(악화 요인과 대처법을 지도한다).
- 가려움을 완화할 수 있도록 지도한다(가려움을 일으키는 인자와 대처법을 지도한다).

Step1 영향 평가　Step2 간호 초점　Step3 계획　Step4 실시　**Step5 평가**

평가 포인트

간호 목표 달성도
- 약을 적절하게 사용하여 증상 · 징후를 컨트롤할 수 있는가?
- 적절한 방법으로 피부 관리를 할 수 있는가?
- 악화 인자의 관리를 할 수 있는가?
- 가려움을 완화할 수 있는가?
- 약의 부작용에 대처할 수 있는가?
- 감염을 일으키지 않는가?
- 스트레스를 줄일 수 있는가?

- 참고 문헌
1) 히노하라 시게아키, 이무라 히로오 감: 피부과 질환 간호에 대한 최신 의학 강좌 19, p48~53, 중산서점, 2001
2) 히노하라 시게아키, 이무라 히로오 감: 면역 · 알레르기 질환 간호를 위해 최신 의학 강좌 11, p271~281, 중산서점, 2001
3) 이마무라 사다오, 이쇼쿠 노부히코 편: 피부과 · 성형외과, p15~18, 메디카출판, 1997
4) 마에하라 스미코 · 노구치 미와코 감: 방어 기능의 장애와 간호 도설 새로운 임상 간호학 전서 10, p159~203, 동명사 출판, 1992
5) 나카타 야스나리, 하야시 유코 감: 엑셀 간호사(면역 · 알레르기 편) 실무 간호를 위한 병동 · 외래 설명서, p252~259, 메디컬 리뷰사, 2004

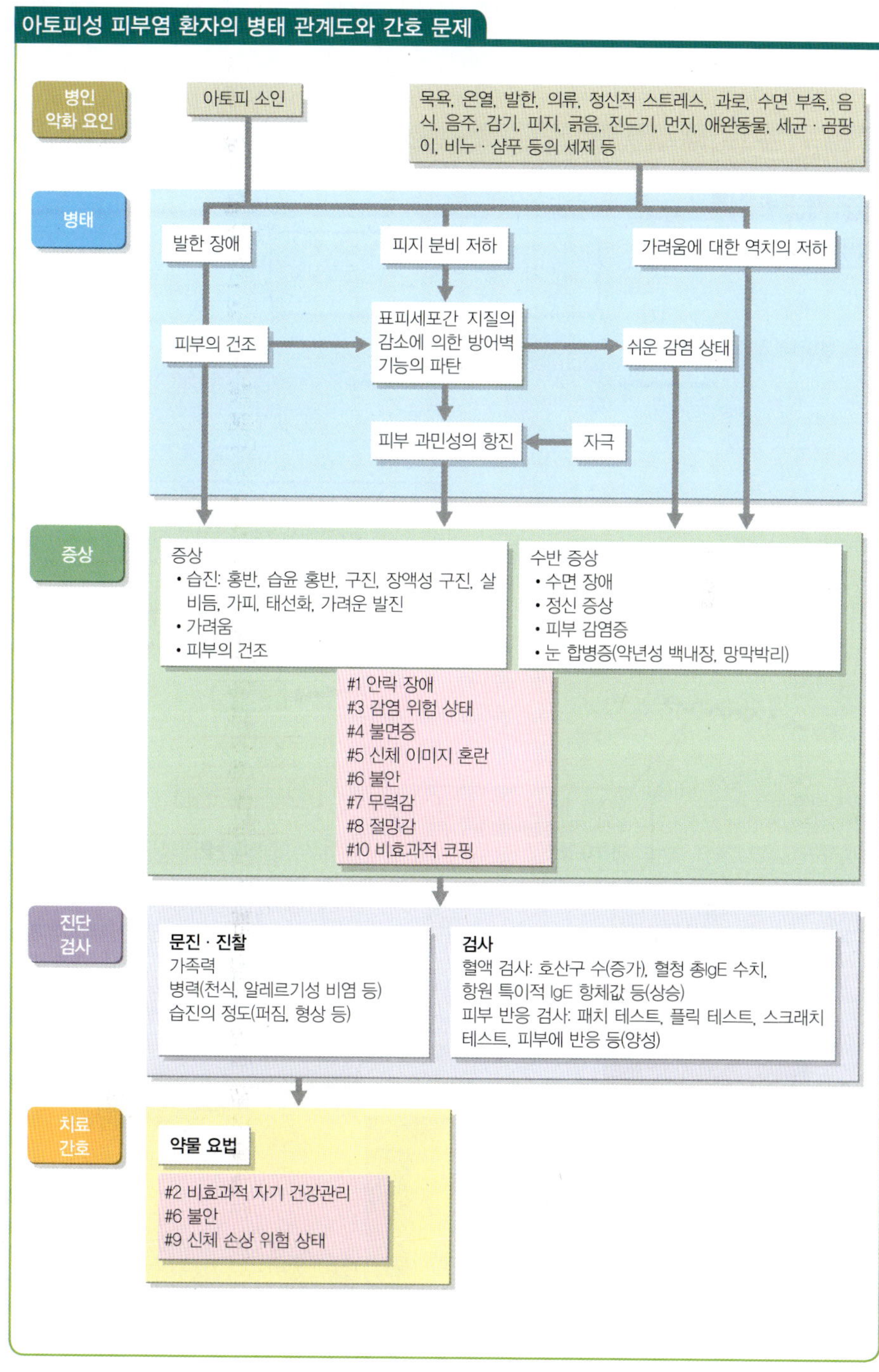
병인·악화 요인

아토피 소인

목욕, 온열, 발한, 의류, 정신적 스트레스, 과로, 수면 부족, 음식, 음주, 감기, 피지, 긁음, 진드기, 먼지, 애완동물, 세균·곰팡이, 비누·샴푸 등의 세제 등

병태

발한 장애

피지 분비 저하

가려움에 대한 역치의 저하

피부의 건조

표피세포간 지질의 감소에 의한 방어벽 기능의 파탄

쉬운 감염 상태

피부 과민성의 항진

자극

증상

증상
• 습진: 홍반, 습윤 홍반, 구진, 장액성 구진, 살 비듬, 가피, 태선화, 가려운 발진
• 가려움
• 피부의 건조

수반 증상
• 수면 장애
• 정신 증상
• 피부 감염증
• 눈 합병증(약년성 백내장, 망막박리)

#1 안락 장애
#3 감염 위험 상태
#4 불면증
#5 신체 이미지 혼란
#6 불안
#7 무력감
#8 절망감
#10 비효과적 코핑

진단·검사

문진·진찰
가족력
병력(천식, 알레르기성 비염 등)
습진의 정도(퍼짐, 형상 등)

검사
혈액 검사: 호산구 수(증가), 혈청 총IgE 수치, 항원 특이적 IgE 항체값 등(상승)
피부 반응 검사: 패치 테스트, 플릭 테스트, 스크래치 테스트, 피부에 반응 등(양성)

치료·간호

약물 요법

#2 비효과적 자기 건강관리
#6 불안
#9 신체 손상 위험 상태

가타야마 이치로

A. 두드러기

눈으로 보는 질환

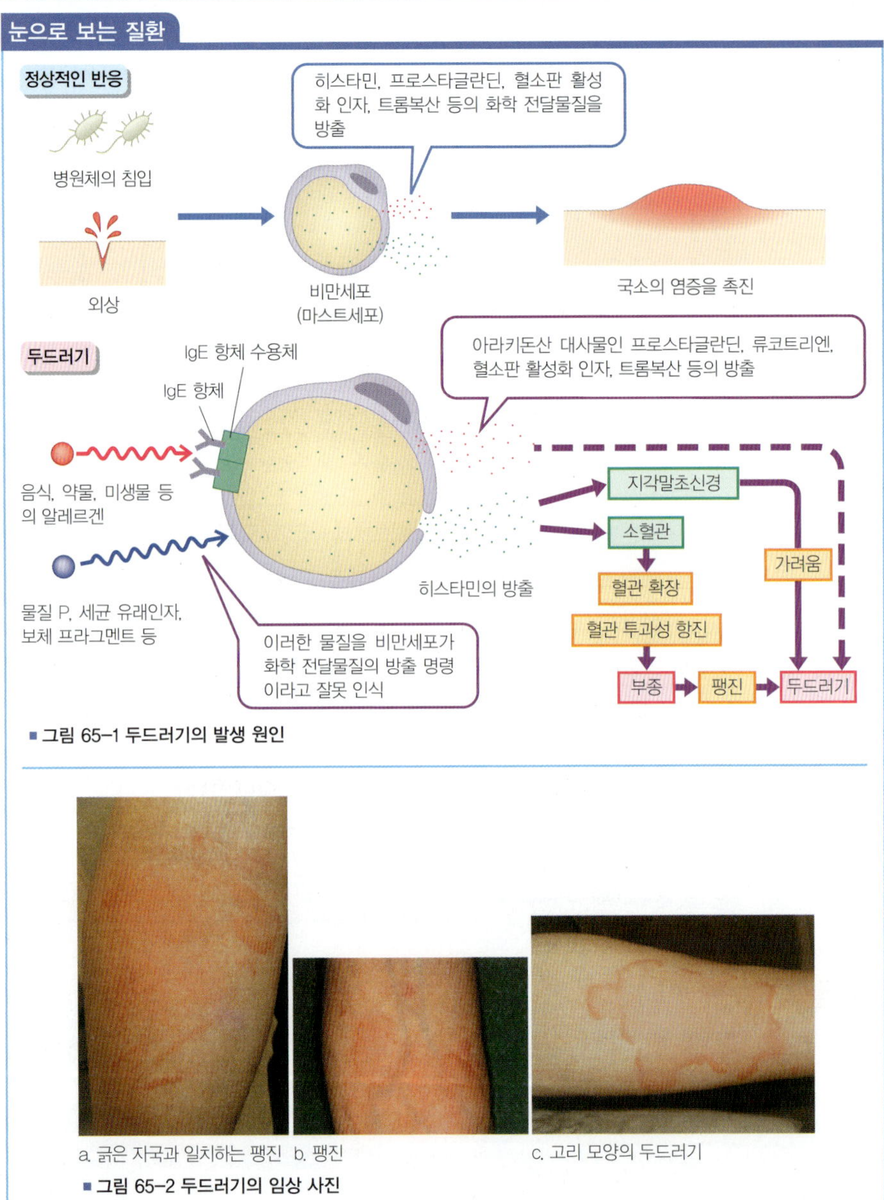

■ 그림 65-1 두드러기의 발생 원인

a. 긁은 자국과 일치하는 팽진 b. 팽진   c. 고리 모양의 두드러기

■ 그림 65-2 두드러기의 임상 사진

병태 생리

두드러기는 피부의 비만세포가 특이적 또는 비특이적으로 유리되는 히스타민 등의 화학 전달물질이 일으키는 일과성의 진피 상층의 혈관 확장이나 혈관 투과성 항진에 따라 생기는 팽진 반응이며, 일반적으로 강한 가려움 증을 동반한다.

- 비만세포의 세포막 표면에 존재하는 IgE 항체 수용체(FcεR 1)에 결합한 IgE 항체에 대응하는 음식, 약제, 미생물 등의 알레르겐이 IgE에 결합하여 세포 내에 칼슘 이온이 유입되고, 탈과립이 생겨, 히스타민이 유리된다. 동시에 세포막 표면의 인지질에서 아라키돈산을 거쳐 합성되는 프로스타글란딘(PG), 류코트리엔(LT), 혈소판 활성화 인자(PAF), 트롬복산(TX) 등도 두드러기의 발병에 관여하고 있을 가능성이 있다고 생각한다(그림 65-1).
- 스트레스 자극에 따라 말초신경에서 유리되는 물질 P와 세균 유래 인자, 보체 조각 등에 따라서도 비특이적인 탈 과립이 발생한다.
- 특수한 두드러기로 IgE 항체 수용체 등에 대한 자가 항체에 따라 생기는 자가 면역성 두드러기와 보체의 C1 가수 분해 효소(보체 제1 성분) 억제제 결핍에 의한 혈관 신경성 부종이 있다.

병인 · 악화 요인

- 비만세포 과립에 저장되는 히스타민은 혈관 투과성 항진에 따라 팽진이 형성되고, 축색반사에 의한 홍반 반응, 신경말단 자극에 따라 가려운 두드러기가 생긴다.
- 스트레스, 감기, 비스테로이드성 항염증약, 식품 첨가물 등은 악화 요인으로 작용할 수 있다.

역학 · 예후

- 두드러기는 일상적으로 흔한 피부 질환이며, 몇몇 개인이 평생 두드러기에 이환하는 비율은 약 15%로 보고되고 있다.
- 보통 4주 이내에 회복되는 급성 두드러기는 대부분 재발하지 않지만, 일부 증례에서 만성화된다. 본 필자들이 검토한 92명의 경우에서는 만성 두드러기 환자의 90%가 1년 이내에 회복되었지만, 최장 52년에 걸친 난치의 예가 9건이 있었다.

증상

- 홍반을 동반한 일과성, 국한성 피부의 부종이 병적으로 출몰하는 질환으로, 대부분은 가려움을 동반한다(그림 65-2).
- 일반적으로 각각의 피부 발진은 24시간 이내에 나아지고 색소 침착 · 낙설을 동반하지 않는다.
- 두드러기가 생기기 쉬운 병태는 긁는 등의 기계적 자극이고, 팽진이 생긴다(dermographism).

진단 · 검사값

갑작스런 피부 발진의 출현과 24시간 이내에 없어지는 것의 대부분은 두드러기이며, 양상과 피부 발진 출현의 경과로 병형을 진단한다.

- 그림 65-3, 표 65-1에 최근 발표된 두드러기의 병형 분류를 나타낸다. 일반적으로 일본에서는 4주, 유럽과 미국에서는 6주 이내에 회복되는 두드러기를 급성 두드러기, 그 이상 지속되는 경우를 만성 두드러기라고 한다.
- 검사값
- 알레르기성 두드러기: 급성 두드러기는 일부 환자에서 알레르기 원인에 기초한 병태를 증명할 수 있다. 음식과 약제에 의한 경우가 많고, 해당 항원에 의한 특이적인 IgE 검출 시험(CAP-RAST, MAST, FAST, AlaStat), 호염 기구에서의 히스타민 유리 시험, 스크래치 테스트나 재투여 시험에서 IgE 항체의 존재를 확인할 수 있다.
- 비알레르기성 두드러기: 햇빛, 한랭 자극, 기계적 자극, 발한, 압박 등의 물리적 자극 후에 생기는 두드러기는 물리적 두드러기라고 총칭된다. 각 자외선 조사 시험, 아이스 큐브 시험(피부에 5분, 얼음 조각을 놓고 반응을 본다), 데모그래피(피부 묘기증: 피부를 막대기 끝으로 가볍게 비빈 후 피부 변화를 관찰하는 진단법), 온열 부하 시험 등에 따라 유발된다.

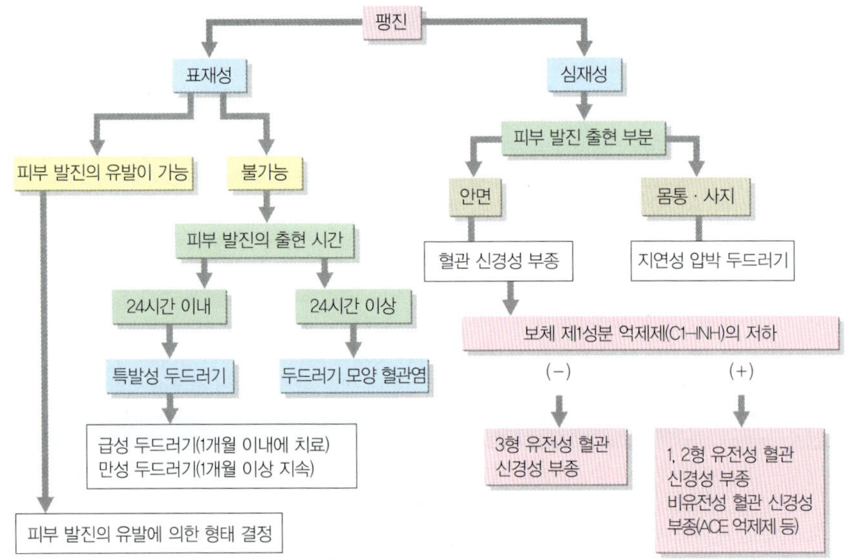

■ **그림 65-3 두드러기의 병형 진단 순서**

〔두드러기·혈관 부종의 치료 가이드라인 작성 위원회: 두드러기·혈관성 부종의 치료 가이드라인 일본피부과학회지 115(5): 712, 2005에서 일부 개정〕

■ **표 65-1 두드러기의 분류와 병인**

알레르기성 두드러기	특이 항원에 대한 과민증 물리적 두드러기의 일부
비알레르기성 두드러기	물리적 두드러기(햇빛, 한랭, 기계성) 아스피린 불내증(첨가제 등) 약제성 두드러기(조영제 등)
특발성 두드러기	원인이 되는 병태 감염증(Helicobacter pylori 등) 스트레스(뉴로펩타이드) 자가 항체(항Fcε R 1 항체) 원인 불명
기타	혈관성 신경성 부종 비만세포증 두드러기 모양 혈관염

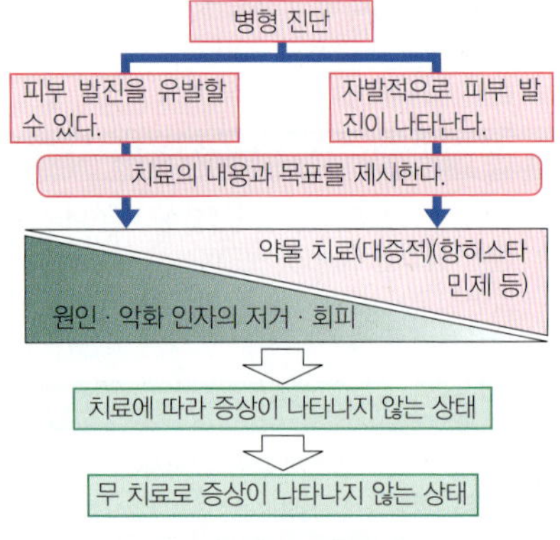

■ **그림 65-4 두드러기의 치료 목표**

〔슈 미치히로 외: 두드러기 진료 가이드라인 일본피부과학회지 121(7): 1345, 2011〕

합병증

- 비염, 기관지 천식, 설사, 성문 부종, 혈압 저하 등의 아나필락시스, 관절염 등.

치료법

▌원인의 제거와 항히스타민제를 중심으로 한 약물 요법이 기본, 악화 요인도 제거한다.

- ● 치료 방침
- 일반적으로 항히스타민작용이 있는 약이 처방된다. 현재의 치료 가이드라인을 그림 65-5에 나타냈다. 항히스타민제를 어떻게 선택하는지는 각 임상 실험과 증례 보고에 따라 정해져 있다. 미국과 유럽에서는 비진정성의 약제가 권장되고 있다.

● 약물 요법
〈급성 두드러기〉
(1) 알레르기성 두드러기
[Px 처방 예] 기본적인 처방으로, 1)과 2)를 함께 사용하거나, 3) 또는 4)를 단독으로 이용한다.
1) 포라민 정(2mg)   1회 1정   1일 2회   아침 · 저녁 식후   ← 항히스타민제
2) 오이락스 연고(10g)   1일 수회   도포 · 도찰   ← 진양 약
3) 알레그라 정(60mg)   1회 1정   1일 2회   아침 · 저녁 식후   ← 항히스타민제
4) 지르텍 정(10mg)   1회 1정   1일 1번   저녁 식사 후 또는 취침 전   ← 항히스타민제
[Px 처방 예] 성문(목구멍) 부종 등이 보이는 경우
● 프레드닌 정(5mg)   1회 4정   1일 1회부터 점차 감량   ← 부신피질 호르몬 제제
● 알레락 정(2.5mg)   1회 2정   1일 2회   아침 · 저녁 식후   ← 항히스타민제
[Px 처방 예] 유 · 소아
● 자디텐 시럽 · 드라이 시럽   0.06mg/kg   1일 2회   아침 식사 후 · 취침 전   ← 항히스타민제
[Px 처방 예] 음식 알레르기에 의한 두드러기
알레그라 정(60mg)   1회 1정   1일 2회   아침 · 저녁 식후   ← 항히스타민제
인탈 세립 10%(100mg/g)   1회 1포   1일 3~4회   아침 · 점심 · 저녁 식사 전 내지 식후 및 취침
전   ← 전달물질 유리 억제제
(2) 비알레르기성 두드러기
[Px 처방 예] 세균 감염에 따른 두드러기
● 에바스텔 정(10mg)   1회 1정   1일 1번   저녁 식사 후   ← 항히스타민제
● 루리드 정(150mg)   1회 1정   1일 2회   아침 · 저녁 식후   ← 항생제
〈만성 두드러기〉
[Px 처방 예] 물리적 두드러기. 아래의 1)~5) 중 하나를 사용한다.
1) 페리악틴 정(4mg)   1회 1정   1일 1~3회   식후   ← 항히스타민제
2) 아타락스 정(10mg)   1회 1정   1일 3회   식후   ← 항불안제
3) 호모크로민 정(10mg)   1회 1정   1일 2회   식후   ← 항히스타민제
   타가메트 정(200mg)   1회 1정   1일 2회   아침 · 저녁 식후   ← 제산제
4) 지르텍 정(10mg)   1회 1정   1일 1회   저녁 식사 후 또는 취침 전   ← 항히스타민제
5) 알레지온 정(20mg)   1회 1정   1일 1회   저녁 식사 후   ← 항히스타민제
[Px 처방 예] 아스피린 편협
1) 아젭틴 정(1mg)   1회 1정   1일 2회   아침 · 저녁 식후   ← 항히스타민제
2) 오논 캡슐(112.5mg)   1회 2캡슐   1일 2회   아침 · 저녁 식후   ← 류코트리엔 길항제

1. 몇 주~몇 달에 한 번 간헐적으로 출현하는 경우
증상의 정도에 따라 예방적 복용, 대증적인 복용 또는 경과 관찰을 한다.

2. 매일이거나 거의 매일 나타나는 경우

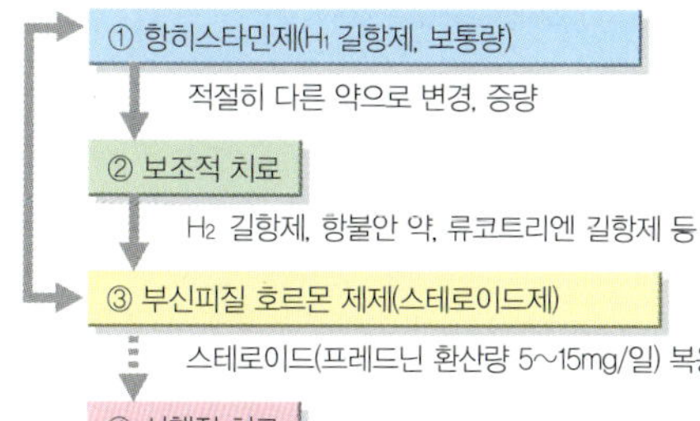

■ 그림 65-5 두드러기의 치료
〔슈 미치히로 외: 두드러기 진료 가이드라인 일본피부과학회지 121(7): 1347, 2011에서 일부 개정〕

■ 표 65-2 두드러기, 가려움증의 주요 치료제

분류		일반명	주요 상품명	약의 효과 메커니즘	주요 부작용
항히스타민제	제1세대	디펜히드라민 염산염	레스타민, 베나, 베나스민, 레스민, 레스타민 A	히스타민 H_1 수용체 길항제	항콜린작용, 졸음
		클로르페니라민말레인산염(d체)	포라라민, 네오마레루민		
		클레마스틴푸마르산염	타베질, 테루긴 G		
		시프로헵타딘 염산염	페리악틴		
		호모클로르시클리진 염산염	호모크로민	히스타민 H_1 수용체 길항제, 항세로토닌작용, 항부라지키닌작용을 겸비	졸음, 항콜린작용
	제2세대	케토티펜 푸마르산염	자디텐, 지키리온	히스타민 H_1 수용체 길항제	졸음, 경련, 간 장애
		에바스틴	에바스텔		간 장애, 부정맥
		에피나스틴염산염	알레지온, 알레르나신		간 장애
		펙소페나딘 염산염	알레그라		
		세티리진 염산염	지르텍		
		올로파타딘염산염	알레락		
		아젤라스틴 염산염	아젭틴		미각 이상, 졸음
		베포타스틴 베실산염	타리온		부작용은 적다.
		로라타딘	클라리틴		간질
		크로모그리크산나트륨	인탈	화학 전달물질 유리 억제제	과민증
류코트리엔 길항제		프란루카스트 수화물	오논	류코트리엔의 생산 억제	간 장애, 횡문근 융해증
		몬테루카스트 나트륨	신그레아, 기프레스		혈관 부종, 간 장애
부신피질 호르몬제제(스테로이드제)		프레드니솔론	프레드닌, 프레드니솔론, 프레드한	사이트카인 생산의 억제, 항염증작용	감염증의 유발, 소화성 궤양, 골다공증, 대퇴골두 괴사, 녹내장
		베타메타손	린데론, 리네스테론		감염증의 유발, 소화성 궤양, 골다공증, 대퇴골두 괴사, 녹내장
항불안제		하이드록시진	아타락스	시상·시상하부·대뇌 변연계 등에 작용하고 중추 억제작용을 나타낸다.	경련, 갈증
		탄도스피론 구연산염	세디엘		휘청거림, 간 장애

■ 표 65-3 항히스타민제에 저항하는 두드러기의 중증도와 치료약의 추가 기준

심각도 수준	증상	항히스타민제 이외의 치료를 추가	필요 후속 치료 목표
6	쇼크 내지 그에 준하는 증상	필수	레벨 4 이하까지 증상의 제어
5	사회생활을 할 수 없음	높다	
4	지장은 있지만 어떻게든 생활할 수 있음	QOL, 치료의 부작용과 그 가능성, 비용, 환자의 취향 등을 기반으로 함	치료제에 의한 증상의 소실 또는 신경이 쓰이지 않는 정도까지 나아짐
3	불편하기는 하지만 참을 수 있음		
2	증상은 있지만 신경이 쓰이지 않음		
1	무증상	없다~낮음	치료제 감량~중지

두드러기의 증상은 직접 생명을 위협하는 것부터 사회생활에 지장을 일으키지 않는 것까지 다양하며, 치료 내용은 증례마다 그 통제의 필요도를 고려하여 결정한다.

(슈 미치히로 외: 두드러기 진료 가이드라인 일본피부과학회지 121(7): 1345, 2011)

두드러기의 병기 · 병태 · 중증도별 치료 순서도

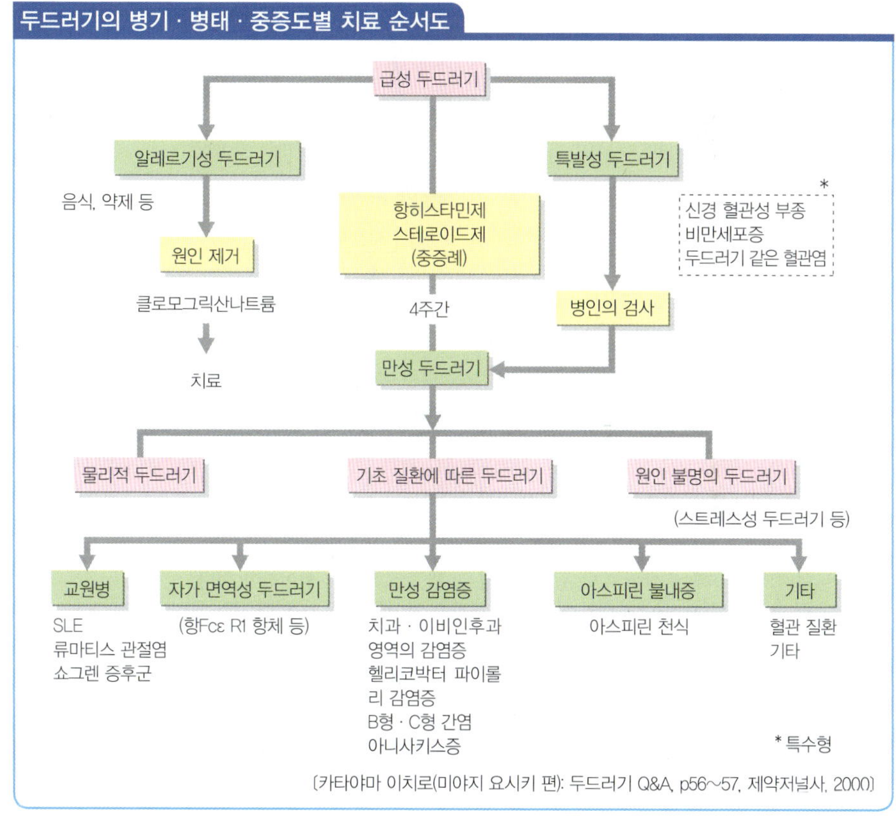

〔카타야마 이치로(미야지 요시키 편): 두드러기 Q&A, p56~57, 제약저널사, 2000〕

눈으로 보는 질환

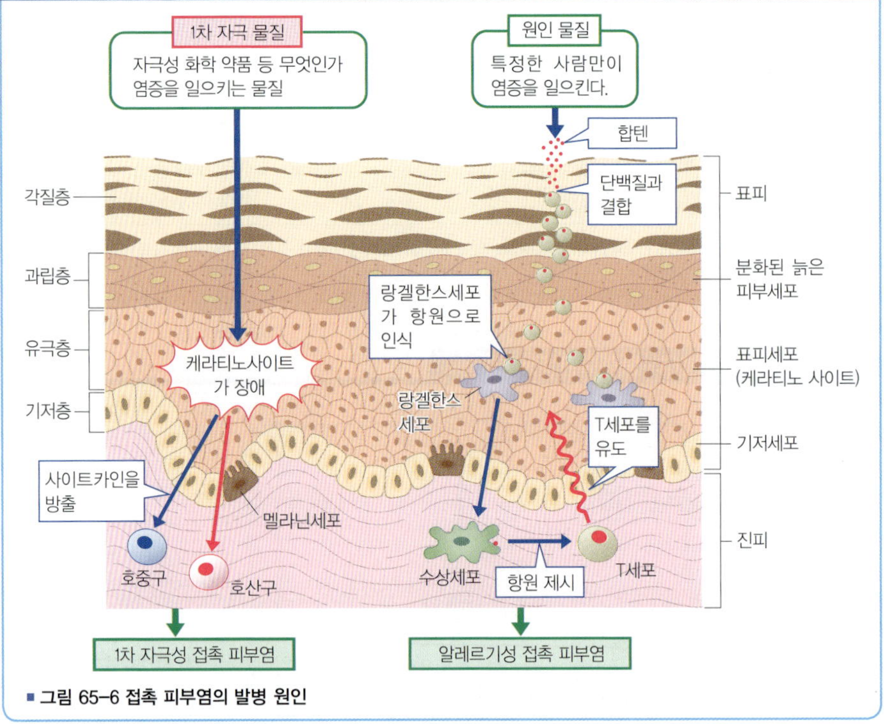

■ 그림 65-6 접촉 피부염의 발병 원인

병태 생리

접촉 피부염은 경피적으로 침입하는 항원·이물(화학물질, 약제, 생물 유래 물질 등)을 제거하는 과정에서 생기고, 표피를 중심으로 한 염증성 피부 질환이다(그림 65-6).

- 원인 물질이 피부에 접촉된 모든 사람에게 피부염이 생기는 1차 자극성 접촉 피부염과 특정 사람들에게만 생기는 알레르기성 접촉 피부염으로 분류된다.
- 항원 물질의 생성에 광 에너지가 관여하는 경우, 광 접촉성 피부염이라고 한다.
- 각각 급성 경과를 보이는 경우와 만성적인 경과를 보이는 경우가 있다. 특수한 병형으로 접촉 두드러기, 전신성 접촉 피부염이 있다(표 65-4).
- 알레르겐으로는 관엽 식물, 금속류, 방부제, 향료, 머리 염색소 등 이외에도 안약, 피부 외용약 때문인 것도 증가하고 있다(표 65-5).

병인

- 일반적으로 접촉 피부염의 항원이 되는 물질은 분자량이 1000 이하의 화학적 반응성이 풍부한 화학물질이 된다. 이를 합텐이라 하며, 피부에 존재하는 단백질과 결합하여 완전 항원이 된다고 생각한다.
- 접촉 피부염의 성립 과정은 크게 항원 물질이 경피적으로 침입하여 항원 특이적인 T세포가 유도될 때까지의 감작 경로(afferent limb)와 2번째 이후의 항원 침입에 따라 항원과 반응한 T세포가 피부염을 일으키는 야기 경로(efferent limb)가 있다.
- 애완동물의 털이나 진드기, 꽃가루 등의 부유 알레르기 유발 물질이 항원이 되는 경우는 airborne contact dermatitis(공기 전파성 접촉 피부염), 식물, 동물 등의 단백질이 항원이 되는 경우는

protein contact dermatitis(단백질에 의한 접촉 피부염)이라고 한다. 이러한 접촉 피부염의 피부 반응은 습진성 병변이 주체를 이룬다. 항원 특이적 Th1형의 림프구세포에 따른 지연형 알레르기(delayed hypersensitivity)가 대표적인 질환이다.

역학 · 예후

- 원인을 파악하고 대책으로 적절한 치료를 하면 예후는 양호하다. 반대로 대증요법으로 일관하면 만성화, 난치 경향을 나타낸다.
- 광 접촉성 피부염은 장기간 항원이 잔존한다.
- 직업성 접촉 피부염이 보이는 경우, 직업성 접촉 피부염이라 하고 직장의 배치 전환이나 전직 등 환자의 사회생활에 큰 지장을 일으킬 수 있으며, 이러한 경우 사회 의학적인 접근이 요구된다(그림 65-7).

증상

▌ 원인 물질에 접촉한 피부에 홍반, 구진, 작은 물집 등의 피부 발진이 확인된다.
- 1차 자극성 접촉 피부염: 급성형의 자극성 피부염은 원인 물질에 노출된 모든 사람에게 발생할 수 있는 화학물질, 등유, 세정제 등의 부착 부위에 닿아 작열감을 동반하여 홍반, 부종, 물집, 미란 등이 생긴다. 만성 자극형 피부염은 비누, 세제 등의 만성 자극이 많다. 손등, 손가락 관절 뒷면 등에 표피가 두꺼워지고, 비늘층, 가피, 홍반 등이 인정되며 때로는 균열 등을 일으킨다. 간호사와 조리사 등 비누, 세제 등을 사용하는 직업에서 보이는 경우 이외에도 아토피 소인이 있는 사람에게 생기기 쉽고, 피부 관리 및 예방법을 지도하는 것이 중요하다.
- 알레르기성 접촉 피부염: 알레르기성 접촉 피부염의 특징은 물질에 감작이 성립하는 경우에 발생하며 매우 미량으로 피부염이 생기는 것이다. 임상적으로 비교적 경계가 선명한 부종성 홍반 상태로 좁쌀 크기의 작은 물집, 구진이 집족성으로 인정된다. 가려움이 심하고, 긁으면 미란, 가피를 동반하는 것이 많다(그림 65-8).
- 광 알레르기성 접촉 피부염: 원인 물질로 빛 과민성 물질이 자외선(주로 UVA)에 따라 광합텐이 되어 알레르기적인 원인 때문에 피부염을 일으킨다. 증상은 알레르기성 접촉 피부염과 유사하지만 경구적으로 섭취한 약이나 음식에 따라서도 자외선 노출 부위에 일치하여 피부염을 일으킨다. 광 독성, 광 알레르기 물질로는 비스테로이드성 소염제(NSAIDs) 및 뉴퀴놀론 약 등의 약제, 샐러리, 국화 등의 식물이 잘 알려져 있다. NSAIDs를 함유한 파프제는 부착한 후 반년 이상 피부에 원인 약제가 잔류하는 것으로 보고되고 있으며, 사용 내역 등 문진을 충분히 할 필요가 있다.

진단 · 검사값

▌ 문진, 신체 소견과 부착 시험(패치 테스트) 등의 유발 시험 결과로 진단한다.
- 임상 증상, 부위, 접촉 내역(관엽 식물, 원예, 직장 환경, 취미, 애완동물, 화장품 변경의 유무, 새로운 옷 등)을 충분히 문진하고 부착 시험(patch test)의 결과와 함께 종합적으로 진단한다. 피부 증상의 정확한 관찰, 문진에 의한 원인 물질의 특정이 기본이 된다.
- 원인을 파악하지 못한 경우 첩부 시험을 한다. 판정은 핀실 막대라고 하는 알루미늄 접시에 원인 물질을 놓고 바셀린 등으로 고착시켜 피부에 부착한다. 보통 48시간과 72시간 후에 판정하는 것을 기준으로 한다(일본).

■ 표 65-4 접촉 피부염의 분류

1. 자극성 접촉 피부염
   (1) 기계적 자극 반응, (2) 화학적 자극 반응
2. 알레르기성 접촉 피부염
3. 빛 접촉 피부염
   (1) 광 독성 반응, (2) 광 알레르기성 반응
4. 접촉 두드러기
5. airborne contact dermatitis
6. 전신성 접촉 피부염

■ 표 65-5 일상에 흔한 원인 물질

식　　　　물	거먕옻나무, 옻나무, 은행나무, 망고, 앵초, 국화, 알로에 등
일　용　품	금속, 장신구, 고무 제품, 세제, 화장품, 머리 염색약
외　용　약	안약, 파프제, 반창고, 소독약, 연고
직　업　성	파마약, 머리 염색약, 소독약, 살충제, 시멘트, 목재, 어패류, 고무 제품 등
작은 동물	흰방동사니, 플랑크톤, 해파리, 모충, 큰지네고사리(화상충), 딱정벌레

65
두드러기 · 접촉 피부염

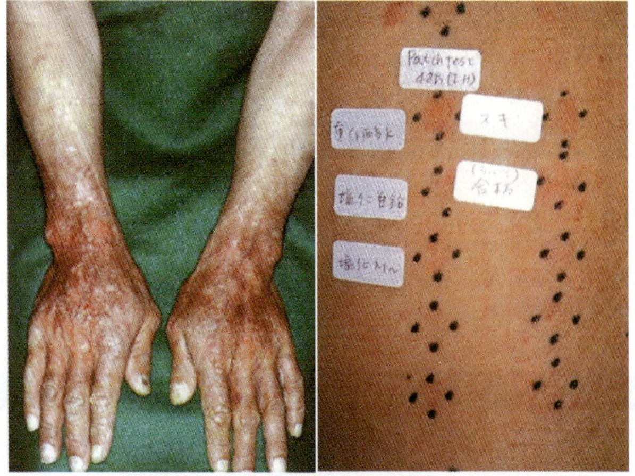

a. 직업성 접촉 피부염의 임상 사진　　　　b. 부착 실험

■ 그림 65-7 직업성 접촉 피부염의 임상 사진(합판 제조업 종사자)

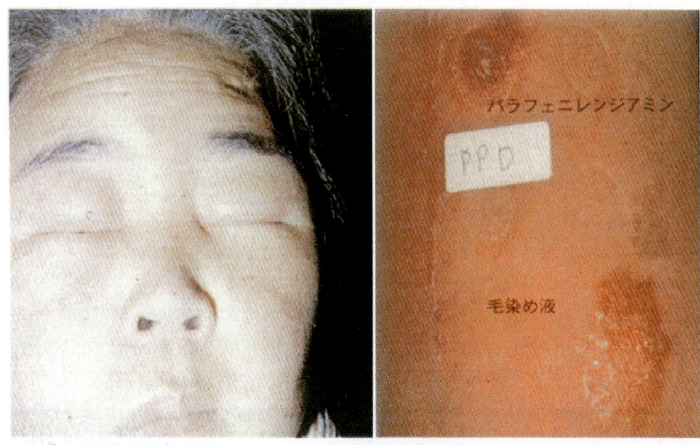

a. 접촉 피부염의 임상 사진　　　　b. 부착 실험

■ 그림 65-8 머리 염색약에 의한 접촉 피부염의 임상 사진

위의 기준 내지 국제접촉피부염학회(ICDRG 기준)에 따라 진단을 내린다(그림 65-9). 위양성, 위음성의 경우가 있으므로, 대조와 비교하여 접촉 내역과 피부 반응을 보고 종합적으로 판단한다. 자극 반응의 경우 농포와 알루미늄 접시의 변연에 홍반이 심하게 나온다고 되어 있다. 식물, 의복, 화장품, 외용약 등은 제품 및 식물 자체를 부착하는데, 마늘 등 자극이 강한 것은 1시간 후 정도에 제거한다. 소독약, 화학제품, 의복의 마감제 등은 그 성분 농도를 잘 확인하고 건강한 보통 사람에게서 자극 반응이 나오지 않는 농도까지 백색 바셀린 또는 정제수로 희석한 후 부착한다. 현재 많은 알레르기 유발 물질의 표준 제품을 사용할 수 있으며, 보통 진료에서 사용할 수 있다.

● 검사값
● 특히 특이적인 임상 검사 결과의 이상은 인정하지 않는다.
● 말초혈호산구 증가를 평가할 수 있다.

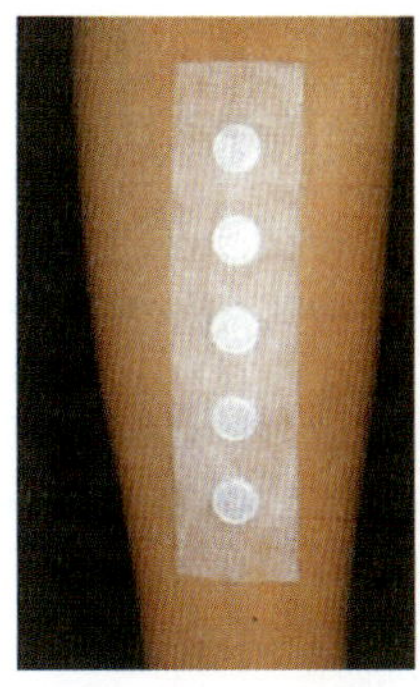

〈부착 시험의 종류〉

피부 부착 시험 (48시간 밀폐)	일반적 물질
오픈 테스트	자극 물질, 분무제
단시간 부착 시험 (15~20분 밀폐)	샴푸 등
스크래치 부착 시험	피부 투과성이 나쁜 물질
빛 부착 시험	빛 감작 물질

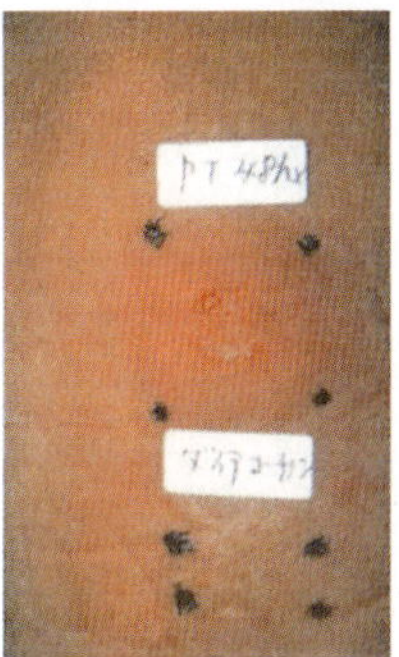

〈부착 시험의 판정〉

일본		국제접촉피부염학회	
−	반응 없음	−	반응 없음
±	가벼운 홍반	+ ?	홍반만
+	홍반	+	홍반+부종, 구진
++	홍반+부종	++	홍반+부종+구진+작은 물집
+++	홍반+침윤+구진+물집	+++	큰 물집
++++	큰 물집	IR	자극 반응

■ 그림 65-9 부착 시험(패치 테스트)

합병증

- 긁음 등으로 일어난 2차 감염을 방치하면, 보기 드물게 패혈증 등이 발병할 위험이 있다.
- 기타 만성 접촉 피부염에 국소 스테로이드 약을 장기간 사용하면 주사 모양 피부염이나 다모, 피부 위축 등 부신피질 호르몬 제제의 국소 부작용이 확인될 수 있다.

치료법

▌원인 물질의 제거와 부신피질 호르몬 제제(스테로이드), 항히스타민제를 중심으로 한 약물 치료가 기본이다.

● 치료 방침

- 처음에 원인 물질을 파악해 생활환경에서 없애는 것이 필요하다. 접촉 피부염의 원인이 되는 물질은 다양한 제품에 포함되어 있다. 부착 시험 등으로 양성 반응 물질이 포함된 화장품, 의약품, 화학제품, 금속, 식물 등은 환자에게 주지시켜둔다.
- 치료는 국소 스테로이드 약물을 사용하는 약물 치료가 중심이 된다. 스테로이드 외용약의 단계와 부위에 의한 구분이 필요하다. 졸음에 주의하고, 가려움증에 대해서는 항히스타민제를 적절히 사용한다. 원인이 분명하고 심각한 경우에는 부신피질 호르몬 제제로 단기간 복용한다.

● 국소 요법

- 스테로이드 외용약의 도포가 기본이 된다. 경증의 경우는 간단한 도포, 급성기의 습윤한 병변부에는 아연화 연고 등을 스테로이드 외용약으로 여러 번 이용, 만성기의 태선화 현상에 대해서는 밀봉 요법(ODT) 및 테이프제를 사용하는 등 적절히 증상에 맞는 치료를 실시한다.
- 얼굴은 스테로이드 약물의 부작용이 나타나기 쉽기 때문에 염증 증상이 심한 경우 2군의 중강 단계의 스테로이드 외용약을 단기간 사용한다. NSAIDs는 그 자체가 강한 접촉 피부염을 일으킬 수 있고, 적극적으로는 사용하지 않는다.

- 최근에는 제네릭 의약품을 사용할 기회가 증가하고 있지만, 접촉 피부염의 원인이 될 가능성이 강한 물질(향료, 색소, 방부제, 라놀린) 등이 포함되어 있을 가능성도 있다. 그 경우 치료약이 알레르기성 접촉 피부염을 발생시킬 수 있으므로 주의가 필요하다.

- **내복 요법**
- 가려움증에 대해 항히스타민제를 복용한다. 환자에 따라 졸음이 심하게 올 수 있고 운전이나 수업 등에서 주의가 필요하다. 복용 시간 등을 충분히 설명할 필요가 있다.
- 스테로이드 약의 복용은 옻나무 염증 등 원인이 분명하며, 그리고 심각한 경우에만 프레드니솔론 환산 20mg 정도를 단기간 사용한다.
- 항균제는 비록 습윤 병소일지라도 적극적으로 사용하지 않는다. 명백한 농포 형성 등이 인정되는 경우에만 피부로의 이행이 좋은 항생제를 단기간에 한하여 사용한다.

〈급성 접촉 피부염〉

Px 처방 예 삼출액이 보일 때, 아래 1), 2) 중 하나를 사용한다.
1) 더모베이트 연고 0.05%(5·30g/개)　1일 1~2회　도포　← 부신피질 호르몬 제제
2) 네리조나 연고 0.1%(5·10·30g/개)　1일 1~2회　도포　← 부신피질 호르몬 제제

Px 처방 예 여러 번 바르는 경우
- 사트우자르베(10%)(30g/개)　← 진양 약

Px 처방 예 범발성으로 병변이 보이며, 삼출 경향이 심한 경우
- 프레드닌 정(5mg)　1회 4정　1일 1회　아침 증상을 보고 감량　← 부신피질 호르몬 제제

Px 처방 예 가려움에 대해 아래 1), 2) 중 하나를 사용
1) 알레락 정(5mg)　1회 1정　1일 2회　← 항히스타민제
2) 알레그라 정(60mg)　1회 1정　1일 2회　← 항히스타민제
　※2)는 졸음이 나타나면 곤란한 경우에 사용한다.

Px 처방 예 주사약
- 강력한 네오미노파겐C 주(40mg/20㎖)　20㎖ 정맥 주사　← 알레르기 치료제

〈만성 접촉 피부염〉
- 경과가 긴 경우 스테로이드 외용약은 단계를 낮춰 나간다. 태선화 현상이나 균열이 보일 때는 첩부제를 사용한다.

- **알레르기 증명서의 교부**
- 소독약이나 머리 염색약 등은 그 접촉 빈도가 높기 때문에 알레르기 카드 등을 환자에게 갖도록 한다.

- **생활 지도**
- 젊은이들 사이에서 불결한 작업으로 귀걸이 구멍을 뚫는 경우가 있는데, 니켈, 크롬 등의 금속 알레르기가 발생하기 쉬우므로 교육이 필요하다.
- 고령자들은 딱지 등을 떼려고 수건 등으로 문지르는 행위를 많이 하기 때문에 주의가 필요하다.
- 미용사, 조리사, 화학물질 취급자에게서는 직업성 접촉 피부염도 문제가 될 수 있다. 직장 배치 전환, 전직 등의 처리도 필요한 경우가 있다.
- 원예 등 관엽 식물이나 꽃을 재배하는 사람이 증가하고 있는데, 역시 접촉 피부염이 발생할 수 있으므로 정확한 진단을 내리고 원인이 되는 식물은 장갑을 끼고 손을 대는 등의 지도가 필요하다.
- 머리 염색약이나 화장품 등의 접촉 피부염은 환자 자신이 명백한 원인으로 이해하고 있음에도 불구하고 계속 사용하는 경우도 있으므로 주의가 필요하다.
- 소독약이나 가정 의학, 스테로이드 외용약 자체에 의한 접촉 피부염 등 치료가 원인인 경우도 있다.

분류	일반명	주요 상품명	약의 효과 메커니즘	주요 부작용
부신피질 호르몬 제제(스테로이드 약)	프로피온산 클로베타졸	더모베이트	사이토카인 생산의 억제, 항염증작용	좌창, 다모, 색소 탈실, 감염증의 유발
	베타메타손낙산 에스테르 프로피온산 에스테르	안티베이트		
	지플프레드나이트	마이자		
	지플콜트론길초산에스테르	네리조나		
	베타메타손 길초산에스테르	린데론 V, 토크담, 베트네베이트		
아토피성 피부염 치료제	타크로리무스수화물	프로토픽	사이트카인 생성의 억제 *2세 이상의 아토피성 피부염에 적응	피부 자극감, 림프종의 발생 가능성 (해외 보고)

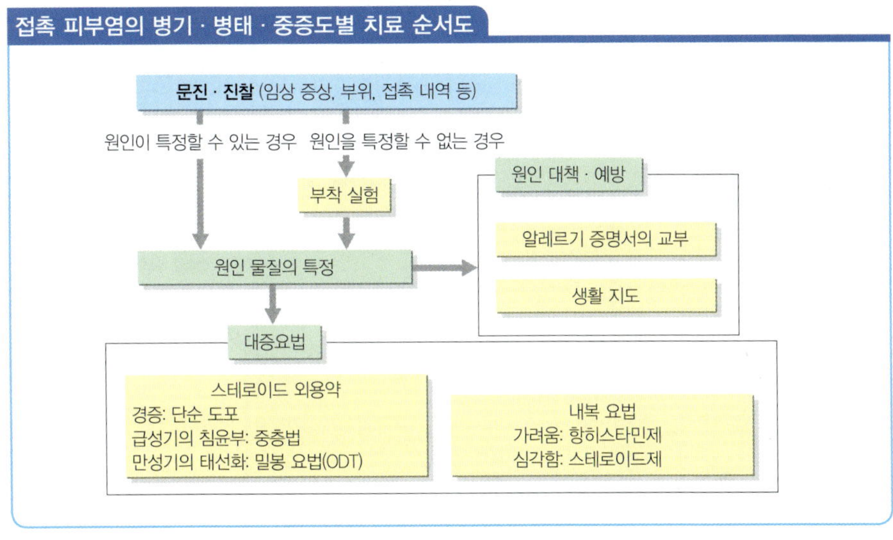

두드러기 · 접촉 피부염 환자의 간호

다키시마 노리코

간호 과정 순서도

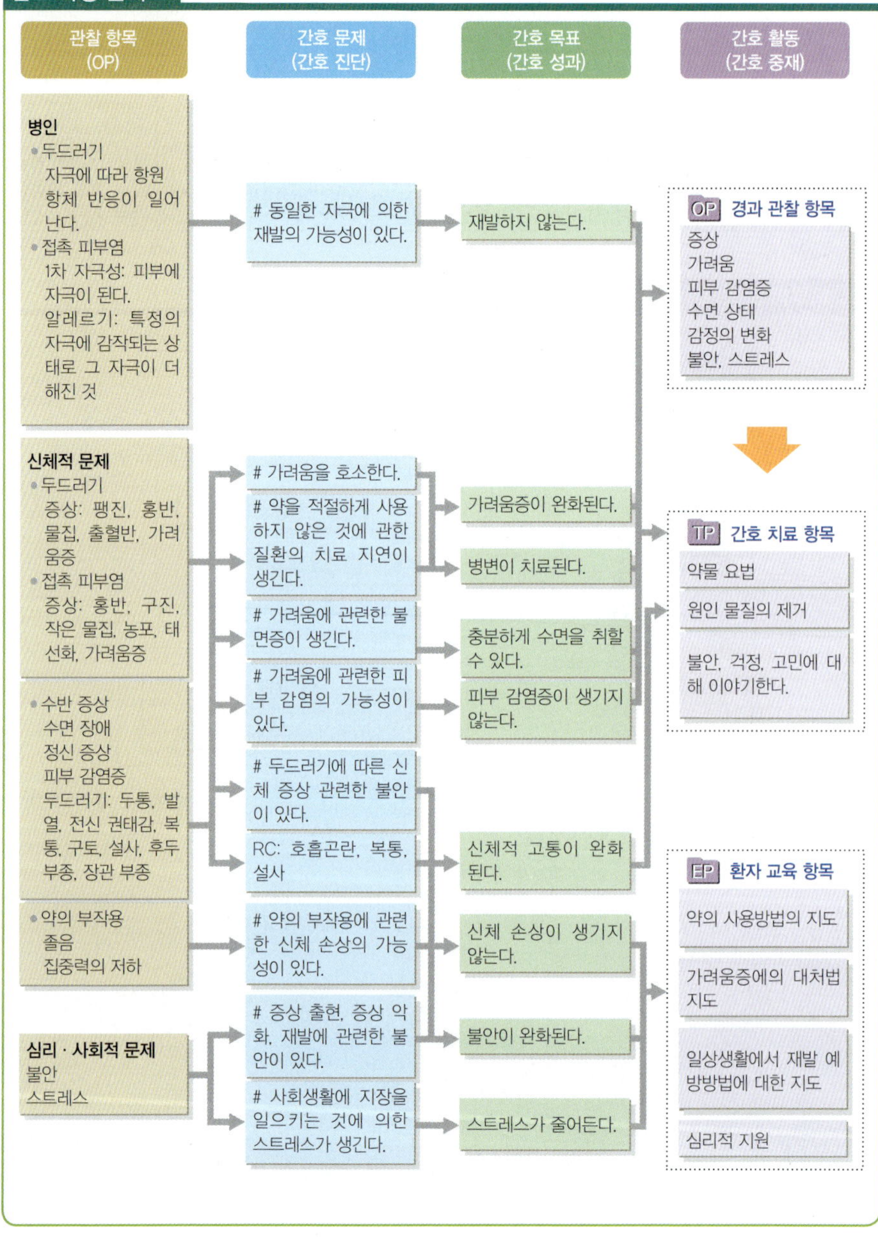

- 두드러기는 가려움을 동반하는 일과성의 팽진과 홍반이 나타나는 피부 질환이다. 원인은 음식, 약물, 한랭 또는 일광에 의한 물리적 자극, 정신적 스트레스 등 여러 가지가 있지만 원인 불명의 것도 있다. 원인이 분명한 경우는 병인 · 악화 요인을 피하고 증상을 경감한다.
- 접촉 피부염은 외래성 물질(금속, 화학제품, 화장품 등)이 피부에 접촉하여 발병하는 피부 질환이다. 원인 물질의 확인 및 제거가 치료의 기본이다.
- 가려움증을 완화하는 것과 동시에, 두드러기, 접촉 피부염의 원인 물질에 대한 대처법을 환자에게 지도한다.

| Step1 영향 평가 | Step2 간호 초점 | Step3 계획 | Step4 실시 | Step5 평가 |

정보 수집	평가 관점과 근거 · 잠재적 간호 문제
전신 상태의 관찰	**두드러기** 급성 두드러기의 정도가 심한 경우는 피부 병변(피부 부종)뿐만 아니라 신체 내부에도 부종이 발생할 수 있다. 따라서 전신 상태의 관찰은 신체 내부의 부종의 유무를 파악하는 데 중요하다. • 후두 부종이 일으키는 호흡곤란의 유무를 살핀다. • 장관 부종이 일으키는 복통이나 설사의 유무를 살핀다. • 증상이 피부 이외에 이르는 경우는 후두 부종 등에 의한 기도 폐색을 일으킬 수 있고, 응급 치료를 필요로 하기 때문에 주의한다. 🔍 공동 문제 : 호흡곤란, 복통, 설사 🔍 잠재적 간호 문제 : 두드러기에 따른 신체 증상과 관련된 불안
부위 · 범위 · 상태와 정도의 관찰	**두드러기** 두드러기의 부위 · 범위의 파악은 새로 나타난 두드러기의 유무나 치료 경과를 판단하는 데 중요하다. 같은 부위의 자극에 따라 재발 가능성이 있기 때문에 발생 부위 · 범위의 파악도 중요하며, 또한 상태와 정도의 파악은 치료 경과 판단을 위해 중요한 사항이다. **접촉 피부염** 피부염의 부위 · 범위의 파악은 원인 물질을 추측하는 데 중요하다. 또한 같은 부위의 자극에 따라 재발 가능성이 있기 때문에 발생 부위 · 범위의 파악과, 피부염의 상태 · 정도의 파악은 치료 경과를 판단하기 위해 중요하다. • 병변 부위를 살핀다. • 상태와 정도를 살핀다. • 치료 경향인지 악화 추세인지를 파악한다. • 재발의 유무 · 정도를 살핀다. 🔍 잠재적 간호 문제 : 증상 외관, 증상 악화와 재발에 관련된 불안/같은 자극에 의한 재발의 가능성
가려움증의 정도 관찰	두드러기나 접촉 피부염은 가려움을 동반하기 때문에 긁어서 피부가 손상되고 피부 감염증을 일으킬 수 있다. 또한 가려움으로 잠을 못 이루는 경우도 있다. 따라서 가려운 정도의 관찰은 피부 감염이나 불면증을 해결하는 데 중요하다. • 가려움의 정도를 살핀다. • 긁은 자국의 유무, 감염 증상의 유무를 살핀다. • 야간 가려움의 유무 · 정도와 수면에 미치는 영향의 유무를 살핀다. 🔍 잠재적 간호 문제 : 가려움을 호소한다./가려움과 관련된 피부 감염의 가능성/가려움과 관련된 불면증

<table>
<tr><td>약의 효과 관찰</td><td>두드러기나 접촉 피부염의 가려움을 억제하기 위해 항히스타민제, 증상을 억제하는 목적으로 항알레르기 약을 사용한다. 또한 접촉 피부염은 스테로이드 외용약을 사용한다. 이러한 약의 적절한 사용을 통해 치료가 촉진된다. 적절한 약물의 사용 여부를 판단하기 위해 약의 효과를 관찰한다.
• 부위, 범위, 상태 및 정도를 경시적으로 살핀다.
• 가려움의 정도를 경시적으로 살핀다.
• 약을 지시대로 복용하고 있는지 여부를 관찰한다.
🔍 잠재적 간호 문제 : 증상의 악화와 관련된 불안/약을 적절하게 사용하지 못한 것과 관련한 질환의 치료 지체</td></tr>
<tr><td>약의 부작용 관찰</td><td>두드러기나 접촉 피부염의 가려움을 억제하기 위해 항히스타민제를 이용하지만, 이 약물은 중추신경계에 작용하기 때문에 부작용으로 졸음, 집중력 저하가 발생하기 쉽다. 항히스타민제의 부작용 때문에 일상생활상에서 위험이 있는지를 관찰한다.
• 졸음의 유무ㆍ정도와 일상생활에서 위험의 유무를 살핀다.
🔍 잠재적 간호 문제 : 약물의 부작용과 관련된 신체 손상의 가능성</td></tr>
<tr><td>환자ㆍ가족의 심리ㆍ사회적 측면의 파악</td><td>두드러기
두드러기 환자에게 심리적 지원을 실시하면서 환자가 현재 상황을 어떻게 받아들이고 있는지를 파악한다. 환자가 소아인 경우 가족이 환아의 상태를 어떻게 받아들이고 있는지를 파악하는 것이 중요하다. 또한 두드러기에 따른 사회생활상의 지장을 파악한다.

접촉 피부염
1차 자극성 접촉 피부염은 치료 후 원인 물질에 접촉하지 않도록 주의하면 되지만, 알레르기성 접촉 피부염으로 원인 불명의 경우 재발 가능성이 있기 때문에 불안이 강하다. 심리적 측면을 파악하여 환자의 생각을 받아들이고, 심리적 지원을 해나가는 것이 중요하다. 또한 원인 물질이 직업에 관여되는 경우는 직장 배치 전환이나 전직을 포함하여 향후 지원해야 할 필요가 있다. 사회적 측면의 파악은 향후 사회생활을 고려하여 지원하는 데 중요하다.
• 현재의 상황을 어떻게 받아들이고 있는지를 살핀다.
• 사회생활에 미치는 영향을 살핀다.
🔍 잠재적 간호 문제 : 증상 외관, 증상 악화 재발에 관련된 불안/사회생활에 지장을 일으키는 것에 의한 스트레스</td></tr>
</table>

| Step1 영향 평가 | Step2 간호 초점 | Step3 계획 | Step4 실시 | Step5 평가 |

간호 문제 리스트

#1 가려움을 호소(인지−지각 패턴)
#2 가려움과 관련된 피부 감염의 가능성(영양−대사 패턴)
#3 가려움과 관련된 불면증(수면−휴식 패턴)
#4 약물을 적절하게 사용하지 못한 것과 관련 질환의 치료 지체(건강 지각−건강관리 패턴)
#5 증상 외관, 증상 악화, 재발에 관련된 불안(자기인식 패턴)
#6 약물의 부작용과 관련된 신체 손상 가능성(건강 지각−건강관리 패턴)
#7 동일한 자극에 의한 재발의 가능성(건강 지각−건강관리 패턴)
#8 사회생활에 지장을 일으키는 것에 의한 스트레스(코핑−스트레스 내성 패턴)

간호의 우선순위 지침

• 두드러기나 접촉 피부염은 가려움증을 동반하는 피부 병변이기 때문에 가려움에 대한 문제의 우선순위가 높아진다. 다음으로 가려움에 따라 생겨난 신체적인 문제, 연속적으로는 심리ㆍ사회적인 문제이다.
• 급성 두드러기의 정도가 현저하고, 후두 부종에 따라 호흡곤란이 발생하는 경우는 호흡곤란에 대한 대처가 가장 우선된다. 또한 장관 부종에 따라 복통이나 설사가 발생하는 경우는 그 정도에 따라 우선순위가 결정된다.

1 간호 문제 | 간호 진단 | 간호 목표(간호 성과)

간호 문제

#1 가려움을 호소한다.

간호 진단

안락 장애
관련 요인: 피부 장애
진단 지표
- □ 가려움증의 호소
- □ 질환과 관련된 증상
- □ 수면 패턴의 혼란

간호 목표(간호 성과)

〈장기 목표〉 가려움이 완화된다.
〈단기 목표〉 1) 원인 물질을 피할 수 있다. 2) 원인 물질이 불명인 경우 생각되는 원인 물질을 피할 수 있다.

간호 계획

OP 경과 관찰 항목
- 가려움의 정도
- 긁은 자국의 유무·정도

TP 간호 치료 항목
- 약물 요법을 실시한다.

EP 환자 교육 항목
- 외용약 처치방법을 지도한다.
- 가려움증에 대한 대처방법을 지도한다.
- 원인 물질을 피하는 방법을 지도한다.

중재 포인트와 근거

➡ 가려움의 정도를 살핀다. **근거** 가려움증에 대한 대처방법을 생각할 수 있는 단서를 얻을 수 있다.

➡ 가려움을 완화한다. **근거** 외용약 도포나 내복약에 따라서 가려움이 완화된다.

➡ 외용약을 사용하는 경우 환자 자신이 스스로 가려움을 완화할 수 있도록 한다. **근거** 가려움을 제거하고, 정신적인 안정을 취한다.
➡ **근거** 환자가 원인 물질을 피하고, 질환의 재발을 예방할 수 있다. 원인 물질이 일상생활에 불가결한 경우는 대체품을 사용하는 등 연구를 한다.

2 간호 문제 | 간호 진단 | 간호 목표(간호 성과)

간호 문제

#2 가려움과 관련된 피부 감염증의 가능성이 있다.

간호 진단

감염 위험 상태
위험 요인: 부적절한 제1차 방어 기구(피부 손상), 조직의 파탄, 병원성 인자에 노출을 피하기 위한 지식 부족

간호 목표(간호 성과)

〈장기 목표〉 피부 감염이 생기지 않는다.
〈단기 목표〉 가려움에 대하여 긁는 것 이외의 방법으로 대처할 수 있다.

간호 계획

OP 경과 관찰 항목
- 긁은 자국의 유무·정도
- 피부 감염 증상의 유무·정도

TP 간호 치료 항목
- 병변 부위를 붕대로 보호한다.

EP 환자 교육 항목
- 가려움증에 대한 대처방법을 지도한다.
- 감염 징후를 알 수 있도록 지도한다.

중재 포인트와 근거

➡ 감염을 조기에 발견한다. **근거** 피부 감염에 따라 증상은 더욱 악화된다.

➡ 외적 자극이나 긁음 때문에 감염이 생기지 않도록 한다. **근거** 병변 부위를 보호하고 외부 자극을 피한다.

➡ 환자가 스스로 가려움을 해결할 수 있다. **근거** 피부 감염증에 따라 질환은 더욱 악화된다.

3 간호 문제 | 간호 진단 | 간호 목표(간호 성과)

간호 문제

#3 가려움에 관련된 불면증이 있다.

간호 진단

불면증
관련 요인: 신체적 불편(가려움)
진단 지표
- □ 환자가 잠들기 어려움을 호소
- □ 환자가 수면 지속 곤란을 호소
- □ 감정의 변화가 관찰된다.

간호 목표(간호 성과)

〈장기 목표〉 충분한 수면을 취할 수 있다.
〈단기 목표〉 가려움이 완화된다.

간호 계획	중재 포인트와 근거
OP 경과 관찰 항목 • 가려움의 정도 • 잠 드는 것의 부드러움, 야간 수면의 지속 정도 • 감정의 변화의 유무 · 정도	➡가려움이 수면에 미치는 영향을 살핀다. **근거** 수면 부족은 증상을 악화시킨다.
TP 간호 치료 항목 • 취침 전에 외용약 처치를 한다.	➡취침 중의 가려움을 줄일 수 있도록 한다. **근거** 가려움은 수면 장애의 원인이 된다.
EP 환자 교육 항목 • 외용약 처리방법을 지도한다. • 가려움증에 대한 대처방법을 지도한다.	➡ **근거** 가려움이 심할 때, 환자는 스스로 외용약을 바르고, 가려움을 제어할 수 있다.

4 간호 문제	간호 진단	간호 목표(간호 성과)
#4 약물을 적절하게 사용할 수 없는 것과 관련해 질환의 치료가 지연된다.	비효과적 자기 건강관리 **관련 요인:** 지식 부족, 치료 계획의 복잡성. 헬스 케어에 대한 가족의 대처 패턴 **진단 지표** □ 질환을 관리하고 싶다고 말한다. □ 지시된 치료 계획을 실시하는 것이 어렵다고 말한다.	〈장기 목표〉 질환이 치료된다. 〈단기 목표〉 1) 약물의 사용방법을 알 수 있다. 2) 약을 제대로 사용할 수 있다.

간호 계획	중재 포인트와 근거
OP 경과 관찰 항목 • 질환 상태	➡질환의 정도를 살핀다. **근거** 약물을 적절하게 사용할 수 있는지 파악할 수 있다.
TP 간호 치료 항목 • 약의 사용방법을 설명하면서 처치를 한다. **EP** 환자 교육 항목 • 약의 사용방법을 지도한다.	➡약의 사용방법을 알 수 있게 한다. **근거** 치료를 촉진하기 위해 적절한 약물의 사용이 필수적이 된다.

5 간호 문제	간호 진단	간호 목표(간호 성과)
#5 증상 외관, 증상 악화, 재발과 관련된 불안이 있다.	불안 **관련 요인:** 건강에 대한 위협, 건강 상태 변화, 자기 개념에 대한 위협 **진단 지표** □ 불면증 □ 안정하지 못한다. □ 고뇌한다. □ 특정할 수 없는 결과에 대한 두려움 □ 긴장한 표정	〈장기 목표〉 불안이 완화된다. 〈단기 목표〉 1) 증상의 악화 인자를 알 수 있다. 2) 재발을 일으키는 인자를 알 수 있다.

간호 계획	중재 포인트와 근거
OP 경과 관찰 항목 • 불안의 내용 · 정도	➡ **근거** 불안의 내용 · 정도에 따른 관계가 가능하게 된다.

TP 간호 치료 항목
- 불안해하고 있는 것에 대해 이야기한다.
- 향후 전망에 대해 상의한다.

EP 환자 교육 항목
- 질환의 악화를 방지하는 방법을 지도한다.
- 적절한 약물의 사용방법에 대해 안내한다.
- 재발을 예방하기 위한 생활의 유의 사항에 대한 교육을 제공한다.

➲ 불안을 표출할 수 있게 한다. 근거 불안을 느끼고 있는 것(예를 들어 약물의 부작용 등)에 대한 지식을 갖는 것으로 불안이 줄어든다.

➲ 진행 · 재발을 예방한다. 근거 치유 촉진, 재발을 방지하는 방법에 대한 지식을 앎으로써 안심할 수 있다.

6 간호 문제	간호 진단	간호 목표(간호 성과)
#6 약물의 부작용과 관련된 신체 손상 가능성이 있다.	신체 손상 위험 상태 **위험 요인:** 화학적 인자(약물)	〈장기 목표〉 신체 손상이 생기지 않는다. 〈단기 목표〉 1) 약물의 부작용을 알 수 있다. 2) 약물의 부작용이 일으키는 위험을 회피하는 방법 · 행동을 안다.

간호 계획	중재 포인트와 근거

OP 경과 관찰 항목
- 부작용의 증상: 졸음의 유무 · 정도

TP 간호 치료 항목
- 약은 의사의 지시대로 사용한다.
- 부작용으로 졸음에 의한 생활상의 위험에 주의한다.

EP 환자 교육 항목
- 약의 부작용 증상과 부작용이 일으키는 생활상의 위험을 회피하는 방법을 지도한다.

➲ 가려움의 정도 · 복용량과 졸음의 관계를 살핀다. 근거 복용량의 적합성 여부를 알 수 있다.

➲ 근거 약물에 따라 부작용이 다르지만, 항히스타민 약물은 최면작용이 있는 것이 많다. 부작용의 정도에 따라 약물 변경을 의사에게 상담한다.

➲ 약물의 부작용에 대한 지식을 가지고 위험을 피할 수 있도록 한다. 근거 부작용 증상을 의식하는 것은 위험을 피할 수 있다.

7 간호 문제	간호 진단	간호 목표(간호 성과)
#7 동일한 자극에 의한 재발의 가능성이 있다.	비효과적 건강 유지 **관련 요인:** 적절한 판단을 할 수 없다. **진단 지표** □ 기본적 건강 실천에 대한 지식 부족이 있다는 것을 나타낸다. □ 건강 행동을 개선하는 것에 대한 관심의 표명 부족	〈장기 목표〉 재발하지 않는다. 〈단기 목표〉 1) 원인이 되는 자극을 이해하고 대처할 수 있다. 2) 원인 불명의 경우 자극물을 추측하고 자극물에 대처할 수 있다.

간호 계획	중재 포인트와 근거

OP 경과 관찰 항목
- 새로운 증상 출현의 유무 · 정도

TP 간호 치료 항목
- 재발을 일으킬 가능성이 있는 자극물에 대해 이야기한다.

EP 환자 교육 항목
- 자극을 피하도록 지도한다.

➲ 새로운 증상을 조기에 발견한다. 근거 자극이 명확하지 않을 때는 자극의 특정이 용이하게 된다.

➲ 근거 자극물을 명확하게 함으로써 재발에 대한 대처 방안을 생각하고 안정감을 가질 수 있다.

➲ 근거 재발을 막을 수 있다.

8 간호 문제	간호 진단	간호 목표(간호 성과)
#8 사회생활에 지장을 일으키는 것에 의한 스트레스가 있다.	비효과적 코핑 **관련 요인:** 스트레스 인자에 대처하는 준비의 기회가 부적절 **진단 지표** □ 역할 기대에 만족하지 못한다. □ 기본 욕구를 충족할 수 없다.	〈**장기 목표**〉 스트레스가 완화된다. 〈**단기 목표**〉 1) 사회생활에서의 지장을 말할 수 있다. 2) 사회생활상의 지장에 대한 대처법을 말할 수 있다.

간호 계획	중재 포인트와 근거
OP 경과 관찰 항목 • 스트레스의 정도	➡ 스트레스의 원인을 밝힌다. 【근거】 스트레스의 내용에 따라 관계가 가능하게 된다.
TP 간호 치료 항목 • 사회생활상의 지장에 대하여 이야기한다.	➡ 지장에 대한 해결책을 찾아낼 수 있도록 한다. 【근거】 스트레스가 완화되고 질환을 갖고서도 사회에 적응해 나갈 수 있다.
EP 환자 교육 항목 • 사회생활상의 지장을 최소화하기 위한 방법을 지도한다.	

Step1 **영향 평가**　　Step2 **간호 초점**　　Step3 **계획**　　Step4 **실시**　　Step5 **평가**

병기 · 병태 · 중증도별 관리 포인트

두드러기

【급성 두드러기】 가려움에 대한 지원과 함께 항히스타민제를 지시대로 복용하게 한다.

【만성 두드러기】 가려움에 대한 지원과 함께 항히스타민제를 지시대로 복용할 수 있도록 지도하고 환자와 함께 두드러기를 일으키는 원인을 탐구한다.

【알레르기성 두드러기】 가려움에 대한 지원과 함께 항히스타민제를 지시대로 복용하도록 지도하고 항원을 제거하는 방법을 알 수 있게 한다.

【비알레르기성 두드러기】 가려움에 대한 지원과 함께 항히스타민제를 지시대로 복용할 수 있도록 한다. 또한 환자와 함께 두드러기를 일으키는 원인을 탐구한다.

접촉 피부염

【알레르기성 접촉 피부염】 원인이 되는 자극을 피하기 위해 스테로이드 외용약을 도포한다. 2차 감염이 발생한 경우는 항생제의 국소 약물을 도포한다.

【1차 자극성 접촉 피부염】 원인 물질에 접촉한 직후에 즉시 자극을 씻어 스테로이드 외용약을 도포한다. 원인이 되는 자극을 피하도록 한다.

간호 활동(간호 중재) 포인트

치료 지원

• 지시된 외용약을 지시한 부위에 적절한 방법으로 도포할 수 있도록 지도한다.

• 지시된 내복약을 지시대로 복용할 수 있도록 지도한다.

• 스테로이드 외용약이나 항히스타민제의 효과 · 부작용을 충분히 알 수 있도록 사용 약물에 대해 설명한다.

• 병변 부위의 청결 유지에 노력하고 2차 감염을 예방한다. 병변이 습윤하고 있지 않으면, 병변 부위를 문지르지 않도록 흐르는 물로 청결하게 할 것을 지도한다.

• 색소가 침착되어 남지 않도록 증상이 완화되어도 끝까지 치료를 받을 수 있도록 지도한다.

원인 물질 예방에 도움
- 원인 물질을 알 수 있게 하고 원인 물질을 피할 수 있도록 지도한다.
- 원인 물질이 분명하지 않은 경우에는 일상생활을 되돌아보고, 원인 물질이라고 짐작할 수 있도록 지도한다. 또한 부착 시험(패치 테스트)의 유효성을 설명하고 적극적으로 원인을 규명하도록 한다.
- 직업에 관련된 물질이 원인인 것이 명백한 경우는 직장 배치전환이나 전직의 필요성을 설명한다.
- 두드러기의 경우 알레르기 유발 물질을 포함한 음식을 금지하고 가성 알레르겐을 포함한 음식도 피하도록 지도한다.
- 접촉 피부염의 경우 감작의 원인이 된 물질이 아니어도, 화학 구조가 공통된 물질에 닿으면 피부염을 일으킬 우려가 있다는 것을 이해하고 원인 물질을 피할 수 있도록 지도한다(예: 옻나무에 피부염을 일으키는 경우는 망고와 은행나무에서도 피부염을 일으킬 수 있다).
- 알레르기를 일으키는 경우 원인 물질과의 접촉을 피하지 않는 한 재발은 막을 수 없다는 것을 설명한다.
- 원인 물질이 분명한 경우는 원인 물질을 피하기 위해 일상생활에서의 대처법을 알 수 있도록 지도한다.

가려움에의 지원
- 가려움을 악화시키는 인자를 이해하고 가려움을 줄일 수 있도록 지도한다.
- 긁으면 가려움증이 더욱 심해진다는 것을 설명한다.
- 가려움의 대처법을 이해한다(가려운 부분을 가볍게 두드린다, 가려운 부분을 차갑게 하고 가려운 부위를 청결하게 한 후 연고를 재차 바르고, 기분 전환을 하게 한다 등).
- 야간에 무의식으로 긁지 않는 방법을 설명한다(손톱을 짧게 잘라둔다, 장갑을 끼고 잔다, 병변 부위는 붕대로 보호하고 잔다 등).

일상생활의 지원
- 두드러기는 과로, 피로, 수면 부족으로 악화될 수 있으므로, 과로, 불면 등의 스트레스를 피하고 규칙적인 생활을 하도록 지도한다.
- 국소 압박이나 마찰, 긁는 등의 자극을 피하도록 지도한다.
- 두드러기의 경우, 급격한 온도의 변화, 발한, 폭식과 폭음을 피하도록 지도한다.
- 항히스타민제의 부작용에는 최면작용이 있는 것을 설명하고 일상생활에서 부작용이 일으키는 사고를 예방할 수 있도록 지도한다.

심리·사회적 측면에 대한 지원
- 사회생활상에 지장이 최소화되도록 지원한다.

퇴원·요양지도

- 지시에 따라 적절한 약물을 사용하여 치료를 향한 치료 행동을 취할 수 있도록 지도한다.
- 원인 물질을 피할 수 있도록 지도한다.
- 가려움을 완화할 수 있도록 지도한다(가려움증의 유발 인자 회피와 가려움증에 대한 대처방법을 지도한다).
- 치유의 촉진, 재발 예방에 필요한 일상생활상의 주의사항을 지도한다.

| Step1 영향 평가 | Step2 간호 초점 | Step3 계획 | Step4 실시 | Step5 평가 |

평가 포인트

간호 목표 달성도
- 치료를 위한 행동을 취할 수 있는가?
- 원인 물질을 피할 수 있는가?
- 가려움을 완화했는가?
- 치료의 촉진, 재발 예방에 필요한 일상생활에 있어서의 유의 사항을 이해할 수 있는가?
- 약의 부작용에 대처할 수 있었는가?
- 감염을 일으키지 않는가?
- 스트레스를 줄일 수 있었는가?

●참고 문헌

1) 히노하라 시게아키, 이무라 히로오 감: 피부과 질환 간호에 대한 최신 의학 강좌 19, p42~47, 중산서점, 2001
2) 이마무라 사다오, 이쇼쿠 노부히코 편: 피부과 · 성형외과, p12~14, p20~22, 메디컬 출판, 1997
3) 마에하라 스미코, 노구치 미와코 감: 방어 기능의 장애와 간호 도설 새로운 임상 간호학 전서 10, p159~203, 동명사 출판, 1992
4) 나카타 야스나리, 하야시 유코 감: 엑셀 간호사(면역 · 알레르기 편) 실무 간호를 위한 병동 · 외래 설명서 12, p294~299, 메디컬 리뷰사, 2004
5) 아카마츠 고야, 호리 요시아키 편: 정형외과/피부 도설 임상 간호 의학 9, p290~295, 동명사 미디어 플랜, 2001

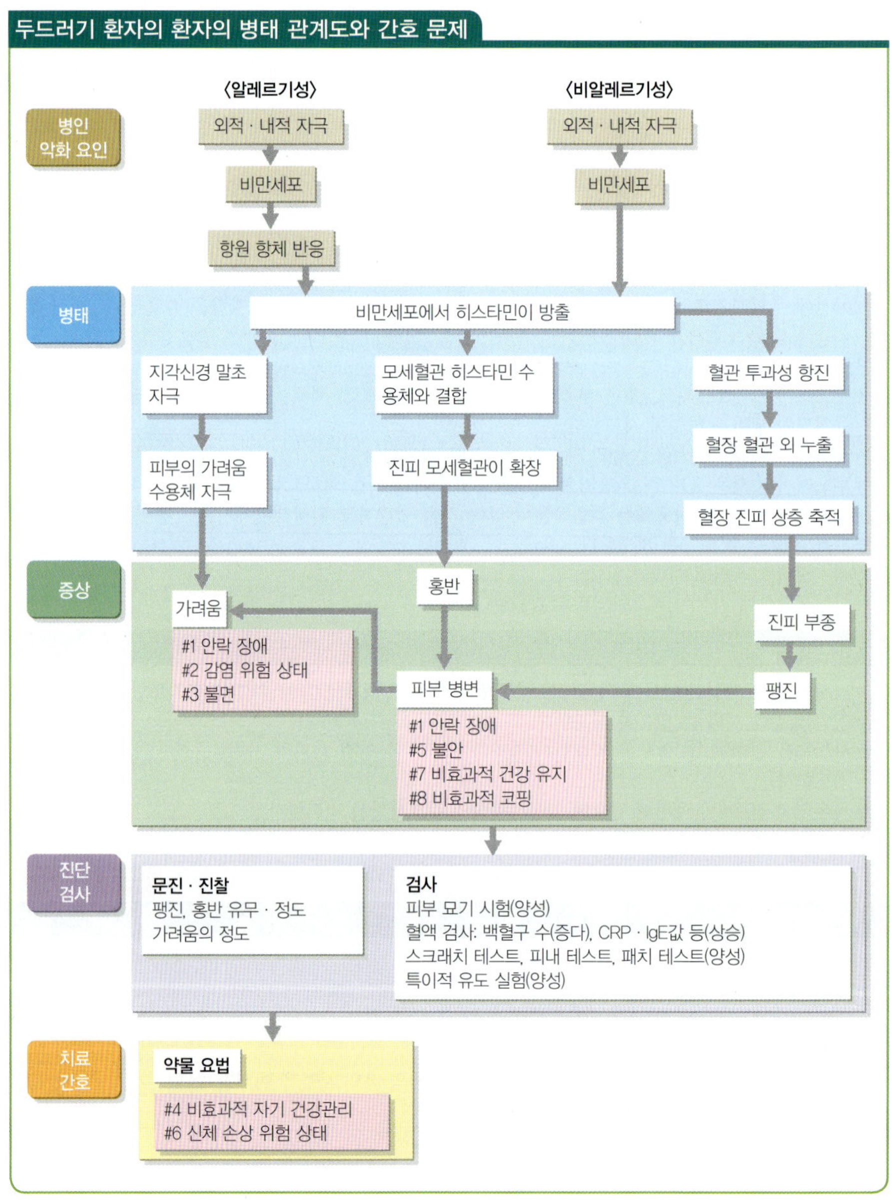

접촉 피부염 환자의 병태 관계도와 간호 문제

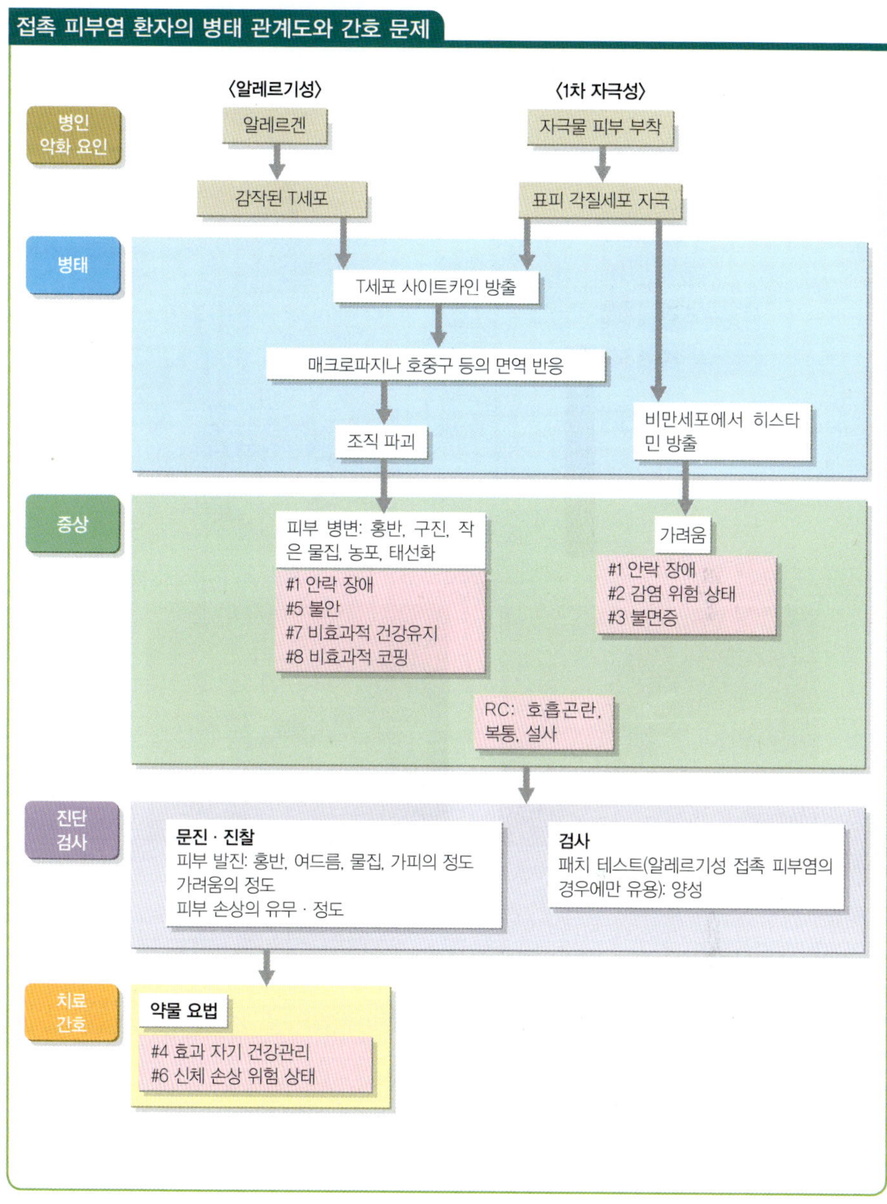

가쓰노 데쓰야 · 오토모 야스히로

눈으로 보는 질환

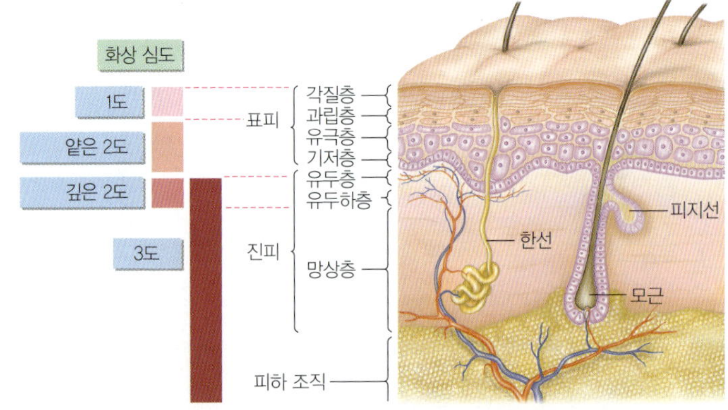

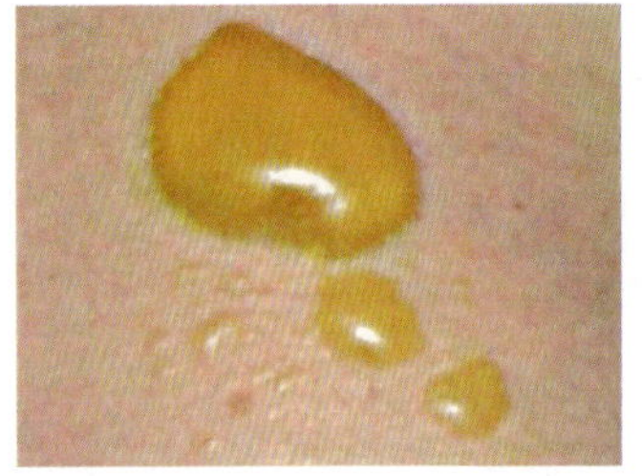

a. 얕은 2도 화상

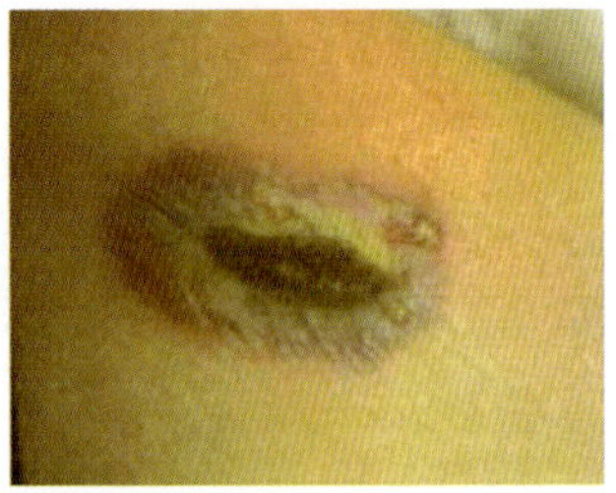

b. 3도 화상

■ 그림 66-1 화상 심도 분류

■ 표 66-1 일본 화상 학회의 화상도 분류(일부 개정)

화상 심도	조직 장애	피부 소견	자각 증상	치료 기간	흉터
1도	표피(각질층)	발적만	통증, 열감	수일	남지 않음
얕은 2도	표피(유극층 기저층)	물집(혈관 투과성 항진, 혈장의 혈관 외부로 삼출)형성, 물집 바닥(진피)은 적색	강한 통증, 작열감	약 10일간	거의 남지 않음
깊은 2도	진피(유두층, 유두하층)	물집(위와 같은 원인, 혼탁한 물집, 감염을 병발한 물집) 형성, 물집 바닥(진피)은 백색		3주~1개월	남기 쉬움
3도	피부 전 층의 괴사 (말초신경이 파괴)	흰색 · 갈색 가죽(양피지) 모양	지각 소실(통증은 없다)	자연 치유되지 않는다.	남음 흉터 경직

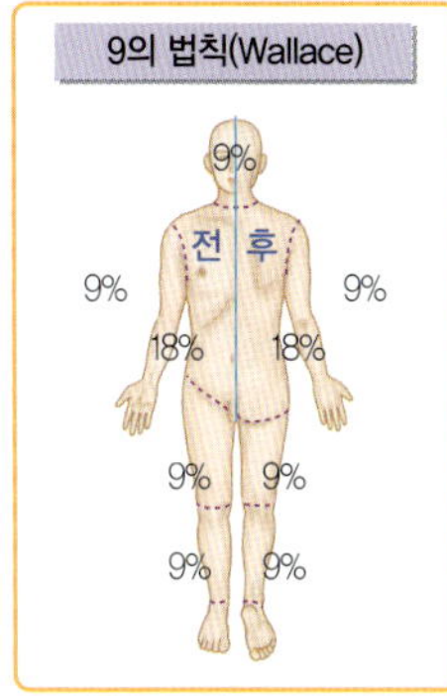

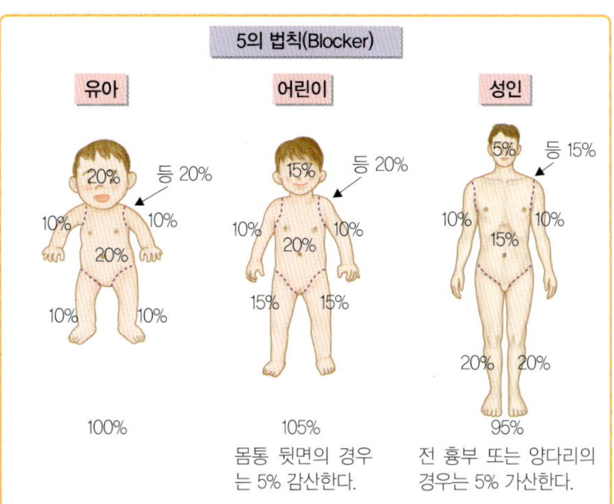

손바닥법

성인의 경우 손바닥을 체표의 1%로 기산한다.

몸통 뒷면의 경우는 5% 감산한다.

전 흉부 또는 양다리의 경우는 5% 가산한다.

랜드－브라우더(Lund-Browder)의 공식

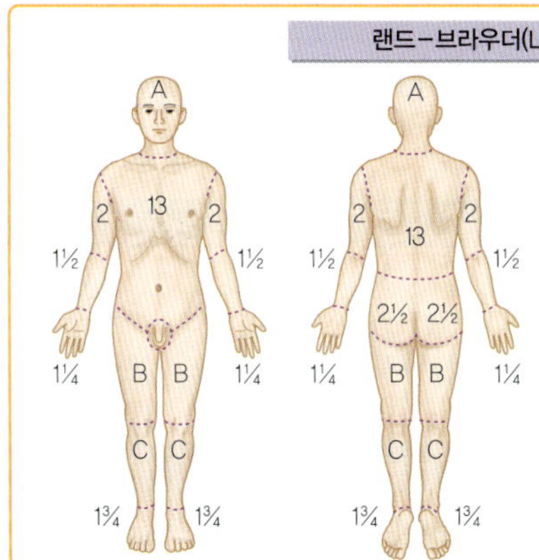

연령에 의한 넓이의 환산

부위 \ 연령	0세	1세	5세	10세	15세	성인
A: 두부의 ½	9½	8½	6½	5½	4½	3½
B: 대퇴부의 ½	2¾	3¼	4	4¼	4½	4¾
C: 하퇴부의 ½	2½	2½	2¾	3	3¼	3½

■ 그림 66-2 화상 면적(%)의 산정법

병태 생리

화상은 화염, 고온 액체(증기 포함), 고온 물질, 화학 물질, 전기충격 등에 의한 피부 조직의 손상이다.

- 피부는 표피와 진피 2층으로 구성된다. 신체의 수분이 과잉으로 손실되는 것을 방지하고 다양한 외부 환경으로부터 신체를 지키는 역할을 하고 있으며 체온도 조절하고 있다. 화상으로 이러한 장벽 기능이 손상을 입게 된다.
- 화상의 정도에 따라, 1도 화상, 2도 화상(얕은, 깊은), 3도 화상으로 분류된다(그림 66-1, 표 66-1).
- 심한 화상을 입으면 피부의 기계적 손상뿐만 아니라 화상에 기인한 염증으로, 많은 염증성 사이토카인이 방출되어 전신성 염증 반응 증후군(systemic inflammatory response syndrome: SIRS)의 상태가 되고, 여러 장기의 기능 부전의 원인이 된다. 그리고 상처 부위의 감염에 의한 패혈증이 문제가 된다('합병증' 항 참조).

66
화
상

■ 표 66-2 중증도 평가방법

1. 앨 Artz 기준
1) 중증 화상: 화상 전문 병원에서 입원 치료를 요한다. 　2도 화상으로 30% 이상 　3도 화상으로 10% 이상 　안면, 수족의 3도 화상 　기도 화상, 연부 조직 손상, 골절 등의 합병증이 있는 화상 전기충격 상처, 화학적 화상 2) 중등도 화상: 일반 병원에서 입원 치료를 필요로 한다. 　2도 화상으로 15~30% 　3도 화상으로 10% 미만(안면, 수족은 제외) 3) 경증 화상: 외래 통원 　2도 화상으로 15% 미만 　3도 화상으로 2% 미만의 것
2. 화상 지수(burn index: BI)
2도 화상 면적(%)×1/2+3도 화상 면적(%) ※BI 10~15 이상이면 중증이다.
3. 화상 예후 지수(prognostic burn index: PBI)
Burn Index+나이 70 이하: 생명 예후 양호 100 이상: 생명 예후 불량

병인 · 악화 요인

- 화상의 원인은 열탕이나 화염 등에 의한 것이 많다.
- 소아나 노인, 심장 질환, 만성 폐 질환, 당뇨병 등의 기초 질환이 있는 환자는 중증화되기 쉽다.
- 안면, 수족, 회음부, 항문부의 화상과 기도 화상을 수반하는 경우에는 화상 전문 시설에서 치료를 받을 필요가 있다.

역학 · 예후

- 일본의 중증 화상 환자(화상 면적 30% 이상)는 연간 4000명이라고 하지만, 정확한 통계는 존재하지 않는다.
- 예후 추정 인자로는 나이, 기도 화상의 유무, 3도 화상 면적, 화상 지수, 화상 예후 지수, 자살 시도에 의한 상처 등이 있다.

증상

- 화상의 깊이에 따라 증상 · 징후가 다르다(표 66-1).

진단 · 검사값

- **화상을 입은 원인을 확인하고 화상 면적의 산정, 화상 깊이의 분류로 중증도를 판정한다. 동시에 기도, 호흡, 순환을 평가한다.**
- 화상을 입은 원인, 크기와 깊이로 심각도를 포함하여 진단한다(그림 66-2, 표 66-2).
- 화상 심도를 추정하는 방법으로 육안적 관찰법이 이용되지만, 레이저 도플러 혈류 측정법과 마이크로 현미경의 사용도 권장된다.
- 합병 손상, 기초 질환을 검사한다.
- 경증의 예에서는 특이적인 검사값(혈액 검사 등)은 아니지만, 심한 경우에는 전신 장기의 이상을 일으키고, 각종 검사에서 비정상적인 결과가 나타난다.

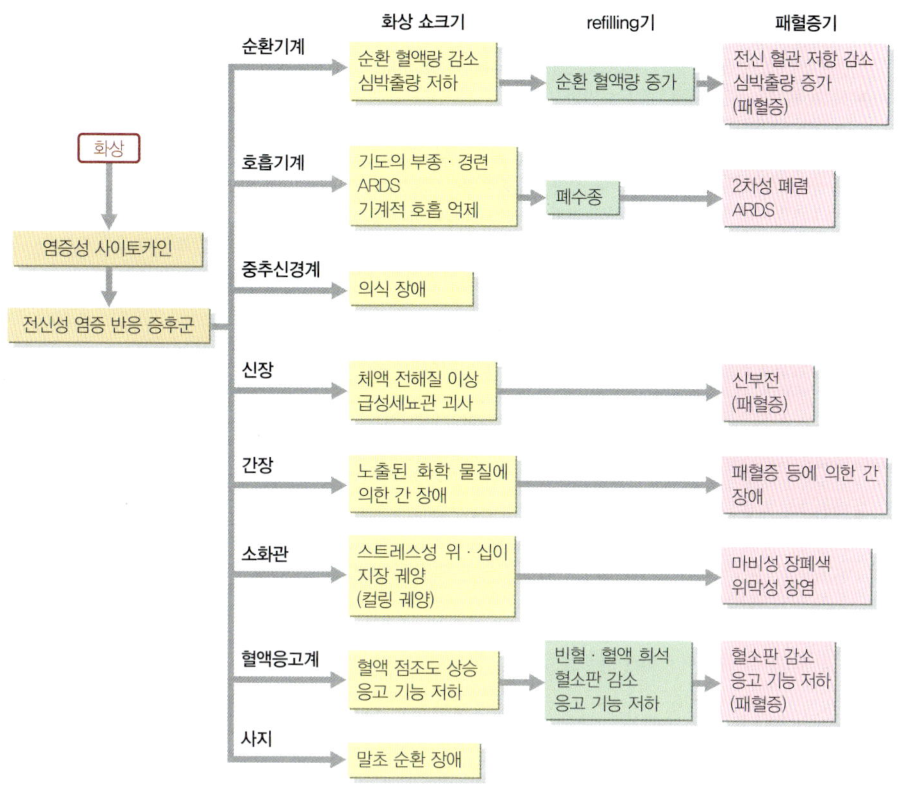

■ 그림 66-3 중증 화상의 전신 합병증

합병증

중증 화상은 전신성 염증 반응 증후군(SIRS)으로 다장기 부전이 되어, 상처 부위의 감염 때문에 패혈증을 일으킨다(그림 66-3).

● 순환계에 미치는 영향
● 화상 부위에서 수분이 상실되어 혈관 투과성이 항진되면 혈관 내에서 혈관 외부로 혈장 성분의 누출이 일어나기 때문에 순환 혈액량이 감소한다. SIRS 때문에 심박출량은 감소한다.
● 혈관 투과성 항진이 가라앉으면 조직의 부종을 일으킨 수분이 혈관 내로 반환되어(refilling 현상), 순환 혈액량이 증가한다.
● 그 후 패혈증이 일어나면 전신 혈관 저항은 저하되고 심박출량은 증가한다.
● 호흡기에 미치는 영향
● 화상이 기도에 이르면 인후두 · 기관 · 기관지의 부종이 보인다. 미립자를 흡입하면 말초 세기관지까지 도달하고 하기노의 염증과 기도 경직, 부종의 원인이 된다. 가슴이나 목의 전주성 화상에서는 기계적인 호흡 억제를 일으킬 수 있다. SIRS 때문에 급성 호흡 곤란 증후군(acute respiratory distress syndrome: ARDS)이 된다.
● refilling기에 들어가면 순환 혈액량 증가로 폐수종의 위험이 발생한다.
● 패혈증을 일으키면 2차성의 폐렴이나 ARDS를 일으킨다.

- ●중추신경계에 미치는 영향
- ●일산화탄소 중독은 뇌의 저산소로 의식 장애를 일으킨다.
- ●신장(체액 · 전해질)에 미치는 영향
- ●화상을 입은 후 순환 혈액량이 감소하고 충분한 수액이 이루어지지 않는 경우 신장 혈류 저하에 대한 급성 세뇨관 괴사로 급성 신부전을 일으킨다. 감전으로 화상과 좌멸창을 동반하는 경우 횡문근 융해로 신부전이 일어날 수 있다. 세포막 전위의 변화에 따라 물과 나트륨이 세포 내로 유입되고, 나트륨 펌프의 이상에 따라 2차적으로 세포외액의 칼륨 상승이 예상된다. 칼슘, 인도 이상이 일어나게 되고 전신 혈관 저항이 상승하는 중증 화상 초기에는 대사성 산증이 보인다.
- ●화상을 입은 후 2~4주가 지나고 나서 일어나는 신부전은 패혈증(또는 신독성이 있는 약물)에 의한다.
- ●간에 미치는 영향
- ●화상을 입은 초기 간 손상은 노출된 화학 물질에 의한 경우가 많다.
- ●기타 패혈증이나 수혈, 약제 등의 간 염증에 의한다.
- ●소화관에 미치는 영향
- ●화상을 입은 조기에는 스트레스성 위 십이지장 궤양(컬링Curling)이 발병하는 경우가 많다.
- ●패혈증 등의 합병으로 마비성 장폐색을 일으킬 수 있다. 또한 항균제 사용에 의한 균교대 현상으로 위막성 장염이 일어날 수 있다.
- ●혈액응고계에 미치는 영향
- ●초기에 신체의 수분 손실에 의한 혈소판 상승과 혈액 점조도 상승을 보이며, 이어 적혈구의 혈관 외 누출과 파괴에 따라 빈혈이 발생한다. 또한 대량 수액에 의한 혈액 희석, 혈소판 감소, 간에서 응고 인자의 합성 저하가 일어난다.
- ●패혈증으로 파종성 혈관 내 응고(disseminated intravascular coagulation: DIC) 증후군이 일어나면 한층 더 혈액응고계의 이상을 일으킬 수 있다.
- ●사지에 미치는 영향
- ●사지의 전주성의 화상은 말초 순환이 나빠질 수 있다. 부종 때문에 정맥환류가 나빠지고 더욱 악화되면 동맥혈의 유입도 문제가 된다.

치료법

기도(A), 호흡(B), 순환(C)의 평가와 동시에 필요한 조치를 시작하고, 이어서 화상부위 처치를 한다.

- ●치료 방침
- ●중증도에 따른 화상 부위를 처치한다. 광범위 화상에서는 파상풍 예방, 사지 전주성 화상에 따른 혈행 장애가 있는 경우는 감장 절개가 필요하다.
- ●초기 진료
- ●첫째로, 고온 물질을 체표면에서 제거한다. 반지, 시계, 귀금속, 벨트를 벗긴다.
- ●초기 냉각은 화상의 깊이를 줄이고 통증을 완화할 수 있는데, 저체온증을 일으키지 않도록 주의한다.
- ●문진: 화상의 원인 및 화학 물질의 유무, 노출 시간, 화재 상황, 불탄 것은 무엇인가, 폭풍에 의한 외상은 없는가, 전기충격 부상의 가능성은 없는가, 기타 외상 · 의식 소실은 없는가, 병력, 만성 질환, 알레르기, 복용약, 파상풍 면역의 유무 등.
- ●A(airway, 기도), B(breathing, 호흡), C(circulation, 순환)의 순으로 평가와 처치를 시작하고 이어 화상 부위를 처치한다.
- ●진통제를 고려한다.
- ●ABC의 평가 및 처치

A: 기도

- ●초기 평가에 호흡기가 기능해도 기도 화상의 가능성이 있는 경우나, 기도, 목의 부기, 입 주위의 화상, 천명 등이 있으면, 기도 확보, 기관 삽관을 고려한다.

B: 호흡

- ●100% 산소 투여를 시작하고 경피적 산소 포화도 모니터를 장착한다.
- ●기도 화상에서는 기관 삽관, 인공호흡 관리를 요한다.

■ 표 66-3 화상의 상처 부위 처치의 주요 치료제

분류	일반명	주요 상품명	약의 효과 메커니즘	주요 부작용
피부용 소염 · 진통제	디메틸이소프로필아즐렌	아즈놀	항염증작용, 히스타민 유리 억제작용, 상처 치료 촉진작용 등	과민증 · 접촉 피부염 등, 항균제 배합의 경우는 균 교대 현상, 범 혈구 감소 (게벤)
	부신피질 호르몬 항생물질 배합제	린데론 VG		
창상 피복재	알긴산염피복재	칼토스타트 소브산 크라비오 AG	상피화를 촉진한다.	
화농성 피부 질환 치료제	황산프라디오마이신	소프라툴	녹농균, 포도상 구균 속 등에 살균 효과	
	바시트라신 · 황산프라디오마이신 합제	부라마이신		
	설파구아니딘 은	게벤		
살균성 항생제	폴리믹신 B 황산염	황산 폴리믹신 B	세균세포질막의 투과성에 변화를 일으킨다.	

- 목이나 가슴의 화상에 따른 기계적 호흡 억제가 일어나는 경우에는 감장 절개(목, 가슴, 사지 등의 전주성의 깊은 화상에서 부종과 긴장 때문에 호흡 운동 장애 및 혈행 장애가 일어나는 경우에 해당 압력을 억제하기 위한 수술)를 실시한다.

C: 순환
- 혈압, 맥박, 정신 상태, 소변량 등으로 순환 상태를 평가한다.
- 화상 면적이 성인에서는 15% 이상, 소아는 10% 이상일 때 최대한 빨리 초기 수액 치료를 시작한다. 그 이하에도 순환의 상태에 따라 수액을 실시한다.
- 화상 부위 이외의 부위에서 정맥을 확보하지만, 3도 화상에서는 혈전이 생기는 경우가 있기 때문에 주의한다. 정맥 확보가 어려운 어린이는 골수 내 수액을 고려한다.
- 광범위 화상에서는 고도의 저단백혈증이 되기 때문에 적절한 알부민액의 투여가 필요하다. 그러나 모세혈관 투과성이 항진하고 있는 24시간 이내에는 콜로이드 용액(알부민액)을 투여하지 않는다.
- 소변량을 확인하면서 0.5~1.0㎖/kg/시(소아는 1.0㎖/kg/시)를 유지하도록 수액을 조정한다.
- 백스터식(화상을 입은 후 24시간 주입량): 4.0㎖×화상 면적(%)×체중(kg)
- 상기 양의 등장 전해질 수액(유산 링거액 등)을 처음 8시간 동안 1/2, 다음 16시간 동안 1/2를 수액한다.

  예: 체중 60kg, 화상 면적 50%의 광범위 화상에서는 1일에

  $$4.0㎖×50(\%)×60(kg) = 12000㎖(12ℓ)$$

  의 수액이 필요하다.

● 화상 부위 처치
- 평가
  - 화상의 범위 · 깊이를 평가하고 부상을 깨끗하게 하여 처치한다.
- 처치
  - 괴사 조직에 데브리드만을 하고, 화상 깊이에 따라 외용약을 도포한다.
  - 다음과 같은 목적에 부응하도록 창상 피복재로 상처를 적절하게 덮는다.
    ① 화상을 입은 상피를 보호하고 감염을 방지하여 피부 기능의 바람직한 위치를 유지하기 위한 부목 역할을 한다.
    ② 열의 분산을 막고 추위의 스트레스를 최소화한다.
    ③ 상처의 통증으로부터 보호한다.
  - 광범위한 화상에서는 파상풍 예방이 필요하다.
  - 사지 전주성 화상에 따른 혈액의 순환 장애가 있을 때에는 감장 절개를 요한다.

66
화
상

- **1도 화상**
- 통증을 완화시켜 상처를 보습하고, 소염·진통 목적으로 바셀린 기제 연고, 스테로이드 외용약 등을 도포한다.
- 창상 피복재는 필요없다. 며칠 새로 흉터가 남지 않고 치료된다.

Px 처방 예 1), 2) 중 하나를 사용한다.
1) 아즈놀 연고   1일 1~2회   ← 피부용 소염·진통제(바셀린 기제 연고)
2) 린데론 VG 연고   1일 1~2회   ← 피부용 소염·진통제·스테로이드 외용약)

- **2도 화상**
- 삼출액을 흡수하는 창상 피복재를 사용한다. 화상 부위에 감염이 발생한 경우는 항균제 함유 연고를 도포한다.

Px 처방 예 창상 피복재로는 1)을 사용한다. 감염이 우려되는 경우나 감염이 발생하는 경우에는 2) 또는 3)을 사용하여 거즈로 보호한다.
1) 칼토스타트   1일 1~2회   상처를 덮는다.   ← 창상 피복재
2) 소프라튤 첩부제   1일 1~2회   상처를 덮는다.   ← 화농성 피부 질환 치료제(항균제 배합 연고)
3) 부라마이신 연고   1일 1~2회   상처를 덮는다.   ← 화농성 피부 질환 치료제(항균제 배합 연고)

- **3도 화상**
- 괴사 조직에 데브리드만을 하고 다음과 같이 연고를 도포한다. 자연 치료는 기대할 수 없고, 피부 이식 수술을 필요로 한다.

Px 처방 예 1)이 효과적이지만, 화상 상처 감염의 기염균이 녹농균일 경우에는 2)를 사용한다.
1) 게벤 크림   1일 1~2회   ← 화농성 피부 질환 치료제(외용 감염 치료제)
2) 황산 폴리믹신 B말(50만 단위/V)   1일 1~2회   수용액으로 거즈에 적신 후 커버(항균작용, 특히 녹농균)   ← 살균성 항생제

화상의 병기·병태·중증도별 치료 순서도

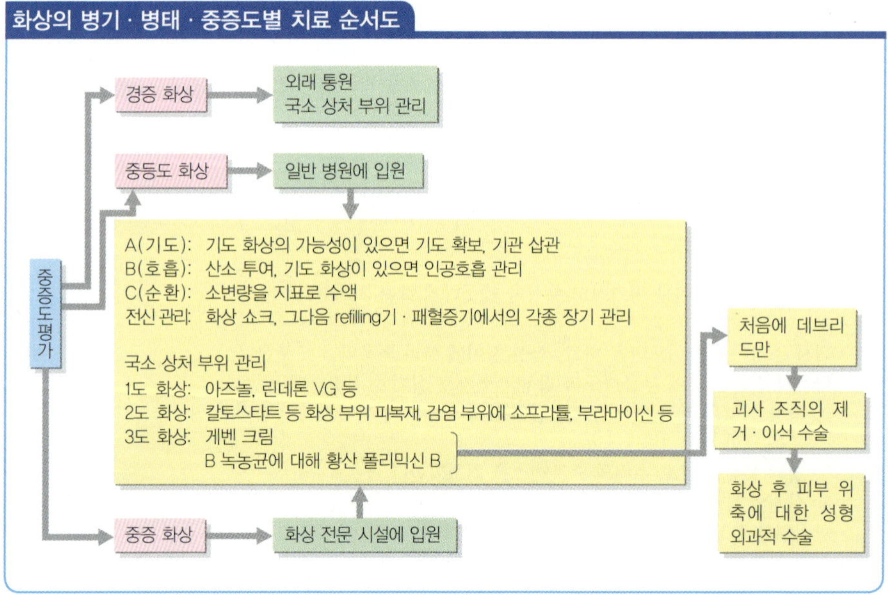

화상 환자의 간호

히다이 리에

간호 과정 순서도

관찰 항목 (OP)	간호 문제 (간호 진단)	간호 목표 (간호 성과)	간호 활동 (간호 중재)

병인
고온, 화염, 화학 물질 등에 의한 피부·점막의 손상과 기능 장애, 연기 및 열기의 흡입

화상에 따라 피부 기능에 장애가 되고 있다.

체액 누출에 따라 체액량 부족이 보인다.

신체적 문제
- 증상
  열감·작열감
  통증, 오한
  쉰 목소리·호흡곤란
  체액 누출

- 수반 증상
  소변량 감소
  부종, 물집 형성
  감염증
  호흡 부전
  소화기 증상
  피부 경련
  관절 구축
  흉터 형성
  근력 저하
  정신 증상(우울증)
  수면 장애

- 기타
  치료에 따른 고통
  단조로운 생활

심리·사회적 문제
경제적 문제
가족 지원 부족
후유증·예후에 대한 불안

기도 화상과 기도 부종, 폐수종 등에 의한 호흡 장애가 발생하기 쉽다.

체온 유지 기능 저하에 의한 저체온의 위험 상태가 된다.

화상이나 치료에 따른 통증이 심하다.

RC: 패혈증

피부 손상에 따라 방어력이 저하되고, 쉽게 감염되는 상태에 있다.

식욕부진이나 소화 흡수 불량 및 대사 항진에 따라 영양 섭취량이 부족하기 쉽다.

흉터 형성 및 관절 구축에 따른 운동 기능 장애가 있다.

치료, 예후에 대한 불안과 두려움이 있다.

장기 입원 때문에 자극과 변화가 적고, 의욕과 자발성이 저하된다. 지루하고 따분하다.

화상을 입은 자기 자신이나 흉터가 남은 피부 상태를 비관한다.

적절한 화상 부위의 처치가 이루어져 상처가 치유된다.

적절하게 수액을 받아, 혈압과 소변량이 유지되고 있다.

분비물이 제대로 제거되고, 기도의 기능이 유지되고 있다.

혈액 가스 분석값이 정상 범위 내로 유지되고 있다.

따뜻한 환경이 정돈되고, 오한이 완화된다.

통증이 환자의 허용 가능한 범위 내로 제어된다.

감염을 최소한으로 억제한다.

감염되기 쉬운 부위에 적절하게 관리를 실시한다.

식사의 소화·흡수와 배설을 갖추고 있어 영양 상태가 개선된다.

재활 요법이 진행되어 신체 가동 영역을 확대할 수 있다.

기분 전환을 하여, 불안과 공포가 완화된다.

기분 전환방법이나 활동을 다시 살펴보고 실천할 수 있다.

자신의 신체 변화를 받아들일 수 있다.

OP 경과 관찰 항목
화상 부위의 변화
삼출액의 양·양상
바이털 사인
수분 I&O·체중 변화
화상 부위 처치 시의 모습
고통과 불안의 정도
진통제의 효과와 부작용
환자·가족의 질병·치료에 대한 인식 및 대처방법

TP 간호 치료 항목
화상 부위의 보호 및 혈류 유지·감염 예방

통증 제어

화상 부위 처치 시의 온도, 수온, 수압 조절

영양 관리, 배설 관리

관절 가동역의 훈련

환자·가족에의 심리적 지원

EP 환자 교육 항목
질병·치료 교육

스킨케어방법·일상생활에 대한 지도

사회 자원 활용을 위한 환자·가족에 지원

66
화상

- 화상은 고온이나 화염 등에 따라 피부의 기능이 장애가 되는 질환이며 그 원인과 함께 화상의 크기, 화상 면적, 화상 정도, 기도 화상의 유무, 나이, 병력 등에 따라 예후가 달라진다. 또한 병기마다 특징이 다르기 때문에 그 특징에 대해 이해를 심화할 필요가 있다.
- 피부의 기능 장애에 따른 체액의 누출이나 감염 등으로 바이털 사인이 변화하기 쉽고, 나아가 쇼크나 장기 장애로 이행하는 위험성도 높다. 따라서 바이털 사인의 유지와 함께 감염을 예방하면서 상처의 조기 치료를 목표로, 영양 상태를 유지 · 개선하면서 운동 기능 장애의 예방을 위한 재활 요법을 실시하는 등 전신 상태를 종합적으로 보고 지원해 나간다.
- 화상 자체의 통증 이외에, 치료 및 재활, 장기화 입원 등에 따른 고통이 심하다. 통증 제어를 비롯해 스트레스 완화를 위한 다양한 지원이 필요하며, 가족의 협력을 얻어 의료진과 함께 환자를 지원하는 것이 필요하다. 또한 화상을 입은 것에 따른 심리적 반응과 신체 이미지의 변화 등 다양한 생각을 안고 있는 경우가 많아, 전인적인 간호가 필요하다.

Step1 영향 평가	Step2 간호 초점	Step3 계획	Step4 실시	Step5 평가

정보 수집	평가 관점과 근거 · 잠재적 간호 문제
화상 상태 및 나이, 병력 등 정보의 파악	화상을 입은 원인과 배경, 화상 부위 면적과 정도, 기도 화상의 유무나 연령 등을 파악하는 것은 예후의 예측과 동시에 간호의 방향성 결정으로 이어진다. ● 화상 범위는 체표 면적 중 몇 %가 화상을 입었는지 표시된다. ● 화상의 정도는 표피에서 피하 조직의 어디까지가 열에 의한 영향을 받고 있는지 1~3도(때로는 4도)로 나타낸다. ● 중증도의 판정에는 화상 지수 burn index(BI)와 화상 예후 지수 prognostic burn index(PBI)가 많이 사용된다(표 66-2 참조). BI: 10~15 이상은 중증, PBI: 100 이상을 예후 불량이라고 한다. ● 기도 화상의 합병으로 사망률이 높아진다. ● 노인이나 소아는 화상의 정도가 같아도 심각도가 높아진다. ● 심장 질환, 당뇨병 등의 기초 질환이 존재하면 심각도가 높아진다. ● 체중 측정은 수액량의 결정과 소변량 관찰의 지표로서 필요한 경우가 많다. 🔍 **공동 문제** : 쇼크나 장기 부전에 따른 생명의 위기/피부 결손에 의한 쉬운 감염 상태/기도 화상, 일산화탄소 중독 등에 따른 저산소혈증 🔍 **잠재적 간호 문제** : 피부의 기능 장애/기도 화상과 기도 부종, 폐수종 등에 의한 호흡 장애의 위험/화상에 의한 강한 통증/흉터 형성 및 관절 구축에 따른 운동 기능 장애
전신 상태의 파악	화상은 경과 병태가 시시각각으로 변화하고 복잡해져 간다. 각 병기의 특징을 근거로, 바이털 사인을 중심으로 하는 이상의 조기 발견에 노력하면서 호흡 · 순환의 안정을 유지하고, 쇼크나 감염 징후, 장기 손상의 징후를 조기에 대응해가는 것이 중요하다. ● 화상을 입은 상태(부위, 범위, 심도)를 파악 → 이전 항목 참조. ● 전주성 화상 부위는 구획 증후군에 주의하고, 조직의 순환 상태를 관찰한다. ● 바이털 사인을 정기적으로 측정하고 쇼크의 징후(혈압 저하, 빈맥, 말초 냉감 등)에 주목하여 관찰한다. 시간당 소변량이 0.5㎖/kg/시 이하로 지속되면 혈관 내 용량의 감소 또는 혈관 저항의 감소에 따른 충격 가능성이 있고, 진행되면 신부전으로 진행될 위험이 있다. ● 수분 I&O와 함께 체중의 변화를 파악한다. 또한 외모의 변화(몸의 크기나 부기 정도)에도 주목한다. ● 기도 화상이 있는 경우에는 기도 부종 때문에 기도 폐쇄의 위험성이 있기 때문에 특히 호흡 상태의 변화에 주의한다. 천명이나 부잡 음의 유무 등, 분비물과 기도 협착 현상에 주의하고 관찰한다.

<table>
<tr><td></td><td>

- 출혈 경향과 소변의 양상(헤모글로빈 뇨, 미오글로빈 뇨)의 변화를 파악한다.
- 기분이 나쁘고, 구토, 위부 증상 등의 소화기 증상은 없는지 살피고, 급성기는 스트레스에 따른 상부 소화관 출혈을 일으키기 쉽다(컬링 궤양).
- 전해질 이상이나 체액의 과부족은 부정맥의 출현으로 이어질 가능성이 있다.

🔍 공동 문제 : 체액량의 부족에 따른 저용량성 쇼크/패혈증/신부전/부기에 따른 피부 손상 위험

🔍 잠재적 간호 문제 : 피부의 기능 장애/기도 화상과 기도 부종, 폐수종 등에 의한 호흡 장애의 위험성/흉터 형성 및 관절 구축에 따른 운동 기능 장애

</td></tr>
</table>

화상 부위 처치 시 국소 및 환자의 반응 관찰	화상 부위에 대해 삼출액의 양과 양상, 감염 증상의 유무와 치료 정도를 관찰한다. 감염의 존재나 치료 단계에 따라, 처치방법이 변경된다. 또한 화상의 상태와 통증 등의 증상에 비추어 통증 호소가 화상 부위 자체에 의한 것인지, 심리적인 것인지 등의 평가로 연결한다. 화상 부위의 처치 시에는 환자 자신도 상처를 직접 볼 기회가 되기 때문에 화상을 입을 당시의 기억이 떠오르거나 정신적으로 큰 충격을 받게 될 수도 있다. 따라서 상처를 볼 수 있는 시간과 대응에 대하여 사전에 충분히 검토하여 둔다. 그런 다음 상처에 대한 환자의 반응을 주의 깊게 관찰한 후 치료로 이어나가는 것이 중요하다.

국소 관찰

- 상처 부위는 거즈나 드레싱에 덮여 있는 것이 대부분이기 때문에 상처 부위의 관찰은 처치하는 시간이 중심이 된다.
- 상처 부위의 색조 · 삼출액의 유무 · 양상 · 냄새의 유무, 치료의 정도 등을 관찰한다. 감염이 되면 삼출액의 색조나 냄새가 변화하므로, 오감을 통해 관찰한다.
- 혈류가 적은 부위는 백색, 많은 부위는 붉은 색조를 띤다.
- 화상 부위의 처치에 따른 출혈의 유무와 출혈 부위를 파악한다. 상피화된 피부는 얇고 가벼운 마찰에도 쉽게 출혈된다.
- 화상 부위는 주위의 건강한 피부와의 경계나 화상 심도가 얕은 부분에서 상피화가 진행되기 쉽다.

환자의 관찰

- 화상 부위 처치 이전에 환자의 모습이나 언행(화상 부위 처치에 대하여 어떻게 인식하고 있는지 등)을 파악하고 불안과 공포의 정도, 대처방법의 평가로 연결한다.
- 화상 부위 처치 중 환자의 모습과 언행에서 어떤 처치를 할 때 고통이 강화되고 어떻게 대처하고 있는지를 파악한다.
- 환자가 의료진을 어떻게 받아들이고 있는지를 파악하기 위해 의사와 간호사를 대하는 언행과 반응을 관찰한다.

🔍 공동 문제 : 패혈증

🔍 잠재적 간호 문제 : 화상 부위 처치 시 피부 노출에 따른 수치심이나 오한/처치에 의한 통증 악화에 대한 불안/화상 부위 처치 시에 따른 강한 통증/피부 손상에 따른 방어력의 저하에 의한 쉬운 감염 상태/흉터 형성에 관련된 운동 기능 장애/통증이나 가려움에 관련된 수면 장애/상처를 보는 것에 따른 정신적 충격

통증 등의 증상 관찰(부위, 외관 상태, 정도)	통증 조절은 장기에 걸친 입원 생활의 질 향상과 생활의 자립, 재활, 합병증의 예방을 촉진하는 것으로 이어진다. 통증 조절을 위해서는 고통의 평가와 함께 그 사람의 고통의 경험과 고통에의 대처에 관한 정보도 얻어서, 지원해나가는 것이 중요하다.

- 화상에 관련된 통증은 안정 시의 통증, 화상 부위 처치 시의 고통, 약을 바를 때의 통증 등 여러 종류가 있으며, 특히 상처 처치 시 통증이 심한 것으로 알려져 있다.
- 통증의 종류와 부위 · 정도, 어떠한 때에 통증이 심해지는지 등의 정보를 파악한다.
- 지금까지의 환자 인생에서 고통의 경험과 그때의 대처방법을 파악한다. 환자 자신이 과거 경험에서 통증 완화에 효과적인 대책을 가지고 있으면 고통의 파악방법이나 해결방법 등이 다르고, 스트레스가 완화되기 쉽다.

	<ul><li>상처 처치에 따른 통증은 강렬하며, 처치 전에 진통제, 때로는 진정제를 사용하는 것이 바람직하기 때문에 의사와 상담한다.</li><li>거즈 제거 및 상처 부위의 소독은 특히 통증이 심하고, 거즈를 떼어내는 방법이나 물의 온도에도 배려가 필요하다. 화상 부위에는 미온수도 뜨겁게 느껴지기 쉽다.</li><li>통증의 지속은 우울증이나 정신 착란에 빠지기 쉽고, 자존감의 부족으로 연결되기 쉽다.</li><li>상처 치유에 따라 가려움증이 나타나고 그와 함께 새로운 통증이 생긴다.</li><li>통증에 따라 화상을 입은 사지의 활동성이 저하되고, 관절 구축을 일으키기 쉽다. 따라서 통증 제어를 시도하면서 초기부터 재활 요법에 들어가는 것이 바람직하다.</li></ul> 🔍 잠재적 간호 문제 : 화상이나 치료에 따른 강한 통증/통증(혹은 가려움증)에 의한 일상생활의 장애/통증 때문에 활동성 저하/통증의 만성화/지속되는 통증에 관련한 정신 착란의 위험
진통제의 효과 정도 · 부작용의 유무	통증에 대한 진통제의 효과가 어느 정도 나타나고 있는지를 관찰한다. 약의 효과를 얻을 수 없는 경우에는 그 원인을 객관적으로 평가하여 의사와 상담한 후, 약의 내용이나 사용량을 다시 검토한다. <ul><li>진통제의 효과 정도와 지속 시간을 파악한다.</li><li>진통제의 사용과 그 효과에 대한 환자의 인식을 파악한다.</li><li>진통 · 진정제의 주사에 따라 얕고 잦은 호흡이 인정되고, 때로는 악몽이나 기이한 꿈, 붕 뜬 느낌 등을 동반할 수 있다.</li><li>사용하는 진통제의 종류에 따라서는 열이 나기 쉽고, 열형을 알 수 없는 경우가 있다.</li></ul> 🔍 공동 문제 : 약물의 부작용 발생 가능성/약의 내성이 생길 가능성
일상생활의 관찰	화상에 따라 일상생활의 어느 부분이 잘못되었고 어느 부분을 자립할 수 있는지를 분명히 하고 장애되는 부분을 중심으로 지원한다. 자립을 목표로 하기 위해서, 어떠한 방법이나 지원이 필요한지를 검토한다. **ADL** <ul><li>탈의, 식사 동작, 배설 행위, 이동 또는 이승, 보행 등 생활의 어떤 부분에 도움이 필요한지를 파악한다.</li><li>화상 부위가 사지에 있으면 붕대를 감는 방법이나 고정방법에 따라 생활 동작에 지장이 나타난다. 특히 사지는 관절 부위가 구부러지도록 거즈류를 감는다. 또한 움직이면 거즈가 어긋나기 쉬우므로 테이프 붙이는 방법이나 고정방법에 대한 연구가 필요하다.</li><li>필요에 따라 보조 도구의 사용을 고려한다.</li></ul> **영양 상태** <ul><li>영양 보급방법 및 섭취 에너지량을 파악한다. 화상에 따른 에너지 대사량은 일반적으로 안정 시의 1.5~2배로 매우 높고, 거기에 알맞은 영양 공급이 필요하다.</li><li>총단백, 알부민, 트랜스페린값의 추이를 파악한다.</li><li>소화 · 흡수되기 쉽고, 환자의 취향에 맞는 식사 내용 · 형태 여부를 검토한다.</li><li>식사 섭취는 어떻게 하고 있는지, 자력으로 할 수 있는지, 손에 화상을 입은 경우는 스푼이나 포크를 굵은 것으로 하는 등을 생각하여 자력으로 섭취할 수 있다.</li></ul> **배설** <ul><li>배변 상태를 파악한다.</li><li>다량의 삼출물에 따라 탈수에 빠지기 쉽고, 운동 부족이나 통증 등에서도 변비 경향이 생기기 쉽다. 변비가 식욕 저하로 이어질 수 있다.</li><li>본래의 배변 습관을 고려하면서 완하제 복용이나 관장도 검토한다.</li><li>관장 등의 배변 처치는, 화상 부위 처치 전에 미리 할 수 있도록 시간을 계획한다.</li></ul>

<table>
<tr><td></td><td>

●엉덩이 부위나 대퇴부의 상처는 설사에 따라 오염되기 쉽고, 감염으로 이어지기 쉽다. 또한 욕창 등의 새로운 피부 문제의 가능성도 높아진다.

수면

●충분한 수면을 취하는 것은 정신적 안정을 취하기 위한 기본적인 요소이며, 수면 시간은 어느 정도인지, 숙면을 취하는지, 수면 패턴은 어떻게 되어 있는지를 파악한다.

●진통제를 사용하는 시간은 어떻게 되어 있는지, 진통을 시도한 후 잠들 수 있도록 사용 시간을 조정한다.

●circadian(체내) 리듬은 갖추고 있는지 관찰한다. 낮 동안 장시간 수면을 취하여, 야간 불면증으로 이어지기도 한다.

🔍 잠재적 간호 문제 : 통증에 따른 일상생활의 장애/변비·설사 등의 배변 조절의 곤란/수면 장애/통증이나 가려움에 관련된 자기관리 부족 증후군/활동성 저하/의욕과 자발성 저하, 지루함/영양 섭취량의 부족

</td></tr>
<tr><td>

환자·가족의 심리·사회적 측면 파악

</td><td>

화상을 입은 것과 치료에 대하여 환자·가족이 어떻게 받아들이고 있는지 파악한다. 화상 치료는 장기적인 것이 많아, 환자·가족이 다양한 불안을 안고 있는 것에서도 정신적 지원을 계속할 필요가 있다. 화재에 따라 화상을 입은 경우에는 가족도 동시에 피해를 입어 정신적으로 타격을 받고 있기 때문에 가족도 지원하면서 환자를 지원하기 위한 협력을 얻어 나갈 필요가 있다. 또한 경제적·사회적 문제에 대한 사회적 지원도 필요하다.

●화상을 입은 원인 및 사회적 배경을 파악함과 동시에 화재의 경우 가족의 상황도 파악한다.

●화상을 입은 것이나 상처에 대하여 느끼는 것을 환자·가족의 말에서 파악한다. 또한 불안해하고 있는 것을 파악한다.

●플래시백 같은 경험의 유무를 파악한다.

●가족이 어떻게 생활하고 있는지, 식사 및 수면·휴식 등을 충분히 취할 수 있는지, 환자를 지원하는 체제가 갖추어져 있는지 등을 파악한다.

●가족이 환자의 외모의 변화에 대해 어떻게 받아들이고 있는지를 파악한다.

🔍 잠재적 간호 문제 : 치료, 예후에 대한 공포/수면 장애/화상을 입은 자기 자신의 몸이나 흉터 피부 상태에 대한 비관/가족의 지원을 받기 어렵다.

</td></tr>
</table>

66
화상

Step1 영향 평가	Step2 간호 초점	Step3 계획	Step4 실시	Step5 평가

간호 문제 리스트

RC: 패혈증
#1 화상으로 피부의 기능이 장애되고 있다(영양–대사 패턴).
#2 기도 화상과 기도 부종, 폐수종 등에 의한 호흡 장애를 일으키기 쉽다(활동–운동 패턴).
#3 화상과 치료에 따른 통증이 심하다(인지–지각 패턴).
#4 치료, 예후에 대한 불안과 공포가 있다(자기인식 패턴).
#5 식욕부진이나 소화 흡수 장애 및 대사 항진에 따른 영양 섭취량이 부족하기 쉽다(영양–대사 패턴).
#6 장기 입원 때문에 자극이나 변화가 적고, 의욕 및 자발성이 저하된다. 또한 지루하다(활동–운동 패턴).
#7 흉터 형성 및 관절 구축에 따른 운동 기능 장애가 있다(활동–운동 패턴).
#8 화상을 입은 자신이나 흉터 피부 상태를 비관한다(자기인식 패턴).

간호의 우선순위 지침

●화상 부위나 범위·심각한 정도, 나이 등 환자의 상황과 병기에 따라, 병태와 문제의 우선순위, 간호의 포인트가 다르다. 환자의 상태를 파악하고 그에 따른 평가에서 우선순위를 생각하여 간호 관리를 제공해 나가는 것이 중요하다. 기본적으로는 급성기부터 순차적으로 일어날 수 있는 병태에 관련된 문제를 우선 고려한다.

- 화상에 따라 정도의 차이는 있지만, 감염 예방, 체온 유지, 체액 누출 방지 등 피부의 기능이 손실되어 있고, 이 때문에 체액 누출이나 감염 등의 바이털 사인에 영향을 미칠 병태가 발생한다. 따라서 생명을 위협하는 병태를 피할 수 있도록 관찰 및 간호 관리를 실시하는 것이 가장 중요하며, 이에 관련한 문제가 우선된다.
- 화상에 따른 고통은 화상 자체의 통증으로 시작하여 치료에 따른 고통, 신체 이미지의 변화에 대한 심리적인 고통 등 다양하며, 이러한 고통이 환자의 심리를 위협하고 일상생활에도 지장이 생겨난다. 이 때문에 고통을 완화하는 것은 환자의 QOL에 중요하다.
- 사회 복귀를 목표로 하기에도 초기부터 재활 요법에 따라 운동 기능 장애를 예방하는 것이 중요하다.

Step1 영향 평가	Step2 간호 초점	Step3 계획	Step4 실시	Step5 평가

공동 문제	간호 목표(간호 성과)
RC: 패혈증	〈장기 목표〉 감염 예방 대책을 철저히 하고, 감염을 최소화한다. 〈단기 목표〉 1) 화상 부위의 감염 증상으로, 색이나 냄새 등의 변화를 제대로 파악한다. 2) 감염되기 쉬운 부위에 대한 적절한 관리를 실시한다. 3) 감염 예방 대책으로 손 씻기나 구강 관리를 적극적으로 실시할 수 있도록 지도한다.

간호 계획	중재 포인트와 근거
OP 경과 관찰 항목 • 열형의 관찰, 감염 징후의 유무, 수액 라인 삽입부의 상태, 상처의 상태, 가래와 소변의 양상, 백혈구 수·염증 반응 등의 데이터 추이	➡ 열형을 관찰한다. **근거** 발열은 패혈증의 초기 증상일 가능성이 높으므로, 이상의 조기 발견·대응을 위하여 정기적으로 체온을 측정한다.
TP 간호 치료 항목 • 병원체의 침입을 최소화하도록 무균 작업으로 각 라인 삽입부의 청결을 유지한다. • 2~4시간마다 체온을 측정하고 38℃ 이상의 열이 인정되는 경우는 의사에게 보고한다. • 상처뿐만 아니라, 건강한 피부와 생식기, 구강, 모발 등을 적극적으로 청결하게 유지한다.	➡ 라인 삽입부의 오염에 주의한다. **근거** 화상 부위의 상처 때문에 라인에서 혈류 감염을 일으키기 쉽다. ➡ 소아나 고령자는 특히 주의한다. **근거** 화상 부위의 상처 이외에 숙주 방어 기능이 저하되어 상주균에 의한 기회 감염을 일으키기 쉽고, 중증화되기 쉽다.
EP 환자 교육 항목 • 손 씻기나 양치질을 충분하게 실시하도록 지도한다. • 생활 패턴을 규칙적으로 정돈하는 것, 영양 섭취의 필요성에 대해 지도한다.	

1 간호 문제	간호 진단	간호 목표(간호 성과)
#1 화상으로 피부의 기능 장애가 있다.	**피부 통합성 장애** **관련 요인:** 화상, 화학 물질 **진단 지표** ☐ 신체 구조에의 침습 ☐ 피부 표면의 파괴(표피) ☐ 피부층 열의 파괴(진피)	〈장기 목표〉 피부 보호 및 새로운 손상의 예방 방법을 이해·실천할 수 있으며, 상처 치유가 진행된다. 〈단기 목표〉 1) 치료 단계에 따른 적절한 상처 처치를 하여 상처 부위의 혈류가 유지된다. 2) 기계적 자극이나 마찰·건조 등에 의한 새로운 손상이 생기지 않는다.

<table>
<tr><td>

간호 계획

 경과 관찰 항목

- 화상 부위 상태(상피화의 정도)와 피부 색조, 삼출액이 인정되는 부위와 그 양상과 양, 감염 증상의 유무
- 화상 부위 처치방법, 사용한 연고의 종류와 부위

- 거즈를 대는 방법·붕대를 고정하는 것에 주의한다.

 간호 치료 항목

- 손상된 피부에 마찰을 일으키기 쉬운 부위를 보호한다.
- 화상 부위에의 기계적 자극을 피하고 혈압 측정은 건강한 부위에서 수행한다.
- 환자가 일상생활을 하는데 있어서, 거즈와 붕대의 어긋남이 생기지 않도록 고정방법을 연구한다.
- 삼출액을 흡수하면서도 상처 표면은 건조하지 않도록 드레싱 재료를 선택·사용한다.

 환자 교육 항목

- 거즈나 붕대의 어긋남, 조임을 느낄 때, 간호사에게 말해달라고 설명한다.
- 가피는 무리하게 벗기지 않도록 설명한다.

</td><td>

중재 포인트와 근거

➡화상 부위의 상태 파악 근거화상 부위의 상태에 따라, 사용하는 연고나 거즈를 대는 방법 등의 처치방법이 변경되거나, 증상의 변화로 이어진다.

➡ 근거 거즈나 붕대의 어긋남은 상처 부위의 마찰이나 건조를 일으킨다. 붕대 감는 방법이 조이는 방식이면 순환을 방해하여 통증이 발생할 수 있다.

➡상피화의 피부를 보호한다. 근거 상피화의 피부는 얇고 쉽게 손상되고 출혈하기 쉽다.

➡화상 부위를 건조시키지 않는다. 근거 상처는 습윤 환경에 있으면 치료가 쉽다.

</td></tr>
</table>

2 간호 문제 / 간호 진단 / 간호 목표(간호 성과)

<table>
<tr><td>

#2 기도 화상이나 기도 부종, 폐수종 등에 의한 호흡 장애를 일으키기 쉽다.

</td><td>

가스 교환 장애
비효과적 기도 정화
관련 요인: 연기와 열기 흡입, 일산화탄소 중독, 기도 점막의 손상, 폐포-모세혈관 막의 변화, 환기 및 혈류의 불균형
진단 지표
□ 호흡곤란
□ 콧날의 확대
□ 동맥혈 가스 분석값의 이상
□ 저산소혈증
□ 대량의 가래
□ 효과가 없는 기침
□ 안정적이지 못한 모습

</td><td>

〈장기 목표〉 기도의 기능을 유지할 수 있어 환기의 개선으로 혈액 가스 분석 수치가 정상 범위 안에서 유지된다.
〈단기 목표〉 1) 기도 분비물을 효과적으로 제거할 수 있고 기도의 기능을 유지할 수 있다.
2) 산소 흡입을 제대로 할 수 있고, 산소 포화도를 95% 이상으로 유지할 수 있다.
3) 호흡곤란이나 호흡의 이질감을 표현할 수 있다.

</td></tr>
</table>

<table>
<tr><td>

간호 계획

 경과 관찰 항목

- 호흡하는 모습(흉곽의 준수가 유지되고 있는가)
- 호흡수, 호흡음·공기가 들어감, 청색증의 유무, 가래의 양상·양 등
- 체위 및 관리에 따른 SpO₂값의 변화, 빈혈의 유무
- 안정하지 못하고 혼란, 흥분이 일어나는 등 환자의 행동과 정신 상태

 간호 치료 항목

- 가스 교환 장애의 원인을 파악한다.

</td><td>

중재 포인트와 근거

➡가슴 복부에 전주성 화상이 있는 경우 흉곽의 움직임이나 호흡수, 1회 호흡량에 주의한다. 근거 화상으로 피부의 신장성이 손실되고 흉곽의 준수가 저하되어, 호흡량이 저하로 이어지기 쉽다.
➡호흡 상태와 함께 의식 상태를 관찰한다. 근거 불온한 상태와 가벼운 흥분 등은 저산소혈증의 초기 증상이기도 하다.

</td></tr>
</table>

- 기도의 분비물을 제거하기 쉽게, 수분 섭취를 권하고 가습기 등에 의한 가습을 실시한다.

- 호흡음에 맞춰 체위 배수 등의 호흡 물리치료를 실시하고, 기도 분비물 제거를 수행한다.

- 산소 흡입을 확실하게 실시하는 것과 함께 호흡곤란이나 통증 등의 고통과 불안을 완화한다.
- 침대를 30도 정도 올리고 반좌위 자세를 항상 취한다.
- 호흡 상태를 관찰하면서 화상 부위를 위로 한 체위로 드레나지를 실시한다.
- SpO_2값이 95% 이하이면 특히 주의 깊게 관찰하고 신속하게 의사에게 보고한다.

- 가능한 한 가래를 객출하도록 지도한다.
- 복식 호흡 등의 호흡 케어방법에 대해 지도한다.

➡ 기도에 가습을 한다. **근거** 가습은 기도 점막의 섬모 운동 등의 기능을 유지하게 하고 분비물도 부드러워져 제거하기 쉬워진다.

➡ 기도의 분비물을 가능한 한 제거한다. **근거** 폐포는 직경 0.1∼0.3mm, 세기관지는 2mm 정도로 가늘다. 약간의 분비물의 축적으로 폐쇄되기 쉽고, 폐포 환기의 저하로 이어진다.

➡ 통증이 완화되게 한다. **근거** 통증에 따라 호흡이 얕은 경향이 된다.

➡ 침대를 올린 상태를 유지한다. **근거** 침대를 올려 장기에 의한 등 쪽 횡격막의 압박을 줄일 수 있다.

➡ SpO_2 90% 이하에 주의 **근거** SpO_2 90%는 동맥혈 산소 분압이 60mmHg으로 호흡 부전의 영역에 들어가기 때문에 그 값이 되기 전에 빠르게 대응한다.

3 간호 문제	간호 진단	간호 목표(간호 성과)
#3 화상과 치료에 따른 통증이 심하다.	**급성 통증** **관련 요인:** 화상, 조직 파괴, 개방된 상처의 존재, 상처 부위의 소독 및 피부 이식 수술 등의 치료를 실시, 재활, 감각·지각 변화 **진단 지표** ☐ 통증이 있다는 것을 표현하는 행동 ☐ 통증을 피하기 위한 체위를 취함 ☐ 찡그린 얼굴 등의 괴로운 표정 ☐ 말로 통증을 호소 ☐ 자율신경계의 자극 반응(혈압 변화, 심장박동 수의 변화, 호흡수의 변화, 발한, 분산된 눈동자)	〈장기 목표〉 통증이 생기는 요인을 이해하고 충분한 통증 완화방법의 실시를 바탕으로 통증을 환자의 허용 범위 내에서 제어할 수 있다. 〈단기 목표〉 1) 고통과 그 정도를 표현할 수 있다. 2) 통증이 완화된다. 3) 통증의 정도에 맞춘 대처방법을 이해하고 선택할 수 있다.

간호 계획	중재 포인트와 근거
 • 통증이 나타난 상황, 정도의 관찰, 통증 부위, 성격 • 통증에 대해 환자가 어떻게 대처하고 있는지를 관찰한다. • 통증을 평가하고 그에 따라 진통제의 사용을 의사와 함께 검토한다. 또한 진통제를 사용하면 그 효과의 정도와 지속 시간을 파악한다. • 환자의 통증 악화 인자를 살펴보고 제거하기 위한 지원을 한다.	➡ 통증에 대한 코핑 행동을 파악한다. **근거** 코핑 관리 행동이 효과적이지 않은 경우, 부적응 상태가 되고 정신 증상으로 이어질 수 있다. ➡ 상처 처치 시에는 진통제를 적극적으로 사용하도록 의사와 상의한다. **근거** 화상 부위 처치에 의한 통증은 강렬하고 공포감을 환자에게 심어준다. 가능한 한 고통이 적은 상태에서 실시할 수 있도록 의사에게 제의한다.

- 통증이 생기는 처치 전에 미리 어떤 종류의 통증이 발생하는지 정보를 알려준다.

- 온 · 냉찜질이나 태핑, 릴랙션 기술 등을 실시한다.
- 화상 부위의 처치 등에 따라 통증이 발생하는 동안 환자의 옆에 함께 한다.
- 통증에 대한 대처방법에 관계없이, 환자의 끈기를 칭찬하고 잘 노력하고 있는 것을 이해하고 격려한다.

EP 환자 교육 항목

- 통증을 참지 말고 표현하도록 설명한다.
- 어떻게 하면 통증이 강화되거나 완화되는지 직접 관찰 · 이해할 수 있도록 지도한다.
- 진통제의 효과와 부작용, 효과 시간 등에 대하여 설명하고 환자 자신도 관찰할 수 있도록 지도한다.

➡ 처치에 관한 정보를 준다. **근거** 스트레스가 심한 처치에 대하여 미리 정보를 주는 것은, 환자가 마음의 준비를 하게 하여 공포감을 줄일 수 있다.

➡ 통증이 약할 때에는 비침습적인 통증 완화법을 실시한다. **근거** 빈번한 약물 사용은 내성의 저하 및 약물 의존으로 이어지기 쉽지만, 비침습적인 통증 완화법은 안전하고 언제든지 실시할 수 있다.

➡ 환자가 통증을 제어할 수 있도록 한다. **근거** 환자 스스로 고통을 제어할 수 있는 감각은 불안을 줄이고, 통증의 역치를 높일 수 있다.

4 간호 문제	간호 진단	간호 목표(간호 성과)
#4 치료, 예후에 대한 불안과 공포가 있다.	**불안** **공포** **관련 요인:** 건강 상태의 변화, 건강 상태에 대한 위협, 입원, 처치 **진단 지표** ☐ 긴장된 표정, 놀라는 반응 ☐ 안정하지 못한다. ☐ 초조해한다. ☐ 교감신경계 자극 반응(혈압 상승, 맥박 수 · 호흡수의 증가, 발한의 증대, 분산된 눈동자) ☐ 구역질 · 구토, 기분이 불쾌하다고 호소 ☐ 생산성의 저하 ☐ 소외감 ☐ 걱정이라고 호소하고 자신이 없다고 말한다.	〈장기 목표〉 불안, 스트레스에 대한 효과적인 코핑방법을 찾아내고 적절하게 이용하여 불안이 완화된다. 〈단기 목표〉 1) 자신의 불안을 말로 표현할 수 있다. 2) 효과적인 대처방법을 찾을 수 있다. 3) 불안을 완화하고 심리적으로 안정된 상태로 있을 수 있다.

간호 계획	중재 포인트와 근거

OP 경과 관찰 항목
- 환자의 모습, 표정 · 언행, 심리적 상태의 파악
- 활동성, 수면 상태

TP 간호 치료 항목
- 가능한 한 천천히 이야기할 시간을 마련해 경청한다.

- 불안의 내용을 살피고 불안으로 이어질 요인의 조정과 제거에 노력한다.

- 안심할 수 있는 말을 하고 진절한 태도로 대응한다. 또한 가능한 한 긍정적인 말을 선택한다.

➡ 심리 상태를 이해한다. **근거** 환자의 심리를 이해하는 것은 지원하는 방향성을 결정하는 데 중요하다.

➡ 불안의 내용을 파악한다. **근거** 화상 부위의 처치에 대한 불안은 아픈 통증에 대한 공포가 원인일 수 있다.
➡ 환자에게 안심할 수 있도록 지원한다. **근거** 환자는 치료 중 무엇을 하는지 의료진의 모습에 항상 민감해져 있다. 의료진의 태도는 때에 따라 환자에게 위협이 된다.
➡ 환자에게 천천히 이야기할 수 있는 시간을 마련한다. **근거** 말을 하거나 감정이 받아들여지는 것으로 환자의 불안이 완화되는 경우도 있다.

- 상황이나 사물을 잘못 파악하고 있는 경우는 정확한 정보를 제공하고, 수정한다.
- 경제적·사회적 문제가 있다면, 사회복지사와 상담하고 해결책을 환자와 함께 생각해나간다.

 환자 교육 항목
- 환자에게 불안을 완화하기 위한 방법을 제안한다.
- 불안의 수준을 스스로 평가할 수 있도록 지도한다.

⊃ 정확하고 이해하기 쉬운 정보를 제공한다.　근거 사실과 다른 인식과 불명료한 내용, 잘 모르는 것에 의한 불안은 커지기 쉽다.
⊃ 각종 사회 자원을 활용한다.　근거 신체적·심리적 문제 이외에도 다양한 문제를 안고 있는 것이 많아, 그러한 것들이 불안으로 이어지기 쉽다.

5 간호 문제	간호 진단	간호 목표(간호 성과)
#5 식욕부진이나 소화 흡수 불량과 대사 항진에 따른 영양 섭취량이 부족하기 쉽다.	영양 섭취 소비 균형 이상: 필요량 이하 **관련 요인:** 화상, 통증, 식욕부진, 활동성 저하, 변비·설사, 미각 변화, 연하 장애, 의식 수준의 변화, 약물 부작용, 스트레스 **진단 지표** □ 필요량 미만 섭취 영양량 □ 체중 감소 □ 피하 지방·근육량의 감소 □ 식사 섭취에 대한 혐오감	〈장기 목표〉 대사 항진에 맞는, 필요한 영양량을 섭취할 수 있고 영양 상태가 개선된다. 〈단기 목표〉 1) 화상 부위 치유를 위한 식사 섭취의 중요성을 이해하고 조금이라도 섭취를 늘리도록 연구할 수 있다. 2) 바람직한 체중을 위하여 체중이 증가하고, 총단백, 알부민도 정상화된다.

간호 계획	중재 포인트와 근거

 경과 관찰 항목
- 식사 섭취 능력, 식사 섭취량의 변화, 체중의 추이, 활동량, 외모(근육과 지방의 상태)의 변화, 배변 상황, 수면 상태
- 검사 데이터: 총단백, 알부민, 트랜스페린의 추이

⊃ 식사 섭취를 저해하는 요인을 찾는다.　근거 통증과 변비, 수면 부족 등이 식사 섭취를 저해할 수 있다. 또한, 붕대 감는 법 등으로 식사 동작이 마음대로 되지 않을 수도 있다.
⊃ 검사 데이터에서도 영양 상태를 파악한다.　근거 음식 섭취량이 적절해도 소화 흡수 기능에 따라 영양 상태가 달라진다. 총단백, 알부민, 트랜스페린은 단백질과 철의 저장 및 철 결합 기능을 나타내는 지표가 된다.

 간호 치료 항목
- 환자의 취향을 파악하고 가능한 한 맛을 살린 식사가 될 수 있도록 영양사와 상담한다.
- 식사 전에는 통증과 구역질 등의 고통을 완화한 상태로 있게 정돈한다. 특히 고통을 수반하는 상처 처치에 이어 바로 식사가 시작되지 않도록 조정한다.
- 1회 식사량을 줄이고 간식 시간 등 조금이라도 영양을 섭취할 수 있는 기회·빈도를 늘리는 연구를 한다.
- 식욕부진의 경우는 환자와 자주 대화하여 그 원인이 되고 있는 것을 판별한다(신체적·심리적 원인).
- 활동량을 늘리기 위한 계획을 환자와 함께 계획한다.
- 식사 전에 휴식 시간을 취하도록 하고, 식사를 하기 쉬운 환경으로 주위나 자세를 정돈한다.
- 구강 내 상태를 파악하고 청결을 유지할 수 있게 한다.

⊃ 상처 처치와 식사의 시간을 조정한다.　근거 화상의 상처 처치는 고통을 수반하고, 진정·진통 약의 사용이나 통증의 지속, 피로 등 때문에 처치 후에는 충분한 휴식 시간을 필요로 한다. 처치 후의 휴식과 식사 시간이 겹치면 식욕이 줄어 식사 섭취량의 감소로 이어진다.
⊃ 환자와 함께 상의하여 계획한다.　근거 환자와 함께 계획을 수립하면 실행하기 쉬워진다.
⊃ 근거 구강 내 청결을 유지하여 타액의 분비를 촉진하고, 이는 감염 위험 감소로 이어진다.

- 식사 섭취와 상처 치유와의 관련성·중요성을 설명한다.
- 식사 전에는 휴식을 취하고, 먹고 싶을 때에는 조금이라도 많이 먹을 수 있도록 환자에게 지도한다.
- 탄수화물, 단백질, 미네랄, 지방 등 균형 있게 자주 섭취하는 것이 바람직하다는 것을 설명한다.

6 간호 문제	간호 진단	간호 목표(간호 성과)
#6 장기 입원 때문에 자극이나 변화가 없고, 의지와 자발성이 저하된다. 하루하루가 지루하게 이어지고 있다.	**기분 전환 활동 부족** **관련 요인:** 기분 전환 활동을 할 수 없는 환경, 장기 입원, 통증, 단조로운 환경, 운동 제한, 부동 상태, 자발성의 저하, 우울한 상태, 관심 없음, 면회자가 없음 **진단 지표** □ 지루하다는 단어 □ 항상 했던 취미 활동을 병원에서는 할 수 없는 상황	〈**장기 목표**〉 지루한 느낌을 표현할 수 있고, 기분 전환방법과 활동을 찾아 실천할 수 있다. 〈**단기 목표**〉 1) 하루에 조금이라도 재미있는 시간을 가질 수 있다. 2) 외부의 정보와 사람을 만날 기회가 많아진다.

간호 계획	중재 포인트와 근거
OP 경과 관찰 항목 • 환자의 기분이나 활동성의 변화 • 환자에게 자극이 되는 것의 내용과 질·양	➡ 환자와 함께 재미를 찾는다. 근거 하나라도 재미가 있으면 환자의 의욕을 이끌어내는 것으로 연결된다.
TP 간호 치료 항목 • 환자에게 즐거움이 될 수 있는 것을 파악하고 일상생활에 적극적으로 도입한다. • 병실에서 나가거나 산책을 갈 수 있는 기회를 많이 만든다. • 병실 환경과 침대의 위치를 변화시킨다. • 텔레비전이나 음악 등을 적극적으로 도입하여 즐겁게 한다.	➡ 병실 이외의 장소에서 보낼 수 있는 기회를 만든다. 근거 생활하는 장소나 침대의 위치를 변화시킴으로써, 시야가 변하고 기분의 변화로도 이어진다. ➡ 치료 이외의 일로 기분을 좋게 할 계기를 만든다. 근거 질환과 치료 이외의 것에 마음을 집중하여 잠시라도 기분이 달라진다.
EP 환자 교육 항목 • 무엇이라도 재미를 찾고, 일상생활에 도입할 것을 권한다. 또한 가족에게도 협력을 구한다.	

7 간호 문제	간호 진단	간호 목표(간호 성과)
#7 흉터 형성과 관절 구축에 따른 운동 기능 장애가 있다.	**신체 이동성 장애** **관련 요인:** 통증, 감각 지각 기능의 장애, 흉터 형성, 경직, 이동 의욕 저하, 체력 감퇴, 근육량의 감소, 우울한 기분 상태, 약물 요법(진정·진통제, 수면제 등), 인지 장애	〈**장기 목표**〉 타인의 도움이나 보조 기구 등에 따라 몸을 움직일 기회가 증가하고 신체 활동을 확대할 수 있다. 〈**단기 목표**〉 1) 몸을 움직일 필요성을 이해할 수 있다. 2) 자립하는 일상생활을 향하여 연구를 필요로 하는 일과 그 방법을 알고, 스스로 실천할 수 있다.

66
화상

| | | 3) 계속하여 훈련을 하고 근력과 지구력이 증진한 것을 느낄 수 있다. |

진단 지표
- ☐ 관절 가동역(ROM)의 제한
- ☐ 반응 시간이 늦음
- ☐ 어색한 운동
- ☐ 자세의 불안정함

간호 계획

OP 경과 관찰 항목
- 생활 범위와 활동성, ROM, 자세의 유지 상태, 자기관리 능력, 증상의 존재와 그 내용·부위·성질

- 활동 시의 바이털 사인의 추이

TP 간호 치료 항목
- 활동성을 억제하는 요인을 알고, 그를 조절할 수 있도록 돕는다.
- 물리치료사와 협력하여 ROM 훈련 프로그램을 수립·실천한다. 가능하다면 환자도 참가하게 하고, 희망을 불어 넣는다.
- 온욕 요법이나 붕대 교환 기회에 ROM 운동을 하여 매일 계속하여 실시한다.
- 생활 행동의 연구를 요하는 사항에 대하여 물리치료사와 함께 구체적 대책을 검토한다.

EP 환자 교육 항목
- 정기적으로 환자 스스로 ROM 운동을 진행하도록 설명한다.
- 이동이나 일어서는 방법을 구체적으로 가르치는 것과 함께 안전 대책에 대해서도 설명한다.

중재 포인트와 근거

➡ 환자 본래의 활동성과 활동을 장애하는 요인에 대하여 파악한다. **근거** 환자 본래의 활동성을 알아 어디까지를 목표로 하는지가 명확하게 되기 쉽다. 또한 장애 요인을 제거하여 활동성을 높일 가능성이 있다.

➡ 처음으로 움직일 때의 혈압과 맥박의 변화에 주의한다. **근거** 장기에 걸쳐 누워 있거나 탈수 등에 따라 기립성 저혈압이 발생할 수 있다.

➡ 환자와 함께 재활 계획을 수립한다. **근거** 재활 계획에 환자가 적극적으로 참여함으로써 실행이 쉬워진다.

➡ 온욕 요법 시 ROM 운동을 실시 **근거** 몸과 관절이 따뜻해지고 있을 때 실시하는 것이 통증이 적다.

➡ 스스로 할 수 있는 것은 자력으로 수행하도록 격려한다. **근거** 자력으로 몸을 움직여서, 근육 강화뿐만 아니라 심장 기능과 호흡 기능도 강화로 이어진다.

---

8 간호 문제	**간호 진단**	**간호 목표(간호 성과)**

#8 화상을 입은 자신이나 흉터가 남은 피부 상태를 비관한다.

신체 이미지 혼란
자존감 상황적 저하
관련 요인: 화상, 흉터 형성, 반흔에 의한 운동 장애·기능 상실
진단 지표
- ☐ 신체의 일부(상처·흉터)를 보지 않는다.
- ☐ 자신의 신체를 피하는 운동
- ☐ 현실에 존재하는 변화를 확인하는 것을 거부한다.

〈장기 목표〉 자신의 몸의 변화를 받아들이고 새로운 상황으로 향하려는 의욕을 가질 수 있다.
〈단기 목표〉 1) 자신의 부상 상황을 제대로 이해하고 받아들일 수 있다. 2) 상처나 자신에 대한 긍정적인 말을 표현할 수 있다.

간호 계획

OP 경과 관찰 항목
- 환자 및 가족의 심리·정서적 측면의 파악
- 상처나 흉터에 대해 어떻게 표현하고 처리하고 있는지 관찰한다.

중재 포인트와 근거

- 따뜻함과 긍정적인 태도를 가지고 환자를 대한다.

- 화상을 입은 것이나 상처에 대해 환자가 느끼고 있는 것·생각 등을 듣고, 상처나 흉터에 대한 새로운 관점이나 견해를 제시한다.
- 환자 자신이 자신의 장점과 강점, 지금까지의 성공 경험이나 코핑방법을 되돌아보는 기회를 마련해 강점을 살린 삶과 생각·행동을 함께 생각한다.
- 옷매무새를 매일 갖추도록 환자에게 격려한다.

- '환자 모임'과 미용 외래 등을 소개하고 고민이나 용모를 변화하기 위한 대책을 찾아 볼 수 있도록 지원한다.

⊃ 항상 환자를 존중하고 지원하는 자세를 보여준다. 근거 계속 받아들여지고 지지받는 실감은 자기 존재의 긍정으로 이어진다.
⊃ 환자의 인식을 파악한다. 근거 인식은 모든 행동의 기초가 되고 인식이 바뀌면 행동도 바뀐다.

⊃ 환자가 자신에 대한 긍정적인 이미지를 강화할 수 있도록 한다. 근거 자신의 능력을 인식하면 자기 존중감이 높아져 의욕으로 이어진다.
⊃ 외모를 정돈하도록 격려한다. 근거 옷차림을 정돈하여 자신을 존중하는 감각으로 이어진다.
⊃ 사회적 자원의 활용에 대해 소개한다. 근거 지식과 정보를 얻는 것은 불안 해소로도 이어진다. 또는 같은 고민을 가진 '환자 모임'에 참여함으로써 심리적 지지가 생긴다.

EP 환자 교육 항목

- 흉터나 색소 침착, 통증 등에 대해 장기적인 회복의 전망을 환자·가족에게 알기 쉽게 설명한다.
- 스킨케어방법과 함께, 복장에 대한 연구와 외출할 때의 주의사항에 대해 지도한다.

⊃ 치료의 전망에 대해 설명한다. 근거 대략적이라도 전망이 서 있으면, 불안이 완화된다.

Step1 영향 평가	Step2 간호 초점	Step3 계획	Step4 실시	Step5 평가

병기 · 병태 · 중증도별 관리 포인트

【충격기】 화상에 의한 피부 및 국소 혈관 장애에 따라 혈관의 투과성이 항진하고 체액이 혈관 밖으로 누출되어 물집이나 부종을 일으킨다. 따라서 순환 혈액량이 감소하여 저용량 쇼크를 일으키기 쉽다. 또한, 충격에 따른 혈압 저하 및 용혈·근육 괴사에 따라 생기는 헤모글로빈 뇨, 미오글로빈 뇨 등에 따라 신부전 등의 장기 손상도 발병할 위험성이 있어, 바이털 사인의 유지와 조직 관찰·관리에 노력해야 한다. 또한 대량 수액이나 상처에서의 삼출액에 따라 체온이 내려가기 쉬운 상태이기 때문에 보온을 유지해나갈 필요가 있다. 화상 부위나 치료에 따른 고통이 심하고, 정신 증상(동요, 흥분 상태, 우울 상태 등)으로 이어지는 경우도 많으므로 초기부터 통증 평가와 함께 통증 완화 대책을 적극적으로 한다. 기도에 화상을 입은 경우에는 기도 부종이나 분비물 증가가 인정되며 그 정도에 따라 기도 폐색에 이를 수도 있다. 따라서 환자의 구강·비강의 상태와 함께 호흡곤란이나 쉰 목소리의 유무, 산소 불량에 주의하고 질식 위험성을 평가하면서 기도의 정화와 감염 및 합병증 예방을 위한 호흡 치료를 실시한다. 기도 화상이 심한 경우에는 처음부터 기관 삽관, 인공호흡기 관리를 실시한다.

【refilling기】 혈관의 투과성이 원래대로 돌아가고, 간질로 흘러간 물이 혈관으로 돌아오기 때문에 순환 혈액량이 증가하게 된다. 이 때문에 심장의 부담이 늘어나, 울혈성 심부전 및 폐수종에 의한 호흡 장애를 일으킬 가능성이 있고 소변량의 변화와 함께 호흡 상태의 악화에 주의하여 관찰한다. refilling기로 이행하는 경우에도 전해질 이상을 일으킬 수 있으며, 부정맥의 출현에 주의를 요한다. 3도 화상에 대해서는 조기 수술에 이르는 경우가 많으며, 피부 이식 수술이라는 새로운 엄습으로 다시 붓거나, 출혈 경향을 띠기도 한다.

【감염기(또는 패혈증기)】 피부 손상 및 숙주 방어 기능 저하에 따라 세균류가 상처 부위나 점막 등으로 체내에 침입하기 쉬운 상태에 있고, SIRS(전신성 염증 반응 증후군)으로 패혈증에 이르기 쉽다. 패혈증에 빠지면, 오한을 동반한 고열이 계속되는 경우도 많아, 신진대사 항진 이외에 에너지 소모가 심해진다. 이 때문에 환자의 에너지 소모를 줄이도록 생활을 정돈함과 동시에 감염이 확대되지 않도록 한다. 이 시기는 단백질화가 진행되기 때문에 근육량, 지방량 모두 감소하고, 영양 상태의 악화를 불러오기 쉬워 가능한 한 영양 섭취를 늘리도록 식사 내용이나 섭취방법의 연구가

필요하게 된다. 환자의 상처 상태에 따라 일찍부터 피부 이식 수술에 의한 상처 폐쇄를 목표로 해가지만, 수술 후 폐쇄요법이나 피부 이식부의 생착 정도에 따라, 감염의 위험은 계속된다.

【회복기】 상처 폐쇄 또는 상피화를 해나가면, 가려움증이나 조이는 느낌이 강해지기 때문에 개별 증상 완화를 위해 치료와 함께 환자 자신이 피부 관리를 할 수 있도록 지도한다. 또한 사회 복귀를 고려하여 삶의 확대를 도움과 동시에 일상생활에서의 주의사항을 지도하거나 기능 유지를 위한 재활요법 프로그램의 실시, 신체 이미지의 변화에 대한 심리적 중재를 실시한다.

【소아 · 노인】 소아는 증상을 호소하는 것이 어렵고, 활기와 기분의 좋고 나쁨 등으로 상태를 판단하는 경우가 많기 때문에 어머니의 협력을 얻으면서 아동의 치료 · 간호에 임할 필요가 있다. 또한 소아는 급격히 상태가 악화되기 때문에 섬세한 변화를 조기에 파악할 수 있도록 어머니와 정보 교환을 세밀하게 하고, 모자 상호 관계를 고려하여 어머니와의 신뢰 관계 구축 및 어머니의 안심을 향한 지원을 노력할 필요가 있다.

노인은 병력도 많아, 예비력이 적은 것을 고려하고 전신 상태의 작은 변화에 주의하여 경과를 따라갈 필요가 있다. 노인은 감염에 대한 발열 등의 반응이 느리게 나타나는 경우가 많아 예측적인 관점을 가지고 관찰에 노력하는 것이 중요하다. 또한 노인은 스트레스가 높은 치료나 상황에 적응하기 어려운 경향에 있어, 정신 착란이나 우울증에 빠지기 쉽다. 따라서 충분한 통증 완화와 수면을 확보하는 것과 함께, 안심할 수 있는 관계나 관계성의 구축 등 심리적 케어가 중요하다.

간호 활동(간호 중재) 포인트

진단 · 치료 시의 지원

- 치료, 특히 상처 처치 시에는 전신의 피부를 노출하는 경우가 많기 때문에 실내 온도를 따뜻하게 하고, 추위와 수치심에 대한 배려의 치료를 실시한다.
- 치료의 필요성과 요하는 시간, 처치에 따른 감각 등에 대하여 미리 알기 쉽게 설명한다.
- 처치의 시작 시간을 전하고 심신의 준비를 하는 것과 동시에 불안한 마음을 받아들인다.
- 상처 처치 전에 미리 진통제를 사용할 수 있도록 의사와 조정한다. 또한 진통제의 효과 시간을 고려하여 상처 처치를 시작하고 약의 효과가 잔존하고 있는 사이에 신속하게 처치가 종료될 수 있도록 준비와 중재를 한다.
- 피부의 감각이 민감해져 있기 때문에 거즈 제거 및 상처 세정 시에는 수온, 수압 등을 충분히 배려한다.
- 환자에게 통증을 말해도 좋다는 것을 전하고 고통이 심한 때에는 옆에서 힘이 되어 준다.

바이털 사인 관리

- 수액을 적절하게 관리하고 정기적으로 바이털 사인을 측정한다. 이상이 발견되면 즉시 의사에게 보고한다.
- 소변량과 수분 I&O, 체중의 추이를 파악하고 부종과 삼출물의 양 등으로 체액량을 평가한다.
- 기도의 분비물을 제거하고, 기도의 기능을 유지한다.
- 처치 후와 오한을 동반한 발열 시에는 에너지 소모를 줄이기 위해 전기담요 등으로 보온을 한다.

감염 확대 예방

- 감염 부위를 파악하고 가능한 한 청결 부위에서 감염 부위의 순으로 처치하도록 한다.
- 처리 시 가운, 마스크, 장갑 장착과 함께 환자에게 관계하는 전후로 손 씻기를 철저하게 한다.
- 각 라인 삽입부의 청결 유지에 노력한다.
- 환자도 손 씻기나 구강 관리를 적극적으로 실시하게 한다.

고통 완화를 위한 치료

- 통증 부위, 통증의 성격, 강도 등 통증 평가를 적절하게 하고, 좋은 자세 유지 및 비침습적인 통증 완화법 또는 진통제의 사용 등의 선택을 환자와 함께한다.
- 고통의 내용을 파악한다.
- 환자의 생각을 표출할 수 있는 기회를 마련해 경청하고 받아들인다.

영양 상태의 개선을 위한 케어
- 상처 처치와 식사 시간 사이에 충분한 휴식을 취할 수 있도록 시간을 조정한다.
- 식사 섭취가 진행되도록 환자의 기호와 식욕에 맞추어 식사 내용이나 시간을 조정한다. 또한 가족이 가져온 것이나 간식 등을 넣어 조금이라도 많은 영양 섭취를 할 수 있도록 연구한다.
- 식사 섭취가 진행되도록 환경을 정돈하는 동시에 배변 조절도 실시한다.

자기관리의 자립과 운동 기능 장애 예방을 위한 지원
- 일상생활 동작으로 수행 가능한 것은 적극적으로 스스로 하도록 격려한다.
- 조기부터 관절 가동역 훈련을 비롯한 운동 기능 장애를 예방하기 위한 재활 요법을 시작하고 적극적으로 실시한다.
- 욕창이나 감염 예방을 위해, 피부나 점막을 청결하게 하도록 지도 및 지원한다.

정신적 케어
- 환자와 천천히 이야기할 시간을 마련해 환자의 다양한 생각을 받아들이고 공감한다.
- 따뜻한 태도로 경과를 지켜보고 지지한다.
- 기분 전환방법을 찾아낼 수 있도록 함께 방안을 모색하고, 스트레스를 완화한다.
- 화상을 입은 것이나 상처에 대하여 환자가 느끼고 있는 것이나 생각 등을 듣고, 환자 자신이 자신의 장점이나 강점, 지금까지의 성공 체험이나 코핑을 되돌아보는 기회를 마련해 강점을 살린 생활과 생각방법·행동을 함께 생각한다.
- '환자 모임' 등을 소개하고 고민을 나누거나 생활의 지혜를 배울 수 있는 장을 제공할 수 있도록 지원한다.

퇴원·요양지도

- 일상생활에서 주의사항을 지도한다(상피화한 피부를 보호하는 방법, 피부 관리방법, 햇빛으로부터의 보호방법, 목욕방법 등).
- 가려움이나 통증에 대한 대응책을 지도한다.
- 치료에는 오랜 시간이 걸린다는 것, 켈로이드와 반흔 형성 등은 후유 가능성이 높다는 것을 설명하고 초조해하지 말고 느긋하게 치료를 받을 수 있도록 설명한다.
- 흉터 부위에 계속적인 치료가 필요할 가능성을 설명한다.
- 할 수 없는 것보다 할 수 있는 것에 초점을 맞출 것을 격려한다.
- 사회와의 접점을 다양한 형태로 갖고 계속하도록 격려하며, 가능한 한 몸도 움직여 기분 전환하도록 지도한다.

| Step1 영향 평가 | Step2 간호 초점 | Step3 계획 | Step4 실시 | Step5 평가 |

평가 포인트

간호 목표 달성도
- 수액 관리가 적절하게 이루어지고 순환 및 소변량이 유지되는가?
- 기도 분비물 제거를 중심으로 하는 호흡 관리가 효과적으로 이루어지고 호흡기 합병증을 피할 수 있는가?
- 화상에 따른 피부의 변화와 치료에 대한 이해, 처치에 임했는가?
- 상처 보호 및 감염 예방 대책을 이해하고 수행했는가?
- 먹는 물과 영양 섭취의 필요성을 이해하고 스스로 연구해 섭취할 수 있는가?
- 아픔을 표현하고 그 정도에 따라 진통제나 통증 완화법을 선택할 수 있고 환자의 허용 범위 내에서 제어할 수 있는가?
- ADL에서 가능한 한 자기관리를 자립할 수 있는가?
- 정기적으로 재활을 할 수 있는가?
- 적극적으로 기분 전환을 하도록 하고, 행동 범위의 확대를 목표로 할 수 있는가?
- 스킨케어방법과 일상생활에의 주의사항을 이해하고 수행할 수 있는가?

화상 환자의 병태 관계도와 간호 문제

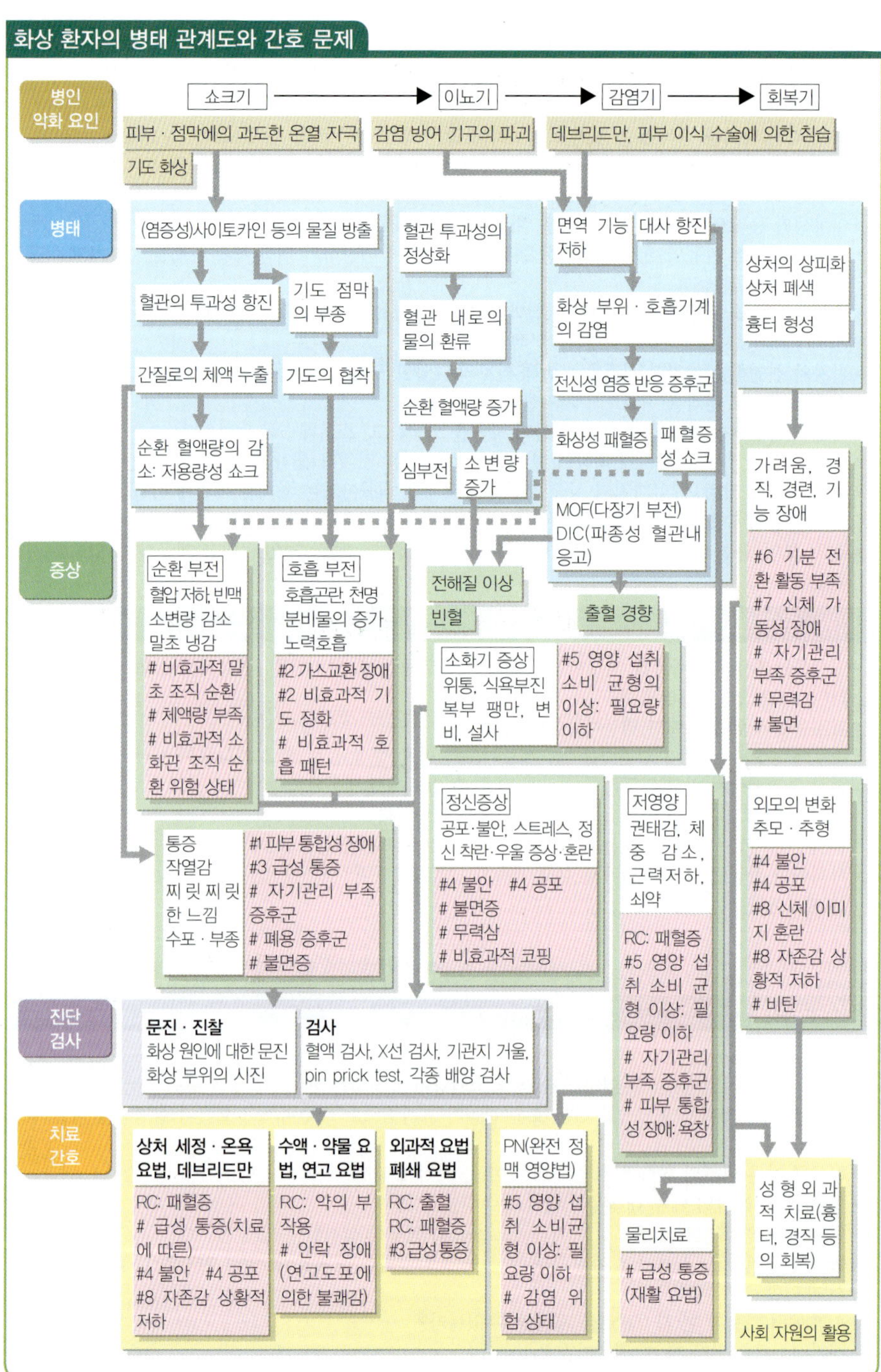

67 천포창

히구치 데쓰야

눈으로 보는 질환

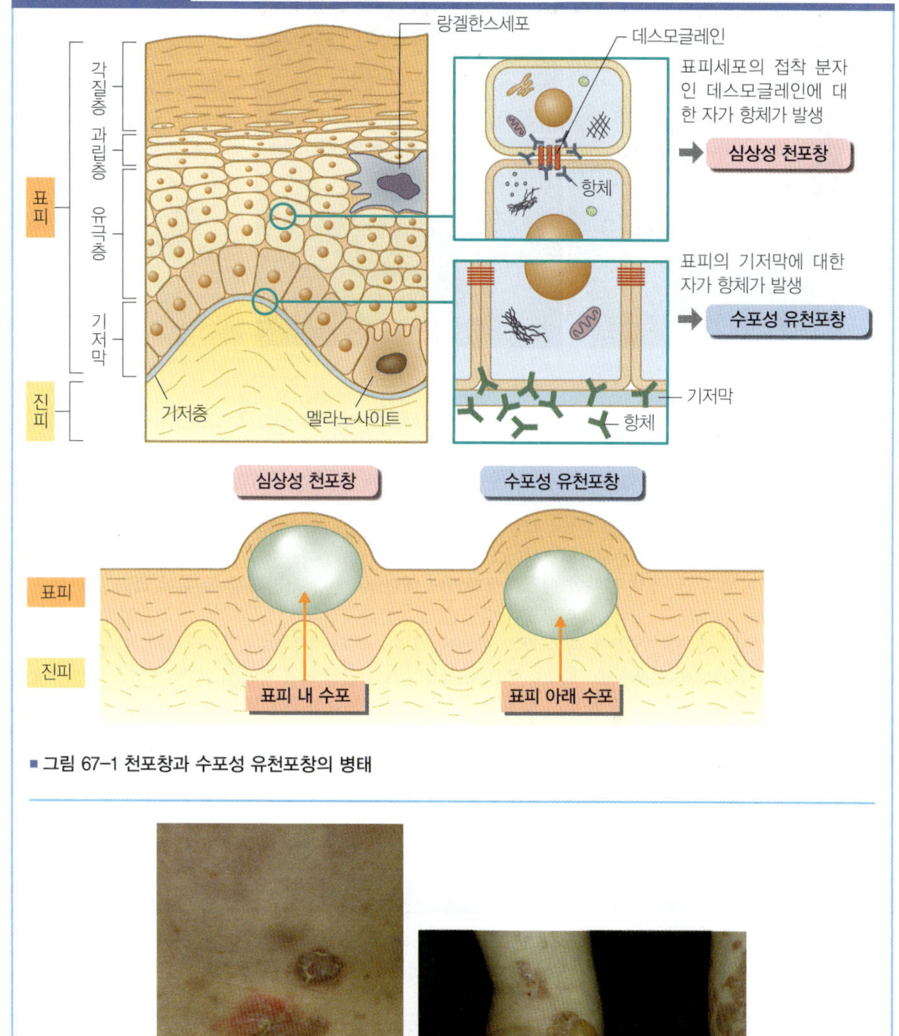

■ 그림 67-1 천포창과 수포성 유천포창의 병태

■ 그림 67-2 심상성 천포창과 수포성 유천포창의 피부 소견

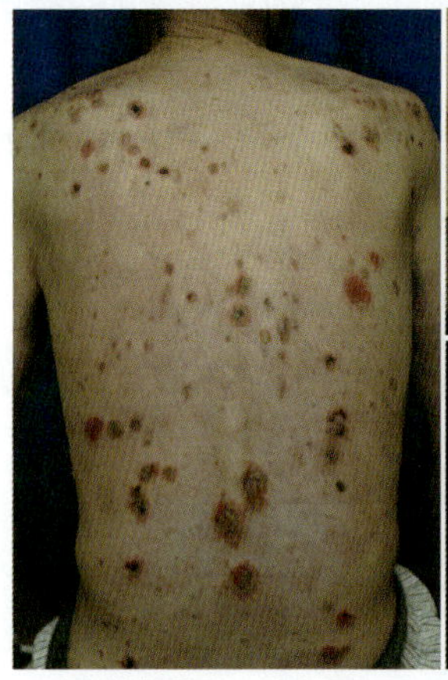

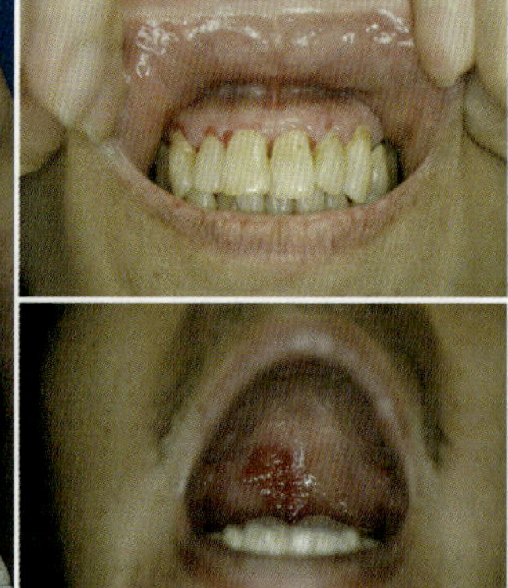

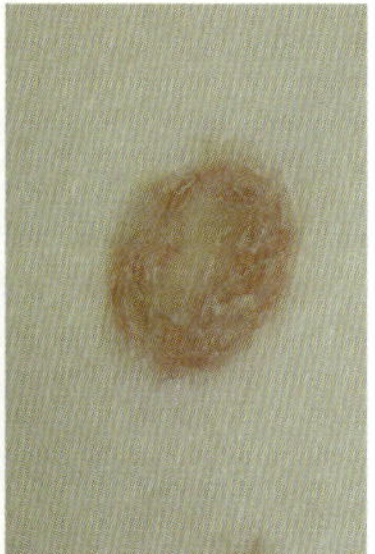

a. 심상성 천포창

b. 낙엽상 천포창(표피 내 수포)

■ 그림 67-3 천포창의 증상

병태 생리

천포창은 표피세포 간 접착 분자를 항원으로 하는 자가 항체에 따라 피부에 표피 내 수포가 형성되는 심상성 천포창을 대표로 한 자가 면역성 수포증의 총칭이다.

- 천포창은 표피세포 간 접착 분자인 데스모글레인에 대한 자가 항체(천포창 항체)에 따라 표피세포 사이의 결합이 저해되어 표피 내에 수포나 미란을 형성한다.
- 비슷한 질환으로 표피 기저막에 대한 자가 항체에 따라, 잘 터지지 않는 급·만성의 표피 아래 수포가 생기는 수포성 유천포창을 대표로 하는 유천포창의 질환군이 있다.
- 증상에 따라 심상성 천포창, 증식성 천포창, 낙엽상 천포창, 홍반성 천포창 등의 병형으로 분류된다.

병인 · 악화 요인

- 표피 구성 성분에 대한 자가 항체가 병인이지만, 다른 자가 면역 질환과 마찬가지로 자가 항체가 출현하는 원인에 대해서는 잘 알려져 있지 않다.
- 수포성 유천포창은 노인에게 많고, 내장 악성 종양 합병의 예도 있어 관련이 시사되고 있다.

역학 · 예후

- 천포창은 노년에 호발하고 후생 노동성 특정 질환 치료 연구 대상 질환이며, 2009년에 인정된 환자 수는 약 4500명이다. 이전에는 사망률이 20%를 넘는 것으로 알려져 있었지만, 치료법이 발달·개선되어 최근 통계는 10% 이하이다.
- 수포성 유천포창은 노인에게 이환율이 높고, 환자 수는 천포창에 비해 2~3배로 간주한다. 심상성 천포창과 비교하면 점막 침습은 적고 예후도 좋다.

증상

심상성 천포창, 증식성 천포창 등 질병 형태에 따라서 다르다.

- 심상성 천포창(그림 67-1, 67-2a, 67-3a): 천포창 전체의 60%를 차지한다. 대부분은 구강 점막의 미란, 궤양에서 발병하고 정상 피부에서도 터지기 쉬운 이완성 수포가 자주 발생한다. 미란은 유통성이고, 치료 후에 색소 침착이 남는다. 정상적인 피부를 문지르면 물집이 생기고 미란이 되는 니콜스키 현상이 특징적이다. 수포는 압박과 마찰이 많은 등 부위, 엉덩이 부분, 족부 등에 잘 발생한다. 구강·성기 등에 국한된 점막 우위형과 피부에도 생기는 피부 점막형이 있다.

- 증식성 천포창: 심상성 천포창의 아형으로 마찰부와 점막 피부 이행 부위에 생기고 미란은 점차 증식하여 융기된다.
- 낙엽상 천포창(그림 67-3b): 안면, 몸통 등에 터지기 쉬운 물집이 생기고, 건조되어 낙엽상의 비듬층이 되어 벗겨진다. 점막 병변은 없다.
- 홍반성 천포창: 낙엽상 천포창의 아형으로 안면에는 전신 홍반성 루푸스(SLE) 같은 나비 모양의 홍반이 생기고, SLE의 합병이 인정되는 경우도 있다.
- 수포성 유천포창(그림 67-1, 67-2b): 가려운 부종성 홍반과 동반하여, 비교적 대형으로 터지기 어려운 급·만성의 수포가 생긴다. 점막 침습은 적고(20% 정도), 경도이다.

진단 · 검사값

수포의 성상과 분포로 진단한다. 확정 진단을 위해 병리 조직 진단과 직접 면역 형광 검사를 실시한다.

- 수포의 성상, 분포로 진단은 가능하지만, 확정 진단을 위해 환자 피부 생검 조직의 병리 조직 진단과 면역 형광 항체 직접법에 따라 표피에의 면역 글로불린의 침착을 확인한다.
- 혈중 자가 항체값의 측정은 환자의 혈청을 이용하여 정상 피부 조직에 결합을 보이는 간접 면역 형광 검사가 있지만 최근에는 혈중 항체로 ELISA법으로 측정할 수 있게 되었다.

● 검사값
- 천포창은 항데스모글레인 1항체(Dsg 1) 또는 항데스모글레인 3항체(Dsg 3)가, 수포성 유천포창은 항BP180 항체 등이 검출된다.
- 수포성 유천포창은 비특이적 IgE 항체의 높은 수치와 호산구 증가가 평가되기도 한다.

합병증

- 수포증에 공통적으로 미란 면의 2차 감염이나 체액 상실에 의한 전해질 이상이나 저단백혈증, 전신 쇠약.
- 부신피질 호르몬 제제의 장기 사용에 의한 쉬운 감염성 및 부신피질 기능 저하, 골다공증.
- 심상성 천포창은 흉선종이나 중증 근무력증, 홍반성 천포창은 SLE, 수포성 유천포창은 내장 악성 종양을 합병할 수 있다.

치료법

스테로이드 약물에 의한 약물 요법을 기본으로 하여 중증도에 따라 면역 억제제의 병용 스테로이드 펄스 요법, 혈장 교환 요법 등을 실시한다.

● 치료 방침
- 피부 발진의 범위와 중증도, 점막 병변의 유무와 혈중 항체에 따라 국소 요법과 전신 요법(부신피질 호르몬 제제, 면역 억제제, 혈장 교환)을 함께 적용해 수포의 출현을 일단 사라지게 하고, 재발이나 합병증에 유의하면서 수포가 재발하지 않도록 제어하는 것이 치료의 목표이다.

● 약물 요법
〈국소 요법〉
- 부신피질 호르몬 제제(스테로이드 외용약)를 단독 또는 복용 요법 등과 병용한다.

〈전신 요법〉
- 초기 치료는 부신피질 호르몬 제제가 첫 번째 선택이고, 중증도에 따라 투여량을 조정한다. 2주 정도 지켜보고 치료 효과가 불충분하다고 판단되는 경우에는 스테로이드 펄스 요법, 면역 억제제, 감마 글로불린 대량 정맥 주사 요법, 혈장 교환 요법 등을 고려한다. 수포성 유천포창은 미노사이클린 염산염이나 디아페닐설폰(DDS)이 단독으로 주효할 수 있다.

Px 처방 예 경증에서 중등증
- 더모베이트 연고　1일 2회　외용　← 부신피질 호르몬 제제(스테로이드 외용약)
- 프레드닌 정(5mg)　1회 1~6정　1일 2~3회　아침(낮)·저녁 식사 후　← 부신피질 호르몬 제제

Px 처방 예 경증의 수포성 유천포창
- 미노마이신 캡슐(100mg)　1회 1캡슐　1일 2회　아침·저녁 식후　← 항생제
- 렉티졸 정(25mg)　1회 1~2정　1일 2회　아침·저녁 식후　← 피부용 내복약(설폰 화합물)

■ 표 67-1 천포창의 주요 치료제

분류	일반명	주요 상품명	약의 효과 메커니즘	주요 부작용
부신피질 호르몬 제제(스테로이드 외용약)	크로베타졸 프로피온산 에스텔	더모베이트	항염증작용	피부 위축, 좌창 등
	프레드니솔론	프레드닌, 프레드한, 프레드니솔론		감염성, 소화기 궤양, 골다공증, 당뇨병 등
	메틸 프레드니솔론 코학산 에스테르 나트륨	설 메토롤		
테트라사이클린계 항생제	미노사이클린 염산염	미노마이신	호중구 기능 억제작용	색소 침착, 어지러운 느낌
피부용 내복약	디아페닐설폰	렉티졸		빈혈, 백혈구 감소, 간 및 신장 장애
면역 억제제	시크로스포린	네오랄	면역 억제작용	신장 기능 장애, 고혈압
	아자티오프린	이무란		빈혈 감염증
혈장 분획 제제	감마글로불린	헌혈 글로베닌-Ⅰ	자가 항체 생산 억제작용	아나필락시스 쇼크

천포창의 병기·병태·중증도별 치료 순서도

천포창 환자의 간호

미타 유미코

간호 과정 순서도

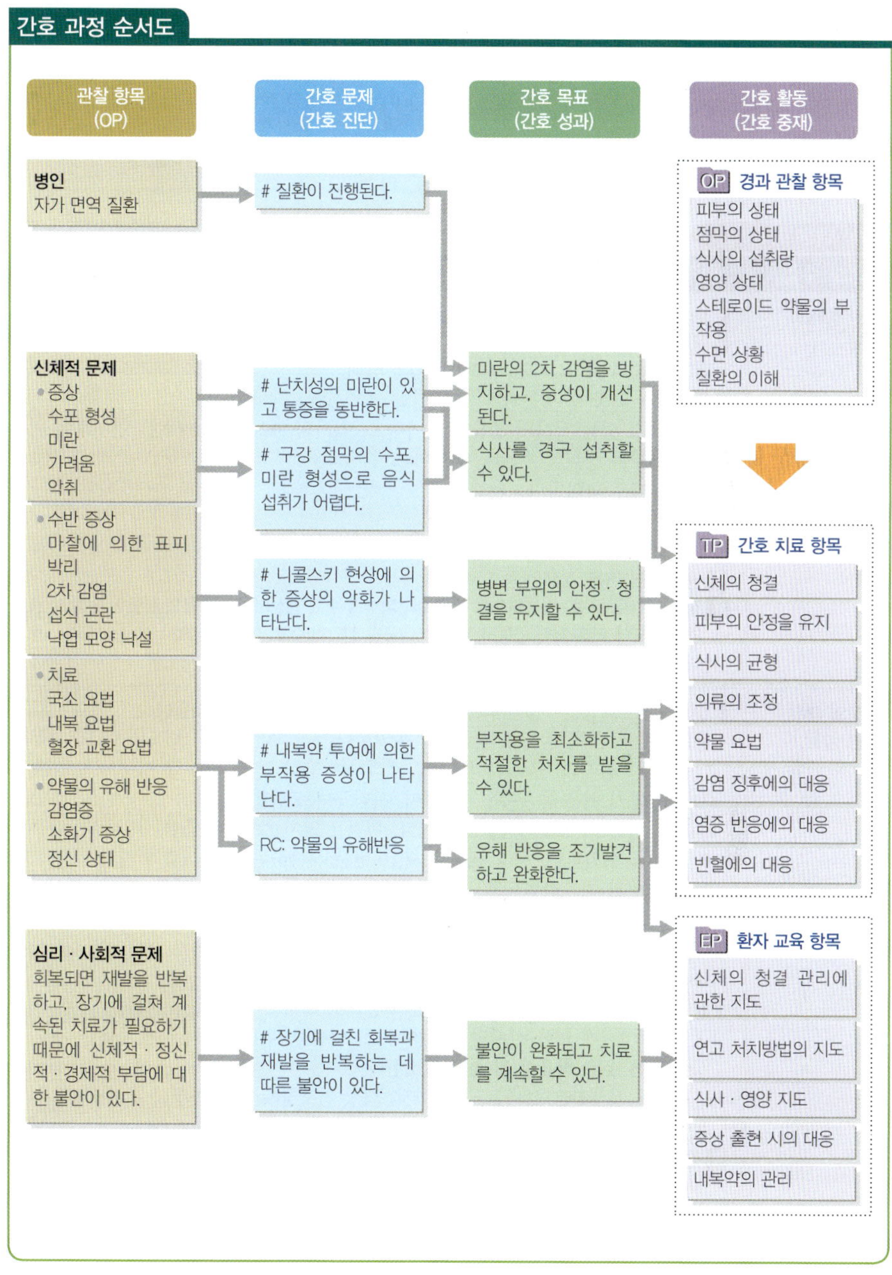

- 천포창은 자가 면역적 원인에 따라 피부에 수포를 형성하는 자가 면역성 수포증이다. 난치성이며 재발되기 쉽고, 치료는 장기에 걸쳐 반복, 재발하므로 환자는 불안해지기 쉽다. 증상의 악화를 방지하는 것과 함께 환자의 정신적인 케어가 필요하다.
- 부신피질 호르몬 제제(스테로이드제)와 면역 억제제의 투여에 따라 전신 쇠약 및 2차 감염, 소화성 궤양, 당뇨병, 고혈압, 골다공증 등의 합병증을 일으키기 쉽다. 이러한 합병증을 억제하는 동시에 환자에게 치료의 필요성을 이해하게 하고, 스테로이드 복용을 임의 중단하지 않도록 지도해야 한다.
- 외래로 유지 요법 중에는 감기 등의 감염에 주의하도록 일상생활상의 지도도 필요하다.

Step1 영향 평가	Step2 간호 초점	Step3 계획	Step4 실시	Step5 평가

정보 수집	평가 관점과 근거 · 잠재적 간호 문제
전신 상태의 파악	**증상의 출현과 복약 상황, 영양 상태 등 종합적인 정보를 얻어서, 간호 계획을 세운 후에 토탈 케어를 생각할 수 있다.** • 건강 상태의 파악: 피부(수포, 미란)의 상태. • 경구섭취를 할 수 있는가? • 섭취할 수 있는 식사의 종류를 파악하고, 식사의 메뉴, 조리방법을 연구하여 필요한 영양을 섭취할 수 있도록 한다. • 영양 상태를 파악한다. • 체중 감소는 없는가? • 수분 I&O(배뇨 상태, 수분 섭취량)를 파악한다. 🔍 공동 문제 : 약물 유해 반응 🔍 잠재적 간호 문제 : 반복적으로 구강 내 · 피부의 수포 형성이나 삼출물의 유출이 있다./삼출액의 정도에 따라 체액 균형이 무너진다./구강 점막의 수포, 미란 형성으로 식사 섭취가 어렵다./내복약의 임의 중단에 따른 증상의 악화
증상의 부위, 출현 상황, 정도의 관찰	**질환의 정도와 증상의 출현 부위에 따라 간호 중재의 우선순위가 변화한다.** • 수포, 미란 부위, 정도를 관찰하고 파악한다. 구강 내 병변은 빈도가 높고, 대부분은 구강 점막의 난치성 미란으로 시작하여 특히 뺨 점막에 잘 발생하고, 외적 자극을 받기 쉬운 등 부위, 겨드랑이, 사타구니로 진행된다. • 수포는 쉽게 터지고 미란을 형성한다. 미란은 난치성으로 통증을 수반한다. 통증의 정도를 파악한다. 구강 내의 수포, 미란은 식사하는 것을 어렵게 한다. • 피부 증상의 치료방법으로 적절한 연고 도포방법, 내복약의 종류, 용량, 복약방법, 복약 시간을 관리할 수 있도록 환자 · 가족에게 지도한다. • 수포가 터져 삼출액이 체표 면에 유출되기 때문에 감염이 되기 쉽다. 연고를 도포하고, 약을 지시대로 준수한다. • 환자는 수포, 미란에 의한 불쾌감을 고통으로 느끼고 이는 일상생활에 지장을 일으킨다. 의류에 의한 신체의 조임은 수포, 미란을 자극하기 때문에 넉넉한, 통기성이 좋은 옷을 착용할 것 등을 지도한다. • 환자가 일상생활을 보내는 데 있어서, 화상(천포창은 심한 화상과 유사) 부위 부분에 사물이 닿지 않도록 주위 환경을 조성한다. 🔍 잠재적 간호 문제 : 난치성의 미란이 통증을 수반한다./반복하여 구강 내 · 피부에 수포 형성이나 삼출물의 유출이 있다./삼출액의 정도에 따라 체액의 균형이 무너진다./구강 점막의 수포, 미란 형성으로 식사 섭취가 어렵다./내복약의 임의 중단에 의한 증상의 악화/지시된 약물을 관리할 수 없다.

| 약의 부작용
관찰 | 스테로이드 약물의 대량 투여 및 면역 억제제를 사용하면 다양한 부작용 현상을 생각할 수 있다. 부작용을 경계하여 임의 중단할 수도 있기 때문에 필요성을 이해하게 하고 부작용이 나타났을 때에 적절하게 대처해나갈 필요가 있다.
● 감염 징후는 없는가?
● 염증 반응을 확인한다.
● 소화기 증상(복통, 토혈·하혈), 빈혈 등을 파악한다.
● 정신 상태를 파악한다.
🔍 공동 문제 : 약물 유해 반응
🔍 잠재적 간호 문제 : 면역 기능 저하로 감염의 위험이 있다./내복약 투여에 의한 부작용 증상이 보인다./지식이 부족하고 약물 관리를 할 수 없다. |
| 환자·가족의
심리·사회적
측면 파악 | 질병 및 치료를 이해하고 일상생활의 지장에 대해 스스로 대처할 수 있는 방법을 검토하여 사회생활을 하는 데 도움을 준다. 또한 환자는 장기간 입원과 퇴원을 반복하기 때문에, 정신적인 불안에 대한 지원도 필요하다.
● 환자·가족의 질환, 치료에 대한 이해 정도를 파악한다.
● 치료를 계속하는 것에 의한 신체적·정신적·경제적인 불안에 배려하고 환자·가족이 감정을 표출할 수 있도록 한다.
● 스테로이드 복용 치료는 대량 투여에 의한 다양한 부작용이 나타난다. 대량 요법의 필요성을 알기 쉽게 설명하고 일어날 수 있는 부작용 증상에 대해 친절하게 설명하여 환자·가족의 불안을 감소시킬 수 있는 지원이 필요하다.
● 장기간 치료와 반복되는 수포, 미란에 따른 환자의 고통, 불안, 스트레스는 크므로, 그것을 조금이라도 줄일 수 있도록 지원한다.
🔍 잠재적 간호 문제 : 장기간 회복과 재발을 반복해서 불안하다./부작용 증상과 불확실한 미래에 대한 불안이 있다./지식이 부족하고 약물 관리를 할 수 없다. |

| Step1 영향 평가 | Step2 간호 초점 | Step3 계획 | Step4 실시 | Step5 평가 |

간호 문제 리스트

#1 난치성의 미란이 있고 통증을 수반한다(영양–대사 패턴).
#2 구강 점막의 수포, 미란 형성으로 식사 섭취가 어렵다(영양–대사 패턴).
#3 내복약 투여에 의한 부작용 증상이 보인다(영양–대사 패턴).
#4 장기간 회복과 재발을 반복해서 불안하다(자기인식 패턴).

간호의 우선순위 지침

● 스테로이드제와 면역 억제제 등의 사용은 환자가 임의 판단으로 약물을 중단하고 감량을 하면 증상이 악화될 수 있다. 또한 장기에 걸친 회복과 악화를 반복하기 때문에 정기적인 통원과 치료가 필요하다.

| Step1 영향 평가 | Step2 간호 초점 | Step3 계획 | Step4 실시 | Step5 평가 |

1 간호 문제	간호 진단	간호 목표(간호 성과)
#1 난치성의 미란이 있고 통증을 수반한다.	**피부 통합성 장애** **관련 요인:** 기계적 자극, 니콜스키 현상 **진단 지표** ☐ 피부 표면의 파괴	〈장기 목표〉 미란의 2차 감염을 예방하고 증상이 회복된다. 〈단기 목표〉 피부의 안정과 청결을 유지할 수 있다.

<table>
<tr><th>간호 계획</th><th>중재 포인트와 근거</th></tr>
<tr><td>

OP 경과 관찰 항목

- 수포 형성의 부위와 정도
- 미란의 부위와 정도
- 통증의 유무

- 가려움증의 유무
- 삼출액의 유무 · 정도

TP 간호 치료 항목

- 연고를 펴 바를 때는, 문지르지 않고 거즈 위에 펴 바르고 붙인다.

- 피부에 테이프를 붙이지 않고, 붕대로 보호한다.
- 혈압계의 커프는 직접 피부에 사용하지 않는다.
- 탈의 과정에서 의류의 마찰을 피한다.

- 목욕 · 샤워를 매일 실시하여 청결을 유지한다.

EP 환자 교육 항목

- 청결 케어의 지도
- 연고 처치의 지도
- 마찰이나 상처를 입히지 않는다.
- 목욕 후 수건으로 문지르지 않는다.
- 피부에 직접 테이프 종류를 부착하지 않도록 지도한다.

</td><td>

➲피부 상태를 관찰한다. 근거 피부는 정상적으로 보여도 가벼운 마찰에 따라 쉽게 피부 박리를 일으킨다.
➲피부의 청결을 유지한다. 근거 피부의 청결을 유지하고 동시에 물리적인 자극을 피할 필요가 있다.

➲삼출액의 유무를 확인한다.

➲피부의 안정을 유지한다. 근거 피부는 약한 자극에 떨어지고 미란을 형성한다. 피부에 직접 연고를 도포하는 것은 피부에 마찰이 생겨 박리를 일으킨다.
➲케어할 때에는 피부에 자극을 주지 않는다. 근거 일반적인 청결 케어나 처치에 대해서도 피부에 자극을 주지 않는 연구를 하고, 증상이 악화되는 것을 예방한다.
➲ 근거 매일 목욕 · 샤워를 하여 신체의 청결을 유지하고 2차 감염을 예방한다.

➲처치 및 케어의 지도를 실시한다. 근거 일상생활에서 자립하고 스스로 할 수 있는 범위는 연구할 수 있도록 지원한다.

</td></tr>
</table>

<table>
<tr><th>2 간호 문제</th><th>간호 진단</th><th>간호 목표(간호 성과)</th></tr>
<tr><td>

#2 구강 점막의 수포 형성으로 식사 섭취가 어렵다.

</td><td>

영양 섭취 소비 균형 이상: 필요량 이하
관련 요인: 음식을 섭취할 수 없다
진단 지표
- □ 음식의 부족
- □ 이상적인 체중보다 20% 이상 적은 체중
- □ 뺨 점막의 통증

</td><td>

〈장기 목표〉경구 섭취할 수 있게 된다.
〈단기 목표〉영양 상태를 개선할 수 있다.

</td></tr>
</table>

<table>
<tr><th>간호 계획</th><th>중재 포인트와 근거</th></tr>
<tr><td>

OP 경과 관찰 항목

- 구강 · 입술의 수포 형성
- 구강 · 입술의 미란 형성
- 통증의 유무
- 식사 섭취량
- 배설 상태(소변량, 비중)

- 영양 상태(체중 감소, 혈청 알부민 수치 · 총단백 수치 저하)

</td><td>

➲구강 내의 증상을 관찰한다. 근거 미란은 경구 섭취를 어렵게 한다.

➲식사 섭취 상황과 영양 상태를 관찰한다. 근거 경구 섭취가 어려운 경우 상황에 따라서는 정맥적 · 경장적인 영양 관리가 필요하다.

➲영양 상태를 관찰한다. 근거 구강 점막에 장애가 생겨 경구 섭취가 어려운 경우와 함께 피부의 수포와 미란 부위의 삼출물이 있기 때문에 혈청 알부민값 · 총단백값의 저하가 보인다.

</td></tr>
</table>

- 구강 내의 청결 유지를 위해 양치질을 하게 한다.

EP 환자 교육 항목

- 식사는 뜨거운 것 · 차가운 것, 자극물, 매운 것을 피하도록 설명한다.
- 양질의 단백질을 섭취하도록 지도한다.

➡ 근거 구강 내 청결을 유지하여 통증 완화와 상쾌한 느낌을 갖는다. 또한 2차 감염을 예방한다.

➡ 식사 지도를 실시한다. 근거 섭취할 수 있는 식사 메뉴를 연구, 지도함으로써 영양의 편향이나 낮은 영양을 방지한다.

3 간호 문제	간호 진단	간호 목표(간호 성과)
#3 내복약 투여에 따라 부작용 증상이 나타난다.	비효과적 저항력 **관련 요인:** 약물 치료(스테로이드 약의 대량 투여, 면역 억제제) **진단 지표** □ 면역 기능의 저하 □ 가려움증	〈장기 목표〉 부작용을 최소화하고 치료를 계속할 수 있다. 〈단기 목표〉 부작용 증상을 조기에 발견하고 적절한 처치를 받을 수 있다.

간호 계획	중재 포인트와 근거

OP 경과 관찰 항목

- 감염 징후
- 발열, 염증 반응

- 소화기 증상(복통 · 위통)
- 토혈 · 하혈
- 빈혈
- 정신 증상

TP 간호 치료 항목

- 의사의 지시에 따라 정확하게 복용량 · 방법을 준수한다.

EP 환자 교육 항목

- 감염 예방에 관한 지도(양치질과 손 씻기의 방법, 마스크 착용, 신체의 청결 · 일상생활상의 주의사항 등)

- 복용 관리 지도
- 증상이 나타났을 때에 대응방법에 대한 지도

➡ 감염 징후를 확인한다. 근거 감염이 되기 쉬운 상태에 있기 때문에 감염증이 발병하여 중증화되기 쉽다. 또한 감염 치료를 하는 것으로, 스테로이드 약을 제한하면 질병의 악화로 이어진다. 조기에 발견하는 것과 감염 발병을 예방하는 것이 중요하다.

➡ 부작용 증상을 관찰한다. 근거 스테로이드제의 사용으로 다양한 부작용 증상이 나타날 위험성이 있다.

➡ 면역 억제제, 스테로이드제를 대량으로 사용한다. 근거 복용을 시작하여 감염에 대한 저항력이 하락하고 2차 감염을 일으키면 중증화된다.

➡ 약물 투여에 대한 지시량이나 투여방법을 준수한다. 근거 약물의 부적절한 사용은 증상을 악화시킨다.

➡ 감염 예방 행동을 설명한다. 근거 스테로이드제를 대량 투여하여 감염이 용이한 상태에 있기 때문에 보통 일상생활상에서의 감염 예방 행동에 대하여 지도한다.

➡ 약물 투여의 관리방법을 확인한다. 근거 약물의 부작용에 대한 두려움 때문에 임의 판단에 의한 감량이나 중단을 하면 위험하다는 것을 설명한다.

67

천포창

<table>
<tr><th>4   간호 문제</th><th>간호 진단</th><th>간호 목표(간호 성과)</th></tr>
<tr><td>#4 장기에 걸쳐 회복과 재발을 반복하는 것에 의한 불안이 있다.</td><td>불안

관련 요인: 건강 상태의 변화, 건강 상태에 대한 위협

진단 지표
☐ 초조해한다.
☐ 불면증
☐ 긴장한 표정
☐ 특정할 수 없는 결과에 대한 두려움</td><td>⟨**장기 목표**⟩ 불안이 완화되고 치료를 계속할 수 있다.
⟨**단기 목표**⟩ 질환과 치료를 이해하고 일상생활을 보낼 수 있다.</td></tr>
</table>

<table>
<tr><th>간호 계획</th><th>중재 포인트와 근거</th></tr>
<tr><td>

OP 경과 관찰 항목
- 질환과 치료에 대한 이해

- 사회생활 지장의 유무
- 환자 · 가족의 심리적 상태

TP 간호 치료 항목
- 환자 및 가족이 호소하는 것을 경청하고 공감하는 태도로 대한다.
- 설명을 충분히 한다.

EP 환자 교육 항목
- 질병과 치료방법에 대해 환자 · 가족에게 알기 쉽게 설명한다.
- 사회 자원 등의 정보를 제공한다.

</td><td>

➡ 질환과 치료에 대한 이해를 확인한다. **근거** 질환이나 치료 방침을 이해함으로써 치료에 협력을 구할 수 있다.

➡ 환자의 사회생활상의 지장이나 경제 상태를 확인한다. **근거** 치료를 계속하기 위해 가정에서의 역할이나 경제 상황을 파악한다.

➡ 환자 및 가족의 심리 상태를 파악한다. **근거** 장기적 경과에 따라 증상이 완화되어도 재발하기 쉽기 때문에 환자는 우울증에 빠지기 쉽다.

➡ **근거** 질환과 치료방법을 설명함으로써 질환을 받아들일 수 있고 치료에 협력할 수 있다.
➡ **근거** 본 질환은 후생 노동성에 의한 특정 질환 치료 연구 사업의 대상 질환으로 인정되어 치료비가 공비 부담되므로, 신청방법 등의 정보를 제공한다.

</td></tr>
</table>

Step1 영향 평가 ▶ **Step2** 간호 초점 ▶ **Step3** 계획 ▶ **Step4** 실시 ▶ **Step5** 평가

병기 · 병태 · 중증도별 관리 포인트

천포창은 자가 면역 질환이며 완치되기가 어렵다. 증상에 따라 국소 치료로 연고 조치나 내복약을 투여하지만, 피부는 정상적으로 보여도 가벼운 마찰로 쉽게 표피 박리를 일으켜 난치성의 미란을 형성한다. 2차 감염이나 전신 상태의 악화 때문에 혈장 교환 요법을 시행할 수 있으므로 증상의 악화를 방지할 필요가 있다. 장기 경과를 보이기 때문에 환자의 불안에 대한 지원을 하고 계속 치료를 받을 수 있도록 한다.

간호 활동(간호 중재) 포인트

진단 · 치료 지원
- 외용약을 처치할 때 피부를 문지르지 않도록 지도한다.
- 피부 표면에 직접 테이프 종류를 부착하지 않도록 설명한다.
- 외용약은 정해진 것을 사용하도록 지도한다.
- 복용의 투여량 · 투여 시간을 지키고, 확실히 복용하도록 지도한다.
- 내복약의 부작용 발생 시에는 의사와 상담한다.

식사 지도
- 자극물, 뜨거운 것·차가운 것, 딱딱한 것을 피하도록 지도한다.
- 영양 균형을 생각한 식사 내용을 검토한다.

일상생활의 지원
- 매일 목욕이나 샤워를 하고 청결을 유지하도록 격려한다.
- 수건으로 닦을 때는 문지르지 말고 누르듯이 수분을 취하도록 설명한다.
- 의류에 마찰이 일어나지 않도록 한다.
- 마찰이나 타박상을 입지 않도록 주의한다.

환자·가족의 심리·사회적 문제에 대한 지원
- 질환과 치료에 대하여 환자·가족에게 알기 쉽게 설명한다.

퇴원·요양지도

- 장기 경과를 보이기 때문에 정기적인 통원을 계속할 수 있도록 지도한다.
- 환자·가족과 안정된 가정생활을 보낼 수 있도록 환경 정비를 지원한다.
- 병태가 오래 지속되거나 약간의 자극으로도 악화되기 때문에 정신적인 지원도 실시한다.
- 규칙적인 복약이 임의 중단되지 않도록 지도한다.
- 부작용이 나타난 경우에는 즉시 연락하도록 지도한다.

Step1 영향 평가　　Step2 간호 초점　　Step3 계획　　Step4 실시　　Step5 평가

평가 포인트

간호 목표 달성도
- 질환과 치료를 이해하고 지속적인 치료를 받아들일 수 있는가?
- 내복약과 외용약 치료(연고 처치)방법을 이해하고 투여 시간·양을 준수하고 있는가?
- 부작용 증상을 이해할 수 있는가?
- 식사를 섭취할 수 있는가? 먹기 쉽게 연구를 하고 있는가?

67
천포창

천포창 환자의 병태 관계도와 간호 문제

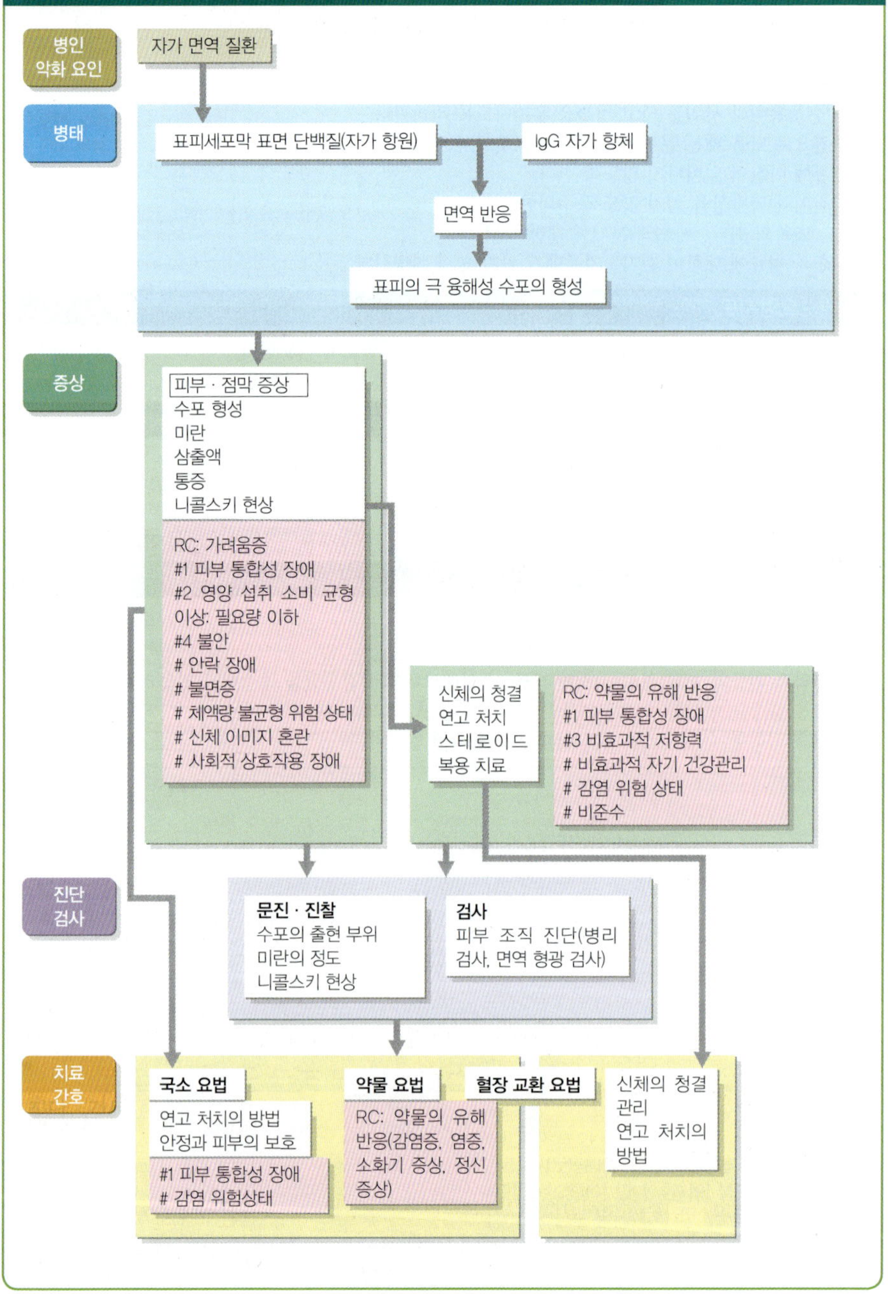

병인 악화 요인

자가 면역 질환

병태

표피세포막 표면 단백질(자가 항원) → IgG 자가 항체

면역 반응

표피의 극 융해성 수포의 형성

증상

피부 · 점막 증상
수포 형성
미란
삼출액
통증
니콜스키 현상

RC: 가려움증
#1 피부 통합성 장애
#2 영양 섭취 소비 균형 이상: 필요량 이하
#4 불안
안락 장애
불면증
체액량 불균형 위험 상태
신체 이미지 혼란
사회적 상호작용 장애

신체의 청결
연고 처치
스테로이드
복용 치료

RC: 약물의 유해 반응
#1 피부 통합성 장애
#3 비효과적 저항력
비효과적 자기 건강관리
감염 위험 상태
비준수

진단 검사

문진 · 진찰
수포의 출현 부위
미란의 정도
니콜스키 현상

검사
피부 조직 진단(병리 검사, 면역 형광 검사)

치료 간호

국소 요법
연고 처치의 방법
안정과 피부의 보호

#1 피부 통합성 장애
감염 위험상태

약물 요법
RC: 약물의 유해 반응(감염증, 염증, 소화기 증상, 정신 증상)

혈장 교환 요법

신체의 청결 관리
연고 처치의 방법

히구치 데쓰야

눈으로 보는 질환

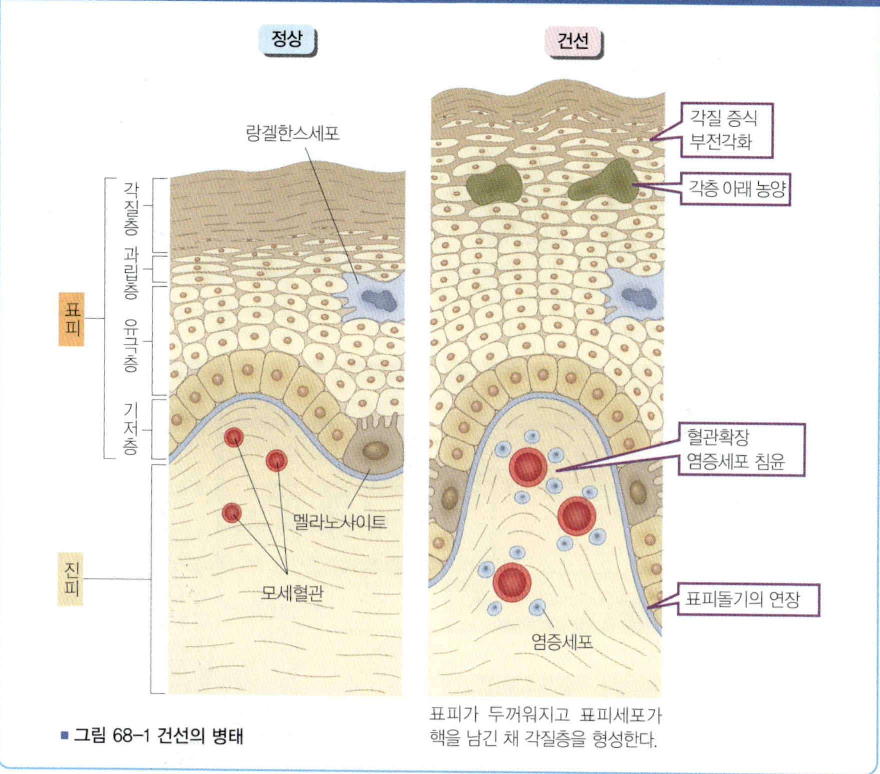

■ 그림 68-1 건선의 병태

병태 생리

▍건선은 비늘을 동반한 홍반, 구진이 1년여에 걸쳐 생기는 원인 불명의 만성 염증성 각화증이다.

- 피부에 침윤하는 호중구와 림프구 등의 염증세포에 의한 염증 반응에 따라 표피세포의 턴 오버의 항진이 일어나기 때문에 표피는 증식하여 두꺼워지고 표피세포가 핵을 남긴 채(부전각화) 두꺼운 각질층을 형성한다. 따라서 각각의 피부 발진은 두꺼운 은백색의 비늘을 동반하고 경도로 융기한 경계 명료한 홍반, 여드름이다.
- 팔꿈치와 무릎, 두피와 엉덩이 부위 등의 자극을 받기 쉬운 부위에 호발하고, 발진이 없는 부위에도 긁는 자극 등에 따라 피부 발진이 유발된다(쾨브너(Koebner) 현상).

병인 · 악화 요인

- 인종 간의 발생 빈도에 차이가 있는 것으로 보나 가족 내 발생 사례도 있는 것으로 보아, 어떤 유전 인자가 있는 것으로 추측되고 있지만, 원인은 불명이다.
- 유전 인자에 환경 요인이 더해져 발병하는 면역 반응의 이상으로 되어 있다. 유전 인자로는 HLA-Cw6이 건선과 강한 상관관계를 나타내지만, 그 밖에도 많은 원인이 되는 후보 유전자와의 상관이 있을 수 있다. 면역 반응은 TNFa와 IL-23 등을 통해 자극된 T세포가 IL-22 등의 사이토카인을 생산하고, 각질세포가 증식하여 건선의 병태가 형성된다.
- 긁는 등의 다양한 외적 자극, 외상, 감염(연쇄상 구균 등), 약제, 스트레스 등으로 증상이 악화될 수 있다.

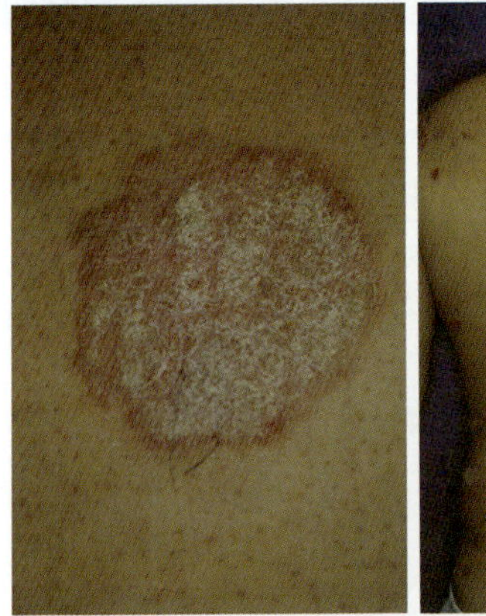

a. 심상성 건선 ①

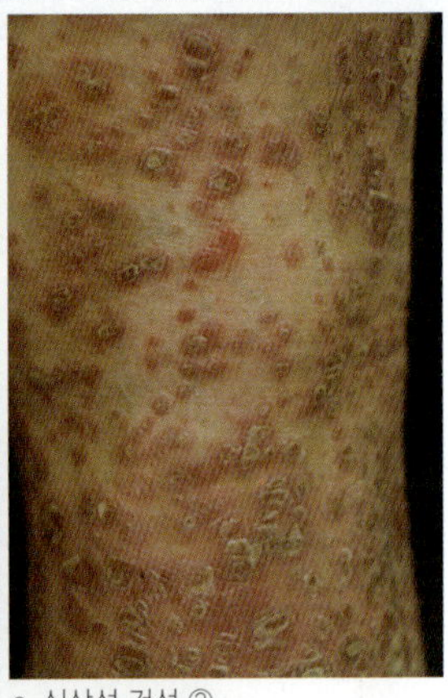

b. 심상성 건선 ②

c. 심상성 건선 ③

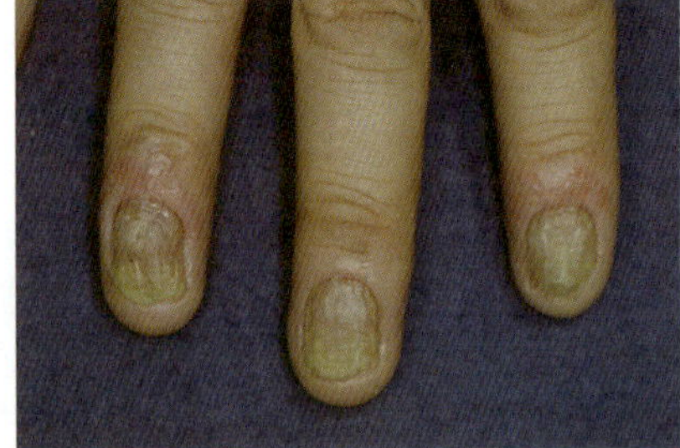

d. 심상성 건선 ④

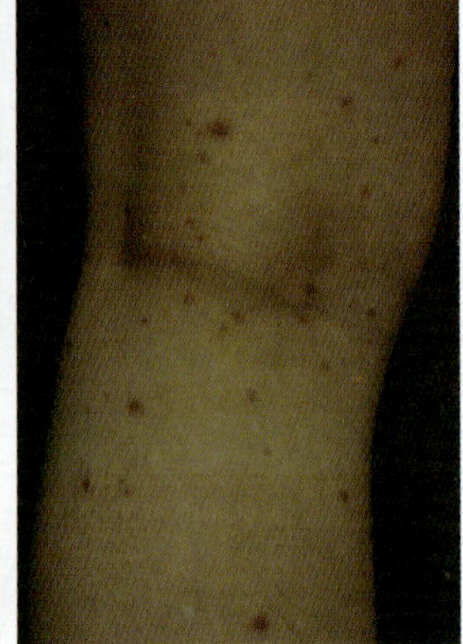

e. 적상 건선

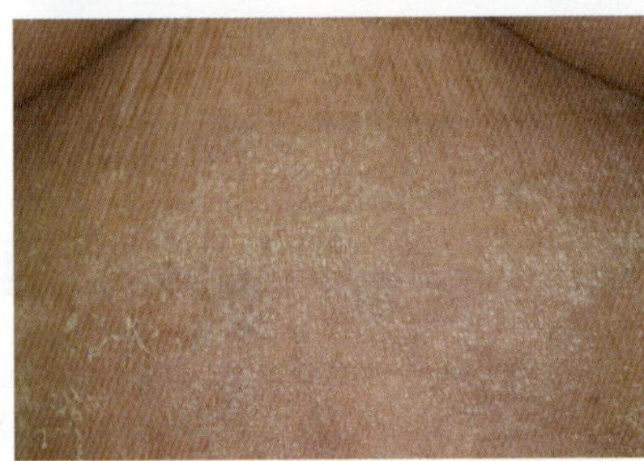

f. 농포성 건선

■ 그림 68-2 건선의 증상

- 백인이 1~2%로 발병하고, 유럽과 미국에서는 많은 질환이다. 일본인의 발병률은 0.1% 정도, 남녀 비율은 2:1로 남성, 특히 청년~중년기의 발병이 많다.
- 만성으로 회복과 악화를 반복하고, 평생 동안 피부 발진이 지속되는 경우가 많지만, 완치되는 사례도 있다. 심상성 건선에서 다른 병형으로 이행하고 난치성이 될 수도 있다. 중증형으로 때에 따라 전신 쇠약과 2차 감염에 따라 사망할 수도 있는 범발성 농포성 건선의 비율은 전체 건선 환자의 0.9%로 보고되고 있다.

▌ 경계 명료한 구진·홍반이 전신으로 인정되는 심상성 건선이 90%를 차지하고 있다.

- 심상성 건선: 가장 많은 병형으로 건선의 90%를 차지한다. 두꺼운 은백색의 비늘을 부착한 경계 명료한 구진~홍반이 전신에 다양한 정도로 평가된다. 피부 발진은 융합하여 큰 국면이 될 수도 있다. 두피, 팔꿈치, 무릎, 둔부, 종아리 등이 호발 부위이다(그림 68-2a~c). 두꺼운 비듬을 문질러 떼어내면, 점상으로 출혈이 나타난다(아우스피츠 현상). 손발톱의 변형을 수반하는 경우도 많다 (그림 68-2d). 피부 발진은 여름에 자외선 노출에 따라 회복 경향이 있다.
- 적상 건선: 심상성 건선보다 작은(최대 지름 1cm 정도), 세세한 피부 발진이 출현한다. 어린 시절의 상부 호흡기 감염 후 등으로 발병하는 경우가 많으며, 피부 발진은 치료에 잘 반응하고 잘 재발하지 않는다(그림 68-2e).
- 농포성 건선: 피부의 넓은 범위에 홍반이 생기고, 그 위에 무균성 농포가 다발하여 발열이나 피로 감을 수반하는데, 심상성 건선의 경과 중에 발병하는 경우와 처음부터 이 형으로 발병하는 경우가 있다(그림 68-2f).
- 건선성 홍피증: 건선의 피부 발진이 광범위하게 퍼져, 온몸이 홍조를 띄고 비듬을 동반한 상태.
- 관절증성 건선: 손이나 발과 다른 관절에 비류마티스성 관절염을 동반하는 건선을 말한다.

▌ 피부 발진의 성상, 부위로 판정한다.

- 특징적인 임상 증상으로 진단되는 경우가 많지만, 감별 진단을 위해 피부 생검에 의한 병리 조직 학적 진단을 할 수 있다.

- 건선 피부 발진 부위에 세균이나 바이러스에 의한 2차 감염은 적다.
- 증상이 장기에 이르므로 국소 치료에 따른 부작용이 문제가 될 수 있다〔부신피질 호르몬 제제(스테로이드 외용약)에 의한 피부 위축이나 색소 침착, 활성형 비타민 D_3 제제에 의한 고칼슘혈증, 광 화학 요법(PUVA: Psoralen & ultra violet A) 발암 등〕.

- 치료 방침
- 근본적인 치료법은 없고, 장기간에 걸쳐 피부 증상이 나타나는 것에 따라 QOL의 저하도 있기 때문에 '치료' 대신 '눈에 띄지 않게 컨트롤하는' 것으로, 환자의 치료 만족도를 높이는 것이 목표이다. 중증도에 따라 국소 요법, 자외선 요법, 내복 요법을 단독으로 또는 조합하여 실시한다.
- 국소 요법
- 표피 증식 조절작용을 하는 활성형 비타민 D_3 외용약을 중심으로 하여, 증상에 따라 항염증작용이 있는 스테로이드 외용약을 병용한다.
- 자외선 요법
- 이전부터 행해지고 있는 옥소라렌 외용·복용 후 광 화학 요법(PUVA)뿐만 아니라 최근에는 특정 조사 파장을 설정한 단일 파장 자외선 B 광학 치료(NB-UVB: Narrowband-ultra violet B)가 보급되어 있다.
- 내복 요법
- 국소 요법과 자외선 B 요법 등으로 컨트롤할 수 없는 경우에는 면역 억제제의 사이클로스포린과 레치노이드(비타민 A의 유도체)인 에트레티나트 내복 요법을 실시한다.

Px 처방 예 경증에서 중등 증

- 본알파하이 연고 1일 1회 외용 ← 활성형 비타민 D_3 외용약
- 옥사롤 로션 1일 2회 외용 ← 활성형 비타민 D_3 외용약
- 마이자 연고 1일 1~2회 외용 ← 부신피질 호르몬 제제(스테로이드 외용약)

Px 처방 예 중증에서 난치성 질환

- 네오랄 1회 1~4캡슐 1일 2회 아침·저녁 식후 ← 면역 억제제
- 티가손 캡슐(10mg) 1회 1~2캡슐 1일 2~3회 아침(낮)·저녁 식사 후 ← 피부용 내복약

■ 표 68-1 건선의 주요 치료제

분류	일반명	주요 상품명	약의 효과 메커니즘	주요 부작용
부신피질 호르몬 제제(스테로이드 외용약)	지플프레드나트	마이자	항염증작용	피부 경직, 좌창 등
활성형 비타민 D₃ 외용약	타칼시톨 수화물	본알파	표피세포각화 조정	고칼슘혈증(대량 사용 시)
	맥사칼시톨	옥살롤		
피부용 내복약	에트레티나트	티가손		최기형성, 표피 탈락, 간 장애 등
면역 억제제	사이클로스포린	네오랄	면역억제작용	신장 기능 장애, 고혈압
생물학적 제제	인후리키시마브	레미케이드	항TNFα작용	감염증의 유발(결핵, 폐렴 등)
	아다림마브	휴미라		
	우스테키누마브	스텔라라	항IL−12/23작용	

●생물학적 제제 치료

●내복 요법과 자외선 요법 등의 전신 치료로 피부 증상과 관절 증상에 효과를 얻을 수 없는 심한 경우, 농포성 건선이나 건선성 홍피증이 있을 경우에는 생물학적 제제(TNFα 억제제, IL−12/23 억제 항체)에 의한 항체 치료가 새롭게 이루어지게 되었다.

Px 처방 예 가장 심한 경우

●레미케이드 주(100mg)　1회 5mg/kg　첫 회 · 2주 후 · 6주 후에 정맥 주사　이후 8주마다 점적 정주　← TNFα 억제제

●휴미라 피하 주(40mg)　첫 회 80mg,　이후 1회 40mg,　2주마다 피하 주사(농포성 건선은 적응 외)　← TNFα 억제제

●스텔라라 피하 주(45mg)　1회 45mg,　첫 회 및 그 4주 후에 피하 주사　이후 12주마다 피하 주사(농포 건선은 적응 외)　← IL−12/23 억제 항체

건선의 병기 · 병태 · 중증도별 치료 순서도

경증 → 비타민 D₃

스테로이드 외용약

(단독 또는 병용)

(효과가 불충분한 경우)

중등증 → 자외선 요법(PUVA, NB−UVB)

사이클로스포린(저용량)

(효과가 불충분한 경우)

중증 → 사이클로스포린(최대 5mg/kg/일까지)

에트레티나트

가장 심한 경우 → 인후리키시마브

아다림마브

우스테키누마브

건선 환자의 간호

미타 유미코

간호 과정 순서도

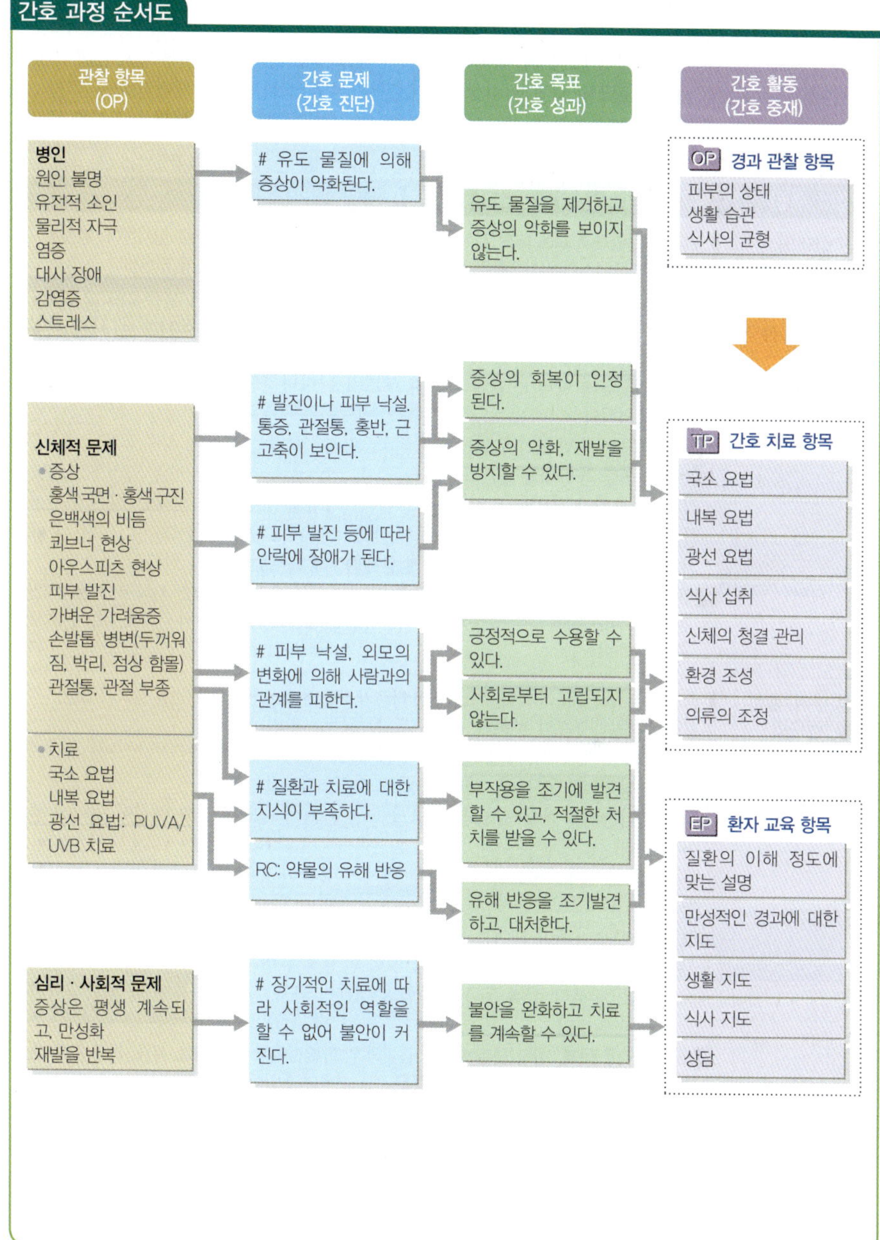

- 건선은 치료에 대한 반응이 비교적 좋은 양성 질환이지만 재발을 반복하는 난치성의 만성 질환이다. 장기 치료에 따른 환자의 치료 의욕이 저하되기 쉬우므로 증상의 완화와 함께 환자 스스로가 치료에 임할 수 있도록 지원이 필요하다.
- 질환과 치료에 대해 제대로 이해하고, 물리적 자극이나 스트레스, 감염 등의 악화 요인을 제거하도록 환자의 가족을 포함한 일상생활상의 지도가 중요하다. 특히 외모상의 문제와 부작용, 경제적 부담 등으로 환자의 심리적 부담도 크다. 사회생활도 제한되기 쉬우므로, 정신적 케어가 요구된다.

Step1 영향 평가	Step2 간호 초점	Step3 계획	Step4 실시	Step5 평가

정보 수집	평가 관점과 근거 · 잠재적 간호 문제
전신 상태의 파악	▌환자의 질환과 치료에 대한 지식과 피부 변화를 바탕으로 토탈 케어를 실시한다. 정신적 · 신체적 스트레스와 일상생활의 상태를 확인하여 계속 치료할 수 있도록 지원한다. ● 전신 상태의 파악. ● 증상에 따른 통증, 가려움증의 유무, 정도를 파악한다. 또한 발열 등의 감염 증상이 보이지 않는지 주의한다. ● 건선의 유형에 따라 관절에 통증과 부기가 나타나기도 하고, 주의 깊은 조직 관찰이 필요하다. ● 건선 환자는 손발톱이 두껍게 변형되고, 파괴 · 탈락을 보이는 경우도 많으며, 홍반에 농포를 동반하는 경우도 있다. ● 질환, 치료가 직장이나 일상생활에 미치는 영향을 확인한다. 환자는 질환의 만성화, 반복되는 재발, 지속되는 치료에 대한 스트레스와 불안을 느끼고 있다. 증상의 완화를 위해 노력하는 것과 함께 신체적 · 경제적인 지원을 한다. 🔍 잠재적 간호 문제 : 유도 물질에 의한 증상의 악화/질환과 치료에 대한 지식 부족/장기적인 경과를 보이는 것에 대한 불안/약물 부작용의 출현/감염의 위험/증상의 악화에 따른 수면 부족/준수 하락
증상 부위, 출현 상황, 정도의 관찰	▌증상의 부위나 정도에 따라 치료방법이 다르기 때문에 간호 계획을 변경할 필요가 있다. ● 호발 부위는 사지의 접히는 곳, 두피, 몸통(등 · 허리)이다. ● 일반적으로 가려움증이 없는 경우가 많다. ● 구진의 상태: 점상, 적상, 화폐 모양, S 자상, 지도상. ● 밀랍 조각(납편) 현상: 수술용 칼로 긁으면 은백색 낙엽 모양의 낙설이 벗겨져 떨어진다. ● 아우스피츠 현상: 비늘을 무리하게 벗기면 통증이 있는 점상 소출혈이 나타나는 현상. ● 염증 후 색소침착이 보이는가? ● 질환의 원인 · 악화 요인이 되는 것으로 환경적 유인 물질, 한랭에 노출, 정신적 스트레스, 내분비 장애 등을 생각할 수 있다. 환자 · 가족에 유도 물질을 설명하고 이해하게 한다. 🔍 잠재적 간호 문제 : 유도 물질에 의한 증상의 악화/발진이나 피부 낙설. 통증, 관절 통증, 홍반, 근고축이 보인다./증상의 악화에 따른 수면 부족이나 일상생활에 지장
약의 부작용 관찰	▌스테로이드 연고 · 내복약에 관해서는 부작용 현상을 경계해야 하며, 이것은 임의 중단의 원인이 되기도 한다. 부작용에 조기 대처함으로써 치료를 계속할 수 있도록 지원한다. 치료법에는 국소 요법, 내복 요법, 광선 요법 등이 있다. 질환의 종류와 증상에 따라 각각을 이해하고 간호 계획을 수립할 필요가 있다. ● 감염 징후, 발열이나 검사값에 의한 염증 반응에 주의한다. ● 소화기 증상으로 위통, 복통, 토혈 · 하혈, 빈혈 증상 등이 보인다. ● 스테로이드 연고에 의한 피부 이상은 없는가?

<table>
<tr><td></td><td>

- 정신 상태에 변화는 없는가?
- 환자의 연고 처치방법과 이해의 정도를 확인한다.
- 내복약의 관리방법(복용량 · 복용 시간)을 확인한다.
- 광선 요법의 실시와 피부의 변화를 관찰한다. 부작용 증상으로 일광에 탄 발적을 보이는 경우가 있다. 치료에 있어서는 부작용에 대해 충분히 설명한다.
- 낮의 외출에 대한 주의사항을 설명 · 지도한다.

🔍 공동 문제 : 약물의 유해 반응

🔍 잠재적 간호 문제 : 질환이나 치료에 대한 지식 부족/일상생활에 미치는 영향의 정도

</td></tr>
<tr><td>

환자 · 가족의 심리적 · 사회적 측면의 파악

</td><td>

환자 · 가족의 질환이나 치료에 대한 지식을 확인하고, 외모의 변화로 일상생활에 지장을 겪고 있는지 표현하게 한다. 환자에게는 경제적 · 정신적 지원도 필요하다.

- 장기간 치료를 받으면서도 완치되지 않기 때문에 환자의 스트레스는 크고 준수의 저하로 이어지기 쉽다. 환자 · 가족에게 치료를 계속해야 하는 필요성을 알기 쉽게 설명할 필요가 있다.
- 경계 명료한 홍반, 피부 · 손발톱이 두꺼워지는 외모의 변화는 환자의 교제 및 사회로부터의 고립을 일으키기 쉽다. 환자가 외톨이가 되지 않도록 '환자 모임' 등의 사회 자원의 정보를 제공하는 등 환자 · 가족의 불안을 감소시킬 수 있는 지원이 필요하다.

🔍 잠재적 간호 문제 : 피부 낙설, 외모의 변화 때문에 사람과의 관계를 피한다./장기 치료에 따라 사회적 역할을 못하고 불안이 커진다./장기 입원이나 회복과 재발이 반복되는 것에 대한 불안/일상생활의 지장

</td></tr>
</table>

| Step1 영향 평가 | Step2 **간호 초점** | Step3 계획 | Step4 실시 | Step5 평가 |

간호 문제 리스트

#1 발진이나 피부의 낙설, 통증, 관절통, 홍반, 근고축이 보인다(영양–대사 패턴).
#2 피부 낙설, 외모의 변화에 따라 사람과의 관계를 피한다(자기인식 패턴).
#3 질환과 치료에 대한 지식이 부족하다(건강 지각–건강관리 패턴).
#4 장기적인 치료에 따라 사회적 역할을 할 수 없어 불안이 커진다(자기인식 패턴).

간호의 우선순위 지침

- 만성화하고 회복과 악화를 반복하기 때문에 입원과 퇴원을 반복하게 된다. 치료를 계속할 수 있도록 지원하는 것이 필요하다.
- 증상의 정도와 발진 부위의 확대로 치료도 달라지기 때문에 간호 진단의 우선순위를 변경할 필요가 있다.

| Step1 영향 평가 | Step2 간호 초점 | **Step3 계획** | Step4 실시 | Step5 평가 |

1 간호 문제	간호 진단	간호 목표(간호 성과)
#1 발진이나 피부의 낙설. 통증, 관절통, 홍반, 근고축이 보인다.	**피부 통합성 장애** **관련 요인**: 홍반, 낙설, 구진 **진단 지표** □ 피부 표면의 파괴(표피) □ 피부 층열 파괴(진피)	〈장기 목표〉 건선의 재발과 악화를 방지한다. 〈단기 목표〉 증상의 회복을 촉진하고 피부의 낙설을 예방한다.

간호 계획	중재 포인트와 근거
OP 경과 관찰 항목 • 호발 부위의 관찰 • 접촉 시, 통증 악화	●피부 증상의 확인 **근거** 가벼운 마찰에도 쉽게 피부의 낙설을 일으키고 치료에 대한 준수의 저하를 일으킨다.

68
건
선

• 관절통의 유무
• 구진의 정도와 확산

TP 간호 치료 항목
• 연고 처치

• 신체의 청결 케어

EP 환자 교육 항목
• 국소 요법, 내복 요법의 지도
• 병변 부위를 안정되게 유지하도록 지도한다.
• 신체의 청결에 대한 지도

➡ 피부 증상 이외의 증상을 확인한다. **근거** 증상의 정도나 병변 부위에 따라 다양한 병태를 나타낸다.

➡ **근거** 효과적인 연고 처치를 실시하여, 증상의 안정 및 완화되게 할 수 있다.
➡ 매일 청결 관리를 실시한다. **근거** 마찰에 의한 증상의 악화를 방지하고 2차 감염을 예방할 수 있는 케어를 실시한다.

➡ 환자 자신이 치료를 이해한다. **근거** 이해함으로써, 치료에 대한 협력을 얻을 수 있다.
➡ 신체의 청결을 유지한다. **근거** 환자가 자립하는 경우에는 스스로 할 수 있는 것을 고안하고 실행하여, 자기관리의 향상으로 이어진다

2 간호 문제	간호 진단	간호 목표(간호 성과)
#2 피부 낙설, 외모의 변화에 따라 사람과의 관계를 피한다.	**신체 이미지 혼란** **관련 요인:** 질병, 사회 심리적 요인 **진단 지표** □ 신체에 대한 부정적인 감정 □ 사회적 관계의 변화 □ 타인에 의한 거절에 두려움을 갖는다. □ 과거의 모습에 초점을 갖는다.	〈장기 목표〉 외모의 변화를 긍정적으로 수용할 수 있다. 〈단기 목표〉 남의 눈을 신경 쓰지 않고 치료에 전념할 수 있다.

간호 계획	중재 포인트와 근거

OP 경과 관찰 항목
• 홍반이 나타난 부위
• 피부의 낙설
• 일상생활에 대한 장애의 유무
• 질환과 외모의 변화에 대해서 느끼고 있는 것을 환자·가족으로부터 듣는다.

➡ 증상의 악화는 외모의 변화를 수반한다. **근거** 외모 변화에 의한 열등감에서 사회생활, 일상생활에 지장을 일으킨다.
➡ 외모의 변화에 대한 생각을 환자·가족에게 이야기를 듣는다. **근거** 홍반이나 낙설 등 외모에 병변이 있고, 피부병이 감염될 수 있다는 생각에 따라 주위 사람들로부터 경계를 받는다.

TP 간호 치료 항목
• 정기적인 피부 관찰을 한다.
• 통증 등의 증상에는 적절한 처치를 한다.
• 증상 악화 요인을 제거한다.

• 환자·가족의 이야기를 경청한다.

➡ **근거** 환자·가족이 건선을 유발하는 요인을 분명히 아는 것으로 재발을 막을 수 있다.
➡ 환자의 이야기를 경청한다. **근거** 외모의 변화에 따라 타인과의 관계를 피할 수 있기 때문에, 이야기를 경청하여 환자의 생각을 표출하게 한다.

EP 환자 교육 항목
• 국소 요법, 내복 요법의 지도
• 적절한 손 씻기의 지도
• 질환과 치료방법을 환자·가족에게 지도한다.

• 신체 이미지를 개선하기 위한 방법(화장이나 복장의 선택방법, 입는 방법 등)

➡ **근거** 환자·가족이 치료방법을 이해함으로써, 증상을 컨트롤하게 할 수 있다.
➡ 신체 이미지를 개선하는 방법에 대한 검토 **근거** 건선의 낙설과 홍반 등을 가능한 한 보이지 않게 하는 연구를 하여 사회생활에 적응 및 타인과의 관계를 가질 수 있도록 지원한다.

<table>
<tr><td>3 간호 문제</td><td>간호 진단</td><td>간호 목표(간호 성과)</td></tr>
<tr>
<td>#3 질환이나 치료에 대한 지식이 부족하다.</td>
<td>비효과적 자기 건강관리
관련 요인: 지식 부족
진단 지표
☐ 지시된 치료방법을 실시하는 것이 어렵다고 말한다.
☐ 치료 계획을 일상생활에 넣을 수 없다.</td>
<td>〈장기 목표〉 만성적인 경과를 받아들이고 재발을 예방할 수 있다.
〈단기 목표〉 부작용 발생 시 의료진에게 상담할 수 있고, 조기에 대처할 수 있다.</td>
</tr>
</table>

간호 계획	중재 포인트와 근거
OP 경과 관찰 항목 • 질환, 치료에 대한 이해 • 국소 요법(연고 처치)의 방법 • 약물의 부작용 증상 • 광선 치료 후 피부의 관찰 **TP** 간호 치료 항목 • 국소 요법(연고 처치) • 내복약 관리방법 • 광선 요법 **EP** 환자 교육 항목 • 국소 요법(연고 처치)의 방법 지도 • 내복약의 지도 • 부작용 발생 시 대처방법 • 광선 요법을 실시하는 경우의 생활 지도	➡증상을 항상 관찰한다. 근거증상의 악화는 준수의 저하를 일으키기 쉽다. ➡건선의 증상과 정도에 따라 다양한 치료법이 있다. 근거내복 요법이나 광선 요법 등의 치료방법의 변화로 부작용 증상의 출현에 차이가 있다. ➡치료방법 근거증상의 정도에 따라 치료가 달라지기 때문에 각각의 치료방법을 이해하고 환자에게 설명하고 실시할 필요가 있다. ➡치료 내용을 설명한다. 근거치료에 대한 환자·가족의 협력을 얻는다. 또한 부작용 발생 시에도 조기에 대처할 수 있도록 지도함으로써 계속 치료를 받게 하고, 부작용의 출현을 최소화할 수 있다.

<table>
<tr><td>4 간호 문제</td><td>간호 진단</td><td>간호 목표(간호 성과)</td></tr>
<tr>
<td>#4 장기적인 치료에 따라 사회적인 역할을 할 수 없어 불안이 커진다.</td>
<td>불안
관련 요인: 건강 상태의 변화, 역할 기능의 변화, 역할 상태의 변화
진단 지표
☐ 초조해한다.
☐ 두려움
☐ 긴장한 표정
☐ 문제 해결 능력의 약화
☐ 불면증</td>
<td>〈장기 목표〉 장기적인 경과를 받아들일 수 있고, 치료를 계속할 수 있다.
〈단기 목표〉 질환과 치료에 대한 불안을 표현할 수 있다.</td>
</tr>
</table>

간호 계획	중재 포인트와 근거
OP 경과 관찰 항목 • 환자의 표정이나 언행 • 수면 상태 • 질환에 대한 이해 • 치료방법에 대한 이해 • 부작용에 대한 지식과 대처방법의 이해 **TP** 간호 치료 항목 • 호소를 경청하고 공감하는 태도로 대한다. • 설명을 충분히 수행한다. • 조용하고 편안해질 수 있는 환경 조성	➡만성적인 질환 근거회복과 재발을 반복하는 질환이고, 장기적인 치료를 지속 필요로 하기 때문에 불안이 있다. ➡정신적 변화를 관찰한다. 근거질환의 완지가 어렵고 환자·가족의 정신적인 부담이 크다. ➡환자의 이야기를 경청한다. 근거외모의 변화에 따라 타인과의 관계를 피할 수 있기 때문에, 이야기를 경청하여 환자의 생각을 표출하게 한다.

● 환자 · 가족의 질환, 치료에 대한 설명
● 기분 전환방법을 지도한다.

➡️ 질환과 치료에 대한 정보 제공 **근거** 지식을 습득함으로써 불안이 줄어든다. 또한 질환과 치료에 대해 충분히 설명을 실시하는 것으로, 수용할 수 있고 치료에 대한 협력을 얻을 수 있다.

Step1 영향 평가   Step2 간호 초점   Step3 계획   **Step4 실시**   Step5 평가

병기 · 병태 · 중증도별 관리 포인트

【발진 범위가 좁고 전신 증상이 없는 경우】 외용약을 중심으로 한 치료가 되기 때문에 신체의 청결 유지와 외용 약물의 적절한 도포를 실시한다.

【발진 범위가 넓고 전신 증상을 동반하는 경우】 내복약을 고려한 치료를 하기 때문에 약물 부작용의 출현이나 감염 예방과 내복약 관리 지도가 필요하다.

【난치성의 경우】 PUVA 요법을 주체로 하는 광선 요법을 실시한다.

간호 활동(간호 중재) 포인트

진찰 · 치료 지원
● 외용약을 처치할 때 피부를 문지르지 않도록 지도한다.
● 피부 표면에 직접 테이프 종류를 부착하지 않도록 설명한다.
● 외용약은 정해진 것을 사용하도록 지도한다.
● 내복의 투여량 · 투여 시간을 지키고 확실하게 복용할 수 있도록 지도한다.
● 내복약의 부작용 발생 시 의사에게 상담한다.
● PUVA 요법에서는 과도한 자외선 반응을 막는다.
● PUVA 치료 후 햇빛 노출, 눈 보호를 지도한다.

일상생활의 지원
● 매일 목욕이나 샤워를 하고 청결을 유지하도록 격려한다.
● 수건을 이용할 때는 문지르지 말고 누르듯이 수분을 취한다.
● 과도한 자외선을 막도록 지도하고 낮에 외출 상황을 확인한다.

환자 · 가족의 심리 · 사회적 문제에 대한 지원
● 농포성 건선은 후생 노동성 특정 질환에 지정되어 의료비 공비 부담 제도가 적용되므로 신청방법 등을 설명한다.
● 외관상의 문제와 난치성 질환이 환자에게 주는 정신적 고통을 고려한다.

퇴원 · 요양지도

● 장기 경과를 보이기 때문에 정기적인 통원을 계속해 나갈 수 있도록 지도한다.
● 환자 · 가족과 안정된 가정생활을 보낼 수 있도록 환경 정비를 지원한다.
● 증상이 오래 지속되거나 약간의 자극으로도 악화되기 때문에 정신적인 지원도 필요하다.
● 규칙적인 복약을 임의 중단하지 않도록 지도한다.
● 부작용이 나타난 경우에는 즉시 연락하도록 지도한다.
● 식사 지도(지방 제한)를 구체적으로 실시한다.

Step1 영향 평가   Step2 간호 초점   Step3 계획   Step4 실시   **Step5 평가**

평가 포인트

간호 목표 달성도
● 질환과 치료를 이해하고 지속적인 치료를 받아들일 수 있는가?
● 내복약과 외용약 처리방법을 이해하고 사용 시간 · 양이 지켜지고 있는가?
● 부작용 증상을 이해하고 나타났을 시에 적절하게 대처할 수 있는가?

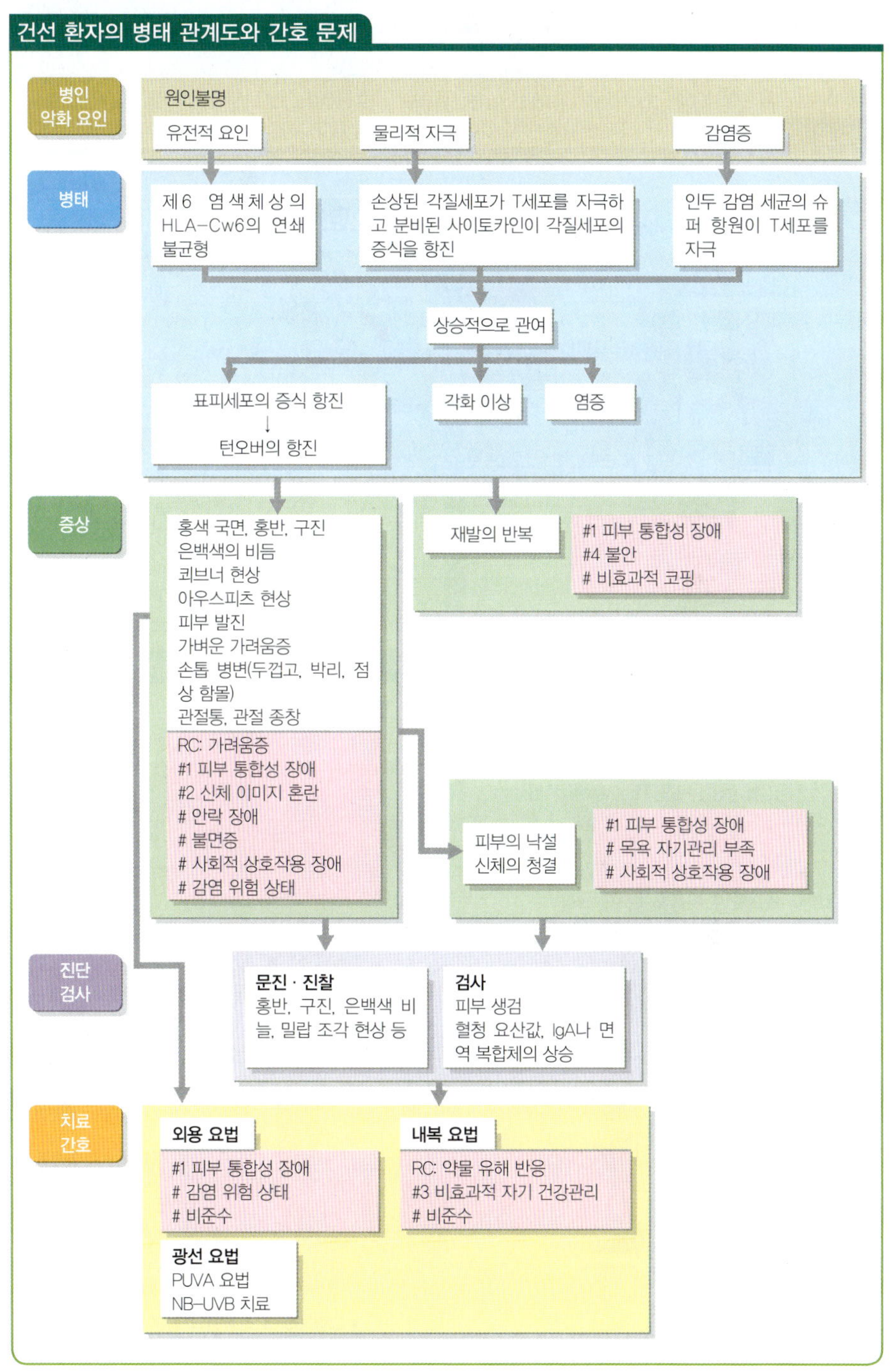
병인
악화 요인

원인불명
유전적 요인
물리적 자극
감염증

병태

제6 염색체 상의 HLA-Cw6의 연쇄 불균형
손상된 각질세포가 T세포를 자극하고 분비된 사이토카인이 각질세포의 증식을 항진
인두 감염 세균의 슈퍼 항원이 T세포를 자극

상승적으로 관여

표피세포의 증식 항진
↓
턴오버의 항진

각화 이상
염증

증상

홍색 국면, 홍반, 구진
은백색의 비듬
쾨브너 현상
아우스피츠 현상
피부 발진
가벼운 가려움증
손톱 병변(두껍고, 박리, 점상 함몰)
관절통, 관절 종창

RC: 가려움증
#1 피부 통합성 장애
#2 신체 이미지 혼란
안락 장애
불면증
사회적 상호작용 장애
감염 위험 상태

재발의 반복

#1 피부 통합성 장애
#4 불안
비효과적 코핑

피부의 낙설
신체의 청결

#1 피부 통합성 장애
목욕 자기관리 부족
사회적 상호작용 장애

진단
검사

문진 · 진찰
홍반, 구진, 은백색 비늘, 밀랍 조각 현상 등

검사
피부 생검
혈청 요산값, IgA나 면역 복합체의 상승

치료
간호

외용 요법
#1 피부 통합성 장애
감염 위험 상태
비준수

내복 요법
RC: 약물 유해 반응
#3 비효과적 자기 건강관리
비준수

광선 요법
PUVA 요법
NB–UVB 치료

68
건
선

후루이 요시히코

눈으로 보는 질환

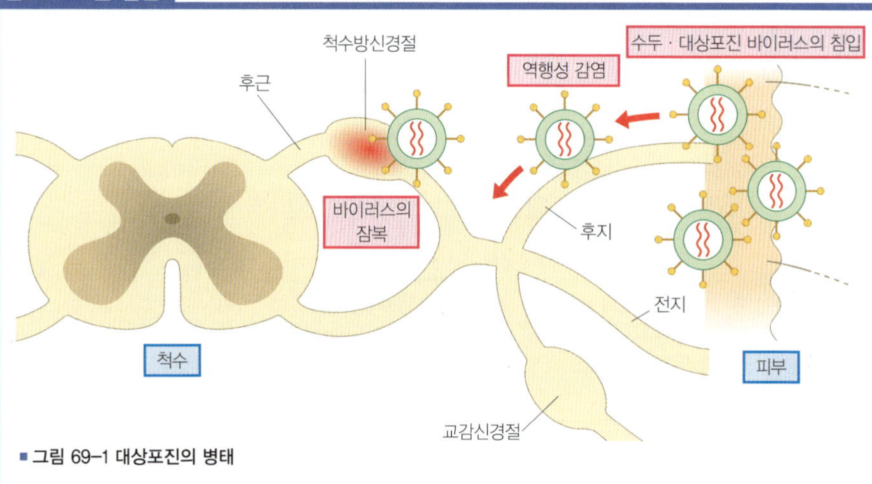

■ 그림 69-1 대상포진의 병태

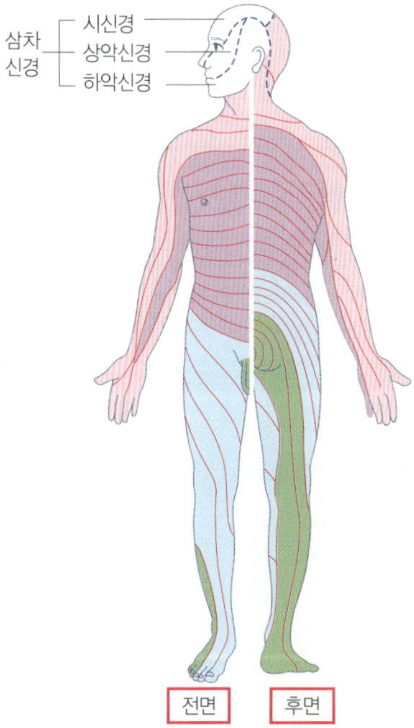

■ 그림 69-2 피부 분절(더마톰)

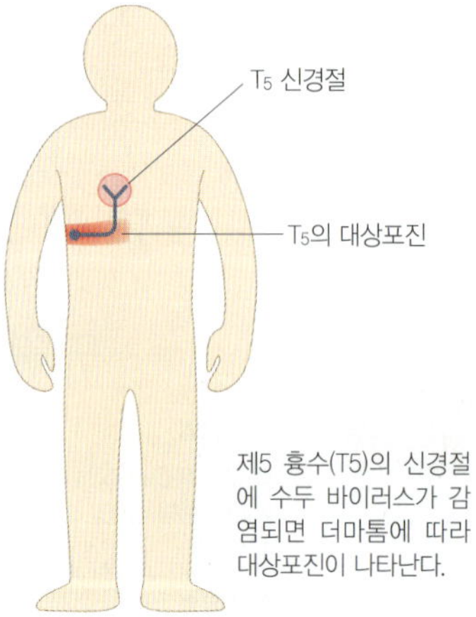

제5 흉수(T5)의 신경절
에 수두 바이러스가 감
염되면 더마톰에 따라
대상포진이 나타난다.

■ 그림 69-3 신경절의 감염 및 대상포진의
출현 부위

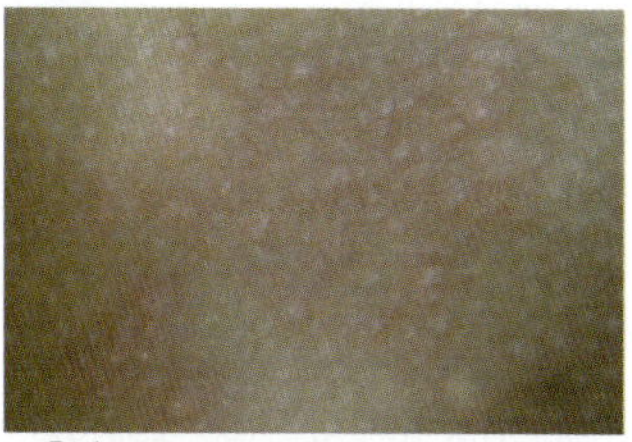

a. 홍반

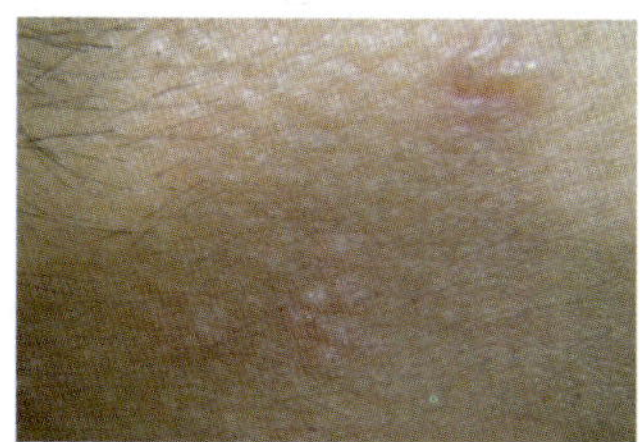

b. 수두

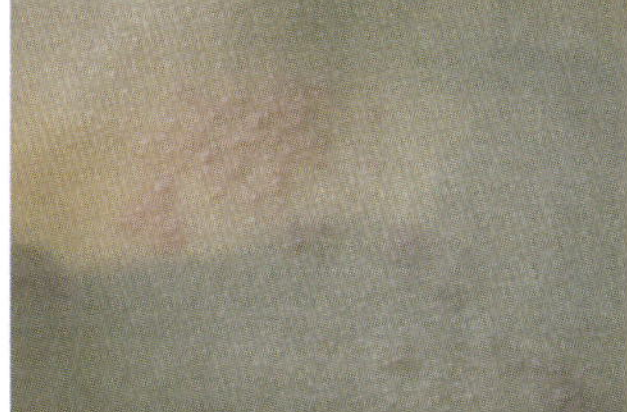

c. 작은 물집

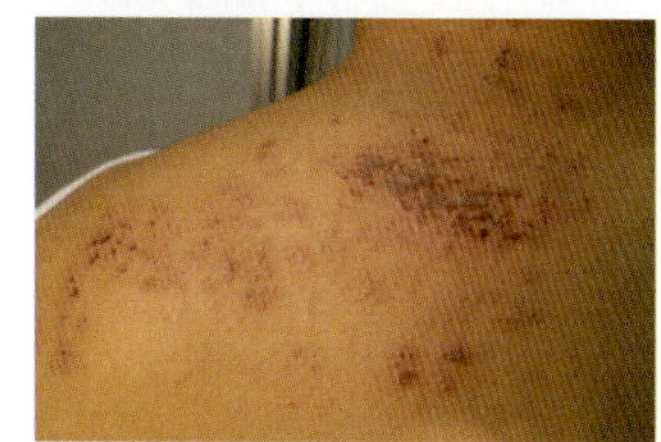

d. 가피

■ 그림 69-4 피부 발진

69
대상포진

병태 생리

▌**대상포진은 면역 기능 저하에 따라 발병하는 두 번째 수두와 같은 것이다.**

- 대상포진은 다음과 같은 특징이 있다.
  1) 반드시 수두 병력이 있다.
  2) 주위에 붉게 달아오른 물집이 띠 모양으로 배열한다.
  3) 대부분은 좌우 한쪽의 1~3개의 연속적인 신경을 따라 나타난다.
  4) 신경통 같은 통증을 동반하는 경우가 많다.
  5) 7~8명 중 1명은 이환하고, 면역 기능이 저하된 노인에게 많이 볼 수 있지만, 젊은 사람이나 어린이에게도 발병한다.
  6) 대부분은 일생에 한 번이지만, 두 번 이상 발병하는 경우도 있다(약 0.9%). 그러나 기본적으로 같은 부위에는 재발하지 않는다.
  7) 2~3주에서 1개월로 치유가 되는 경우가 많지만, 노인에서는 대상포진 후 신경통 (postherpetic neuralgia: PHN)이 남을 가능성이 있다.
- 많은 경우 아동기에 걸린 수두 바이러스[수두·대상포진 바이러스(varicella-zoster virus: VZV)]가 피부에서 척수방신경절에 역행성으로 감염되고, 신경절의 외투세포와 신경세포 내에 불현성 감염되어 DNA의 형태로 잠복해 있던 것이 숙주의 면역 기능의 저하에 따라 다시 활성화하고 지각신경을 통해 피부에 통증이 있는 피부 발진을 일으킨다.

병인 · 악화 요인

- VZV의 재활성화에 따라 발병한다.
- 다음의 면역 기능의 저하가 발병을 유발한다.
  1) 세포성 면역 기능의 저하: 노화, 과로, 스트레스, 심한 감염증, 당뇨병, 자가 면역 질환, 악성 종양, AIDS 면역 기능을 저하시키는 약물(스테로이드, 면역 억제제, 항암제 등)
  2) VZV에 대한 면역 기능의 저하: VZV에 노출되지 않게 되어, 부스터 효과(추가 면역 효과)의 부족으로 VZV-IgG 저하(수두는 겨울철에 유행하고 여름철에는 VZV에 노출되지 않게 된다)를 일으킨다.

- 정확한 통계는 없지만, 발병 빈도는 7~8명 중 1명으로 간주하고 있다.
- 환자는 해마다 증가하고 수두가 감소하는 여름철에 주로 발생한다. 그러나 통계학적인 차이는 없다.
- 일생에 한 번 발병으로 끝나는 경우가 많지만, 0.9% 정도로 재발이 있다. 재발까지의 기간은 7년 정도라고 하는 의견과 17~20년 정도라는 의견이 있다. 최근에는 재발 비율이 증가하고 있다고 알려져 있다.
- PHN으로 이행하는 내용은 다음의 1)~6) 같은 다양한 보고가 있다. 환자가 고령이고, 전구통이 있으며, 급성 통증이 심하다, 피부 발진이 심하다는 등이 이행 위험 인자가 된다.
  1) 1년 이상: 40대 7.4%, 50대 17.7%, 60대 36.6%, 70대 이상 47.5%. 삼차신경 영역에서는 40대 21.7%, 50대 34.5%, 60대 50.0%, 70대 이상 61.5%(메이요클리닉).
  2) 연령에 관계없이 전체적으로 18~35%.[1]
  3) 6개월 후: 약 3% 정도[2], 9.8~13.0% 정도[3], 약 10% 정도.[4]
  4) 1년 후에 약 20%.[5]
  5) 60대 5%, 80대의 10%.[6]
  6) 50세 이상 33%.
- PHN은 몇 개월 남아 있더라도 1년 이상 남아 있는 것은 적고, 또한 삼차신경 영역에 많다는 보고가 있지만 확실하지 않다.

┃ 일반적으로 피부 발진의 출현이 1주일~수일 전부터 신경통 양상의 통증, 부종성 홍반, 수포 등이 나타난다.

- **피부 발진의 경과**
- 통증: 많은 경우 피부 발진이 나오는 1주일~며칠 전(2주 이상 전부터일 수도 있다)에서, 신경통 같은 통증과 지각 이상이 선행한다. 그러나 소아에게는 가려움을 수반하기도 하고, 당뇨병 환자에서는 통증을 느끼지 못하는 경우도 있다. 또한 피부 발진이 출현하고 나서 통증이 생기기도 하고, 피부 발진 선행형 쪽이 통증이 빨리 사라진다는 보고도 있다.
- 홍반: 통증 부위에 벌레 물린 상처를 생각하게 하는 부종 홍반이 나타난다. 동시에 감기와 같은 증상(발열, 림프절 종창, 두통 등)이 나타날 수 있다.
- 물집: 부종성 홍반 위에 중심제와(중심이 움푹 들어간다)를 수반하는 좁쌀같이 작은 것부터 팥알 정도의 큰 물집이 5일 정도 나타난다. 물집이 괴사성 피부 발진을 동반하면, 흉터를 남길 수 있다.
- 미란, 가피: 수포에서 혈포를 거쳐 미란이 되고, 다음 가피화한다.
- 가피가 탈락하고 피부 발진은 치유되는데, 모든 과정은 평균 2~3주에서 1개월이다. 그러나 나이에 따라 다르고, 청년층에서는 짧고 노인은 길어진다.
- **통증의 경과**
- 통증 선행형이 많지만, 피부 발진 선행형도 존재한다. 피부 발진이 나타난 후 1주일 이내에 통증이 가장 강하고, 이후 점차 줄어들어 피부 발진이 치유되는 무렵에는 사라지는 경우가 많다. 그러나 이미 언급했듯이 일부 PHN으로 이행한다. 대부분이 노인이며 난치성이다.
- 급성기 대상포진 통증은 신경 염증이고, PHN는 신경 변성으로 전혀 다르다.
- 통증 스트레스에 의한 통증의 악순환, 즉 통증에 의한 불안이 통증 역치를 저하시키고 그 결과 또한 통증이 증가되는 것이라 생각된다. 더구나 통증 스트레스가 교감신경을 자극하면 말초혈관을 수축시켜 혈류량 감소에 따라 신경 변성이 일어나기 쉬우므로 PHN을 발생하기 쉬워진다고 할 수 있다.
- 피부 발진의 중증도와 급성기 대상포진 통증의 강도가 상관하는 것은 아니지만, PHN으로 이행하는 용이성과 관계가 있는 것으로 알려져 있다.
- **특수한 대상포진**
- 대상포진은 일반적으로 한쪽의 1~3개의 연속적인 신경을 따라 나타난다. 피부신경의 교차 및 문합에 따라 정중선을 1cm 정도 넘는 것도 10~20%의 빈도로 보이지만, 다발성 대상포진도 매우 드물게 존재한다.

1) 복발성 대상포진: 인접하지 않고 떨어진 2개 이상의 피부 분절에 대상포진이 인정되는 것

2) 양측성 대상포진: 좌우 대칭으로 대상포진이 인정되는 것

● 범발성 대상포진
● 대상포진이 발병하는 것에 전후하여 수두 모양의 범발진이 나타나는 경우가 있는데, 이것을 범발성 대상포진이라 한다.
● 전형적인 발진이 나타나는 것에 전후하여(4~5일 후에 나타나는 경우가 많다), 괴사 경향이 강한 수두 모양의 작은 수포가 다발하는 것을 말하며, 대상포진 전체의 약 10%로 보인다. 어떤 기초 질환을 동반하는 경우가 많은데, 이전부터 알려져 있었던 것처럼 악성 종양이 특별히 많지는 않다. 소수의 범발진은 건강한 사람에서도 보인다.
● 그러나 범발진이 자주 발생하는 경우 바이러스혈증을 일으키고 있는 것이기 때문에, 수두와 같은 감염력을 가진다고 생각해도 좋다. 감염된 경우 대상포진으로 발병하는 경우도 드물게 존재한다.

진단 · 검사값

▌ 임상 증상 및 경과만으로 진단을 하는 경우가 많지만, 무 발진성 대상포진(통증만)도 있다.
● 피부 발진이 적게 국한되어 있는 경우에는 단순 포진과의 감별도 필요하다. 특히 엉덩이 부위의 단순 포진은 통증을 동반하고 감별이 어렵다. 때로는 접촉 피부염이나 벌레에 물린 증상, 모낭염에서도 유사한 임상 증상을 나타낼 수 있다.

● 검사값
● 챵크 시험(Tzanck test): 질환의 분류는 없지만, 바이러스성 물집인지 여부를 진단할 수 있다. 물집 바닥 또는 미란 면에서 세포를 스미어하여 간이 김자염색을 하면 바이러스성 거대세포가 검출된다.
● 항VZV 단클론 항체에 의한 면역 형광법(염색): 물집 바닥 또는 미란 면에서 세포를 스미어해서 표본을 만들어, 단클론 항체를 반응시키면 VZV의 확정 진단을 할 수 있다.
● 혈청학적 진단: CF, NT, ELISA, IFA, IHAHA 등의 특이 혈청 항체의 측정법이 있는데, 회복기에 CF, NT 항체가 4배 이상 상승하면 진단할 수 있다. 대상포진에서도 VZV-IgM 상승이 나타날 수가 있다. VZV와 단순 포진 바이러스(HSV)는 항원 공통성이 있으므로 교체 반응에 주의가 필요하다.

합병증

● 운동 마비
● VZV는 재발했을 때 지각신경을 침범하는데, 염증이 고도로 척수 전각에 이르면 운동 마비가 일어나며, 피부 발진이 생긴 후 2~3주 이내에 발병하는 경우가 많다.
1) 안면 마비: 삼차신경 중 1가지 영역의 대상포진은 외안근 마비, 귓바퀴와 외이도 영역의 대상포진은 안면신경 마비를 일으킨다.
2) 상지의 운동 마비: C_7-C_8, T_1 영역의 대상포진에서 나타나고 독수리 손(쇠갈퀴손) 경직(claw hand position)이 된다.
3) 복부의 팽만: T_9-T_{12} 영역의 대상포진에서 나타나고 늑간근 마비와 복직근 마비에 따라 복부가 팽만하다. 6~12개월에 치유된다.
4) 방광 직장 장애: 선수신경절 영역의 대상포진에서 나타나고 엘스버그 Elsberg 증후군(신경인성 방광에 의한 배뇨 장애)을 일으키고 혈뇨를 보일 수도 있다.
5) 대측편마비: 삼차신경 중 1가지 영역의 대상포진에서 몇 주~몇 개월 후에 피부 발진과 반대측의 편마비를 발생하고, 극히 드물지만 예후가 나쁘다.
● 수막 뇌염
● 대상포진 환자의 약 반수에서 일시적으로 증상이 없는 수막뇌염을 일으키지만 문제가 되는 것은 드물다.
● 눈 병변
● 삼차신경 중 1가지 영역의 대상포진에서 비모양체 신경 지배 영역인 콧등에서 콧날에 피부 발진이 보이는 경우, 눈 합병증이 높은 비율로 발생한다(허치슨Hutchinson 사인).

심각도	증상
경증	작은 물집이 약간 출현
중등증	피부 분절의 일부에 물집이 띠 모양으로 늘어선 상태
중증	피부 분절의 대부분에 물집이 출현하거나 괴사 물집이거나, 범발진을 동반

1) 결막염: 충혈과 눈곱이 보이는데, 궤양을 일으키는 경우도 있다.
2) 상피성 각막염: 이물감이나 눈물이 나는 증상 등을 볼 수 있지만, 자연 치유된다.
3) 홍채모양체염: 약 40%로 보이는 징후이며, 대부분은 피부 발진이 나타난 후 2주 이내에 발병한다. 광선 공포증이나 안개처럼 뿌옇게 보이는 현상, 안구 통증으로 시작되고, 종종 안압 상승을 수반하지만 일반적으로 예후는 양호하다.

● 램지헌트(Ramsay Hunt) 증후군
● 귓바퀴, 귀 뒤쪽이나 외이도를 중심으로 한 대상포진이다.
● 안면신경이 무릎신경절에 침투되면 95% 이상에서 같은 측의 안면신경 마비(안검 하수, 구각 하수 등)를 일으킨다. 또한 과반수로 내이신경 장애(이명, 난청, 현기증)를 합병한다.
● 예후는 내이신경 장애는 그다지 문제가 되지 않지만, 안면신경 마비는 스테로이드 과다 투여를 실시한 경우에도 완치율은 50~70% 정도이다.

치료법

피부 발진이 나타난 후 72시간 이내에 항바이러스 약에 의한 약물 치료를 시작하는 것이 중요하다. 통증에는 해열 진통제의 투여, 신경 블록, 이온 영동법(이온 토포레이시스) 등을 실시한다.

● 치료 방침
● 피부 발진의 확대를 억제하여 신속하게 통증을 제거하고 흉터나 합병증, 후유증(특히 PHN)을 남기지 않는다. 급성기에 아미트리프틸린 염산염의 사용은 PHN으로 이행 빈도를 감소시키지만, 프레가바린(말초성 신경 장애성 통증 치료제)의 경우는 이행 방지에 도움이 되지 않는다.
● 표 69-1에 표시된 중증도에 따라 치료법이 다르다.

● 약물 요법
● 항바이러스 약은 피부 발진이 나타난 후 72시간 이내에 사용을 시작하는 것이 바람직하다(통증이 시작된 후 72시간 이내는 아니라는 점에 주의). 또한 노인이나 신장 기능이 저하된 환자에게는 적절히 감량하여 사용할 것(사용설명서 참조). 신장 기능 장애가 있는 경우는 비다라빈 점적 주사하는 것이 안전하다.
● 항바이러스 약의 조기 투여는 급성 통증을 억제하지만, PHN 예방에 관해서는 충분한 증거가 없다.
● 아시클로버 뇌증과 수막염의 감별에는 전자에 두통, 발열이 보이지 않는 것이 도움이 된다.
● 임신부의 대상포진인 경우, 임신 20주까지 VZV의 항체가 높은 인간 면역 글로불린 제제를 이용하고, 임신 중기(가능하면 후반) 이후에는 항바이러스 약을 사용한다. CDC(미국 질병 예방관리 센터)의 보고에서는 임신부에 대한 아시클로버 사용은 태아에 영향을 주지 않는다고 되어 있다. 그리고 임신 중에 대상포진에 걸린 경우에 태아에 감염되는 것은 아니다.
● 진통작용은 비스테로이드성 항염증약(NSAIDs)이 강력하지만, 천식의 병력이나 신장 기능 장애가 있는 경우, 또한 노인 · 아동 · 임산부에 사용하는 경우에는 아세트아미노펜을 사용하는 것이 안전하다. 하지만 많이 사용하면 간과 신장 장애도 인정되고, 미국에서 하루 사용량 상한을 4000mg에서 3000mg으로 감량했다. 또한 일본의 '의약품 의료 기기 안전성 정보'에 따르면, 2009년 8월 ~2012년 1월 스티븐스존슨 증후군과 중독성 표피 괴사증의 보고 수는 알로프리놀, 라모트리진에 이어 3번째로 많다.
● 항우울제의 사용은 급성기의 통증을 완화하고 PHN로의 전환을 예방하지만, 심장 질환 · 녹내장 · 전립선 비대가 있는 환자에게는 사용할 수 없다. 졸음이 나타나기 쉽기 때문에 1일 1회 투여의 시간대는 식사와 관계없이 오후 7~8시가 바람직하다(효과 발현 시간이 필요하기 때문에 취침 전이면 입면에 도움이 되지 않고, 기상 시에 졸음이 남는다). 효과 판정까지 4~5일 이상 요한다.

분류	일반명	주요 상품명	약의 효과 메커니즘	주요 부작용
항바이러스 약 (경구)	발라시클로버 염산염	발트렉스	VZV의 증식 억제	간·신장 장애, 정신 신경 장애
	팜시클로버	팜비르		
	아시클로버	조비락스		
비스테로이드성 항염증약 (NSAIDs)	나프록센	나이키산	소염 진통작용	위장 장애, 간·신장 장애
	디클로페낙 나트륨	볼타렌		
	인도메타신	인다신		
비피린계 해열 진통제	아세트아미노펜	카로날	진통작용	간 장애
부신피질 호르몬 제제	프레드니솔론	프레드니솔론	항염증작용	위장 장애
	덱사메타손	데카도론		
	베타메타손	린데론		
항우울제	아미트리프틸린 염산염	트리프타놀	아미트리프틸린 자체의 진통작용	휘청거림, 졸림, 배뇨 장애, 변비
항불안제	탄도스피론 구연산염	세딜	항불안작용	간 기능 장애, 세로토닌 증후군
항부정맥 약	멕시레틴 염산염	멕시틸	리도카인의 경구 아날로그	약제성 과민 증후군 (DIHS)
진해제	덱스트로메톨판 취화수소산 염수화물	메디콘	만성. 통증의 병인에 NMDA 수용체가 관여	호흡 억제, 아나필락시스 같은 증상
피부용 약	우페나마트	페나솔 연고	소염 진통작용	접촉 피부염
	비다라빈	아라세나-A 연고	VZV의 증식 억제	
	아시클로버	조비락스 연고		

- 발병 전후 1~2일은 비말 감염을 일으키지만 그 이후는 주로 접촉 감염된다. 그러나 대상포진 환자 병실의 에어컨 필터에서 바이러스 입자가 검출된 보고도 있어, 환부는 덮어 두는 편이 안전하다.

Px 처방 예 경증~중등증례. 1), 2), 3) 중 하나의 항바이러스 약과 4) 또는 5)를 이용한다.

1) 발트렉스 정(500mg)　1회 2정　1일 3회　아침·점심·저녁 식사 후　7일간　← 항바이러스 약
2) 팜비어 정(250mg)　1회 2정　1일 3회　아침·점심·저녁 식사 후　7일간　← 항바이러스 약
3) 조비락스 정(400mg)　1회 2정　1일 5회　아침·점심·저녁 식사 후,　오후 3시,　취침 전　7일간　← 항바이러스 약
4) 나이키산 정(100mg)　1회 1~2정　1일 3회　아침·점심·저녁 식사 후　← NSAIDs
5) 카로날 정(200mg)　1회 2~5정　1일 3회　아침·점심·저녁 식사 후　← 비피린계 해열 진통제
　(그러나 해외에서는 4000~6000mg/일을 사용)

Px 처방 예 중증 예. 1), 2) 중 하나의 항바이러스 약과 3) 또는 4), 필요에 따라 5), 6) 중 하나를 사용한다.

1) 조비락스 주(250mg)　1A×3회/일×7일간　← 항바이러스 약
2) 아라세나-A 주(300mg)　1~2V×1회/일×5일간　·　항바이러스 약
3) 나이키산 정(100mg)　1회 1~2정　1일 3번　아침·점심·저녁 식사 후　← NSAIDs
4) 카로날 정(200mg)　1회 2~5정　1일 3번　아침·점심·저녁 식사 후　← 비피린계 해열 진통제
　(그러나 해외에서는 4000~6000mg/일을 사용)

■ 표 69-3 대상포진(중증의 경우)의 주요 치료제

분류	일반명	주요 상품명	약의 효과 메커니즘	주요 부작용
항바이러스 약(점적 정맥 주사)	아시클로버	조비락스	VZV의 증식 억제	간·신장 장애, 정신 신경 장애
	비다라빈	아라세나 A		
감마 글로불린 제제	인간 면역글로불린	헌혈 베니론-I	면역력 저하 시의 면역 증강	쇼크
PGE₁ 제제	PGE₁	프로스탄딘	혈관 수축 억제에 따라 통증 제거 효과	혈관경련, 쇼크, 심장 부전
	리포 PGE₁	리플, 팔크스		
비스테로이드성 항염증약 (NSAIDs)	나프록센	나이키산	소염 진통작용	위장 장애, 간·신장 장애
	디클로페낙나트륨	볼타렌		
	인도메타신	인다신		
항우울제	아미트리프틸린 염산염	트립타놀	아미트리프틸린 자체의 진통작용	휘청거림, 졸림, 배뇨 장애, 변비
항불안제	탄도스피론 구연산염	세딜	항불안작용	간 기능 장애, 세로토닌 증후군
항부정맥 약	멕시레틴 염산염	멕시틸	리도카인의 경구 아날로그	약제성 과민 증후군 (DIHS)
진해제	덱스트로메톨판 취화수소산 염수화물	메디콘	만성 통증의 병인에 NMDA 수용체가 관여	호흡 억제, 아나필락시스 같은 증상
마약성 진통제	코데인린 산염	코데인	진통작용	부작용은 강하다. 구역질, 변비 등
	몰핀 염산염	몰핀 염산염		
피부용 약	우페나마트	페나솔 연고	소염 진통작용	접촉 피부염
	비다라빈	아라세나-A 연고	VZV의 증식 억제	
	아시클로버	조비락스 연고		

5) 주사용 프로스탄딘 주(20µg)　3V　← 프로스타글란딘 제제
6) 리플 주(10µg) 또는 팔크스 주(10µg)　1A　← 프로스타글란딘 제제
Px 처방 예 경증·중등증·중증 어떠한 경우에도 위에서 효과가 불충분한 경우, 아래 1)~6) 중 하나이거나, 또는 적절히 조합하여 사용

1) 트리프타놀 정(10mg)　1회 1~6정　1일 1회　오후 7~8시　← 항우울제
2) 세딜 정(10mg)　1회 1~2정　1일 3회　아침·점심·저녁 식사 후　← 항불안제
3) 멕시틸 캡슐(50mg)　1회 1~2캡슐　1일 3회　아침·점심·저녁 식사 후　← 항부정맥 약
4) 메디콘 정(15mg)　1회 1~2정　1일 3회　아침·점심·저녁 식사 후　← 진해제

Px 처방 예 염증이 심하고, 또는 신경 마비의 우려가 있는 경우에 추가

● 프레드니솔론 정(5mg)　1회 6정　1일 1회　아침 식사 후 또는 1회 4정　1일 1회　아침 식사 후와 1회 3정　1일 1회　저녁 식사 후　← 부신피질 호르몬 제제

※항바이러스 약과 동시에 가능한 한 일찍부터 투여 시작하고, 부작용에 주의하면서 감량하여 2주 전후에서 중지

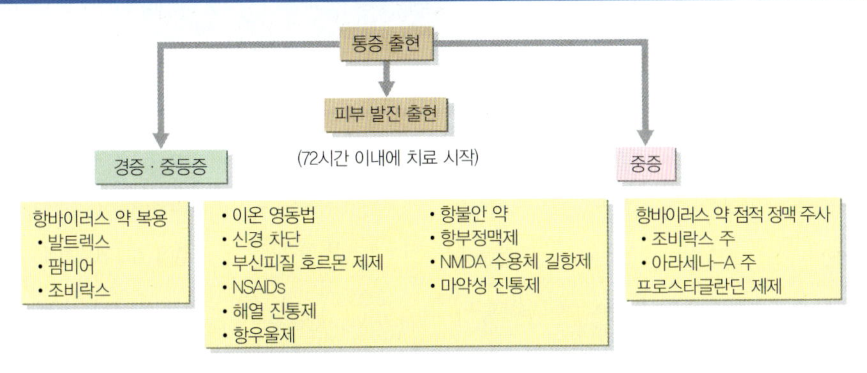

- 항바이러스 약은 경과가 양호할지라도 정해진 기간은 사용한다.
- NSAIDs는 통증이 완전히 소실될 때까지 중단하지 않는다. 일단 사라진 통증이 재발하면 경과가 길어진다.
- 혈류를 유지하기 위해 환부는 차게 하지 않고 따뜻하게 한다.
- 물집이 터져 욱신욱신하는 경우를 제외하고는 목욕할 수 있다.

●약물 요법 이외

- 이온 영동법(iontophoresis): 약을 이온화하여 피부를 통해 흡수시킨다.
- 신경 차단: 경막외 차단, 성상신경절 차단 등.
  ※양자 모두 특수한 기구 및 절차가 필요하지만, 가능하면 조기부터 시행하는 것이 바람직하다.

●예방

- 예방으로 수두 또는 대상포진 백신을 사용한다.
- 대상포진 백신(ZOSTAVAX) 접종에는 대상포진 발병을 51% 감소시키고, PHN 발병도 예방하는 효과가 있다.
- 일본의 수두 백신도 이 정도의 효과가 있다고 생각된다.
- 55세에서 60세 이상의 백신 접종이 바람직하다.

●참고 문헌

1) Tollinson CD, et al: Handbook of chronic pain management, Williams & Wilkins, 1989
2) 니무라 마고토: 대상포진 후 신경통, 일본 피부 학회지 100: 1352~1354, 1990
3) Higa K: Acute herpetic pain and post–herpetic neuralgia, Eur J Pain 14: 79~90,1993
4) Tasker RR, Dostrovsky FO: Deafferentation and centarl pain, Textbook of pain 2nd ed.(Ed Wall PD, Melzack R), Churchill Livingstone, Edinburgh, p154~180, 1989
5) Loeser JD: Herpes zoster and postherpetic neuralgia, Pain 25: 149~164, 1986
6) 오자와 아키라(혼다 마리코, 미야지 요시키, 타키가와 마사히로 편): 피부과 진료 사례 〈1〉 피부 감염증 치료 전략, p190~191, 문광당, 1998

69
대
상
포
진

호리이 사토시

간호 과정 순서도

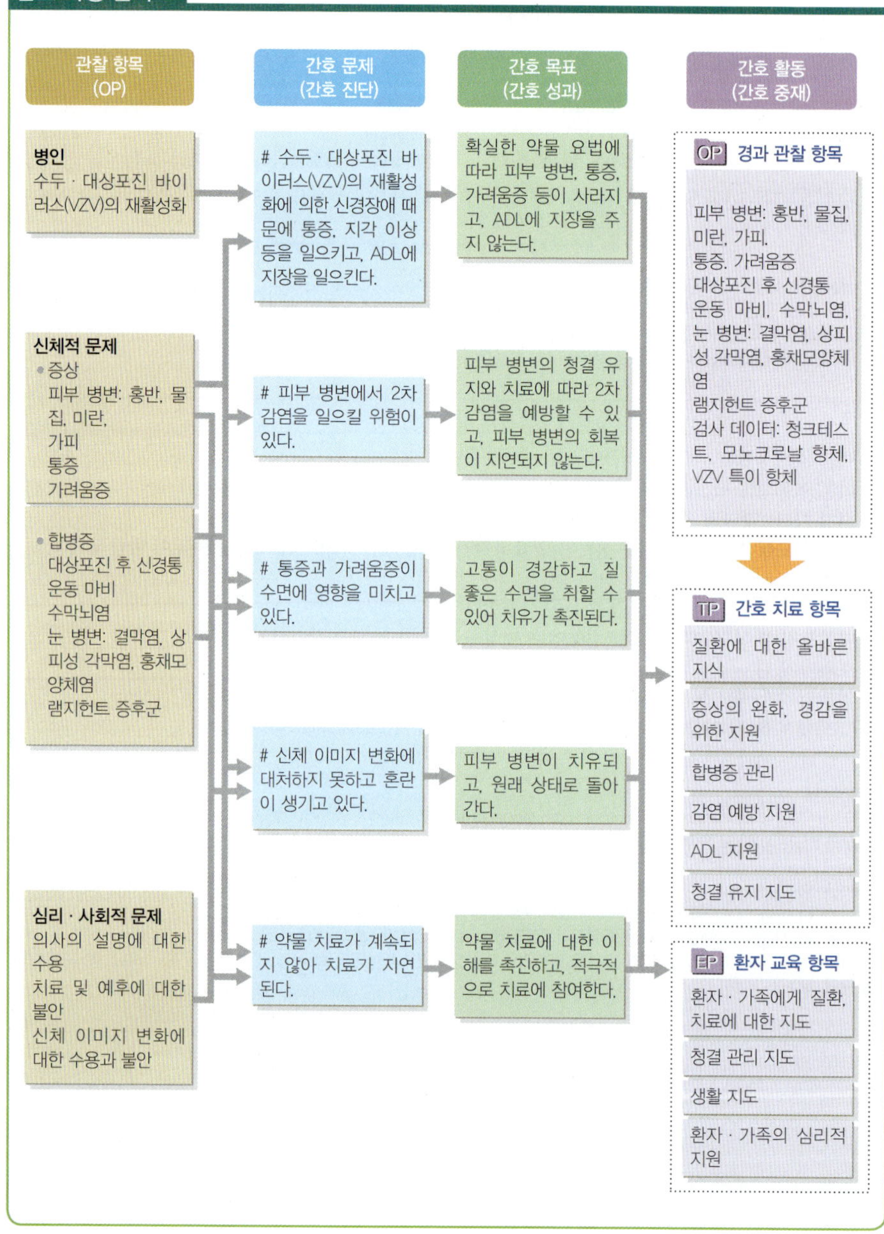

- 기본적으로 대상포진은 예후가 양호하여, 대상포진 후 신경통이 남지 않으면 생활상의 지장은 없다. 그러나 노인이거나 피부 병변이 광범위한 것, 깊은 궤양을 동반하는 것, 발병 초기부터 통증이 심한 대상포진은 대상포진 후 신경통의 주요 요인이 된다. 따라서 초기부터 항바이러스 약을 확실하게 투여하여 바이러스의 증식을 억제하고 2차 감염을 예방하는 것이 중요하다.
- 발진이나 물집이 있는 급성기는 통증과 가려움증에 따라 안락에 장애가 되거나 마비 등의 기능 장애 때문에 생활상에 지장을 일으키는 경우가 많다. 각각의 증상에 따라 완화 케어가 중요하다.
- 환자는 신체 이미지의 변화에 대한 불안이 생기기 쉽다. 의사로부터 질병 및 치료, 예후 등에 관한 설명을 충분히 듣고 불필요한 불안을 갖지 않도록 지원한다.
- 환자는 증상이 남은 채 퇴원하는 경우가 많다. 퇴원 후에도 약물 치료를 계속하게 되는데, 영양과 수면을 충분히 취하고 스트레스가 쌓이지 않도록 규칙적인 생활을 하여 재발을 예방하는 것이 중요하다.

Step1 영향 평가	Step2 간호 초점	Step3 계획	Step4 실시	Step5 평가

정보 수집	평가 관점과 근거 · 잠재적 간호 문제
전신 상태의 파악	대상포진은 신체 한쪽의 삼차신경 또는 척수신경 지배 영역에 피부 발진과 물집 등 피부 병변이 나타나고 통증과 가려움증을 동반하는 질환이다. 눈 병변이나 운동 마비를 수반하는 경우도 있고, 대상포진 후 신경통이 남는 경우도 있다. 이러한 증상은 환자의 휴식이나 수면을 위협하고, 피로, 스트레스가 쌓이기 쉽고, 면역력이 저하될 우려가 있다. 증상이나 합병증이 전신에 미치는 영향의 유무 정도를 파악하고 나서 평가한다. • 삼차신경절과 척수후근 신경절에 잠복 감염된 수두 · 대상포진 바이러스(VZV)가 어떤 요인으로 다시 활성화하거나, 환자의 면역 기능이 저하되었기 때문에 발병한다. 신경 줄기에 일치하는 띠 모양의 작은 물집이 보인다. • 대부분의 경우 환자는 통증과 발열, 피부 발진 등의 고통을 호소한다. • 눈 병변(결막염, 상피성 각막염, 홍채모양체염), 운동 마비, 안면신경 마비, 내이 신경 장애, 상지 운동 마비 증상, 복부의 팽만, 방광 직장 장애의 합병증을 동반하면 환자는 다양한 고통을 호소한다. 🔍 잠재적 간호 문제 : 수두 · 대상포진 바이러스(VZV)의 재활성화에 의한 신경 장애에 따라 통증, 지각 이상 등을 일으켜, ADL에 장애를 일으키고 있다./통증과 가려움증이 수면에 영향을 미치고 있다./통증과 가려움증이 안락함에 문제가 되고 있다.
증상 · 합병증 부위, 외관 상황, 정도의 관찰	피부 병변은 피부 발진이나 홍반, 물집의 어느 단계인지를 관찰한다. 물집이 터진 것 같은 경우에는 보호한다. 가피가 형성되는 경우. 가려워서 긁게 되므로 병변 부위의 상태를 제대로 파악하는 것이 치료 계획, 간호 계획의 수립에 효과적이다. • 발열이 피부 병변과 거의 동시에 나타난다. 피부 발진에서 홍반, 물집, 미란, 가피로 변화하지만, 여러 단계의 피부 발진이 혼재한다. 삼차신경, 늑간신경, 좌골신경 등의 영역에 많이 발생하고 신경통이 나타난다. • 물집은 터지면 미란, 가피를 거쳐 치료에 이르지만, 노인의 경우 피부 병변의 치료 후에도 통증이 지속되는 대상포진 후 신경통을 남길 수도 있다. • 환자는 피부 발진, 물집, 미란 등의 고통을 호소한다. 의류 및 침구의 소재에 따라 고통을 증강시키는 경우가 있다. 증상을 완화함과 동시에 증상을 악화시키지 않는 생활상의 지도도 중요하다. • 피부 발진이 어느 단계에 해당하는지를 관찰하고 물집이 터진 것 같은 경우에는 충분히 보호한다. 물집이 터지면 피부 병변에서 2차 감염을 일으킬 위험이 있다. • 가피가 형성되는 경우, 의류 등과의 접촉에 따라 가려움증이 강화되기 때문에, 긁지 않도록 지도한다. 또한 긁는 것을 고려하여 손톱의 청결 유지에 유의한다. 손톱으로 긁는 것은 화농의 위험을 높이고 감염되면 궤양화하여 흉터가 남기 쉽다.

	🔍 잠재적 간호 문제 : 수두 · 대상포진 바이러스(VZV)의 재활성화에 의한 신경 장애에 따라 통증, 지각 이상 등을 일으켜 ADL에 장애가 되고 있다./통증과 가려움증이 수면에 영향을 미치고 있다./통증과 가려움증이 안락함에 문제가 되고 있다. **합병증** ● 합병증으로 눈 병변(결막염, 상피성 각막염, 홍채모양체염), 운동 마비, 안면신경 마비, 내이신경 장애, 상지 운동 마비 증상, 복부의 팽만, 방광 직장 장애를 동반한다. ● 피부 병변의 치료 후에 남는 대상포진 후 신경통은 신경 변성에 의한 것으로, 참기 힘든 통증을 호소하는 경우가 많다. ● 안면신경의 무릎 신경절이 침범되면 안면신경 마비, 내이신경 장애(이명, 난청, 현기증), 미각 장애 등을 동반하기도 한다(램지헌트 증후군). ● 합병증 때문에 생겨나는 신경 장애는 ADL에 지장을 일으켜 환자에게 새로운 고통을 일으킨다. 🔍 공동 문제 : 대상포진 후 신경통/눈 병변(결막염, 상피성 각막염, 홍채모양체염)/운동 마비/안면신경 마비/방광 직장 장애 🔍 잠재적 간호 문제 : 피부 병변에서 2차 감염을 일으킬 위험이 있다.
환자 · 가족의 심리 · 사회적 측면의 파악	환자는 질환 때문에 생겨나는 고통, 피부 발진, 수두 등의 피부 병변을 신경 쓰고 외출을 피하는 경우도 많다. 질환과 치료, 예후에 대한 의사의 설명을 충분히 이해할 수 있도록 지원하는 동시에 사회에서의 고립감, 소외감을 갖지 않도록 정신적인 지원도 중요하다. ● 환자가 현재의 상태, 치료 방침, 예후에 대해 충분히 이해하고 있는지 파악하고 조기에 확실한 치료를 해야 하는 중요성을 정중하게 설명하고 치료에 적극적으로 임할 수 있도록 지원한다. ● 피부 병변은 가피화할 때까지 홍반, 부종, 물집, 농포, 미란, 궤양 등 여러 단계가 혼재하기 때문에 환자는 얼굴 모양의 변화나 마비 증상 등에 의한 신체 이미지의 변화에 대해 강한 불안을 안기 쉽다. 환자의 언행에 주의하고 의사로부터의 설명을 충분히 이해하고 있는지 파악하고 불안 완화에 노력할 필요가 있다. ● 초기부터 약물 치료가 확실히 되지 않는 경우는 피부 병변이 길어지거나 대상포진 후 신경통이 지연되기 쉽다. ● 고령자는 피부 병변의 치료 후에도 통증이 지속되는 대상포진 후 신경통을 남기는 경우가 많고, 향후 일상생활에 불안을 느끼고 있는 경우가 많다. 🔍 잠재적 간호 문제 : 신체 이미지의 변화에 대처하지 못하고 혼란이 생기고 있다./약물 치료가 계속되지 않는 것으로 치료가 지연된다.

Step1 영향 평가	Step2 간호 초점	Step3 계획	Step4 실시	Step5 평가

간호 문제 리스트

#1 수두 · 대상포진 바이러스(VZV)의 재활성화에 의한 신경 장애에 따라 통증, 지각 이상 등을 일으켜 ADL에 지장을 초래한다(인지 지각 활동–운동 패턴).
#2 피부 병변에서 2차 감염을 일으킬 위험이 있다(영양–대사 패턴).
#3 통증과 가려움증이 수면에 영향을 미치고 있다(수면 패턴).
#4 신체 이미지의 변화에 대처하지 못하고 혼란이 생기고 있다(자기인식 패턴).
#5 약물 치료가 계속되지 않아 치료가 지연된다(건강 지각–건강관리 패턴).

간호의 우선순위 지침

● 초기부터 통증의 경감을 위하여 항바이러스 약물 치료를 확실하게 한다. 적절한 시기에 약물 치료가 실시되지 않으면 대상포진 후 신경통이 생기기 쉽다.

- 또한 피부 병변에서 2차 감염이 발생하면 궤양화와 흉터 형성이 남기 쉽다. 피부 발진과 물집을 가렵다고 긁지 않도록 지도하는 것과 함께 피부와 손가락의 오염이 심각화를 부르는 것을 염두에 두고, 청결 유지에 노력한다.

1 간호 문제	**간호 진단**	**간호 목표(간호 성과)**
#1 수두 · 대상포진 바이러스(VZV)의 재활성화에 의한 신경 장애 때문에 통증, 지각 이상 등을 일으켜 ADL에 지장을 일으키고 있다.	**급성 통증** **관련 요인:** 손상의 원인이 되는 것 **진단 지표** □ 신호에 의한 통증 호소 □ 보호하는 행위 □ 고민에 찬 얼굴 □ 안절부절하는 모습 □ 주의가 미치는 범위 좁다 **감각 지각 혼란** **관련 요인:** 감각의 전달의 변화, 심리적 스트레스 **진단 지표** □ 감각의 첨예도 변화 □ 일반 자극에 대한 반응의 변화 □ 초조감 □ 안정하지 못함 **신체 이동성 장애** **관련 요인:** 활동 저항력의 저하, 불편함, 통증 **진단 지표** □ 어색한 운동 □ 느려진 운동	〈**장기 목표**〉 확실한 약물 요법에 따라 피부병변, 통증과 가려움증이 사라지고 ADL에 지장을 주지 않는다. 〈**단기 목표**〉 1) 항바이러스 약, 항염증성 약물을 확실하게 투여한다. 2) 필요한 도움을 받으면서, 피부 병변, 통증, 지각 이상 등이 감소하여 일상생활을 보낼 수 있다.

간호 계획

OP 경과 관찰 항목

- 나이, 면역 기능의 저하를 일으키는 기초 질환, 치료의 유무
- 발열, 열형
- 두통, 구역질 · 구토, 경련
- 의식 장애
- 커닉스 징후
- 피부 발진의 발현시기
- 피부 병변의 부위, 양상(발적, 부종, 물집, 미란, 궤양, 가피, 탈락, 괴사)와 분포 상태, 삼출액의 유무
- 통증의 유무, 강도, 부위, 발현시기
- 가려움증의 유무, 강도, 부위
- 지각 이상 또는 마비 증상, 발현시기
- 결막염(충혈, 눈곱) 상피성 각막염(이물감, 눈물이 남) 홍채모양체염(광선 공포증, 안개처럼 뿌옇게 보임)
- 안면신경 마비(구각하수, 안검하수 등), 내이신경 장애(이명, 난청, 현기증)
- 상지 운동 마비 증상, 복부의 팽만
- 방광 직장 장애(요폐, 요실금, 빈뇨, 변비, 변실금 등)
- 검사 데이터: CRP, 백혈구 수, VZV 항체값

중재 포인트와 근거

➡ 통증과 지각 이상이 나타난 시기와 피부 발진이 나타난 시기, 연령(노인), 또는 면역 상태의 저하를 일으킨 기초질환과 치료의 유무, 피부 발진 상태에서의 중증도 분류, 염증의 정도와 대상포진 후 신경통의 위험을 이해하고 악화 방지를 위해 반드시 약물 치료를 하도록 하는 것이 중요하다. **근거** 일반적으로 피부 발진이 나타나고 수일~10일 전에 통증과 지각 이상이 나타나고, 통증은 피부 발진이 나타난 후 10일 정도에 피크가 되어, 3~4주에서 사라진다. 고령자 등에서는 피부 발진이 나타난 후 잠시 지나고 나서 발현할 수 있어, 대상포진 후 신경통의 주요 요인의 하나가 되고 있다. 또한 대상포진 후 신경통을 일으키는 다른 요인으로 피부 발진이 광범위한 것, 깊은 궤양을 동반하는 것, 발병 초기부터 통증이 강한 것을 들 수 있다.

69
대상포진

- 약의 부작용: 간 장애, 신장 장애, 위장 장애, 정신 신경 장애, 휘청거림, 졸음, 배뇨장애, 변비 등

TP 간호 치료 항목
- 중증도에 따라 처방된 항바이러스 약의 정맥 주사 또는 내복, 외용 약물 치료를 확실하게 관리한다.
- 경막외 튜브를 관리한다.
- 통증의 호소를 경청하고, 통증의 정도에 따라 항염증 약이 처방될 수 있도록 의사에게 연락한다.
- 피부 병변을 보호하고 자극을 주지 않도록 한다.
- 안정이 유지되도록 환경을 정비한다.
- 지각 이상이나 마비 증상의 정도에 따라 지원을 한다.

EP 환자 교육 항목
- 통증, 가려움증, 지각 이상 등이 있으며, 섭식이 어려운 경우, 간호사와 상담하도록 설명한다.
- 증상이나 부작용 때문에 생겨나는 고통은 참지 말고 간호사에게 전할 것을 말한다.

➡ 근거 사용 약물의 부작용의 출현 상황을 평가하고, 부작용 증상의 완화에 노력한다.

➡ 항바이러스 약물의 점적 정맥 내 주사의 시간과 속도 조절을 처방대로 실시하고 적절하게 관리한다. 근거 혈중 농도를 일정하게 유지하기 위해 필요하다.

➡ 피부 병변을 자극하지 않는 잠옷, 침구를 사용한다. 근거 피부 병변에 자극은 통증, 가려움증을 강화시켜 안정을 유지할 수 없게 된다.

➡ 통증과 마비 상태에 따라 씹기 쉬운 형상의 식사를 제공하거나 보양식을 권한다. 근거 통증이 심하거나 마비가 있으면, 식사 섭취가 어려워지고 영양을 취하기 위한 연구가 필요하다.

2 간호 문제	간호 진단	간호 목표(간호 성과)
#2 피부 병변에서 2차 감염을 일으킬 위험이 있다.	감염 위험 상태 위험 요인: 만성 질환, 불충분한 후천성 면역, 잘못된 제 2차 방어 기구, 병원성 인자에 대한 환경적 노출, 면역 억제, 관혈적 처치, 병원성 인자의 노출을 피하기 위한 지식의 부족, 영양 실조	〈장기 목표〉 피부 병변의 청결 유지 및 치료에 의한 2차 감염이 예방을 할 수 있고, 피부 병변의 회복이 지연되지 않는다. 〈단기 목표〉 피부 병변의 상태에 따라 소독, 치료를 실시하고 감염원을 제거하면서 2차 감염을 예방한다.

간호 계획	중재 포인트와 근거
OP 경과 관찰 항목 • 피부 병변의 분포 확대 • 피부 병변의 양상(홍반, 부종, 물집, 미란, 궤양, 가피, 탈락, 괴사)의 변화, 삼출액의 유무 • 통증, 가려움증의 변화 • 찰과상이나 화농소의 유무 • 지각 이상 또는 마비 증상의 변화	➡ 피부 병변 등의 어느 단계에 있는지, 화농소가 있는지 관찰하고, 그 상태에 따라 세정 소독, 외용약의 도포, 청결, 보호에 노력한다. 근거 특히 물집이 터지거나 미란, 궤양이 있는 경우는 환자 유래의 상주균, 의료진과 환경 유래의 이행균이 그곳으로 침입 시 2차 감염이 일어나기 쉽다. 2차 감염은 피부 발진의 회복을 지연, 흉터, 색소 침착을 남기기 쉽다.
TP 간호 치료 항목 • 신체의 청결유지는 기본적으로 샤워 목욕을 하지만 피부 병변에는 비누를 사용하지 않고 가볍게 씻어 소독한 후 항바이러스 외용약을 도포하고, 멸균 거즈로 보호한다(표준예방책에 더불어 접촉 감염 예방책에 힘쓴다). • 두피에 피부 발진이 있는 경우, 피부 발진 부위는 비누를 사용하지 않고 세정한다. • 얼굴에 피부 발진이 있으면 비누를 사용하지 않고 세정 또는 물수건으로 닦아서 깨끗이 한다. • 손 목욕(족욕)과 손톱의 청결 유지(손톱을 자르고, 발가락을 매끄럽게 한다)	➡ 피부를 청결하게 유지한다. 근거 2차 감염의 위험을 낮추기 위함이다. ➡ 손 목욕과 손톱의 청결 유지 근거 통증, 가려움증, 지각 이상이 있으면 무의식적으로 피부 발진과 물집을 손가락이나 손톱으로 만지거나, 자극하거나, 상처를 만들어 손가락이나 손톱을 통해 2차 감염을 일으키기 쉽다.

- 피부 병변을 청결하게 할 필요성이 있다는 것을 설명하고 이해를 촉진한다.
- 노인이나 면역 기능이 저하하기 쉬운 기초 질환을 가진 환자는 정중하게 설명하여 이해를 촉진한다.

➥ 근거 2차 감염이 일어나면, 피부 병변과 합병증의 회복이 늦어진다.

➥ 샤워 목욕 등의 청결 관리 및 피부 병변의 처치 필요성을 설명한다. 근거 노인이나 면역 기능이 저하되기 쉬운 기초 질환 등을 가진 환자는 2차 감염을 일으키기 쉽다. 또한 피부 병변이 중증화하기 쉽고, 청결 관리 및 피부 발진 처치가 환자에게 부담이 되기 쉽다.

3 간호 문제	간호 진단	간호 목표(간호 성과)
#3 통증과 가려움증이 수면에 영향을 미치고 있다.	수면 패턴 혼란 관련 요인: 방해(질환) 진단 지표 □ 정상적인 수면 패턴의 변화 □ 숙면감이 없다는 호소 □ 잠에 따른 불만 □ 잠들기 어려움을 호소	〈장기 목표〉 고통을 완화하고 질 좋은 수면을 취하여 치유가 촉진된다. 〈단기 목표〉 고통이 완화하고 잠을 취할 수 있다.

간호 계획	중재 포인트와 근거

OP 경과 관찰 항목

- 통증, 가려움증의 정도
- 잠드는 모습
- 수면 시간
- 수면 패턴
- 불면일 때의 모습
- 불면증 호소

➥ 통증, 가려움증 등에 따라 수면을 취할 수 없는 경우는 의사가 처방한 소염제 등을 투여하여 안정, 휴식을 촉진하여 소모를 최소화한다. 근거 대상포진의 급성기는 통증, 가려움증 등의 고통과 불안, 좌절, 초조감을 동반하고, 스트레스 때문에 신체의 에너지 소모가 심하다. 면역력을 회복시키려면 신체의 안정과 휴식이 필요하다.

TP 간호 치료 항목

- 병실 등의 환경을 정돈한다.
- 면회에 따라 환자가 소모되는 경우는 면회를 제한한다.
- 통증, 가려움증 등의 불면의 원인을 확인하고 의사가 처방한 항염증성 약 등을 투여한다.
- 잠들 수 없는 경우는 환자의 고통과 불안의 호소에 귀를 기울이면서 입면을 돕는다.
- 통증, 가려움증 등이 적은 낮에는 가능한 한 자지 않도록 설명한다.

➥ 근거 환자가 안정되게 환경이 정돈되어, 잠을 취하기 쉽게 될 수 있다.
➥ 근거 고통의 원인이 제거되어 부드럽게 잠들 수 있다.

➥ 대상포진의 회복 상황에 맞추어 서서히 낮에 깨어 있는 시간을 길게 하여 생활 리듬이 정리되고, 야간 수면을 충분히 취할 수 있도록 조정해 나간다. 근거 피부 발진이 회복됨에 따라 통증, 가려움증 등이 완화되고 낮 활동을 되찾기 쉽다.

EP 환자 교육 항목

- 통증, 가려움증 등의 고통과 불안을 호소하고 잠들 수 없는 경우에는 간호사에게 걱정하지 말고 상담하도록 전한다.

➥ 근거 환자는 불안과 걱정 등의 감정을 표출하는 것으로, 정신적 안녕을 얻기 쉽다.

69
대상포진

<table>
<tr><td>**4 간호 문제**</td><td>**간호 진단**</td><td>**간호 목표(간호 성과)**</td></tr>
<tr><td>#4 신체 이미지의 변화에 대처할 수 없어 혼란이 생기고 있다.</td><td>신체 이미지 혼란
관련 요인: 질환, 질환의 치료, 지각적 요인
진단 지표
□ 사회적인 관계의 변화
□ 신체의 일부를 의식적으로 숨긴다.
□ 신체 부위를 보지 않는다.</td><td>〈장기 목표〉 피부 병변이 치유되고, 원래의 상태로 돌아간다.
〈단기 목표〉 질병 때문에 신체 이미지의 변화에 대하여 납득하고 치료를 받을 수 있다.</td></tr>
</table>

간호 계획	중재 포인트와 근거
OP 경과 관찰 항목 • 의료진의 얼굴을 보고 대화를 하고 있는가? • 피부 병변 처치 중의 표정의 변화는 어떠한가? • 피부발진, 마비 증상에 대하여 스스로 말하는가? • 피부발진, 마비 증상에 대하여 호소하고 불안한 모습을 보이지 않는가?	➡환자의 표정이나 대화할 때의 시선을 평가한다. 근거 질환의 인식방법을 파악하여 구체적인 지원의 방향성을 제시한다.
TP 간호 치료 항목 • 피부 발진, 마비 증상에 대해 의사로부터 충분한 설명이 되도록 조정한다. • 피부 발진, 마비 증상에 대하여 걱정이나 불안의 호소에 공감적인 자세로 경청한다.	➡의사로부터의 설명 내용을 파악한다. 근거 피부 발진은 일반적으로 시간이 지나면서 소실되어 간다. 2차 감염을 일으켜 화농하지 않는 한, 흉터, 색소 침착은 남지 않는다. 그러나 노인이나 중증인 경우, 회복이 늦어지고 마비 증상이 남는 경우도 있어 충분한 설명이 필요하다. 특히 얼굴에 피부발진이 있는 경우는 마비 증상도 더해져 수치심, 자존감에 영향을 미친다.
EP 환자 교육 항목 • 피부 발진의 흔적과 마비 증상을 남기지 않기 위하여 현재 하고 있는 의료처치를 구체적으로 설명한다.	➡피부 발진, 마비 증상에 대한 환자의 걱정과 불안에 대하여 호소와 생각에 몇 번이라도 존중하고 관계한다. 근거 피부 발진, 마비 증상의 회복 조짐이 없는 한 환자의 걱정, 불안은 감소하지 않는다.

<table>
<tr><td>**5 간호 문제**</td><td>**간호 진단**</td><td>**간호 목표(간호 성과)**</td></tr>
<tr><td>#5 약물 치료가 계속되지 않아 치료가 지연된다.</td><td>비효과적 자기 건강관리
관련 요인: 지식 부족
진단 지표
□ 위험 요인을 감소시키는 행동을 취하지 않는다.
□ 질환에 대한 주의 부족
□ 치료 계획이 어렵다고 말을 한다.</td><td>〈장기 목표〉 약물 치료에 대한 이해를 촉진하고 적극적으로 치료에 참여한다.
〈단기 목표〉 약물 치료를 계속하고 피부 발진이나 통증이 경감, 없어진다.</td></tr>
</table>

간호 계획	중재 포인트와 근거
OP 경과 관찰 항목 • 질환, 치료에 대한 이해 • 증상의 회복 상황 • 검사 데이터: CRP, 백혈구 수, VZV 항체값 • 약의 효과와 부작용	➡회복 상황을 관찰하면서 환자의 퇴원 후의 생활을 주시해 환자가 복용이나 피부 발진 처치가 조금씩 자기관리 할 수 있도록 관계한다. 근거 환자는 많은 경우 증상이 남아 퇴원하게 된다. 확실한 내복과 피부 발진 부위의 청결 등의 자기관리를 하지 않으면 증상이 악화될 우려가 있다.

TP 간호 치료 항목

- 약물 치료 필요성의 이해를 확인하고 처방된 내복, 외용약의 확실한 자기관리를 할 수 있도록 지원한다.
- 약물 요법의 부작용이 출현한 경우의 대처법을 지도한다.
- 피부 병변의 청결 유지와 보호에 유의하고, 자극을 줄이는 방법을 지도한다.

EP 환자 교육 항목

- 악화나 재발 예방을 위해 처방된 내복, 외용약 치료를 계속하는 것이 중요하다는 점을 알린다.
- 신체의 청결 유지(샤워, 목욕), 손톱의 청결(손톱을 자르고, 발가락 끝을 매끄럽게 한다)을 유지한다.
- 안면 등의 색소 침착에 불안이 있는 경우는 직사광선을 피해 모자와 마스크 등으로 가린다.
- 스트레스, 피로, 수면 부족을 피하고 생활 리듬을 정돈하도록 지도한다.

➡ **근거** 약물 치료의 필요성이 이해되지 않으면 임의 판단으로 복용을 중단할 우려가 있다.

➡ **근거** 무의식적으로 피부 병변을 만지거나 자극하기도 하고, 상처를 만들 우려가 있으므로, 2차 감염을 방지하기 위해서도 피부와 손의 청결을 유지하는 것이 중요하다.

➡ **근거** 발병 초기에 항바이러스 약 치료를 시작하는 것이 VZV의 활성화를 억제하고, 대상포진 후 신경통의 예방에 효과적이다.

➡ **근거** 햇빛에 의한 자극을 피한다.

➡ 스트레스, 피로, 수면 부족을 피한다. **근거** 스트레스와 피로, 불규칙한 생활은 면역 기능의 저하를 일으켜 치유를 지연시킨다.

| Step1 영향 평가 | Step2 간호 초점 | Step3 계획 | **Step4 실시** | Step5 평가 |

병기 · 병태 · 중증도별 관리 포인트

【대상포진의 급성기】 피부 발진의 양상, 즉 괴사성 수포나 범발진을 수반하는지 여부 등으로 중증도가 분류된다. 노인인지, 면역 기능의 저하를 일으키는 기초 질환의 치료의 유무, 수막염 증상의 유무, 발열이나 CRP값 등으로 염증의 정도를 파악하여 바이러스혈증의 유무를 판단하고 종합적으로 심각도를 파악할 필요가 있다. 노인과 면역 기능의 저하를 일으키는 기초 질환이나 치료가 있으면 대상포진 후 신경통이 일어나기 쉽다. 악화를 방지하기 위해서는 반드시 약물 치료가 이루어지도록 지원하는 것이 중요하다.

【얼굴에 피부 발진과 마비 증상이 있는 경우】 신체 이미지의 변화에 대한 불안이 더욱 높아진다. 의사로부터의 건강 상태 및 예후 등의 설명이 충분히 이루어지도록 조정하고 지원한다.

간호 활동(간호 중재) 포인트

치료 지원
- 심각도를 판단하고 항바이러스 약, 소염제 등이 확실하게 투여될 수 있도록 관계한다. 약물 치료에 따라 피부 발진, 통증, 지각 이상 등이 완화하고 일상생활을 보낼 수 있도록 지원한다.

청결 유지, 고통의 완화
- 피부 발진이 물집, 미란의 상태가 되면 2차 감염이 일어나기 쉽다. 2차 감염을 일으키면 치료가 지체하기 때문에 피부 병변의 소독, 청결, 보호가 중요하다.
- 피부 병변은 통증, 가려움증을 동반하고 안락함에 장애되거나 마비 등의 기능 장애 때문에 생활에 지장을 일으키는 경우가 많다. 각각의 증상에 따라 적절한 완화 관리를 실시한다.
- 유통증성 피부 발진, 신경 장애에 따른 고통이 경감하고 충분한 수면을 취할 수 있도록 지원한다.
- 피부 병변이나 신경 장애에 따른 신체 이미지의 변화에 대해 충분한 설명을 의사로부터 받을 수 있도록 조정한다. 그 때는, 간호사도 동석 환자의 이해 정도를 확인한다. 또한 환자가 혼란 없이 치료를 받을 수 있도록 지원한다.

바이러스혈증에 대한 대처
- 대상포진에 범발진이 자주 발생하는 경우, 바이러스혈증을 일으킨다고 생각되기 때문에 수두뿐만 아니라 비말 핵(공기), 비말, 접촉의 각 감염 경로 예방 대책을 강구한다.

감염 확대 방지

- 바이러스혈증이 발병하지 않았으면 전후 1~2일까지는 비말 감염 예방책, 접촉 감염 예방책 그 이상은 접촉 감염 예방책을 강구한다.
- 대상포진 환자의 의료 서비스에 해당되는 의료진은 자신이 감염 감염원을 확대시키지 않기 위하여, VZV에 대해 항체를 충분히 보유하고 있을(ELISA법 VZV-IgG 항체 4.0 이상) 필요가 있다.

퇴원 · 요양지도

- 환자는 증상이 남아 퇴원하는 경우가 많다. 퇴원 후에도 약물 치료를 계속, 영양, 수면을 충분히 취하면서 스트레스가 쌓이지 않도록 규칙적인 생활을 보내고 재발을 방지할 필요가 있다.
- 악화나 재발을 예방하기 위해 처방된 내복, 외용약 치료의 지속이 중요하다는 것을 설명한다.
- 피부 발진 부위의 청결과 보호 및 자극 완화방법을 지도한다.
- 신체의 청결 유지(샤워, 목욕), 손톱의 청결 유지(손톱을 자르고, 발가락을 매끄럽게 하는)의 중요성에 대해 지도한다.
- 안면 등의 색소 침착의 불안이 있는 경우, 직사광선을 피해 모자와 마스크 등으로 가리도록 지도한다.
- 스트레스, 피로, 수면 부족을 피하고 생활 리듬을 정돈하도록 지도한다.
- 안면신경 마비나 각막염 등과 같이 퇴원 후에도 치료의 필요성이 있는 경우, 진찰방법과 관리방법을 지도한다. 필요가 있으면, 통증클리닉을 소개한다.
- 피부 발진, 통증의 악화가 보였을 경우의 대증방법을 설명하고 의료기관에 연락하여 즉시 진찰하도록 설명한다.
- 물집, 피부 발진을 갖고서 가정 요양하는 환자에 대해서는 가족에 VZV에 대한 면역력에 문제가 있는 사람이 없는지 확인하고, 피부 발진 부위의 거즈 취급 등의 주의사항에 대해 설명한다.

| Step1 영향 평가 | Step2 간호 초점 | Step3 계획 | Step4 실시 | Step5 평가 |

평가 포인트

간호 목표 달성도
- 지시된 약물의 복용을 확실하게 실시할 수 있었는가?
- 피부 발진에 의한 통증, 가려움증, 지각 이상, 마비 등의 기능 장애가 개선되었는가?
- 신체 이미지의 변화 등에 따른 고통이 경감했는가?
- 환자는 안정, 휴식, 수면, 생활 리듬의 확립의 중요성을 이해하고 수행할 수 있었는가?
- 피부 병변의 치료, 보호 등의 자기관리가 가능했는가?
- 퇴원 후 약물 치료, 처치의 생활 관리를 이해할 수 있는가?
- 감염 예방 대책을 이해하고 수행할 수 있는가?

대상포진 환자의 병태 관계도와 간호 문제

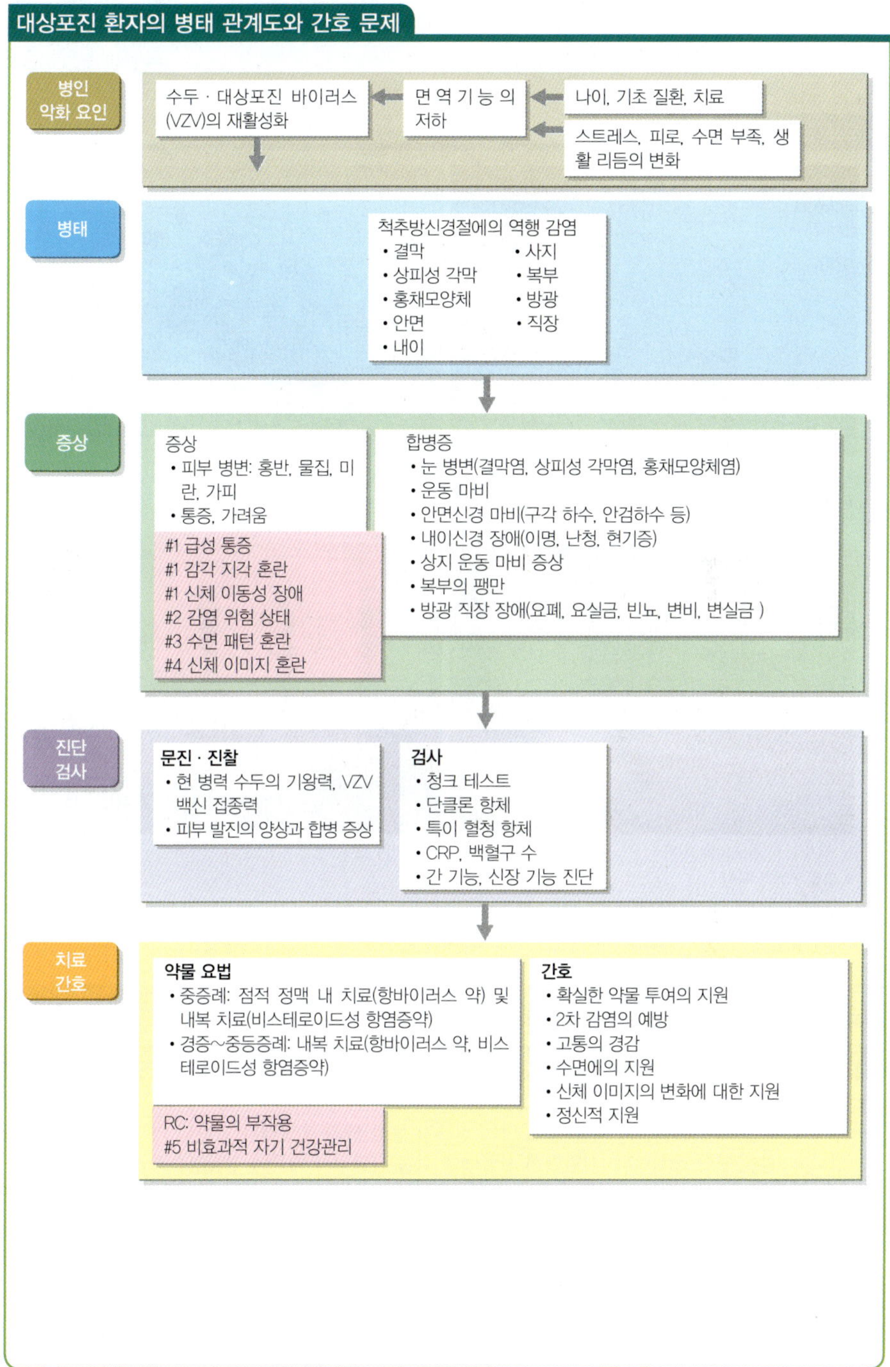

70 옴·백선

가토 다쿠로

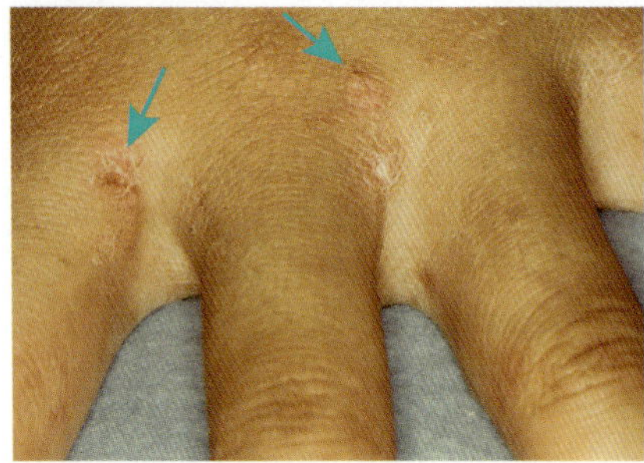

a. 옴이 각질층에 만든 터널

b. 옴벌레

■ 그림 70-1 옴

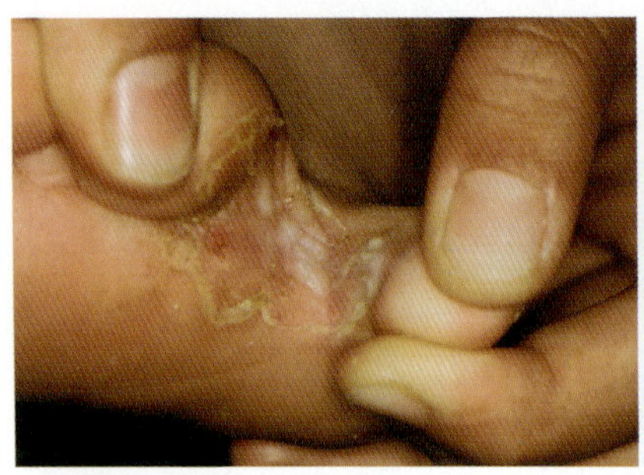

a. 발가락 사이의 발백선

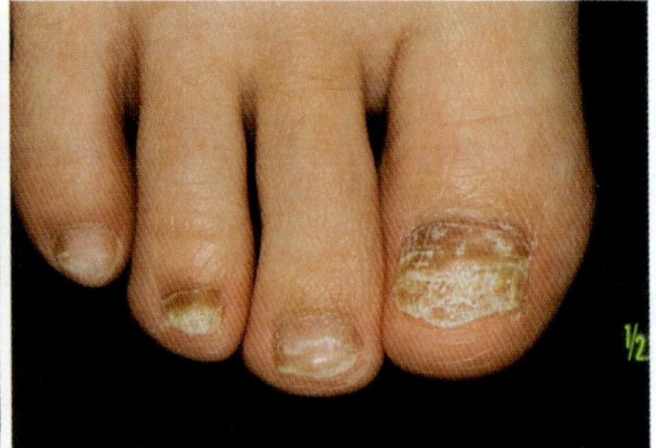

b. 손발톱 백선

■ 그림 70-2 백선

A. 옴

병태 생리

❚ **옴벌레(개선충)에 의한 피부 감염이다.**
- 환경 속에 있으면서 인간의 피를 빨아 먹는 진드기 등과 달리 옴벌레는 인간의 피부 각질층에 기생하고, 알을 낳아 증식한다. 사람에서 사람에게 접촉 감염되기 때문에 성감염증과 함께 집, 병원, 양로원 등에서의 집단 감염이 문제가 되고 있다.
- 심각한 질환과 그 치료에 저항력이 떨어진 환자에게 발생하는 각화형(가피형) 옴은 무수한 옴벌레가 기생하고 전파력이 매우 강하다. 간호를 받고 있는 환자에게 발병하면 신체 접촉이 많은 간병인으로 옮기기 쉽다. 실제로 입원 환자뿐만 아니라 많은 직원에게 발병하여 병동 폐쇄에 이른 병원도 있다.

병인·악화 요인

- 감염 기회가 문제이고, 가정에서는 동거 가족, 시설이나 병원에 있는 경우 입원 환자, 직원 등에게 옴 환자가 있으면 옮기 쉽다.

병형	격리	실내의 구충	직원 · 같은 병실 환자의 예방적 처치	의류 · 시트류의 처치
보통형 옴	불필요	불필요	불필요 (때로는 필요: 농후한 접촉이 있는 간병인, 물리치료사) 당직실, 수면실에서 시트류를 자주 교환	불필요 보통의 세탁
각화형 옴	필요 (2주간)	필요 바닥, 벽, 커튼, 침대, 양식 화장실, 욕실 등의 탈의장에 있는 살충제 1회 살포 및 낙하한 비듬을 청소기로 제거	필요 경부 이하 전신에 오이락스 크림 7일간 도포 (비닐 또는 고무) 장갑 착용, 가운 기술의 실시 (거친 솔기의 의류는 피한다)	필요 1~2주 동안은 매일 교환하고, 열처리를 한다(뜨거운 물을 붓거나 다림질 등 50℃에서 10분간 사멸). 이불은 건열멸균(건조업자의 이용 등, 1회로 좋다) 또는 열탕 처리 또는 비닐봉투에 넣어 1~2주간 방치 경우에 따라 살충제 1회 살포 후 세탁

〔난코 히로코: 옴−최근 확산 요인/최신 치료와 대책. Visual Dermatology 2(8): 774, 2003 표 3을 수정하여 인용〕

역학 · 예후

- 성별, 연령에 관계없이 발병하지만, 노인에게 많은 경향이 있다.
- 일본에서는 제2차 세계대전 이후에 대유행하고 임시 종식되었지만, 30년 정도 전부터 증가하고 있고 전국에 만연하고 있다.
- 난치성이지만, 치명적이지는 않다.

증상

보통형 옴은 몸통 · 사지에 작은 구진, 손가락 사이와 손 관절의 각질층에 옴 터널을 형성한다. 각화형 옴은 팔다리에 비듬을 동반하는 과각화증과 몸통 · 사지의 붉은 피부 질환이 특징이다.

- 보통형 옴 증상은 몸통과 사지에 작은 구진이 잘 발생하는데, 다른 벌레 물림, 가려운 피부 발진, 습진과의 감별이 어렵고, 특징적인 증상은 손의 손가락 사이와 손 관절에 보이고, 선상에 배열하는 수mm의 회백색의 피부 발진(옴 터널)이다(그림 70-1a). 피부에 터널을 파서 알을 낳고 이 끝에 개선충이 있는 경우가 많다. 또한 외음부에 진한 갈색 조의 결절이 다발하는 것도 특징이다.
- 각화형 옴은 손발에 비듬을 동반한 각질 증식이 보이며, 그 안에 무수한 벌레와 알이 있다. 손톱 중에도 들어가 손톱이 두꺼워지고 혼탁해진다. 몸통 · 사지는 광범위하게 비듬을 동반하여 홍반, 즉 붉은 피부 질환의 증상이 된다.

진단 · 검사값

신체 소견, 문진, 옴 터널, 구진, 결절에서 채취한 피부에 벌레나 알을 확인하여 진단한다.

- 옴 터널 등의 피부를 채취하여 현미경으로 보면 벌레(그림 70-1b)와 알을 확인할 수 있어, 진단이 확정된다. 발병 초기 환자에서는 터널이 적고, 벌레와 알을 찾기 어렵다.

합병증

- 가려움증이 심하기 때문에 긁어서 소파성 습진이나 세균 감염증(농가진, 모낭염)을 합병한다.

치료법

외용약에 의한 살충과 감염 예방이 중요하다.
- ●치료 방침
- 감염 예방이 특히 중요하고, 보통형과 각화형은 대책이 크게 다르다(표 70-1).

■ 표 70-2 옴의 주요 치료제

■ 표 70-2 옴의 주요 치료제

분류	일반명	주요 상품명	약의 효과 메커니즘	주요 부작용
분선충 구제약	이버맥틴	스트로멕톨	무척추 동물의 신경·근육에 과분극이 일어나 마비를 일으킨다.	중독성 표피 괴사증 피부점막안 증후군 간기능 이상
진양제	크로타미톤	오이락스	살충작용에 의한다.	피부 자극감 접촉 피부염

● 약물 요법
● 이버맥틴(스트로멕톨)을 복용한다. 외용약으로 오이락스 크림 등이 사용되고 있다.

Px 처방 예 내복
● 스트로멕톨 정(3mg)　1회 3~4정(200μg/kg)　1일 1회　아침 식사 전(공복 시)　← 분선충 구제약
　※재투여가 필요한 경우는 2주 후에 같은 양 복용

Px 처방 예 외용약
● 오이락스 크림 1일 1회 경부 이하의 전신에 도포　← 진양 약

B. 백선

병태 생리

❚ 병원성 곰팡이의 일종인 피부 사상균(백선균)에 의한 피부 감염이다.
● 피부의 각질을 분해하여 영양소로 하기 때문에 표면의 각층, 손톱, 머리 등에 기생하여 염증을 일으킨다. 그보다 깊은 진피, 피하 조직, 혈액 등에 들어가는 것은 극히 드물다.
● 병변 부위에 따라 발백선, 손발톱 백선, 손발 백선, 생모부(몸 및 샅) 백선 등의 병형으로 분류된다.

병인·악화 요인

● 백선 환자와 함께 살거나, 양로원에 입주, 공동 목욕탕·수영장의 이용이 많은 장소 등 감염 기회가 문제가 된다. 기타 고온·다습 등 환경 요인, 다한·불결 등의 피부 문제, 장화·안전화의 착용이라는 생활 습관 등이 관계한다.

역학·예후

● 피부 곰팡이 증은 피부과 진료 환자의 10~15%이고, 백선은 그 90% 가까이를 차지하고, 발백선이 가장 많다. 그리고 발백선 환자는 의료기관에서 진찰하지 않고 방치 또는 시판하는 약으로 치료하는 경우도 많다. 피부과 전문의가 실시한 조사에서는 일본인의 약 20%가 발백선, 10%가 손발톱 백선을 앓고 있다고 보고되어 있다.
● 병변 부위로 세균이 들어가 심각한 피부·연조직염을 발생할 수는 있지만, 백선균만으로 심각한 증상을 나타내는 것은 아니다.

증상

❚ 병형에 따라 약간의 차이는 있지만. 가려움, 물집, 홍반 등을 특징으로 한다.
● 발백선은 지간형, 작은 수포형, 각질 증식형으로 분류되지만, 여러 병형을 나타내는 경우도 많다. 지간형은 지간에 침연한, 또는 마른 인설의 홍반성 국면을 나타내고 미란이나 균열을 동반하기도 한다(그림 70-2a). 작은 물집형은 발바닥을 중심으로, 발바닥에서 발 측면 가장자리에 걸쳐, 물집, 농포를 동반하는 홍반성 국면을 나타낸다. 그리고 봄부터 여름에 걸쳐 발병·악화되기 쉽고. 가려움을 수반하는 경우가 많다. 각질 증식형은 발뒤꿈치를 중심으로 발바닥 전체 피부가 두꺼워지고, 각질, 낙설을 특징으로 한다. 가려움은 적고, 겨울에도 회복되지 않는다.

분류	일반명	주요 상품명	약의 효과 메커니즘	주요 부작용
티오카바메이트계 항진균제	리라나프타트	제프나트	진균세포막의 구성 지질의 생합성을 저해	접촉 피부염
이미다졸계 항진균제	루리코나졸	루리콘		
알릴아민계 항진균제	테르비나핀염산염	라미실	특히 피부사상균에 대해 강력한 살균작용을 갖는다.	간 장애 범혈구 감소
트리아졸계 항진균제	이트라코나졸	이토리졸	진균세포막의 구성 지질의 생합성을 저해	간 장애

- 손발톱 백선은 발에 많고, 전형적인 예는 선단부의 손발톱하과각화증과 백탁, 약화 등이 나타난다 (그림 70-2b).
- 수족 백선은 손에만 발생하지만, 비늘을 동반한 각질 경향이 있는 홍반을 나타낸다.
- 생모부 백선은 커다란 홍반을 나타내는 완선형과 작은 홍반이 다발하는 반상 소수포형이 있다.

진단 · 검사값

현미경 검사를 통해 병변 부위의 피부에서 백선균의 균사나 분절 포자를 확인하고 배양 검사에서 균종을 식별한다.

- 백선의 진단은 직접 현미경 검사를 실시한다. 실제로는 병변 부위에서 피부를 채취하여 슬라이드 글라스 위에 놓고 KOH 용액을 떨어뜨려 커버 글라스로 덮고 현미경으로 관찰한다. 약간 갈색 톤의 간격을 가진 균사나 분절 포자가 보인다. 균종의 동정에는 배양 검사가 필요하다.

합병증

- 백선, 특히 발백선에 대한 치료 의식은 환자에 따라 크게 다르다. 하지만 방치하면 증상의 악화, 난치성 병형으로 발전하여 다른 부위로의 확대, 병변부에서 세균 감염의 병발, 다른 사람에게 감염원이 되는 등의 문제를 일으킨다.

치료법

외용약과 내용약에 의한 약물 요법, 감염 예방이 중요하다.

- 치료 방침
- 외용약과 내복약의 선택이 중요하고, 완치할 수 없는 경우에는 치료 목표를 명확하게 한다.
- 감염 예방은 감염 경로를 이해하고 대책을 세운다.
- 약물 요법
- 항진균제의 외용과 복용을 한다. 외용약의 계통은 몇 개 있는데, 항균 영역이 넓은 이미다졸계와 백선균에 대한 항균력이 강한 비이미다졸계로 분류된다. 제형은 크림, 연고, 액(로션), 스프레이가 있다.
- 용법은 1일 1회, 목욕 후 내지 취침 전에 적당량을 단순 도포한다. 도포 범위는 병변 주위도 포함한다. 도포 기간은 발과 손 백선은 4주간 다른 병형은 2주간이 기준으로 경과가 좋을 때도 추가 치료를 실시한다.
- 내복약은 테르비나핀 염산염(라미실)과 이트라코나졸(이토리졸)을 사용한다. 복용 기간은 손발톱 백선에는 테르비나핀 염산염으로 6개월 동안, 이트라코나졸은 펄스 요법을 3주기 실시한다. 각질 증식형 발백선은 2개월, 기타 병형은 2주간~1개월을 기준으로 한다. 양자 모두 부작용은 비교적 적지만, 정기적인 혈액 검사가 필요하다. 이트라코나졸은 병용 금기약이 많다.

Px 처방 예) 발, 몸, 샅, 손발 백선
1) 제프나트 크림 1일 1회 적당량을 도포 ← 티오카바메이트계 항진균제
2) 루리콘 크림 1일 1회 적당량을 도포 ← 이미다졸계 항진균제
   ※난치성의 예는 내복약으로 변경한다.

┌───┐
│ **Px** **처방 예** 손발톱 백선

1) 라미실 정(125mg)　1회 1정　1일 1회　아침 식사 후　← 알릴아민계 항진균제
　　※6개월을 기준으로 한다. 투여 전과 투여 2개월간은 월 1회 혈액 검사를 실시한다.
2) 이토리졸 캡슐(50mg)　1회 4캡슐　1일 2회　아침 · 저녁 식사 후　← 트리아졸계 항진균제
　　※일주일 내복 · 3주간 휴약을 1주기로 하여 3주기 실시(펄스 요법)

Px **처방 예** 각질 증식형 발백선 및 기타 병형의 광범위, 난치성, 재발 예

1) 라미실 정(125mg)　1회 1정　1일 1회　아침 식사 후　← 알릴아민계 항진균제
2) 이토리졸 캡슐(50mg)　1회 1~2캡슐　1일 1회　아침 식사 후　← 트리아계 항진균제
└───┘

발백선의 병기 · 병태 · 중증도별 치료 순서도

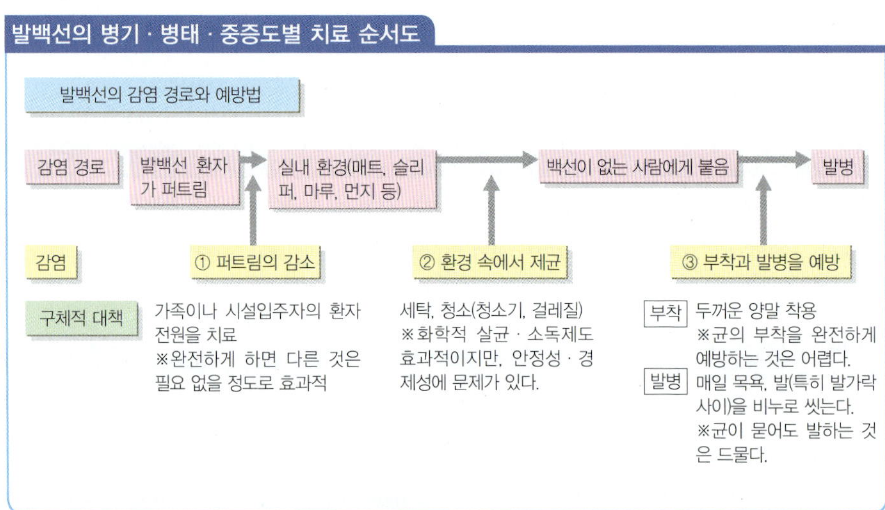

백선의 병기 · 병태 · 중증도별 치료 순서도

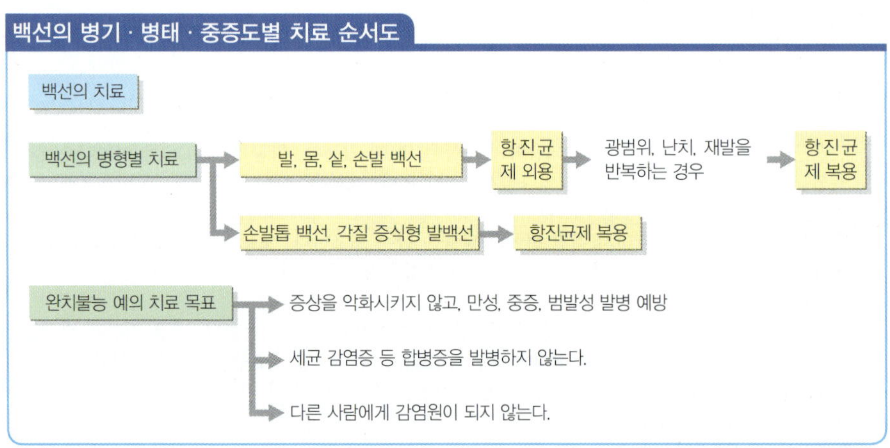

A　옴 환자의 간호

사이토 도시코

간호 과정 순서도

관찰 항목 (OP)	간호 문제 (간호 진단)	간호 목표 (간호 성과)	간호 활동 (간호 중재)
병인 옴벌레에 의한 감염 감염이 용이한 상태의 경우는 각화형 옴에 걸리기 쉽다.	RC: 보통형 옴에서 각화형 옴으로 진행될 우려	옴을 진행시키지 않고 치료한다.	**OP 경과 관찰 항목** 피부 증상(비듬, 가피, 표피 박리, 낙설)의 발현 부위와 정도 가려움증의 정도 수면 상태 격리 환자의 스트레스 반응, 인지 기능 저하 여부
신체적 문제 • 증상 　보통형 옴: 옴터널, 작은 구진, 결절 　각화형 옴: 비듬을 수반하는 각질 증식(굴 껍질 같은 피부 발진), 조갑이 두꺼워짐, 피부색이 탁해짐, 전신 가려움증	# 긁어서 더 피부를 손상시킬 우려가 있다.	피부 손상을 일으키지 않는다.	
	# 옴을 다른 사람에게 감염시킬 우려가 있다.	감염이 확대되지 않고 치료한다.	**TP 간호 치료 항목** 청결 관리 외용약의 도포 피부를 긁는 행위 예방 가려움을 악화시키는 요인 제거 가려움을 경감하기 위한 관리 격리환자의 인지 기능의 저하를 예방하는 지원 병형에 적합한 감염 대책
• 수반 증상 　가려움증에 의한 불면	# 가려움증으로 불면을 호소한다.	야간에 충분한 수면을 취한다.	
• 기타 　치료약에 의한 일시적인 가려움증의 강화 　기초 질환에 대한 스테로이드제 투여에 따른 옴 증상의 악화	# 치료의 번거로움이나 효과를 실감하지 못함 등으로 치료 중단의 우려가 있다.	지시된 대로 치료를 계속한다.	
심리 · 사회적 문제 지속되는 가려움증에 의한 스트레스 각화형 옴으로 독실 격리에 의한 스트레스 반응 동거 가족, 같은 병실 환자, 의료자에게 예방적 치료의 필요성 전신에 외용약을 바르는 번거로움 보통형 옴과 각화형 옴을 혼동한 잘못된 대응에 의한 소외감	# 가려움증으로 안락이 저해된다.	가려움이 경감하고, 소실된다.	
	# 격리 때문에 인지 기능이 저하될 우려가 있다.	인지 기능이 저하되지 않고 격리기간을 보낼 수 있다.	**EP 환자 교육 항목** 피부 손상과 2차 감염을 예방하기 위한 지도 가려움증을 악화시키지 않기 위한 생활 지도 가족, 시설 직원 등에 대한 환자 관리의 설명
	# 가족의 이해 부족으로 퇴원(재택 요양)이 어렵다.	가족이 병상을 제대로 이해하고 환자가 적절한 지원을 받을 수 있다.	

- 옴 환자의 간호는 피부 증상의 관찰과 피부의 가려움증을 완화하기 위한 지원 및 약제 투여가 관리의 중심이다. 또한. 가려움증에 의한 불면과 피부를 긁어서 피부를 손상, 2차 감염을 예방하는 치료가 필요하다.
- 옴 환자에 대한 간호를 실시하는 것과 동시에 환자로부터 감염 확대를 방지할 필요가 있다. 환자 관리를 담당하는 간호사는 올바른 지식을 갖고, 적절한 감염 방지 대책을 실시하는 것이 중요하다.
- 옴의 감염 대책은 보통형 옴과 각화형 옴을 구분하여 생각할 필요가 있다. 보통형 옴은 감염 환자와 장시간 접촉하지 않으면 감염되는 것은 적지만, 각화형 옴은 환자와의 접촉은 물론, 환자의 피부에서 탈락한 낙설과 가피 등과의 접촉에 따라서도 감염이 일어난다. 따라서 보통형 옴에서는 표준 예방책을 각화형 옴은 표준 예방책과 접촉 감염 예방책을 더해 관리에 임하는 것이 중요하다.

Step1 영향 평가	Step2 간호 초점	Step3 계획	Step4 실시	Step5 평가

정보 수집	평가 관점과 근거 · 잠재적 간호 문제
기초 질환, 전신 상태와 피부 증상의 파악	감염이 되기 쉬운 상태에 있는 환자는 각화형 옴에 걸리기 쉽기 때문에, 환자의 기초 질환이나 전신 상태를 파악할 필요가 있다. 또한 노인과 각화형 옴 환자는 가려움증을 호소하지 않는 경우가 있기 때문에 환자의 피부 관찰이 중요하다. • 노인, 면역력이 저하된 환자, 부신피질 호르몬 제제(스테로이드제)나 면역 억제제를 사용하고 있는 환자는 각화형 옴이 발병하기 쉽다. • 옴 터널은 손바닥, 손가락 사이, 손목, 팔꿈치, 외음부, 엉덩이 부분, 겨드랑이 등이 호발 부위이다. 피부의 결절은 팔, 외음부, 다리 등에 생기기 쉽다. 각화형 옴의 굴 껍질 모양 피부 발진은 손, 발, 무릎 부위 등 마찰을 받기 쉬운 곳에 호발, 손발톱에도 보인다. • 보통형 옴은 머리와 얼굴에 피부 발진이 보이는 것은 아니지만, 각화형 옴은 머리, 얼굴을 포함한 전신 증상이 보인다. 🔍 공동 문제 : 보통형 옴에서 각화형 옴으로 진행될 우려가 있다.
증상의 부위, 출현 상황, 정도의 관찰 청결 습관과 자기관리 능력의 파악	옴 환자는 가려움증으로 피부를 긁을 우려가 있고, 따라서 피부 손상이나 2차 감염을 일으킬 위험이 있다. 또한 가려움으로 잠드는 것을 방해받을 수 있기 때문에 수면에 영향이 없는지 환자의 호소나 수면 상태를 관찰할 필요가 있다. • 가려움증의 호발 부위는 겨드랑이, 팔꿈치 안쪽, 손 관절, 손가락 사이, 외음부 등이다. • 가려움증은 발한과 취침 시에 침구로 몸이 따뜻해졌을 때 강화되기 쉽다. • 옴 환자의 목욕이나 샤워에는 제한이 없으며, 가능하면 오히려 적극적으로 목욕을 권장하고, 옴벌레의 온상이 되는 오래된 각질을 제거하는 것이 바람직하다. 🔍 잠재적 간호 문제 : 가려움증에 따라 안락이 저해된다./가려움증으로 불면을 호소한다./긁어서 피부를 손상시킬 우려가 있다.
치료와 감염 대책에 대한 이해 파악	보통형 옴과 각화형 옴은 감염 대책이 다르기 때문에 환자의 병형을 파악하고 적절한 감염 대책을 취할 필요가 있다. 각화형 옴은 독실 격리가 필요하므로, 격리에 의한 환자의 심신에 미치는 영향을 생각할 수 있다. • 각화형 옴은 감염 확대 방지를 위해 독방 격리가 필요하다. 격리 기간은 치료 시작 후 2주간 정도가 된다(새로운 증상 없이 옴벌레가 발견되지 않으면 격리를 해제한다). • 보통형 옴은 격리까지는 필요 없지만, 환자가 배회하거나 감염이 용이한 환자와 접촉할 우려가 있는 경우에는 행동 제한에 대한 검토가 필요하다. • 보통형 옴은 안면, 머리에 감염은 아니므로 외용약은 목 아래에 도포하면 되지만, 노인이나 유아 및 각화형 옴 환자의 경우는 머리를 포함한 몸 전체에 도포할 필요가 있다.

	- 가려움증은 옴벌레가 죽은 것이나 배설물 등에 의한 알레르기 반응으로도 생기므로 치료 후에도 증상이 계속되는 경우가 있다. 또한 치료 후 일과성으로 악화하는 경우가 있다. - 잠복기는 보통형 옴이 약 1개월, 각화형 옴이 약 1주간이다. 발병이 확인된 시점에서 이미 감염이 확산될 가능성이 있다. 각화형 옴은 환자와 접촉 기회가 있는 사람이 예방 치료의 대상이 되기 때문에, 동거 가족 및 입원 환자의 같은 병실 사람 및 진료 및 관리에 임하는 의료진 모두가 대상이 된다. 🔍 잠재적 간호 문제 : 격리 때문에 인지 기능이 저하될 우려가 있다./치료의 번거로움과 효과를 실감할 수 없음에 의한 치료 중단의 우려가 있다./옴을 타인에게 감염시킬 우려가 있다.
환자 · 가족의 심리 · 사회적 측면 파악	환자 · 가족이 질환을 어떻게 인식하고 있는지를 확인한다. 감염 확대 예방책에 대한 내용은 가족에 적절한 대처를 구한다. 또한 질환에 대한 올바른 지식을 제공하여 불안을 완화한다. - 환자 · 가족의 질병이나 감염 확대 예방책에 대한 이해 정도를 파악하고 부족한 사항에 대하여 알기 쉽게 안내하고 불안을 완화한다. - 오래된 가려움증은 환자의 큰 스트레스가 된다. 스트레스 완화에 노력하는 것과 동시에 밤의 수면이나 부족한 일상생활 동작을 지원한다. 🔍 잠재적 간호 문제 : 가려움증에 따라 안락이 저하된다./치료의 번거로움이나 효과를 실감하지 못함에 의한 치료 중단의 우려가 있다./가족의 이해 부족으로 퇴원(재택 요양)이 어렵다.

Step1 영향 평가	Step2 간호 초점	Step3 계획	Step4 실시	Step5 평가

간호 문제 리스트

RC: 보통형 옴에서 각화형 옴으로 진행될 우려가 있다.
#1 가려움증으로 안락이 저해된다(인지-지각 패턴).
#2 긁어서 피부를 손상시킬 수 있다(영양-대사 패턴).
#3 가려움증으로 불면을 호소한다(잠-휴식 패턴).
#4 격리 때문에 인지 기능이 저하될 우려가 있다(인지-지각 패턴).
#5 치료의 번거로움이나 효과를 실감하지 못함 등으로 치료 중단의 우려가 있다(건강 지각-건강관리 패턴).
#6 옴을 타인에게 감염시킬 우려가 있다(영양-대사 패턴).
#7 가족의 이해 부족으로 퇴원(재택 요양)이 어렵다(건강 지각-건강관리 패턴).

간호의 우선순위 지침

- 가려움증이 있는 환자는 무의식적으로 피부를 긁는 일이 있기 때문에 피부 손상이나 감염이 발생할 위험이 높다.
- 또한 가려움증 때문에 잠드는 것을 방해받거나 불면이 될 수 있다. 가려움 자체가 환자에게 심각한 장애를 입히지는 않지만. 가려움증에 따라 발생할 수 있는 피부 손상이나 감염 또는 불면 등의 문제는 회복을 늦추는 요인이 되기 때문에 우선순위가 높다.

Step1 영향 평가	Step2 간호 초점	Step3 계획	Step4 실시	Step5 평가

공동 문제	간호 목표(간호 성과)
RC: 보통형 옴에서 각화형 옴으로 진행될 우려	옴을 진행시키지 않고 치유된다.

간호 계획	중재 포인트와 근거
OP 경과 관찰 항목 - 바이털 사인	

- 기초 질환과 치료
- 피부 증상의 발현 부위와 정도
- 가려움증의 유무

- 낙설의 양
- 식사 섭취량
- 수면 상태

TP 간호 치료 항목
- 지시된 내복약의 복용(이버맥틴을 1회 공복 시에 복용)
- 외용약 도포에의 지원(크로타미톤을 1일 1회 목욕 후 도포)

EP 환자 교육 항목
- 전신 청결의 필요성
- 외용약을 전신에 도포할 필요성

➡각화형 옴의 발병 위험에 대하여 관찰한다. **근거**노인, 면역력이 저하된 환자, 스테로이드 약물이나 면역억제제를 사용하는 환자는 각화형 옴 · 백선이 발병되기 쉽다.

➡외용약을 전신에 도포할 수 있도록 환자의 손이 닿지 않는 부위는 도우면서 전신을 관찰한다. **근거**보통형 옴은 성인이면 머리, 얼굴에는 발병하지 않지만, 각화형 옴의 특징인 굴 껍질 같은 피부 발진은 머리, 목, 귓바퀴 등 전신에 나타나고 손, 발, 무릎 부위 등 마찰을 받기 쉬운 부위에 호발한다. 노인과 각화형 옴 환자는 가려움을 호소하지 않는 경우가 있기 때문에 간호사에 의한 피부의 관찰이 중요하다.

➡청결 유지의 의의를 이해하고, 목욕이나 샤워를 할 수 있도록 설명한다. **근거**낡은 각질은 진드기의 온상이기 때문에 목욕이나 샤워로 제거할 필요가 있다. 보통형 옴은 다른 환자와 구별하지 않고 목욕해도 문제되지 않는다.

1 간호 문제	간호 진단	간호 목표(간호 성과)
#1 가려움증으로 안락이 저해된다.	**안락 장애** **관련 요인:** 질환, 가려움증, 불면 **진단 지표** □ 수면 패턴의 혼란 □ 안락하지 않다는 호소 □ 고통을 느끼는 증상의 호소 □ 가려움증의 호소	〈장기 목표〉 가려움증이 감소, 소실된다. 〈단기 목표〉 1) 가려움증을 줄이기 위한 행동을 할 수 있다. 2) 수반 증상이 경감, 소실된다.

간호 계획	중재 포인트와 근거

OP 경과 관찰 항목
- 옴의 피부 증상
- 가려움증의 정도, 부위
- 환자가 취하고 있는 가려움 완화 수단
- 가려움의 수반 증상(불면, 식욕부진, 집중력 저하 등)
- 가려움을 없애기 위한 사용 상황
- 가려움의 호소

➡치료의 경과에 동반하는 가려움증의 변화를 관찰하면서 환자의 호소 및 수반 증상의 파악에 노력한다. **근거**치료 후에 일시적으로 가려움이 강화될 수 있다. 가려움은 옴벌레가 죽은 것이나 배설물 등에 의한 알레르기 반응으로도 발생하기 때문에 치료 후에도 계속된다. 가려움증을 호소하지 않는 환자의 경우에는 환자의 행동 및 수반 증상의 관찰이 중요하다.

TP 간호 치료 항목
- 기분 전환이 되는 것을 환자와 함께 생각한다.
- 가려움이 심해졌을 때는 국소를 30초 정도 냉각한다.
- 지시된 외용약의 도포

➡가려움증을 완화하는 치료를 실시함과 동시에 환자가 가려움을 강화, 완화시키는 요인을 이해하고 가려움에 대처할 수 있도록 지도한다. **근거**따뜻하면 가려움을 강하게 느끼고, 차가우면 가라앉는다. 장시간 냉각하면 그 후에 가려움을 강하게 느끼기 쉽다. 가려움증

을 의식하면 더 심하게 가려움증을 느낀다. 가려움은 온도 자극이나 땀 등에 따라 더욱 심해진다.

➲ 근거 가려움증을 완화하는 방법을 아는 것으로, 환자는 안녕을 얻을 수 있으며 피부 손상도 방지할 수 있다.

EP 환자 교육 항목
- 가려움의 악화 인자를 피한다.
  - 털이나 화학 섬유의 잠옷, 고무에 의한 압박
  - 알코올이나 향신료 등의 자극물의 섭취
  - 온도의 급격한 변화
  - 땀의 방치
- 목욕이나 샤워는 낮은 온도(38℃ 정도)로 한다.
- 가려움 완화 목적의 국소 냉각은 단시간으로 한다.

2 간호 문제	간호 진단	간호 목표(간호 성과)
#2 긁어서 피부가 손상될 우려가 있다.	피부 통합성 장애 위험 상태 **위험 요인**: 기계적 요인, 영양 상태의 불균형, 연령의 양극단, 피부 긴장의 변화	〈장기 목표〉 피부 손상을 일으키지 않는다. 〈단기 목표〉 손 씻기와 피부를 긁는 것을 예방하는 행동을 취한다(손톱 손질).

간호 계획	중재 포인트와 근거
OP 경과 관찰 항목 - 바이털 사인 - 피부의 미란, 표피 박리, 발적, 부종, 농성 삼출액 등의 유무 - 가려움증의 정도, 부위 - 손 위생 및 손톱 손질의 상황 - 영양 상태(식사 섭취량, 혈액 데이터) - 수면 상태	➲피부 손상 및 2차 감염 발병 위험이 높은 상황이 되어 있지 않은지 관찰한다. 근거노인 피부의 성장이 늦고, 손상된 피부가 치유되는 시간을 요한다. 빈혈, 저영양 상태의 환자, 당뇨병과 신부전 환자, 스테로이드제나 면역 억제제, 항암제를 투여하고 있는 환자는 감염증이 발병할 위험이 높다.
TP 간호 치료 항목 - 스스로 손톱 손질을 할 수 없는 환자를 돕는다. - 주의하여도 무의식적으로 긁는 환자에게는 면장갑을 착용하게 한다. - 긁어서 생긴 피부 손상이 있으면 의사에게 보고하고 적절한 약을 투여한다. - 청결에 대한 자기관리가 어려운 환자에는 손 씻기 등의 청결 관리를 실시한다.	➲감염을 조기에 발견하여 대처한다. 근거노인은 감염증의 징후인 발열, 빈맥, 백혈구 증가 등 변화를 나타내지 않는 경우가 많다.
EP 환자 교육 항목 - 가려움 때문에 피부를 긁으면 피부 손상의 위험성을 설명한다. - 피부 손상에 따라 가려움이 악화되는 것을 설명한다. - 손의 청결과 손톱 손질의 필요성 및 방법을 지도한다.	➲피부를 긁어서 생기는 영향에 대한 이해를 촉진하고 피부 손상 예방을 지도한다. 근거가려움의 수용체는 표피와 진피 사이에 존재하기 때문에, 가렵다고 피부를 긁어 피부 손상을 일으키면 자극이 전해지기 쉽고, 가려움을 강화하는 악순환이 된다.

3 간호 문제	간호 진단	간호 목표(간호 성과)
#3 가려움증으로 불면을 호소한다.	불면 **관련 요인**: 신체적 불편, 스트레스, 불안, 환경 요인(익숙하지 않은 환경) **진단 지표** □ 환자가 의식을 집중하기 어렵다고 호소한다.	〈장기 목표〉 밤에 충분한 수면을 취할 수 있다. 〈단기 목표〉 불면의 수반 증상이 경감, 소실된다.

☐ 환자가 잠들기 어려움을 호소한다.
☐ 환자가 수면 지속의 어려움을 호소한다.
☐ 환자가 수면에 대한 불만을 호소한다.

간호 계획	중재 포인트와 근거

OP 경과 관찰 항목
- 가려움증의 정도, 부위
- 수면 패턴
- 잠드는 상황, 수면지속 시간
- 불면의 수반 증상(식욕부진, 피로감, 활동성의 저하, 집중력 · 사고력 · 기억력 저하 등)
- 불면에 대한 호소(불만과 원망의 표출 등)

TP 간호 치료 항목
- 낮에 휴식 시간을 확보한다(면회 및 처치 시간 조정).
- 컨디션에 맞추어 낮의 활동을 하게 한다('간호 문제 #1' TP 참조).

EP 환자 교육 항목
- 숙면을 못해도 통상 일어나는 시간에 일어나게 하여 방 커튼을 열고 아침햇빛을 받는다.
- 낮잠은 가능한 한 오후 2~3시경에 30분 정도로 한다.
- 저녁 이후 카페인이 들어있는 음식물 섭취를 하지 않는다.
- 가려움을 악화시키는 요인을 피한다('간호 문제 #1' EP 참조).

⇒ 야간의 수면 상태, 낮잠 등을 파악한다. **근거** 가려움증은 야간에 심해지기 쉽다.

⇒ 수면 영향 요인을 피함과 동시에 24시간 주기의 생활 리듬에 혼란을 주지 않도록 지도를 실시한다. **근거** 카페인을 과다 섭취하면 잠드는 데 소요되는 시간이 길어짐과 함께 중추신경 자극에 따라 밤 사이에 깨기 쉬워진다. 24시간 주기 리듬으로 보면 낮에 졸음은 오후 2~3시경에 가장 심하고, 눈에서 빛 자극을 받으면 약 15시간 후에 뇌의 송과체에서 각성 · 수면 리듬의 조절에도 불구하고 멜라토닌이 분비된다.

4 간호 문제	**간호 진단**	**간호 목표(간호 성과)**
#4 격리 때문에 인지 기능이 저하할 우려가 있다.	**급성 혼란 위험 상태** **위험 요인:** 치매, 인지 기능 장애, 수면 각성 주기의 변화, 60세 이상 고령	〈장기 목표〉 인지 기능이 저하되지 않고 격리 기간을 보낼 수 있다. 〈단기 목표〉 낮에는 자지 않고 지낼 수 있다.

간호 계획	중재 포인트와 근거

OP 경과 관찰 항목
- 하루를 지내는 방법
- 의사소통 능력
- 자기관리 능력
- 격리에 대한 수용
- 수면 상태

TP 간호 치료 항목
- 격리 전에 가까운 상태로 환경을 정돈한다.
- 신체 손상을 방지하기 위해 환경을 정비한다.
- 침대 옆에 환자가 확인할 수 있는 시계나 달력을 놓는다.
- 매일 날짜와 요일을 환자에게 확인한다.
- 시각 장애나 청각 장애가 있는 환자에게 정보를 제공한다(라디오나 신문 등).

⇒ 격리에 의한 심신에 영향을 미칠 위험에 대해 관찰한다. **근거** 시각이나 청각 등의 감각에 장애가 있는 환자는 격리에 의한 자극의 감소가 미치는 영향이 크다. 격리에 의한 행동 제한 이외에 수면 장애가 되면 인지 기능 저하의 위험이 증가한다.

⇒ 행동이 제한되고 타인과의 교류 감소가 미치는 영향이 최소화되도록 관계한다. 또한 인지 기능에 장애가 있는 환자의 신체 손상을 예방한다. **근거** 고령자는 자극의 감소 때문에 실견당식 등 인지기능의 저하가 일어나기 쉽다. 치매 환자는 자극의 감소라기보다는 오히려 과도한 자극에 따라 혼란이 생기기 쉽다. 또한 치매 환자는 환경이 변화하거나 일과가 된 활동이 제한되면 증상이 진행될 가능성이 있다.

- 처치 및 검사 시간을 갑자기 변경하지 않는다.
- 가능한 범위에서 격리 이전 습관을 유지한다(취미 활동 등).
- 환자가 즐길 수 있는 활동을 함께 계획한다.

EP 환자 교육 항목
- 낮에는 가능한 자지 않고 지내도록 지도한다. ➡ 근거 수면–각성 리듬이 무너지는 것을 방지한다.

5 간호 문제	간호 진단	간호 목표(간호 성과)
#5 치료의 번거로움과 효과를 실감하지 못함 등으로 치료 중단의 우려가 있다.	비준수 **관련 요인:** 관리의 간편성, 관리 제공자의 연속성, 관리 제공자의 정기적인 후속, 기간, 건강에 대한 신념, 개인의 가치관, 개인적 능력, 계획된 치료 행동에 관련한 지식, 계획된 치료 행동에 관련한 기능 **진단 지표** □ 지시에 따르지 않는 것을 나타내는 행동 □ 합병증이 나타나는 징후 □ 증상 악화의 징후 □ 개선되지 않는다. □ 객관적인 검사 결과	〈장기 목표〉 지시대로 치료를 계속할 수 있다. 〈단기 목표〉 1) 치료를 중단하면 안 되는 이유를 설명할 수 있다. 2) 지시된 외용약을 매일 사용할 수 있다(도움을 의뢰할 수 있다).

간호 계획	중재 포인트와 근거
OP 경과 관찰 항목 - 옴에 대한 환자의 인식(피부 발진이나 가려움증에 대한 수용) - 치료의 필요성에 대한 이해 - 치료 효과에 대한 인식 - 외용약 도포의 자기관리 상황 - 피부 증상. 가려움증 등의 변화 - 옴에 대한 가족의 인식	➡감염 확대 방지의 중요성을 이해하고 있는지 확인한다. 특히 각화형 옴은 전염성이 강하기 때문에, 환자 및 가족의 이해가 필수적이다.
TP 간호 치료 항목 - 환자가 스스로 외용약을 바를 수 없는 경우는 지원한다(재택 환자는 가족에게 의뢰). - 피부 발진이나 가려움증에 의한 불쾌감. 고통에 이해를 표한다. - 필요시 의사의 설명을 들을 기회를 만든다.	➡약을 효과적으로 사용할 수 있도록 필요한 부위에 골고루 도포할 수 있도록 지원한다. 근거 성인의 보통형 옴은 목 아래 전신에, 유아나 노인과 각화형 옴은 머리, 경부, 귓바퀴 등을 포함한 전신에 도포할 필요가 있다.
EP 환자 교육 항목 - 외용약을 전신에 도포할 필요성을 설명한다. - 치료를 계속해야 하는 필요성을 설명한다.	➡외용약 도포의 필요성을 이해하고, 임의 판단으로 사용을 중단하지 않도록 지도한다. 근거 외용약은 2~4주 동안 사용할 필요가 있다.

6 간호 문제	간호 진단	간호 목표(간호 성과)
#6 옴을 타인에게 감염시킬 우려가 있다.	감염 중개 위험 상태 **위험 요인:** 접촉 감염, 감염원이나 감염 예방 지식 부족	〈장기 목표〉 감염이 확대되지 않고 치료된다. 〈단기 목표〉 격리가 필요한 기간을 병실 안에서 보낼 수 있다.

간호 계획	중재 포인트와 근거

OP 경과 관찰 항목

- 각화형 옴 환자의 격리 필요성에 대한 이해, 격리의 준수 상황
- 다른 환자와의 접촉 유무(특히 감염 되기 쉬운 환자)
- 재택 요양 환자와 가족의 접촉 정도
- 청결에 대한 자기관리 상황

➡ 보통형 옴은 격리는 필요 없지만, 감염이 용이한 환자와 접촉하지 않도록 배려가 필요하다. **근거** 기본적으로는 보통형 옴 환자와의 단시간 접촉으로 옴이 전염되는 것은 아니다. 또한 각화형 옴 환자에게서 감염된 사람은 보통형 옴이 발병한다. 그러나 감염이 용이한 상태의 환자는 보통형 옴 환자와의 접촉에 따라 각화형 옴이 발병할 수 있다.

TP 간호 치료 항목

- 격리의 필요성과 격리 기간에 대해 의사로부터 설명을 받는다.
- 격리 기간 동안 관리 시 접촉 감염 예방책을 취한다(사용한 보호 장비는 입실 전에 착용하고 퇴실 전에 벗는다).
- 혈압계 등 기구는 환자 전용으로 한다.
- 환자에게 사용한 시트는 비닐 봉투 또는 뚜껑 있는 용기에 넣고 밀폐하여 운반한다.
- 각질형 옴 환자의 목욕은 마지막으로 한다.
- 입욕할 수 없는 환자의 경우는 손 씻기나 족욕을 실시하고 오래된 각질을 제거한다.

➡ 격리 기간의 기준 및 해제 조건을 전달하는 것에 따라서 환자가 전망을 갖고 요양 생활을 지낼 수 있도록 지원한다. **근거** 각화형 옴의 격리 기간은 보통 2주 정도이다. 옴벌레가 감지되지 않고 새로운 증상이 보이지 않으면 격리를 해제한다.

➡ **근거** 낡은 각질은 옴벌레의 온상이 되기 때문에, 각질을 적극적으로 제거하여 감염원을 없앤다.

EP 환자 교육 항목

- 재택 요양에 있어서 감염방지 대책에 대하여 다음의 사항을 환자·가족에게 지도한다.
  - 이불을 나란히 덮고 자거나, 같이 자지 않는다.
  - 타월과 침구를 공용으로 하지 않는다.
  - 환자 관리의 전후에는 손을 씻는다.
  - 각화형 옴은 독실을 사용하고, 치료를 시작할 때 거실에 살충제를 살포하여 청소기를 돌린다(다음은 매일 청소기를 돌리고, 치료가 끝날 때에 다시 한 번 살충제를 살포한다).
  - 각화형 옴 환자의 관리에 임할 때는 일회용 모자, 가운, 장갑을 착용한다.
  - 각화형 옴 환자에 사용한 시트류는 50℃의 온수로 10분 동안 담가 세탁한다(80℃의 온수에 넣고 식히고 나서 세탁하면 좋다).

➡ 환자와 가족이 감염 방지 대책을 이해함으로써 안심하고 요양 생활을 할 수 있도록 지원한다.

7 간호 문제	간호 진단	간호 목표(간호 성과)
#7 가족의 이해 부족으로 퇴원(재택 요양)이 어렵다.	비효과적 가족 치료 계획 관리 **관련 요인:** 의사결정 갈등, 경제적 빈곤, 가족의 부조화 **진단 지표** ☐ 건강에 대한 목표를 달성하기 위해서는 부적절한 가족의 활동 ☐ 위험 요인을 감소시키는 활동을 취하지 않는다. ☐ 질환에 대한 주의 부족 ☐ 치료 계획이 어렵다고 말한다.	〈장기 목표〉 가족이 건강 상태를 제대로 이해하고, 환자가 적절한 지원을 받을 수 있다. 〈단기 목표〉 1) 입원 환자: 환자·가족 모두 불안 없이 퇴원을 위한 준비를 할 수 있다. 2) 재택 요양 환자: 환자·가족 모두 불안 없이 재택 요양을 계속할 수 있다.

<table>
<tr><th>간호 계획</th><th>중재 포인트와 근거</th></tr>
<tr><td>

OP 경과 관찰 항목
- 가족 구성(주요 간병인)
- 가족의 건강 상태
- 환자와 가족의 접촉 정도
- 면회 시 환자·가족의 표정, 언행
- 옴에 대한 환자 가족의 이해와 수용

TP 간호 치료 항목
- 동거 가족이 치료의 대상이 되는 것에 대해 이해할 수 없는 경우는 다시 의사에게 설명을 듣는다.
- 보통형 옴의 경우, 장시간의 밀착된 접촉이 없으면 감염될 위험은 없다는 것을 의사로부터 설명을 듣는다.

- 치료 후에도 가려움이 계속되는 이유에 대해 의사로부터 설명을 받는다.
- 재택 요양 환자와 가족이 외용약을 직접 도포할 수 없는 경우에는 지원을 얻는 수단을 함께 생각한다.
- 이용 가능한 사회 자원을 소개한다.

EP 환자 교육 항목
- '간호문제 #6' **EP** 참조

</td><td>

●환자가 각화형 옴에 걸린 경우 동거 가족도 치료의 대상이 되는 것에 대해 가족의 이해를 얻을 수 있는지 확인한다.

●환자와 가족이 옴을 제대로 이해하고 불안 없이 퇴원 및 재택 요양을 계속할 수 있도록 지원한다. **근거** 각화형 옴은 가족도 옴에 걸릴 가능성이 있기 때문에 치료의 대상이 되지만, 면역력에 문제가 없다면 각화형 옴이 발병하지는 않는다.

●내복 치료 후에도 가려움이 계속되기 때문에 가족이 치료 효과에 의문을 갖거나 불안하지 않도록 배려한다. **근거** 옴벌레는 내복약에 따라 확실하게 사멸하지만, 당분간은 죽은 것 등에 의한 알레르기 반응으로 가려움이 있다.

</td></tr>
</table>

| Step1 영향 평가 | Step2 간호 초점 | Step3 계획 | Step4 실시 | Step5 평가 |

병기·병태·중증도별 관리 포인트

【보통형 옴】보통형 옴의 경우 환자와 장시간 접촉이 없으면 감염되지 않기 때문에 환자의 간호에 있어서는 일반 표준 예방책을 실시하면 간호사 자신의 감염은 물론 간호사를 매개로 한 다른 환자에게 감염도 막는 것이 가능하다. 간호사가 보통형 옴과 각화형 옴을 혼동하고 필요 이상의 보호 조치를 취하거나 두려움을 가지고 관리하면 환자에게 소외감과 두려움을 줄 우려가 있다. 간호를 할 때에는 올바른 지식에 근거한 적절한 치료 조치를 취하는 것이 중요하다.

【각화형 옴】접촉 감염 예방 조치를 위한 독실 격리한다. 그동안 의사의 진료와 간호사가 치료를 할 때는 일회용 모자, 가운, 장갑을 착용한다. 격리 기간은 보통 2주 이상이기 때문에 간호사는 격리에 의한 환자의 심신에 미치는 영향을 평가하고 이를 예방하기 위한 지원을 하는 것이 중요하다. 재택 요양 중인 환자의 경우 동거 가족에게 증상이 없어도 환자처럼 치료의 대상이 되기 때문에 충분한 설명이 필요하다.

간호 활동(간호 중재) 포인트

가려움증에 대한 대처
- 가려움증의 완화와 강화시키지 않기 위한 지원으로 환경 조정 및 청결 케어, 목욕방법의 지도 등을 실시한다.
- 환자가 가려움증 때문에 피부를 긁어서 피부 손상이나 2차 감염을 일으키는 일이 없도록 손 위생이나 손톱 손질에 대하여 지도하고, 발진 부위를 덮는 등의 관리를 실시한다.

외용약 도포에 있어서의 주의
- 외용약은 목욕이나 샤워 후에 도포하고, 크로타미톤 연고는 도포 후 24시간, γ−BHC 연고는 도포 후 반나절(6시간 정도)에 씻는다.
- 보통형 옴은 목 아래 전신에 도포한다. 각화 형 옴에서는 머리를 포함한 몸 전체에 도포할 필요가 있기 때문에 도움이 필요하다.

70

옴·백선

퇴원 · 요양지도

퇴원을 위한 지도

●퇴원 후에도 외용약을 계속 사용할 필요가 있는 환자가 청결 케어 및 약을 직접 바를 수 없는 경우
 에는 가족에 대한 지도가 중요하다.
●기초 질환의 치료가 끝나고 퇴원 후에도 옴의 치료가 필요한 환자는 동거 가족이 환자를 받아들이
 는 것에 불안을 느끼는 경우가 많다. 의사가 가족에게 설명하는 경우에는 간호사가 동석하고 설
 명을 받은 가족의 이해를 확인하고 잘못된 지식과 오해가 있는 경우에는 알기 쉽게 설명을 보충하
 고, 필요에 따라 다시 의사에게서 설명을 받을 수 있도록 조정할 필요가 있다.

재택 요양 중인 각화형 옴 환자와 그 가족에 대한 지도

●재택 요양 중인 환자가 각화형 옴이 발병한 경우 동거하고 있는 가족은 증상이 없어도 치료의 대
 상이 된다. 그 경우 가족에 대하여, 치료 시작 후 1~2주간은 집단으로 숙박을 하는 활동(수학여행
 등) 참가를 하지 않도록 지도한다.
●환자의 옷, 린넨 세탁방법 및 환자와의 접하는 방법 등에 대해 가정환경과 생활의 모습을 확인하
 면서 구체적으로 지도한다.
 • 세탁: 진드기는 50℃의 물에 10분 담그면 사멸하기 때문에 80℃ 정도의 물에 10분 이상 담가
  물이 식고 나서 세탁하면 좋다.
 • 청소: 환자의 거실은 살충제를 1회 살포한 후 진공청소기로 청소한다. 그 다음은 매일 진공청
  소기로 청소하고, 치료가 끝난 시점에서 다시 살충제를 살포한다.

Step1 **영향 평가**　　Step2 **간호 초점**　　Step3 **계획**　　Step4 **실시**　　Step5 **평가**

평가 포인트

간호 목표 달성도

●2차 감염 또는 감염 확대를 방지할 수 있었는가?
●보통형 옴 환자에서는 각화형 옴으로 진행되지 않고 2차 감염을 발병하지 않고 치료할 수 있었는가?
●가려움증의 불편이 감소되었는가?
●야간에 고통을 호소하지 않고 충분한 수면을 취했는가?
●치료의 필요성을 이해하고 계속할 수 있었는가?
●각질형 옴에 격리된 기간, 인지 기능이 저하되지 않고 지냈는가?

사이토 도시코

간호 과정 순서도

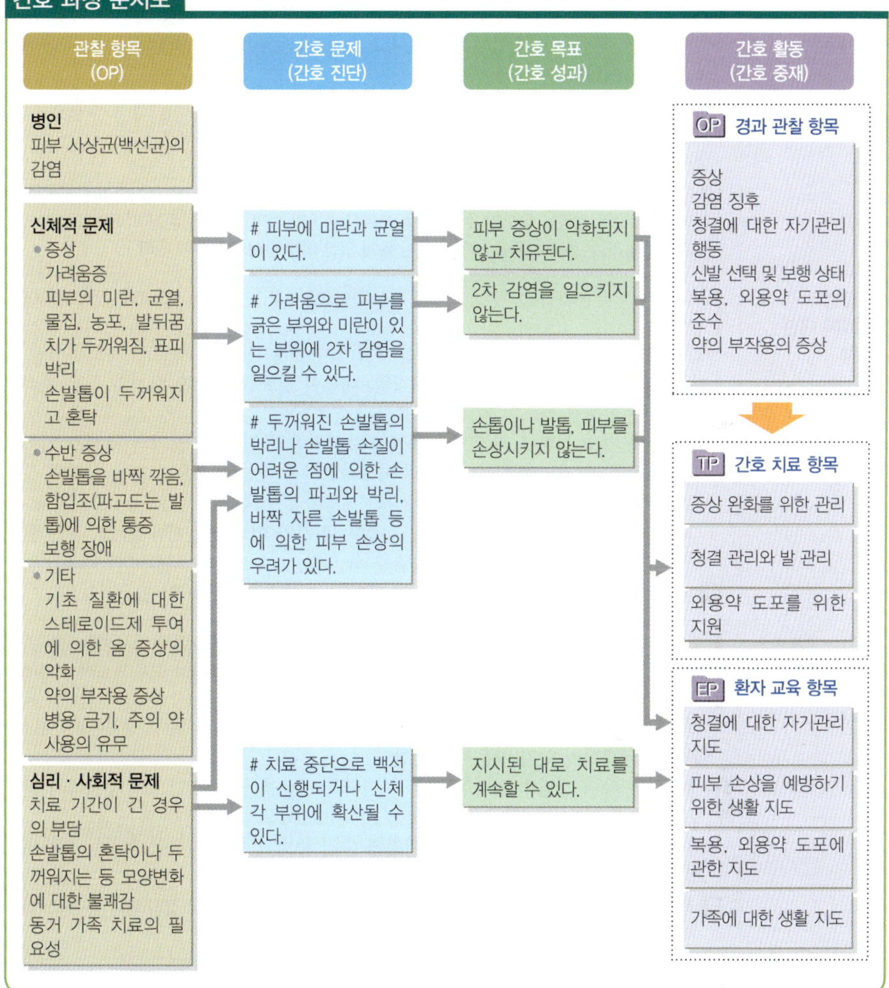

기본 개념

- 백선 환자가 입원하는 것은 아니므로 외래 통원 치료를 받게 된다. 그러나 어떤 기초 질환으로 입원 중에 백선이 발견된 경우는 입원 치료의 대상이 된다.
- 간호의 기본은 2차 감염 등의 영향을 예방하는 것과 백선 부위가 확대되거나 피부 백선에서 손발톱 백선으로 진행되지 않도록 방지하기 위한 것이고, 따라서 환자 교육이 중요하다.
- 재택 요양 중인 환자 및 시설 입소자가 백선에 걸린 경우는 동거자 중에 백선 환자가 있을 가능성이 있다. 이 경우 백선을 가진 자는 모두 함께 치료해야 한다.

70 옴 · 백선

정보 수집	평가 관점과 근거 · 잠재적 간호 문제
증상 부위, 출현 상황, 정도의 관찰	백선의 유형 및 증상을 파악하고, 백선의 악화와 2차적 장애로 이어지는 요인이 있는지를 평가한다. ● 각질 증식형 백선은 자각 증상이 가볍기 때문에 환자는 백선임을 깨닫기 어렵다. ● 발의 발톱 백선은 발백선에서 일어나고 손발 백선은 피부의 백선 부위를 긁음에 따라서 일어난다. ● 손톱의 혼탁이나 두꺼워진 상태 등에 있는 환자는, 외관을 신경 써서 손톱을 바짝 자르거나 조갑 파괴 등을 일으킬 염려가 있다. ● 환자 자신의 청결 습관이 백선의 악화에 영향을 줄 수 있다. 🔍 잠재적 간호 문제 : 피부에 미란이나 균열이 있다./가려움에 따라 피부를 긁거나 미란이 있는 부위에서 2차 감염을 일으킬 수 있다./두꺼워진 손톱의 박리 및 손톱 손질이 어려워 조갑의 파괴나 박리, 손톱과 발톱을 바짝 자르는 등에 의한 피부 손상의 우려가 있다.
치료법의 이해에 대한 파악	치료에 필요한 환자의 자기관리 능력과 치료 중단으로 이어질 요인을 평가하고 간호 계획에 반영한다. ● 몸 백선은 각질층이 얇으므로 외용약에 의한 2주 정도의 치료로 치료되지만, 손 · 발 백선의 외용약 치료는 1~3개월, 내복이 필요한 손발톱 백선과 각질 증식형 백선은 6개월 정도의 치료가 필요하다. ● 전신성의 기초 질환을 가진 환자에게서는 부작용과 겸용 약 금기의 문제가 있어 내복 치료를 하기 어렵다. 내복약의 이트라코나졸 등의 부작용과 겸용 약과의 상호작용에 주의한다. ● 가족이나 시설 입소에서의 감염이 된 경우, 환자가 치료하여 치유되어도 같은 환경을 함께하는 가족에게서 다시 감염될 수 있다. 🔍 잠재적 간호 문제 : 치료 중단으로 백선이 진행하거나 신체 각 부분에 확산될 우려가 있다.
환자 · 가족의 심리 · 사회적 측면의 파악	환자 · 가족이 질병을 어떻게 인식하고 있는지를 확인한다. 특히 발백선은 다시 재발되는 경우가 많기 때문에 치료를 지속할 필요성을 이해하고, 자신이 감염원이 되지 않도록 가족에로의 감염을 방지한다. ● 환자 · 가족의 백선에 대한 이해 정도를 파악하고, 백선의 유인이 생활 습관이나 환경에 잠재되어 있지 않은지 확인한다. ● 발백선은 다시 재발이 많다는 것을 설명하고 치료를 임의 판단으로 중지하지 않도록 설명한다. ● 감염을 확대시키지 않게, 가족은 환자와 수건 등의 공유를 피하고 환자는 피부의 청결을 위해 힘쓴다. 🔍 잠재적 간호 문제 : 두꺼워진 손발톱의 박리 및 손톱 손질이 어려워 조갑의 파괴 및 박리, 바짝 자르는 등에 의한 피부 손상의 우려가 있다.

Step1 영향 평가　　**Step2 간호 초점**　　Step3 계획　　Step4 실시　　Step5 평가

간호 문제 리스트

#1 피부 미란과 균열이 있다(영양－대사 패턴).

#2 가려움으로 피부를 긁은 부위나 미란이 있는 부위에서 2차 감염을 일으킬 수 있다(영양－대사 패턴).

#3 두꺼워진 손발톱의 박리나 손발톱 손질이 어려워 손발톱의 파괴나 박리, 바짝 자른 손발톱 등에 의한 피부 손상의 우려가 있다(건강 지각－건강관리 패턴).

#4 치료 중단으로 백선이 진행되거나 신체 각 부위에 확산될 수 있다(건강 지각－건강관리 패턴).

●백선 자체가 환자에게 심각한 영향을 주지는 않는다. 따라서 병변에서 2차 감염이나 피부, 손톱의 손상 등 환자의 안전을 위협하는 우려가 있는 것이 우선순위가 높은 문제라고 할 수 있다. 다음 적절하게 치료를 시작, 계속되지 않는 치료에 따라 백선의 신체 각부의 확대나 각질 증식형 백선, 손발톱 백선으로의 진행 등이 문제가 된다.

| Step1 영향 평가 | Step2 간호 초점 | Step3 계획 | Step4 실시 | Step5 평가 |

1 간호 문제

#1 피부 미란과 균열이 있다.

간호 진단

피부 통합성 장애
관련 요인: 연령의 양극단, 습윤, 약물 치료, 습도, 피부 긴장의 변화, 영양 상태의 불균형, 면역 장애, 감각 장애
진단 지표
□ 피부 표면의 파괴(표피)
□ 피부 층열 파괴(진피)

간호 목표(간호 성과)

〈**장기 목표**〉 피부 증상을 악화시키지 않고 치료한다.
〈**단기 목표**〉 1) 외용약을 제대로 사용할 수 있다. 2) 손 씻기와 피부를 긁는 것을 예방하는 행동을 취할 수 있다.

간호 계획

OP 경과 관찰 항목
●가려움의 정도, 부위
●피부 증상의 변화(미란, 균열, 물집, 농포 등)
●손 위생 및 손발톱 손질 상황
●외용약의 사용 목적에 대한 이해와 실시 상황
●수면 상황
●영양 상태
●청결에 대한 자기관리 상황

TP 간호 치료 항목
●스스로 외용약을 도포할 수 없는 환자를 돕는다.
●스스로 손발톱 손질을 할 수 없는 환자를 돕는다.
●긁지 않도록 주의할 수 없는 환자나 무의식 중에 긁는 환자는 면제 장갑을 착용하게 한다.
●긁어서 생기는 피부 손상이 있으면 의사에게 보고하고 적절한 약을 투여한다.
●청결에 대한 자기관리가 어려운 환자에는 손발톱 손질을 돕고 손 목욕 등의 청결 관리를 실시한다.

EP 환자 교육 항목
●미란이 있는 부위에는 외용약을 도포하지 않는다.
●각질 증식형 백선에 처방되는 각질 융해제는 손가락 사이에 도포하지 않는다.
●외용약 사용 중에 증상이 악화되었을 경우는 즉시 의사에게 보고한다.

중재 포인트와 근거

➡피부 증상의 악화가 보이지 않거나 악화 위험이 높아지는 상황이 되어 있지 않은지 관찰한다. 근거 피부를 긁어 물집이 터지거나, 외용약을 제대로 사용하지 않아 피부 증상의 악화가 있을 수 있다. 외용약을 효과적으로 사용하기 위해서는 환자가 약제의 목적을 이해할 필요가 있다.

➡환자가 약의 사용 목적을 이해하고 올바르게 사용할 수 있도록 지도한다. 근거 항진균제를 미란 부위에 도포함으로써 접촉 피부염을 유발한다. 외용약 사용 중의 증상 악화는 항진균제에 의한 접촉 피부염의 가능성이 있다. 각질 융해제는 피부가 두꺼워진 부위에 도포하여 피부를 부드럽게 하여 항진균제의 침투성을 향상 목적으로 사용한다.

70
옴 · 백선

<table>
<tr><td>2 간호 문제</td><td>간호 진단</td><td>간호 목표(간호 성과)</td></tr>
<tr><td>#2 가려움 때문에 피부를 긁은 부위나 미란이 있는 부위에서 2차 감염을 일으킬 수 있다.</td><td>감염 위험 상태
위험 요인: 부적절한 1차 방어 기구(피부 파괴), 부적절한 2차 방어 기구, 만성 질환, 영양 부족, 병원인자에의 노출을 피하기 위한 지식 부족</td><td>〈장기 목표〉 2차 감염을 일으키지 않는다.
〈단기 목표〉 손 씻기와 피부를 긁는 것을 예방하는 행동을 취할 수 있다(손발톱의 손질 등).</td></tr>
</table>

간호 계획	중재 포인트와 근거
OP 경과 관찰 항목 • 기초 질환 • 바이털 사인 • 가려움의 정도, 부위 • 피부 미란, 표피 박리, 발적, 부기, 고름성 삼출액 등의 유무 • 손의 위생과 손발톱 손질 상황 • 수면 상황 • 영양 상태 • 청결에 대한 자기관리 상황	➡ 감염을 조기에 발견하여 대처한다. **근거** 노인은 감염의 징후인 발열, 빈맥, 백혈구 증가 등의 변화를 나타내지 않는 경우가 많다. ➡ 피부 손상 및 2차 감염의 위험이 높아지고 있지는 않은지 관찰한다. **근거** 고령자는 피부의 성장이 느리고, 손상된 피부를 치유하는 시간을 요한다. 빈혈, 저영양 상태에 있는 환자, 당뇨병이나 신부전 환자, 스테로이드 약이나 면역 억제제, 항암제를 투여하는 환자는 면역력 저하 때문에 감염증을 발병할 위험이 높다.
TP 간호 치료 항목 • '간호 문제 #1' **TP** 참조	
EP 환자 교육 항목 • 가려움 때문에 피부를 긁을 위험성을 설명한다. • 피부 손상에 따라 가려움이 강화되는 것을 설명한다. • 손의 청결과 손톱 손질의 필요성, 방법을 지도한다. • 양말을 착용하고 외상을 예방한다.	➡ 피부를 긁음으로써 일어나는 영향을 이해하게 하고 예방법을 지도한다. **근거** 가려움 수용체는 표피와 진피 사이에 존재하기 때문에, 가렵고 피부를 긁어 피부 손상을 일으키는 자극이 전해지기 쉽고, 가려움이 강화되는 악순환이 된다.

<table>
<tr><td>3 간호 문제</td><td>간호 진단</td><td>간호 목표(간호 성과)</td></tr>
<tr><td>#3 두꺼워진 손발톱의 박리나 손발톱 손질이 어려워 손발톱의 파괴나 박리, 바짝 자른 손발톱 등에 의한 피부 손상의 우려가 있다.</td><td>신체 손상 위험 상태
위험 요인: 신체적 요인, 영양적 요인, 심리적 요인, 감각 기능 장애</td><td>〈장기 목표〉 손발톱이나 피부를 손상시키지 않는다.
〈단기 목표〉 손발톱을 손상시키지 않고 손질할 수 있다(도움을 요청할 수 있다).</td></tr>
</table>

간호 계획	중재 포인트와 근거
OP 경과 관찰 항목 • 손발톱의 혼탁, 두꺼워짐, 변형의 유무 및 정도 • 손발톱의 모양에 대한 환자의 의식 • 손발톱의 손질 상황 • 시력과 손의 섬세성 • 손발톱 손질의 습관(사용기구, 손톱 깎는 방법 등)	➡ 손발톱 변화에 대한 환자의 인식과 자기관리에 문제가 없는지 관찰한다. **근거** 환자가 손발톱 외관의 변화를 불쾌하게 생각하면 두꺼워진 손발톱을 깎아 손상시켜 버릴 수 있다.
TP 간호 치료 항목 • 스스로 손발톱 손질을 할 수 없는 환자를 돕는다(재택 환자는 가족에게 의뢰).	
EP 환자 교육 항목 • 발톱은 측면을 너무 깊이 초과하지 않도록 스퀘어형으로 자르도록 지도한다.	➡ 두꺼워지고 변형된 손발톱의 손상을 예방하기 위한 손발톱의 손질방법을 지도한다. **근거** 두꺼워진 손발톱은

- 손발톱 백선의 경우는 손톱깎이 가위 또는 니퍼 등을 사용하도록 지도한다.
- 손톱은 너무 짧게 자르지 않고 손톱 바닥에서 2mm 정도의 길이를 남길 수 있도록 지도한다.
- 두꺼워져서 자르기 어려운 경우는 무리하게 자르려고 하지 말고, 줄을 이용하도록 지도한다.

일반적 손톱깎이로 자르는 것이 어렵다. 손톱 백선으로 약해진 손톱은 말린 손톱이나 함입조가 되기 쉽다.

4 간호 문제	간호 진단	간호 목표(간호 성과)
#4 치료 중단으로 백선이 진행되거나 신체 각 부위에 확산될 우려가 있다.	**비준수** **관련 요인:** 관리의 편리성, 관리 제공자의 연속성, 관리 제공자의 정기적인 후속 관리, 관리 계획 기간, 건강에 대한 신념, 개인의 가치관, 개인적 능력, 계획된 치료 행동에 관련한 지식·기능 **진단 지표** □ 지시에 따르지 않는 것을 나타내는 행동 □ 합병증이 나타나는 징후 □ 증상이 악화되는 현상 □ 개선되지 않는다. □ 객관적인 검사 결과	〈장기 목표〉 지시대로 치료를 계속할 수 있다 〈단기 목표〉 1) 치료를 중단하면 안 되는 이유를 설명할 수 있다. 2) 지시된 내복약 또는 외용약을 매일 사용할 수 있다(스스로 사용하기 힘든 경우 도움을 요청할 수 있다).

간호 계획

OP 경과 관찰 항목
- 과거의 백선 치료의 경험과 당시의 자기관리 상황
- 백선 유형, 증상
- 치료에 대한 의욕
- 내복약과 외용약에 대한 환자의 이해 상황과 자기관리 상황
- 피부 증상. 가려움증 등의 변화
- 백선에 대한 가족의 인식

TP 간호 치료 항목
- 환자가 스스로 복용 및 외용약을 도포할 수 없는 경우는 돕는다(재택 환자는 가족에게 요청).

EP 환자 교육 항목
- 외용약은 목욕이나 족욕 후 도포하도록 설명한다.
- 외용약은 증상이 없는 부위에도 도포하도록 설명한다(발백선의 경우는 발가락 사이와 발톱, 발바닥에도 도포).
- 가려움증이 소실되어도 치유된 것이 아니기 때문에 지시된 기간은 치료를 계속하도록 설명한다.
- 증상이 악화된 것처럼 보여도 약의 사용을 중단하지 않도록 설명한다.
- 내복약 사용 중 부작용의 증상을 설명한다(부종, 위장 장애, 간 기능 장애).
- 정기적인 진찰 및 혈액 검사의 필요성을 설명한다.
- 다른 질환으로 치료해야 하는 경우 백선을 치료 중에 있다고 의사에게 전하도록 설명한다.

중재 포인트와 근거

➡환자가 치료 중단에 이를 위험이 증가하지 않는지 관찰한다. **근거** 피부 증상이 소실되면 백선이 다 나았다고 임의 판단하고 치료를 중단할 가능성이 있다. 손발톱 백선 환자는 6개월간 복용이 필요하다.

➡환자의 신체 각 부분에 균이 퍼지는 위험이 높아지고 있지 않은지 관찰한다. **근거** 가려움증이 있으면 피부의 백선 부위를 긁어 손톱에 백선균이 감염되고, 손톱 백선이 발병되기 쉽다.

➡약제를 효과적으로 사용할 수 있도록, 환자가 약제의 사용 목적을 이해하고 임의 판단으로 중단되지 않도록 지도한다. **근거** 외용약을 도포하여 증상이 개선되어도 균이 존재하고, 치료를 그만두면 재발 가능성이 높다. 각질층의 균이 모두 제거될 수 있는 기간 동안(약 1개월) 도포할 필요가 있다. 치료 과정에서 일시적으로 증상이 악화된 것처럼 보일 수 있다(각질 증식형의 낙설 증가, 발바닥형의 표피 박리).

➡환자가 약의 부작용을 이해하고, 그것을 예방하거나 조기 발견할 수 있도록 지도한다. **근거** 내복 치료 중 다른 질환의 약물 치료가 필요하게 되었을 경우는 백선의 치료를 중단할 필요성이 생기는 경우가 있다.

병기 · 병태 · 중증도별 관리 포인트

【손발톱 백선이나 각질 증식형 백선】주로 복용 치료가 이루어지기 때문에 특히 부작용(부종, 위장 장애, 간 기능 장애 등)의 발현에 주의할 필요가 있다. 백선의 치료는 병형에 따라 2주~6개월이 필요하다. 이 같은 경과가 긴 백선 환자의 간호에 있어서는, 백선이 치유되었는지를 평가하는 것보다 백선의 악화를 일으키지 않도록 청결 관리할 수 있는지, 내복 또는 외용약을 올바르게 사용할 수 있는지에 초점을 맞출 필요가 있다.

【전신 상태가 나쁜 환자, 심각한 기초 질환을 가진 환자】항진균제의 복용 치료를 할 수 없기 때문에 외용약을 사용하면서 청결 케어를 실시해나간다.

간호 활동(간호 중재) 포인트

외용약 도포

- 환자가 외용약의 사용 목적을 이해하고 적절한 부위에 도포할 수 있도록 다음의 포인트에 대해 지도한다.
  - 백선균은 병변 이외에도 존재하고 있기 때문에, 외용약을 광범위하게 도포한다.
  - 접촉 피부염을 일으킬 수 있기 때문에 미란이 있는 부위에는 항진균제를 도포하지 않는다.
  - 항진균제에 의한 접촉 피부염을 일으킬 수 있으므로 피부 증상의 관찰을 실시하는 것과 동시에, 증상이 악화되면 의사에게 보고한다.
  - 각질 융해제는 손가락 사이에는 도포하지 않는다.
  - 약제는 침투되기 쉬운 목욕 후나 족욕 후 도포한다.

감염 확대 예방

- 동거 가족에 백선 환자가 있으면 다시 백선에 이환될 수 있다. 우선 동거 가족 백선의 유무를 확인하고 만약 백선을 가진 자가 있다면 통원 치료를 권한다.
- 백선에 다시 감염되지 않도록 일상생활에서의 주의를 전한다.
  - 목욕 매트나 슬리퍼는 자주 세탁하여 청결한 것을 사용한다.
  - 환기성이 좋은 신발을 신거나 낮에 구두를 벗는 시간을 만들도록 한다.
- 스스로 손발톱 손질을 할 수 없는 환자는 가족에게 지도해둔다.
  - 손발톱 백선은 손발톱을 무리하게 자르려고 하지 않는다.
  - 함입조의 예방을 위해 스퀘어 형으로 자른다.

퇴원 · 요양지도

- 가려움증이 소실되어도 지시된 기간은 약의 사용을 임의 중단하지 않도록 지도한다.
- 복용 중(특히 이트라코나졸 복용 중) 환자는 병용 금기, 주의 약이 다수 있기 때문에 백선 이외의 치료를 받을 때는 의사에게 백선 치료 중임을 전할 수 있도록 지도한다.
- 복용 중 간 장애 등의 부작용이 발생할 수 있으므로 정기적으로 진찰하도록 지도한다.

평가 포인트

간호 목표 달성도

- 가려움증이 감소, 소실되었는가?
- 2차 감염이 일어나지 않았는가?
- 감염이 확대되지 않았는가?
- 지시된 대로 약을 적절하게 사용할 수 있었는가?(임의 판단으로 중단하지 않았는가?)
- 두껍게 변형된 손발톱을 제대로 관리할 수 있는가?

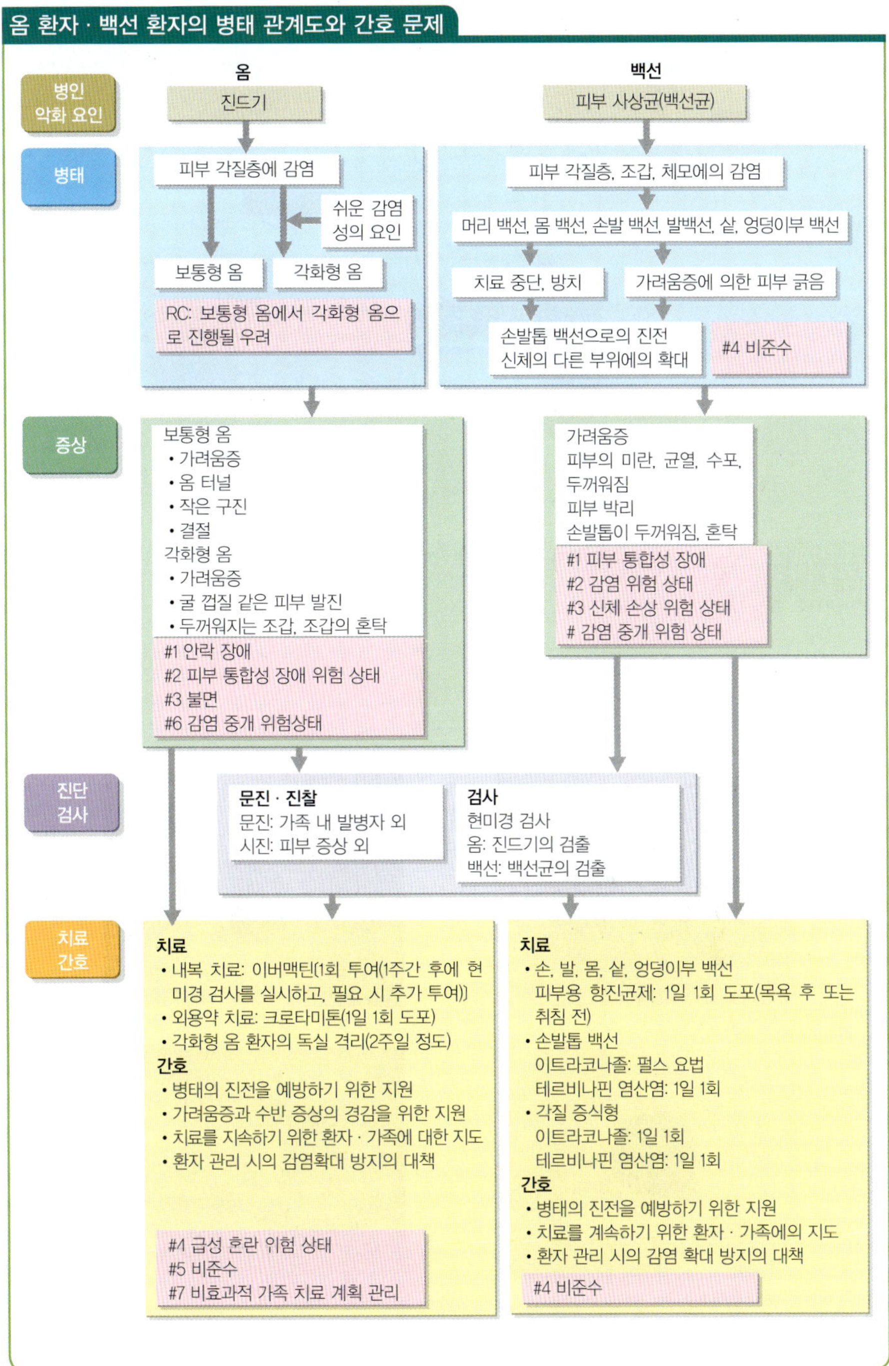
병인
악화 요인

병태

증상

진단
검사

치료
간호

옴
진드기

백선
피부 사상균(백선균)

피부 각질층에 감염
쉬운 감염성의 요인
보통형 옴
각화형 옴
RC: 보통형 옴에서 각화형 옴으로 진행될 우려

피부 각질층, 조갑, 체모에의 감염
머리 백선, 몸 백선, 손발 백선, 발백선, 샅, 엉덩이부 백선
치료 중단, 방치
가려움증에 의한 피부 긁음
손발톱 백선으로의 진전
신체의 다른 부위에의 확대
#4 비준수

보통형 옴
• 가려움증
• 옴 터널
• 작은 구진
• 결절
각화형 옴
• 가려움증
• 굴 껍질 같은 피부 발진
• 두꺼워지는 조갑, 조갑의 혼탁
#1 안락 장애
#2 피부 통합성 장애 위험 상태
#3 불면
#6 감염 중개 위험상태

가려움증
피부의 미란, 균열, 수포, 두꺼워짐
피부 박리
손발톱이 두꺼워짐, 혼탁
#1 피부 통합성 장애
#2 감염 위험 상태
#3 신체 손상 위험 상태
감염 중개 위험 상태

문진 · 진찰
문진: 가족 내 발병자 외
시진: 피부 증상 외

검사
현미경 검사
옴: 진드기의 검출
백선: 백선균의 검출

치료
• 내복 치료: 이버맥틴(1회 투여(1주간 후에 현미경 검사를 실시하고, 필요 시 추가 투여))
• 외용약 치료: 크로타미톤(1일 1회 도포)
• 각화형 옴 환자의 독실 격리(2주일 정도)
간호
• 병태의 진전을 예방하기 위한 지원
• 가려움증과 수반 증상의 경감을 위한 지원
• 치료를 지속하기 위한 환자 · 가족에 대한 지도
• 환자 관리 시의 감염확대 방지의 대책
#4 급성 혼란 위험 상태
#5 비준수
#7 비효과적 가족 치료 계획 관리

치료
• 손, 발, 몸, 샅, 엉덩이부 백선
피부용 항진균제: 1일 1회 도포(목욕 후 또는 취침 전)
• 손발톱 백선
이트라코나졸: 펄스 요법
테르비나핀 염산염: 1일 1회
• 각질 증식형
이트라코나졸: 1일 1회
테르비나핀 염산염: 1일 1회
간호
• 병태의 진전을 예방하기 위한 지원
• 치료를 계속하기 위한 환자 · 가족에의 지도
• 환자 관리 시의 감염 확대 방지의 대책
#4 비준수

눈으로 보는 질환

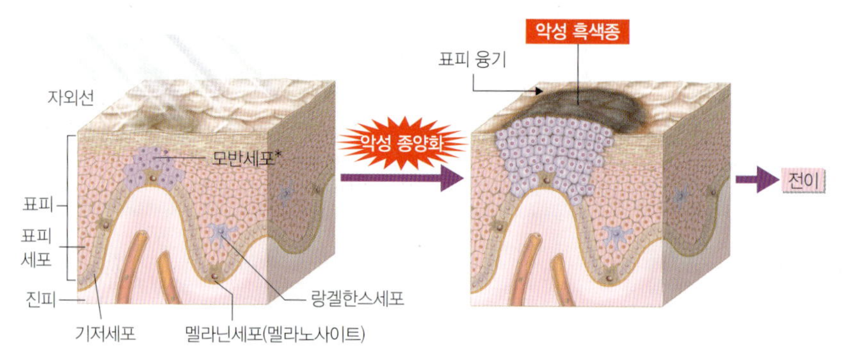

멜라노사이트, 모반세포가 어떠한 원인(자외선이 관계하고 있다고 한다)으로 악성화된 것이 악성 흑색종이다.

*모반세포: 멜라노사이트도 수반세포도 되지 못하고 머물러 있는 기형세포로, 검은 점의 기본 이 된다.

■ 그림 71-1 악성 흑색종의 병태 생리

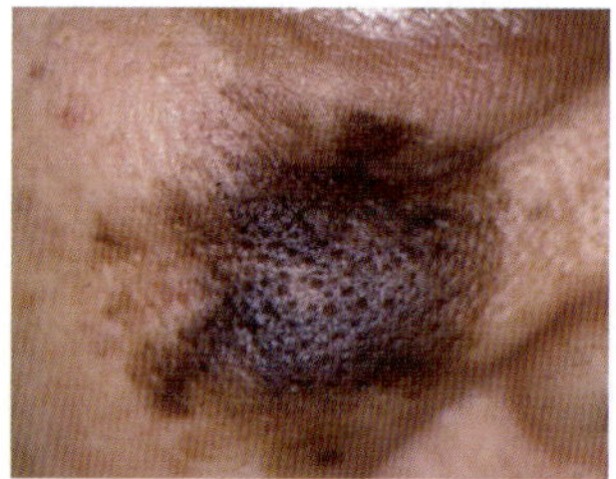

a. 악성 흑색점 흑생종

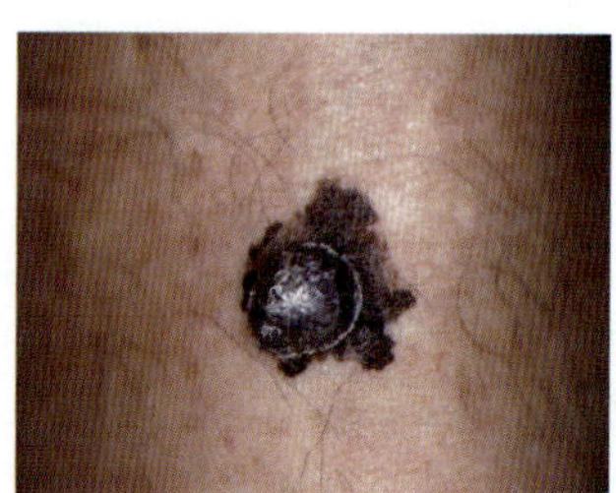

b. 표재 확산 흑색종

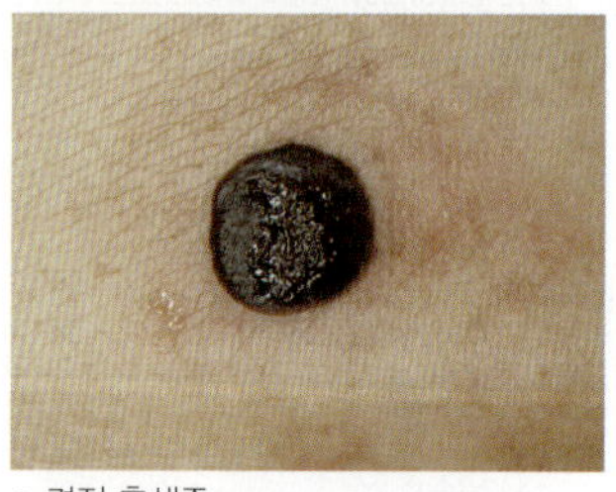

c. 결절 흑색종

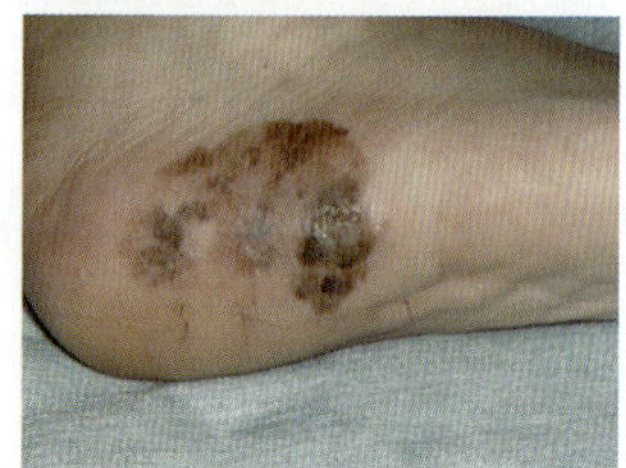

d. 말단 흑색점 흑색종

■ 그림 71-2 악성 흑색종의 병형

병태 생리

▌ 악성 흑색종(MM)은 멜라노사이트 또는 모반세포가 악성화된 종양이다.

- 피부색과 관련된 멜라닌 색소를 생산하는 세포를 멜라노사이트라고 하고 악성 흑색종(malignant melanoma: MM)은 멜라노사이트 또는 모반세포(검은 점의 세포)가 악성화된 종양이다.
- 피부의 MM이 가장 많지만, 구강, 외음부, 항문 등의 점막이나 맥락막, 뇌연막에도 발생할 수 있다.
- MM은 초기에는 표피 또는 점막에 머무르다 점차 수평으로 퍼진다. 다음 단계로 진피에 수직 방향으로 증식하고, 침투한다. 강력한 전이가 일어나기 쉽고, 악성도가 높은 종양이다.

병인 · 악화 요인

- 멜라노사이트의 악성화가 일어나는 원인의 자세한 부분은 불명이지만, 자외선이 관계하고 있을 가능성이 있다.
- 발바닥이나 손발톱 부위 등 만성적으로 자극을 받기 쉬운 부위 또는 의류 등으로 스치는 부위나 외상을 얻기 쉬운 부위 등에 많이 발생하기 때문에 외적 자극도 병인으로 간주하고 있다.

역학 · 예후

- 발생 빈도는 인종에 따라 크게 차이가 있고, 인구 10만 명당 연간 발생 빈도는 백인 10~20명, 일본인 1~2명, 흑인 0명 정도이다.
- 지난 10~20년간, 특히 백인에게서 발생 빈도의 증가가 현저하다.
- 호발 부위를 보면 백인은 노출 부위에 생기기 쉽고, 흑인은 사지 말단에 생기고, 일본인은 그 중간의 경향이다.
- 종양의 크기가 1mm 이하의 병변은 생존율이 거의 100%이지만, 림프절에 전이되는 병기 Ⅲ는 5년 생존율이 약 50~60%까지 저하된다.

증상

▌ 종양세포가 멜라닌 색소를 생산하기 위해 흑색조를 띄는 경우가 많다.

- MM을 의심하게 하는 임상 사진으로 ABCDE의 머리글자로 표기되는 5가지 특징이 있다. ① Asymmetry(비대칭성) ② Borderline irregularity(불규칙한 경계) ③ Color variegation(다양한 색조) ④ Diameter enlargement(확대 경향: 직경 6mm 이상) ⑤ Elevation of surface(표면 융기) 등인데, 보기 드물게 멜라닌 색소를 갖지 않는 무색소성의 것도 있다.
- MM의 병형에는 ① 악성 흑색점 흑생종, ② 표재 확산 흑색종, ③ 결절형 흑색종, ④ 말단 흑색점 흑색종으로 4형이 있다(그림 71-2 a~d). ①은 노인의 얼굴에 호발하는 것, ②는 백인에게 가장 많은 유형으로, 몸 · 하지에 호발하는 것, ③은 결절 병변으로 빠르게 증가하고 예후가 가장 나쁜 것, ④는 발바닥, 손바닥, 손발톱 부위에 호발하고, 일본인에 가장 많은 유형이다.

진단 · 검사값

▌ 시진, 더미스 카피에 의한 색소 침착 패턴으로 진단한다. 종양 표시의 5-S-시스테이닐 도파가 유용하다.

- 시진이 가장 중요하고 더미스 카피(피부 병변에 젤리 등을 바르고 강한 빛을 쐬어 더미스 컵을 사용하여 확대해 보는 방법)가 유용하다. 발바닥 같은 비생모부에서는 피구 우위의 색소 침착의 소견(그림 71-3), 생모부에서는 이형망상 색소침착의 소견 등이 MM의 진단에 도움이 된다.
- 임상 증상에 따라 진단이 어려운 경우는 수술로 종양 전체를 절제한다. 종양 전부를 적출하는 것이 불가능한 경우는 일부를 생검한다. 생검 후 즉시 병리 조직 검사를 실시하여 악성으로 진단된 경우에는 병기(표 71-1)를 평가하고 확대 절제술 등의 치료를 실시한다.
- ● 검사값
- MM의 종양 표시인
- 5-S-시스테이닐 도파(5-S-CD)의 검사값이 유용하다.
- 림프절이나 내장으로 전이를 조사하기 위해 X선, CT, 초음파, 신티그래피, MRI, PET 등의 영상 검사를 실시한다.

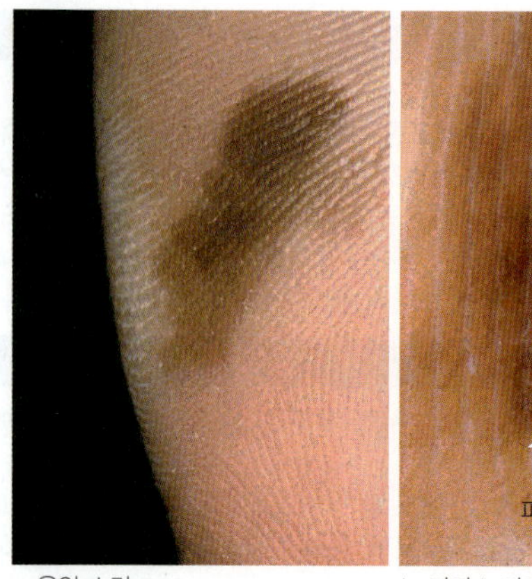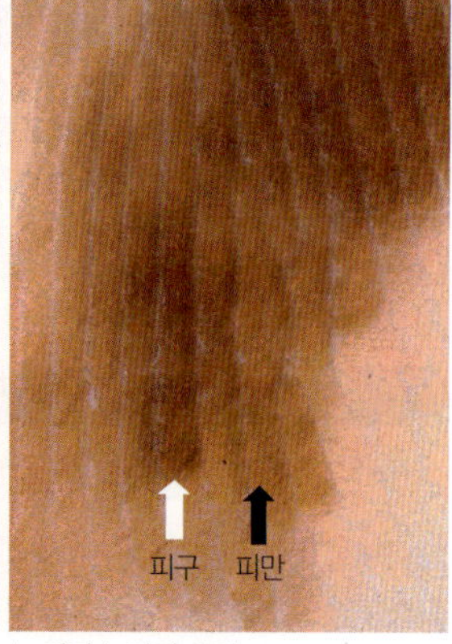

a. 육안 소견   b. 더미스 카피 소견

■ 그림 71-3 악성 흑색종 (피구 우위)

■ 표 71-1 악성 흑색종의 병기 분류

병기	병변의 확산
0	종양세포가 표피 내에 국한되어 있는 것
I	종양 자체의 크기가 1mm 이하인 것 또는 크기가 1mm를 초과해도 종양 표면의 궤양이 없이 2mm 이하의 것
II	종양 자체의 두께가 1mm를 초과하고 2mm 이하이며, 궤양을 동반하는 것. 또는 궤양의 유무에 관계없이 2mm를 넘는 것
III	소속 림프절(초발 부위에서 가장 가까운 림프절)에 전이가 인정되는 것, 또는 초발 부위 주변(위성 병소라고 함), 또는 초발 부위에서 림프절까지의 사이에 피부 전이와 피하 전이가 인정되는 것
IV	림프절을 넘어선 영역에 피부 전이, 피하 전이, 림프절 전이가 인정 또는 내장으로의 전이가 인정되는 것

합병증

● 여러 장기 전이에 의한 국소 또는 전신 증상, 소속 림프절 절제 후의 림프 부종, 림프관염 등이 있다.

치료법

▌병기에 따라 원발소 절제술에 센티넬 림프절 절제나 화학 요법의 보조적 요법을 추가한다.

● 치료 방침

● 병기에 따라 적절한 치료법을 선택한다.

● 수술적 치료

● 병기 0~III이면 수술적 치료가 원칙이다. 종양의 크기가 1mm 미만이면 1cm 정도 떨어져 절제, 그 이상이면 2~3cm 떨어져 전부를 적출하고 피부 이식 등을 한다. 또한 손가락 등의 경우 이단술로 하는 경우도 있다. 필요한 경우 림프절 절제(최근 센티넬 생검*이 행해지는 경우도 많다) 등도 이루어진다(표 71-2).

*센티넬 림프절 생검(sentinel node biopsy): 원발소에서 림프가 처음 흘러들어간다고 생각되는 림프절을 센티넬 림프절(감시 림프절)이라고 부른다. 원발소 주위에 색소나 방사성 동위 원소를 주사하여 확인하고 생검하는 것을 센티넬 림프절 생검이라 한다. 병리 조직학적으로 전이의 유무를 검토하고 전이가 없으면 림프절 절제를 하지 않아도 된다.

병기	원발소 변연에서의 절제 범위	소속 림프절에의 처치
0	0.5cm	없음
I	1~2cm	가능하면 센티넬 림프절 생검을 시행
II	2~3cm	예방적으로 림프절을 절제(노인과 수술 위험이 높은 증례 등에서는 센티넬 림프절 생검도 가능)
III	3cm* *피부 전이와 피하 전이가 있는 경우는 중추 측을 더욱 크게 절제	근치적으로 림프절을 절제
IV	대부분은 화학 요법을 주체로 하는 집학적 치료의 적응이 되지만, 단발 내지 몇 개의 원격 전이는 수술적으로 제거하거나 감마 나이프로 치료하기도 한다.	

■ 표 71-3 악성 흑색종의 주요 치료제

분류	일반명	주요 상품명	약의 효과 메커니즘	주요 부작용
알킬화제	다카르바진	다카르바진	알킬화작용에 따라 항종양 효과를 발현	골수 억제
	니무스틴 염산염	니드런		
알칼로이드계	빈크리스틴 황산염	온코빈	마이크로 튜브 기능 장애에 의한 유사 분열을 중기에 중지	골수 억제, 신경 장애
백금 제제	시스플라틴	란다	암세포의 분열을 저해	신장 독성, 구토작용
호르몬 제제	타목시펜 구연산염	놀바덱스	항에스트로겐작용	백혈구 감소
인터페론 제제	인터페론베타	페론, IFNβ	항종양작용, 면역 증강작용	간질성 폐렴

● 약물 요법

● 수술 후 보조 화학 요법으로 DAV Feron 요법(다카르바진 + 니무스틴 염산염 + 빈크리스틴 황산염 + 인터페론 베타)이 일반적이다. 또한 증례에 따라 DAC-Tam 요법(다카르바진 + 니무스틴 염산염 + 시스플라틴 + 타목시펜 구연산염) 등을 실시한다. 원격전이가 있는 증례에서는 화학 요법 외에도 방사선 요법, 면역 요법 등을 실시한다.

Px 처방 예 DAV Feron 치료

① 다카르바진 주　120mg/㎡/일　점적 정맥 주　제1~5일　← 알킬화제
② 니드런 주　60mg/㎡/일　점적 정맥 주　제1일　← 알킬화제
③ 온코빈 주　0.6mg/㎡/일　점적 정맥 주　제1일　← 알카로이드계
④ 페론 주　300만 IU/일　수술 부위 피내 주　제1~5 내지 10일　← 인터페론 제제

Px 처방 예 DAC-Tam 치료

① 란다 주　85mg/㎡/일　점적 정맥 주　제1일　← 백금 제제
② 다카르바진 주　160mg/㎡/일　점적 정맥 주　2~5일　← 알킬화제
③ 니드런 주　60mg/㎡/일　점적 정맥 주　제1일　← 알킬화제
④ 놀바덱스 정(10mg)　1회 1정　1일 2회　아침 · 저녁 식후 연일　← 호르몬 제제

71
악성 흑색종

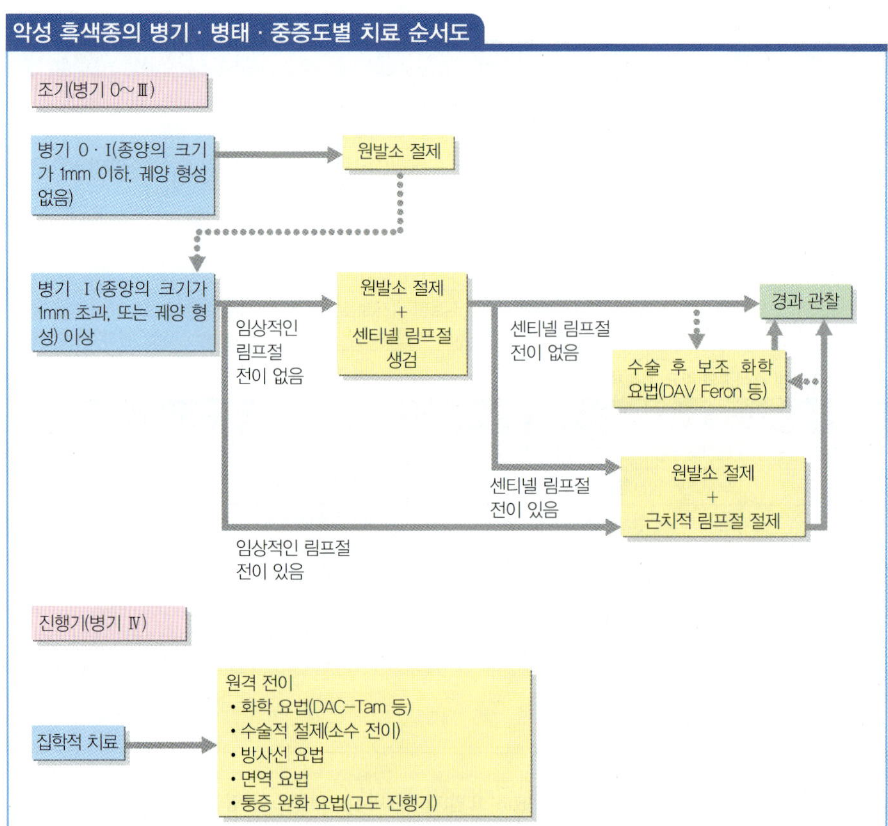

악성 흑색종의 병기 · 병태 · 중증도별 치료 순서도

조기(병기 0~Ⅲ)

병기 0 · Ⅰ(종양의 크기가 1mm 이하, 궤양 형성 없음)

원발소 절제

병기 Ⅰ(종양의 크기가 1mm 초과, 또는 궤양 형성) 이상

임상적인 림프절 전이 없음

원발소 절제 + 센티넬 림프절 생검

센티넬 림프절 전이 없음

경과 관찰

수술 후 보조 화학 요법(DAV Feron 등)

센티넬 림프절 전이 있음

원발소 절제 + 근치적 림프절 절제

임상적인 림프절 전이 있음

진행기(병기 Ⅳ)

집학적 치료

원격 전이
· 화학 요법(DAC–Tam 등)
· 수술적 절제(소수 전이)
· 방사선 요법
· 면역 요법
· 통증 완화 요법(고도 진행기)

악성 흑색종 환자의 간호

고친다 치에미

간호 과정 순서도

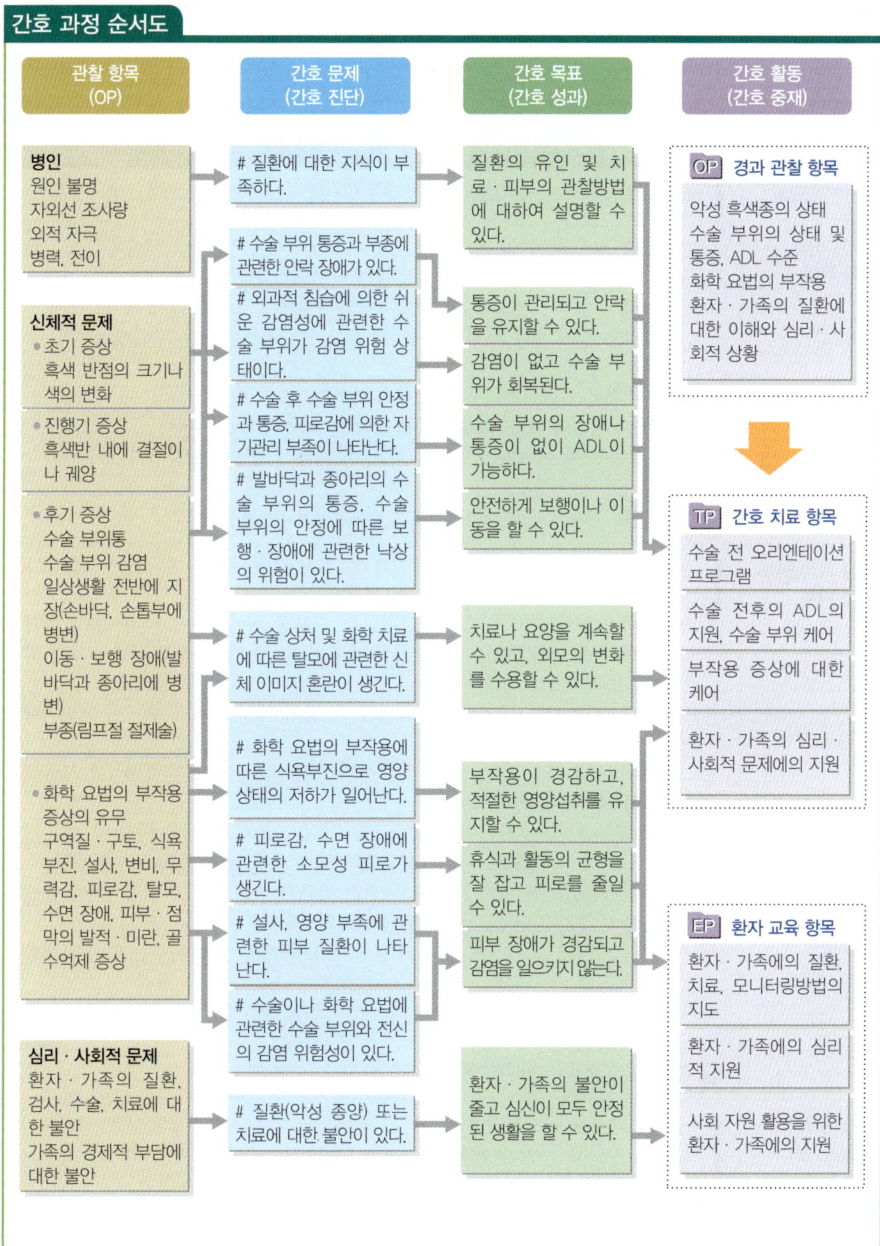

- 진행이 빠르고 전이되기 쉬우므로 수술적 치료가 즉시 시작된다. 환자의 질환에 대한 불안을 완화하는 것과 함께 수술 후의 부위 관리 및 ADL이 어려워지지 않도록 지원한다.
- 외과적으로 완전히 절제할 수 없거나 재발 예방 목적으로 화학 요법이 병용되므로 부작용의 경감을 포함하여 심신 양면의 지원을 계속해 나가는 것이 중요하다.

| Step1 영향 평가 | Step2 간호 초점 | Step3 계획 | Step4 실시 | Step5 평가 |

정보 수집	평가 관점과 근거 · 잠재적 간호 문제
병인 · 유도에 관한 지식 · 이해 상황 파악	**환자가 병인이나 유인 등 질환에 대해 어떻게 이해하고 있는지를 파악하여, 향후 치료나 요양을 효과적으로 할 수 있도록 관계한다.** • 햇빛 노출 정도를 파악: 자외선이 강한 지역에 사는 사람이나 햇빛에 과도하게 노출된 사람에게 발병률이 높기 때문에 자외선과의 관련성을 생각할 수 있다. • 외적 자극의 유무나 정도를 파악: 발바닥과 손바닥 · 조부 등 일상적이고 만성적으로 자극을 받기 쉬운 부위나 의류 등 스치거나 외상을 입은 부위에 발병할 수 있다. • 전이하기 쉬운 질환이기 때문에 병력을 파악한다. • 인종 소인: 백인에 많고 황색 인종에 많이 발병한다. 흑인은 적다. • 일본에서는 19세 이하의 발병률이 적고, 20대에서 발병률이 증가하여 60대에서 가장 많다.[1] 🔍 **잠재적 간호 문제** : 질환에 대한 지식 부족 때문에 생겨나는 불안
악성 흑색종의 상태 파악	**피부 색소 부분의 크기나 색의 관찰 및 검사 데이터의 확인이 질환의 조기 발견, 치료 시작, 전이 파악에 중요하다.** • 악성 흑색종(멜라노마)은 비교적 초기부터 림프절 전이를 일으키기 쉽고, 화학 요법의 감수성도 낮기 때문에 진행기의 예후는 불량하다. 따라서 병변의 조기 발견 · 치료가 매우 중요하다. • 또한 병변은 전신의 모든 부위에 발생할 수 있기 때문에 조직 관찰은 재발이나 전이의 조기 발견으로 이어진다. • 호발 부위는 발바닥, 몸통, 얼굴, 팔, 손발톱 부위, 종아리, 손바닥이고 드물게 점막(구강 내)에 나타날 수도 있다. • 피부 색소 부분(기미, 사마귀)의 외모 변화(크게 고조되고, 색이 번져 있는)를 정확하게 시진 · 촉진함으로써 악성 흑색종의 조기 발견 · 조기 치료로 이어진다. • 종양 표지자는 암세포 또는 암세포와 면역 반응을 하는 세포에서 생산되는 물질이고 악성 종양의 진단 및 전이의 검출에 효과적이다. • 5-S-시스테이닐 도파(진행기) 등의 혈중 종양 표지자 상승 여부는 악성 흑색종의 중요한 진단 지표이다. • CT 검사, MRI 검사, 신티그래피, 센티넬 림프절 생검 등의 소견으로 전이의 유무를 확인한다. 🔍 **잠재적 간호 문제** : 질환(악성 종양)의 예후 및 검사에 대한 지식 부족
수술 부위의 관찰	**수술 부위의 통증의 정도, 감염 증상의 유무를 확인하고 적절하게 대응함으로써 수술 부위의 회복을 촉진한다. 또한 수술에 따른 외모의 변화에 따른 심리적 영향에 대해서도 주의 깊게 관찰하고 정신적인 지원을 제공할 수 있도록 조정한다.** • 수술 부위 통증의 유무나 정도, 통증에 대한 환자의 통상적인 반응, 효과적인 완화법을 환자와 협력하고 확인함으로써 효과적인 간호 중재 계획에 도움이 된다. • 수술 부위의 통증은 출혈이나 부종이 일으키는 압박을 나타낼 가능성이 있다. 통증이 있는 경우는 즉시 보고하도록 지도한다.

- 통증이 지속되면 휴식과 수면, 식욕, 청결의 욕구가 막힌다. 또한 수면 부족은 통증에 대한 내성을 저하시킬 뿐만 아니라 활동에 필요한 에너지를 유지할 수 없게 한다.
- 수술에 따른 피부 상처 및 드레인 등은 염증성 반응을 일으키는 감염의 위험성을 높인다.
- 감염의 징후와 증상(발적, 부종, 배농, 발열, 백혈구·CRP 등의 검사치 상승)의 조기 발견은 그것을 최소한으로 억제하기 위해 빠른 치료를 가능하게 한다.
- 사용하는 항균제의 종류나 양을 확인한다.

🔍 잠재적 간호 문제 : 수술 부위의 통증/수술에 관련한 부위 및 전신의 감염 위험성/수면 장애에 관련된 소모성 피로

발바닥·종아리

- 일본인에서 많이 볼 수 있는 발병 부위(발바닥 약 28%, 발가락도 포함하면 약 38%, 종아리 약 13%)이다.[1]
- 피부 병변의 외과적 절제와 수술 부위의 안정은 수술 직후 보행이나 이동에 대한 자체 관리 부족이 예상된다. 또한 낙상의 위험성도 생긴다.
- 피부 병변의 광범위 절제술을 해야 하거나 다리를 절단할 수밖에 없는 경우 용모의 변화를 수용하는 것이 어려워진다. 간호사는 환자의 신체 이미지를 평가하고, 수용할 수 있도록 지원하는 것이 중요하다.

🔍 잠재적 간호 문제 : 수술 후 부위의 안정과 통증, 피로감에 의한 자기관리 부족/발바닥이나 종아리 수술 부위의 통증, 수술 부위의 안정에 따른 보행·이동 장애에 관련된 낙상의 위험성/수술에 의한 외모의 변화와 관련된 신체 이미지의 혼란

손바닥·손톱 부위

- 피부 병변의 외과적 절제와 수술 부위의 안정은 수술 직후 단추를 끼우거나, 세수, 의복 탈의 등 일상생활 전반의 동작을 어렵게 한다. 특히 병변이 오른손(왼손잡이는 왼손)에 발병하면, 식사, 청결, 미용, 배설 등의 자기관리 부족이 현저해지기 쉽다.
- 피부 병변의 광범위 절제술 및 상지 절단이 이루어진 경우 용모의 변화를 수용하는 것이 어렵게 된다. 간호사는 환자의 신체 이미지를 평가하고, 수용할 수 있도록 지원하는 것이 중요하다.

🔍 잠재적 간호 문제 : 수술 후 수술 부위의 안정과 통증, 피로감에 의한 자기관리 부족/수술에 따른 외모의 변화와 관련된 신체 이미지의 혼란

얼굴

- 병변이 안면인 경우 수술 상처의 외모 변화가 눈에 띄기 쉽고, 환자 본인도 수용이 어려워질 가능성이 높다. 간호사는 환자의 신체 이미지를 평가하고, 수용할 수 있도록 지원하는 것이 중요하다.

🔍 잠재적 간호 문제 : 수술에 따른 외관의 변화와 관련된 신체 이미지의 혼란

몸

- 등 뒤는 직접 관찰할 수 없기 때문에 간호사나 가족이 수술 부위와 검은 점을 관찰할 필요가 있다. 재발이나 전이의 조기 발견으로 이어진다.
- 등 뒤에 병변이 있는 경우, 수술 후 수술 부위의 통증과 수술 부위에 대한 압박과 마찰을 피하기 위해 정면으로 눕거나, 수면 시에 뒤척임을 할 수 없게 된다.

🔍 잠재적 간호 문제 : 질환에 대한 지식 부족/안락한 자세를 유지할 수 없는 것에 관련한 수면 장애

화학 요법의 부작용 증상의 관찰	▎화학 요법 때문에 생겨나는 부작용을 주의 깊게 관찰하고 예방과 대처를 한다. ● 화학 요법에 따라 구역질·구토, 식욕부진, 변비, 설사, 피로감, 무력감, 탈모, 범혈구 감소(감염 징후, 출혈 현상, 빈혈 증상), 골수 억제(특히 혈소판 감소), 간 기능 장애, 신장 기능 장애 등의 부작용이 나타난다. ● 부작용 증상의 출현은 QOL의 저하를 일으킬 뿐 아니라 치료 효과의 저하로도 이어진다. 부작용 발현 시에는 그 특징을 관찰하고 신속하게 의사에게 보고하여 약의 양 등을 조정한다. 🔍 잠재적 간호 문제 : 화학 요법에 따른 탈모에 관련한 신체 이미지의 혼란/화학 요법의 부작용 때문에 생겨나는 식욕부진에 관련된 영양 상태의 저하/피로감과 관련된 소모성 피로/피부 질환/화학 요법과 관련된 수술 부위와 전신의 감염 위험성
환자·가족의 심리·사회적 측면 파악	▎환자·가족이 악성 종양의 진단을 어떻게 받아들이고 있는지를 확인하고 불안에 대한 지원을 지속적으로 제공한다. 또한 수술 후 신체 이미지 인식에 대해서도 주의 깊게 평가한다. ● 일반적으로 자각 증상이 없는 상태에서 악성 종양이 발견돼, 입원, 수술·치료하기 때문에 환자는 정신적으로 불안정해지기 쉽다. 발병 연령도 20대 이상과 사회 활동이 활발한 세대가 많기 때문에 정신적 지원이 중요하다. ● 신체 이미지의 변화에 대한 평가를 실시한다. 특히 얼굴이나 손바닥·손가락 등 타인의 눈에 띄기 쉬운 부위에 종양이 발병한 경우는 배려한다. ● 소셜 지원(정서적 지원, 경제적 지원, 물리적 지원, 인적 지원)의 유무를 파악하고, 사회 자원을 활용할 수 있도록 지원·의뢰한다. ● 사회 복귀(학업이나 직장)에 대한 불안과 가족·직장에서의 역할 변화 등 정신적 지원의 필요성을 파악하고 '환자 모임'과 '학습 모임'에 참여하는 등 불안을 표출하거나 고민을 논의할 수 있는 장의 정보 제공을 지원한다. 🔍 잠재적 간호 문제 : 질환(악성 종양) 및 치료에 대한 불안/수술 상처 및 화학 요법에 의한 탈모에 관련한 신체 이미지의 혼란

| Step1 영향 평가 | Step2 간호 초점 | Step3 계획 | Step4 실시 | Step5 평가 |

간호 문제 리스트

#1 질환(악성 종양) 및 치료에 대한 불안(자기인식 패턴)
#2 수술 후 수술 부위의 안정과 통증, 피로감에 의한 자기관리 부족(활동–운동 패턴)
#3 발바닥과 종아리의 수술 부위 통증, 수술 부위 안정에 따른 보행·이동 장애에 관련된 낙상의 위험(건강 지각–건강관리 패턴)
#4 수술이나 화학 요법과 관련된 수술 부위와 전신의 감염 위험성(영양–대사 패턴)
#5 수술 상처 및 화학 요법에 의한 탈모에 관련한 신체 이미지의 혼란(자기인식 패턴)
#6 화학 요법의 부작용 때문에 생겨나는 식욕부진에 관련된 영양 상태의 저하(영양–대사 패턴)

간호의 우선순위 지침

● 악성 질환이 발병한 것에 대해 환자와 가족은 충격을 받고, 질환과 치료에 대한 지식 부족이나 불안의 문제가 생긴다.
● 진행이 빠르고 전이되기 쉬운 질환이기 때문에 급하게 수술적 치료가 시작되는 경우가 많다. 수술에 대한 불안 등 정신적인 면의 지원, 수술 후 수술 부위 회복에 따른 ADL의 지원도 우선순위가 높아진다.
● 다음으로 화학 요법의 부작용에 따른 문제에 대처·예방도 중요하다.
● 그리고 환자는 최저 5년간 치료를 계속 받고 외래 통원에서 경과를 볼 필요가 있기 때문에 퇴원 후 요양에 관련한 문제와 사회 복귀에 대한 불안도 안고 있기 쉽다.

1 간호 문제 | 간호 진단 | 간호 목표(간호 성과)

간호 문제	간호 진단	간호 목표(간호 성과)
#1 질환(악성 종양)과 치료에 대한 불안이 있다.	불안 **관련 요인:** 환경의 변화, 건강 상태에 대한 위협, 스트레스, 역할 기능의 변화 **진단 지표** □ 안정적이지 않다(안절부절). □ 생각에 잠긴다. □ 긴장한 표정, 긴장의 증가 □ 불면	〈장기 목표〉 불안이 완화되고, 생리적, 정동적, 인지적 안락함이 증가한다. 〈단기 목표〉 1) 질환이나 치료 등에 대해 설명할 수 있다. 2) 불안이 감소했다는 것을 표현한다.

간호 계획 | 중재 포인트와 근거

OP 경과 관찰 항목

환자 · 가족의 불안 수준 등 심리적 측면의 파악

➡심리 상태의 변화를 제대로 파악한다. **근거** 질환의 성격상 환자 · 가족은 심리적 부담을 느끼기 쉽다.

TP 간호 치료 항목

- 환자 · 가족이 표출하는 불안을 경청 · 수용한다.
- '환자 모임' 등을 소개하고, 수술 경험자에게 면회를 조정하는 등 고민을 논의할 수 있는 장소를 찾아낼 수 있도록 지원한다.

➡불안을 표출하기 쉬운 분위기를 만드는 등 공감적 태도로 대하는 것과 동시에, 환자 · 가족에게 정보 제공을 지원한다. **근거** 지식을 얻는 것은 불안 해소로 이어지고, 또한 같은 고민을 가진 '환자 모임'에 참여하거나 비슷한 경험을 한 다른 사람들과 이야기를 하는 것으로 정신적 지원이 된다.

- 소셜 지원(정서적 지원, 경제적 지원, 물리적 지원, 인적 지원)의 유무를 파악하고, 사회 자원을 활용할 수 있도록 지원 · 의뢰한다.

➡가족이나 직장에서의 역할 변화와 사회 복귀에의 불안에 대해서도 지원한다. **근거** 발병 연령도 20대 이후 사회 활동이 활발한 세대가 많다.

EP 환자 교육 항목

- 질환, 검사, 치료(수술) · 수술 후 예측되는 상태를 설명한다.

➡환자 · 가족이 현재의 상황을 이해할 수 있고, 수술 후 및 치료 경과를 구체적으로 그려볼 수 있도록 지원한다. **근거** 피부암이 발병(재발) 한 것에 충격을 받고, 치료 및 수술에 대한 불안도 크기 때문에 질환 및 치료의 이해는 불안의 완화 · 해소로 이어진다. 그러나 환자에 따라서 너무 자세한 설명은 불안을 증가시키기 때문에 불안 수준과 심리 상태를 파악한 다음 지도 계획을 수립하는 것이 중요하다.

2 간호 문제 | 간호 진단 | 간호 목표(간호 성과)

간호 문제	간호 진단	간호 목표(간호 성과)
#2 수술 후 수술 부위의 안정이나 통증, 피로에 따른 자기관리 부족이 나타난다.	섭식 자기관리 부족/목욕 자기관리 부족/드레싱 자기관리 부족/배설 자기관리 부족 **관련 요인:** 수술 후 수술 부위의 안정, 수술 부위의 통증, 화학 요법에 의한 말초신경 장애, 피로감 **진단 지표** □ 자력으로 ADL(섭식, 목욕, 탈의, 배설)을 수행하는 능력이 저하되어 있다.	〈장기 목표〉 수술 부위의 장애나 통증, 피로감이 경감되고 ADL을 수행할 수 있다. 〈단기 목표〉 1) 통증이 완화되었다고 표현한다. 2) 수술 부위의 안정을 유지하면서 ADL을 수행할 수 있다.

71
악성 흑색종

<table>
<tr><td>

간호 계획

 경과 관찰 항목

- 현재의 각 영역(섭식, 목욕, 탈의, 배설)의 자기관리 능력과 ADL의 자립도, 원인과 기여 요인의 평가
- 수술 부위 상태: 부종, 출혈, 삼출액, 색깔, 냄새, 혈액 순환 장애, 울혈 등의 유무나 정도

- 수술 부위의 통증 유무나 정도, 통증에 대한 환자의 일반적 반응
- 손발의 저림과 같은 말초신경 장애의 유무와 정도
- 피로감의 유무와 정도

 간호 치료 항목

- 환자의 자기관리 상황에 맞게 ADL을 돕는다.
- 환자와 협력하여 우선순위를 결정한다.
- 환자가 서두르지 않고 ADL을 할 수 있도록 충분한 시간을 확보하는 등 환경을 정비한다.

- 통증 관리를 한다: 진통제의 투여 및 환부의 압박을 완화한다.
- 통증이 요인이 되는 경우 등 필요시에는 자기관리 행동 30분 전에 진통제를 투여한다.
- 자기관리 활동 속에 적절하게 휴식 시간을 갖는 것을 계획한다.
- 환자의 노력과 성취한 것에 대한 긍정적인 피드백을 한다.

 환자 교육 항목

- 보조 기구의 사용과 통증 완화법 등에 대하여 지도 한다.
- 입원 중이나 퇴원 후 자택에서의 지원방법에 대하여 가족에게 지도한다.

</td><td>

중재 포인트와 근거

➡ 가능한 한 입원 이전 자립도에 가깝도록, 수술 전후의 평가를 한다. **근거** 수술 부위에 따라 안정도나 ADL에 미치는 영향은 다르지만, 여러 영역의 ADL 지원이 필요하다. 특히 손가락 수술을 받은 경우 ADL이 저해되는 정도는 크다.

➡ 통증과 감각 이상, 피로감에 대한 언어적·비언어적 반응을 모두 평가한다. **근거** 통증과 감각 이상, 피로감의 유무와 정도를 적절히 파악하고 효과적인 완화법을 환자와 협력하여 확인하는 것이 효과적인 간호 중재의 계획에 도움이 된다.

➡ 환자의 자율성과 자존심을 해치지 않도록 필요시에만 도움을 주는 것에 유의한다. **근거** 자립성을 잃는 것은 자기 개념의 저하로 이어진다. 환자의 자기관리 능력이 높아지면 조절감과 자부심도 높아지고 종합적인 건강관리 증진으로 이어진다.

➡ 통증 관리를 효과적으로 수행하고 자기관리 행동을 촉진한다. **근거** 통증이 지속되면 휴식과 수면, 식욕, 청결의 욕구를 방해한다. 수술 후 이식한 부분의 피부 긴장에 의한 운동 제한과 부종이 나타날 수도 있다. 이러한 증상은 시간의 경과와 의료 처치, 아픈 사지를 세우는 등으로 좋아진다. 또한 과한 에너지 소모는 자기관리 활동의 동기를 저하시키기 때문에, 휴식과 활동의 균형을 고려한다.

➡ 보조 기구의 사용과 자기관리 활동의 방법에 관해서는 전문가와 상담·조정한다. **근거** 보조 기구는 자기관리 능력을 개선하고 생활에 대한 조절감이나 자립성을 강화시킨다. 퇴원 후 재택 요양 시에는 가족의 협력이 중요하다.

</td></tr>
</table>

<table>
<tr><th>3 간호 문제</th><th>간호 진단</th><th>간호 목표(간호 성과)</th></tr>
<tr><td>

#3 발바닥과 종아리의 수술 부위 통증, 수술 부위 안정에 따른 보행·이동 장애와 관련된 낙상의 위험성이 있다.

</td><td>

낙상 위험 상태
위험 요인: 족부의 문제, 보조 기구의 사용, 수술 후 상태, 수술 부위의 통증

</td><td>

〈**장기 목표**〉 낙상에 의한 외상을 일으키지 않는다.
〈**단기 목표**〉 보조 기구 등을 이용하여 보행 거리를 늘릴 수 있다.

</td></tr>
</table>

<table>
<tr><th>간호 계획</th><th>중재 포인트와 근거</th></tr>
<tr><td>

 경과 관찰 항목

- 수술 부위의 상태: 부종, 출혈, 삼출액, 색깔, 냄새, 혈액 순환 장애, 울혈 등의 유무나 정도
- 수술 부위 통증의 유무나 정도, 통증에 대한 환자의 일반적인 반응
- 일어서거나 보행 시 균형, 보행 전후의 반응

</td><td>

➡ 통증에 대한 언어적·비언어적 반응을 모두 평가한다. **근거** 통증의 유무 및 정도를 적절히 파악하고 효과적인 완화법을 환자와 협력하여 확인하는 것이 효과적인 간호 중재 계획에 도움이 된다.

</td></tr>
</table>

TP 간호 치료 항목
- 통증 관리를 한다: 진통제의 투여 및 환부의 압박을 완화한다.
- 침대 주변이나 통로의 장애물을 제거하고 안전한 환경을 정비한다.
- 일어서거나 보행이 불안정한 경우에는 지원을 한다.
- 보행 보조도구를 바르고 안전하게 사용하고 있는지 확인한다.

EP 환자 교육 항목
- 적절한 보조 기구의 사용과 보행 훈련을 지도한다.
- 낙상의 위험 요인과 그 대책에 대해 환자 · 가족에게 설명한다.

➡ 효과적인 통증 관리 및 적절하게 보행을 돕는 것으로, 안전한 보행 훈련을 촉진한다. **근거** 통증의 지속은 환자의 활동 의욕을 저하시킨다. 환경을 안전하게 정돈하고 안전한 훈련을 거듭하는 것으로, 보행 상태가 안정되고 낙상을 예방할 수 있다.

➡ 물리치료사와 상의하여 환자의 회복 과정에 적합한 보행 훈련을 지도한다. **근거** 보조 기구의 적절한 사용 및 낙상의 위험 요인 · 대책에 대해 이해하는 것은 낙상 위험을 감소하는 데 도움이 된다.

4 간호 문제	간호 진단	간호 목표(간호 성과)
#4 수술이나 화학 요법에 관련한 수술 부위와 전신의 감염 위험성이 있다.	감염 위험 상태 **위험 요인:** 관혈적 처치(침습적 처치), 약물, 부적절한 1차 방어 기구, 부적절한 2차 방어 기구	〈장기 목표〉 수술 부위 감염과 전신성 감염이 일어나지 않는다. 〈단기 목표〉 감염 예방법을 실행할 수 있다.

간호 계획	중재 포인트와 근거

OP 경과 관찰 항목
- 수술 부위나 전신 감염의 징후 · 증상의 확인: 수술 부위와 피부의 발적 · 부종 · 배농, 발열, 오한, 냉감, 두통, 구역질, 백혈구 · CRP 등의 검사치 상승
- 영양 상태나 위생 습관(감염 예방 행동)의 평가
- 사용 항균제의 종류 · 양

TP 간호 치료 항목
- 수술 부위의 치료는 무균 작업으로 하고, 처치는 청결 작업을 철저히 한다.
- 감염 예방 대책의 일환으로 필요시 면회자를 제한한다.
- 단백질과 탄수화물의 섭취량을 늘리고, 적절한 수분 공급을 촉진한다.

EP 환자 교육 항목
- 환자 · 가족에게 감염 요인, 위험성, 감염성, 징후 및 예방방법을 지도한다.
- 손 씻기, 피부의 청결 유지와 수술 부위 케어, 구강 케어, 양치질, 마스크의 착용에 대하여 지도한다.

➡ 감염의 징후가 보였을 경우, 즉시 의사에게 보고한다. **근거** 수술에 의한 침습에다 화학 요법의 부작용 때문에 면역 억제로 감염성이 더 높아졌다. 감염의 징후와 증상의 조기 발견은 그것을 최소한으로 억제하기 위한 신속한 치료를 가능하게 한다.

➡ 관리 전후에 손 씻기를 철저히 하고 무균 · 청결 작업으로 미생물의 침입을 최소화한다. **근거** 생활상 사용 빈도가 높은 손발에 병변 · 수술 상처가 될 수 있는 경우가 많고 골수 억제에 따라 전신성 감염의 위험성이 나타나기 때문에 감염 예방 대책은 중요하다.
➡ 필요시 영양사와 NST(영양 지원팀)에 상담한다. **근거** 영양 상태의 저하는 면역 기능의 저하를 조장하고 감염의 위험성을 높인다.

➡ 전문 용어는 사용하지 말고, 환자 · 가족이 이해하기 쉬운 용어로 설명한다. **근거** 환자 · 가족이 감염 예방 대책 및 관찰 사항 · 주의 사항을 이해하여 적절한 치료방법이 실시되고, 감염의 위험성이 감소한다.

5 간호 문제	간호 진단	간호 목표(간호 성과)
#5 수술 상처 및 화학 요법에 의한 탈모와 관련된 신체 이미지의 혼란이 나타난다.	신체 이미지 혼란 **관련 요인:** 수술에 따른 신체 부위 절단 · 절제술, 화학 요법에 따른 탈모 **진단 지표** ☐ 현실에 존재하거나 존재한다고 믿고 있는 신체의 변화에 대한 비언어적인 반응	〈장기 목표〉 환자 자신의 신체 상황을 왜곡하지 않고 현실적으로 표현하고, 외모의 변화를 받아들일 수 있다. 〈단기 목표〉 긍정적인 감정이 강화되고 있는 것을 말과 행동으로 나타낸다(몸의 일부를 보거나 만지는 등).

□ 신체에 대한 부정적인 감정
□ 신체의 일부를 보지 않는다, 만지지 않는다. 무의식적으로 숨긴다.
□ 변화와 상실에 마음의 상처를 받는다.

간호 계획	중재 포인트와 근거
OP 경과 관찰 항목 • 외모의 변화에 대한 환자의 반응(언어적, 비언어적, 사고 과정·내용, 영양 상태, 휴식 수면 패턴 등)을 평가한다. • 신체 이미지의 혼란에 따라 의욕 저하가 일어나지 않는지 관찰한다.	➡특히 얼굴이나 손바닥·손가락 등 다른 사람의 눈에 띄기 쉬운 부위에 종양이 발생한 경우는 배려한다. **근거** 환자는 외모의 변화를 수용하는 것이 어려워질 가능성이 높다.
TP 간호 치료 항목 • 환자를 자주 접하고 감정과 인식하고 있는 것을 표현하도록 돕는다. • 환자의 상태에 대하여 긍정적인 변화를 표현한다. • 수술 부위의 관리에 환자를 참여하게 하여 수술 부위를 보거나 만질 수 있도록 기회를 준다. • 환자가 의사결정을 조절할 수 있는 기회를 부여한다. • '환자 모임' 등의 유사한 경험을 하고 있는 사람과 함께 지낼 수 있는 기회를 제공한다.	➡공감적인 태도로 대하고, 신뢰감과 수용을 높인다. **근거** 환자가 부정적인 자기 개념을 갖고 있는 경우, 간호사 또는 다른 사람과의 접촉을 주저할 수 있다. ➡자신의 강점과 긍정적 특성에도 눈을 돌리게 한다. **근거** 감정과 인식하고 있는 것을 표현하거나 자기관리 의사결정에 자기인식, 자기 자신의 수용이 높아져 긍정적인 코핑을 조성할 수 있다
EP 환자 교육 항목 • 상처는 서서히 눈에 띄지 않게 된다는 것을 설명한다. • 화학 요법이 시작되기 전에 탈모는 가역적인 부작용임을 설명하고 불안이 감소되게 한다. • 탈모가 시작되면 세발방법이나 브러싱, 모자나 스카프 사용 등을 지도한다.	➡수술이나 치료의 내용뿐만 아니라, 수술 후에 예측되는 외모의 변화와 치료의 부작용에 대해서도 충분한 설명이 필요하다. **근거** 탈모에 의한 외모 변화는 환자에게 정신적 고통이 된다.

6 간호 문제	간호 진단	간호 목표(간호 성과)
#6 화학 요법의 부작용에 의한 식욕부진에 관련된 영양 상태의 저하가 나타난다.	영양 섭취 소비 균형 이상: 필요량 이하 **관련 요인:** 치료의 부작용 **진단 지표** □ 이상적인 체중보다 20% 이상 적은 체중 □ 섭식에 대한 혐오	〈장기 목표〉 필요한 영양 섭취를 유지할 수 있다. 〈단기 목표〉 구역질·구토, 설사를 조절할 수 있으며, 경구 섭취가 증가한다.

간호 계획	중재 포인트와 근거
OP 경과 관찰 항목 • 부작용 증상의 유무, 정도의 관찰 • 식사 섭취량, 체중, 구토 및 배설물의 양상과 양, 검사 데이터(혈청 알부민 등)	➡부작용 증상을 파악하고 제어함으로써 식욕 증진 및 섭취량의 증가를 촉진한다. **근거** 발열이나 구역질·구토, 권태감 등은 식욕을 저하시킨다.

TP 간호 치료 항목

- 한 번에 많이, 잘 먹지 않으면 여러 번 나누어 빈도를 늘리거나 식사를 차게 해서 준다.
- 영양사와 가족에게 상담하고, 환자가 먹을 수 있는 식사와 좋아하는 식사를 제공한다.

➡ 향신료나 자극물, 맛이 진한 음식을 피하고 높은 칼로리, 높은 단백질의 식품이나 상온 또는 찬 것을 섭취하도록 지도한다. **근거** 수술 부위의 치료·전신의 회복에는 산소나 체내 폐기물의 혈관 내 이송을 위하여 단백질과 칼로리가 필요하다. 또한 식품을 따뜻하게 하면 냄새가 진해지는데, 냄새나 자극이 강한 음식은 구역질·구토를 불러일으킨다.

- 쾌적하고 안정되어 식사를 할 수 있는 환경을 조성한다.
- 환자의 긴장을 완화시키고, 구토 시에는 냉수나 레몬수로 양치질을 하는 등 구강 내의 청결을 유지할 수 있도록 지원한다.
- 제토제를 예방적으로 투여한다.

➡ 식전에 불쾌한 처치나 통증이 따르는 처치를 하지 않고 충분히 휴식할 수 있도록 한다. 배설물이나 구토물 등은 신속하게 치운다. **근거** 통증과 피로, 식사 중의 불쾌한 냄새는 식욕부진으로 이어진다.

EP 환자 교육 항목

- 화학 요법이 시작되기 전에 치료뿐만 아니라, 부작용과 대처법에 대해 충분한 설명을 한다.

➡ 일반적인 부작용과 대처방법에 대해 상의한다. **근거** 부작용의 대처법을 미리 아는 것으로 자기 조절감이 높아져 효과적인 대처를 할 수 있다.

Step1 영향 평가 ▸ Step2 간호 초점 ▸ Step3 계획 ▸ **Step4 실시** ▸ Step5 평가

병기·병태·중증도별 관리 포인트

【수술 전】 질환 및 검사·수술에 대한 불안을 안고 있기 쉬우므로 환자의 불안을 수용하고 완화시킨다. 질환에 대한 이해를 촉진하는 것과 동시에, 검사와 수술에 대한 오리엔테이션 및 충분한 설명을 한다.

【수술 후】 수술 부위의 통증 완화와 감염 예방에 노력한다. 채취된 피부 부위·피부 이식 부위의 관찰과 자기관리 부족을 지원하고, 보조 기구의 사용방법을 설명한다. 조기 이상을 돕는다.

【후 치료】 화학 요법이나 인터페론의 부작용을 중재한다. 수술에 따른 신체 이미지의 변화에 대한 간호 중재를 실시한다. 사회 복귀에 대한 불안을 수용하고 환자에게 필요한 정보를 제공하거나 사회 자원을 활용할 수 있도록 지원한다.

간호 활동(간호 중재) 포인트

진찰·치료 지원

- 유일한 근치적 치료인 외과적 절제는 발소의 절제 범위를 초기 병변인 경우 변연에서 1cm 정도, 진행 병변인 경우 5cm 이상과 림프절 절제를 실시한다. 또한 화학 요법, 면역 요법을 병용한다. 수술 전 정보에 대한 동의는 중요하다.

피부 절제술·피부 이식 수술의 영향

- 수술 직후에는 수술한 부위(팔이나 다리 등)를 고정하고 수술 부위의 안정을 유지한다.
- 수술 후에 피부를 이식한 부분의 긴장이 강한 경우에는 압박감이 있다. 또한 피부 긴장에 의한 운동 제한과 부종이 보이기도 한다. 이러한 증상은 시간의 경과와 의료 처치, 아픈 사지의 거상 등으로 나아진다.
- 아픈 사지를 베개 등으로 세우고, 부기를 예방하도록 환자·가족에게 지도한다.
- 적극적인 제통에 보다 충분한 수면과 휴식을 취한다.
- 효과적인 통증 관리는 정기적인 약물 투여와 예방적 투여에 따라 약물의 혈중 농도를 일정하게 유지하고 불필요한 통증을 제거·완화한다.
- 환자는 간호사가 자신의 고통을 믿어주지 않는다고 느끼면 불안해지고 더 큰 고통을 느낄 수도 있으므로, 간호사는 환자의 통증을 인정하고 수용하고 있다는 것을 전한다.
- 수술 부위의 치료는 무균 작업(미생물의 침입을 최소화하고 감염의 위험을 감소시키는)으로 실시하고, 환자·가족에게도 지도한다.

화학 요법 시 부작용에의 대응
- 부작용이 나타났을 때에는 부작용의 특징을 관찰하고 신속하게 의사에게 보고하여, 약의 양이나 시간 조정을 실시한다.
- 구역질·구토는 제토제의 투여로 어느 정도 예방할 수 있다. 심리적 요인으로 유발될 수 있으므로 환자의 심리 상태를 평가하고 충분히 휴식을 취할 수 있도록 지원하는 것이 중요하다.
- 식사를 충분히 섭취할 수 없을 때는 환자의 기호에 맞추도록 배려하고, 영양사와 NST(영양 지원 팀)에 식사 검토를 의뢰한다.
- 골수 억제에 대해서는 감염 예방 대책(손 씻기, 양치질에 힘씀)을 지도·지원하고 무균식이나 병실 관리 등을 한다.
- 설사의 관찰 항목으로, 식사 섭취량, 복통의 유무, 변의 횟수·양상, 탈수 증상의 유무를 관찰한다. 설사 시에는 복부의 보온과 안정이 중요하다.
- 신장 장애 예방으로 충분한 수액을 하여 소변 양을 확보한다. 수분 I&O, 체중, 부종의 유무와 정도, 바이털 사인(맥박, 혈압)을 관찰한다.
- 대량의 수액으로 배뇨 횟수가 증가하기 때문에 화장실과 가까운 병실을 확보하는 등의 환경 조정이 필요하다.
- 골수 억제에 의한 출혈 경향의 대응으로 부드러운 칫솔을 사용하거나 움직일 때 몸을 부딪치지 않도록 주의하고, 피부에 압박·마찰을 피하기 등의 지도를 실시한다.
- 탈모에 의한 외모 변화는 환자에게 정신적 고통이 되기 때문에 치료 시작 전에 탈모는 가역적인 부작용이라는 것을 설명하고 불안을 경감하도록 한다. 탈모가 시작되면 세발이나 브러싱방법, 모자·스카프의 사용 등을 지도한다.

자기관리 지원
- 하지에 병변이 발병한 경우 광범위 절제술 이외에 사타구니의 림프절 절제 수술을 할 가능성도 있다. 수술 직후는 침상에서 안정을 취해야 하기 때문에 자기관리 부족에 대한 지원이 필요하다.
- 팔이나 손가락에 병변이 발병한 경우, 특히 병변이 오른손(왼손잡이는 왼손)에 발병한 경우는 식사, 목욕, 탈의, 배설의 자기관리 부족에 대한 지원이 필요하다.
- 겨드랑이나 사타구니의 림프절을 절제한 경우에 하지의 부종이나 저림이 나타날 수 있다. 경부의 림프절 절제술을 받은 경우에는 어깨가 뻐근하거나 결리고, 일시적인 안면신경 마비가 나타나는 경우도 있다. 이러한 증상은 시간이 지나면서 완화되고 자연스럽게 회복된다.
- 자기관리의 확대에는 고통과 어려움, 피로를 동반하기도 한다. 충분한 시간을 확보하여 자립도를 높일 수 있다.

환자·가족의 심리·사회적 문제에 대한 지원
- 환자는 피부암이 발병(재발)한 것에 충격을 받고, 치료와 수술에 대한 불안도 크기 때문에, 정신적 도움이 필요하다.
- 발병 빈도가 20~60대로 폭이 넓고, 이 세대는 가족과 사회에서 중추적인 역할을 담당하는 시기이기 때문에 환자·가족의 심리·사회적 문제를 파악·대응한다.
- 수술 후 예측되는 상황을 설명하고 환자가 상황을 구체적으로 그려볼 수 있도록 지원한다.
- 수술은 외관(외모)의 변화와 발가락·사지 절단에 따른 기능적인 장애와 같은 현실을 받아들이는 것에 정신적인 고통이 따른다. 심리 상태의 평가를 실시하여 적절한 지원을 제공한다.
- 말기 환자는 통증과 쇠약 때문에 일상생활 전반에 걸쳐 도움을 요한다. 환자의 신체적·정신적 고통을 파악하고 가능한 한 QOL을 존중하는 대증요법 및 치료를 실시한다. 재택 요양을 희망하는 경우, 가족의 간호 능력과 사회 자원의 유무를 평가하고 간호 지원 체제를 정비한다.
- 치료나 재발의 위험 등을 안고 있는 불안을 환자·가족이 표출할 수 있도록 지원한다. 또한 질환에 대하여 환자·가족에게 알기 쉽게 설명하고 불안을 해소하도록 지원한다.
- '환자 모임' 등을 소개하고, 고민을 나누거나 간호 연구를 배울 수 있는 장의 정보를 제공한다.

- 최소 5년은 어떤 치료를 계속해야 하고, 외래 통원으로 경과를 봐야 함을 설명한다.
- 햇빛에 노출(특히 10~15시의 시간대)을 최소화하고, 긴 소매와 모자 등 보호적인 의류를 착용할 것과 자외선 차단제를 바르도록 지도한다.
- 재발의 위험은 개인차가 있다는 것을 설명하고 정기적인 외래 진찰 및 검사로 조기 발견 · 치료가 가능하다는 것을 지도한다.
- 등 부위 등 직접 볼 수 없는 부위는 가족이나 간병인이 보도록 지도한다.
- 약물 요법의 지도를 실시함과 동시에 적절한 복용의 확인 등에 대해 약사에게 의뢰한다.
- 부작용이 발현한 경우에는 즉시 연락하도록 지도한다.
- 환자 · 가족과 안정된 가정생활을 보낼 수 있도록 환경 정비를 지원한다.
- 서서히 외래 통원 횟수가 줄고, 병세가 안정되면 사회 복귀가 가능하다는 것을 설명한다.

| Step1 영향 평가 | Step2 간호 초점 | Step3 계획 | Step4 실시 | Step5 평가 |

평가 포인트

간호 목표 달성도

- 질병이나 치료 등에 대해 이해하고 생리적, 정동적, 인지적 안락함이 증대하고 있는가?
- 수술 부위 통증과 고통, 피로가 경감되어 ADL을 할 수 있는가?
- 낙상에 의한 외상이 일어나고 있지 않는가?
- 수술 부위 감염과 전신 감염이 일어나고 있지 않는가?
- 환자가 자신의 신체 상황을 왜곡하지 않고 현실적으로 표현할 수 있는가?
- 구역질 · 구토 등이 제어되고 필요한 영양 섭취를 유지할 수 있는가?

● 인용 문헌

1) Ishihara K, Saida T, Otsuka F, et al: Statistical profiles of malignant melanoma and other skincancers in Japan: 2007 update. Int J Clin Onco13(1): 33~41, 2008

● 참고 문헌

1) 칼페니트 = 모이에 LJ(시바야마 모리지로 외 감역): 간호 진단에 기초한 성인 간호 계획 제2판, 의학서원, 2002
2) 칼페니트 = 모이에 LJ(신도 유키에 감역): 칼페니트 간호 진단 매뉴얼 제4판, 의학서원, 2008
3) 이시카와 오사무, 후루카와 후쿠미, 이토 마사아키 편저: 간호사의 실천 피부과학, 중외 의학사, 2005
4) Itano JK, Taoka KN(코지마 미사코, 사토 레이코 감역): 암 간호 코어커리큘럼, 의학서원, 2007
5) 오가와 미즈에: 생검 · 국소 절제술을 받은 환자의 간호, 암 간호 13: 342~344, 2008
6) 기요하라 요시오: 암 조기 발견방법, 지나치면 안되는 호소, 증상. 악성 흑색종 치료 90: 67~73, 2008
7) 나카가와 히데기, 이지마 히로유키, 스즈키 미츠야: 감각 기계 질환. 기타무라 사토시 종편: 임상 병태학3, 누벨 히로카와, 2006
8) 사이타 도시아키: 흑색종 · 피부암 일본 임상증 간호 67: 710~714, 2009
9) 나카무라 야스히로, 오츠카 후지오: 특집 여기를 알고 싶은 다른 과 지식. 악성 종양에 대해 알고 싶은 것 – 악성 흑색종에 대한 화학 요법이란? JOHNS 23: 476~478, 2007
10) 가게시타 도시로, 후쿠시마 아키, 다다시 히로노부 외: 악성 흑색종의 새로운 혈청 표지자 glypican–3 및 SPARC, 임상 피부 과학60 증간: 169~172, 2006
11) 국립 암센터: 암 대책 정보 센터 암 정보 서비스 '악성 흑색종(피부)' http://ganjoho.ncc.go.jp/public/cancer/data/melanoma.html(2012년 6월 20일 현재)
12) 사단법인 일본피부과 학회: 피부 악성 종양 가이드라인 http://www.dermatol.or.jp/medical/guideline/skincancer/index.html(2012년 6월 20일 현재)

악성 흑색종 환자의 병태 관계도와 간호 문제

병인 · 악화 요인

원인 불명
(유인으로 자외선 조사량 증가가 추측된다)

외적 자극
(일상적 만성, 의류 등으로 긁는다, 외상 등)

이상한 검은 점
병력, 전이

병태

멜라닌 색소 생산세포
(멜라노사이트) → 멜라노 사이트의 악성화

일본에서는 발바닥, 손발톱 부위에 발병하는 말단 흑자형이 많다. 최근에는 몸, 종아리의 발병이 증가하고 있다.

증상

조기
흑색 반점의 크기나 색의 변화(무색소성 흑색종도 있다)

ABCDE의 기준
A 비대칭성
B 불규칙한 경계
C 다양한 색조
D 확대 경향: 직경 6mm 이상
E 표면 융기
손발톱의 경우: 흑갈색의 색소 선조(세로 줄무늬)가 출현한다. 반년~1년 정도의 단기간에 색조가 짙어지고, 줄무늬의 폭이 확대된다.

\# 지식 부족

진행기
흑색반 내에
- 결절
- 궤양

전이를 일으킬 가능성이 높고, 예후는 매우 나쁘다.

* 다른 가려움증이나 삼출액 출혈이 보이는 경우도 있다.

진단 검사

시진 · 촉진
- 피부 색소 부분의 외관 변화

검사
- 혈중 종양 표지자: 5-s-시스테이닐 도파(진행기)
- 더미스 카피(피부확대경)
- 림프나 다른 장기로의 전이 유무: 영상 진단(X선, CT, MRI, 초음파, 신티그래피 등) 센티넬 림프절 생검

\#1 불안

치료 간호

외과적 치료
RC: 부종(림프절 절제술)
#1 불안
#2 섭식 자기관리 부족/목욕 자기관리 부족/탈의 자기관리 부족/배설 자기관리 부족/
#3 낙상 위험 상태
#4 감염 위험 상태
#5 신체 이미지 혼란(수술 부위)
\# 급성 통증
\# 만성 통증
\# 보행 장애

항균제의 투여

사회 자원의 활용

화학 요법
RC: 약물의 부작용
#4 감염 위험 상태
#5 신체 이미지 혼란(탈모)
#6 영양 섭식 소비 균형 이상: 필요량 이하
\# 구역질
\# 설사
\# 변비
\# 수면 장애
\# 안락 장애

여성 생식기 질환

72 자궁 근종

야스미즈 타케히코

눈으로 보는 질환

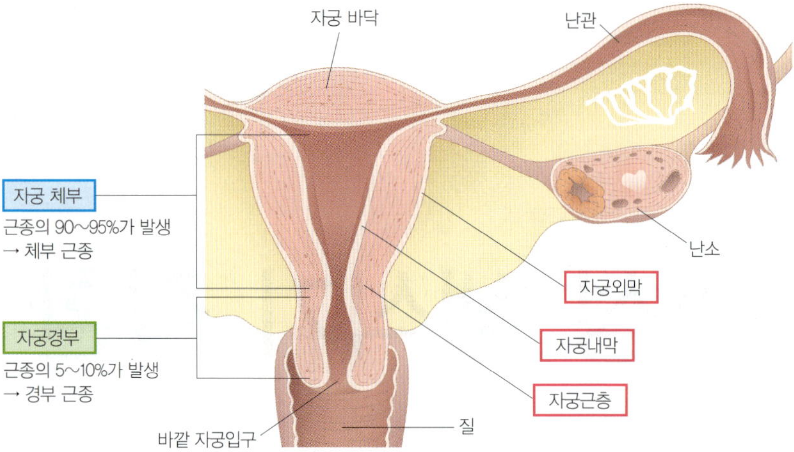

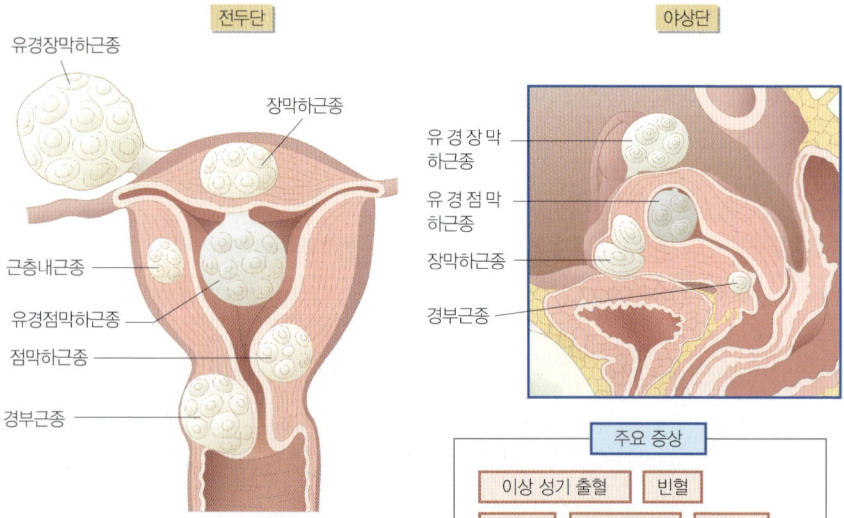

주요 증상

- 이상 성기 출혈
- 빈혈
- 종류감
- 복부 팽만감
- 생리통
- 압박 증상(빈뇨, 배뇨 장애 등)

■ **그림 72-1 자궁 근종의 종류**

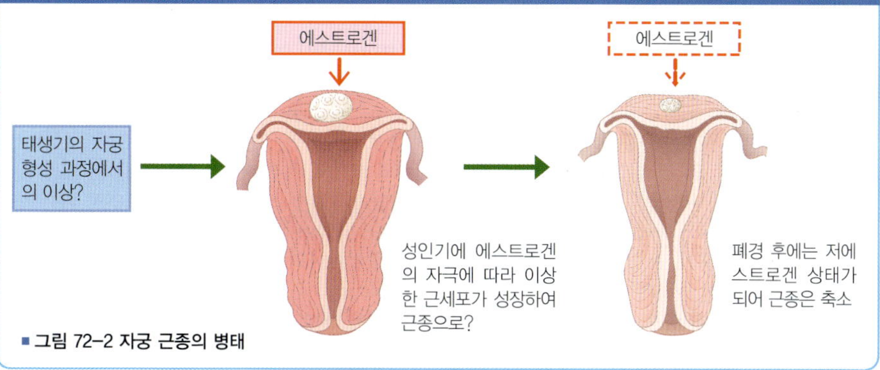

제12장

■ 그림 72-2 자궁 근종의 병태

병태 생리

▌**자궁 근종은 자궁에 발생하고 평활근 성분으로 이루어진 양성 종양이다.**

- 자궁 근종(이하 근종)은 여성 성기에 발생하는 종양으로는 최다이며, 보통은 임상으로 발견하는 기회가 많다.
- 크기는 현미경으로밖에 보이지 않는 정도의 것에서, 10kg 이상에 달하는 거대한 것까지 있다. 전형적인 근종은 둥근 결절 상태로 딱딱하고 탄성이 있으며, 주위의 자궁 근층과는 명백한 경계가 있다. 할면은 회백색 내지 황갈색으로 특유의 나선형 또는 밧줄 모양을 나타내는 근육섬유 다발로 이루어져 있다.
- 근종의 90~95%는 자궁 체부에서 발생하고 나머지 5~10%는 자궁경부에서 발생한다. 이 발생 부위에서 체부근종, 자궁경부근종으로 분류된다. 또한 근종 결절이 차지하는 부위에 따라 점막하근종, 근층내근종, 장막하근종의 3종으로 분류된다(그림 72-1). 근종은 양성 종양이므로 작고 증상이 나타나지 않으면 치료가 필요하지 않다. 자궁 평활근의 악성 종양으로 자궁육종이 있지만 발생 빈도가 낮다.
- ● 체부 근종
- 점막하근종: 근종이 내막에 달하여 자궁 내강에 돌출하는 것으로 출혈이 일어나기 쉽다.
- 근층내(벽 내)근종: 근종이 근층 내에 발달하는 것으로, 빈도가 가장 높다.
- 장막하근종: 근종이 자궁 장막 아래에 발달하여 장막 면에서 돌출되는 것으로, 때로는 유경막이 된다.
- ● 경부 근종
- 방광, 요관, 직장 등 골반 내 기관과 근접해 있기 때문에 근종에 의한 압박 증상이 나타나기 쉽다. 또한 체부 근종보다 근종적출술, 자궁전적출술 등의 수술이 어렵다.

병인 · 악화 요인

- 정확한 발생 원인은 아직 불분명하지만, 태생기의 자궁 형성 과정에서 어떤 장애가 생긴 근육세포가 성인기에 난소 호르몬인 에스트로겐의 자극에 따라 비정상적으로 성장하여 근종이 된다고 생각하고 있다.
- 악화 요인은 생리의 반복이며, 폐경기나 수유기 등의 낮은 에스트로겐 상태에서 근종의 크기가 축소된다.

역학 · 예후

- 작은 것도 포함하면 전체 성인 여성의 30% 이상에게 근종이 있다고 되어 있다. 전술한 바와 같이 근종은 폐경과 출산에 따라 줄어들기 때문에 무증상의 작은 것은 특별히 치료를 할 필요는 없다. 또한 근육종의 악성 변화, 즉 육종화는 전혀 없는 것은 아니지만 매우 드물다.

증상

▌**주요 증상은 비정상적 질 출혈과 잦은 빈혈, 종류감 · 복부 팽만감, 통증, 압박 증상 등이다.**

- 증상과 관련해 살펴볼 것은 근종의 크기, 위치 부위, 변성의 유무 등이다. 아래에 근종의 대표적인 증상이 나와 있다.
- 비정상적인 성기 출혈과 그에 따른 빈혈: 가장 자주 보이는 증상으로 생리량 증가(과다월경)나 생리기간 연장(과장월경)의 양상을 띤다. 출혈이 많으면 빈혈이 생기고, 빈혈에 따라 근종이 발견되는 경우도 많다.
- 종류감·복부 팽만감: 근종이 신생아 머리 크기 이상으로 성장하면 골반 구멍에서 돌출되어 나오므로, 환자 자신이 종류를 발견하는 경우도 많다. 이 이하의 크기도, 복부 팽만감이나 불쾌감이 생긴다.
- 통증: 생리통(하복부 통증, 요통)이 생긴다. 근종과 마찬가지로 에스트로겐이 악화 요인이 되는 자궁 선근증이나 자궁 내막증이 합병하면 통증이 강화된다. 근종에 괴사, 적색 변성, 감염 등이 생기면 지속성의 통증이, 또한 장막하근종의 줄기가 꼬임이 일어나면 급성 통증이 나타난다. 특히 임신 시에는 변성이 발생하기 쉽다.
- 압박 증상: 근종이 방광·직장 부근에 발생하면 그 압박에 의한 빈뇨, 배뇨 장애, 변비 등이 생긴다. 또한 골반 내 혈관을 압박하여 다리에 부종이나 정맥류를 일으킬 수 있다. 임신 시에는 유산이나 조산의 원인이 될 수 있다.

진단 · 검사값

▌ 주로 내진과 초음파 검사로 진단한다.

- 근종의 진단은 주로 내진과 초음파 검사로 한다. 우선 내진에서 자궁의 종대 및 변형의 유무를 검사하고 이어 초음파 영상으로 근종의 발생 부위와 크기를 관찰한다. 동시에 임신과 그에 관련 질환, 난소 종양 등과의 감별을 실시한다. 경질초음파법이 발달된 현재는 아주 작은 근종으로도 진단할 수 있다. 또한 세포진 검사로 자궁체암, 자궁 육종 등의 자궁 악성 질환을 가려낸다(단 육종은 세포진 검사로 발견되지 않을 수 있다).
- 보조 진단법으로는 MRI가 매우 유용하며 근종의 위치, 크기, 자궁내막과의 관계, 근종과 선근증의 감별 등에 대해 정확한 정보를 준다. 그러나 그중에는 MRI를 이용해도 육종과의 감별이 어렵고 수술검체를 이용한 조직 진단에 의지할 수밖에 없는 것이 있다.

치료법

▌ 중증도와 환자의 임신 희망 여부에 따라 치료를 결정한다.

- **치료 방침**
- 근종 치료의 필요성을 결정하는 것은 증상과 심각도이다. 이전에 임신 12주 정도(손바닥 크기보다 큰)에 종대한 근종 자궁은 증상에 관계없이 수술 적응이 되었다. 그러나 영상 진단 및 치료법이 발달한 오늘날은 증상이 심하거나 비정상적으로 큰(복부에서 돌출될 정도) 또는 급속하게 증가한(육종의 가능성이 있다) 예 이외의 근종은 경과 관찰로 괜찮다고 생각하고 있다. 하지만 임신을 원하는 여성이라면 일정 정도의 크기(일반적으로 장경 10cm 이상)의 근종은 임신 전에 제거하는 것이 바람직하다.
- 치료법은 경과 관찰, 성선 자극 호르몬 방출 호르몬(GnRH) 작용제 등의 약물 요법, 수술적 치료, 3가지로 크게 구별된다. 외과적 치료는 자궁을 보존하고 근종만 제거하는 자궁 근종 적출술과 자궁 전체를 절제하는 단순 자궁전적출술이 있다. 증상과 정도, 근종의 크기와 발생 부위, 환자 배경(나이, 임신 희망의 유무, 전신 상태 등)을 고려해서 최적의 치료법을 선택한다.
- 기타 치료법으로 동맥 카테터에 의한 자궁 동맥색전술, 집중 초음파에 의한 자궁 근종 소작, 전자파를 이용한 자궁내막 소작 등이 시도되고 있지만 아직 평가가 정해져 있지 않기 때문에 보험 적용이 되지 않는다.
- **경과 관찰**
- 자궁 근종은 폐경과 함께 줄어들기 때문에 근종이 작고 증상이 없는 경우는 치료할 필요가 없다. 3~6개월마다 근종의 크기와 빈혈 등의 합병증을 확인하면서 폐경을 기다린다. 근종의 증대 또는 증상의 발현이 인정되면 적극적인 치료를 생각한다.
- **약물 요법**
- 경도의 예에서는 생리 시 진통제 사용, 빈혈에 대한 철분 제제 사용 등 대증적으로 치료한다. 생리 시 통증과 출혈을 줄이기 위해 경구 피임약이 사용되기도 한다.

분류	일반명	주요 상품명	약의 효과 메커니즘	주요 부작용
GnRH 작용제	부세레린 초산염	스프레큐어 MP, 스프레큐어	GnRH 다운 레귤레이션을 이용하여 LH, FSH의 분비를 억제한다.	골량 감소
	류프로레린	류프린		

- 심한 경우에는 저에스트로겐 상태를 만들어내고 근종을 축소하는 GnRH 작용제(부세레린 초산염, 류프로레린 초산염)가 사용된다. 투여법으로 피하 주사(4주 간격)와 비강 내 분무(1일 2~3번)가 있고, 4~6개월 연속하여 사용한다. 증상의 경감, 근종의 축소 등의 목적으로는 매우 효과적인 치료법이지만, 폐경으로 이행하지 않으면 재발 가능성이 있다는 것, 사용하는 동안 임신할 수 없다는 것, 저에스트로겐 상태에 의한 갱년기 장애와 골량의 감소 등이 생기는 것이 단점이다.

Px 처방 예 다음 중 하나를 이용한다(다른 동종 약 있음).
1) 류프린 주(1.88mg · 3.75mg)   1회 1.88mg 또는 3.75mg   4주간에 1회   피하 주(4~6개월 연속 투여)   ← GnRH 작용제
2) 스프레큐어 점비액   1회 1스프레이   1일 2~3회   한쪽 비강에 점비 분무   ← GnRH 작용제

● **수술적 치료**
- 자궁 근종 적출술: 자궁을 보존하고 근종만 적출하는 수술로 임신을 희망하는 폐경 전 여성이 대상이 된다. 일반적으로 개복 또는 복강경을 이용하여 근종을 적출(근종 적출술) 하는데, 점막하근종의 경우는 레제크트스코프를 이용하여 근종을 경경관적으로 절제하는 방법(경경관적 절제술, transcervical resection: TCR)도 이용된다.
- 단순 자궁전적출술: 생식 능력을 보존할 필요가 없는 여성에게는 자궁 적출술을 적용한다. 근치 수술이고, 근종의 재발, 자궁경부암 · 체암 등의 자궁 악성 종양의 발생 위험이 없어진다. 수술 경로로 복식, 질식, 복강경술식이 있다. 질식 수술이나 복강경 수술은 수술 침습이 적으며 수술 후 회복이 빠르고 입원 기간이 단축되는 등의 장점이 있으나, 일정 정도 이상의 크기의 것이나 유착이 강한 것은 적응되지 않는다. 수술 전에 충분한 검토가 필요하다.

72
자궁 근종

자궁 근종의 병기 · 병태 · 중증도별 치료 순서도

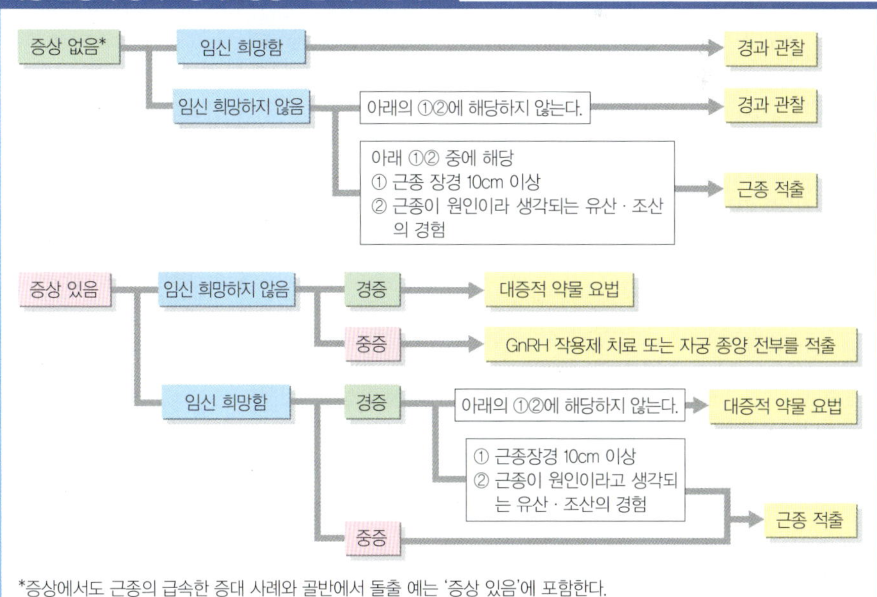

*증상에서도 근종의 급속한 증대 사례와 골반에서 돌출 예는 '증상 있음'에 포함한다.

간호 과정 순서도

관찰 항목 (OP)	간호 문제 (간호 진단)	간호 목표 (간호 성과)	간호 활동 (간호 중재)

병인
여성 호르몬의 왕성기
스트레스
피하지방 증가(비만 경향)

신체적 문제
- 증상
생리 시의 대량경혈
길어진 생리
종류감, 복부 팽만감
골반강 내의 압박감,
통증

- 수반 증상
빈혈 증상(휘청거림,
현기증, 심계항진
등)
변비, 빈뇨, 요실금,
배뇨통, 성교 통증

- 약의 부작용
대증요법: 진통약 →
약제성 위염,
철분 제제 · 지혈제
→ 변비
호르몬 요법: 갱년기
증상(휘청거림 · 현
기증, 얼굴 홍조 등)

심리 · 사회적 문제
빈혈 증상과 갱년기
증상에 따른 의욕이나
활기의 감퇴와 사회적
활동의 축소, 정신적
인 불안정
부부 관계의 문제
증상, 치료에 따른 합
병증 또는 자궁 수술
을 한 것에 의한 자존
감 저하

간호 문제 (간호 진단)

\# 병인, 동기에 의한 질환이 진행된다.

\# 빈혈에 따른 기립성 저혈압에 따라 낙상하기 쉽다.

\# 빈혈에 의한 심폐 기능 저하, 피로감이나 불쾌감, 약의 부작용 때문에, ADL이 저하되어 역할 수행이 정체되고 있다.

\# 수반 증상과 관련한 QOL의 저하가 나타난다.

\# 치료의 부작용에 관련한 QOL의 저하가 나타난다.

\# 약의 부작용 때문에 치료 중단에 의한 증상이 재발된다.

\# 자궁 적출, 의류의 오염, 빈뇨 때문에, 자기 존중감이 저하되고 있다.

\# 지식 부족 때문에 적절한 건강관리 행동을 취하지 못하고, 복약 준수 저하, 수술 후 회복 지연, 수분 · 식사의 과도한 제한이 보인다.

간호 목표 (간호 성과)

빈혈에 의한 낙상, 또는 이에 따른 신체 손상이 없다.

신체 상황에 맞는 역할 기능을 수행할 수 있다.

수반 증상이 경감하고 생활 기능을 유지할 수 있다.

적절한 복약 행동으로 최대의 효과를 얻을 수 있고, 부작용 발현 시 조기에 대응할 수 있다.

자기 존중 의식을 유지하고 QOL을 높일 수 있다.

건강관리 행동을 이해하고, 심신 모두 안정된 생활을 보낼 수 있다.

간호 활동 (간호 중재)

OP 경과 관찰 항목
성주기의 간격이나 증상
스트레스 요인
비만 경향의 정도
증상, 수반 증상
치료약의 종류와 양, 약효와 부작용
환자 · 가족의 질환에 대한 이해와 생활 상황

TP 간호 치료 항목
스트레스 요인의 완화를 위한 지원

증상(수반 증상을 포함)에 대한 관리

복약 치료의 관리

EP 환자 교육 항목
환자 · 가족에의 질환 · 치료에 대한 지도

환자 · 가족의 심리적 지원

사회 자원 활용을 위한 지원

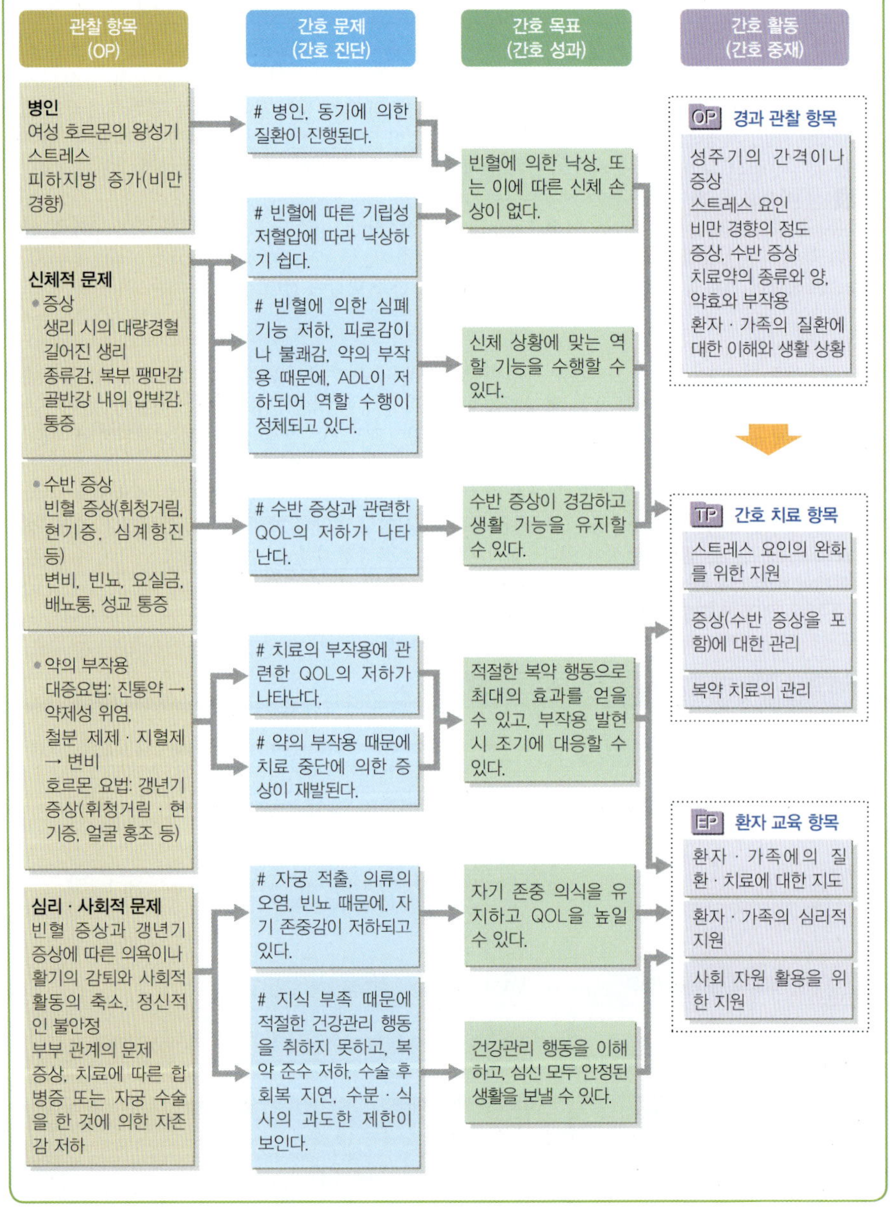

- 약물 요법에 따라 보존적으로 경과 관찰하는 경우는 생리 시의 대량경혈이 생활에 지장을 주지 않도록, 또한 그에 따른 만성 빈혈에 의한 신체 증상을 조절할 수 있도록 지원해야 한다.
- 보존적 치료의 경우, 여성 호르몬의 감소 때문에 증상이 나아진다. 환자는 노화에 따른 심신의 변화에 불안을 품으면서도, 폐경 후에는 자궁 근종에 의한 고통이 경감한다는 것에 대한 기대감이 있다. 이러한 상반되는 감정에서 생기는 자부심의 요동을 배려한 심리적 측면에 대한 지원을 실시한다.
- 외과적 치료에 따라 자궁을 전체 적출한 경우, 2차적으로 나타나는 갱년기 같은 증상이 생활에 지장을 일으키지 않도록 지원한다.
- 외과적 치료에 따라 자궁을 전체 적출한 경우, 여성 특유의 장기 손실에 따른 자기 존중 의식 저하에 대하여 심리적인 지원을 한다.

Step1 영향 평가	Step2 간호 초점	Step3 계획	Step4 실시	Step5 평가

정보 수집	평가 관점과 근거 · 잠재적 간호 문제
질환의 이해와 건강관리 행동의 파악	환자의 신체적 · 심리적 상태를 관찰하고 감정을 표출하는 것으로 전체적인 치료를 할 수 있다. 신체 상태는 질병의 정도를 파악하는 기초가 되어, 치료법 선택을 변경할 필요성에 대해 검토하는 계기도 된다. 치료의 선택은 환자의 심리적 요인도 영향을 준다. • 자궁 근종에 대한 지식과 이해의 정도를 파악한다. • 자궁 근종의 수반 증상(빈혈 등)이 심장을 비롯한 다른 기관에도 영향을 주는 것에 대한 이해 및 치료에 참여 상황을 파악한다. • 질환을 안고 있는 자기 자신에 대한 생각, 자기 평가에 대한 환자의 생각을 듣는다. • 치료약 또는 치료상 지도되고 있는 활동 내용에 대한 이해 및 준수 여부를 파악한다. • 치료약 또는 치료상 지도되고 있는 활동 내용에 대한 환자의 요구를 듣는다. • 환자 · 가족, 직장 등에 대해 질환이 미치는 영향을 파악한다. 🔍 잠재적 간호 문제 : 지식 부족 때문에 적절한 건강관리 행동을 취할 수 없다./자궁 적출에 따라 자기 존중의 의식이 저하되고 있다.
증상의 부위, 출현 상황, 정도의 관찰	증상이 어느 부위에서 어떻게 나타나고, 어느 정도인지를 관찰한다. 증상의 상태 및 정도를 파악하여 질병의 심각도를 아는 것은 치료 계획, 간호 계획의 수립에 효과적이다. • 생리 시 출혈량, 통증 · 요통의 정도, 하복부의 중압감 등은 근종의 크기와 일치하는 것은 아니지만, 증상이 악화 경향을 나타내는 경우는 근종의 증대를 짐작할 수 있다. • 빈혈 상태 및 심폐 기능에 미치는 영향을 파악한다. • 변비, 빈뇨, 방광염 증상 등 수반 증상의 유무나 정도를 파악한다. • 대량의 부정 성기 출혈 및 대하에 의한 생식기의 피부 염증의 유무에 대해 파악한다. • 자궁 근종에 의한 불임 또는 치료에 따라 임신하기 어려워짐에 대한 환자의 생각을 파악한다. 🔍 잠재적 간호 문제 : 빈혈에 따른 기립성 저혈압에 따라 낙상하기 쉽다./빈혈에 의한 심폐 기능의 저하로 ADL이 저하되어 역할 수행이 정체하고 있다./변비, 빈뇨에 따라 일상생활에 지장을 일으키고 있다. **월경 과다** • 장막하근종의 경우 반드시 월경 과다는 아니다. • 점막하근종 중 근종 분만의 경우는 대량 출혈이 일어날 수 있다. • 자궁 근종이 커지면 자궁 수축에 의한 혈관 압박이 불충분하기 때문에 생리가 멈추지 않고, 7일 이상 출혈이 따를 수 있다. • 부정 성기 출혈에 의한 잠옷의 오염을 걱정한 나머지, 야간 수면을 깊게 하지 못하고, 피로가 쌓일 수 있다. 🔍 잠재적 간호 문제 : 빈혈에 따른 기립성 저혈압에 따라 낙상하기 쉽다./의류의 오염으로 자기 존중 의식이 저하되어 있다./피로감이나 출혈의 불쾌감 때문에 ADL이 저하되고 있다.

72
자궁 근종

	대하 • 생리주기와 관계없이 대하가 보인다. • 궤양이나 감염, 출혈을 동반한 점막하근종의 경우, 건조한 대하에 출혈이 섞여 황색을 띠는 경우가 있다. 🔍 잠재적 간호 문제 : 의류 오염에 따라 자기 존중 의식이 저하되고 있다. **변비** • 자궁 근종이 커져 직장을 압박하면 변비가 되기 쉽다. • 장 연동에는 이상이 없고 직장부를 통과하기가 어려운 변비이며, 배변 시에 쥐어 짜는 듯한 통증을 수반한다. • 배변 시 통증에 대한 불안과 두려움 때문에 식사 섭취를 자제하게 된다. 🔍 잠재적 간호 문제 : 변비가 된다./수분·이용에 과도한 제한이 보인다. **빈뇨** • 자궁 근종이 커져 방광의 신전을 방해하게 되면 쉽게 방광 내압이 상승하고 1회 소변량이 줄어 배뇨의 횟수가 많아진다. • 배뇨 횟수를 줄이기 위해 수분을 자제하게 되고, 2차적 증상으로 방광염이 발병 하기 쉬워진다. 🔍 잠재적 간호 문제 : 빈뇨에 따라 자기 존중 의식의 저하가 있다./요로 감염증이 되기 쉽다.
치료 효과의 관찰	치료의 효과가 나타나고 있는지를 관찰한다. 치료 효과가 보이지 않는 경우에는 그 원인을 객관적으로 평가하여 의사와 상담한 후 치료방법을 재검토하고 환자의 치료 참여에 대한 인식을 높이는 등의 대응이 필요하다. • 약물 치료는 약이 효과가 있는지를 판정하기 위해 자궁에서의 출혈 유무를 관찰한다. 자궁에서 출혈이 멈추지 않으면 약물 요법의 한계인지, 환자의 복약에 문제가 있는지를 분명히 할 필요가 있다. • 수술적 치료는 회복 과정에서 합병증이 일어나고 있지 않은가를 관찰한다. 🔍 잠재적 간호 문제 : 지식 부족 때문에 수술 후 회복을 위해 필요한 훈련을 하지 않는다./지식 부족으로 복약 준수가 저하되고 있다.
약의 부작용, 수술 후 합병증의 관찰	치료에 의한 부작용을 주의 깊게 관찰한다. 부작용이 있는 경우 의사와 상담한 후 치료방법을 재검토할 필요가 있다. 또한 부작용에 따라 2차적 문제로 발전할 수도 있다. 위험을 예측하고 예방을 위한 대응이 필요하다. • GnRH 작용제를 사용하는 초기 단계에서는 이 약이 뇌하수체의 기능을 억제하는 현저한 자극작용에 따라 일시적으로 부정 성기 출혈을 일으킬 수 있다. • 약물 장기 복용의 경우 난소 기능 저하로 저에스트로겐 상태가 되어 골량이 감소하고 골다공증이 되기 쉽기 때문에, 골절 증상의 유무 관찰이 필요하다. • 약물을 장기간 사용하는 경우는 갱년기 증상으로 질 점막의 건조, 흥분, 홍조, 어깨 결림, 구역질 등이 나타날 수 있다. • 젊은 환자가 복용 후에 갱년기 증상이 나타났을 때 약물 사용을 중단하면 개선된다. • 수술 후 폐 합병증, 장폐색, 상처 감염 등의 유무를 관찰한다. • 수술 후 합병증을 개선하기 위해 환자 자신의 실천이 필요한 활동(호흡 훈련, 움직임 등)이 제대로 실시되고 있는지를 관찰하고, 부적절한 경우는 필요의 이해, 실천으로의 의사를 확인한다. 실천방법의 복잡성과 어려움 등을 개선할 필요가 있다. • 복압성 요실금과 가끔씩 나타나는 복통의 유무를 확인함과 동시에 증상에 대한 불안을 듣고, 증상 완화를 위한 방법을 지도하고 정신적 지원을 계속할 필요가 있다. 🔍 잠재적 간호 문제 : 약물의 부작용으로 ADL에 지장을 일으킨다./자기 존중 의식이 저하된다./지식 부족 때문에 수술 후 회복이 지연/복압성 요실금의 위험이 있다.

<table>
<tr><td>환자 · 가족의
심리 · 사회적
측면 파악</td><td>환자 · 가족이 질병을 어떻게 인식하고 있는지를 확인한다. 치료의 참여와 지속에도 영향을 미치기 때문에 이러한 정보는 치료 효과 및 QOL 측면에서도 중요하다. 또한 환자 · 가족이 불안을 느끼는 경우는 정신적인 지원을 계속하고, 경제적 · 신체적 불안이 큰 경우에는 사회적 지원에 대한 정보를 제공하는 등 적절한 지원을 조정할 필요가 있다.</td></tr>
</table>

- 질환과 치료에 대한 느낌을 환자 · 가족이 표출하게 하고 인식이 낮은 경우에는 정중하게 설명한다.
- 가족의 부담이나 환자 및 가족과의 관계에 문제가 있는 경우 양쪽의 이야기를 듣고, 각각의 희망사항을 확인한다.
- 정신적 지원의 필요성을 파악하고 '환자 모임' 등 고민을 이야기할 장소에 대한 정보를 제공한다.
- '환자 모임' 등의 관심 정도를 파악하고 참여 희망 의사를 확인한다.

🔍 잠재적 간호 문제 : 지식 부족 때문에 회복의 지연/배우자와의 관계를 긴장하고 있다./예후에 대한 불안

<table>
<tr><td>Step1 영향 평가</td><td>Step2 간호 초점</td><td>Step3 계획</td><td>Step4 실시</td><td>Step5 평가</td></tr>
</table>

간호 문제 리스트

\#1 자궁 적출, 의류의 오염, 빈뇨에 따라 자기 존중의 의식이 저하되고 있다(자기인식 패턴).

\#2 빈혈에 의한 심폐 기능의 저하, 피로감이나 불쾌감, 약의 부작용 때문에 ADL이 저하하고, 역할 수행이 정체되어 있다(역할–관계 패턴).

\#3 지식 부족 때문에 적절한 건강관리 행동을 취하지 못하고, 복약 준수 저하, 수술 후 회복 지연, 수분 · 식사의 과도한 제한이 보인다(건강 지각–건강관리 패턴).

\#4 빈혈에 수반하는 기립성 저혈압으로 낙상하기 쉽다(건강 지각–건강관리 패턴).

간호의 우선순위 지침

- 자궁 근종은 빈혈이나 생리 시 통증이 강하기 때문에 고통에서 벗어나려고 수술을 결정하는 경우가 많다. 그러나 실제로는 자궁 및 부속기의 적출에 의한 2차적인 신체 증상이 나타나기 쉽고, 수술 전과는 다른 건강관리를 하게 된다. 동시에 자궁을 상실한 것에 의한 자존심의 저하도 발생하기 쉽다. 심리적 지원을 중시하면서 새로운 건강관리방법을 지도하고 심신의 회복을 촉진하는 것이 중요하다.
- 개복술의 경우 수술 후 장 연동의 회복 촉진 및 전신 마취에 의한 합병증의 예방을 위해 조기 이상을 권한다. 수술 전 출혈에 따른 빈혈이 있거나 수술 후 피로감 등으로 어지러움이 있는 경우에는 낙상 예방이 중요하다. 예방법을 습득하고 지속적으로 관리한다. 수술에 있어서 고통에서 벗어나려고 하는 만큼, 새로운 건강 문제가 생겨 저항할 것으로 예상된다.

<table>
<tr><td>Step1 영향 평가</td><td>Step2 간호 초점</td><td>Step3 계획</td><td>Step4 실시</td><td>Step5 평가</td></tr>
</table>

<table>
<tr><td>1 간호 문제</td><td>간호 진단</td><td>간호 목표(간호 성과)</td></tr>
<tr><td>#1 자궁 적출, 의류의 오염, 빈뇨에 따라 자기 존중의 의식이 저하되고 있다.</td><td>**자존감 상황적 저하**
관련 요인: 신체 이미지의 혼란, 기능 장애(현기증, 휘청거림, 구역질, 심계 항진 등), 상실감
진단 지표
☐ 자기 부정적인 발언을 한다.
☐ 우유부단한 행동
☐ 상황이나 사물을 잘 처리하지 못한다고 자기를 평가한다.
☐ 도움이 되지 않는다고 표명한다.</td><td>〈장기 목표〉 자기 존중 의식을 유지하고, QOL을 향상시킬 수 있다.
〈단기 목표〉 1) 건강관리방법(신체 증상, 의류의 오염이나 빈뇨 시의 대응 등)에 대한 적절한 지식을 가질 수 있다. 2) 자기 존중 의식을 유지하려고 하는 의지를 가질 수 있다. 3) 건강관리방법을 실시할 수 있고, 자기 존중감을 높일 수 있다.</td></tr>
</table>

72
자궁 근종

<table>
<tr><td>

간호 계획

OP 경과 관찰 항목
- 자신에 대한 발언이나 행동의 주장을 관찰한다.
- 신체 이미지, 자신감에 대해 확인한다.
- 의류의 오염이나 빈뇨, 기타 건강 기능에 대해 관찰한다.

TP 간호 치료 항목
- 릴랙스법, 구역질과 심계항진이 보일 때 내복약을 사용하는 방법에 대해 검토하고, 지도 장소를 마련하고 정보를 제공한다.
- 일상생활에서 대량의 부정 성기 출혈 시 편리한 용구 소개 및 활용방법에 관한 지도의 장을 준비한다.
- 환자 모임 등을 소개하고 정보 수집이나 교환의 장으로 활용하게 한다.

EP 환자 교육 항목
- 자기 존중 의식을 유지하는 것에 대한 중요성을 설명한다.

</td><td>

중재 포인트와 근거

➡ **근거** 일시적이더라도 건강 수준이 저하되므로 역할을 다하지 못하거나, 여성 생식기의 상실은 자존감의 저하를 일으키기 쉽다.

➡ 호흡법, 마사지, 아로마테라피 등 대체 요법을 활용한 릴랙스법을 실시한다.

➡ 탈취 효과 및 속건성이 있는 생리대의 사용을 권한다. 요실금에 대해서는 골반 근육 체조를 실밥 제거 후부터 시작한다.

➡ **근거** 수술 후 당분간 대하나 수술에 따른 골반 바닥 근육의 풀림에 의한 요실금 등 불쾌감과 수치심을 느끼게 하는 증상이 계속되기 때문에 더욱 자존심이 저하될 위험성이 있다.

</td></tr>
</table>

<table>
<tr><th>2 간호 문제</th><th>간호 진단</th><th>간호 목표(간호 성과)</th></tr>
<tr><td>

#2 빈혈에 의한 심폐 기능 저하, 피로감이나 불쾌감, 약의 부작용 때문에, ADL이 저하되어 역할 수행이 정체되어 있다.

</td><td>

비효과적 역할 수행
관련 요인: 역할 모델의 부족, 스트레스, 갈등, 부적절한 건강관리 시스템과의 연계. 통증, 우울증, 자기 존중감의 저하, 피로감
진단 지표
- ☐ 변화에 대한 불충분한 적응
- ☐ 불확실함
- ☐ 역할 긴장
- ☐ 역할 모호성
- ☐ 비관주의
- ☐ 불안 또는 우울증

</td><td>

〈장기 목표〉 신체 상황에 따른 역할 수행을 할 수 있고, ADL을 유지할 수 있다.
〈단기 목표〉 1) 질환에 대한 적절한 지식을 갖고, 적절한 ADL을 유지하는 것의 중요성을 이해한다. 2) 역할을 유지하면서 ADL도 유지할 의사를 가질 수 있다. 3) 적절한 ADL을 실시할 수 있다.

</td></tr>
</table>

<table>
<tr><td>

간호 계획

OP 경과 관찰 항목
- 환자가 가지는 역할에 대한 적응 상황을 관찰한다.
- 역할에 대한 생각을 관찰한다.
- 역할을 수행하는 데 있어서 지원자의 존재를 확인한다.
- 빈혈, 심폐 기능, 자율신경계의 기능을 확인한다.
- 피로감이나 권태감을 확인한다.

- 자기에 대한 인식을 듣고, 우울증의 유무를 확인한다.

TP 간호 치료 항목
- 건강 상태에 따른 ADL의 방법을 검토한다.

</td><td>

중재 포인트와 근거

➡ 환자에게 아이가 있는 경우는 학교에 대한 대응, 간병, 직장에서 협력자를 정해 사정을 이야기해둔다.
➡ **근거** 원 질환이 있는 사람은 다양한 역할을 하고 있는 경우가 많다. 주위의 협력자에 대한 이해를 요구. 필요시 지원을 얻을 수 있도록 해두는 것이 중요하다.
➡ 환자가 문제라고 느끼는 상황에 대해 직면한 일, 자신의 탓이라고 생각하는 경향, 기분 전환의 유무, 기분의 불안정성과 그에 따른 흥미·관심이 저하되고 있는 상황의 유무에 대해 듣는다.

</td></tr>
</table>

- 우울증에 대한 상담 기회를 만든다.
- 의사와 연계하면서 지원해주는 사람과의 질병에 대한 논의의 장을 마련한다.

 환자 교육 항목
- 건강 상태에 맞는 역할을 다하고, ADL을 유지하는 것의 중요성을 설명한다.
- 독자적인 판단에 따라 건강 상태를 비관하거나 무리하지 않도록 설명하고 의료자가 지원하는 것을 전한다.

➡전문가와의 면접이나 의사로부터의 치료를 처방받는다. 근거 갱년기 증상에 따른 자율신경의 균형의 붕괴나 가정환경에서 자녀의 독립, 간호 부담 등으로 우울증에 빠지기 쉽다. 초기 대응이 조기 치료로 이어진다.

3 간호 문제	간호 진단	간호 목표(간호 성과)
#3 지식 부족으로 적절한 건강관리 행동을 취하지 못하고, 복약 준수의 저하, 수술 후 회복의 지연, 수분·식사의 과도한 제한이 보인다.	비효과적 자기 건강관리 **관련 요인:** 지식 부족, 가족의 부조화, 건강관리 시스템의 복잡성, 중증이라는 믿음 **진단 지표** □ 지시된 치료방법을 실시하기 어렵다고 말한다. □ 치료 계획을 일상생활에 넣을 수 없다. □ 위험 요인을 감소시키는 행동을 취할 수 없다.	〈장기 목표〉 건강관리 행동을 이해하고 질환의 진행을 늦추는 행동을 자립하여 할 수 있게 된다. 〈단기 목표〉 1) 약과 예방, 건강관리 행동의 효과를 이해하고 생활을 조정할 수 있다. 2) 자주적으로 건강관리 행동에 임할 의사를 나타낼 수 있다. 3) 자립하여 건강관리 행동을 실시할 수 있다.

간호 계획	중재 포인트와 근거

 경과 관찰 항목
- 증상의 부위, 정도의 관찰
- 건강관리방법에 대한 단어와 표현의 관찰
- 건강관리에 대한 지식과 이해 상황의 관찰

- 가족 관계의 관찰
- 증상에 대한 이해의 관찰

➡적절하게 영양과 수분 섭취를 하고 있는지를 확인한다. 근거 치료제에는 부종과 체중 증가를 수반하는 것이 있다. 이러한 증상은 혈관 투과성 항진에 의한 간질성 부종이기 때문에 적절한 영양 공급에 따라서 투명성의 시정을 도와 혈관 내의 수분 유지를 위한 수분 섭취가 중요하다. 또한 잘못된 인식에 따라 수분과 음식을 제한하면 그것이 건강관리를 저해하게 된다.

➡가족 내에서 누가 돌보는 역할을 하고 있는가를 확인한다. 근거 영유아의 육아, 부모의 봉양 등의 역할을 가진 사람은 자신의 건강관리의 우선순위를 낮게 하는 경향이 있다. 따라서 증상을 가볍게 인식하다가 대처가 늦거나, 누군가를 돌보는 것을 우선한 나머지, 유식이나 수면의 시간이 부족해진다. 그래서 가족 중에 돌보는 일에 대하여 지원자가 있는가를 확인할 필요가 있다.

 간호 치료 항목
- 심폐 기능에의 부담, 빈혈의 정도에 따라 필요한 활동 보조도구를 검토한다.

72
자궁 근종

- 의사와 연계를 취하면서 가족과 질병에 대해 대화할 수 있는 기회를 만들어 준다.

 환자 교육 항목
- 치료의 효과에 맞춘 생활의 조정을 지도한다.
- 건강관리 행동에 어려움을 느꼈을 경우는 자신의 판단으로 중단하는 것이 아니라, 의료진과 상담할 것을 지도한다.

➡ 갱년기 증상의 관리 근거 양쪽 나팔관을 적출한 경우 에스트로겐의 분비가 급격히 감소한다. 그래서 주목할 만한 얼굴 홍조나 발한 등의 갱년기 장애가 급격하게 나타날 가능성이 있기 때문에, 가족에게도 설명을 할 필요가 있다.

➡ 안면 홍조나 땀이 많은 경우는 환자가 대신 역할을 수행해주는 사람에게 의뢰하거나 그것을 용인하는 환경으로 만들 필요가 있다. 환자가 주체적으로 제의할 수 없는 경우에는 의료자가 지원해야 할 필요가 있다. 근거 직장이나 가정에서의 이해와 협력이 필수적이다.

4 간호 문제	간호 진단	간호 목표(간호 성과)
#4 빈혈에 따른 기립성 저혈압으로 낙상하기 쉽다.	낙상 위험 상태 **위험 요인:** 기립성 저혈압, 불면, 빈혈, 현기증, 요의 급박	〈장기 목표〉 낙상의 위험성을 인식하고 예방을 위한 적절한 행동을 취할 수 있다. 〈단기 목표〉 1) 낙상 위험 가능성이 높다는 점과 낙상이 가져오는 새로운 문제(골절, 외상)에 대해 이해할 수 있다. 2) 낙상을 예방해야 하는 의사를 가질 수 있다. 3) 낙상 예방을 위한 방법을 실시할 수 있다.

간호 계획	중재 포인트와 근거
OP 경과 관찰 항목 - 바이털 사인(맥박, 혈압), 수면 상태 - 빈혈, 현기증, 요의에 대하여 확인한다.	➡ 휘청거림, 현기증 등의 기립성 저혈압이나 심계항진 등의 증상에 유의하도록 자기 건강 확인을 한다. 맥박 측정을 지도하여 적절하게 자신이 측정하도록 알려주는 것도 효과적이다.
TP 간호 치료 항목 - 건강관리로 신체 지표에 관심을 갖게 하고 측정방법과 관찰방법을 지도하는 자리를 마련한다. - 기립 시나 요의가 절박할 때의 행동을 지도하는 장을 마련한다.	➡ 근거 수술 전에는 월경과다에 의한 빈혈이 문제가 되었지만 수술 후 빈혈은 개선 경향을 나타낸다. 그러나 자기 자신의 조혈 능력을 이용한 완만한 치료를 할 경우에는 수술 후에도 빈혈 경향을 보인다. 특히 돌봐야 할 일이 많은 연령대이기 때문에, 건강 확인은 가족들의 건강관리에도 효과적이며, 이 지식과 기술이 새로운 역할 의식의 기초가 될 수 있다는 것을 설명한다.
EP 환자 교육 항목 - 낙상의 위험과 예방의 중요성을 설명한다.	

Step1 영향 평가 　 Step2 간호 초점 　 Step3 계획 　 **Step4 실시** 　 Step5 평가

병기 · 병태 · 중증도별 관리 포인트

자궁 근종에 의한 빈혈 증상이 심하고, 또한 생리가 계속되는 연령의 경우는 수술 치료가 선택될 수 있다. 여기에서는 외과적 치료(단순 자궁전적출술) 후를 수술 후 조기와 수술 후 회복기로 나누어 관리 포인트를 제시한다.

수술 후 조기: 드레인 장치가 삽입된 경우라면 배출 장치가 제거되고 골반 검사에 따라 질 벽 봉합부가 치유된 것이 확인될 때까지의 시기이다.

수술 후 회복기: 수술 부위의 치유가 확인되고, 골반저근 체조 등 복압을 주는 동작이 허용되고 퇴원을 향한 준비가 시작되는 시기이다.

【수술 후 조기】 수술에 의한 합병증이 발생하기 쉬운 시기이지만, 그 예방을 위해서도 회복 상황에 따라 움직이거나 보행을 촉진할 필요가 있다. 환자의 수술 전 빈혈 상태가 점차 개선 경향을 나타내지만 여전히 불안정한 상태가 지체되고 있다. 또한 수술 전 빈혈 상태에 따라 활동이 저하되어 있는 경우에는 수술 후 근력이 예상외로 하락하고 있는 것에 놀랄 수도 있다. 따라서 간호사는 환자의 신체 상태를 충분히 모니터링하면서 안전한 환경에서 합병증 예방을 위한 활동을 촉진할 필요가 있다. 또한 환자는 상처치유 초기 단계의 통증에 대한 고통이 큰 시기이다. 간호사는 충분한 통증 관리를 실시함과 동시에 환자의 불안에 공감하고 적절한 정보를 제공하여, 회복 과정을 촉진하기 위한 환자 자신의 실천 의욕을 유지하는 지원이 필요하다.

【수술 후 회복기】 환자의 앞으로의 생활에서 신체 관리에 대한 이해를 촉진하고, 자체적으로 관리·실천할 수 있도록 준비하는 시간이다. 간호사는 환자에게 자궁을 전적출한 것에 따라, 신체적인 균형이 변화하는 것과 요실금 등의 후유증이 발생하기 쉬운 것을 설명하고 퇴원 후의 일상생활에서 할 수 있는 예방 및 개선을 위한 관리방법을 지도한다. 또한 환자의 자율성을 강화하고 지속적으로 실천할 수 있게 관계한다.

외과적 치료 이외의 치료로 3~6개월마다 근종의 크기와 빈혈 등의 합병증 검사를 계속하면서 환자가 폐경을 맞는 것을 기다린다. 환자에 자각 증상이 없는 경우, 근종의 급속한 증가 등의 증상이 없는 경우는 경과 관찰만 하는 대기 요법이 적용된다. 증상은 있어도 환자가 수술적 치료를 선택하지 않는 경우에는 대증적인 약물 요법이 실시될 수 있다. 이것을 경과 관찰의 예로 케어 포인트를 제시한다.

【경과 관찰 예】 간호사는 외래에서 환자에게 빈혈에 대한 신체검사방법 및 자각 증상, 기타 자궁 근종의 급속한 증대와 골반에서 튀어나온 경우에 따른 신체 감각의 변화나 증상에 대해 지도하고, 환자 자신이 건강관리를 실천하여 이상의 조기 발견과 조기 대처할 수 있도록 관계할 필요가 있다. 또한 환자가 수술을 희망하지 않고 약물 치료를 실시하면서 경과 관찰을 하는 경우는 증상의 변화를 관찰함과 동시에 치료방법에 대한 환자의 불안과 고뇌에 대해 이야기를 잘 듣고 적절한 정보를 제공하는 것도 중요하다.

간호 활동(간호 중재) 포인트

진단 · 치료 지원

- 수술 전후에 부인과용 진찰대에서 진찰을 받는다. 수술 전 빈혈에 의한 휘청거림이나 요통 등, 수술 후에는 수술 부위의 통증에 따라 진찰대에 오르내릴 때 위험할 수 있다. 오르내릴 시에는 충분히 안전을 확보한다.
- 진찰 시에 질 내를 세척할 수 있다. 진단 시에는 수술 후에 사용할 수 있도록 생리용 위생 패드를 준비할 것을 지도한다.
- 자궁 적출 수술 후 목욕이나 운동의 정도는 골반 검사에 의한 수술 부위의 치유 상태에 따라 의사가 판단한다. 내진의 결과에 따라 의사의 지시를 반드시 확인한다. 또한 이것을 환자에게도 전한다.

수술 후 건강관리 지도

- 수술 후에 복압을 주는 동작 중, 배변 시에는 수술 부위를 피해서 하복부를 마사지하거나 누르는 등, 맨손으로 복압을 주면 좋다는 것을 환자에게 설명한다.
- 수술 후 무거운 물건을 들거나 높이는 동작은 골반강 내에서 회음부에 걸쳐 하중이 걸리고, 방광 탈의 원인이 되기 쉬우므로 피하도록 환자에게 전달한다. 배변 시 강하게 힘을 주는 것 같은 위험성이 있으므로 변비일 때에는 문의하도록 전한다.
- 양쪽 난소를 적출한 경우는 갱년기 장애가 나타날 가능성이 있음과 건강 확인방법을 설명할 필요가 있다.
- 자궁 적출 후에도 질의 봉합 부분이 완전히 치유될 때까지 소량의 혈액이 섞인 대하가 계속되는 것을 설명한다.
- 퇴원 후의 활동으로써, 가사, 일, 여행, 운전, 목욕, 성생활, 운동 등의 일반적인 시작 시기를 나타낸다. 질 봉합부의 치유 상태에 영향을 주는 활동에 대해 의사와 상담하면서 신중하게 진행하도록 전한다.

환자 · 가족의 심리 · 사회적 문제에 대한 지원

- 환자는 자궁 근종에 의한 큰 고통 때문에 수술을 선택했고 모든 고통에서 해방될 것이라 예상하고 있다. 그러나 실제로는 수술 후 갱년기 장애와 소변 누출 등의 새로운 문제를 안게 되고, 심리적인 부담이 증폭될 가능성이 있다. 이러한 환자의 심리 상태를 파악하면서 적절히 대응할 필요가 있다.
- 자궁을 적출해서 여성성에 대한 자신감의 상실과 파트너가 있는 경우에는 그 관계성에 불안을 느낄 수도 있다. 환자의 긍지와 정체성에 주목한 대응이 중요하다.

퇴원 · 요양 지도

- 자궁 적출 후에 잔존하는 질 봉합 상황에 따라 활동 및 성생활 등의 시작을 확인할 필요가 있다. 반드시 진찰을 받아 의사의 지시에 따르도록 한다.
- 입원 시 완만한 활동을 할 때는 나타나지 않고 퇴원 후 일의 부하가 커지면 골반저근의 풀림에 의한 요실금이 발생하기 쉽다. 입원 시 증상의 유무에 관계없이 예방법의 지식을 제공함과 동시에 실천을 권한다.
- 퇴원 후 몇 개월 경과했을 무렵, 회복 과정에서 지방 축적기를 맞이할 것을 설명하고 서서히 활동을 강화하고, 운동을 하도록 권한다.

| Step1 영향 평가 | Step2 간호 초점 | Step3 계획 | Step4 실시 | Step5 평가 |

평가 포인트

간호 목표 달성도

- 자신에 대해 부정적인 감정을 갖지 않고, 자기 존중 의식을 유지할 수 있는가?
- 건강관리 행동의 방법과 효과를 알고 수행할 수 있는가?
- 수술 후에도 신체 상황에 따른 역할 수행을 할 수 있고, 사회생활을 위한 조정을 할 수 있는가?
- 치료에 따른 피로감이나 빈혈 증상에 의한 보행 시 휘청거림이나 낙상을 일으키지 않았는가?

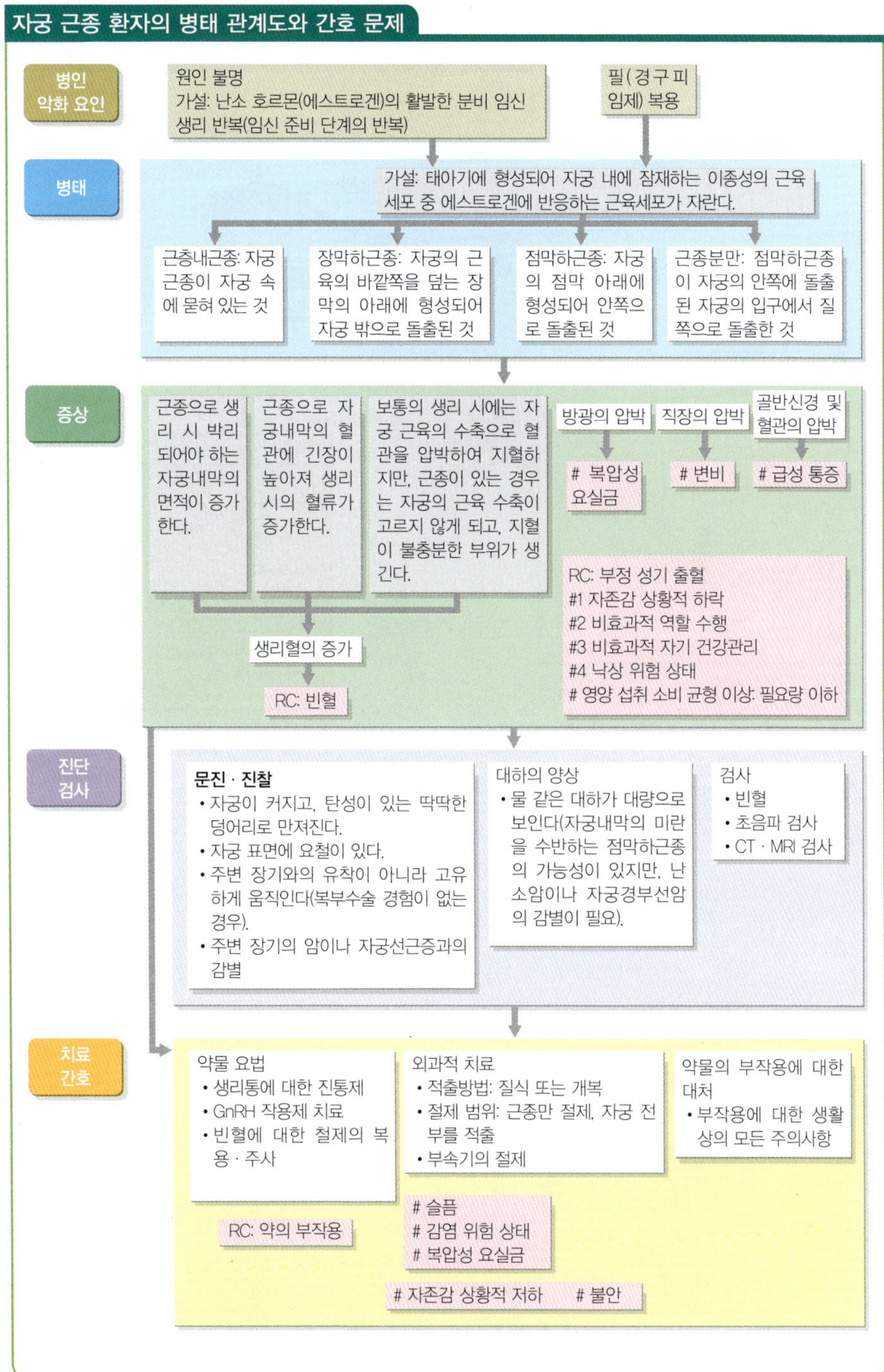
병인
악화 요인

원인 불명
가설: 난소 호르몬(에스트로겐)의 활발한 분비 임신
생리 반복(임신 준비 단계의 반복)

필(경구 피임제) 복용

병태

가설: 태아기에 형성되어 자궁 내에 잠재하는 이종성의 근육
세포 중 에스트로겐에 반응하는 근육세포가 자란다.

근층내근종: 자궁 근종이 자궁 속에 묻혀 있는 것

장막하근종: 자궁의 근육의 바깥쪽을 덮는 장막의 아래에 형성되어 자궁 밖으로 돌출된 것

점막하근종: 자궁의 점막 아래에 형성되어 안쪽으로 돌출된 것

근종분만: 점막하근종이 자궁의 안쪽에 돌출된 자궁의 입구에서 질 쪽으로 돌출한 것

증상

근종으로 생리 시 박리되어야 하는 자궁내막의 면적이 증가한다.

근종으로 자궁내막의 혈관에 긴장이 높아져 생리 시의 혈류가 증가한다.

보통의 생리 시에는 자궁 근육의 수축으로 혈관을 압박하여 지혈하지만, 근종이 있는 경우는 자궁의 근육 수축이 고르지 않게 되고, 지혈이 불충분한 부위가 생긴다.

방광의 압박

직장의 압박

골반신경 및 혈관의 압박

복압성 요실금

변비

급성 통증

RC: 부정 성기 출혈
#1 자존감 상황적 하락
#2 비효과적 역할 수행
#3 비효과적 자기 건강관리
#4 낙상 위험 상태
영양 섭취 소비 균형 이상: 필요량 이하

생리혈의 증가

RC: 빈혈

진단 검사

문진 · 진찰
• 자궁이 커지고, 탄성이 있는 딱딱한 덩어리로 만져진다.
• 자궁 표면에 요철이 있다.
• 주변 장기와의 유착이 아니라 고유하게 움직인다(복부수술 경험이 없는 경우).
• 주변 장기의 암이나 자궁선근증과의 감별

대하의 양상
• 물 같은 대하가 대량으로 보인다(자궁내막의 미란을 수반하는 점막하근종의 가능성이 있지만, 난소암이나 자궁경부선암의 감별이 필요).

검사
• 빈혈
• 초음파 검사
• CT · MRI 검사

치료 간호

약물 요법
• 생리통에 대한 진통제
• GnRH 작용제 치료
• 빈혈에 대한 철제의 복용 · 주사

외과적 치료
• 적출방법: 질식 또는 개복
• 절제 범위: 근종만 절제, 자궁 전부를 적출
• 부속기의 절제

약물의 부작용에 대한 대처
• 부작용에 대한 생활상의 모든 주의사항

RC: 약의 부작용

슬픔
감염 위험 상태
복압성 요실금

자존감 상황적 저하   # 불안

야스미즈 타케히코

눈으로 보는 질환

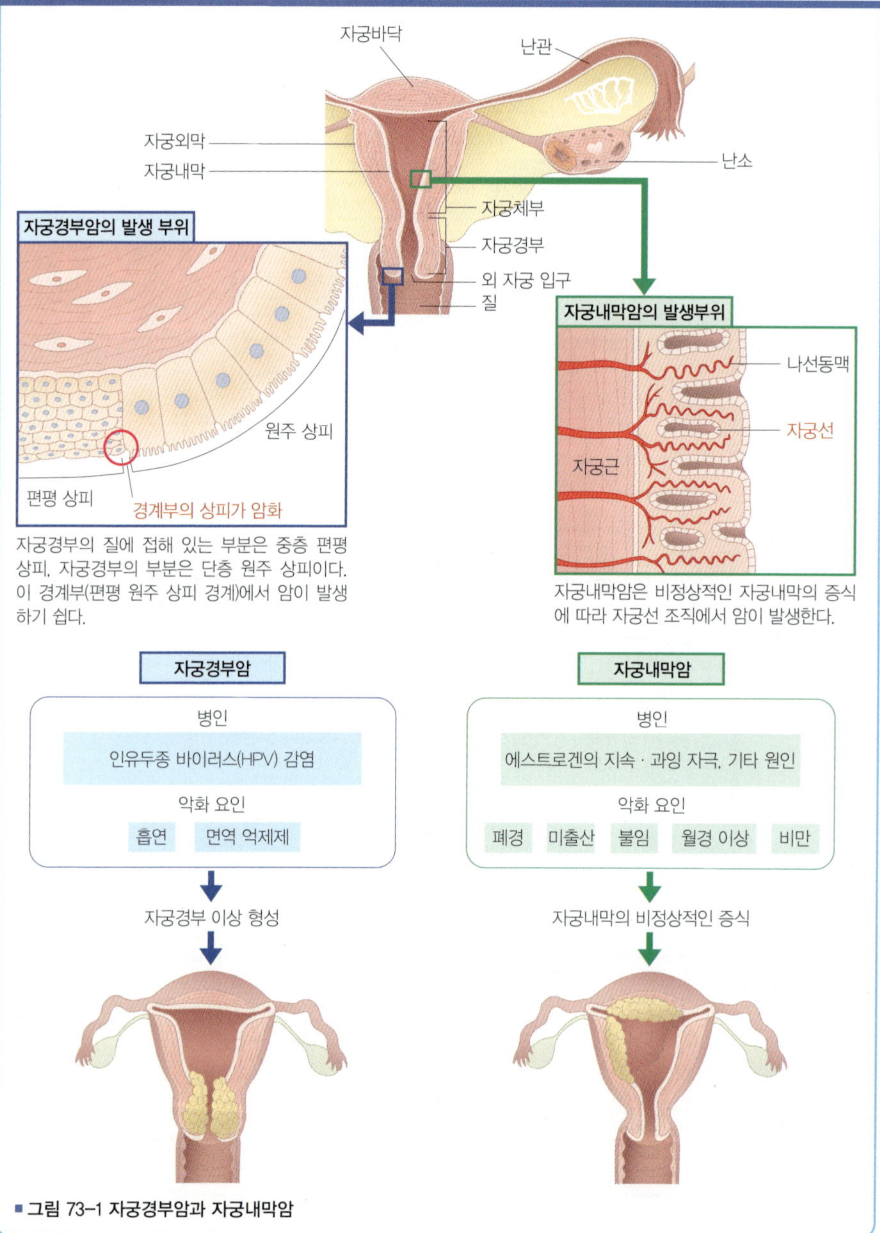

자궁경부의 질에 접해 있는 부분은 중층 편평 상피, 자궁경부의 부분은 단층 원주 상피이다. 이 경계부(편평 원주 상피 경계)에서 암이 발생하기 쉽다.

자궁내막암은 비정상적인 자궁내막의 증식에 따라 자궁선 조직에서 암이 발생한다.

■ 그림 73-1 자궁경부암과 자궁내막암

- 자궁은 해부학적으로 태아를 육성하는 자궁체부와 태아의 통과관이 되는 자궁경부의 두 부분으로 나눌 수 있으며, 자궁체부에 발생하는 상피성 악성 종양이 자궁내막암, 자궁경부에 발생하는 것이 자궁경부암이다. 이 2개의 암은 자궁암으로 총칭되고 임상 증상도 유사해 동종의 암으로 오해되지만, 발생 원인 및 세포 형태 등 암으로의 본질적 성격은 전혀 다르다.
- 차이점을 개관하면 자궁경부암은 편평 상피암이 압도적으로 많고, 인유두종 바이러스 human papilloma virus(HPV) 감염이 주된 원인이므로 바이러스 암이라고 되어 있다. 예방약으로 HPV 백신이 효과적이다. 개발도상국에서 발생률이 높다. 반면 자궁내막암은 선암이 대부분이고 에스트로겐이 발생·진행에 관계되는 호르몬 의존성 암으로 간주된다. 자궁내막암은 선진국에서 호발하며, 미국과 유럽에서는 연간 발생률 1위의 산부인과 암이다. 일본에서도 30~40년 전까지는 자궁암의 95%를 자궁경부암이 차지하고 있었지만, 생활양식의 서구화와 함께 최근에는 자궁내막암이 크게 증가하고 있다.

A. 자궁경부암

병태 생리

▌ 자궁경부암(이하 경부암)은 자궁경부의 편평 상피·원주 상피 이행부에서 발생한다.

- 자궁경부에는 예비세포라고 하는 활동성이 높은 세포가 있고, 발암 물질에 대한 감수성이 높다. 조직학적으로는 85%가 편평 상피암, 10%가 선암, 5%가 기타 암으로 분류된다. 발암 물질로 HPV가 가장 중요하며, 대부분의 경부암은 HPV 감염에 따라 발병한다.

■ 표 73-1 자궁경부암의 임상 진행기 분류(일본 산부인과 학회 2011, FIGO 2008)

1기: 암이 자궁경부에 국한하는 것(자궁체부 침윤의 유무는 고려하지 않는다)	1A기: 조직학적으로만 진단할 수 있는 침윤암 육안적으로 분명한 병소는 비록 표층 침윤이 있어도 1B기라고 한다. 침윤은 계측에 의한 깊이가 5mm 이내이고, 세로로 퍼지는데 7mm를 넘지 않는 것으로 한다. 침윤의 깊이는 침윤이 보이는 표층상피의 기적막에서 계측하여 5mm를 넘지 않는 것으로 한다. 맥관(정맥 또는 림프관) 침윤이 있어도 진행기는 변경하지 않는다.	1A 1기: 간질에 침윤의 깊이가 3mm 이내로, 퍼짐이 7mm를 넘지 않는 것
		1A 2기: 간질에 침윤 깊이가 3mm를 넘지만 5mm 이내로, 확대가 7mm를 넘지 않는 것
	1B기: 임상적으로 명백한 병소가 자궁경부에 국한된 것. 또는 임상적으로 분명하지 않지만 1A기를 넘는 것	1B 1기: 병소가 4cm 이하의 것
		1B 2기: 병소가 4cm를 넘는 것
2기: 암이 자궁경부를 넘어서 퍼져 있지만, 골반 벽 또는 질 벽 아래 1/3에 도달하지 않은 것	2A기: 질 벽에 침윤이 인정되지만, 자궁 옆 조직 침윤은 인정되지 않는 것	2A 1기: 병소가 4cm 이하의 것
		2A 2기: 병소가 4cm를 넘는 것
	2B기: 자궁 옆 조직에 침윤이 인정되는 것	
3기: 암 침윤이 골반 벽에까지 이른 것으로 종양 덩어리와 골반 벽과의 사이에 cancer free space를 남기지 않는다. 또한 질 벽의 침윤이 아래 1/3에 달한 것	3A기: 질 벽에 침윤이 아래 1/3에 달하지만 자궁 옆 조직 침윤은 골반 벽까지는 도달하지 않은 것	
	3B기: 자궁 옆 조직 침윤이 골반 벽까지 도달한 것, 또는 명백한 수신증이나 무기능 신장이 인정되는 것	
4기: 암이 골반강을 넘어 퍼졌거나 방광, 직장점막을 침윤한 것	4A기: 방광, 직장 점막에 침윤이 있는 것	
	4B기: 골반강을 넘어 확산된 것	

(일본산부인과학회, 일본병리학회, 일본의학방사선학회, 일본방사선종양학회 편: 자궁경부암 취급 규약 제3판, 금원출판, p4, 2012)

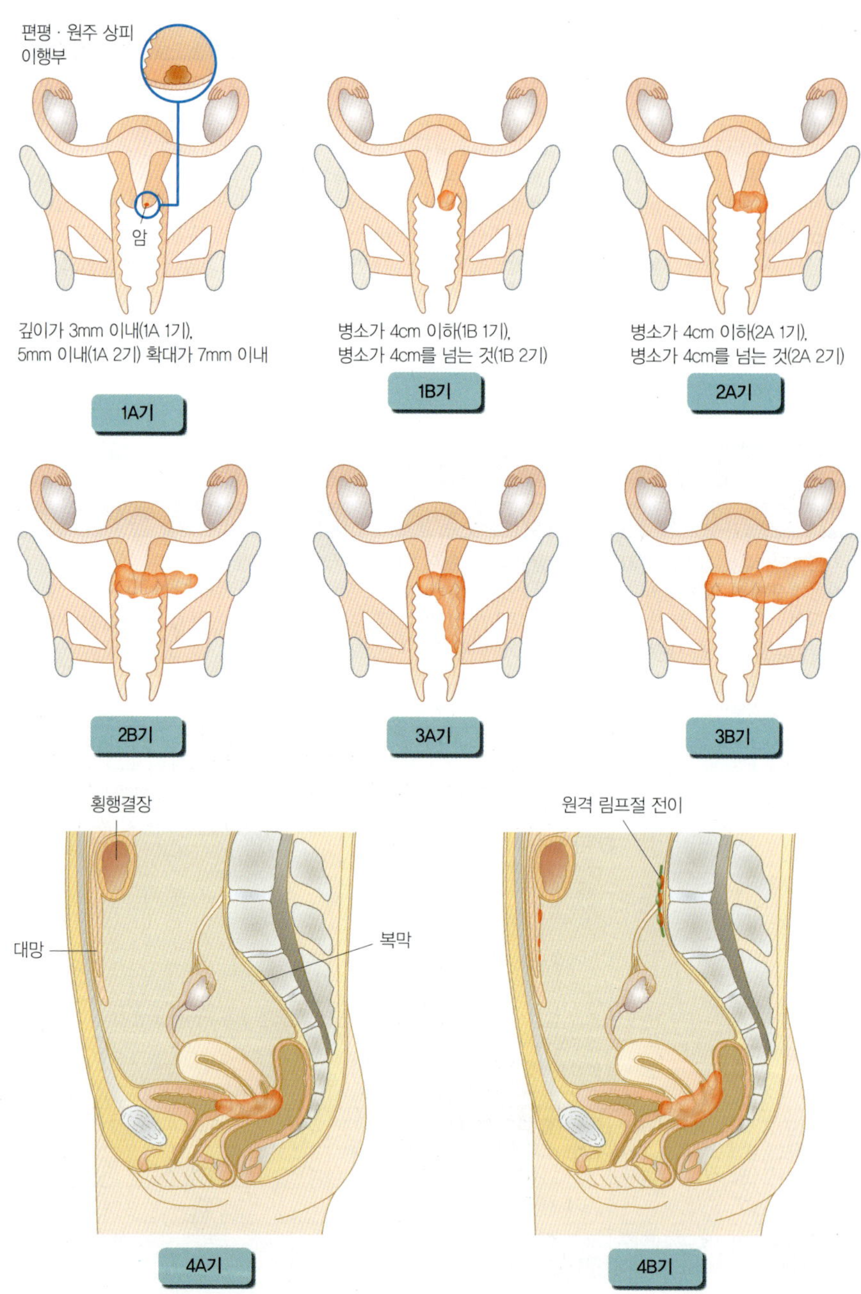

■ 그림 73-2 자궁경부암의 임상 진행기 분류

- 경부암의 발생·진행은 HPV 감염 → 자궁경부 이상 형성(상피 이형세포가 인정되지만 상피 전층에 미치지 못하는 병변, 이형세포가 차지하는 정도에 따라 경도 이형성, 중등도 이형성, 고도 이형성으로 분류된다.) → 상피내암(암이 상피 내에 머물러 있는 것) → 침윤암이라는 과정을 취한다. 그 진행 정도는 표 73-1, 그림 73-2와 같이 1기~4기로 분류된다.

병인·악화 요인

- 자궁경부암은 발생부터 진행까지의 과정이 상당히 분명하게 되어 있고, 완치 가능한 암이다. 주된 병인은 HPV 감염이며, HPV는 성교에 따라 감염되기 때문에 ① 처음 성교 연령의 젊은이 ② 다수의 파트너가 있는 것 등이 위험 인자가 된다. 흡연과 면역 억제제의 사용은 발생 빈도를 높인다.
- HPV에는 다종의 아형이 있지만, 그중에서도 고위험의 것에 대한 백신이 개발되어 있다. 그러나 HPV에 감염되어도 경부 이형성이 발생하는 것은 그중 몇몇이고, 그 소수 예에 대해서도 정기적인 세포진 검사를 함으로써 침윤암으로의 진행을 예방할 수 있다.

역학·예후

- 일본의 경부암의 연령 분포는 40~50대가 가장 많지만, 20~30대의 젊은 층에도 발생한다. 전술한 바와 같이 백신 접종과 정기적인 암 검진이 매우 효과적인 예방책이다. 전 암병변인 자궁경부 이형성과 초기암인 자궁경부 상피내암에서 발견된 경우에는 자궁도 보존할 수 있고 치료 후 임신·출산도 가능하지만, 침윤암인 1기 이상의 암은 그 진행 단계에 따라 예후가 불량하다.
- 일본의 5년 생존율은 1A기 95% 이상, 1B기 80% 정도, 2기 60~70%, 3기 40%, 4기 10~20%이다.

증상

침윤암의 초기 증상으로는 부정 성기 출혈, 대하의 증량이 대표적이다.
- 자궁경부 이형성이나 상피내암 등의 조기암에서는 무증상으로, 암 검진에서 처음 발견되는 경우가 많다.
- 진행되면 자궁에서 자궁 부근의 림프절, 질, 골반 벽, 직장, 방광 등으로 침윤하는 동시에 원격 전이가 나타나고, 심한 출혈, 하복부 통증, 요통을 비롯한 다양한 증상이 나타난다.

진단·검사값

자궁경부의 세포진이 중요하며 질 확대경 검사에서 조직 검사로 확진한다. 영상 소견으로 진행 정도, 전이를 진단한다.
- 검사로 자궁경부의 세포진이 매우 중요하지만, 확정 진단은 육안 또는 질 확대경(코르포(질) 범위)에서 병변을 확인하고 조직 진단에 이용된다. 최근에는 HPV 유형 분석 및 세포진을 결합하는 방법도 이용되고 있다.
- 진행도에 대한 진단은 내진, 직장 검사뿐만 아니라 방광경·직장경 소견, 흉부 X선, 점적신우 조영술(DIP), CT 등의 영상 소견으로 이루어진다.
- 편평 상피암의 진행 예제에서는 혈액 중 SCC가 종양 표지자로 유용하다.

치료법

침윤암은 자궁을 완전히 제거하는 근치 수술 요법, 병기가 진행되고 있으면 이에 동시 화학 방사선 요법 등을 이용한다.

● 치료 방침
- 이상 형성·상피내암: 경도·중등도 이상형성의 대부분은 자연 치유되므로 정기 검진에서 경과를 관찰하고 악화하는 경우 병변을 절제하는 자궁경부(질부) 원추 절제술을 실시한다. 자궁을 보존할 수 있고, 이후 임신이 가능하다.
- 침윤암: 1~2기에는 단순 자궁전적출술, 준 광범성·광범성 자궁전적출술(골반강 림프절 절제를 포함) 등의 근치 수술 요법(자세한 내용은 표 73-2에 제시)이, 그 이상 진행된 암에는 동시에 화학 방사선 요법과 방사선 요법이 실시된다. 1B 2~2B기에는 동시 화학 방사선 요법을 사용해도 좋다. 4기암이나 재발암은 사례별로 항암제에 의한 화학 요법, 방사선 요법, 대증요법으로 수술적 치료 등을 조합한 집학적 치료를 실시한다.

■ 표 73-2 자궁암 치료에 사용되는 수술 방식

수술	방식
자궁경부(질부) 원추 절제술	경부 상부를 정점으로 하여, 자궁질부를 바닥면으로 한 원추형으로 자궁경부를 절제한다. 전류를 통한 전용의 금속루프로 절제하는 LEEP(loop electrosurgical excision procedure) 법도 많이 이용되고 있다. 자궁경부의 상피내암, 일부의 1A 1기암에 적용된다.
단순 자궁전적출술	자궁지지대를 자궁경부에 대고 절단한다. 경부암, 내막암 모두에 사용한다.
준 광범성 자궁전적출술	단순 자궁전적출술과 광범성 자궁전적출술과의 중간적인 수술식으로, 자궁지지대를 분리하여 자궁경부에서 조금 떨어진 부위에서 절단한다. 경부암, 내막암 모두에 적용된다.
광범성 자궁전적출술	자궁지지대를 분리하고 골반 벽 쪽에서 절단한다. 수술 작업이 골반바닥까지 이르기 때문에 출혈 등의 수술 중·수술 후의 합병증이 많다. 경부암, 내막암 모두에 적용된다.
광범성 자궁경부 적출술	임신 희망의 1A 2기, 1B 1기의 경부암 예에 실시한다. 자궁지지대를 분리하여 병변 부위의 경부만 주변 조직을 포함하여 절제한 후, 자궁체부와 질 벽과를 봉합하여 자궁을 보존한다. 최근 개발된 수술식이다.

그리고 준 광범성 이상의 수술에서 림프절 절제(내막암의 경우 채취, 생검도 가능)가 병용된다. 소속 림프절은 경부암은 골반 림프절, 내막암은 골반 림프절·방대동맥 림프절이다. 또한 난소는 경부암일 경우 보존 가능하지만, 내막암은 절제하는 것이 원칙(전이가 있을 빈도가 높다)이다.

■ 표 73-3 자궁경부암의 주요 치료제

분류	일반명	주요 상품명	약의 효과 메커니즘	주요 부작용
알칼로이드계 항악성 종양 약	빈크리스틴 황산염	온코빈	마이크로 튜브 기능 장애에 따라 유사 분열을 중기에 중지	골수 억제, 신경 장애
	파클리탁셀	택솔	튜블린의 중합을 촉진하는 것에 따라 미세소관의 안정화·과잉 형성을 야기하고 방추체의 기능을 장애하여 세포 분열을 억제한다.	
항암제	블레오마이신 염산염	브레오	DNA 합성 억제 및 DNA 사슬 절단작용	조혈기 장애, 폐 독성
	미토마이신 C	미토마이신	DNA의 복제를 억제한다.	조혈기 장애
백금 제제	시스플라틴 (CDDP)	란다, 브리플라틴	DNA 합성 및 그것을 이어갈 암세포의 분열을 억제한다.	신장 기능 장애, 구역질·구토, 조혈기 장애
	카보플라틴	카보플라틴, 파라플라틴	DNA 합성 및 그것을 이어갈 암세포의 분열을 억제한다.	
토포이소메라제 억제제	이리노테칸 염산염 수화물 (CPT-11)	칸프트, 트포테신, 이리노테칸 염산염	1형 DNA 토포이소메라제의 억제에 따라, DNA 합성을 저해한다.	백혈구 감소, 구역질·구토

● 약물 요법
● 자궁경부암에 대한 대표적인 화학 요법으로 BOMP 요법(블레오마이신 염산염 + 빈크리스틴 염산염 + 미토마이신C + 시스플라틴), CDDP·CPT-11 요법(시스플라틴 + 이리노테칸 염산염), TC 요법(파클리탁셀 + 카보플라틴)이 있다.
● 동시 화학 방사선 요법(CCRT)
● 자궁경부암 3기, 4A기에서는 시스플라틴을 주제로 하는 화학 요법과 방사선 치료를 병행하여 실시하는 동시 화학 방사선 요법이 권장된다.

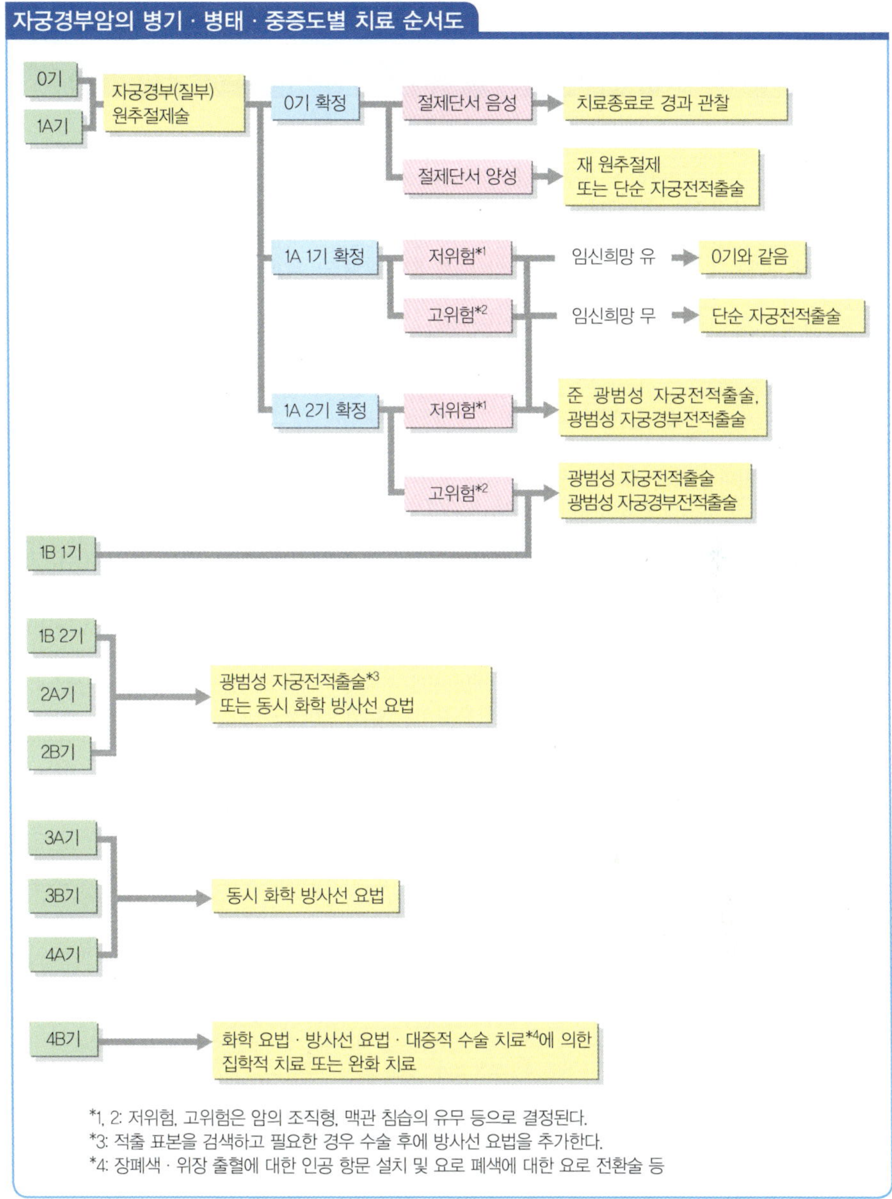
0기
1A기
자궁경부(질부) 원추절제술
0기 확정
절제단서 음성
치료종료로 경과 관찰
절제단서 양성
재 원추절제 또는 단순 자궁전적출술
1A 1기 확정
저위험*1
임신희망 유
0기와 같음
고위험*2
임신희망 무
단순 자궁전적출술
1A 2기 확정
저위험*1
준 광범성 자궁전적출술, 광범성 자궁경부전적출술
고위험*2
광범성 자궁전적출술 광범성 자궁경부전적출술
1B 1기
1B 2기
2A기
2B기
광범성 자궁전적출술*3 또는 동시 화학 방사선 요법
3A기
3B기
4A기
동시 화학 방사선 요법
4B기
화학 요법 · 방사선 요법 · 대증적 수술 치료*4에 의한 집학적 치료 또는 완화 치료
*1, 2: 저위험, 고위험은 암의 조직형, 맥관 침습의 유무 등으로 결정된다.
*3: 적출 표본을 검색하고 필요한 경우 수술 후에 방사선 요법을 추가한다.
*4: 장폐색 · 위장 출혈에 대한 인공 항문 설치 및 요로 폐색에 대한 요로 전환술 등

병태 생리

▌ 자궁내막암(이하 내막암)은 자궁내막에서 발생하고 자궁체암이라고도 한다.

- 자궁내막의 증식은 난소 호르몬인 에스트로겐에 의존하고 있으므로, 비정상적인 에스트로겐 자극이 지속되면 자궁내막이 비정상적으로 증식하여 자궁내막 증식증(상피세포의 이형 여부에 따라 자궁내막 증식증과 자궁내막 이형 증식증으로 분류된다)을 일으킨다. 이 자궁내막 증식증에서 내막암이 발생된다고 생각하고 있다. 그러나 일부에서는 이형 증식증에서 이행 형태를 취하지 않고 정상 내막에서 직접 발생하는 경우도 있다. 이 유형은 에스트로겐 자극과 관계가 없다고 되어 있다.
- 조직학적으로는 내막암의 85~90%는 유내막선암으로, 유내막선암의 조직 분화도(분화도는 암이 정상세포·조직과 비슷한 정도이며, 정상에 가까운 것이 고분화, 분화도가 낮을수록 악성)는 Grade 1(고분화형), Grade 2(중분화형), Grade 3(저분화형)으로 분류된다. 내막암의 진행 정도는 경부암과 다르고, 수술 시 개복 소견에 따라 분류된다. 표 73-4, 그림 73-3과 같이 1기~4기가 있다.
- 일본에서는 편의상 자궁 육종도 자궁내막암에 포함하고 있다. 그러나 자궁 육종은 자궁내막암과는 전혀 다른 유형의 악성 종양이기 때문에, 여기에서는 자궁 육종에 대한 설명은 생략했다.

병인 · 악화 요인

- 내인성 또는 외인성 에스트로겐 지속·과잉 자극의 환경에서 호발한다. 한편, 또 다른 난소 호르몬인 프로게스테론은 자궁내막의 이상 증식을 억제한다. 따라서 내막암 발생의 위험 인자로서는 폐경(두 호르몬을 제어하는 능력의 소실)이 큰 원인이며 그 이외에서는 미출산, 불임, 월경 이상(모두 황체 호르몬 분비 부전이 발생하는), 비만(지방 조직에서 자궁 외 에스트로겐 분비), 에스트로겐작용을 갖는 약제와 보조 식품의 장기 사용 등이 위험 인자가 된다.

■ 표93-4 자궁내막암의 수술 진행기 분류(일본 산부인과 학회 2011, FIGO 2008)

1기: 암이 자궁체부에 국한하는 것	1A기: 암이 자궁 근층 1/2 미만인 것	
	1B기: 암이 자궁 근층 1/2 이상인 것	
2기: 암이 자궁경부 간질에 침윤하지만, 자궁을 넘지 않는 것*		
3기: 암이 자궁 밖으로 퍼졌지만, 소골반강을 넘지 않는 것. 또는 림프절로 확산된 것	3A기: 자궁 장막에 이어/또는 부속 기관을 침범하는 것	
	3B기: 질에 이어/또는 자궁 주위 조직으로 퍼진 것	
	3C기: 골반 림프절에 이어/또는 결과 곁에 대동맥 림프절 전이가 있는 것	3C 1기: 골반 림프절 전이 양성의 것
		3C 2기: 골반 림프절의 전이 유무에 관계 없이 옆 대동맥 림프절 전이 양성의 것
4기: 암이 소골반강을 넘어서 있거나, 분명히 방광에 이어/또는 장점막을 침범한 것에 이어/또는 원격 전이가 있는 것	4A기: 방광에 이어/또는 장 점막 침윤이 있는 것	
	4B기: 복강에 이어/또는 서혜부 림프절 전이를 포함한 원격 전이가 있는 것	

***경관 선침윤만은 2기가 아니라 1기라고 한다.**

(일본산부인과학회, 일본병리학회, 일본의학방사선학회, 일본방사선종양학회 편: 자궁내막암 취급 규약 제3판, 금원출판, p4, 2012)

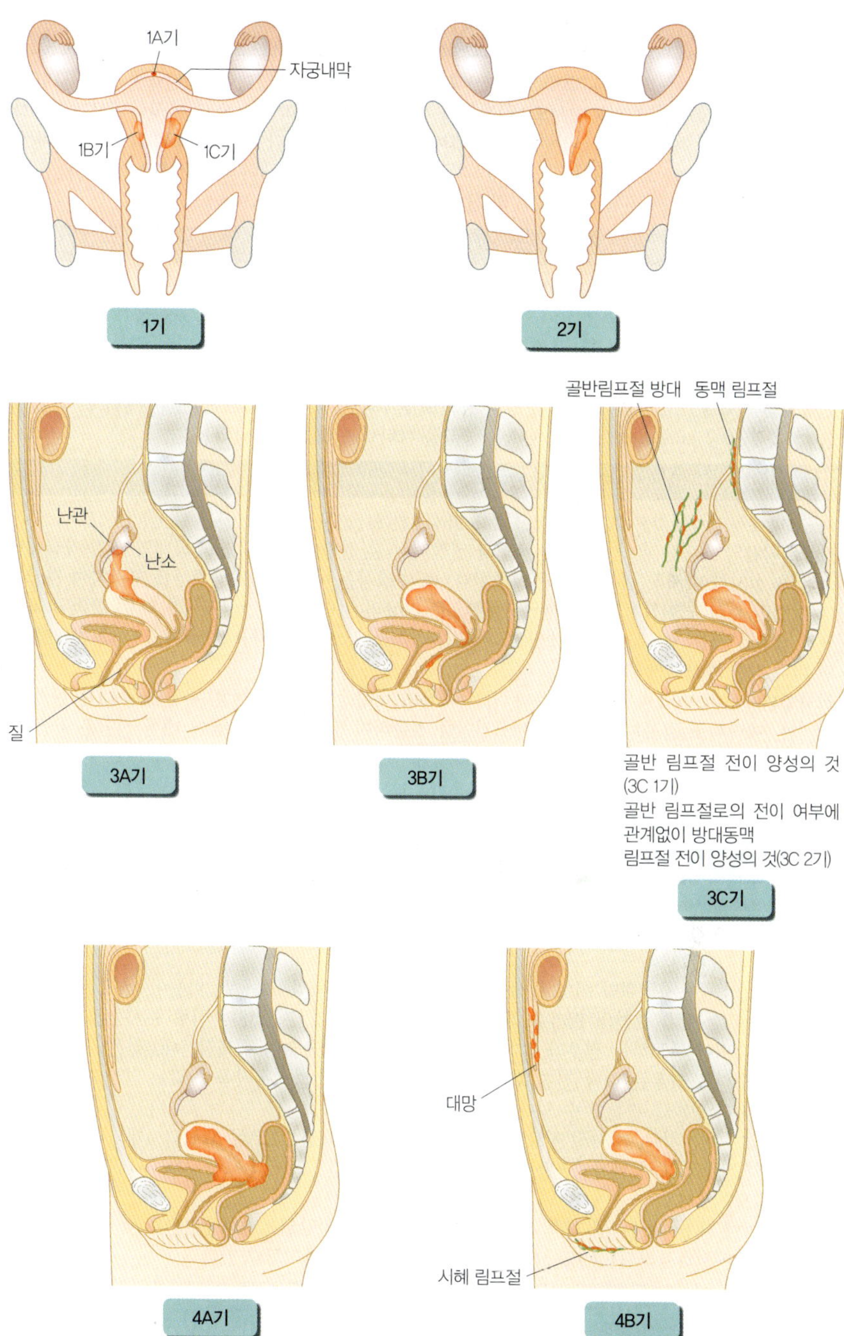

■ 그림 73-3 자궁내막암의 수술 진행기 분류

- 75~80%의 내막암은 폐경 후 발병하고, 50대가 가장 호발하는 연령대이다. 전술한 바와 같이 미국과 유럽에서 호발하고 일본에서도 매년 증가 추세에 있다. 내막암은 80% 이상이 2기까지의 병기에서 발견되어 치료 성적도 악성 종양 중에서는 비교적 양호하다. 그러나 진행암이나 재발암의 예후는 불량이고 검진을 포함한 진단 양상, 치료 양상도 아직 해결해야 할 문제를 안고 있다.
- 5년 생존율은 1기 90% 이상, 2기 80% 미만, 3기 60~70%, 4기 20% 이상이다.

증상

초기 증상으로는 경부암과 마찬가지로 부정 성기 출혈, 대하의 증량이 대표적이다.

- 내막암 환자는 어떤 자각 증상을 가지는 경우가 많다. 특히 폐경 후 여성이 부정 성기 출혈을 호소하는 경우는 원 질환을 의심할 필요가 있다. 또한 출혈이나 대하의 유출에 따라 간헐적인 하복부 통증을 호소할 수 있다.
- 진행되면 림프절, 질, 골반 벽, 직장, 방광 등으로 침투하는 동시에 원격 전이를 발생하고, 심한 출혈, 하복부 통증, 요통을 비롯한 다채로운 증상을 나타내는 것은 경부암과 같다.

진단 · 검사값

자궁내막 조직 검사로 확진한다. 내진, 직장 검사, 영상 소견에서 진행 정도, 전이 등을 진단한다.

- 자궁내막암의 진단은 우선 문진 및 부인과 진찰에서 본 질병이 의심되면 자궁내막 생검(자궁내막 소파)을 실시하여 조직 검사를 통해 확정한다. 조직 검사는 마취하에 자궁경부를 확장하여 자궁강 내의 전면 소파가 원칙이지만, 간단한 방법으로 자궁의 전벽, 후벽, 좌우의 측벽 4방향의 소파로 내막 생검을 하는 경우도 많다. 내막 소파에 앞서 히스테로스코프(자궁경)로 자궁강 내 관찰을 하면 더욱 진단 정확도가 향상된다.
- 검사방법으로는 내막세포진과 초음파 검사(내막의 비정상적으로 두꺼운 자궁의 종대를 관찰)가 있지만, 내막세포 검사는 자궁경부 세포진만큼 정확하지 않다. 암의 퍼짐에 대한 진단은 골반 검사, 직장 검사뿐만 아니라 방광경, 직장경 소견, 흉부 X선, DIP, CT 등의 영상 소견으로 이루어진다. 특히 자궁 근층에 암의 침윤도, 경관 침윤, 난소, 나팔관, 질, 방광, 직장 등 주위 장기로의 침윤의 진단에는 MRI가 유용하다. 자궁내막암에 특이적 혈중 종양 표지자는 없다.

치료법

자궁 전적출술을 전제로 한 외과적 치료를 실시한다. 병기에 따라 소속 림프절 절제, 방사선 요법, 약물 요법, 호르몬 요법을 추가한다.

- **치료 방침**
- 자궁내막 증식증 · 자궁내막 이형 증식증: 자궁내막 증식증은 악성화되는 비율이 낮고, 호르몬 치료 등으로 부정 성기 출혈의 관리를 하면서 경과 관찰을 한다. 자궁내막 이형 증식증은 상피내암이라고 생각되어 치료하는 경우가 많다. 일반적으로 자궁 적출술이 행해지는데, 젊은 사람에게서 임신을 희망하는 경우는 내막 전면 소파와 황체 호르몬(황체 호르몬작용을 갖는 약제의 총칭) 요법을 병용하여 경과를 관찰할 수 있다.
- 자궁내막암: 수술 치료, 방사선 치료, 항암제에 의한 화학 요법, 호르몬 요법의 4개의 치료방법이 있고, 암의 진행 정도와 환자의 전신 상태에 따라 선택한다.
- **약물 요법**
- 자궁내막암에 대한 대표적인 화학 요법으로 TC 요법(파클리탁셀＋카보플라틴), AP 요법(독소루비신 염산염＋시스플라틴), CAP 요법(AP 요법＋시클로포스파미드)가있다.

■ 표 73-5 자궁내막암의 주요 치료제

분류	일반명	주요 상품명	약의 효과 메커니즘	주요 부작용
알칼로이드계 항악성 종양 약	파클리탁셀	택솔	튜블린의 중합을 촉진하는 것에 따라 미세소관의 안정화·과잉 형성을 야기하고 방추체의 기능을 장애하여 세포 분열을 억제한다.	골수 억제, 신경 장애
백금 제제	시스플라틴(CDDP)	란다, 브리플라틴	DNA 합성 및 그것을 이어갈 암세포 분열을 억제한다.	신장 기능 장애, 구역질·구토, 조혈기 장애
	카보플라틴	카보플라틴, 파라플라틴	DNA 합성 및 그것을 이어갈 암세포 분열을 억제한다.	
항암제	독소루비신 염산염	아드리아신	DNA 중합 효소 반응, RNA 폴리메라제 반응을 억제하고 DNA, RNA 모두의 생합성을 억제한다.	조혈기 장애
알킬화제	시클로포스파미드	엔도키산	악성 종양세포의 핵산 대사를 저해한다.	조혈기 장애

자궁내막암의 병기·병태·중증도별 치료 순서도

73 자궁암(자궁경부암·자궁내막암)

자궁경부암 환자의 간호

다케우치 사치에

간호 과정 순서도

관찰 항목 (OP)	간호 문제 (간호 진단)	간호 목표 (간호 성과)	간호 활동 (간호 중재)

병인
HPV 감염
처음 성교하는 연령대의 젊은이
다수의 파트너가 있음

발생 빈도를 높이는 요인
흡연, 면역 억제제의 사용

신체적 문제
- 증상
  대부분 조기는 무증상
  부정 성기 출혈
  성교 시 출혈이나 통증
  대하의 증가나 불쾌한 냄새
- 수반 증상
  출혈, 대하에 의한 생식기 피부염
  하복부 통증, 등허리 요통, 복수
  피로감, 두통
  변비, 설사
  신장 기능 저하, 수신증
- 치료의 부작용
  동시 화학방사선 요법: 신장 기능 저하, 골수 억제, 탈모
  방사선 치료: 질 위축, 질 벽의 약화, 소장천공
  화학 요법 후 수개월~몇 년: 질 벽의 괴사, 방광질루의 형성
- 수술의 후유증(예)
  자궁경부(질부) 원추 절제술: 성교 후 출혈, 임신 시 자궁경부 무력증
  단순 자궁전적출술, 부속기 절제: 장폐색이나 요관역류 현상, 수신증 등
  광범성 자궁전적출술: 배뇨 장애
  골반 림프절 절제: 림프 부종

심리·사회적 문제
수술, 예후에 대한 불안
지식 부족
배우자와의 관계
경제적 부담

간호 문제 (간호 진단)

\# 병인, 발생 빈도를 높이는 인자에 의한 질환의 진행이 있다.

\# 증상, 수반 증상 관련한 파트너와의 관계, 대인 관계의 소극적화 등을 포함한 QOL의 저하가 나타난다.

\# 치료의 부작용에 관련한 QOL의 저하가 나타난다.

RC: 방사선 요법의 부작용, 화학 방사선 요법의 부작용, 수술 후 합병증, 배뇨 장애(빈뇨, 폐뇨, 잔뇨) 또는 신기능 저하(수신증, 요로와 방광의 감염증), 배변 장애(변비, 설사) 등

\# 치료의 후유증으로 배뇨 장애(빈뇨, 잔뇨)를 일으키고 있다.

\# 치료의 후유증으로 변비 또는 설사를 일으키고 있다.

\# 여성 생식기 질환이기 때문에, 여성 의식과 자존감이 저하될 위험성이 있다.

\# 질환의 진행 및 치료에 따른 증상의 변화에 당혹감이 있고, 건강관리에 무능력을 느낄 수 있다.

간호 목표 (간호 성과)

환자·가족이 질환을 이해하고 편안함을 확보하기 위한 행동을 취한다.

수반 증상이 경감하고 생활기능을 얻을 수 있다.

부작용이 나타났을 때에 조기에 대응할 수 있고, 적절하게 치료를 계속하여 최대한의 효과를 얻을 수 있다.

수술로 큰 효과를 보고 예상되는 합병증의 예방책을 계속적으로 실시할 수 있다. 합병증 발병 시에는 조기에 대응할 수 있다.

배변, 배뇨를 조절할 수 있다.

환자가 상실하거나, 저하된 기능을 받아들이고 자신의 가치를 발견해낸다.

환자·가족의 불안이 경감되고 심신 모두 안녕을 취한다.

부족한 정보나 지식을 습득하고 건강관리에 대한 자신감을 회복하거나 사회 자원을 활용하면서 건강관리를 자립하려고 하는 의지를 갖고 계속할 수 있다.

간호 활동 (간호 중재)

OP 경과 관찰 항목

증상
흡연 습관 또는 금연 행동
면역 억제제의 사용의 경력 및 수량

수반 증상
실시된 치료방법과 시기, 그 효과와 부작용

환자·가족의 질환에 대한 이해와 생활 상황

TP 간호 치료 항목

환자·가족에게 질환과 치료의 정보, 안락을 보장하기 위한 방법에 대하여 지도·지원

대하에 의한 피부염이나 냄새 예방 또는 지원

변비, 설사, 두통, 허리 등부 통증에 대한 완화의 지도·지원

합병증의 의료적 처치에 대한 자기관리(요도, 스토마, 피부 관리 등)의 지도·지원

환자·가족의 심리적 지원

EP 환자 교육 항목

환자·가족에게 질환과 치료의 정보, 안락을 확보하기 위한 방법의 지도

변비, 설사, 두통, 요통의 경감을 위한 지도

필요에 따라 합병증의 의료적 처치에 대한 자기관리 (요도, 스토마, 피부 관리 등)의 지도·지원

환자·가족에의 심리적 지원

사회 자원 활용의 지원

- 자궁경부암의 진행 정도에 따라 발현되는 증상이 다르고 치료도 다르다. 정확한 정보를 전하고 환자가 적절하게 이해할 수 있도록 지원해야 한다.
- 고도 이형성기의 경우 적극적인 치료를 하지 않고 경과 관찰할 수 있다. 생활에 지장을 불러오는 증상은 아니지만, 환자는 암인지에 대한 불안을 안고 있어, 심리적 측면의 지원이 필요하다.
- 외과적 치료에 따라 자궁을 전적출하는 경우 난소를 함께 절제할 수 있다. 2차적으로 나타나는 갱년기 같은 증상 및 신경 손상에 따른 증상이 생활에 지장을 주지 않도록 지원한다.
- 외과적 치료 전후에 방사선 요법이나 화학 요법을 보조적으로 실시할 수 있다. 다양한 부작용이나 후유증에 따라 생활에 지장을 주지 않도록, 또한 투병 의욕이 감퇴하지 않도록 지원한다.
- 자궁을 전적출하면 여성 특유의 장기 손실에 따라 자기 존중 의식이 저하될 우려가 있으므로 심리적인 지원이 중요하다.

Step1 영향 평가	Step2 간호 초점	Step3 계획	Step4 실시	Step5 평가

정보 수집	평가 관점과 근거 · 잠재적 간호 문제
질환의 이해와 건강관리 행동의 파악	환자의 신체적 · 심리적 상태를 관찰하고 감정을 표출하는 것에 따라 종합적 치료를 할 수 있다. 신체 상태는 질환의 정도를 파악하는 기반이 되고, 치료법의 선택과 변경의 필요성을 검토하는 계기도 된다. 치료법의 선택은 환자의 심리적 요인도 영향이 있다. • 자궁경부암에 대한 지식과 이해의 정도를 파악한다. • 자궁경부암이 다른 기관에도 영향을 주고, 골반 침투의 경우 신장 기능 저하와 수신증을 일으킨다는 것 등을 이해하고 있는지 파악한다. • 환자가 증상을 자체적으로 관리할 의욕과 치료에 참여할 의사가 있는지를 파악한다. • 환자의 질환을 앓고 있는 자신에 대한 생각, 자체 평가에 대한 생각을 듣는다. • 치료 또는 치료상 지도되고 있는 활동 내용(적당한 운동과 금연 등)을 이해할 수 있는지, 준수할 수 있는지 상황을 파악한다. • 치료약의 관리 또는 치료상 지도하고 있는 활동 내용에 대한 환자의 인식방법, 환자가 원하는 것들을 파악한다. • 질환이 일으키는 것 등의 영향과 환자의 감정, 가족의 인식방법을 파악한다. 🔍 잠재적 간호 문제 : 질환의 진행 및 치료에 따라 변화하는 신체 기능에 대한 불안/치료의 후유증으로 배뇨 장애(빈뇨, 잔뇨) 및 변비 또는 설사를 일으키고 있다./지식 부족 때문에 적절한 건강관리 행동을 취할 수 없다./여성 의식과 자부심이 저하될 위험성/치료에 따른 갱년기 장애에 대한 당혹감과 건강관리에 대한 불안
암의 병기, 증상의 출현 상황, 정도의 관찰	암의 병기는 어디인지 증상이 어느 정도인지를 관찰한다. 증상 상태 및 정도를 파악하여 질환의 심각도를 아는 것은 치료 계획, 간호 계획의 수립에 효과적이다. • 성교 시 출혈이나 통증, 부정 성기 출혈, 대하의 증가와 그에 따른 불쾌한 냄새는 정상 시에는 보이지 않는 증상이며 암을 의심하는 지표가 된다. • 변비, 빈뇨, 방광염 증상 등의 수반 증상의 유무나 정도를 파악한다. • 대량의 부정 성기 출혈 및 대하에 의한 생식기 피부 염증의 유무에 대해 파악한다. • 임신이나 자궁 보존의 희망 등 환자의 의사를 파악하고 수술을 실시하는 경우는 자궁 온존에 대한 의사를 확인한다. **대하, 부정 성기 출혈** • 생리주기와 관계없이 대하의 증량이 보이며, 불쾌한 냄새를 동반한다. • 부정 성기 출혈과 성교 후 통증과 출혈이 보인다. 🔍 잠재적 간호 문제 : 부정 성기 출혈 및 대하의 불쾌감, 수치심에 의한 QOL의 저하/여성 의식과 자부심이 저하될 위험성

| |
●자궁경부암이 직장 측을 압박하면 변비가 되기 쉽다.
●직장부의 통과가 어려워 변비가 생긴다. 쥐어짜는 것 같은 통증을 동반한다.
●배변 시 통증에 대한 불안과 두려움 때문에, 식사를 자제할 수 있다.
●수술에 의한 기계적 자극의 영향으로 대장 연동이 저하되거나 수술 후 몇 개월 또는 몇 년 사이에 유착이 일어나기 쉽고, 장폐색이 발병하기 쉬워진다.
🔍 잠재적 간호 문제 : 질환의 진행이나 치료의 후유증으로 변비를 일으킨다./필요한 식사 섭취량을 섭취하지 않는다.

빈뇨, 잔뇨
●자궁경부암이 방광의 신전을 막으면 쉽게 방광 내압이 상승하고 1회 소변량이 줄고 소변 횟수가 많아진다.
●소변 횟수를 줄이기 위해 수분을 자제하게 되고, 2차적 증상으로 방광염이 발병하기 쉬워진다.
●방광 쪽의 침투에 따라 요관이 압박되면 수신증이 발병하기 쉬워진다.
●수술로 방광 손상이 발생하면 방광의 수축 기능이 저하되어 잔뇨가 생기기 쉽고, 2차적 증상으로 방광염, 신우신염 등이 발병하기 쉬워진다.
🔍 잠재적 간호 문제 : 치료의 후유증으로 배뇨 장애(빈뇨, 잔뇨)를 일으키고 있다./요로 감염증을 일으키기 쉽다.

복수
●자궁경부 주위에 있는 결합 조직에 암이 침투하면 혈관이나 림프에서 누출된 체액, 암세포가 생산하는 액체가 복수가 되어 축적되고, 허리와 등 뒤의 통증이 생기거나 불편해진다.
●복수에 의한 식욕과 활동성의 저하로 신체 이상을 느낄 수 있다.
🔍 잠재적 간호 문제 : 복수 축적에 의한 식욕 저하, 활동 저하/복수 축적에 의한 신체 이미지의 변화 |
| **치료의 부작용 관찰** | 치료에 의한 부작용을 주의 깊게 관찰한다. 부작용이 있는 경우 의사와 상담 후 치료방법을 재검토할 필요가 있다. 또한 부작용에 따라 2차적 문제로 발전할 수도 있다. 위험을 예측하고 예방을 위한 대응이 필요하다.
●항암제 투여 후 구역질과 구토의 증상을 볼 수 있다. 항암제의 영향에 의한 신장 기능 장애를 예방하기 위해 충분한 수분 섭취가 필요하지만, 수분 섭취에 저항을 나타낼 수 있다. 이러한 경우 정맥 주사로 수분을 보급한다. 그동안 신장 기능에 손상을 나타내는 소변량 감소와 갈색 소변의 출현에 주의한다.
●항암제 투여 시 청력 이질감을 호소할 수 있다.
●항암제 투여 후 2~3주간의 시기에 부작용에 따라 백혈구가 감소하고, 감염 위험이 높아진다. 또한 혈소판 감소로 출혈 위험이 높아진다.
●항암제 투여 후 2~3주간의 시기에 탈모가 일어난다.
●방사선 요법은 외조사와 내조사가 병용될 수 있다. 조사에 집중하는 질 점막이 발적하고 과민하게 되는 것이나, 장 점막에 조사의 영향으로 설사를 할 수 있다.
●방사선 치료가 진행되어 방사선의 총선량이 높아지면, 소장과 질 벽에 천공이 생길 수 있다. 질 벽의 괴사 및 방광질루의 형성이 발생할 수도 있고, 화학 방사선 요법은 증상이 중증화되기 쉽다.
●화학 방사선 요법에 따라 혈전성 부종 및 다리의 림프 부종이 발병할 수 있다.
●방사선 치료 종료 후 몇 개월 또는 몇 년 사이에, 질 위축, 질 벽의 약화, 소장의 협착에 의한 장폐색 등이 발병할 수 있다.
●수술적 치료 후 수술 후 폐 합병증, 장폐색, 상처 감염의 합병 외에도 방광 직장의 기능을 관찰한다. 합병증의 예방·개선을 위해 환자가 실천해야 하는 호흡 훈련, 움직임이 제대로 이루어지고 있는지를 관찰할 필요가 있다. 잘못된 실시 상 |

	황의 경우는 필요의 이해, 실천의 의지를 확인하고 실천방법의 복잡성과 어려움 등 실시할 수 없는 원인을 밝힐 필요가 있다.
	● 수술 및 방사선 치료 후 기간이 경과하고 늦은 시기에 발현할 수도 있는 합병증에 대해서는, 그 관찰법과 예방법을 지도하고 퇴원 후에도 계속하여 실시할 수 있도록 필요성을 설명하고 방법의 이해를 촉진할 필요가 있다.
	● 수술과 방사선 요법의 합병증에 따른 불안을 표출하도록 하고, 증상 완화를 위한 방법을 지도하고, 정신적 지원을 계속할 필요가 있다.
	🔍 잠재적 간호 문제 : 치료의 후유증으로 설사를 일으키고 있다./수술 후 회복이 지연된다./치료의 부작용, 후유증이 일으키는 각종 증상과 건강관리에 대한 불안/신장 기능 저하와 혈전성 부종 또는 림프 부종의 가능성
환자·가족의 심리·사회적 측면의 파악	환자·가족이 질병을 어떻게 인식하고 있는지를 확인한다. 치료에 참여하고 지속적으로 영향을 미치기 때문에 이러한 정보는 치료 효과 및 QOL 측면에서도 중요하다. 또한 환자·가족이 불안을 느끼는 경우는 정신적인 지원을 계속하고 경제적·신체적 불안이 큰 경우에는 사회적 지원에 대한 정보를 제공하고, 적절한 지원을 할 필요가 있다. ● 환자·가족이 질환이나 치료에 대해 느끼고 있는 것을 파악하고 인식이 낮은 경우 정중하게 설명한다. ● 가족의 부담과 환자 및 가족과의 관계에 문제가 있는 경우 양쪽의 이야기를 듣고 각각 희망사항을 확인한다. ● 정신적 지원의 필요성을 파악하고 고민을 이야기 할 수 있는 '환자 모임' 등에 관한 정보를 제공하고, 관심의 정도를 파악하여 참여 희망 의사를 확인한다. 🔍 잠재적 간호 문제 : 여성 의식과 자부심이 저하될 위험성/질병의 진행 및 치료에 따른 증상의 변화에 당혹감이 있고 건강관리에 무력감을 느낄 위험성이 있다./지식 부족 때문에 회복 지연/배우자와의 관계에 대해 긴장하고 있다./치료 및 예후에 대한 불안

<table>
<tr><td>Step1 영향 평가</td><td>Step2 간호 초점</td><td>Step3 계획</td><td>Step4 실시</td><td>Step5 평가</td></tr>
</table>

간호 문제 리스트

※ 자궁경부암은 침습의 부위나 정도에 따라 치료방법이 다르지만, 일반적으로 고도 이형성기 이외에는 외과적 치료, 동시 화학 방사선 요법이 실시된다. 여기서는 2B기의 자궁경부암에 대해 광범성 자궁전적출술과 수술 후의 방사선 요법을 실시한 입원 중인 환자를 대상으로 간호를 생각한다.

#1 치료의 후유증으로 배뇨 장애(빈뇨, 잔뇨)를 일으키고 있다(배설 패턴).

#2 치료의 후유증으로 변비 또는 설사를 일으키고 있다(배설 패턴).

#3 여성 생식기 질환이기 때문에 여성 의식과 자부심이 저하될 위험성이 있다(자기인식 패턴).

#4 질환의 진행 및 치료에 따른 증상의 변화에 당혹감이 있고 건강관리에 무능력을 느낄 위험성이 있다(자기인식 패턴).

간호의 우선순위 지침

● 수술의 영향에 따라 방광 자극 증상으로의 빈뇨 및 잔뇨가 있고, 직장 주변 조직에의 기계적 자극에 의한 부종과 대장 연동의 저하에 따라 변비가 생길 가능성이 있다. 또한 수술 후 방사선 요법의 내조사로 설사를 수반하기 쉽다. 이러한 증상은 배변에 대한 불쾌감이나 방광염을 비롯한 요로 감염, 항문 주변의 피부 염증을 일으키고 불쾌감이 악화되어 2차적인 고통이 된다. 환자의 고통은 더욱 높아지기 때문에 고통 증상을 경감시키는 것이 중요하다.

● 배설 문제는 불쾌한 증상을 완화시키려고 환자가 취하는 행동(수분과 음식 섭취를 자제)이 탈수를 일으켜 방사선 치료의 성과를 저감시키는 위험성으로 이어진다. 또한 조사 총선량이 증대해가는 가운데 피로감이나 권태감이 강화되어, 활동성이 저하되고, 조사 부위의 위생 관리도 불충분할 수 있다. 환자에게 치료 효과를 감소시키지 않게 하기 위한 건강관리 지도가 중요하다.

- 자궁을 적출한 것으로, 여성으로서의 자신감과 자부심이 저하되기 쉽다. 이 문제는 환자의 심리적 영향에 머무르지 않고, 부부간을 비롯한 대인 관계 및 역할 수행 등에도 영향을 불러온다. 환자가 이 문제에 직면하는 것은 퇴원 후일 수도 있지만, 입원 중에 이 문제를 생각할 기회를 갖는 것이 중요하다.
- 수술 후에 방사선 요법이 보조적으로 실시되고 있는 것에 대해 환자는 질환의 진행에 대한 불안을 느낀다. 또는 방사선 요법에는 치료 기간 동안 총선량이 증대하는 가운데 나타나는 증상뿐만 아니라 치료 후 만기 증상으로 방광과 장관의 섬유화에 의한 기능 저하, 소장 천공이나 방광질루, 질 벽의 괴사 등의 위험성이 있다. 신체 기능은 변화하면서 불안정한 상태가 계속되기 때문에 환자가 안는 불안은 점점 강해질 가능성이 있다. 환자는 예상되는 신체 기능의 변화에 대한 정확한 정보를 알고 자기 관찰 및 건강관리를 위한 지식과 기술을 습득하고, 불안을 컨트롤하면서 자기관리에 대한 의사를 지속하는 것이 필요하다.

Step1 영향 평가	Step2 간호 초점	Step3 계획	Step4 실시	Step5 평가

1 간호 문제	간호 진단	간호 목표(간호 성과)
#1 치료의 후유증으로 배뇨 장애(빈뇨, 잔뇨)를 일으키고 있다.	**배뇨 장애** **관련 요인:** 수술에 따른 방광 주변의 신경 및 조직의 기계적 자극에 의한 손상, 방사선 조사에 의한 방광 조직의 섬유화 **진단 지표** □ 요의 긴급 □ 빈뇨 □ 요폐 □ 잔뇨감 □ 배뇨의 어려움 □ 부종 □ 소변량의 감소 □ 신장 기능의 저하를 나타내는 혈액 검사 결과	〈장기 목표〉 배뇨에 대한 환경 조정이나 배뇨 시 효과적인 보조방법을 습득하고, 배뇨 장애에 순응한 행동을 취할 수 있다. 〈단기 목표〉 1) 환경 조정이나 보조적인 배뇨방법을 아는 것의 중요성을 이해할 수 있다. 2) 보조적인 배뇨방법을 실시할 수 있다.

간호 계획	중재 포인트와 근거
OP 경과 관찰 항목 • 수술식과 수술 시 방광 주위의 신경이나 조직 손상의 유무와 정도 • 방사선 요법의 조사 부위와 조사량의 누적량 • 증상(진단 지표), 출현 상황의 관찰(발현 시기, 증상의 변화 모습) **TP 간호 치료 항목** • 빈뇨나 요의 긴급함의 정도에 따라 화장실과 가까운 병실의 위치를 검토한다. 또는 실내에서 휴대용 소변 용기의 설치를 검토한다.	➡종양의 크기와 침윤, 복부 수술의 병력 등에 따라서 자궁 적출 시 방광이나 주변의 신경에 기계적인 자극이 더해질 수 있다. 따라서 방광에 일시적인 신전·수축 장애가 생기고 배뇨 장애가 될 수 있다. ➡ 근거 자궁경부암은 외조사와 내조사를 병용하는 경우가 있다. 특히 내조사는 선원을 질 내에 삽입하여 국소적으로 조사하기 때문에 조사의 각도에 따라 방광 벽에 대량으로 조사되어 방광 벽에 손상이 일어나기 쉽다. ➡수술에 따른 영향은 다음의 대응에 따라 증상이 점차 회복된다. 한편, 방사선 치료의 영향은 치료가 진행됨에 따라 증상이 점차 악화되다가 치료 종료 후 점차 회복되는 경향을 보인다.

- 잔뇨량이 의사의 지시 이상으로 나온 경우 다시 방광 유치 카테터를 삽입하고 적절하게 배뇨 훈련을 계속한다.

- 의사와 연대하여 요도구 주변의 피부에의 연고 처방을 검토하고 도포한다.

 환자 교육 항목
- 적당한 수분 섭취의 중요성을 설명한다.
- 빈뇨나 소변이 임박하는 원인을 설명한다.
- 방광 훈련을 하면 방광 축적 시간을 파악하고 소변을 느낄 시간과 카테터 개방 후 유출되는 소변량을 확인하고 상황을 이해하게 한다.
- 필요한 경우 실내에서 휴대용 소변용기 사용이나 보조 도구의 사용을 권장한다.

➡ **근거** 방광 유치 카테터의 영향, 요의 절박감과 소변 누출을 걱정한 나머지, 방광에 적뇨가 충분하지 않은 채 배뇨되면 방광 용량이 작아지거나 과민하게 되어 빈뇨가 될 수 있다. 이 경우 방광 유치 카테터를 삽입하고 일시적으로 카테터를 폐쇄시켜 방광에 소변 적립 훈련을 하는 것으로, 방광의 능력을 회복시킬 수 있다.

➡ **근거** 빈뇨나 방사선 요법의 영향으로 요도구 주변의 점막이 취약하게 되어 있기 때문에 피부 케어를 실시한다.

➡ **근거** 환자는 빈뇨를 피하기 위해 수분 섭취를 자제하는 일이 있지만, 이는 반대로 요로 감염성의 위험성을 높이는 것으로 이어진다. 수분 섭취의 중요성을 설명하고 필요한 수분량을 섭취할 수 있도록 한다.

2 간호 문제	간호 진단	간호 목표(간호 성과)
#2 치료의 후유증으로 변비 또는 설사를 일으키고 있다.	변비 설사 **관련 요인:** 수술에 따른 직장 주변의 신경, 조직에 기계적 자극에 의한 손상, 방사선 조사에 의한 장 조직의 섬유화 **진단 지표** ☐ 딱딱한 유형의 변 ☐ 배변 횟수의 감소 ☐ 배변량의 감소 ☐ 배의 소리 ☐ 직장의 충만감 · 압박감 ☐ 직장 내에 부드러운 반죽 같은 변이 존재 ☐ 배변 시 배에 힘을 줌 ☐ 배변과 관련된 복통 ☐ 적어도 하루 3번 묽은 액상의 변 배출 ☐ 장 소리의 항진	〈장기 목표〉 배변에 대한 환경 조정이나 배변 시의 효과적인 보조방법을 습득하고, 배변 장애에 적응한 행동을 취할 수 있다. 〈단기 목표〉 매일 배변 감각을 느낄 수 있으며, 불쾌한 복부 증상이 지속되는 것이 없다.

간호 계획	중재 포인트와 근거
경과 관찰 항목 - 수술식과 수술 시 직장 주위의 신경이나 조직 손상의 유무와 정도 - 방사선 요법 방사선 조사 부위와 조사량의 누적량	➡ 종양의 크기와 침윤, 복부 수술의 병력 등에 따라서 자궁 적출 시 직장이나 주변의 신경에 기계적 자극이 더해지고, 그 결과, 장에 일시적인 부종이나 협착, 장 연동의 저하가 일어나며 배변 장애가 일어날 수 있다. ➡ **근거** 자궁경부암은 외조사와 내조사를 병용하는 경우가 있다. 특히 내조사는 선원을 질 내에 삽입하여 국소적으로 조사하기 때문에 조사의 각도에 따라 직장에 대량으로 조사되어 장에 손상이 일어나기 쉽고, 그 영향으로 설사가 생길 수 있다.

73

자궁암(자궁경부암 · 자궁내막암)

• 증상(진단지표), 출현 상황의 관찰(발현 시기, 증상의 변화 모양)

TP 간호 치료 항목

• 의사와 연대하여 배변 촉진 또는 설사의 완화를 위한 처방을 검토한다.
• 적당한 수분의 섭취를 촉진한다.
• 적당한 운동을 하게 한다.

EP 환자 교육 항목

• 변비나 설사가 수술과 방사선 요법의 영향에 의한 것임을 원인을 포함하여 설명한다.
• 적당한 수분 섭취의 필요성을 설명한다.
• 적당한 운동의 필요성을 설명한다.

• 필요한 경우 실내에서 휴대용 소변용기 사용이나 보조도구의 사용을 권한다(특히 설사의 경우).

➡ 수술에 의한 영향은 그 후에 대응에 따라 증상이 점차 회복되어간다. 한편 방사선 요법의 경우는 치료가 진행됨에 따라 증상이 서서히 악화되다가, 치료 종료 후에 점차 회복되는 경향을 보인다.

➡ 근거 변비의 경우, 배변 촉진에는 수분이 중요하다. 설사로 상실되는 수분을 보급하고, 2차적으로 일어나는 변비 예방 및 전해질의 보정을 위해서도 수분이 중요하다. 중증 설사는 전해질 보급 기능을 가진 종류의 수분이 효과적이다. 정상적인 변의 양상으로써 적당히 부드러운 변(바나나 모양)이 바람직하고, 섬유질이 효과적이다.

➡ 휴대용 소변용기 사용 후에는 바로 간호사에게 연락하도록 전한다. 배설물을 신속하게 정리하고 환경을 정돈한다.

3 간호 문제	간호 진단	간호 목표(간호 성과)
#3 여성 생식기계 질환이기 때문에 여성 의식과 자부심이 저하될 위험성이 있다.	**자존감 상황적 저하 위험 상태** **위험 요인:** 신체 이미지의 혼란(수술 전: 대하 냄새나 부정 성기 출혈, 수술 후: 내조사 및 골반 검사 시의 수치심), 기능 장애(수술 전: 성교 시 통증과 출혈, 수술 후: 배설 장애), 인지 부족(질환이나 치료에 관련한 인식, 사회적 자원에 대한 정보 인지), 상실(수술: 자궁의 상실), 신체 질환(여성 생식기 암), 사회적 역할의 변화(파트너와의 관계)	〈장기 목표〉 자신에 대한 가치관을 살펴보고 여성 의식과 자부심을 유지하여 안정된 사회생활을 보낼 수 있다. 〈단기 목표〉 1) 자기의 내면과 마주할 수 있다. 2) 자기의 존재 가치를 찾아, 적절한 자신감을 가지게 된다.

간호 계획	중재 포인트와 근거

OP 경과 관찰 항목

• 파트너와의 관계를 포함한 대인 관계에서 자기 자신의 가치와 고립감에 대한 말의 유무를 관찰하고 그 내용을 기록한다.
• 이번 질환의 진단 및 치료 이전과 현재의 문제에 대한 코핑의 차이점을 확인한다.

TP 간호 치료 항목

• 릴랙스법의 실시
• 상담 실시

EP 환자 교육 항목

• 자기 존중의 중요성을 설명한다.

➡ 근거 신체의 일부를 상실하더라도 환자의 존재 의의와 개인 가치가 손상되지 않는다는 것을 강조한다. 또한 가족의 협력을 얻어 질환을 수용함으로써 환자는 자존심을 회복하기 쉬워진다.

4 간호 문제	간호 진단	간호 목표(간호 성과)
#4 질병의 진행 문의 및 치료에 따른 증상의 변화에 당혹감이 있고, 건강관리에 무력감을 느낄 위험성이 있다.	**무력감 위험 상태** **위험 요인:** 급격한 신체 손상·기능 저하, 치료 경과와 함께 변화하는 신체 증상, 자기 존중의 상황적 저하, 질환 및 치료에 관한 지식 부족, 신체 이미지의 혼란, 불충분한 코핑 스타일	〈**장기 목표**〉 질환이나 치료에 대해 적절하게 관리하고, 앞으로 일어날 수 있는 증상의 변화를 예측하여, 예방을 실천하거나 증상 완화를 위한 자발적인 행동을 취하면서 가능한 범위 안에서 제어할 수 있다고 하는 감각을 가질 수 있다. 〈**단기 목표**〉 질환과 치료에 대한 정보를 얻어 증상 완화를 위한 방법을 실천하여, 안락하게 될 수 있다는 체험을 할 수 있다.

간호 계획	중재 포인트와 근거
OP 경과 관찰 항목 • 신체 손상이나 기능이 저하된 상황을 관찰하고, 변화된 시기 및 그 변화의 모습을 파악한다. • 자기 존중의 정도나 신체 이미지의 내용, 문제에 대한 대처방법에 대한 환자의 말을 관찰한다. • 현재 치료 계획과 그것에 대한 이해 정도를 관찰한다. • 파트너를 비롯한 주변 사람들과의 관계성에서 소외감을 느끼고 있는 모습이 없는지 관찰한다. • 감정의 표출방법을 관찰한다. • 관리에의 참여 및 의사결정 상황에서 참여의 모습을 관찰한다. **TP 간호 치료 항목** • 증상이 나타난 경우 적절하게 대처하고, 증상이 나아지는 것을 환자와 함께 확인한다. • 상담의 기회를 마련하고 치료 계획에 관한 환자의 이해를 확인하여, 치료의 성과가 보이는 경우 환자와 함께 확인한다. • 주요 인물에 대해 고립감을 안고 있는 경우는 주요 당사자 또는 환자와 함께 면접 기회를 마련한다. • 환자의 이야기에 귀를 기울이는 자세로 대응하는 것과 함께 인지 행동 요법, 또는 코칭 기법을 이용한 대응을 한다. • 우울증의 증상이 발현한 경우에는 의사와 연계히여 전문가에게 상담한다. **EP 환자 교육 항목** • 증상의 발현과 변화를 인정하는 경우, 치료 및 질환과의 관련성을 환자가 이해하고 받아들일 수 있는 표현으로 설명한다.	➡ 신체 손상에는 수술로 신경이 손상되어 불가역적인 기능 장애를 일으키는 것, 기계적 자극이나 방사선 조사에 따라 일시적으로 기능이 저하한 후 서서히 개선되는 가역적인 것이 있다. ➡ 자신에 대해 부정적인 이미지를 품거나 문제라고 느끼는 상황을 자신의 탓이라고 받아들이거나 문제에 대한 관심이 감소하고 있는 것은 우울증의 징후를 나타내는 것이다. ➡ 치료 계획의 설명에 대해 자신의 질환을 지나치게 심각하게 받아들이거나 어떤 계획에 대응해서 성과가 나오지 않는다고 파악하는 것은 우울증 징후가 된다. '뭔가 끔찍한 일이 일어날 것 같은 공포감', '불안하여 안정하지 못하는 공포감', '걱정이 마음에서 떠나지 않는다'를 시사한다. ➡ **근거** 자신의 감정에도 관심을 나타내지 않고, 표현하려고 하지 않는 모습은 우울증을 시사한다. ➡ **근거** 관리 및 의사결정 상황에 참여하는 것이 불안에 따라 거부하기보다는 관심을 보이지 않는 모습으로 보인다면 우울증을 시사하는 것이다. ➡ 기타, 파트너를 비롯해 환자 주변 사람들과의 관계에 대해 이야기한다. ➡ **근거** 환자 자신이 내적인 동기 부여를 느끼고 자발적으로 치료에 참여하는 의사결정 및 행동을 취할 수 있도록 지도하는 방법이며, 간호 상담에 있어 활용 가능한 기법이다.

- 치료 계획과 그 성과에 대해 환자가 이해하고 받아 들일 수 있는 표현으로 적절하게 설명한다.
- 주요 인물에 대해 그 존재 의의를 설명하고 환자의 관계의 중요성에 대해 설명한다.
- 우울증의 경향이 발현하여 전문가가 환자에 대한 대응에 참가할 때는 환자에게 전문가를 소개하고 환자의 치료에 있어 팀으로 관계하는 것의 중요성을 설명한다.

➡ **근거** 환자의 양상을 다각적으로 파악하기 위해서나, 신체 · 심리 · 사회적 측면을 각 전문가가 관계하여 다의적으로 성과를 가져올 수 있을 것으로 기대할 수 있다는 점에도, 우울증 상태에 있는 환자에게 팀으로 함께하고 있다는 것을 알리는 것은 중요하다.

Step1 영향 평가 ▶ Step2 간호 초점 ▶ Step3 계획 ▶ **Step4 실시** ▶ Step5 평가

병기 · 병태 · 중증도별 관리 포인트

【침윤 없이 상피에 국한된 상태: 0기】0기의 자궁경부암에 대해서는 일반적으로 자궁 바닥을 남기는 원추 절제술이 많이 시행된다. 자궁내막, 난소 등이 남아 있고 수술 후 현저한 기능 장애가 없이 임신도 가능하다.

【간질에 국한적으로 침윤한 상태: 1A기】단순 자궁전적출술을 하는 경우가 많다. 난소는 잔존하기 때문에 수술 후 갱년기 같은 증상은 적다.

【자궁경부의 국소에서 질 벽 또는 자궁 옆 조직에 침투한 상태: 1B기, 2기】이 상태에는 광범성 자궁전적출술을 하는 경우가 많다. 광범성 자궁전적출술에는 골반신경과 폐쇄신경 손상이 따르는 경우가 있다. 골반신경 손상은 일시적 또는 영구적인 방광 기능 장애를 수반하고, 폐쇄신경은 허벅지 안쪽의 지각 이상이 일어난다. 또한 이 수술식은 난소를 제거하기 때문에 수술 후 갱년기 증상이 나타날 수 있다. 그 외 적출 병리 조직의 검토로 위험 요인이 밝혀진 경우는 근치적 방사선 요법이 검토되고, 림프절 전이 양성인 경우는 동시 화학 방사선 요법의 적응이 된다.

【골반 벽, 여러 장기에 침윤이 있는 경우: 3기, 4기】수술의 적응이 아니라, 동시 화학 방사선 요법의 적응 또는 전신 화학 요법 및 완화 요법이 적용된다. 진행암인 것에 대한 불안과 공포를 느끼고 신체 증상도 다양해진다. 복수 때문에 활동을 방해받을 수 있다.

간호 활동(간호 중재) 포인트

진단 · 치료 지원
- 수술 전후에 부인과용 진찰대로 진찰을 받는다. 수술 전에는 빈혈에 의한 휘청거림이나 요통 등, 수술 후에는 수술 부위 통증에 따라 진찰대에 오르내릴 때에 위험을 동반할 수 있다. 진찰대에 오르내릴 때에는 충분한 안전을 확보한다.
- 진찰 시에 질 내를 세척할 수 있다. 진단 시에는 수술 후에 사용할 수 있도록 위생 패드를 준비할 것을 지도한다.
- 자궁 적출 수술 후 목욕이나 운동은 골반 검사에 의한 수술 부위의 치유 상태에 따라 의사가 판단한다. 골반 검사 결과에 따라 의사의 지시를 반드시 확인한다. 이것을 환자에게도 전한다.
- 수술의 결과에 따라 밝혀진 암의 진행 정도에 따라 수술 후 방사선 치료의 조사량과 방법을 검토 · 실시한다. 치료뿐만 아니라 신체적 영향의 출현 시기, 발현 시의 대처방법을 설명한다.

수술 후 건강관리 지도
- 수술 후에 배에 힘을 주는 동작 중, 배변 시에는 수술 부위를 피해 하복부를 마사지하거나 누르거나 하는 등, 맨손으로 복압을 보조하면 좋다는 것을 환자에게 전한다.
- 수술 후 무거운 물건을 들거나 높이는 동작은 골반강 내에서 회음부에 걸쳐 하중이 쏠리고, 방광 탈의 원인이 되기 쉬우므로 피하도록 환자에게 전한다. 배변 시 강한 힘주기 같은 위험성이 있기 때문에 변비일 때에는 문의하도록 전한다.

- 자궁 적출 후에도 질 봉합 부분이 완전히 치유될 때까지 소량의 혈액이 섞인 대하가 계속되는 것을 설명한다.
- 퇴원 후 활동으로, 가사, 일, 여행, 운전, 목욕, 성생활, 운동 등의 일반적인 시작 시기를 제시한다. 질 봉합부위의 치유 상태에 영향을 주는 활동에 대해서는 의사와 상담하면서 신중하게 진행하도록 전한다.

환자 · 가족의 심리 · 사회적 문제에 대한 지원

- 난소를 적출한 경우 수술 후 갱년기 증상 등의 새로운 문제를 안게 되고 심리적 부담이 증폭될 가능성이 있다. 이러한 환자의 심리 상태를 파악하면서 적절히 대응할 필요가 있다.
- 자궁을 적출해서 여성성에 대한 자신감의 상실과 파트너가 있는 경우에는 그 관계에 불안을 느낄 수도 있다. 환자의 긍지와 정체성에 주목한 대응이 필요하다.

퇴원 · 요양 지도

- 자궁 적출 후 잔존하는 질의 봉합 상태에 따라 활동 및 성생활 등의 시작을 확인할 필요가 있다. 반드시 진찰을 받고 의사의 지시에 따르도록 촉구한다.
- 입원 시 완만한 활동을 할 때는 발현하지 않은 경우라도 퇴원 후 일의 부하가 커지고 복구 과정에서 지방 축적기가 되면 골반 바닥 근육의 풀림에 의한 요실금이 발생하기 쉽다. 입원 시 증상의 유무에 관계없이 예방 지식을 제공하고 실천을 권한다.
- 퇴원 후 암의 재발이나 전이에 대한 정기적인 보충의 중요성을 설명하고 외래 진료를 계속할 것을 전한다.
- 퇴원 후 몇 개월 경과했을 무렵에 회복 과정의 지방 축적기를 맞이할 것을 설명하고 서서히 활동을 강화하고, 운동을 하도록 권한다.

Step1 영향 평가 　 Step2 간호 초점 　 Step3 계획 　 Step4 실시 　 Step5 평가

평가 포인트

간호 목표 달성도

- 건강관리방법 및 효과를 알고 수행할 수 있는가?
- 수술 후에도 역할 의식과 자부심을 유지하면서 사회생활을 하기 위한 조정을 할 수 있는가?
- 치료에 따른 피로감이나 빈혈 증상에 의한 보행시의 휘청거림 또는 낙상을 일으키지 않았는가?
- 배뇨 장애 및 배변 장애를 대처할 수 있는가?

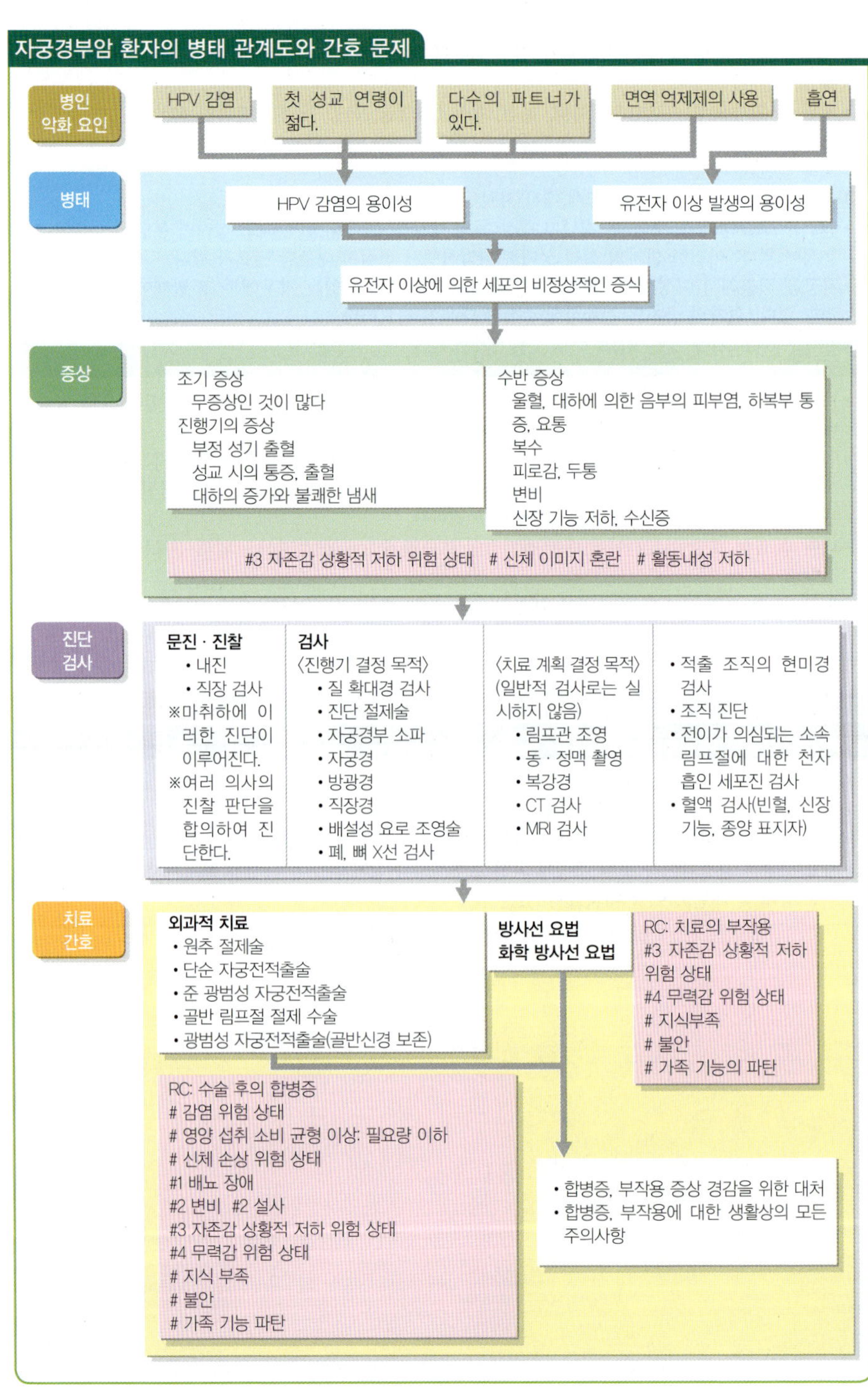

자궁경부암 환자의 병태 관계도와 간호 문제

병인
악화 요인

HPV 감염
첫 성교 연령이 젊다.
다수의 파트너가 있다.
면역 억제제의 사용
흡연

병태

HPV 감염의 용이성
유전자 이상 발생의 용이성

유전자 이상에 의한 세포의 비정상적인 증식

증상

조기 증상
무증상인 것이 많다
진행기의 증상
부정 성기 출혈
성교 시의 통증, 출혈
대하의 증가와 불쾌한 냄새

수반 증상
울혈, 대하에 의한 음부의 피부염, 하복부 통증, 요통
복수
피로감, 두통
변비
신장 기능 저하, 수신증

#3 자존감 상황적 저하 위험 상태   # 신체 이미지 혼란   # 활동내성 저하

진단
검사

문진 · 진찰
• 내진
• 직장 검사
※마취하에 이러한 진단이 이루어진다.
※여러 의사의 진찰 판단을 합의하여 진단한다.

검사
〈진행기 결정 목적〉
• 질 확대경 검사
• 진단 절제술
• 자궁경부 소파
• 자궁경
• 방광경
• 직장경
• 배설성 요로 조영술
• 폐, 뼈 X선 검사

〈치료 계획 결정 목적〉
(일반적 검사로는 실시하지 않음)
• 림프관 조영
• 동 · 정맥 촬영
• 복강경
• CT 검사
• MRI 검사

• 적출 조직의 현미경 검사
• 조직 진단
• 전이가 의심되는 소속 림프절에 대한 천자 흡인 세포진 검사
• 혈액 검사(빈혈, 신장 기능, 종양 표지자)

치료
간호

외과적 치료
• 원추 절제술
• 단순 자궁전적출술
• 준 광범성 자궁전적출술
• 골반 림프절 절제 수술
• 광범성 자궁전적출술(골반신경 보존)

방사선 요법
화학 방사선 요법

RC: 치료의 부작용
#3 자존감 상황적 저하 위험 상태
#4 무력감 위험 상태
지식부족
불안
가족 기능의 파탄

RC: 수술 후의 합병증
감염 위험 상태
영양 섭취 소비 균형 이상: 필요량 이하
신체 손상 위험 상태
#1 배뇨 장애
#2 변비 #2 설사
#3 자존감 상황적 저하 위험 상태
#4 무력감 위험 상태
지식 부족
불안
가족 기능 파탄

• 합병증, 부작용 증상 경감을 위한 대처
• 합병증, 부작용에 대한 생활상의 모든 주의사항

74 자궁내막증

하라다 다쓰야 · 구보타 도시로

눈으로 보는 질환

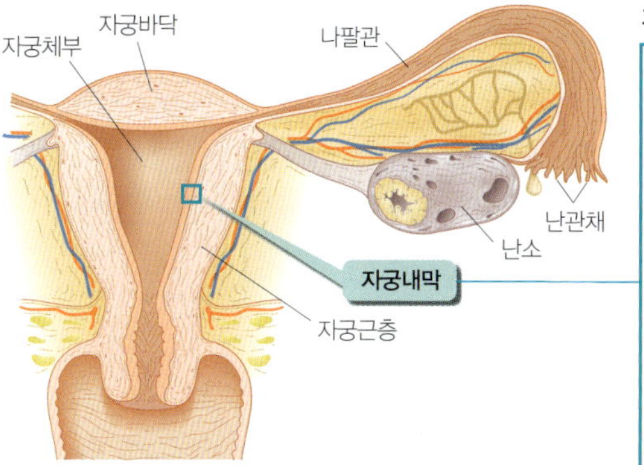

자궁내막의 주기적 변화

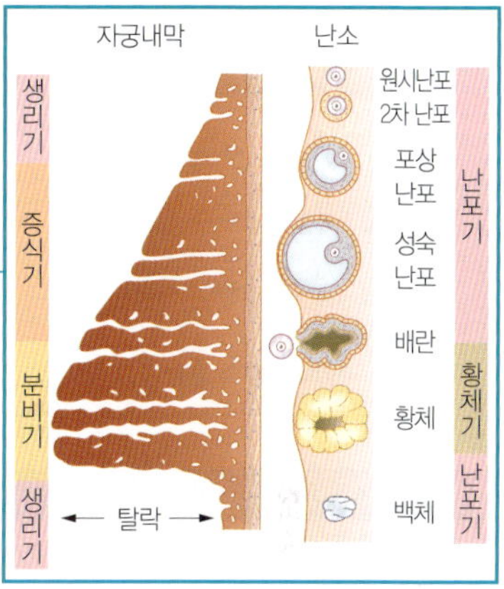

자궁내막은 각각의 주기로 다양한 크기가 되고, 약 28일 간격으로 생리 시에 떨어져나간다.

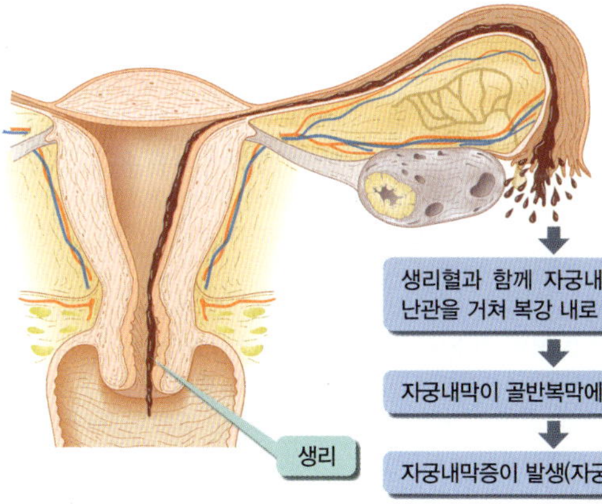

생리혈과 함께 자궁내막 조직이 난관을 거쳐 복강 내로 배설

↓

자궁내막이 골반복막에 생착

↓

자궁내막증이 발생(자궁내막이식설)

좌기 외에 복막 중피세포가 무언가의 자극에 따라 자궁내막에서 변화되어 발병한다는 가설(체강상피화생설)도 있다.

이소성 자궁내막증 조직이 에스트로겐의 주기적 분비에 반응하여 증식해서 낭포를 형성한다. 생리기에 출혈하는 것도 있다.

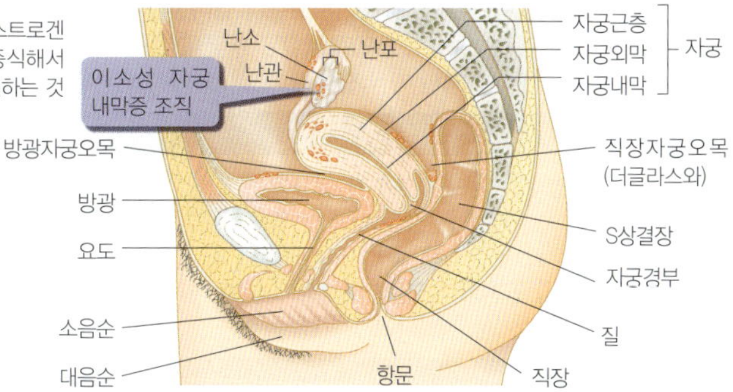

■ 그림 74–1 자궁내막증의 병태

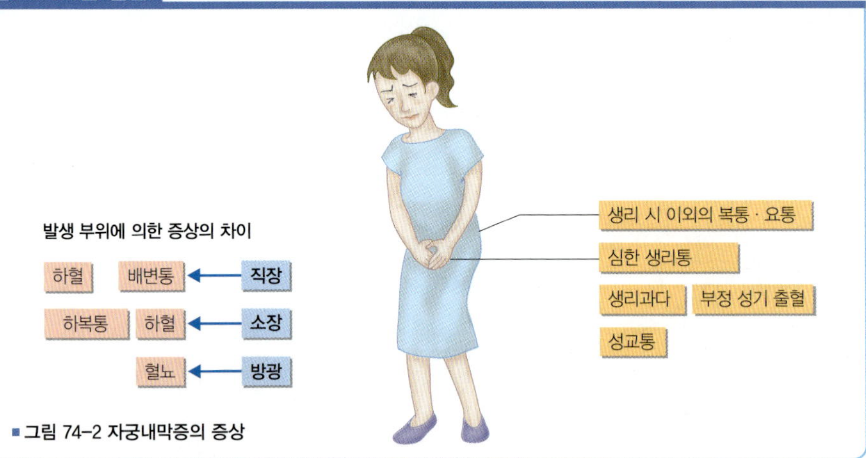

■ 그림 74-2 자궁내막증의 증상

병태 생리

자궁내막증은 자궁내막이 자궁 외에 존재하는 상태를 말하며, 병리학적으로는 양성임에도 불구하고 증식·침윤하여 유사 종양 성격이 있는 기이한 질환이다.

- 자궁 외의 내막증 조직은 정소성 내막과 마찬가지로 생리와 같은 출혈을 일으키기 때문에 신구 혈액이 혼합된 낭포를 형성하고, 혈액 성분에 의한 자극 때문에 섬유화·기질화에 의한 유착을 일으킨다. 자궁내막증의 발생과 증식·발전에는 난소에서 분비되는 여성 호르몬인 에스트로겐이 크게 관여하고 있으며, 그 주기적 분비에 반응하여 자궁내막증 병소는 증식하고 서서히 진행되는 것으로 생각된다.
- 자궁내막증은 생식기 연령층에 발병하여 통증을 주로 호소하는 질환이지만, 그 병태로 나이와 함께 악화 경향을 보여준다. 본 질환의 생리통은 복막 병소에 의한 것으로 생각되고, 병소의 범위 및 유착의 진행과 함께 생리 시 이외의 하복부 통증이나 성교 시 통증, 배변 시 통증 등을 볼 수 있다. 또한 최근 생식 의학의 발전에 따라 본 질환과 불임의 관련성이 분명해져 불임 요인의 하나로 꼽히고 있다.

병인·악화 요인

- 자궁내막증의 발생 원인에 대해서는 여러 설이 있어 아직까지 의견의 통일을 보지 못했다. 그중에는 생리혈이 나팔관을 거쳐 복강으로 배설된 자궁내막 조직이 골반 복막에 생착하는 자궁내막이식설과 복막 중피세포가 어떤 자극에 따라 자궁내막에서 변화하는 체강상피화생설 등이 있다.

역학·예후

- 자궁내막증은 양성 질환이며 예후에 영향을 주지 않는다. 따라서 복강 내 정밀 검사를 위한 적극적인 외과 기법을 사용하는 것은 한계가 있어 본증의 정확한 빈도는 불명이다. 그러나 각종 조사 결과를 종합적으로 판단하면 생식 연령 여성의 5~10%는 이 질환을 앓고 있는 것으로 생각된다. 또한 최근 여성의 만혼화 및 출산 연령의 고령화, 임신·출산 횟수의 감소에 따라 일본에서 자궁내막증의 빈도는 증가하고 있다고 생각할 수 있다.

증상

생리불순, 하복통, 성교통, 배변통 등 통증이 주 증상이다.
- 자궁내막증의 주요 증상은 생리불순을 비롯한 하복통, 성교통, 배변통 등 통증이다. 통증을 주 증상으로 하는 것과, 그 감별에는 골반 염증성 질환, 종양 성 질환, 수술 후 유착 장애를 들 수 있고,

제1기	골반 내 장기·장막 면에 흩어져 있는 1~2mm의 병변. 개복 시에만 발견된다.
제2기	후방 자궁지지대, 자궁광간막, 자궁경후벽 또는 난소에 국한성의 경결을 건드리고 유착이 없는 것.
제3기	난소가 적어도 정상의 2배 이상 증대하고 후방 자궁지지대, 자궁 후벽, 직장, 부속 기관에 유착이 존재하여 자궁의 이동성이 제한되는 것.
제4기	더글러스와가 폐쇄되고 골반 내 장기가 유착으로 덩어리가 되어, 각 기관을 구별할 수 없는 것(동결 골반, frozen pelvis)

그 발현 시기와 정도를 충분히 파악하는 것이 중요하다. 또한 불임 때문에 내원하는 경우도 많아, 시험관 아기를 희망하는 경우에는 원 질환을 염두에 두고 진료에 임할 필요가 있다.
- 장관이나 요로계 장기, 심지어 가슴에도 자궁내막증의 발생이 보고되어 있으며, 변비, 하혈 등의 소화기 증상, 수신증이나 신장 기능 장애, 각혈, 흉통, 혈흉 등의 증상이 나타날 수 있다.

진단·검사값

▌ 내진으로 진단을 하고, 확정 진단은 복강 내 관찰을 통해서 한다.
- 생리통(월경 시 하복부 통증, 요통), 하복통, 성교통, 배변통 등이 나타난다. 통증과 불임이 인정되는 경우에는 내진(쌍합진)을 실시해, 압통, 자궁 후굴, 자궁 이동성의 제한, 더글러스와의 경결 등 자궁내막증의 특징적인 소견에 따라 원 질환을 진단한다(비첨, Beecham 분류)(표 74-1). 본 질환의 확정 진단은 복강 내 관찰은 필수적이며, 그 심각도는 Re-ASRM 분류에 따라 나누어진다. 그러나 외과적 침습의 영향을 받기 때문에 모든 예에 시행하는 것은 어렵고, 증상 및 내진, 초음파 단층 촬영 소견에서 임상적으로 자궁내막증이 의심되는 경우 임상 자궁내막증으로 치료한다.
- MRI는 혈액 성분과 그 2차 변화의 묘출이 뛰어나고, 난소 초콜릿 낭포(난소에 생긴 자궁내막증 조직이 생리 시에 출혈을 일으켜 난소에서 오래된 혈액의 축적이 발생한 상태)의 진단에 매우 유용하다.
- 검사값
- CA125, CA19-9가 본 질환의 생화학적 지표가 되고 있지만, 그 진단에 있어서는 민감도, 특이도 모두 높은 것은 아니고, 보조 진단이나 치료 효과의 판정 등에 이용되는 것이 많다.

합병증

- 난소 초콜릿 낭포를 갖고 있는 경우에는 폐경 후에도 난소암 위험이 높다고 되어 있다.

치료법

▌ 환자의 연령과 임신성의 보존 여부 등 환자의 배경과 병기, 증상을 종합하여 치료를 검토·선택한다.
- 치료 방침
- 본 질환에서 골반통, 불임, 난소 종대로 3가지가 치료 대상이 된다. 또한, 본 질환은 생식 연령 전반에 걸쳐 발병하기 때문에 그 치료 방침은 임신(임용) 기능의 보존이 요구되는 미혼 여성, 불임 여성, 가족계획이 끝난 여성으로 나누어 생각할 필요가 있다.
- 약물 요법
- 환자의 연령·사회적 배경을 고려하여 비스테로이드성 항염증약(NSAIDs), 저용량 경구 피임약, GnRH 작용제, 황체 호르몬 제제 등을 선택한다.

Px 처방 예) 진통제
- 록소닌 정(60mg)　1회 1정　1일 3회　아침·점심·저녁 식사 후　← 비스테로이드성 항염증약
- 볼타렌 정(25mg)　1회 1정　1일 3회　아침·점심·저녁 식사 후　← 비스테로이드성 항염증약
- 볼타렌 좌약(25mg)　1회 1개　1일 3회　8시간마다　← 비스테로이드성 항염증약

Px 처방 예) 호르몬 요법
- 안주 28정　1회 1정　1일 1회　28일간 연속 투여(7일분의 위약 포함)　← 저용량 경구 피임약 (3상성)
- 오소 M-21정　1회 1정　1일 1회　21일간 투여, 7일간 휴약　← 저용량 경구 피임약(1상성)

분류	일반명	주요 상품명	약의 효과 메커니즘	주요 부작용
비스테로이드성 항염증성 약(NSAIDs)	록소프로펜 나트륨 수화물	록소닌, 오로록스	프로스타글란딘 생산 억제작용	쇼크, 아나필락시스 같은 증상
	디클로페낙나트륨	볼타렌, 나보루SR		
	에토돌락	하이펜, 오스테락		
	안피록시컴	풀컴		
저용량 경구 피임약(3상성)	레보놀게스트렐 · 에치닐에스트라디올	안주 28	위임신 요법	혈전증
저용량 경구 피임약(1상성)	놀에치스테론 · 에치닐에스트라디올	오소 M-21, 루나벨		
	드로스피레논 · 에치닐에스트라디올	야즈		
난포 및 황체 호르몬 배합제	놀게스트렐 · 에치닐에스트라디올	프라노발		
자궁내막증 치료제	디에노게스트	디나게스트		성기 출혈
프로게스테론 제제(피임용 기구)	레보놀게스트렐 방출 자궁 내 피임 시스템	미래나		월경 이상
GnRH 작용제	부세렐린 아세테이트	스프레큐어, 스프레큐어 MP	위폐경 요법	골량 감소
	초산 나파레린	나사닐		
	류프로레린 초산염	류프린		

- 루나벨   1회 1정   1일 1회   21일간 투여, 7일간 휴약   ← 저용량 경구 피임약(1상성)
- 야즈   1회 1정   1일 1회   28일간 연속 투여(4일분의 위약 포함)   ← 저용량 경구 피임약(1상성)
- 디나게스트 정(1mg)   1회 1정   1일 2회   아침 · 저녁 식후   ← 자궁내막증 치료제

Px 처방 예 위폐경 요법

- 스프레큐어 점비액   1회 300μg   1일 3회   양쪽 비강에 분무   ← GnRH 작용제
- 나사닐 점비액   1회 200μg   1일 2회   한쪽 비강에 점비분무   ← GnRH 작용제
- 류프린 주(1.88mg/V)   1회 1.88mg   월 1회   피하 주   ← GnRH 작용제
- 스프레큐어 MP 주(1.8mg/V)   1회 1.8mg   월 1회   피하 주   ← GnRH 작용제

Px 처방 예 프로게스테론 제제

- 미래나를 자궁 내에 삽입
※ 원래 피임용 기구이기 때문에 자비 취급이 된다.

● 수술적 치료

- 보존 수술: 자궁내막증은 생식 연령의 여성에게 잘 발생하는데, 미래의 임신가능성 보존을 희망하는 사례가 많아 난소, 나팔관, 자궁을 보존하는 보존 수술이 이루어진다. 보존 수술은 자궁내막증 병소의 제거와 그것에 기인하는 유착 박리를 실시하여 수술 후 유착 방지책을 강구하여 임신성의 개선과 통증을 완화하는 것을 목적으로 한다. 최근 저침습적인 복강경으로 행해지는 경우가 많아지고 있다.
- 근치 수술: 자궁내막증에 의한 것으로 생각되는 심한 생리불순이나 골반 통증이 있고 미래의 시험관 아기에 대한 희망이 없는 증례에 대해서는 증상을 완전히 없애기 위해 자궁 적출과 난소 초콜릿 낭포나 더글러스와를 중심으로 한 침윤성 병변을 절제하는 근치 수술이 이루어진다.

자궁내막증의 병기·병태·중증도별 치료 순서도

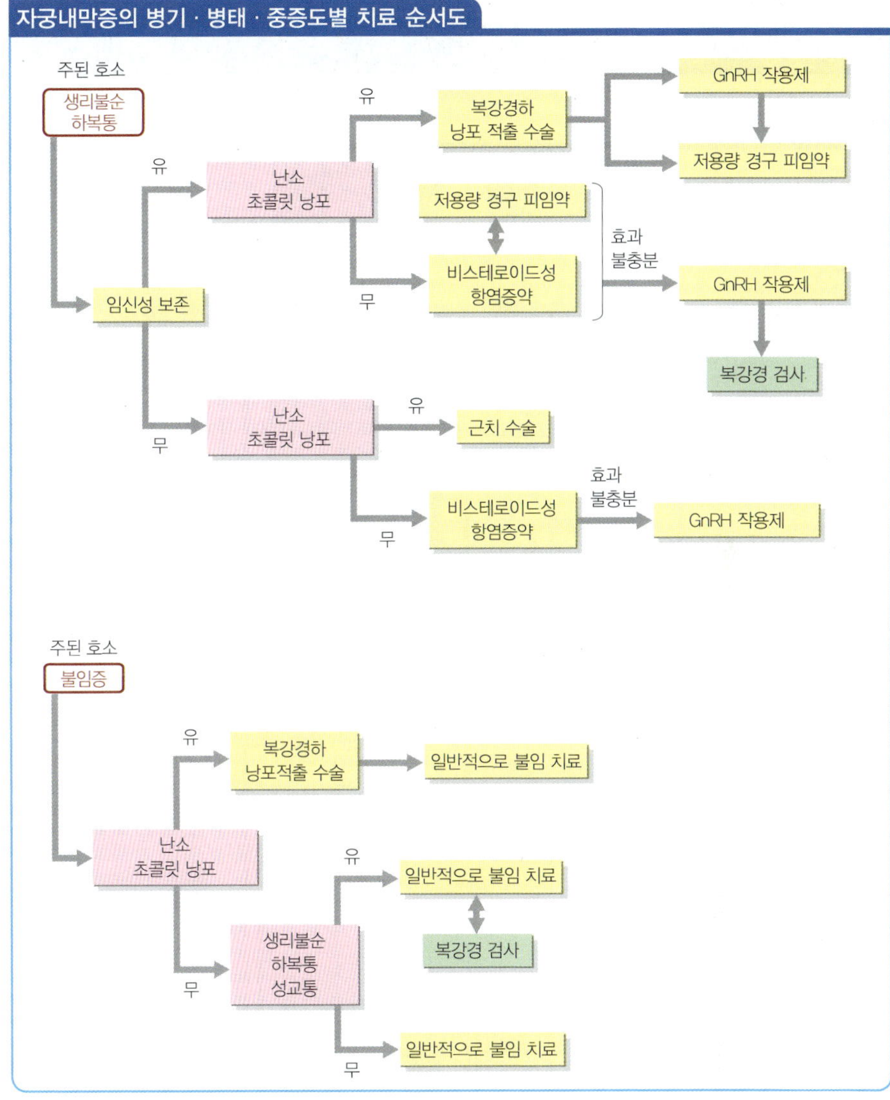
주된 호소
생리불순
하복통
유
난소
초콜릿 낭포
유
복강경하
낭포 적출 수술
GnRH 작용제
저용량 경구 피임약
저용량 경구 피임약
비스테로이드성
항염증약
무
효과
불충분
GnRH 작용제
복강경 검사
임신성 보존
무
난소
초콜릿 낭포
유
근치 수술
비스테로이드성
항염증약
무
효과
불충분
GnRH 작용제
주된 호소
불임증
유
복강경하
낭포적출 수술
일반적으로 불임 치료
난소
초콜릿 낭포
생리불순
하복통
성교통
무
유
일반적으로 불임 치료
복강경 검사
무
일반적으로 불임 치료

자궁내막증 환자의 간호

나가사와 노리코

간호 과정 순서도

관찰 항목 (OP)	간호 문제 (간호 진단)	간호 목표 (간호 성과)	간호 활동 (간호 중재)

병인
불명
병인의 가설: 생리혈의 나팔관 역류에 의한 복강 내로의 자궁내막 조직 이송, 자궁근층 내로의 자궁내막 조직 침입, 혈액, 림프액에 의한 자궁내막 조직 이송 등

신체적 문제
- 증상
  생리불순: 심한 하복통, 요통
  생리 시 이외의 증상: 하복통, 아랫배의 불편감, 요통, 배변 시 통증, 성교 시 통증
  생리과다에 의한 빈혈: 현기증, 심계항진, 호흡곤란, 불임증

- 약의 부작용
  갱년기 같은 증상: 얼굴 홍조, 현기증, 심계항진, 피로감 등

심리·사회적 문제
월경곤란증과 불임증에 따라 사회적 역할을 다하지 못한 것에 대한 불안이나 스트레스
불임증의 예후에 대한 불안
치료가 장기에 걸친 것에 대한 불안
자궁내막증에 대한 지식 부족

\# 자궁내막증이 악화된다.

\# 생리 시 강한 하복통, 요통이나 생리 때가 아닌 하복부의 둔통, 이질감, 배변 시 통증 등의 신체적 고통이 있다.

\# 성교 통증과 불임증 등의 성기능에 관한 문제가 있다.

\# 생리 시의 신체적 고통과 생리과다에 의한 빈혈, 약의 부작용 등에 따라 일상생활에 지장이 생길 가능성이 있다.

\# 약을 자체 조정해야 하는 것에 의한 효과적인 약리작용이 나타나지 않는다.

\# 강한 신체적 고통(생리불순)과 치료, 불임증의 예후 등에 대한 불안이 있다.

\# 아이가 없는 것에 대해 자존감이 저하될 가능성이 있다.

자궁내막증이 악화되지 않는다.

생리 시 및 생리 시 이외의 신체적 고통을 완화할 수 있다.

자기관리 부족이 일어나지 않는다.

약의 부작용이 완화된다.

정확한 약물 치료를 받기 위한 진료 행동을 취할 수 있다.

성교통이 완화된다.

임신할 수 있다.

환자·가족의 불안이 경감된다.

자존감이 저하되지 않는다.

자궁내막증에 관한 올바른 지식을 갖는다.

OP 경과 관찰 항목
자궁내막증의 병태
생리불순의 정도
생리 시 이외의 증상
빈혈의 정도
약의 효과
약의 부작용
임신의 여부
환자·가족의 불안
환자·가족의 질환에 대한 지식

TP 간호 치료 항목
통증이나 불편감이 완화
검사 지원
치료에 도움(약물 요법, 외과적 치료)
환자·가족의 불안을 완화하기 위한 지원

EP 환자 교육 항목
일상생활 지도
진찰 행동의 지도
복약 지도
자궁내막증의 지식 지도

- 자궁내막증의 주요 문제점은 생리불순과 불임이다. 생리불순은 강한 통증에 의한 일상생활에 지장을 일으키는 경우도 많아, 환자의 고통을 완화하기 위한 치료 지원 및 생활 지도가 필요하게 된다. 또한 임신을 원하는 환자에게 불임은 큰 문제이다. 환자의 배경을 파악하여 그 문제점을 제시하고 지원을 해나가는 것이 요구된다.
- 치료에는 약물 요법과 수술적 치료가 있다. 질환의 정도와 임신에 대한 희망, 환자의 나이 등에 따라 치료 방침이 결정된다. 약물 요법은 생리통을 완화하는 진통제 등에 의한 대증요법과 자궁내막 질환 자체를 치료하는 호르몬 요법이 있다. 특히 호르몬 요법은 부작용 때문에 환자가 치료에 잘 따르지 않는 경우가 있다. 환자에게는 치료의 목적, 내용, 일어날 수 있는 부작용에 대해 충분히 설명하고 약물 치료가 효과적으로 이루어지기 위한 지원이 필요하다. 또한 외과적 치료를 받는 경우에는 수술을 안전하게 받기 위하여 신체적 준비를 함께하고, 수술에 대한 환자의 불안이 완화될 수 있도록 지원한다.
- 생리불순이나 불임증에 따라 환자가 사회적 역할을 충분히 다하지 않음으로써 신체적 고통뿐만 아니라 불안과 자존감의 저하 등 정신적 고통을 느끼는 경우도 적지 않다. 환자와 가족의 심리·사회적 배경을 파악하고, 정신적 지원을 실시한다.

Step1 영향 평가	Step2 간호 초점	Step3 계획	Step4 실시	Step5 평가

정보 수집	평가 관점과 근거 · 잠재적 간호 문제
전신 상태 파악	자궁내막증의 문제점은 생리불순과 불임이다. 생리불순은 해마다 악화되어간다. 생리 시, 통증을 자각하게 되고 나서 어느 정도의 기간이 지났는지를 파악하는 것은 자궁내막증이 발병하고 나서의 시간을 짐작하는 데 도움이 된다. 또한 진행된 자궁내막증은 생리 시 이외에도 골반강 내의 유착에 의한 하복통과 불쾌감, 배변통, 성교통 등의 고통이 있는 경우가 많기 때문에 그 유무나 정도도 파악한다. 아이를 희망하는 연령대에게는 불임도 큰 문제이다. 불임증의 기간 및 환자 나이는 치료 방침에도 관여하기 때문에 중요한 정보이다. 또한 환자의 심리·사회적 배경도 환자가 가지는 문제점을 아는 데 중요하므로 정확하게 파악한다. • 자궁내막증은 그 호발 연령이 여성의 라이프사이클 속에서의 성숙기, 즉 임신·출산 가능기나 사회적 역할에서 중요한 시기와 일치하기 때문에 신체적 문제 외에도 다양한 사회적 문제를 야기하기 쉽다. • 자궁내막증의 치료 방침은 그 병태에 의한 것뿐만 아니라 임신을 원하는지의 여부와 폐경이 가까운지의 여부 등에도 영향을 받는다. • 자궁내막증의 확정 진단은 복강경에 의한 자궁·난소 시각적 진단이 필요하지만 신체적 침습성이 높은 검사이므로, 진단을 위해 처음에 하는 경우는 드물다. 문진 및 내진, 초음파 검사, CT 검사, MRI 검사 등으로 임상 진단하여 치료를 시작하는 경우가 많다. • 증상에 대한 자세한 내용은 다음 항목 참조. 🔍 잠재적 간호 문제 : 생리통이 일상생활에 미치는 영향/강한 신체적 고통(생리불순) 및 치료, 불임증의 예후 등에 대한 불안
생리불순의 정도 및 생리 시 이외의 통증 정도 관찰	생리불순의 정도 및 생리 시 이외의 증상을 파악한다. 이러한 증상은 자궁내막증의 진행도와 일치하는 경우가 많다. 또한 통증 부위나 월경 시 이외의 증상은 자궁내막증의 발병 부위를 추측하는 데 필요한 정보이다. • 자궁근층 내에 발생하는 자궁내막증을 자궁선근증이라 한다. 자궁선근증은 근층 내에 월경주기와 함께 출혈이 일어나기 때문에 생리통이 매우 심한 경우가 많다. 또한 반복되는 출혈에 따라 자궁근층이 종대화되고, 따라서 자궁내막의 표면적이 넓어져 생리 시 자궁강 내의 내막 박리 면도 커지고 생리과다가 되기 쉽다. • 난소 내에 자궁내막증이 발생한 것을 초콜릿 낭포라고 한다. 초콜릿 낭포는 난소가 커져 주변 조직에 물리적 압박이나 골반강 내의 유착 등을 발생시켜 생리 시 이외에도 하복통이 발생하는 경우가 있다.

74
자궁내막증

	• 난관 내에서의 자궁내막증의 발생은 나팔관의 폐색을 일으키고 높은 빈도로 불임증을 야기한다. • 더글라스와의 자궁내막증은 자궁과 직장의 유착을 일으키고, 배변통과 성교통을 일으킨다. • 장관과 방광 내에서의 자궁내막증은 생리 시에 혈변과 혈뇨를 일으킨다. 또한 폐에서의 자궁내막증은 생리 시에 혈청 분비물이 나온다. 이러한 내막증은 빈도는 낮다. 🔍 잠재적 간호 문제 : 생리 시의 심한 하복통, 요통과 생리 시 이외의 하복부의 둔통, 불편감, 배변통 등의 신체적 고통/성교통이나 불임증 등의 성기능에 관한 문제/생리 시의 신체적 고통이나 생리과다에 의한 빈혈 등에 의한 일상생활에 지장을 일으킬 가능성/심한 신체적 고통(생리불순)과 치료, 불임증의 예후 등에 대한 불안/아이를 낳을 수 없는 것에 대한 자존감이 저하될 가능성
불임 내역 파악	자궁내막증 환자가 모두 불임증인 것은 아니다. 그러나 반대로 여러 가지 불임증의 검사를 해도 원인을 찾지 못하고, 결과적으로 자궁내막증이라는 진단을 받는 경우도 있다. 난관의 내막증으로 나팔관 유착에 의한 폐색이나 난자의 운반 기능에 장애가 있거나 난소의 장애로 배란 장애가 일어나거나, 염증성의 변화 등으로 수정에 문제가 생기는 경우 등이 그 원인으로 알려져 있다. • 환자의 연령이나 불임력의 기간에 따라 치료 방침이 다르다. • 불임 치료 경력이 있는 경우 그 내용을 파악한다. 효과가 오르지 않는 치료 내용이면 보다 적극적인 치료를 할 필요성이 있다. • 불임 치료 경력이 길고, 환자의 나이가 고령인 경우에는 보다 적극적인 불임 치료(외과적 치료, 체외 수정 등)가 선택된다. 🔍 잠재적 간호 문제 : 불임증의 예후 등에 대한 불안/아이를 낳을 수 없는 것에 대해 자존감이 저하될 가능성
치료 방침의 파악	환자의 나이, 자궁내막증의 진행 정도, 아이의 희망의 유무 등에 따라 치료 방침이 정해진다. 환자의 배경을 파악하여 치료 방침을 이해하고 치료가 효과적으로 이루어지기 위한 지원이 필요하게 된다. • 자연 임신하는 경우도 있으므로, 질환의 진행 정도가 낮은 경우나, 환자의 나이가 젊고, 임신 가능 기간에 여유가 있는 경우에는 대기 요법이라고 해서 수정의 타이밍 지도를 하는 것만으로 별다른 치료를 하지 않는 경우도 있다. • 치료에는 약물 요법과 수술적 치료로 두 가지가 있다. 환자의 배경과 진행 정도에 따라 단독으로 수행하거나 병용하여 수행하기도 한다. • 약물 요법에는 진통제에 의한 대증요법과 호르몬 요법이 있다. 진통제는 생리통증의 컨트롤에 사용되는데, 자궁내막증의 근본적인 치료는 되지 않는다. 호르몬 요법에는 배란을 억제하는 방법과 생리 자체를 정지시키는 방법이 있다. • 불임 기간이 긴 경우나, 환자의 연령이 높고 임신 가능 기간이 짧은 경우에는 체외 수정* 등의 적극적인 치료가 취해지는 경우가 많다. 이 경우에도 자궁 환경이 나쁘면 착상 장애가 일어나고, 체외 수정의 성공률이 낮아지므로 자궁내막증의 진행 정도에 따라 체외 수정 전에 수술 치료에 의한 유착 박리 및 병변부 절제술, 호르몬제의 약물 요법으로 자궁내막증의 치료를 할 수도 있다. *체외 수정이 기술적으로 곤란했던 시대에는 나팔관 인자에 의한 불임에 나팔관 형성술이나 나팔관 내 유착 박리술 등이 이루어졌지만, 자궁 외 임신의 위험이 높아지는 문제가 있었다. 현재는 체외 수정 기술이 발달하였기 때문에 체외 수정을 적극적으로 선택하는 경우가 많다. 그러나 체외 수정은 보험 외 진료이기 때문에 고액의 의료비가 드는 것, 다태 임신의 위험이 높아지는 것 등도 환자·가족에게 충분히 설명하고 동의를 받을 필요가 있다.

	• 수술적 치료는 복강경 수술과 개복 수술이 있다. 신체적 침습도의 영향은 복강경 수술이 낮지만 증상이 진행되어 유착이 심하고, 광범위하게 내막증이 있는 경우에는 개복 수술을 선택하는 경우가 많다. 🔍 잠재적 간호 문제 : 약을 자체 조정하여 효과적인 약리작용이 나타나지 않는다./치료, 불임증의 예후 등에 대한 불안
약의 부작용 관찰	호르몬 치료는 그 종류에 따라 부작용이 발생할 수 있다. 약의 부작용은 치료를 위한 준수사항의 비준수를 일으키는 경우가 있다. • 배란 억제제로 사용되는 약(저용량 경구 피임약)은 장기간 사용으로 비만, 혈전증을 일으킬 수 있다. • 디에노게스트나 GnRH 작용제는 갱년기 비슷한 증상을 일으키는 경우가 있다. 🔍 잠재적 간호 문제 : 약을 자체 조정하여 효과적인 약리작용이 나타나지 않는다.
환자 · 가족의 심리 · 사회적 측면 파악	환자는 생리불순이나 불임증에 따라 사회적 역할을 다하지 않는 것에 대한 불안과 자존감이 저하되는 경우가 있다. 환자의 사회적 배경과 심리 상태를 파악하고 정신적 지원을 해나가는 것이 필요하다. • 불임 기간이 길어지면 자존감이 저하되기 쉽다. • 임신 · 출산에 대한 과도한 기대는 환자에게 심한 스트레스가 된다. • 사회적 역할에 대한 책임감의 강도는 환자 심신에 부담을 증가시킬 가능성이 있다. 🔍 잠재적 간호 문제 : 불임의 예후 등에 대한 불안/아이를 낳을 수 없는 것에 대해 자존감이 저하될 가능성

Step1 영향 평가　Step2 간호 초점　Step3 계획　Step4 실시　Step5 평가

간호 문제 리스트

#1 생리 시의 심한 하복통, 요통이나 생리 시 이외의 하복부 둔통, 위화감, 배변통 등의 신체적 고통이 있다(인지-지각 패턴).

#2 성교통과 불임 등의 성기능 문제가 있다(성-생식 패턴).

#3 생리 시의 신체적 고통과 생리과다에 의한 빈혈, 약의 부작용 등 때문에 일상생활에 지장이 생길 가능성이 있다(활동-운동 패턴).

#4 약을 임의 조정하여 효과적인 약리작용이 나타나지 않는다(건강 지각-건강관리 패턴).

#5 강한 신체적 고통(생리불순) 및 치료, 불임의 예후 등에 대한 불안이 있다(자기인식 패턴).

#6 아이를 낳을 수 없는 것에 대해 자존감이 저하될 가능성이 있다(자기인식 패턴).

간호의 우선순위 지침

• 자궁내막증의 문제점은 주로 생리불순과 불임증으로 두 가지이다. 생리불순에 관해서는, 참기 어려운 고통으로 일상생활에 지장이 발생하는 경우도 적지 않다. 통증 조절을 위한 지원이 중요하다.

• 또한 임신을 원하는 환자에게 불임은 심리적 부담도 크다. 환자 · 가족의 심리 · 사회적 배경을 파악하여 정신적 지원을 하는 것도 요구된다.

• 자궁내막증 치료의 기본은 약물 치료와 외과적 치료로 두 가지이지만, 이루어지는 치료 내용은 자궁내막증 병태와 임신의 희망 여부 등 환자의 배경에 따라 다르다. 의사의 치료 방침을 파악하여 그것이 효과적으로 이루어지기 위한 지원도 실시한다. 간호의 우선순위는 신체적 고통의 정도나 치료 방침, 환자의 배경에 따라 다르므로 이들을 충분히 파악하고 지원하는 것이 중요하다.

1 간호 문제	**간호 진단**	**간호 목표(간호 성과)**
#1 생리 시 심한 하복통, 요통이나 생리 시 이외의 하복부의 둔통, 불편감, 배변통 등의 신체적 고통이 있다.	만성 통증 **관련 요인:** 만성 신체적 장애 **진단 지표** □ 말 또는 신호에 의한 통증 호소, 보호적 행동, 괴로운 얼굴 표정, 초조감(안절부절), 자신에의 주의 집중, 안정되지 않음(들썩들썩), 우울증 □ 이전의 활동을 계속할 능력의 변화	〈장기 목표〉 자궁내막증이 회복되고 생리불순 및 기타 신체적 고통이 개선된다. 〈단기 목표〉 1) 통증을 완화한다. 2) 자신의 신체적 고통을 상대에게 제대로 전달할 수 있다.

간호 계획

OP 경과 관찰 항목

- 자궁내막증의 병태(부위와 정도)를 파악한다.

- 생리 시의 하복통, 요통의 출현 시기와 정도를 파악한다.

- 생리 시 이외의 하복통, 이질감의 유무와 정도를 파악한다.

- 배변통, 성교통의 유무와 정도를 파악한다.

TP 간호 치료 항목

- 자궁내막증의 진단을 하기 위한 검사를 지원한다.

중재 포인트와 근거

➡병소 부위(자궁, 난소, 골반강 등) 및 진행 정도를 정확하게 평가한다. `근거` 자궁내막증이 존재하는 부위에 따라 통증 부위가 다르다. 또한 자궁내막증의 진행도는 4기로 분류되는데 그 병기에 따라서도 통증의 정도가 다르다. 자궁내막증의 병태를 아는 것으로 환자의 통증 정도나 부위를 파악할 수 있다.

➡어느 시기(시작 전, 시작 직후, 2일째 이후, 가장 경혈량이 많은 시기 등)에 어느 정도(완화되는지 여부)의 증상이 나타나는가를 파악한다. `근거` 진통제를 사용하는 지표가 된다.

➡증상의 출현 시기, 계기, 완화되는지 여부 등을 파악한다. `근거` 생리 시 이외의 하복통이나 이질감은 자궁내막증에 따라 골반강 내의 유착에 의한 것이 많으므로 그 정도에 따라 자궁내막증의 진행도를 아는 지표가 된다. 또한 증상이 출현하는 구체적인 계기(성교 시, 배뇨 시 등)를 아는 것으로 병소 부위를 짐작할 수 있다.

➡매번인지 생리 주기와 관계가 있는지 등을 파악한다. `근거` 배변통이나 성교통은 더글라스와가 유착되어 있으면 발생한다. 배변통, 성교통의 정도는 그 유착의 정도의 지표가 된다. 또한 유착이 진행되고 있으면 증상이 항상 나타나는 경우가 많아진다. 경도의 경우는 생리 시에 골반강 내에 울혈이 생겼을 때만 배변통이 있거나 성교통도 체위에 따라 달라진다.

➡환자에게 검사의 목적, 방법에 대하여 이해하기 쉽게 설명한다. 또한 검사가 원활하게 이루어지기 위해 환자의 신체적 준비와 필요 물품의 준비를 한다. `근거` 자궁내막증의 정확한 진단에는 복강경에 의한 직시하 진단이 필요하지만 신체적 침습의 영향이 높기 때문에 일반적으로는 경복적·경질적 초음파 검사와 내진, 종양 표지자(CA 125), CT 검사, MRI 검사가 이루어진다. 이러한 검사의 신체적 침습도는 낮은데 환자는 검사에 대하여 불안을 갖고 있는 경우가 많다. 설명을 함으로써 불안을 완화하게 하면 검사가 이루어지기 쉬워진다. 그리고 준비를 하여 검사가 단시간에 종료되도록 하는 것에 따라 환자의 심신의 고통을 완화할 수 있다.

• 의사의 지시에 따라 진통제를 투여한다.

➡ 용법, 용량을 정확하게 투여한다. 그리고 환자 자신에게도 그 사용방법을 지도한다. 　근거　진통제에는 극약성분을 포함한 것도 있으므로 투여량에 주의한다. 또한 의사의 지시에 따라 용량, 용법의 효과를 바르게 평가하기 위해서도 정확하게 투여한다.

• 통증을 완화하는 체위를 연구한다.

➡ 심스 자세 및 세미 파울러 자세 등의 체위를 선호한다. 　근거　복부 근육 긴장을 완화함으로써 통증이 완화된다.

• 하복부나 허리의 온찜질을 실시한다.

➡ 화상을 일으키지 않도록 주의한다. 환자 자신에게도 보온방법을 지도한다. 　근거　하복부와 허리를 따뜻하게 하여 혈액 순환을 촉진하고, 자궁 충혈에 의한 통증을 완화한다.

• 변비 예방을 지도한다.

➡ 배변 시간을 정해 화장실에 가는 습관을 들일 것(아침이 위–대장 반사가 일어나기 쉬워 효과적이다)과 섬유질의 섭취 등의 식사 지도를 실시한다. 　근거　변비는 골반 울혈을 일으키는 하복통을 강화시킨다. 또한 변비로 변이 딱딱해진 배설은 배변 통증을 심화시킨다.

• 규칙적인 리듬의 생활을 지도한다.

➡ 식사, 수면 등의 기본적인 생활 리듬을 정돈하도록 지도한다. 　근거　규칙적인 생활은 호르몬 밸런스를 정돈하고 생리주기를 정돈하는 데 도움이 되고, 생리 주기를 정돈하여 통증 조절의 타이밍을 자기 조정하기 쉬워진다.

• 신체적 고통의 정도나 부위를 환자가 표현할 수 있도록 지도한다.

➡ 구체적인 표현방법을 지도한다. 　근거　환자의 신체적인 고통을 상대에게 제대로 전달함으로써 적절한 조치를 받을 수 있다.

2 간호 문제	간호 진단	간호 목표(간호 성과)
#2 성교통과 불임증 등의 성기능에 관한 문제가 있다.	비효과적 성적 패턴 **관련 요인:** 건강에 관련된 변화, 신체적 기능과 신체 구조의 변화, 질환이나 의료와 관련해 그 밖에 취해야 할 반응에 대한 지식의 부족, 기술 부족 **진단 지표** □ 성적 행동/활동의 어려움을 호소 □ 성적 행동/활동의 변화 호소 □ 성적 행동/활동의 한계 호소	〈장기 목표〉 자궁내막증이 개선되고 성교통을 완화하고, 아이를 원할 경우 임신할 수 있다. 〈단기 목표〉 1) 성교통을 완화한다. 2) 성교통에 대한 불쾌감을 파트너에게 전할 수 있다. 3) 불임의 개선을 목적으로 한 치료를 받을 수 있다.

간호 계획	중재 포인트와 근거
 • 자궁내막증의 병태(부위나 진행 정도)를 파악한다. • 성교통의 유무와 정도를 파악한다.	➡ 병소 부위(자궁, 난소, 골반강 등) 및 진행 정도를 파악한다. 　근거　불임증은 부위나 그 진행 정도에 따라서 치료 방침이 결정된다. ➡ 매번인지, 성교 체위에 관계가 있는 것인지 등을 파악한다. 　근거　더글러스와에 자궁내막증이 있고 유착이 있으면 성교통이 일어나기 쉽다. 성교통의 유무나 정도는 더글러스와의 내막증의 존재나 유착의 정도를 알 수 있는 지표가 된다. 또한 유착이 진행되면 항상 성교통을 수반하지만 가벼운 경우에는 체위로 줄일 수도 있다.

74 자궁내막증

- 불임 기간과 환자의 나이를 파악한다.

⊃ 불임 기간 및 환자의 연령에서 남아 있는 임신 가능 기간을 파악한다. **근거** 자궁내막증 환자가 모두 불임이 되는 것은 아니다. 그 병기에 따라서는 자연 임신을 기대할 수도 있기 때문에. 불임 기간(임신을 기대했던 성적 행동을 하고 나서 기간이 짧은 경우)이나 자궁내막증의 진행 정도에 따라서 대기 요법이라고 하는 자연 임신을 기다리는 경우도 있다. 그러나 불임 기간이 길거나 환자의 연령이 많고, 임신 가능 기간이 짧은 경우 등은 수술적 치료나 체외 수정 등 적극적인 치료를 하는 경우가 많기 때문에. 불임 기간과 환자의 나이는 치료 방침에 영향을 준다.

 간호 치료 항목

- 자궁내막증의 진단을 위한 검사를 지원한다.
- 불임증 검사를 지원한다.

⊃ '간호 문제 #1'에 준하여 실시한다.

⊃ 환자에게 목적, 방법에 대해 충분히 설명한다. 또한 검사가 원활하게 진행되도록 필요 물품을 정돈한다. **근거** 불임증의 검사는 자궁 나팔관 조영 등 신체적 고통을 수반하는 것도 있다. 따라서 충분한 설명과 검사가 단시간에 끝나기 때문에 준비를 하여 환자의 심신의 고통을 완화한다. 그에 따른 환자의 협조를 얻어, 검사도 정확하고 원활하게 할 수 있다.

- 불임증의 치료 방침을 파악하고 치료가 효과적으로 수행되도록 지원한다.

⊃ 불임증의 치료 방침은 대기 요법(자연 임신 기대), 약물 요법, 수술 치료의 세 가지로 나뉜다. 그 치료 방침을 파악한다. **근거** 불임증의 정도에 따라서 치료 방침이 다르고, 지원 내용도 바뀌므로 그 치료 방침을 정확히 파악한다.

- 대기 요법을 지원한다.

⊃ 환자 대기 요법의 목적. 내용 등 구체적인 방법을 지도한다. 환자에 따라서는 임신을 기대한 끝에 그 치료 방침에 불만을 가지는 경우도 있으므로, 의사의 치료 방침을 알기 쉽게 설명한다. 또한 자연 임신을 하기 위한 수정의 타이밍법을 실시해야 하는데, 기초 체온의 측정방법과 측정 결과의 판독방법(배란 시기의 파악방법) 배란 시기의 자궁경부 점액의 관찰방법 등을 지도한다. **근거** 자궁내막증 환자 모두 불임이 되는 것은 아니고, 그 병기와 불임 기간에 따라 충분히 자연 임신을 기대할 수 있다.

- 약물 요법을 지원한다.

⊃ 약물 요법에는 복용과 주사에 의한 것이 있다. 치료의 내용에 따라. 목적, 내용. 발생 가능한 부작용 등을 설명하고 효과가 정확히 이루어지도록 지원한다. **근거** 자궁내막증의 약물 요법은 기간이 길기 때문에 환자가 그 치료 방침이나 내용을 충분히 이해하지 않으면 치료에 잘 따르지 않을 수 있다.

- 외과적 치료를 지원한다.

⊃ 병태와 수술 목적에 따라 수술식이 개복인지 복강경하인지가 다르다. 수술식에 맞는 신체 준비를 갖추도록 지원한다. 또한 환자 · 가족이 수술의 목적, 방법, 수술 전 준비의 내용을 이해하고 있는지 확인하면서 의사와 함께 충분한 설명을 한다. **근거** 개복 수술과 복강경하 수술은 수술에 의한 신체적 침습이 크게 다르기 때문에 그 수술식에 맞는 수술 전 준비가 필요하다.

- 성교통을 완화하기 위한 지도를 실시한다.

➡ 성교통이 일어나는 이유와 성교 시의 주의사항(너무 깊게 삽입하지 않는 등 위험한 행위는 하지 않는다)에 대해 파트너와 함께 설명한다. 또한 설명 시 개인 정보가 지켜질 수 있도록 배려한다. 근거 성교통의 원인과 대처법에 대해 앎으로써 불안을 완화한다. 또한 파트너도 함께 지도하여 교육 효과를 높인다.

- 검사와 치료에 대한 불안을 표출할 수 있도록 지도한다.

➡ 구체적인 표현방법을 지도한다. 또한 의료자는 환자가 불안하게 느끼기 쉬운 내용에 대하여 불안이 없는가를 유도하는 질문을 하거나 묻기 어렵다고 생각되는 내용은 질문을 받기 전에 설명하는 등의 배려를 한다. 성적 취향에 대한 질문이기 때문에, 문진·상담 시에는 개인 정보 보호에 충분히 배려할 수 있는 환경을 마련한다. 근거 불안을 표출하는 것으로, 그것을 해결할 수 있고 검사 및 치료에 대한 이해를 얻기 쉬워진다.

- 규칙적인 생활 리듬을 갖도록 지도한다.

➡ 식사, 수면 등의 기본적인 생활 리듬을 정돈하도록 지도한다. 근거 규칙적인 생활은 호르몬 균형을 정돈해 생리주기를 정돈하는 데 도움이 되고, 이에 따라 불임 검사가 쉬워지거나 수정의 타이밍도 얻기 쉬워진다.

3 간호 문제	간호 진단	간호 목표(간호 성과)
#3 생리 시의 신체적 고통과 생리과다에 의한 빈혈, 약물의 부작용 등 때문에 일상생활에 지장이 발생할 수 있다.	활동내성 저하 위험 상태 **위험 요인:** 활동 저항력 저하의 기왕력, 체력을 감소시키는 상태	〈장기 목표〉 신체적 고통을 완화하고 일상생활에 지장이 없다. 〈단기 목표〉 1) 생리 시의 통증을 완화할 수 있다. 2) 빈혈이 개선된다. 3) 약물의 부작용을 제어할 수 있다.

간호 계획	중재 포인트와 근거
OP 경과 관찰 항목	

- 생리 시 하복통, 요통의 정도를 파악한다.

➡ 진통제로 조절 가능 여부를 파악한다. 근거 생리 시의 신체적 고통이 진통제로 제어됨으로써 일상생활에 지장이 생기지 않는다.

- 빈혈의 정도를 파악한다.

➡ 혈액 데이터(혈색소 수치, 혈소판 값(Hct))에 의한 빈혈의 객관적 정도나 호흡곤란, 현기증, 심계항진 등의 자각 증상을 파악한다. 근거 빈혈의 진행 정도에 따라 일상생활에 미치는 영향이 다르다.

- 약물 요법의 부작용의 증상과 정도

➡ 증상의 강도, 출현 시기에 주의한다. 근거 부작용의 정도에 따라 사용되는 약물이 변경되는 경우가 있다.

- 부족한 자기관리의 내용을 명확하게 한다.

➡ 일상생활에 지장을 주는 내용을 파악한다. 근거 자기관리의 부족 항목을 명확하게 함으로 지원 내용을 밝힐 수 있다.

TP 간호 치료 항목

- 빈혈 검사를 지원한다.

➡ 검사 목적을 설명한다. 또한 검사가 원활하게 이루어지도록 준비를 정돈한다. 근거 검사 목적을 환자가 이해해 불필요한 불안을 갖지 않는다.

- 통증 조절을 위한 진통제의 사용방법에 대해 지도한다.

➲통증이 나타난 시기나 정도에 따라 그 사용방법을 구체적으로 지도한다. 또한 진통제의 약리작용에 대해 설명하고 올바른 사용방법을 지도한다. 근거 환자 통증 패턴에 맞는 적절한 진통제의 사용방법을 지도하여 일상생활에 지장을 최소화할 수 있다. 또한 환자 중에는 진통제 중독을 걱정하고 자기 판단으로 사용하지 않기도 한다. 올바른 사용방법에 따라 그 가능성은 낮아지는 것을 설명하고, 이해함으로써 불필요한 통증을 참는 것을 피할 수 있다.

- 약의 부작용에 대해 지도한다.

➲나타나기 쉬운 부작용이나 즉시 보고해야 하는 부작용에 대해 지도한다. 근거 부작용에 대해 올바른 지식을 알아 불안을 완화하고 필요 이상으로 자기관리가 부족하지 않다.

※ 자궁내막증의 약물 요법은 호르몬 균형에 작용하는 약리 효과를 기대하기 위해 투약 초기에는 부작용이 나타나는 경우가 많지만, 조금씩 몸이 적응하고 부작용이 완화되는 경우도 많다.

- 빈혈에 대한 식사 지도를 한다.

➲철분과 단백질의 균형 잡힌 식사를 섭취할 수 있도록 구체적으로 설명한다. 근거 생리과다에 따른 빈혈을 개선하고 빈혈 증상을 완화한다.

- 일상생활에 지장이 생기는 경우 지원을 받을 수 있도록 가족에 대해서도 질환에 대해 설명한다(가족이 있는 경우).

➲가족에게도 질환의 병태와 치료 내용에 대해 구체적으로 알기 쉽게 설명한다. 근거 가족의 지원을 받게 됨으로써, 자기관리가 부족하지 않다.

4 간호 문제	간호 진단	간호 목표(간호 성과)
#4 약을 자체 조정하여 효과적인 약리작용이 나타나지 않는다.	비준수 **관련 요인:** 계획된 치료 행동에 관련된 지식과 기술, 약물의 부작용 **진단 지표** □ 증상 악화 현상 □ 개선되지 않는다. □ 객관적인 검사 성적(약물의 혈중 농도)	〈장기 목표〉 지시된 약물 요법을 준수한다. 〈단기 목표〉 1) 약물 요법의 목적 · 효과를 이해할 수 있다. 2) 약물에 의한 불쾌감을 표현할 수 있고, 적절한 지원을 받을 수 있다. 3) 복약 행동을 잘 지키지 않는 이유를 말할 수 있다.

간호 계획	중재 포인트와 근거
 - 생리 상태를 파악한다.	➲생리가 중지되었거나 생리 시 통증이 완화되거나 경혈량이 감소하고 있는지 등을 파악한다. 근거 디에노게스트, GnRH 작용제의 경우, 약물을 정확하게 투여(비강 또는 피하 주사)하고 있으면 생리가 멈춘다. 또한 알약 복용의 경우는 생리 시 통증이 완화되거나 경혈량이 감소한다.
- 약물 요법의 부작용의 증상과 정도	➲자궁내막증의 약물 치료는 호르몬 요법이다. 따라서 투여 초기에는 체내 호르몬의 균형이 무너지고, 두통, 현기증, 구역질 · 구토, 피로감 등의 부작용 증상이 나타날 수 있다. 증상의 강도, 출현 시기에 주의한다. 근거 부작용 때문에 불편감이 강하기 때문에 약물을 임의 조정하는 경우가 있다. 또한 부작용의 강도에 따라 치료 방침의 변경이 필요할 수 있다.

• 자궁내막증의 병태를 이해하고 있는가?

⬛TP 간호 치료 항목
• 부작용을 완화한다.

• 약물 치료를 지킬 수 없는 이유에 대해 표출할 수 있도록 지원한다.

⬛EP 환자 교육 항목
• 약물 요법의 필요성에 대하여 지도한다.

➡자궁내막증에 대한 올바른 지식을 가지고 있는가?　근거 잘못된 정보에 따라 자궁내막증에 대하여 바르게 이해하지 못하면 치료의 필요성을 인식할 수 없다.

➡일어나고 있는 부작용을 명확히 하고, 그를 완화시킨다.　근거 부작용을 완화함에 따라 약물 요법의 비준수를 방지한다.
➡개인 정보 보호를 배려하고 표출하기 쉬운 환경을 정돈한다.　근거 이유를 알고 적절한 중재를 할 수 있다.

➡자궁내막증의 치료 중 약물 요법의 중요성에 대해 설명한다.　근거 자궁내막증에 대한 지식이 잘못되면 치료의 필요성을 인식하지 못하고 약물 치료를 임의 중단해 버리는 경우가 있다.

5 간호 문제	간호 진단	간호 목표(간호 성과)
#5 강한 신체적 고통(생리불순) 및 치료, 불임의 예후 등에 대한 불안이 있다.	**불안** **관련 요인:** 인생의 중요한 목표 및 가치관에 대한 무의식의 갈등, 건강 증상에 대한 위협, 또는 건강 상태의 변화 **진단 지표** ☐ 고뇌한다. ☐ 무섭다. ☐ 특정할 수 없는 결과에 대한 두려움	〈장기 목표〉 불안이 완화한다. 〈단기 목표〉 1) 불안의 내용을 표출할 수 있다. 2) 자궁내막증에 대한 올바른 지식을 얻는다.

간호 계획	중재 포인트와 근거
⬛OP 경과 관찰 항목 • 불안의 내용과 변화를 안다. ⬛TP 간호 치료 항목 • 환자가 불안을 호소할 수 있도록 환경을 정돈한다. ⬛EP 환자 교육 항목 • 불안의 내용을 환자가 표현할 수 있도록 지도한다. • 자궁내막증에 대한 올바른 지식을 지도한다.	➡구체적인 내용을 파악한다.　근거 불안의 내용을 적용한 중재를 한다. ➡프라이버시를 지킬 수 있도록 한다.　근거 주위에 거리낌 없이 불안을 표출할 수 있다. ➡표현방법을 지도한다.　근거 각자의 불안을 상대에게 제대로 전달함으로써 적절한 대처 행동을 할 수 있다. ➡환자의 자궁내막증에 대한 이해 정도를 안다. 근거 올바른 지식을 얻기 위한 불필요한 불안을 갖지 않는다.

<table>
<tr><td>6 간호 문제</td><td>간호 진단</td><td>간호 목표(간호 성과)</td></tr>
<tr><td>#6 아이를 낳을 수 없는 것에 대해 자존감이 저하될 가능성이 있다.</td><td>자존감 상황적 저하 위험 상태
위험 요인: 신체 질환</td><td>〈장기 목표〉 자존감이 저하되지 않는다.
〈단기 목표〉 1) 아이를 낳을 수 없다는 것에 대한 감정을 상대에게 전할 수 있다. 2) 자존감의 저하가 일어나지 않기 때문에 중재를 받을 수 있다.</td></tr>
</table>

<table>
<tr><td>간호 계획</td><td>중재 포인트와 근거</td></tr>
<tr><td>

OP 경과 관찰 항목

• 불임 기간을 파악한다.

• 아이를 낳을 수 없는 것에 대한 감정의 상태를 안다.
</td><td>

◉ 결혼 연령, 불임 기간, 치료 경력 등을 파악한다.
[근거] 불임 치료 경력이 길수록 자존감의 저하가 시작되기 쉽다.

◉ 특히 자기 부정의 감정이 일어나고 있지 않은지를 관찰한다. [근거] 자기 부정의 감정에서 자존감 저하로 이어진다.
</td></tr>
<tr><td>

TP 간호 치료 항목

• 환자의 기분을 경청한다.

• 감정을 표출하기 쉬운 환경으로 정돈한다.

• 환자의 심리적 지원을 할 수 있는 중요 인물을 파악하고 그 주요 인물에게 환자를 지원할 수 있도록 조언한다.
</td><td>

◉ 환자들이 감정을 표출하기 쉽게 말을 하게 한다. [근거] 기분을 이야기함으로써 환자 스스로가 마음을 정리하고 코핑을 촉진하는 것으로 이어지는 경우가 있다.

◉ 개인 정보를 지킬 수 있게 환경을 정돈한다.
[근거] 주위에 신경 쓰지 않고 감정을 표현할 수 있다.

◉ 주요 인물을 정확하게 파악한다. 심리적 지원을 요구할 수 있는 내용에 따라 중요 인물이 다른 경우가 있다. 환자의 심리 상태를 평가하고 적절한 주요 인물을 파악한다. [근거] 적절한 주요 인물의 존재는 환자의 스트레스 코핑을 촉진하고 자존감 저하를 방지한다.
</td></tr>
<tr><td>

EP 환자 교육 항목

• 불임 치료를 설명한다.
</td><td>

◉ 환자가 이해할 수 있도록 알기 쉽게 한다. [근거] 불임 치료에 대해 이해하게 하여 불안을 완화하고 자존감의 저하를 방지한다.
</td></tr>
</table>

Step1 영향 평가 ▶ Step2 간호 초점 ▶ Step3 계획 ▶ **Step4 실시** ▶ Step5 평가

병기 · 병태 · 중증도별 관리 포인트

자궁내막증은 진행 정도에 따라 4기로 나뉜다.

【제1기(미세 병변)】 이 시기는 생리통도 경도로 나타나 환자도 모르는 경우가 많다. 원인 불명의 불임으로 검사 목적의 복강경 검사를 실시할 때 발견되는 경우가 많다. 약물 요법을 하는 경우는 적고, 불임증에 관해서도 타이밍법을 지도하는 등에 의한 자연 임신을 기다리는 대기 요법인 경우가 많다. 환자에 자궁내막증에 대한 올바른 지식을 얻을 수 있도록 돕고 불필요한 불안을 갖지 않도록 지원한다.

【제2기(경증)】 생리통이 조금씩 심해진다. 유착은 별로 보이지 않기 때문에 생리 시 이외에는 증상이 없는 경우가 많다. 생리통은 진통제 등을 사용하여 통증 제어를 하고, 일상생활에 지장이 생기지 않도록 지원한다. 호르몬제에 의한 약물 요법을 하는 경우에는 그 목적, 내용, 발생 가능한 부작용에 대해 설명하고 치료가 중단되는 일 없이 효과적으로 진행될 수 있도록 지원한다.

【제3기(중등증)】 골반 장기의 유착이 일어나, 생리 시 이외도 하복통이나 불쾌감, 배변통, 성교통 등이 생긴다. 치료로는 호르몬제에 의한 약물 치료를 먼저 선택한다. 증상이 심한 경우에는 복강경 하 또는 개복 수술로 유착 박리 및 이소성 내막 레이저 소작을 실시한다. 임신을 원하는 경우에는 체외 수정 등의 적극적인 불임 치료를 하는 경우가 많다. 환자의 배경을 파악하고, 그 문제점에 맞는 치료방법이 효과적으로 이루어지도록 지원한다.

【제4기(중증)】 골반강 내의 유착이 심하고 골반강 내 장기가 한 덩어리가 된다. 생리통도 진통제로 조절이 어려운 경우가 많다. 치료는 약물 요법과 수술적 치료의 병용이 이루어진다. 수술의 경우 유착이 심하기 때문에 복강경에 의한 방법은 어렵고, 개복 수술식이 선택되는 경우가 많다. 환자의 고통도 심하기 때문에, 다양한 문제를 가진 경우가 많다. 치료를 지원하여 모두 환자가 가진 문제를 파악하고, 심신을 모두 지원하는 것이 보다 필요하다.

간호 활동(간호 중재) 포인트

진료 및 치료의 지원
- 자궁내막증 진단을 위한 혈액 검사, 골반 검사, 초음파 검사, CT 검사, MRI 검사를 지원한다.
- 약물 요법은 내복·비강·주사에 의한 방법이 있다. 내복·비강법을 하는 경우에는 환자가 임의 중단하는 일이 없도록 치료의 목표, 내용, 효과, 일어날 수 있는 부작용에 대해 설명한다. 주사에 의한 경우는 한 달에 1회 간격으로 이루어지므로 진찰 행동이 정확하게 이루어지도록 내복·비강법 지도와 마찬가지로 치료 목적 등을 설명한다.
- 치료 효과가 있는지를 관찰한다.
- 약의 부작용을 관찰하고, 의사에게 정보를 제공한다.
- 수술적 치료가 이루어지는 경우는 그 내용(복강경하 수술, 개복 수술)을 파악하고 수술이 안전하게 이루어지도록 지원한다.

통증 완화의 지원
- 통증 완화를 위한 체위 연구나 마사지, 온찜질을 한다.
- 의사의 지시에 따라 진통제가 투여되는 경우 정확하게 실시한다.

자기관리에의 지원
- 자기관리 부족을 평가한다.
- 자기관리가 부족한 경우, 구체적인 내용을 파악하고 그 내용에 맞는 적절한 해결방법을 지도한다.

환자·가족의 심리·사회적 문제에 대한 지원
- 자궁내막증에 대해 올바른 지식에 기초한 정보를 제공하고 치료 참여를 촉진한다.
- 자궁내막증에 대한 환자·가족의 불안을 완화하도록 지원한다.

퇴원·요양 지도

- 생리통 등의 신체적 고통을 자기 조절할 수 있도록 진통제의 사용방법을 지도한다.
- 생리 시 생활방법, 성교 시 주의사항, 변비 예방 등 불쾌감을 완화하는 방법을 지도한다.
- 내복 지도를 실시한다.
- 규칙적인 생활을 할 수 있도록 지도한다.
- 수술적 치료의 퇴원 후에는 수술 후 체력 회복을 위해 균형 잡힌 식사를 유의하고, 퇴원 후 2주 정도는 집에서 안정을 유지하도록 지도한다. 또한 그 지원을 가족이 실시할 수 있도록 가족도 지도한다.
- 퇴원 후 진료가 필요한 증상(출혈, 감염 징후 등)에 대해 설명하고 이상 시 즉시 진찰하도록 지도한다. 또한 특히 문제가 없어도 의사의 지시에 의한 진찰일에는 진찰을 받도록 지도한다.

평가 포인트

간호 목표 달성도
- 생리통이 완화되고 일상생활에 지장이 없는가?
- 생리 시 이외의 통증도 완화되어 일상생활에 불편이 없는가?
- 자궁내막증의 올바른 지식을 얻을 수 있는가?
- 약물 요법의 목적을 이해하고 중단 없이 치료를 받을 수 있었는가?
- 수술적 치료가 선택된 경우 안전하게 수술을 받을 수 있었는가?
- 자궁내막증의 치료 및 예후에 대한 불안이 완화되었는가?
- 불임증을 개선하고 아이를 낳을 수 있는가?
- 생리불순이나 불임증이 해결되고 사회적 역할을 할 수 있었는가?

병인
악화 요인

발생 원인은 불명
가설 • 생리 시 역류에 의한 복강 내로의 자궁내막 조직의 이송
• 자궁근층 내로의 자궁내막 조직 침입
• 혈액, 피프액에 의한 자궁내막 조직 증식

자궁 내 이외의 이소성 자궁내막 조직 증식

생리 주기에 의한 이소성에 증식한 자궁내막이 박리 탈락하는 출혈

병태

자궁근층 내
난소
난관
더글라스와
장관
방광
폐

자궁 확대 자궁선근증
난소 종양 초콜릿 농포
난관 내 유착
더글라스와 유착
장관 출혈
방광 출혈
폐 출혈

증상

생리불순 심한 하복통, 요통, 생리과다

#1 만성 통증

빈도가 높은 증상

불임증
• 나팔관 폐색
• 유착에 의한 난자의 수송 기능의 저하
• 골반강 내부의 염증성 변화에 의한 배란·수정에 미치는 영향
• 자궁선근증에 의한 착상 장애

#6 자존감 상황적 저하 위험 상태

배변통 성교통

#2 비효과적 성적 패턴

혈변
혈뇨
혈염

비교적 빈도가 높은 증상

#3 활동내성 저하 위험 상태
#5 불안

진단 검사

문진·진찰(내진, 질 내 검진)
• 생리통의 변화, 정도
• 내진에 의한 자궁의 가동성, 난소의 크기, 압박에 의한 통증의 정도
• 질 내 검진에 의한 자궁경부, 질 내의 시각적 진찰

검사
• 초음파 검사, CT 검사, MRI 검사: 난소·자궁의 상태
• 질강경 검사: 난소·자궁의 시각적 진단
• 혈액 검사: 전신 상태
• 종양 표지자(CA125, CA19-9): 종양의 상태

치료 간호

약물 요법

진통제

#4 비준수

호르몬 요법
• 필
• 디에노게스토
• GnRH 작용제

외과적 치료

복강경하 수술
개복 수술

감염 위험 상태
불안

생활지도
변비 예방
규칙적인 생활의 지도
정기 검진의 지도

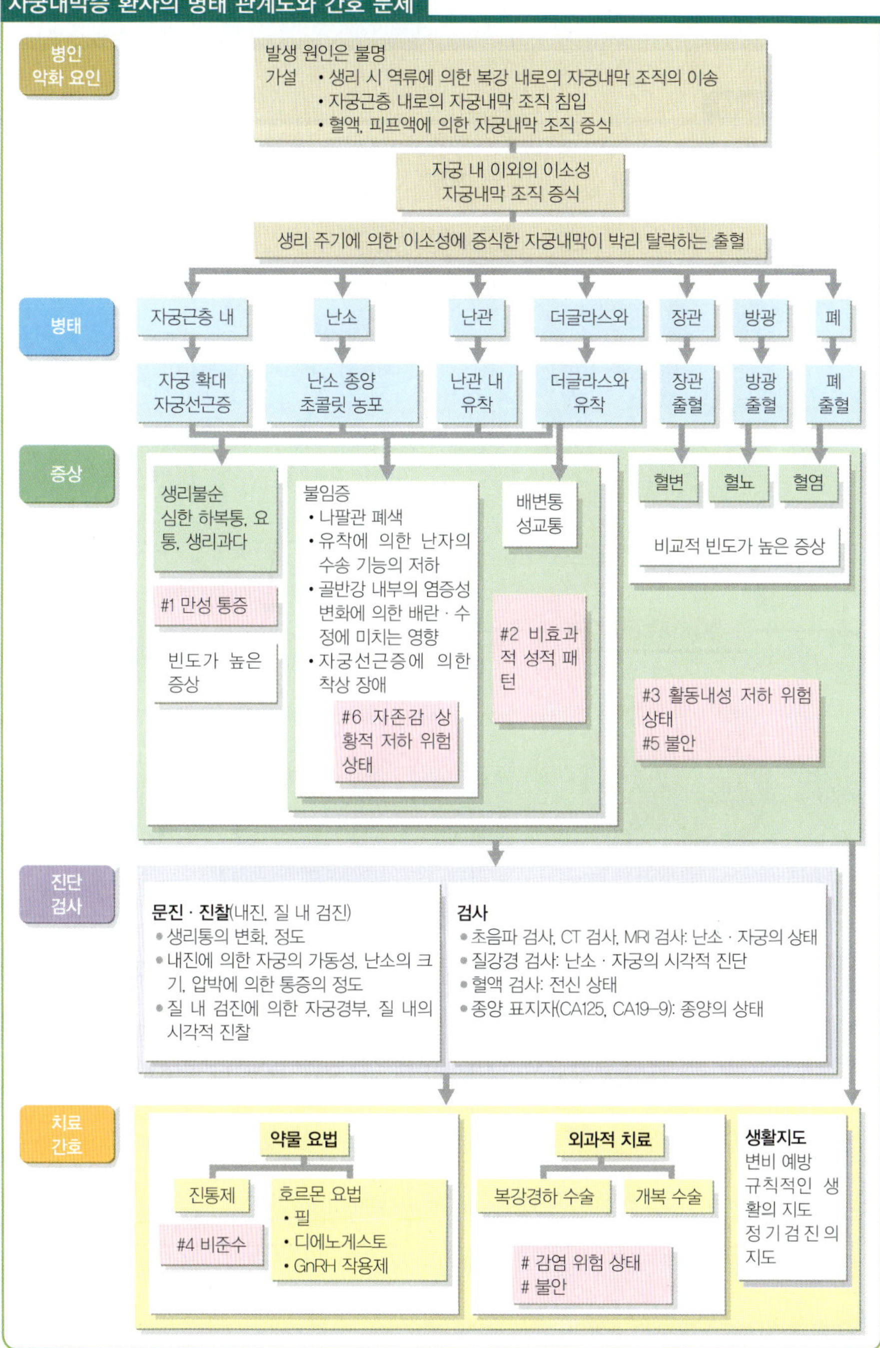

74
자궁내막증

다니구치 요시미 · 구보타 도시로

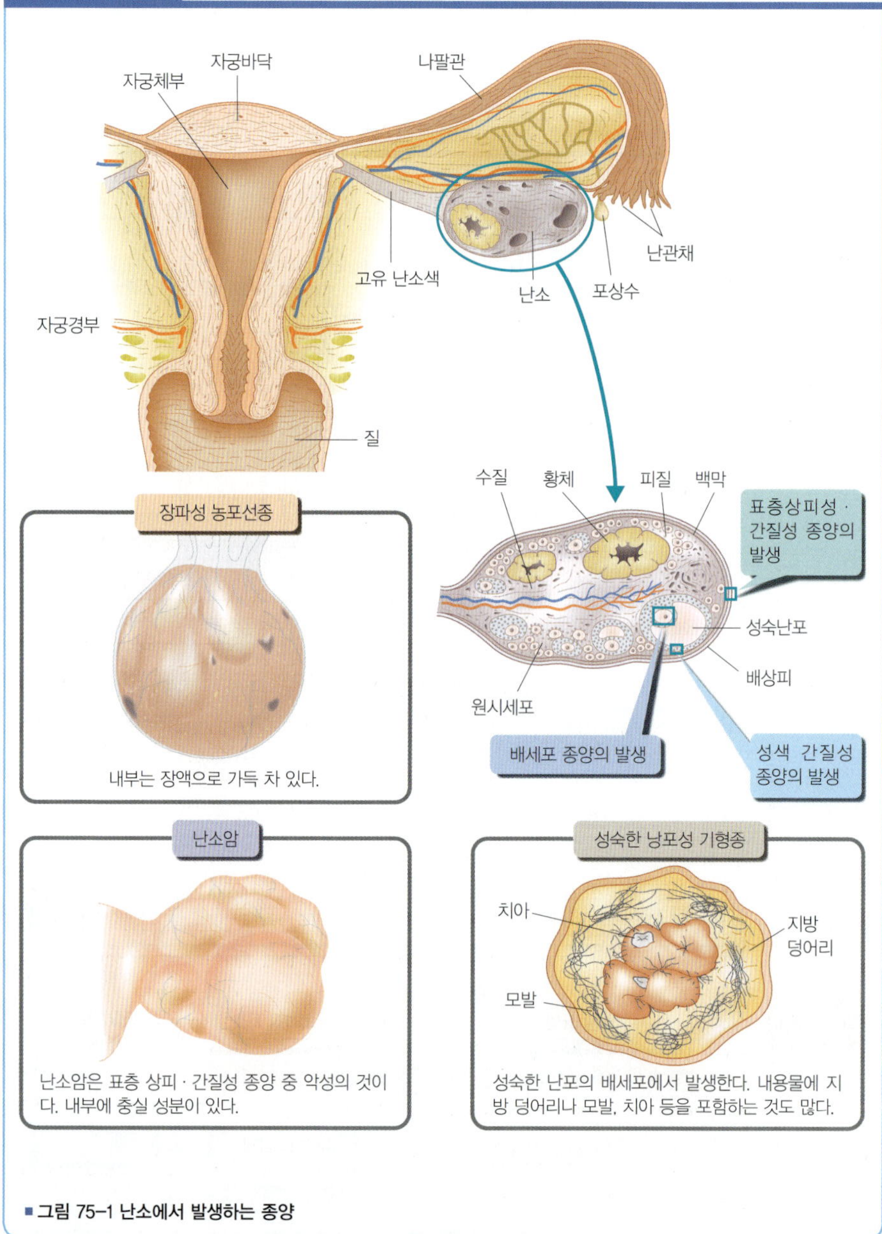

■ 그림 75-1 난소에서 발생하는 종양

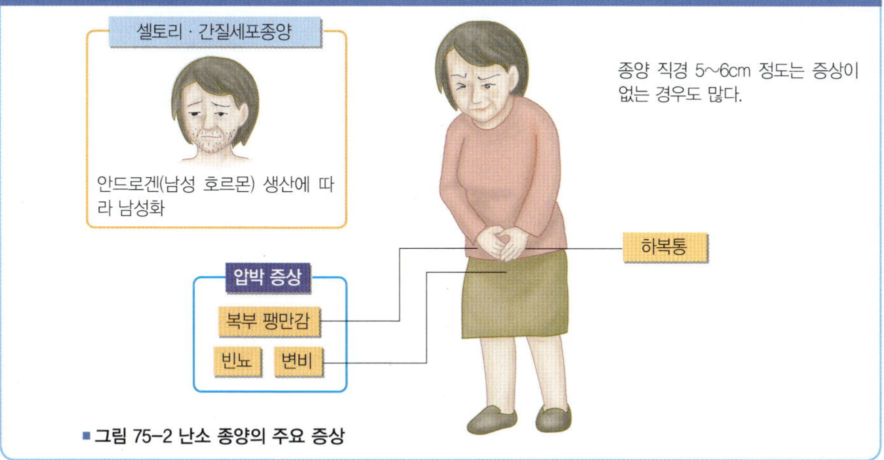

■ 그림 75-2 난소 종양의 주요 증상

병태 생리

난소 종양은 난소에 발생하는 종양이다. 그 발생 유래보다 표층 상피성·간질성 종양, 성색 간질성 종양, 배아세포 종양으로 분류되며, 각각 양성 종양, 경계 악성 종양, 악성 종양이 존재한다.

- 성 성숙기 여성의 정상 난소는 엄지손가락의 머리 크기이며 조직학적으로 표피·간질 조직, 원시 배아세포가 존재한다. 각각 양성 종양, 경계 악성 종양, 악성 종양이 발생하며 조직학적으로 매우 다양한 종류의 종양이 존재한다. 표층 상피성·간질성 종양의 악성 종양이 소위 난소암이다(표 75-1).

병인·악화 요인

- 암 억제 유전자의 하나인 BRCA1 변이가 가족성의 유방암, 난소암의 원인이 되는 것으로 알려져 있다. 따라서 가까운 친척 중에 난소암·유방암 환자가 있는 경우는 난소암의 발병률이 높아진다.
- 분만한 경력이 없는 경우는 분만 경력이 있는 경우에 비해 난소암 발병률이 높다는 보고가 있다. 또한 경구 피임약을 복용한 사람은 난소암 발생률이 낮다는 보고도 있다. 임신 중이거나 경구 피임약 복용 중에는 배란이 억제된 상태이며, 배란 시의 난소에 대한 스트레스가 난소암의 유발 요인일 가능성이 있다고 생각된다.
- 유내막선암과 명세포암은 그 발생 과정에서 자궁내막증과의 관련성이 지적되고 있다.

역학·예후

- 배아세포 종양은 20대 청년층에 발생하는 경우가 많다. 배아세포 종양계의 양성 종양으로 분류되는 성숙 낭포성 기형종(피양낭포종)은 전체 난소 종양의 약 1/4을 차지하며 30세까지 발견되는 경우가 많다. 성숙 낭포성 기형종은 태생기의 3배엽 조직(내·중·외배엽)에서 형성되고, 적출된 종양의 내용물에 지방 덩어리나 모발 등을 포함하는 경우가 많다.
- 난소암은 나이가 들면서 발생 빈도가 높아져 50대가 절정이다. 또한 주요 부위별 연령 조정 이환율(1년에 새롭게 발생하는 환자 수)은 인구 10만 명당 약 9명이다. 이것은 여성 발생률 1위인 유방암의 1/5 정도에 해당한다.
- 난소암의 5년 생존율은 일반적으로 1기 80~90%, 2기 60~70%, 3기 30~60%, 4기 약 15%이다. 조직형의 차이와 같은 진행기에서도 A~C(예를 들면 3A기와 3C기)에서 생존율이 상당히 달라진다.

증상

종양이 작을 때는 무증상이지만 커짐에 따라 하복부 통증이나 주변 장기의 압박 증상이 인정된다. 호르몬 생산 종양의 경우에는 호르몬 분비 증상도 나타난다.

■ 표 75-1 대표적인 난소 종양의 임상 병리학적 분류

	양성종양	경계 악성 종양	악성 종양
표층 상피성·간질성 종양	장액성 선종 점액성 선종 유내막 선종 명세포 선종 선섬유종(상기의 각 형) 장액성 표재성 유두종 브레너 종양	장액성 경계 악성 종양 점액성 경계 악성 종양 유내막 경계 악성 종양 명세포 경계 악성 종양 경계 악성 선섬유종(상기의 각 형) 장액성 표재성 경계 악성 종양 경계 악성 브레너 종양	장액성선암 점액성선암 유내막선암 명세포선암 선암섬유종(상기의 각형) 암육종 선육종 미분화 난소육종 악성 브레너종양 이행상피암 미분화암
성색 간질성 종양	협막세포종 섬유종 경화성 간질성 종양 셀토리·간질세포종양(고 분화형) 레이디히세포종 윤상세관과 함께 성삭 종양	과립막 세포종 셀토리·간질세포종양(중앙 분화형) 스테로이드 세포 종양(레이디히 세포종, 간질성 황체종은 제외) 기난드롭라스토마	섬유육종 셀토리·간질세포종양(저분화형)
배세포 종양	성숙 낭포성 기형종(피양낭종) 성숙 충실성 기형종 난소갑상선종	미숙기형종(G1, G2) 카시노이드	디스자미노마 난황낭종양 태아성암 다태아종 계모암 악성전화를 동반한 성숙낭포성 기형종 미숙기형종(G3)
기타	선종양종양	성선아종(순수형)	소세포암 대세포신경내분비암 배양암

(일본산부인과학회, 일본병리학회 편: 난소 종양 취급 규약 제1부 제2판, p42, 금원출판, 2009)

- B증상: 난소는 골반 구멍의 안쪽에 존재하고 있기 때문에 종양이 어느 정도의 크기가 되지 않으면 자각 증상이 나타나지 않는 경우가 많다. 종양 직경 5~6cm 정도는 무증상인 것도 많다. 외래에서 초음파 단층 촬영으로 우연히 발견되는 경우도 있다.
- 하복부 통증: 종양 증대에 따라 하복통, 하복부 불편감 같은 증상이 나타날 수 있다.
- 압박 증상: 악성 종양과 양성에서도 점액성 낭포선종 등은 종양이 거대해질 수 있다. 이 경우는 복부 팽만감의 자각과 주변 장기에의 압박 증상이 나타날 수 있다. 종양이 방광을 압박해 빈뇨를 일으키거나 직장을 압박하여 변비를 유발하기도 한다.
- 호르몬 분비 증상: 난소 종양 중에는 에스트로겐(여성 호르몬)을 생산할 수 있는 협막 세포종이나 과립막 세포종, 안드로겐(남성 호르몬)을 생산할 수 있는 셀토리·간질세포종양 등의 호르몬 생산 종양이 있다. 이러한 호르몬 생산 종양은 생산된 에스트로겐에 유래하는 성기 출혈이나 유방 종대 등의 증상, 생산된 안드로겐에 유래하는 남성화 현상이 인정될 수 있다.

진단 · 검사값

내진 경질 초음파 단층법이나 MRI에 의한 종양의 모양과 종양 표지자로 판단한다. 수술 치료로 양성·악성을 감별·확정 진단한다.

- 내진으로 종양의 유무를 확인한다. 종양을 촉지하면 단단함이나 표면의 매끈함이라는 종양의 형상도 관찰한다.
- 초음파 단층법, 특히 경질 프로브를 사용한 경질 초음파 단층법은 난소 종양의 진단에 매우 유용하다. 종양의 유무, 크기의 계측에 머무르지 않고, 종양내강의 관찰이 가능하다. 특히 종양내강의 충실성분의 유무를 확인하는 것은 중요하다. 충실성분을 인정하는 경우는 악성 종양의 가능성을

■ 표 75-2 난소 종양의 초음파상 분류

1형		낭포성 패턴(내부 에코 무)
2형		낭포성 패턴(내부 에코 유)
3형		혼합 패턴
4형		혼합 패턴(낭포성 우위)
5형		혼합 패턴(충실성 우위)
6형		충실성 패턴
분류 불가능		

(일본초음파의학회: 난소 종양의 에코 패턴 분류의 공시에 대한 초음파 의학 27: 913, 2000)

■ 표 75-3 난소암(임상)의 진행기 분류 (FIGO 1988년)

	난소국한
1기	1A기: 한쪽 난소 국한 1B기: 양쪽 난소 국한 1c기: 난소 국한으로 난소 피막 파괴 or 암성 복수
	골반 내 확산
2기	2A기: 자궁 or 나팔관 전이 2B기: 기타 골반 내 장기에 전이 2c기: 2a or 2b에서 난소 피막 파괴 or 암성 복수
	복강 내 확산
3기	3A기: 복막 표면에 미세한 파종 3b기: 2cm 이하의 복강 내 파종 3c기: 2cm 이상의 복강 내 파종 or 후복막 림프절 · 사타구니 림프절 전이
4기	원격 전이

(일본산부인과학회, 일본병리학회: 난소 종양 취급 규약 제1부 제2판, p4-5, 금원출판, 2009를 기반으로 작성)

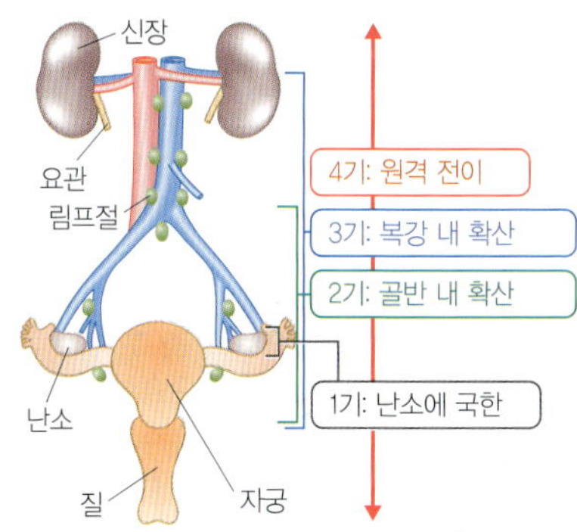

■ 그림 75-3 난소암의 진행 단계 분류

염두에 둘 필요성이 있다. 초음파 단층법에 의한 난소 종양의 형상 패턴을 분류한 일례를 표 75-2에 표시한다. 4~6형의 충실성 종양은 악성 종양일 가능성이 높다.

- MRI도 난소 종양의 형상을 관찰하는 데 유용하다. 충실성분의 유무, 종양 내용액의 추정, 조영제를 사용했을 때는 조영 효과의 유무 등에 따라 양성·악성의 감별을 포함하여 자세한 조직학적 추정이 가능하다.
- CT에서도 난소 종양의 형상을 어느 정도 관찰할 수 있다. 또한 악성 종양일 가능성이 높은 경우, 폐 및 간으로의 원격 전이의 유무, 림프절 전이의 유무 등 병변의 진행 정도를 진단할 때에도 사용된다.
- 임상 검사 및 수술 검색 또는 어느 한쪽으로 결정되는 난소암의 진행 단계 분류를 표 75-3에 나타낸다.

● **검사값**

- 혈액 중의 종양 표지자의 측정은 양성·악성의 감별, 치료 효과의 판정, 재발 여부 등의 진단에 효과적이다. 대표적인 종양 표지자는 난소암에 사용되는 CA 125, CA 19-9, CA 546, 배아세포 종양계의 악성 종양에 사용되는 AFP 악성 전환을 수반하는 성숙 낭포성 기형종에 사용되는 SCC 등이 있다.

- 난소암에서도 종양 표지자가 기준치인 경우, 양성 종양에서도 CA 19-9가 최고치를 나타낼 수 있는 성숙 낭포성 기형종 등인 경우가 있다. 따라서 종양 표지자는 초음파 단층법과 MRI 등의 영상 진단과 함께 이용하는 것이 중요하다.

합병증

- 줄기의 꼬임: 난소 종양이 선회하고 꼬여 교살 상태에 있는 것을 말한다. 조직형은 성숙 낭포성 기형종이 많고, 크기는 중간 정도(5~15cm 정도)의 경우가 많다. 종양의 순환이 차단되므로 종양 자체는 울혈 상태에 있고, 시간이 지나면 괴사에 빠질 수도 있다. 심한 하복부 통증을 자각하고 복막 자극 증상으로 구토 등을 호소하는 경우도 있다.
- 복수 축적: 악성 종양은 종양의 진행에 따라, 특히 복막 파종을 일으키면 복수 축적이 인정되는 경우가 많다. 또한 양성 종양에서도 메구스(Meigs) 증후군이라고 칭해, 복수·흉수의 축적을 합병하는 경우도 있다.

치료법

> 양성 종양은 종양 직경의 크기가 일정 이상인 경우에 수술적 치료를 선택한다. 악성 종양이 의심되는 경우는 원칙은 자궁전적출술, 림프절 절제까지 포함한 근치 수술 및 진행 단계에 따라 화학 요법 등을 실시한다.

● 치료 방침

- 악성 종양이 부정적인 난소 낭종인 경우는 종양 직경이 5~7cm 정도면 경과 관찰이 가능하다. 이것을 초과하는 경우에는 수술적 치료를 선택하는 경우가 많다. 또한 크기뿐만 아니라 추정되는 조직 유형 등을 고려하여 외과적 치료를 선택할지 여부를 판단할 수 있다.
- 난소암을 비롯한 악성 종양의 가능성이 의심되는 경우 원칙적으로 수술적 치료를 선택한다. 적출한 종양이 병리학적 진단에 따라 악성 종양으로 확정된 경우, 수술 후 화학 요법을 실시하는 경우가 많다.

● 수술적 치료

- 난소 낭종은 나이와 낭종의 양상에 따라, 부속 기관 절제술(난소 전체와 나팔관 적출), 난소 절제술(난소 전체 절제), 난소 낭종 절제술(난소 낭종만 적출)이 선택된다. 수술식도 개복하는 경우와 복강경으로 시행하는 경우가 있다.
- 난소암에서는 기본적으로 양측 부속기 절제술＋자궁전적출술＋대망막 절제술＋후 복막 림프절(골반방대동맥 림프절) 절개 수술이 선택된다. 그러나 암의 진행 정도에 따라 종양 체중 감소 수술이나 시험 개복에 머무는 경우도 있다. 또한 젊은 층에 발생한 난소암 1A기나 배아세포 종양계의 악성 종양에서는 임용(임신할 가능성)을 고려하여 자궁과 건강한 쪽의 난소 보존을 꾀하는 경우도 있다.

● 약물 요법

- 수술 후 화학 요법에 사용되는 대표적인 항암제를 표 75-4에 나타낸다.
- 난소암 수술 후에는 TC 요법(파클리탁셀＋카르보플라틴)이 3~6과정 시행되는 경우가 많고, 재발 난소암의 치료는 TC 치료의 재개 또는 도세탁셀 수화물, 이리노테칸 염산염 수화물, 독소루비신 염산염 리포좀 주사제를 투여한다. 도세탁셀 수화물, 이리노테칸 염산염 수화물, 독소루비신 염산염 리포좀 주사제의 모두 다른 약물과 병용되는 경우도 있다. 배아세포 종양계의 악성 종양과 일부 경계 악성 종양은 수술 후에 BEP 요법(블레오마이신 염산염＋에트포시드＋시스플라틴)을 3~5코스 시행하는 경우가 많다.

Px 처방 예 TC 요법, 2제 병용

- 택솔 주　175~180mg/㎡　3시간에 걸쳐 점적 정맥 주　제1일　← 알카로이드계
- 파라플라틴 주　AUC 5~6　1~2시간에 걸쳐 점적 정맥 주　제1일　← 백금 제제
  ※3~4주 간격으로 반복한다.

Px 처방 예 재발 난소암의 경우는 TC 치료의 재개 또는 아래 1), 2) 중 하나를 이용한다.
1) 탁소텔 주 70mg/㎡　1시간 이상에 걸쳐 점적 정맥 주　제1일　← 알카로이드계

분류	일반명	주요 상품명	약의 효과 메커니즘	주요 부작용
항암제	블레오마이신 염산염	브레오	DNA 합성을 억제	간질성 폐렴, 폐섬유증
	독소루비신 염산염	독실		골수 억제, 심근 장애
트포이소메라제 억제제	에토포시드	라스테트, 베프시드	DNA 합성을 억제	골수 억제
	이리노테칸 염산염 수화물	칸프트, 트포테신		
알칼로이드계	파클리탁셀 수화물	택솔	세포 분열을 중지	골수 억제, 신경 장애
	도세탁셀 수화물	탁소텔		
백금제제	시스플라틴	브리플라틴, 란다	DNA 합성을 억제	신장 독성, 구토작용
	카르보플라틴	파라플라틴		골수 억제

2) 칸프트 주 또는 트포테신 주　100mg/㎡　90분 이상에 걸쳐 점적 정맥 주　제1, 8, 15일　← 트포
　　이소메라제 억제제
3) 독실*(20mg)　40~50mg/㎡　90분 정도에 걸쳐 점적 정맥 주　제1일　← 항암제
　　*독소루비신 염산염을 리포좀에 봉입한 제제.
　　※4주 간격으로 반복한다. 또한, 상기의 용량은 단독제 투여의 경우이다.
　　Px 처방 예 BEP 요법, 3제 병용
● 브레오 주　30mg/body　점적 정맥 주　제2, 9, 16일　← 항암제
● 베프시드 주 또는 라스테트 주　100mg/㎡　점적 정맥 주　제1~5일　← 트포이소메라제 억제제
● 브리플라틴 주 또는 란다 주　20mg/㎡　1시간에 걸쳐 점적 정맥 주　제1~5일　← 백금 제제
　　※3주 간격으로 반복한다.

난소 종양의 병기 · 병태 · 중증도별 치료 순서도

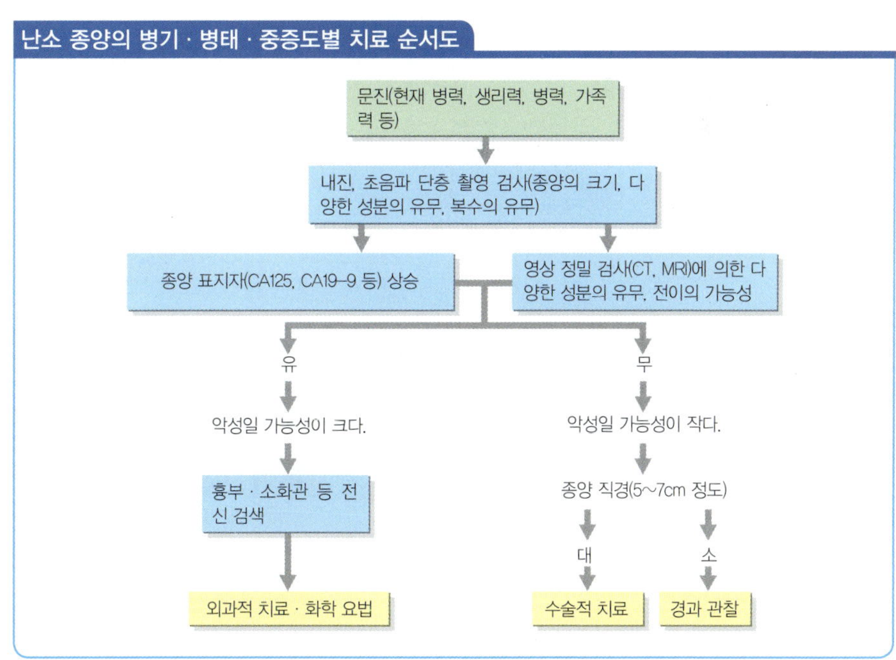

간호 과정 순서도

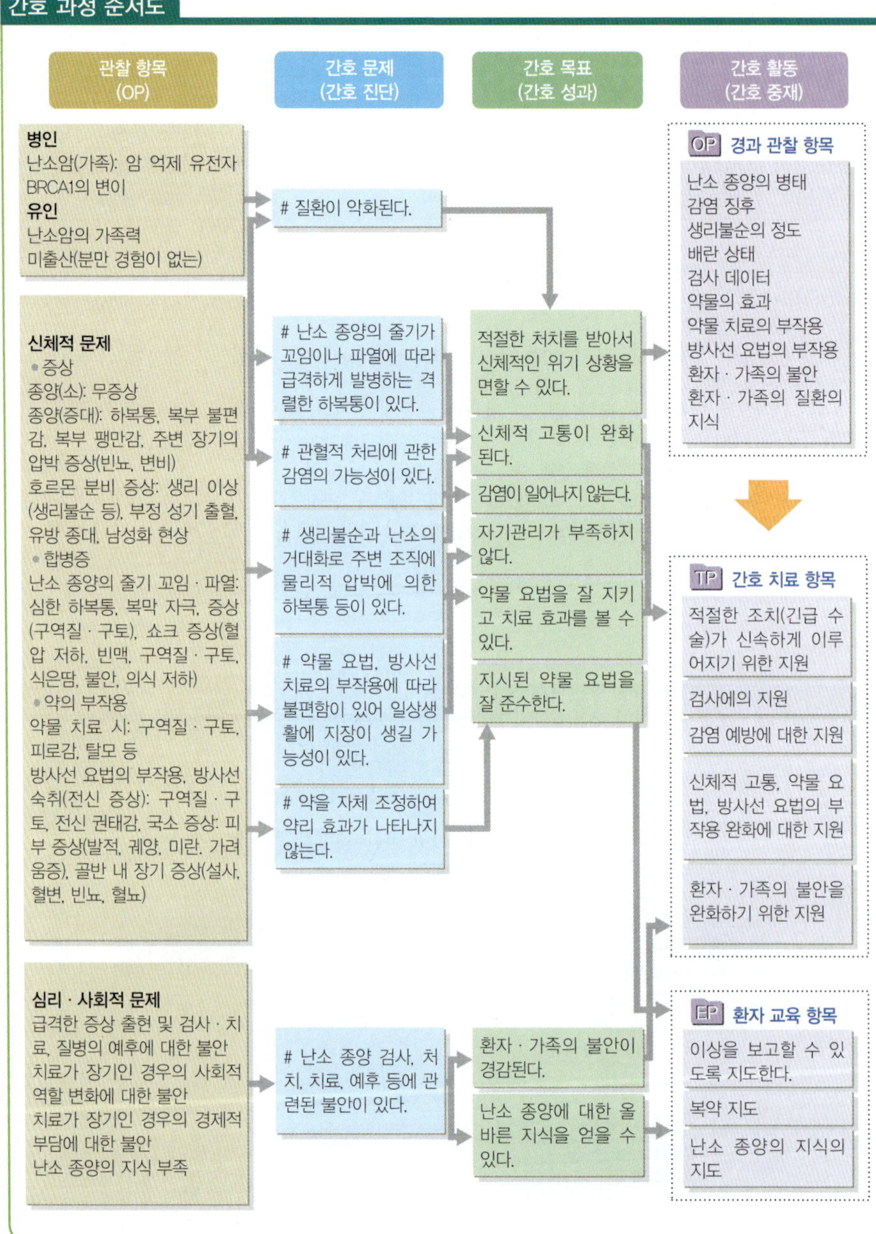
관찰 항목 (OP)
간호 문제 (간호 진단)
간호 목표 (간호 성과)
간호 활동 (간호 중재)

병인
난소암(가족): 암 억제 유전자 BRCA1의 변이
유인
난소암의 가족력
미출산(분만 경험이 없는)

신체적 문제
● 증상
종양(소): 무증상
종양(증대): 하복통, 복부 불편감, 복부 팽만감, 주변 장기의 압박 증상(빈뇨, 변비)
호르몬 분비 증상: 생리 이상(생리불순 등), 부정 성기 출혈, 유방 종대, 남성화 현상
● 합병증
난소 종양의 줄기 꼬임·파열: 심한 하복통, 복막 자극, 증상(구역질·구토), 쇼크 증상(혈압 저하, 빈맥, 구역질·구토, 식은땀, 불안, 의식 저하)
● 약의 부작용
약물 치료 시: 구역질·구토, 피로감, 탈모 등
방사선 요법의 부작용, 방사선 숙취(전신 증상): 구역질·구토, 전신 권태감, 국소 증상: 피부 증상(발적, 궤양, 미란, 가려움증), 골반 내 장기 증상(설사, 혈변, 빈뇨, 혈뇨)

심리·사회적 문제
급격한 증상 출현 및 검사·치료, 질병의 예후에 대한 불안
치료가 장기인 경우의 사회적 역할 변화에 대한 불안
치료가 장기인 경우의 경제적 부담에 대한 불안
난소 종양의 지식 부족

질환이 악화된다.

난소 종양의 줄기가 꼬임이나 파열에 따라 급격하게 발병하는 격렬한 하복통이 있다.

관혈적 처리에 관한 감염의 가능성이 있다.

생리불순과 난소의 거대화로 주변 조직에 물리적 압박에 의한 하복통 등이 있다.

약물 요법, 방사선 치료의 부작용에 따라 불편함이 있어 일상생활에 지장이 생길 가능성이 있다.

약을 자체 조정하여 약리 효과가 나타나지 않는다.

난소 종양 검사, 처치, 치료, 예후 등에 관련된 불안이 있다.

적절한 처치를 받아서 신체적인 위기 상황을 면할 수 있다.

신체적 고통이 완화된다.

감염이 일어나지 않는다.

자기관리가 부족하지 않다.

약물 요법을 잘 지키고 치료 효과를 볼 수 있다.

지시된 약물 요법을 잘 준수한다.

환자·가족의 불안이 경감된다.

난소 종양에 대한 올바른 지식을 얻을 수 있다.

OP 경과 관찰 항목
난소 종양의 병태
감염 징후
생리불순의 정도
배란 상태
검사 데이터
약물의 효과
약물 치료의 부작용
방사선 요법의 부작용
환자·가족의 불안
환자·가족의 질환의 지식

TP 간호 치료 항목
적절한 조치(긴급 수술)가 신속하게 이루어지기 위한 지원
검사에의 지원
감염 예방에 대한 지원
신체적 고통, 약물 요법, 방사선 요법의 부작용 완화에 대한 지원
환자·가족의 불안을 완화하기 위한 지원

EP 환자 교육 항목
이상을 보고할 수 있도록 지도한다.
복약 지도
난소 종양의 지식의 지도

- 난소는 침묵의 장기라고 하고, 종양이 발생하고 커져서 거대해져도 무증상인 경우가 많다. 자궁내막증에 의한 초콜릿 낭포는 생리불순 등이 나타나기 때문에 검사 과정에서 비교적 조기에 발견되는 경우가 많지만, 그 외의 난소 낭종은 산부인과 검진에서 우연히 발견되거나, 혹은 어느 정도 커졌을 때 발생하기 쉬운 난소 낭종의 줄기 꼬임이나 파열에 의한 급격한 하복부의 심한 통증으로 진단되는 경우가 많다. 줄기의 꼬임이나 파열은 응급 수술이 필요하므로 수술이 신속하게 이루어지기 위한 준비 및 신체적 고통 완화, 급격한 발병에 따른 각종 불안을 완화하기 위한 지원을 필요로 하게 된다.
- 난소 종양에는 양성과 악성이 있다. 그 병태와 의사의 치료 방침을 정확히 파악하여 치료가 효과적으로 이루어지도록 지원을 한다. 특히 악성 종양의 경우에는 질환의 예후 등에 대한 불안도 강하기 때문에 환자의 심리·사회적 배경을 파악하고 정신적 지원을 하는 것도 중요하다.

Step1 영향 평가	Step2 간호 초점	Step3 계획	Step4 실시	Step5 평가

정보 수집	평가 관점과 근거 · 잠재적 간호 문제
전신 상태의 파악	난소 종양은 자궁내막증의 초콜릿 낭포와 같은 특수한 경우를 제외하고, 어느 정도 커질 때까지 증상이 없는 경우가 많다. 커지면 난소 종양에 의한 물리적 압박에 의한 변비나 빈뇨, 복부 팽만감, 하복통 등의 증상이 나타나는 경우도 있지만, 난소 종양 줄기의 꼬임이나 파열에 의한 급격하고 격렬한 하복통으로 진단되는 경우가 많다. 이러한 급성 복통으로 진찰하는 경우는 격렬한 통증과 출혈로 쇼크 상태를 일으키는 경우도 많다. 하복통의 부위와 발병 시기를 파악하고 전신의 순환 동태의 관찰을 실시하여, 환자의 상태를 신속하고 정확하게 파악하여 우선순위의 간호 문제를 확인하는 것이 필요하다. ● 자궁내막증에 의한 난소 종양은 생리불순이나 불임증 등의 증상을 나타내는 경우가 많기 때문에 난소 종양 중에서는 비교적 빨리 발견되는 경우가 많다. ● 난소 종양이 6cm 이상이 되면 줄기의 꼬임이나 파열 등의 위험이 증가하므로 수술적 치료가 적당하다. ● 난소 종양은 양성과 악성이 있다. 양성 종양에서 줄기 꼬임이나 파열이 일어나지 않는 경우 어느 정도 커져 주변 장기에 압박 증상이 있고, 그 증상에 따라 진찰을 하여 발견된다. 또한 부인과 검진으로 발견되는 것이 많다. 악성 종양의 경우 식욕부진이나 전신 권태감, 또는 다른 장기로의 전이 증상에서 진찰되는 것이 많아, 진행기에서 발견되는 경우가 많다. ● 전신 상태에 대한 자세한 내용은 다음 항목 참조. 🔍 잠재적 간호 문제 : 난소 종양 줄기의 꼬임이나 파열에 따라 급격하게 발병하는 격렬한 하복통/생리불순이나 난소가 커짐에 따라 주변 조직의 물리적 압박에 의한 하복통/악성 종양에 의한 전신 상태의 불량/주변 장기에의 압박 증상이 일으키는 불쾌감/불안
하복통의 정도와 나타난 시기의 관찰	하복통은 거대해진 난소 종양이 주변 조직으로 물리적 압박 자극을 더함에 따라 만성적인 둔통을 일으키는 경우와 줄기의 꼬임이나 파열 등에 의해 급격하게 일어나는 격렬한 통증이 있다. 격렬한 하복통의 출현 시기는 난소 종양 줄기의 꼬임이나 파열의 발병 시기를 추정하는 역할을 한다. ● 급격한 하복통의 경우 그 정도는 줄기의 꼬임이나 파열의 정도와 비례한다. ● 하복통 발병의 계기가 된 것이 있는지 파악한다. 골반 검사와 성교는 난소 종양의 파열 원인이 될 수가 있다. ● 자궁내막증에 의한 난소 종양의 경우는 생리 주기와 관련된 통증이 있다(생리 시에 하복통이 있다). 🔍 잠재적 간호 문제 : 난소 종양 줄기의 꼬임이나 파열에 따라 급격하게 발병하는 격렬한 하복통/생리불순이나 난소가 거대해져 주변 조직에 물리적 압박에 의한 하복통/하복통으로 일상생활에 지장이 일어날 가능성/불안

난소 종양의 병태 관찰	▎난소 종양의 병태에 대해 파악한다. 난소 종양은 그 내용물의 양상에 따라 낭포성 종양(내용 물이 액체)과 다양한 종양(내용물이 고형 성분: 종양성)의 두 가지로 나뉜다. 낭포성 종양은 양성 종양의 것이 많고, 충실성 종양은 75~80%가 악성 또는 경계 악성형인 것으로 알려져 있다. 병태에 따라 치료 방침이 다르기 때문에 관리 정책도 다르다. 간호의 우선순위를 제대로 판단하기 위해서는, 병태의 파악이 중요하다. ● 난소 종양 병태의 정확한 진단은 종양세포의 병리 검사에 따라 이루어진다. ● 난소 종양의 병태 보조 검사로 초음파 검사(경질식, 경복식), CT 검사, MRI 검 사가 있다. 🔍 잠재적 간호 문제 : 임신을 위협하는 불안/악성 종양의 예후에 대한 불안
약의 부작용에 대한 관찰	▎난소 종양의 약물 요법에는 그 병태에 따라 호르몬 치료와 화학 요법이 있다. 사용되는 약물 의 종류에 따라 발생하는 부작용이 다르다. 약의 부작용은 치료의 비준수를 일으키는 경우 가 있다. ● 자궁내막증의 난소 종양에는 호르몬 치료를 한다. 또한 악성 종양의 경우에는 외 과적 치료와 병용 화학 요법이 이루어진다. ● 호르몬 치료의 부작용은 사용되는 호르몬 제제에 따라 다르다. 현기증, 구역질ㆍ 구토, 불면 등의 자율신경 실조증과 유사한 증상을 일으키는 경우가 많다. ● 화학 요법의 부작용은 그 작용 원인에서 정상세포에도 작용하여 부작용을 일으 킨다. 영향을 받는 세포는 증식이 활발한 세포가 많기 때문에 소화관의 점막세 포, 골수세포, 모근세포에 많은 작용을 받는다. 따라서 부작용으로 위장관 증상, 혈액세포의 변화에 의한 증상(감염, 출혈 경향), 탈모 등이 있다. 🔍 잠재적 간호 문제 : 약의 부작용에 의한 불쾌감으로 일상생활에 지장이 발생할 가능성/약을 자체 조정하여 약리 효과가 나타나지 않는다./불안
외과적 치료 시의 관찰	▎난소 종양의 외과적 치료 시에는 관혈적 처치를 위한 감염 위험이 높아진다. 난소 종양에 염 증성 변화가 보였을 경우는 특히 주의가 필요하다. 수술 전후의 바이털 사인, 혈액 검사 등 을 통해 수술 부위의 감염 징후를 조기에 발견하는 것이 중요하다. 외과적 치료에는 무균 처 치도 중요하다. 특히 난소 종양 줄기의 꼬임이나 파열 등의 응급 수술은 신속하게 처리해야 하기 때문에 주의가 필요하다. ● 수술 직후에는 수술 상처에 의한 신체적 침습과 흡수열(혈액 등의 분해 산물을 흡수하느라 발열), 금식에 의한 기아열 등으로 미열이 보인다. 그러나 38.5℃ 이 상의 고열은 감염의 징후인 경우가 많으므로 주의가 필요하다. ● 혈액 데이터 중 백혈구, CRP 등이 높게 나타난 경우 감염이 일어나고 있다고 생 각한다. ● 수술 상처의 비정상적인 통증이나 계속되는(2일 이상 줄지 않는다) 고통은 감염 을 생각할 수 있다. ● 수술 부위 상처의 출혈이 원인일 가능성도 있으므로, 혈액 데이터와 관련하여 평 가할 필요가 있다. ● 수술 상처의 염증성 변화(발적, 종창, 열감, 통증)의 관찰은 감염 징후를 파악하 는 데 도움이 된다. 🔍 잠재적 간호 문제 : 관혈적 치료에 의한 감염 위험이 있다.
방사선 요법 시의 관찰	▎악성 난소 종양은 수술 요법으로, 수술 치료를 선택할 수 없는 경우에는 화학 요법과의 병용 요법으로 방사선 치료가 선택될 수 있다. 방사선 치료는 병소에 방사선(X선, γ선, 전자선)을 조사하는 치료법으로, 암의 국소 요법이다. 치료 기간이 장기간이어서 부작용도 있으므로 환자에게는 목적, 내용, 일어날 수 있는 부작용에 대하여 이해할 수 있도록 설명하고 치료가 중단되지 않도록 지원해나가는 것이 필요하다. ● 치료방법은 소량의 방사선을 15~30회 조사하는 장기간의 치료가 필요하며, 많 게는 6주간 전후로 계속 진행된다.

	•방사선 조사에 따른 급성기 반응(급성기 장애)으로 전신 증상과 국소 증상이 나타난다. •전신 증상으로 방사선 숙취가 있다: 구역질·구토, 전신 권태감, 피로감 등. •국소 증상: 외부 조사법에서의 피부 증상(발적, 궤양, 미란, 통증. 가려움증), 골반부 조사에 의한 인접한 장관이나 방광 등의 장애, 장염에 의한 설사나 혈변, 방광 자극에 따른 빈뇨나 혈뇨가 있다. •피부 증상이 나타난 경우에는 감염이 일어나지 않도록 청결을 유지하는 지원을 실시한다. •조사 부위를 정확하게 하기 위해 방사선과 의사에 의한 피부의 조사 부위를 표시한다. 입욕 등으로 표시 부위를 문지르지 않도록 주의한다. 표시가 지워졌을 경우에는 다시 표시를 할 필요가 있으므로 즉시 알리도록 지도한다. 🔍 잠재적 간호 문제 : 방사선 요법의 부작용 때문에 불편감이 있어, 일상생활에 지장이 생길 가능성이 있다./불안
환자·가족의 심리·사회적 측면의 파악	난소는 여성의 생식 기능에 직접적인 영향을 주는 장기이기 때문에 질병 예후는 그 병태에 따라 임신 여부의 문제 등을 일으키는 경우가 있다. 또한 호르몬을 생산하는 기관이기도 하기 때문에 호르몬 균형의 변화가 심신에 미치는 영향도 나타날 수 있다. 환자의 사회적 역할에 따라서는 질환에 의한 역할이 어쩔 수 없이 변하는 경우도 있고 다양한 문제를 일으킬 가능성이 있다. 환자의 심리·사회적 배경을 충분히 파악하고 질환의 병태와 종합하면서 환자의 요구에 맞는 정신적 지원을 해나갈 필요가 있다. •질환의 병태에 따라 치료가 느린 경우에는 경제적인 문제와 가족의 간호 스트레스 등의 문제가 발생할 수 있다. •아이를 희망하는 연령대는 임신을 위협하는 문제가 커진다. •환자·가족의 질환에 대한 올바른 이해가 치료의 효과를 높여, 환자의 스트레스를 완화시킨다. •환자의 성격이나 경제적 문제는 치료를 지속하는 데 영향을 주는 요인이다. 단정하지 못한 성격이나 경제적 압박은 진찰 행동을 저해한다. 🔍 잠재적 간호 문제 : 난소 종양의 예후 등에 관련된 불안/사회적 역할 변화에 대한 스트레스/가족의 간병인 역할에 대한 스트레스

| Step1 영향 평가 | Step2 간호 초점 | Step3 계획 | Step4 실시 | Step5 평가 |

간호 문제 리스트

#1 난소 종양 줄기의 꼬임이나 파열에 따라 급격하게 발병하는 격렬한 하복통이 있다(인지–지각 패턴).
#2 관혈적 처치에 관련한 감염의 가능성이 있다(영양–대사 패턴).
#3 생리불순이나 난소가 커져 주변 조직에 물리적 압박에 따른 하복통 등이 있다(인지–지각 패턴).
#4 약물 요법, 방사선 요법의 부작용 때문에 불쾌감이 일상생활에 지장을 일으킬 가능성이 있다(활동–운동 패턴).
#5 환자가 약을 자체 조정하여 약리 효과가 나타나지 않는다(건강 지각–건강관리 패턴).
#6 난소 종양의 검사, 처치, 치료, 예후 등에 관련된 불안이 있다(자기인식 패턴).

간호의 우선순위 지침

•난소 종양은 증상이 없는 경우가 많고, 줄기의 꼬임이나 파열 등의 급격한 하복통으로 발견되는 경우가 많다. 그래서 환자는 신체적 고통과 함께 긴급하게 이루어지는 검사 및 처치, 수술 등에 강한 불안을 가지고 있다.
•간호사는 환자의 신체적 고통을 완화함과 동시에 행해지는 처치 등에 대해 설명하고 심리적 지원을 한다.

- 또한 임신을 원하는 환자는 질환이 임신성에 미치는 영향에 대해서도 불안을 갖는다. 그 병태가 악성 종양(난소암)의 경우 지속적인 화학 요법도 필요해, 환자는 질병 예후에 대한 불안도 심하다. 환자·가족의 심리·사회적 배경을 충분히 파악하고, 정신적 지원을 해나갈 것도 요구된다.
- 간호 문제의 우선순위는 질환의 병태와 발병 경위 등에 따라 다르기 때문에 그 상황을 정확히 파악하여 케어를 해가는 것이 중요하다.

Step1 영향 평가	Step2 간호 초점	Step3 계획	Step4 실시	Step5 평가

1 간호 문제	간호 진단	간호 목표(간호 성과)
#1 난소 종양 줄기의 꼬임이나 파열에 의한 급성 통증이 있다.	**급성 통증** **관련 요인:** 손상의 원인이 되는 것 **진단 지표** □ 말 또는 신호에 의한 통증의 호소 □ 통증 증거의 관찰 □ 통증을 피하기 위한 체위 □ 통증 부위를 감싸는 행동 □ 고민스런 얼굴	〈장기 목표〉 통증이 완화된다. 〈단기 목표〉 1) 근본적인 치료인 수술을 신속하게 받을 수 있다.

간호 계획	중재 포인트와 근거

OP 경과 관찰 항목

- 하복통의 출현 시기와 정도, 부위를 파악한다.

  ➡ 증상의 경시적 변화를 파악한다. 또한 하복통이 완화되는지 여부를 파악한다. 근거 하복통이 나타난 시기에 따라 줄기의 꼬임이나 파열의 발병 시기가 추정된다. 또한 하복통의 정도나 부위에 따라 꼬임이나 파열의 정도 또는 부위도 추정된다.

- 바이털 사인의 변화

  ➡ 순환 동태의 지표가 되는 혈압과 맥박, 염증의 지표가 되는 발열의 변화에 주의한다. 근거 격렬한 하복통에 따라 쇼크 상태가 되어, 혈압 저하와 빈맥이 일어날 수 있다. 또한 줄기의 꼬임이나 파열이 서서히 일어나면 경과 중에 염증성 변화를 일으키는 경우가 있는데, 그 경우에는 발열이 일어난다.

- 구역질·구토의 유무와 정도를 파악한다.

  ➡ 증상이 나타난 시기나 계기, 빈도 등을 파악한다. 근거 줄기의 꼬임이나 파열이 생긴 난소에 염증성 변화가 발생하면 복막 자극 증상으로 구역질·구토가 일어난다. 또한 쇼크 상태에서 혈압 저하로 뇌 혈액 흐름이 저하되어 구역질·구토가 일어날 수 있다.

- 혈액 검사

  ➡ 헤모글로빈, Hct, 혈액 응고계의 검사 데이터를 중심으로 본다. 근거 난소 종양 줄기의 꼬임, 파열에 의한 출혈을 원인으로 한 빈혈. 또한 대량 출혈에 의한 파종성 혈관 내 응고(DIC) 증후군의 발병 유무를 본다.

- 초음파 검사, CT 검사*

  ➡ 난소 종양의 존재와 복강 내 출혈의 유무나 정도를 파악한다. 근거 격렬한 하복통의 원인을 파악한다.

  *정확한 진단은 MRI가 있지만 임상적으로 응급 상태에서는 시간이 걸리기 때문에 선택하지 못한다. 또한 MRI는 장시간(약 20분) 신체 움직임을 제한하므로 통증이 심한 상태에는 적합하지 않다.

TP 간호 치료 항목

- 검사를 지원한다.

➡ 신속하게 실시한다. 검사에 대한 환자의 신체적 준비, 물품의 준비를 정돈한다. **근거** 준비가 원활하게 진행되면, 하복통의 원인 진단을 의사가 신속하게 할 수 있다.

- 응급 수술을 받을 수 있도록 지원한다.

➡ 신속하게 실시한다. 수술에 대한 환자의 신체적 준비, 상품의 준비를 갖춘다. 관련 부서와의 연락하여 조정을 원활하게 한다. **근거** 본 질환의 근본적인 치료는 관혈적인 난소 병변의 절제이다. 준비를 하여 수술을 신속히 실시할 수 있다.

- 의사의 지시에 따른 약물 투여를 한다.

➡ 진통제나 쇼크 상태에 대응하기 위한 순환 개선 약이 투여된다. 의사의 지시에 따른 용법·용량을 정확하게 지킨다. **근거** 진통제와 순환 개선 약에는 극약 성분이 들어간 경우가 많으므로 정확한 투여로 약에 의한 부작용을 예방한다. 또한 의사의 지시 내용을 정확하게 수행하고 약물 투여의 평가를 한다.

- 시행하는 처치를 설명한다.

➡ 이해의 정도를 파악하면서 한다. **근거** 행해지는 처치를 이해함으로써 불필요한 불안을 제거할 수 있다. 또한 안심은 환자의 치료 참여를 촉진한다.

- 가족에게 행해지는 조치나 환자의 상태에 대해 설명한다.

➡ 구체적으로 알기 쉽게 설명한다. **근거** 가족도 환자의 급격한 변화에 불안을 가지고 있다.

EP 환자 교육 항목

- 신체적 불편 정도를 환자가 스스로 표현할 수 있도록 지도한다.

➡ 표현방법을 지도한다. **근거** 상대에게 자신의 고통을 정확하게 전달함으로써 적절한 지원을 받을 수 있다.

2 간호 문제	간호 진단	간호 목표(간호 성과)
#2 관혈적 처치에 관련한 감염의 가능성이 있다.	감염 위험 상태 **위험 요인:** 관혈적 치료	〈장기 목표〉 감염이 일어나지 않는다. 〈단기 목표〉 1) 무균적 치료를 받을 수 있다. 2) 감염 예방을 위한 수술 후 복약 행동을 준수한다. 3) 감염 징후를 보고할 수 있다.

간호 계획	중재 포인트와 근거

OP 경과 관찰 항목

- 체온의 변화

➡ 경시적 변화를 파악한다. **근거** 수술 직후에는 수술 상처에 의한 신체적 침습과 흡수열, 금식에 의한 기아열 등으로 미열이 보인다. 그러나 수술 후 한 번 해열했음에도 불구하고, 수술 후 2~3일째에 다시 발열하는 경우에는 감염이 의심된다.

- 감염 지표의 검사치의 변화

➡ 경시적 변화를 파악한다. **근거** 백혈구 수와 CRP 값은 감염으로 변동한다(백혈구 증가, CRP 상승을 볼 수 있다).

- 수술 부위의 상태

➡ 발적, 종창, 분비물 등의 유무나 정도를 본다. **근거** 수술 부위의 감염이 발생하면 수술 부위의 염증성 변화가 보인다.

- 하복통의 유무와 정도

➡ 출현 시기, 통증이 완화되는지 여부 **근거** 난소 병변 부위의 처치 부분에 염증이 발생한 경우 하복통이 발생한다.

* 수술과 수술 후 처치가 무균적으로 수행되도록 지원한다.

* 항생제가 정맥 투여되는 경우 의사의 지시대로 정확하게 수행한다.

➲ 무균적 처치를 준수한다. 근거 난소 종양 수술과 수술 후 처치가 병원균에 노출되기 쉬우므로, 무균적 처치가 중요하다.
➲ 주입 속도와 지시량을 지킨다. 근거 혈중 농도가 유지되지 않으면 감염 예방 효과가 낮아진다. 또한 알레르기 반응의 유무를 확인하기 위해 천천히 주입하고 주입 직후 5분간은 환자의 곁을 떠나지 않는다.

EP 환자 교육 항목
* 수술 후에 항생제의 복약 지도를 실시한다.

➲ 복약의 필요성과 그 구체적 방법에 대해 설명한다. 근거 정확하게 복약되지 않으면 감염 예방 효과가 낮아진다.

* 감염 징후에 대하여 설명한다.

➲ 감염 발병 시의 구체적인 자각 증상에 대하여 설명한다. 근거 이상 시의 보고를 적절히 함으로써 감염이 발병하면 조기 치료를 받을 수 있다.

---

3 간호 문제	간호 진단	간호 목표(간호 성과)
#3 생리불순이나 난소가 커짐에 따라 주변 조직에 물리적 압박에 의한 하복통 등이 있다.	만성 통증 **관련 요인:** 만성의 신체적 장애 **진단 지표** □ 이전 활동을 계속하는 능력의 변화	〈장기 목표〉 난소 종양의 적절한 치료를 받을 수 있고, 통증이 완화된다. 〈단기 목표〉 1) 생리 시 통증이 조절된다. 2) 치료에 따라 난소에 의한 주변 조직에 물리적 압박이 사라진다. 3) 통증을 상대에게 정확하게 말할 수 있다.

간호 계획	중재 포인트와 근거

OP 경과 관찰 항목
* 난소 종양의 병태를 파악한다.

* 난소 종양의 크기를 파악한다.

* 생리불순의 정도를 파악한다.

* 하복통의 정도를 파악한다.

* 배설의 상태를 파악한다.

➲ 생리불순의 원인인 난소 종양의 병태(자궁내막증)를 파악한다. 근거 난소 종양 가운데 자궁내막증의 난소 종양은 생리불순을 일으킨다.
➲ 경시적 변화를 파악한다. 근거 주변 조직에의 물리적인 압박 정도의 지표가 된다. 또한 난소 종양의 크기는 외과적 치료 적응의 지표가 된다.
➲ 경시적 변화, 통증이 완화되는지 여부 근거 자궁내막증의 정도 및 생리불순의 정도는 비례하는 것이 많기 때문에, 내막증의 진행 정도를 아는 지표가 된다. 또한 진통제를 사용하는 지표로도 된다.
➲ 경시적 변화, 통증이 완화되는지 여부 근거 주변 조직에의 물리적 압박의 정도의 지표가 된다.
➲ 변비, 빈뇨의 유무와 정도를 본다. 근거 거대해진 난소 종양에 의한 물리적 압박으로 변비나 빈뇨를 불러일으키는 경우가 있다.

TP 간호 치료 항목
* 검사를 지원한다.

➲ 환자에게 검사의 목적, 내용을 설명한다. 신체적 준비 및 물품의 준비를 정돈한다. 근거 검사의 설명을 받는 것으로 불필요한 불안이 완화되고 검사 협력을 얻기 쉬워진다. 또한 신체적 준비 및 물품의 준비를 하여 검사가 원활하게 수행될 수 있도록 환자의 신체적 부담을 경감할 수 있다.

• 약물 요법을 지원한다.

➡ 약물 요법에는 복용과 주사에 의한 것이 있다. 진통을 목적으로 한 대증요법이나 난소 종양 자체의 치료를 목적으로 한 치료의 내용에 따라서, 목적, 내용, 일어날 수 있는 부작용 등을 설명하고 효과가 일어나게 정확하게 이루어지도록 지원한다. 근거 의사가 지시한 용량, 용법을 정확하게 실시하여 그 효과를 평가할 수 있다. 또한 난소 종양의 약물 치료는 치료 기간이 긴 경우가 많기 때문에 환자가 그 치료 방침이나 내용을 충분히 이해하지 않으면 잘 준수하지 않을 가능성이 있다.

• 수술적 치료를 할 경우 지원을 실시한다.

➡ 병태와 수술 목적에 따라 수술식이 개복이거나 복강경으로 다르다. 수술식에 맞는 신체 준비를 갖추도록 지원한다. 또한 환자·가족이 수술의 목적, 방법, 수술 전 준비 사항을 이해하고 있는가를 확인하면서 의사와 함께 충분한 설명을 한다. 근거 개복 수술과 복강경 수술은 수술에 의한 신체적 침습이 다양하기 때문에 그 수술식에 맞는 수술 전 준비가 필요하다.

EP 환자 교육 항목

• 검사와 치료에 대한 불안을 표출할 수 있도록 지도한다.

➡ 구체적인 표현방법을 지도한다. 의료진은 환자가 불안하게 느끼기 쉬운 내용에 대하여 불안이 없는가를 질문하거나 환자가 묻기 어렵다고 생각하는 내용은 질문을 받기 전에 설명하는 등으로 배려한다. 그리고 개인 정보 보호를 배려한 환경에서 실시한다. 근거 불안을 표출하여 완화할 수 있고, 검사와 치료에 대한 이해를 하기 쉬워진다.

• 신체적 고통, 불편을 환자가 정확하게 전달할 수 있도록 지도한다.

➡ 구체적인 표현방법을 지도한다. 근거 각자의 신체적인 고통을 상대에게 정확하게 전달함으로써 적절한 도움을 받을 수 있다.

4 간호 문제	간호 진단	간호 목표(간호 성과)
#4 약물 요법, 방사선 치료의 부작용에 의한 불쾌감이 있고, 따라서 일상생활에 지장이 생길 가능성이 있다.	활동내성 저하 위험 상태 **위험 요인:** 체력을 감퇴시키는 상황	〈장기 목표〉 약물 요법, 방사선 요법의 부작용이 경감되어 일상생활에 지장이 없다. 〈단기 목표〉 1) 약물 요법, 방사선 요법 부작용이 완화된다. 2) 자기관리 부족을 명확하게 하고 지원을 받음으로써 일상생활에 차질 없이 보낼 수 있다. 3) 부작용을 앎으로써 불안을 완화한다. 4) 환자가 불편과 고통을 상대에게 정확하게 말할 수 있다.

간호 계획	중재 포인트와 근거
OP 경과 관찰 항목 • 부작용의 증상과 정도	➡ 증상의 강도, 출현 시기에 주의한다. 근거 호르몬 요법은 부작용이 심한 경우 약물이나 투여방법이 변경되기도 한다. 화학 요법은 부작용에 대한 내용(백혈구 및 혈소판 감소 등)에 따라 치료 자체가 중단될 수 있다. 방사선 치료의 부작용은 방사선 숙취(구역질·구토, 현기증, 전신 권태감 등)라고 하는 전신 증상과 방사선 조사 부위의 피부 변화와 방광, 직장 등의 주변

75
난소 종양

장기에의 자극 증상이 있다. 특히 국소 증상인 피부 변화나 빈뇨, 설사, 혈변 등을 치료하지만 부작용이 현저한 경우에는 화학 요법과 마찬가지로 치료가 중단될 수 있다.

- 부족한 자기관리의 내용을 명확하게 한다.

➡일상생활에 지장을 주고 있는 자기관리 부족의 내용을 파악한다. `근거`자기관리 부족의 항목을 명확하게 하여 지원 내용을 계시할 수 있다.

`TP` **간호 치료 항목**
- 자기관리 부족에 대하여 지원한다.

➡특히 화학 요법은 부작용이 심하고 자기관리 부족을 일으키고 있는 경우가 있으므로 그 내용을 파악하고 적절한 지원을 할 수 있게 한다. `근거`자기관리를 지원하여 환자의 불쾌감을 완화한다. 또한 불쾌감의 완화는 일상생활의 지장을 경감하는 것으로 이어진다.

`EP` **환자 교육 항목**
- 약의 부작용에 대해 지도한다.

➡나타나기 쉬운 부작용이나 즉시 보고해야 하는 부작용에 대해 지도한다. `근거`부작용의 올바른 지식을 앎으로써, 불안을 경감하고 필요 이상의 자기관리 부족을 일으키지 않는다. 또한 부작용을 보고하여 적절한 도움을 받을 수 있다.

5 간호 문제	간호 진단	간호 목표(간호 성과)
#5 약을 자체 조정하여 효과가 나타나지 않는다.	**비준수** **관련 요인:** 계획된 치료 행동에 관련된 지식과 기술. 약의 부작용 **진단 지표** □ 증상 악화 현상 □ 개선되지 않는다. □ 객관적인 검사 결과(약물의 혈중 농도)	〈장기 목표〉 지시된 약물 요법을 준수한다. 〈단기 목표〉 1) 난소 종양의 치료에 대해 이해할 수 있다. 2) 약물 요법에 의한 불쾌감을 표현할 수 있고, 적절한 도움을 받을 수 있다. 3) 복약의 비준수 이유를 설명할 수 있다.

간호 계획	중재 포인트와 근거
`OP` **경과 관찰 항목** • 약물 요법의 내용에 대하여 파악한다.	➡병태에 따라 실시되는 약물 요법이 다르고, 호르몬 요법과 화학 요법이 있다. `근거`양성, 악성의 종류에 따라 행해지는 약물 요법이 다르다. 양성 종양의 경우는 호르몬 요법이 주이고 악성 종양의 경우는 화학 요법이 이루어진다.
• 약물 요법의 부작용 증상의 내용과 정도를 파악한다.	➡부작용의 내용은 호르몬 요법은 구역질·구토, 현기증, 피로감, 화학 요법은 구역질·구토, 출혈 경향, 탈모 등이 있다. `근거`이루어지는 약물 치료에 따라 부작용의 내용과 정도가 다르다. 부작용의 정도나 내용을 알면 복용을 준수하지 않는 원인을 알 수 있는 경우가 있다.
• 환자의 난소 종양에 대한 지식의 정도를 이해한다.	➡이해하고 있는 내용을 구체적으로 파악한다. `근거`다른 정보에 따라 난소 종양을 제대로 이해할 수 없으면 치료의 필요성을 인식하지 않는다.
`TP` **간호 치료 항목** • 부작용을 완화한다.	➡일어나고 있는 부작용을 명확히 하고, 그를 완화한다. `근거`복용, 약물 치료 행동 자체 중단이 부작용에 의한 고통에서 오는 경우가 있다.

- 지시된 약물 치료를 지킬 수 없는 이유를 표출할 수 있도록 돕는다.

EP 환자 교육 항목

- 약물 치료의 필요성에 대해 지도한다.

➡ 개인 정보 보호를 배려하고, 감정을 표출하기 쉬운 환경을 정돈한다. **근거** 이유를 알면 적절하게 도울 수 있다.

➡ 난소 종양의 치료에서 약물 요법의 중요성에 대하여 설명한다. **근거** 난소 종양에 대한 지식이 정확하지 않으면 치료의 필요성을 인식할 수 없어 약물 치료를 임의 중단하는 경우가 있다.

6 간호 문제	간호 진단	간호 목표(간호 성과)
#6 난소 종양 검사, 처치, 치료, 예후 등에 관련된 불안이 있다.	**불안** **관련 요인:** 인생의 중요한 목표 및 가치관에 대한 무의식의 갈등, 건강 상태에 대한 위협, 또는 건강 상태의 변화 **진단 지표** □ 고민한다. □ 무서워한다.	〈장기 목표〉 불안이 완화된다. 〈단기 목표〉 1) 불안의 내용을 표출할 수 있다. 2) 난소 종양에 대한 올바른 지식을 습득한다.

간호 계획	중재 포인트와 근거
OP 경과 관찰 항목 • 불안의 내용과 변화를 안다. **TP 간호 치료 항목** • 불안을 완화하기 위해 행해지는 치료와 난소 종양의 병태에 대해 설명한다. **EP 환자 교육 항목** • 불안의 내용을 스스로 표현할 수 있도록 지도한다. • 난소 종양에 대한 올바른 지식을 지도한다.	➡ 구체적인 내용을 파악한다. **근거** 불안의 내용에 적합한 지원을 한다. ➡ 환자가 이해할 수 있는 내용으로 한다. **근거** 지식을 습득함으로써 불필요한 불안을 갖지 않는다. ➡ 표현방법을 지도한다. **근거** 환자가 불안을 상대에게 바르게 전달함으로써 적절한 도움을 받을 수 있다. ➡ 환자의 난소 종양에 대한 이해 정도를 안다. **근거** 올바른 지식을 습득하여 불필요한 불안을 갖지 않는다.

Step1 영향 평가	Step2 간호 초점	Step3 계획	Step4 실시	Step5 평가

병기 · 병태 · 중증도별 관리 포인트

【양성 종양】 종양이 작은 경우에는 경과를 관찰하면서 보존적으로 경과 관찰을 하는 경우가 많다. 어느 정도 커진 경우는 줄기의 꼬임, 파열 방지를 위해 종양 적출술을 실시한다. 양성 종양은 외과적 치료가 근치 요법이므로, 이후 지속적인 치료를 하는 경우는 많지 않다. 보존적으로 경과를 관찰해 나가는 경우에는 환자가 정기적인 진찰 행동을 지킬 수 있도록 지도하는 것이 필요하다. 또한 외과적 치료를 받는 경우에는 그를 지원한다. 급격한 하복통으로 발병하는 줄기의 꼬임이나 파열의 경우에는 순환 부전에 빠지거나 격렬한 통증에 의한 신체적 고통이 매우 강하기 때문에, 치료가 신속하게 이루어지기 위하여 진료에 대한 지원과 환자의 불안을 완화하기 위한 지원을 해나간다.

【악성 종양】 치료의 첫 번째 선택은 수술에 의한 종양 절제술이며, 대부분이 이에 화학 요법을 병용한다. 치료 기간은 장기간이 많고, 화학 요법은 부작용이 강하고 힘든 치료이다. 치료가 효과적으로 실시될 수 있도록 진료를 지원하고, 부작용을 완화하는 지원도 한다. 또한 치료가 중단되는 일이 없도록 지원한다. 환자는 질병의 예후에 대해 강한 불안감을 갖고 있다. 환자를 지원해 나가기 위해서, 환자 · 가족의 심리 · 사회적 배경을 충분히 파악하여 치료를 하는 것이 중요하다.

진단 · 치료 지원

- 난소 종양 진단을 위한 내진, 초음파 검사, CT 검사, MRI 검사를 지원한다.
- 수술적 치료가 행해지는 경우는 그를 지원한다.
- 약물 요법은 난소 종양의 병태에 따라 호르몬 요법과 화학 요법을 한다. 치료의 목적, 내용, 효과, 일어날 수 있는 부작용에 대해 설명하고 치료가 중단되는 일 없이 효과적으로 이루어질 수 있도록 지원한다.
- 방사선 치료를 하는 경우에도 약물 치료와 같이 지원한다.
- 치료 효과가 있는지를 관찰한다.
- 약의 부작용을 관찰하고, 의사에게 정보를 제공한다.

통증 완화를 위한 지원

- 의사의 지시에 따라 진통제가 투여되는 경우 정확하게 실시한다.

자기관리 지원

- 자기관리 부족을 평가한다.
- 자기관리 부족이 있는 경우, 구체적인 내용을 파악하고 그 내용에 맞는 적절한 해결방법을 지도한다.

환자 · 가족의 심리 · 사회적 문제에 대한 지원

- 난소 종양에 대한 올바른 지식 기반 정보를 제공하고 치료 참여를 촉진한다.
- 난소 종양에 대한 환자 · 가족의 불안이 완화되도록 지원한다.

퇴원 · 요양 지도

- 수술적 치료의 퇴원 후에는 수술 후 체력 회복을 위해 균형이 좋은 식사에 유의하고, 퇴원 후 2주 정도는 집에서 안정을 유지하도록 지도한다. 또한 그 지원을 가족이 실시할 수 있도록 가족 지도도 한다.
- 퇴원 후 진료가 필요한 증상(출혈, 감염 징후 등)에 대해 설명하고 이상 시 즉시 진찰받도록 지도한다. 또한 특히 문제가 없어도 의사의 지시에 의한 진찰일에는 진찰을 받도록 지도한다.
- 보존적으로 관찰하는 경우에는 급격한 하복통 등 증상에 변화가 있는 경우 즉시 진료받도록 지도한다.
- 약물의 처방이 있는 경우에는 그 지도를 실시한다.
- 규칙적인 생활을 할 수 있도록 지도한다.

| Step1 영향 평가 | Step2 간호 초점 | Step3 계획 | Step4 실시 | Step5 평가 |

평가 포인트

간호 목표 달성도

- 급격한 복통이 생겼을 경우 신속한 처치(수술)를 받을 수 있고, 순환 부전 상태가 되지 않았는가?
- 하복통 등의 신체적 고통에 대한 적절한 처치를 받을 수 있었는가?
- 수술 후 감염이 일어나지 않았는가?
- 약물 요법, 방사선 요법의 부작용을 완화할 수 있었는가?
- 약물 요법을 준수할 수 있었는가?
- 신체적 고통, 불편감에서 오는 일상생활에 지장은 일어나지 않았는가?
- 난소 종양에 대한 올바른 지식을 얻을 수 있었는가?
- 난소 종양의 치료 및 예후에 대한 불안은 완화할 수 있었는가?

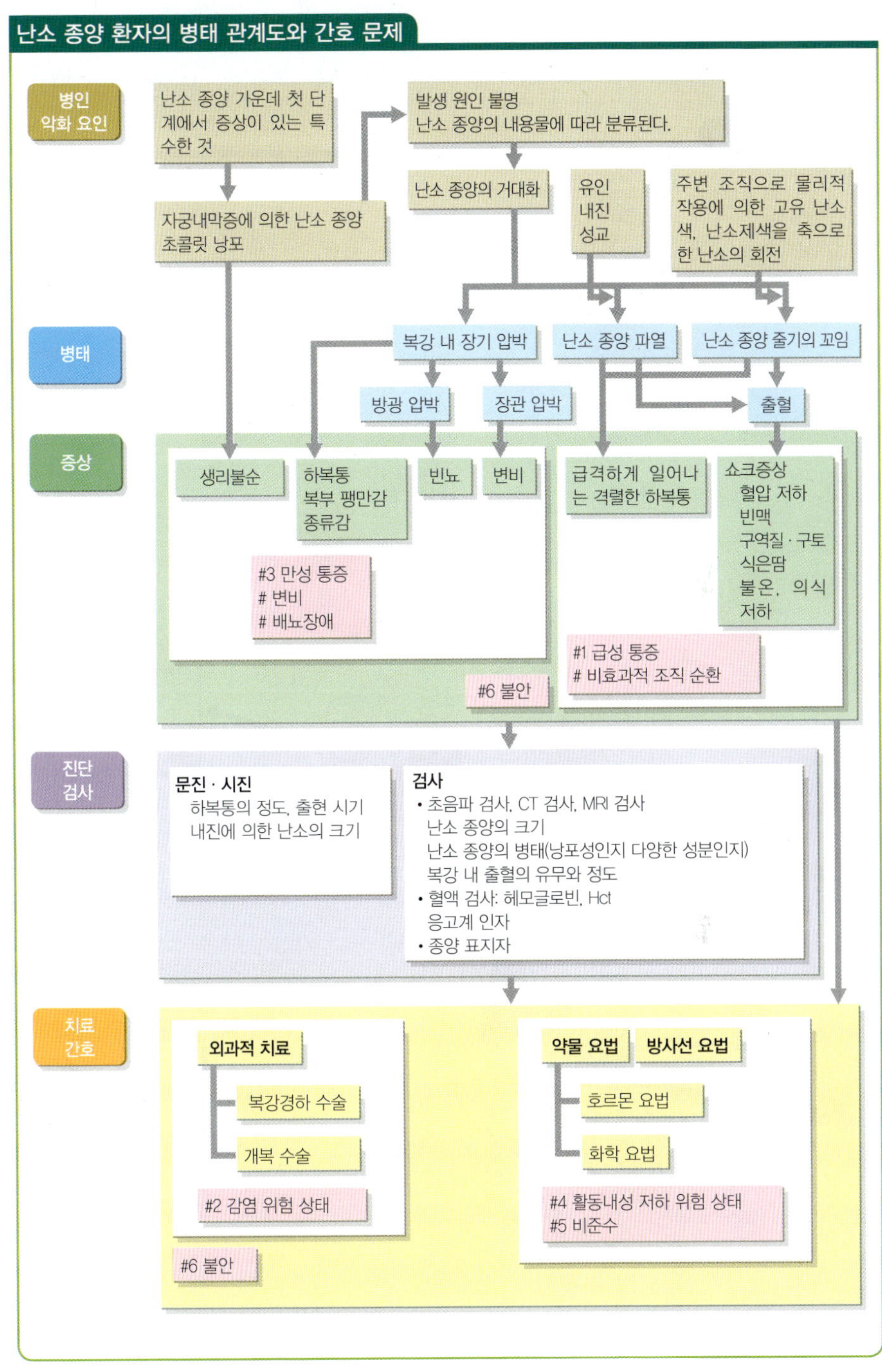
병인
악화 요인
난소 종양 가운데 첫 단계에서 증상이 있는 특수한 것
발생 원인 불명
난소 종양의 내용물에 따라 분류된다.
자궁내막증에 의한 난소 종양 초콜릿 낭포
난소 종양의 거대화
유인
내진
성교
주변 조직으로 물리적 작용에 의한 고유 난소색, 난소제색을 축으로 한 난소의 회전
병태
복강 내 장기 압박
난소 종양 파열
난소 종양 줄기의 꼬임
방광 압박
장관 압박
출혈
증상
생리불순
하복통
복부 팽만감
종류감
빈뇨
변비
급격하게 일어나는 격렬한 하복통
쇼크증상
혈압 저하
빈맥
구역질·구토
식은땀
불온, 의식 저하
#3 만성 통증
변비
배뇨장애
#1 급성 통증
비효과적 조직 순환
#6 불안
진단
검사
문진·시진
하복통의 정도, 출현 시기
내진에 의한 난소의 크기
검사
• 초음파 검사, CT 검사, MRI 검사
난소 종양의 크기
난소 종양의 병태(낭포성인지 다양한 성분인지)
복강 내 출혈의 유무와 정도
• 혈액 검사: 헤모글로빈, Hct
응고계 인자
• 종양 표지자
치료
간호
외과적 치료
복강경하 수술
개복 수술
#2 감염 위험 상태
#6 불안
약물 요법
방사선 요법
호르몬 요법
화학 요법
#4 활동내성 저하 위험 상태
#5 비준수

76 유방암

오사나이 다카유키

눈으로 보는 질환

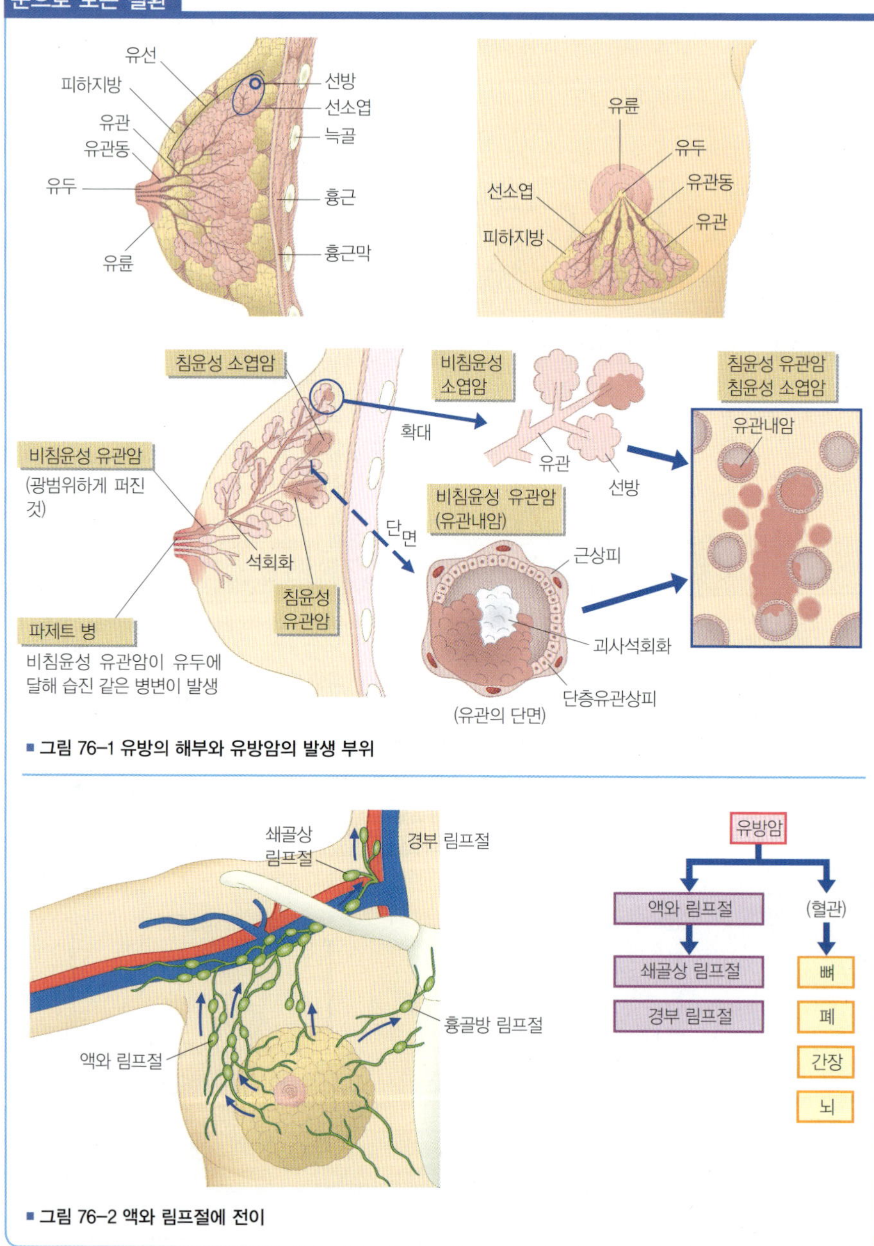

■ 그림 76-1 유방의 해부와 유방암의 발생 부위

■ 그림 76-2 액와 림프절에 전이

■ **유방암은 유방 조직의 유관세포 또는 소엽세포에서 발생하는 악성 종양이다.**

- 유방암의 발생 부위(그림 76-1): 유방암의 대부분은 유관에서 발생한다(유관암, 약 90%). 또는 모유를 생성하는 선엽에서 발생하기도 한다(소엽암, 몇 %).
- 비침윤암과 침윤암: 유방암이 유관 내 벽에 머물고 있는 상태가 비침윤암(비침윤성 유관암, 비침윤성 소엽암: 조기암)이며, 유관의 벽 외부에 침투한 상태가 침윤암이다. 따라서 유관 내에 머문 채 광범위하게 확산된 비침윤암도 있는가 하면, 직경 1mm의 유방암 중 벽을 관통한 침윤암도 있다.
- 국소에의 진전 형식: 유관 내 및 선엽 내에 발생한 유방암은 유관 내를 넘어(진전) 퍼지거나, 유관 벽(기저막)을 뚫고 주위에 침윤하고, 주위의 간질이나 지방 조직에 퍼져 증식해 나가는 경우도 있다. 어느 정도의 크기로 성장하면 '종괴·종양'으로 촉지하게 되고 종양이 피하 근처에 도달하면 피부를 끌어당기는 '보조개 증상'이나 유두의 함몰을 나타내게 된다. 또한 증식·증대하면 피부 및 피부의 발적, 부종, 궤양 등을 형성하게 된다. 종양이 배쪽(가슴 근육쪽)에 증식하면 가슴 근육에 침윤·피부 멍울(종양이 만져도 움직임이 나쁘다) 상태를 나타낸다.
- 림프행성 전이: 유방암이 국소에서 증식·증대해지는 과정에서 유방암 세포는 주위의 림프관에 파급된다. 림프관에 도달한 유방암 세포는 림프관 내에 비집고 들어가, 림프절로의 전이를 일으킨다. 림프절 중에서도 가장 전이를 일으키기 쉬운 것은 겨드랑이 림프절이다. 또한 거기를 기점으로 쇄골 위 림프절 및 경부 림프절로 진행될 수도 있다. 그 외, 흉골방 림프절에 전이될 수 있다(그림 76-2).
- 혈행성 전이: 주위에 침윤을 일으킨 유방암은 주변 혈관에 직접 비집고 들어가거나 림프관·림프절을 통해 혈관에 침투한다. 그 혈관에서 혈류를 타고 다른 장기에 이르러 그곳에서 전이 병소를 형성하는 것도 있다. 전이되기 쉬운 장기는 뼈, 폐, 간, 뇌 등이지만 체내이면 어떠한 위치도 전이 가능성이 있다.

- 유방암에 걸리는 명백한 병인은 불분명하다. 그러나 가족 중 유방암이 있는 가계에서는 그 책임 유전자(BRCA1, BRCA2)를 확인하여 유전자 진단을 할 수 있다.
- 유방암의 예후를 규정하는 인자로써 종양 직경(암의 크기), 림프절 전이의 유무, 다른 장기에의 전이 유무가 중요하다. 또한 호르몬 감수성(에스트로겐, 프로게스테론)의 유무가 호르몬 치료를 할지의 여부 판단에 중요한 요소가 된다. 최근에는 유방암의 증식 표지자(HER2 단백질)의 유무가 악성도를 진단하는 데 중요시되었다.
- 유방암의 15~30%에서 HER2의 유전자 증폭 또는 HER2 단백질의 과잉 발현이 있다. HER2 유전자는 상피 성장 인자 수용체(EGFR) 유전자와 유사한 구조를 가지는 암 유전자이고 HER2 유전자 증폭 또는 HER2 단백질의 과잉 발현을 인정하는 유방암 환자는 예후가 불량하다. 한편, 이러한 환자는 트라스트즈마브 같은 항HER2 요법 약물(분자 표적 치료제)의 적응임을 보여주고 있다.
- 각종 가이드라인은 트라스트즈마브를 치료 대안으로 구축하고 있다.

- 역학 조사에서는 ① 도시>농촌 ② 고학력, ③ 미혼·미출산, ④ 초경 연령의 저연령, ⑤ 폐경 시기의 지연, ⑥ 비만 체형(특히 폐경 후 비만) 등의 경향을 들 수 있다. 식생활은 동물성 단백질을 많이 섭취하는 경향이나 알코올 섭취와의 관계 등이 있다.
- 최근 유방암 환자가 급증하고 있으며, 일본에서도 여성에게 발병하는 악성 종양에서는 1위를 차지하고 있다. 일본 여성의 약 20명 중 1명이 발병한다.
- 유방암으로 진단된 단계(병기, stage)가 중요하다. 10년 생존율은 병기 0: 98%, 병기 1: 약 90%, 병기 2: 약 80%, 병기 3: 약 60%, 병기 4: 40% 이하이다.

- 자각 증상: 유방암의 자각 증상으로 가장 많은 것이 암 덩어리 촉지이다. 그 외 유방 통증과 피부

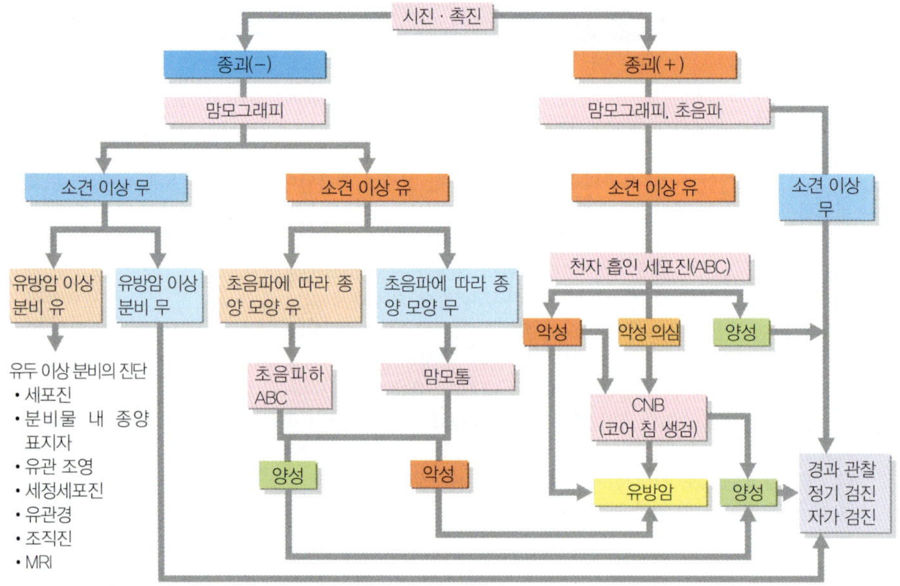

■ 그림 76-3 유방암 진단의 기본적인 순서

변화(함몰), 유두의 변화(분비물 함몰) 등을 계기로 진찰할 수 있다. 또한 조기에, 유관의 처음 발병의 증상으로 유두에서 혈액성 분비가 발견되는 경우도 있다.

- 전이에 따른 증상: ① 뼈 전이: 전이 병변 주위 통증, 전이 골절을 동반하는 통증과 마비 등. ② 폐 전이 · 흉막 전이: 기침, 흉통, 호흡 어려움, 호흡곤란 등. ③ 뇌 전이: 두통, 마비, 현기증 등 다양하다. ④ 간 전이: 둔통 이외, 환자의 자각 증상으로 호소하는 경우는 적다. ⑤ 다른 장기에의 전이: 식욕부진, 체중 감소, 권태감 등의 전신 증상을 나타낸다.

진단 · 검사값

❙ 세침 흡입 검사 또는 침 생검으로 양성 · 악성을 감별, MRI, PET 등의 영상 검사에서 병기, 전이 등을 진단한다.

- 시진 · 촉진: 유방의 좌우 차이, 유두의 변형, 종양의 크기 · 경도 · 이동성, 유두에서의 분비, 겨드랑이 림프절 종대 등을 중점적으로 진단한다.
- 유방 X선 촬영 검사(맘모그래피): 유방을 압박 촬영한다.
- 유방 초음파 검사: 유방에 직접 초음파 탐촉자를 대고 내부 상태를 점검한다.
- 천자 흡인 세포진[ABC(aspiration biopsy cytolgy) 또는 FNAC(fine needle aspiration cytology)]: 유방 내에 종양이 인정된 경우 양성 · 악성 구별을 위해 바늘을 삽입해 세포를 채취하여 검사를 실시한다.
- 바늘 생검: 세포 검사로 진단이 되지 않는 경우 16G(게이지) 정도 굵기의 바늘을 이용하여 조직을 채취(코어 침 생검, CNB), 병리 검사를 실시한다.
- 맘모톰 생검: 맘모그래피만으로 확인할 수 있는 석회화 병변을 정확하게 천자하여 조직을 채취하는 방법.
- 기타: 유방 MRI 검사(유방 내의 다발성 병변의 유무 및 확산 진단, 질적 진단을 한다), 전신 검색(뼈 신티그래피, 전신 PET 검사 등).
- 유방암으로 진단이 내려지면 치료를 진행하기 전에 전신 검색을 실시하고 병기를 확인하여 병기와 건강 상태에 맞는 적절한 치료 방침을 결정한다(모든 유방암에서 초기 치료가 수술인 것은 아니다).
- 병기는 유방암의 TNM 분류(그림 76-4)를 참조.

T: 원발소*1

	크기 (cm)	흉벽 고정*2	피부의 부종, 궤양 위성 피부 결절
TX	평가 불가능		
Tis	비침윤암 또는 Paget(파제트) 병		
T0	원발소를 인정하지 않고*3, 4		
T1*5	≤2.0	−	−
T2	2.0< ≤5.0	−	−
T3	5.0<	−	−
T4 a	크기 불문	+	−
T4 b	크기 불문	−	+
T4 c	크기 불문	+	+
T4 d	염증성 유방암*6		

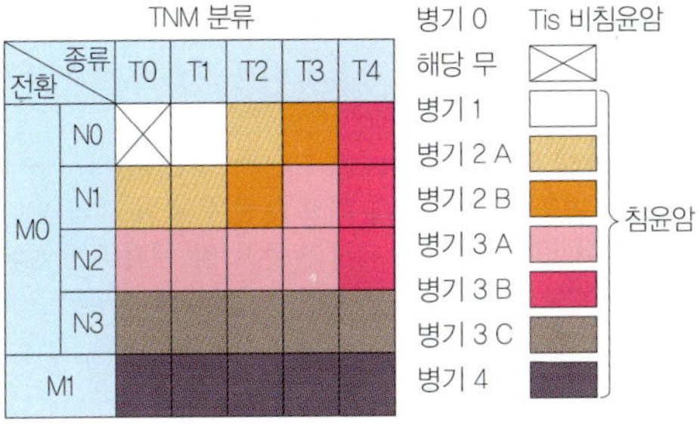

TNM 분류 — 병기 0 Tis 비침윤암

전환 \ 종류		T0	T1	T2	T3	T4
M0	N0	⊠	병기 1	병기 2 A	병기 2 B	병기 3 B
M0	N1	병기 2 A	병기 2 A	병기 2 B	병기 3 A	병기 3 B
M0	N2	병기 3 A	병기 3 A	병기 3 A	병기 3 A	병기 3 B
M0	N3	병기 3 C	병기 3 C	병기 3 C	병기 3 C	병기 3 C
M1		병기 4	병기 4	병기 4	병기 4	병기 4

범례: 병기 0 Tis 비침윤암 ⊠, 해당 무 ⊠, 병기 1(흰색), 병기 2 A, 병기 2 B, 병기 3 A, 병기 3 B, 병기 3 C, 병기 4 — 침윤암

*1: T는 시진과 촉진, 이미지 진단을 통해 종합적으로 판단한다.
*2: 흉벽은 늑골, 흉골, 늑간근 및 전거근을 가리키고 흉근은 포함하지 않는다.
*3: 시진, 촉진, 화상 진단(맘모그래피, 초음파)에서 원발소를 확인할 수 없다.
*4: 유두 분비의 예, 맘모그래피의 석회화 예 등은 T0라고는 하지 않고 판정을 보류한다. 최종 병리 진단에 따라 Tis, T1 mic 등으로 확정 분류한다.
*5: a(≤0.5), b(0.5<≤1.0), c(1.0<≤2.0)으로 분류한다.
　　그러나 조직학적 침윤 직경 0.1cm 이하의 것은 T1 mic로 부기한다.
*6: 염증성 유방암은 일반적으로 종양을 인정하지 않고 피부 미만성 발적, 부종, 경결을 보여준다.

(일본유방암학회 편: 임상 · 병리 유방암 취급에 규약 제16판, p4, 금원출판, 2008)

■ 그림 76-4 유방암의 TNM 병기 분류

● 검사값

- 유방암 진단을 위한 특이적 검사방법은 없다. 예외적으로 가족 유방암을 진단하는 유전자 진단이 있지만, 유전자 검사는 여러 과정(상담, 윤리위원회, 환자 본인뿐만 아니라 가족의 동의 등)을 거치지 않고 할 수 없으며, 안이하게 할 수 있는 검사는 없다.
- 유방암 치료의 정기적 검사: 종양 표지자로는 CEA, CA15-3, BCA225, NCCST-439, 1CTP 등이 있다. 또한 재발 진행 유방암은 일반적으로 빈혈, 간 기능, 골대사 표지자, LDH, ALP 등도 도움이 된다.

합병증

- 수술과 관련된 것: 유방의 변형, 결손 등 적응성의 문제, 림프 부종 등.
- 화학 요법에 수반되는 현상: 탈모, 구역질, 피로감, 말초신경 장애, 발열, 소화기 증상(설사 등), 분자 표적 치료약은 오한 · 발열, 쇼크 증상 등.
- 호르몬 치료에 따른 증상: 갱년기 증상 같은 마비, 얼굴 홍조 등(부정형 신체증후군도 있다).
- 방사선 치료에 따른 증상: 피부염, 수술 부위의 경화 등.
- 유방암 치료의 모든 측면에서 가장 중요한 것은 정신적 지원이다. 어떤 치료이든 환자가 매우 불안감을 안고 있는 경우가 많아 전반적인 부작용으로 우울증, 불안 신경증도 포함된다.

치료법

▌ 원발성 유방암은 병기에 따라 수술 치료와 재발 예방 치료로 호르몬 요법, 화학 요법을 시행한다.

● 치료 방침

- 원발성 유방암: 병기에 따라 다르다. 또한 시설에 따라 수술 전 화학 요법의 적응은 약간의 차이가 있다.
  - 병기 0, 1: 수술을 선행하고(유방 보존 수술의 경우 보존 유방 방사선 치료), 수술 후에는 수술 표본 병리 결과에 따라 호르몬 요법을 실시한다. 또한 병기 1의 침윤암에도 항암제 치료, 항체 요법(분자 표적 치료약)을 시행할 수 있다.

- 병기 2: 수술 선행 또는 수술 전 화학 요법 실시(수술 전 화학 요법의 경우는 항암제 치료를 실시하고, 종양을 작게 하여 수술을 한다). 수술 후에는 필요에 따라 보존 유방에 방사선 치료, 호르몬 치료 등을 실시한다.
  - 병기 3: 수술 전 화학 요법 실시 후에 외과적 치료 등을 실시한다.
  - 병기 4: 항암제 치료나 호르몬 요법을 실시한다. 국소에 관해서는 필요에 따라 수술을 시행할 수 있다.
- 전이성 유방암: 전이 후 치료 방침에 따라 호르몬 치료 및 항암제 치료, 항체 요법(분자 표적 치료제)을 실시한다.
- NCCN(National Comprehensive Cancer Network) 가이드라인은 진단에서 수술 치료, 약물 요법, 방사선 요법을 포함한 초기 치료 전반에 관한 것과 전이 · 재발 후 치료, 후속방법까지 상세하게 기재가 되어 있다. 이것은 미국의 주요 암 센터로 구성된 협의회가 작성한 것이기 때문에 자세한 내용은 NCCN 종양학 임상 실천 가이드라인 유방암 2011년 제2판을 참조하기 바란다(http://www.jccnb.net/guideline/images/gl_2011_2.pdf).

● 수술 치료
- 유방 보존 수술(부분 절제): 주로 병변을 중심으로 원형 또는 부채꼴로 절제하는 방법. 보존 수술에 관해서는 가이드라인에 기재되어 있고, 그 적응에 따라 실시한다. 또한 수술 후 보존 유방에 방사선 조사를 전제로 한다.
- 유방 절제술: 한쪽 유방을 모두 절제하는 방법.
- 유방 절제 후 1기적인 유방 재건술: 유방 절제술 후 즉시 유방을 형성하는 방법. 형성방법은 근육 피부 밸브를 사용하는 방법과 임플란트(인공물)를 이용하는 방법이 있다.

● 약물 요법
- 유방암 치료에 사용되는 항암제 목록을 표 76-1에 나타낸다.

1) 유방암 수술 후 재발 예방 치료에 대한 치료 방침
- 유방암 수술 후 보조 치료: 유방암 수술로 적출한 표본을 검사하고 유방암의 호르몬 감수성 여부를 판단한다. 림프절 전이의 유무나 다른 위험 카테고리(맥관 침투, 암 악성도 평가 등)를 실시하고, 그 결과 호르몬 감수성이 있는 증례에 관해서는 호르몬 치료를 제1 선택으로 한다. 또한 호르몬 감수성이 없는 증례에 대해서는 화학 요법을 제1 선택으로 한다. 화학 요법은 화학 물질에 의한 약물 요법으로 소위 항암 약에 의한 치료이다. 항암제는 1개의 약을 정해진 분량으로 사용하는 것보다 여러 약제를 조합하여 사용하는 것이 많고, 조합 약제의 종류와 분량, 1회 치료 단위(코스, 쿨, 사이클 등이라 한다)의 기간, 그것을 몇 회 정도 시행할지의 패턴(처방 regimen)이 임상 연구에 따라 어느 정도 확립되어 있다(표 76-2).
- 유방암은 저위험, 중위험, 고위험으로 크게 분류되는데, 중위험 사례 및 고위험 증례가 수술 후 항암제의 적응이 된다. 중위험과 고위험 사례(호르몬 비반응성, 폐경 전/폐경 후)에 대한 장크트갈렌 2005 권장 치료(장크트갈렌은 유방암의 국제회의에서 기본이 되는 치료 방침을 결정하는 시스템)의 처방은 다음과 같다.
  - (1) 중위험의 경우
    - ① AC, CMF.
    - ② AC 또는 A → CMF.
    - ③ FEC(21일을 1사이클로 1일째에 투여).
    - ④ 타키산계 약 함유 처방: AC 또는 A → 파클리탁셀, FEC100 → 도세탁셀 수화물, TAC.
  - (2) 고위험의 경우
    - ① AC 또는 A → CMF.
    - ② CEF 또는 CAF(1일째와 8일째, 28일마다).
    - ③ FEC(21일을 1사이클로 1일째에 투여).
    - ④ 타키산계 약 함유 처방: AC 또는 A → 파클리탁셀, FEC100 → 도세탁셀 수화물, TAC.
    - ⑤ 용량 강화 처방.
- 호르몬 반응성이 전혀 없는 유방암 위험도가 높은 경우에는 중위험의 경우보다 강력한 처방을 선택한다.

분류		일반명	주요 상품명	약의 효과 메커니즘	주요 부작용
분자 표적 치료제		트라스트즈마브	허셉틴	HER2 단백질에 특이하게 결합하여 항종양 효과를 발휘한다.	첫 회 투여 시 발열 심장 독성
		베바시즈마브	아바스틴	인간 혈관내피 증식 인자와 특이하게 결합하고 종양 조직에서 혈관 신생을 억제, 종양의 증식을 억제한다.	고혈압, 단백뇨, 소화관 출혈
		라파티니브 토실산염 수화물	타이케르브	상피 성장 인자 수용체, HER2 티로신 자기 인산화를 선택적, 가역적으로 저해하고 종양세포의 증식을 억제한다.	설사, 구역질
대사 길항제		플루오로우라실	5-FU	세포의 증식에 필요한 대사산물과 비슷한 구조를 가지고 있기 때문에 정상적인 대사산물로 잘못 세포 속으로 들어가, DNA의 합성을 억제하고 세포를 사멸시킨다.	구역질·구토, 식욕부진, 설사, 장염, 구내염, 골수 기능 억제(백혈구 감소, 혈소판 감소 등), 간 기능 장애, 전신 권태감, 후각 장애, 피부 색소 침착, 휘청거림·마비감 등
		테가플	프토라플		
		테가플·우라실	유에프티		
		독시플리틴	플트론		
		메토트렉세이트	메소트렉세이트		골수 기능 억제(백혈구 감소, 혈소판 감소 등), 간·신장 기능 장애, 구역질·구토, 식욕부진, 구내염, 탈모 등
알킬화제		시클로포스파미드	엔독산	DNA의 구조를 변화시켜 세포를 사멸시킨다.	골수 기능 억제(백혈구 감소, 혈소판 감소 등), 출혈성 방광염, 구역질·구토 등의 소화기 장애, 탈모, 무월경 등
항생물질 항암제		독소루비신 염산염 (아드리아마이신)	아드리아신	DNA와 결합하여 DNA나 RNA의 합성을 억제하고 세포를 사멸시킨다.	심근 장애, 심전도 이상·부정맥, 골수 기능 억제(백혈구 감소, 혈소판 감소, 빈혈·적혈구 감소), 구역질·구토, 식욕부진, 구내염, 탈모 등
		에피루비신 염산염	파르모르비신		독소루비신에 유사하지만 증상은 약간 경도
		피라루비신 염산염	테라루비신, 피노루빈		
		마이토마이신 C	마이토마이신		골수 기능 억제(백혈구 감소, 혈소판 감소 등), 식욕부진, 구역질·구토, 전신 권태감, 체중 감소 등
알카로이드계		도세탁셀 수화물	탁소텔	세포 분열을 저해하여 세포를 사멸시킨다.	골수 기능 억제(백혈구 감소, 혈소판 감소 등), 발열, 식욕부진, 구역질·구토, 설사, 탈모, 전신 권태감, 과민성, 간 기능 이상
		파클리탁셀	택솔, 아브락산		
		에리불린메실산염	할라벤		
호르몬 제제	항에스트로겐약	타목시펜 구연산염	노바덱스	항에스트로겐작용을 나타내는 것으로 항유방암작용을 발휘한다.	백혈구 감소, 빈혈, 혈소판 감소
		풀베스트란트	파슬로덱스		
	LH-RH 아고니스트	고세렐린 초산염	졸라덱스	뇌하수체-성선 기능을 저하시켜 호르몬 분비를 억제한다.	갱년기 증상(홍조, 현기증)
		류플로레린 초산염	류프린		
	아로마타제 억제제	아나스트로졸	아리미덱스	아로마타제를 억제하고 혈중 에스트로겐 농도를 억제하여 호르몬 의존성 유방암 세포의 증식을 억제한다.	관절 증상, 안면 홍조, 현기증
		레트로졸	페마라		
		엑세메스탄	아로마신		

■ 표 76-2 유방암에 사용되는 화학 요법의 처방

AC(EC)	FEC100 → 도세탁셀 수화물
• 독소루비신 염산염(A) 또는 에피루비신 염산염(E)+시클로포스파미드(C) • 21일마다 4사이클	• 플루오로우라실+에피루비신 염산염(100mg/㎡)+시클로포스파미드를 21일마다 3사이클 후, 도세탁셀 수화물을 21일마다 3사이클
CMF	TAC
• 시클로포스파미드(C)+메토트렉세이트(M)+플루오로우라실(F) • 28일마다 6사이클	• 도세탁셀 수화물(T)+독소루비신 염산염(A)+시클로포스파미드(C) • 21일마다 6사이클
AC or A → CMF	CAF(제1일과 제8일, 28일마다)
• AC 후 CMF 또는 A 후 CMF • 21일마다 4사이클 후, 21일마다 8사이클	• 시클로포스파미드(C)+독소루비신 염산염(A)+플루오로우라실(F) • 21일마다 6사이클
FEC(제1일, 21일마다)	CEF(제1일과 제8일, 21일마다)
• 플루오로우라실(F)+에피루비신 염산염(E)+시클로포스파미도(C) • 21일마다 6사이클	• 시클로포스파미드(C)+에피루비신 염산염(E)+플루오로우라실(F) • 21일마다 6사이클
AC or A → 파클리탁셀	
• AC 후 파클리탁셀 또는 A 후에 파클리탁셀 • 14일마다 4사이클 후, 14일마다 4사이클	

■ 표 76-3 재발 위험의 분류

위험 카테고리	
저위험	• 겨드랑이 림프절 전이 음성에서 다음 모두에 해당하는 증례 • 병리학적 종양 직경 2cm 이하　• ER and/or PgR 발현 있음 • 글레드 1　• HER2 단백질 과잉 발현/유전자 증폭이 없다. • 종양 범위의 광역적인 맥관 침윤이 없다.　• 연령 35세 이상
중위험	• 겨드랑이 림프절 전이 음성에서 다음 중 하나에 해당하는 증례 • 병리학적 종양 직경 2cm 이상　• ER, PgR 발현 없다. • 글레드 2, 3　• HER2 단백질 과잉 발현/유전자 증폭이 있다. • 종양 범위의 광역적인 맥관 침윤이 있다.　• 연령 35세 미만
	• 겨드랑이 림프절 전이 1~3개의 양성에서 다음 모두에 해당하는 증례 • ER and/or PgR 발현 있음 • HER2 단백질 과잉 발현/유전자 증폭이 없다.
고위험	겨드랑이 림프절 전이 1~3개의 양성에서 다음 중 하나에 해당하는 증례 • ER and PgR 발현 없이 또는 • HER2 단백질 과잉 발현/유전자 증폭이 있다.
	• 겨드랑이 림프절 전이 4개 이상 양성

ER: 에스트로겐 수용체　　PgR: 황체 호르몬 수용체

(Goldhirsch A, et al: First-select the target: better choice of adjuvant treatments for breast cancer patients,
Ann Oncol 17(12): 1772~1776, 2006)

- 장크트갈렌 2007에서는 표 76-3과 같이 위험은 더욱 세분화되었고 또한 장크트갈렌 2009은 다 유전자 검사에 따른 결과도 권장하게 되었다.
- 2009년 장크트갈렌 회의 이후, 다시 유방암의 특성을 기본으로 새로운 그룹화(하위 유형 분류)가 이루어지게 되었는데, 최근 이 하위 유형을 바탕으로 치료를 검토하는 경향이 있다. 물론 기존의 위험 분류도 중요하다. 하위 유형을 가미하면서 치료를 검토하게 되어 있다.

- 최근 DNA 마이크로 어레이를 이용한 망라적 유전자 발현을 분석 검토하여 유방암은 크게 4개의 분자 하위 유형(Luminal 유형: luminalA, luminalB, HER2 유형, Basal 유형)으로 분류할 수 있다.
(1) Luminal 유형: 가장 많은 타입으로 전체 유방암의 65~70%를 차지한다. 호르몬 수용체(에스토로겐 수용체: ER) 양성 유방암의 대부분과 일치한다. 호르몬 수용체 관련 유전자의 발현의 높낮이에 따라 더욱 luminalA, luminalB의 2가지로 분류된다. 전자는 예후가 좋고, 때로는 화학 치료를 필요로 하지 않는다고 생각한다. 반면 후자는 전자보다 예후가 떨어져 화학 요법은 필수라고 생각하고 있다.
(2) HER2 유형: 호르몬에 민감한 음성으로 HER2 및 증식 관련 유전자가 많이 발현하는 유방암이고, 전체 유방암의 10~15%를 차지한다. 임상학적으로 HER2 양성이라고 하는 유방암 중 약 50%가 이에 해당한다. 나머지 절반은 Luminal 유형(luminalB)에 해당된다.
(3) Basal 유형: 임상학적으로 호르몬 수용체 음성, HER2 단백 음성의 이른바 트리플 네거티브 유방암에 해당한다. 치료방법(특히 약물 치료 선택)이 한정되어 있어 임상적으로 특히 유의해야 하는 유형이다.

2) 재발 유방암에 대한 치료 방침
- 유방암 재발 치료에 대해서도 환자의 유방암 조직의 호르몬 감수성의 유무에 따라 치료 방침을 결정한다. 또한 재발 부위 및 환자의 건강 상태(생명의 위기에 처한 여부)가 중요하다.

유방암의 병기·병태·중증도별 치료 순서도

■ 기본적인 치료 방침

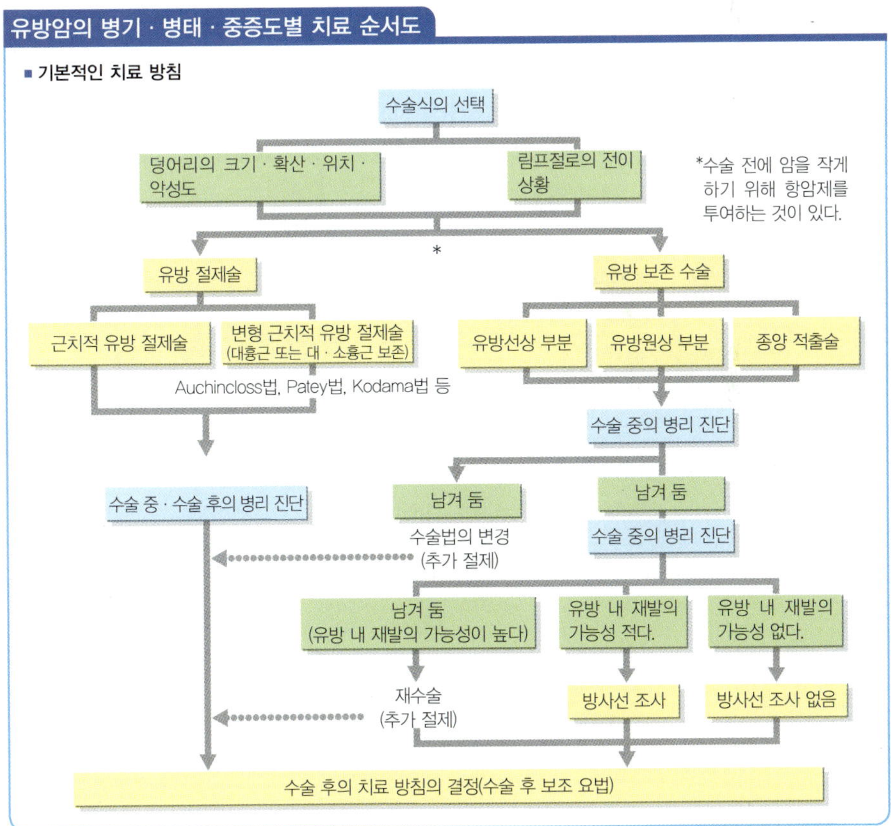

■ 전이성 유방암에 대한 치료의 개념

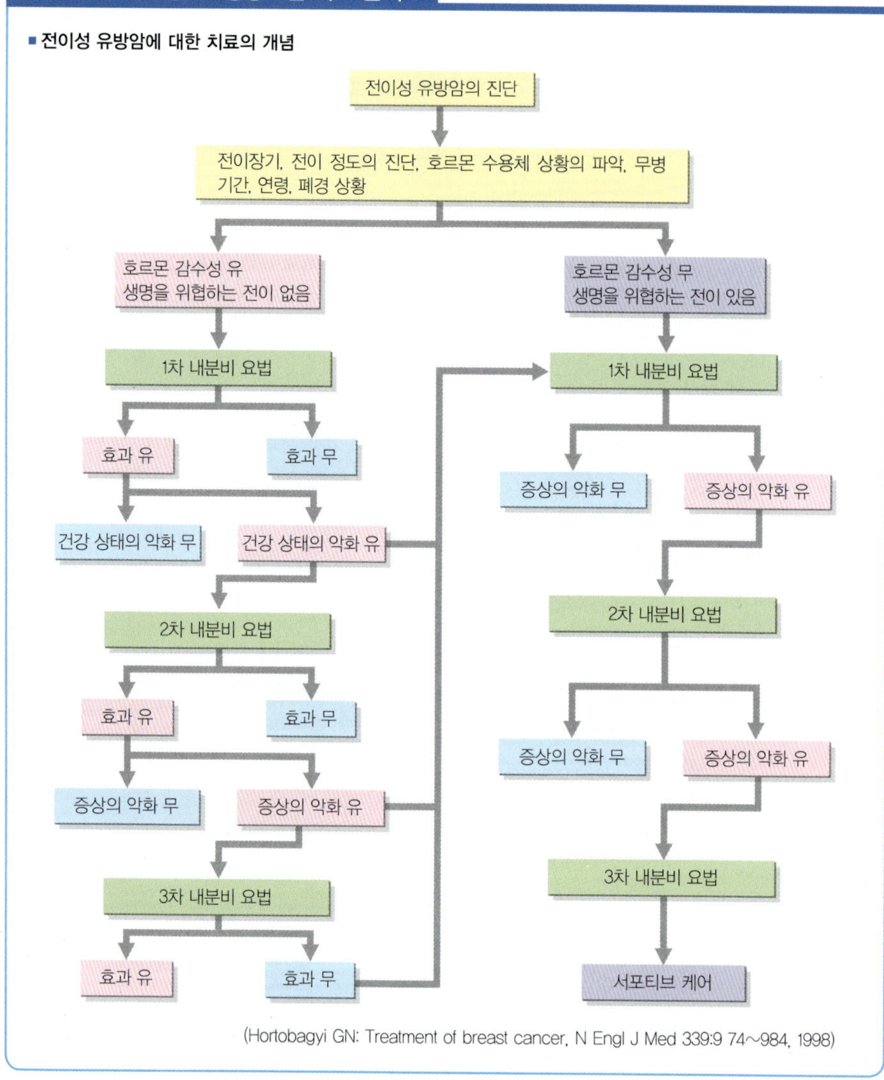

(Hortobagyi GN: Treatment of breast cancer, N Engl J Med 339:9 74~984, 1998)

유방암 환자의 간호

고쿠부 히로코

간호 과정 순서도

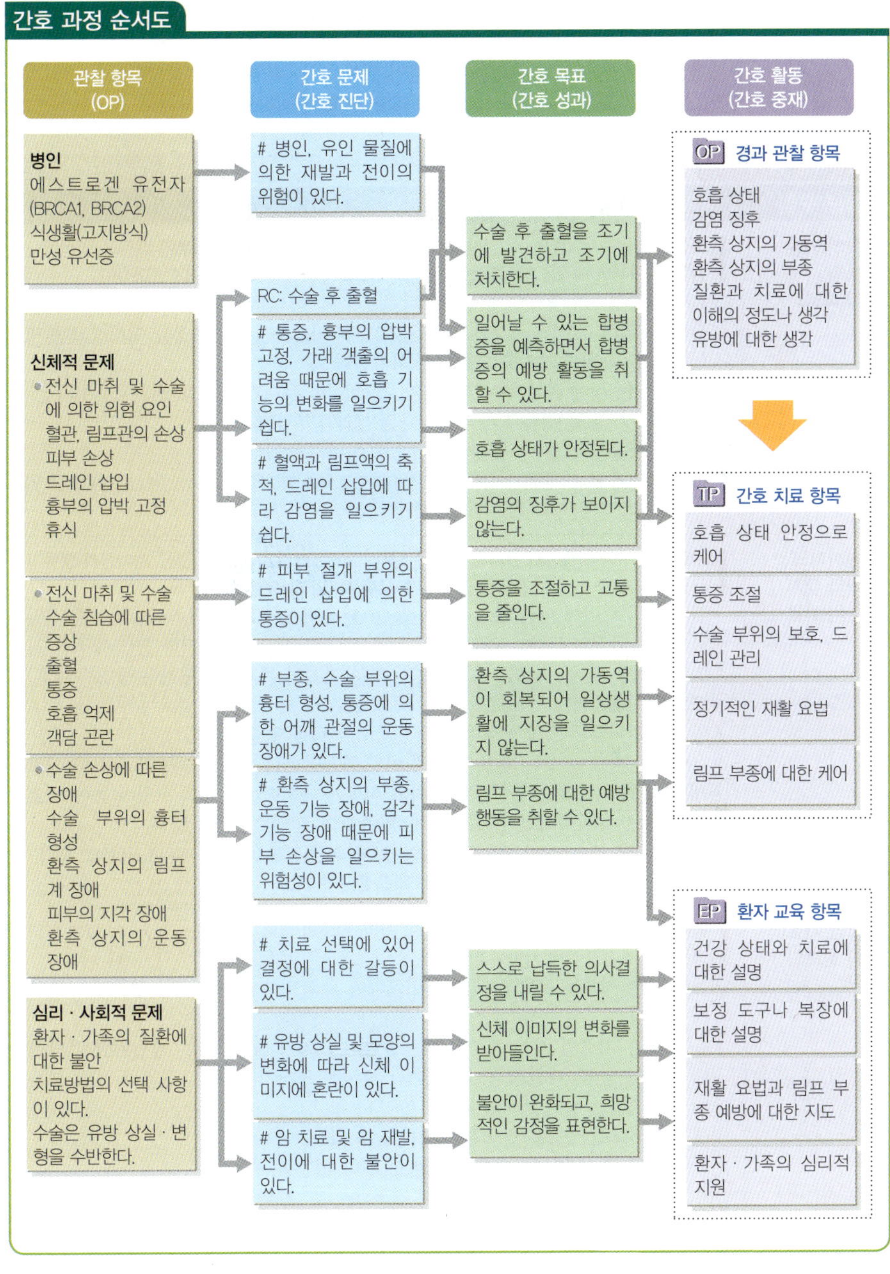

76

유방암

- 수술로 유방이 상실되거나 변형이 되기 때문에 수술 전부터 유방 상실에 대한 마음의 준비를 하고, 현실적인 문제로 대처할 수 있도록 지원하는 것이 중요하다.
- 치료방법을 선택하는 데 환자가 의사결정을 해야 하기 때문에 환자가 선택에 대해 충분히 이해하고 납득하는 선택을 할 수 있는 지원이 필요하다.
- 수술 후에는 환측 상지의 운동 장애와 부종을 예방하기 위해, 기능 훈련이나 일상생활상의 주의점 등 필요한 지식과 방법을 제공하고 환자가 스스로 관리할 수 있도록 지원이 필요하다.

Step1 영향 평가	Step2 간호 초점	Step3 계획	Step4 실시	Step5 평가

정보 수집	평가 관점과 근거 · 잠재적 간호 문제
환자의 기본 정보의 파악(배경)	여성의 라이프사이클의 각 단계에 따라 유방암이 미치는 영향은 다르기 때문에 연령이나 입장 등 환자의 배경을 파악하는 것은 심리 · 사회적 문제에 대한 지원에 효과적이다. • 유방암은 45~50대가 호발 연령이다. • 장년기, 임신 · 출산기, 갱년기, 노년기 및 라이프사이클의 특징을 이해하고 현재 어떤 발달 과제를 가지고 있는지를 파악한다. • 유방은 여성성에 관계하는 부위이며, 성에 대한 문제가 생기기 쉽다. • 직장이나 가정 등 주위에 폐를 끼친다는 심리적 부담이 크다. • 주위 사람들의 암 치료 경험을 바탕으로 이미지가 강하다. 🔍 잠재적 간호 문제 : 환자가 자신의 역할과 부모로서의 역할을 다하지 않았다고 생각하고 있다./암 치료 및 암 재발, 전이에 대한 불안이 있다.
입원까지의 경과와 대처 행동의 파악	진료의 계기나 입원까지 환자의 행동은 환자의 암 위협 유방에 대한 관심, 자기관리 행동과 코핑 양식을 알 수 있는 중요한 정보이며, 향후 자기관리 지원에 효과적이다. • 암 환자의 위기에 대한 정상적인 반응은 ① 충격 단계: 충격과 의혹, 부인(2~3일간) ② 불안정의 단계: 불안, 우울한 기분, 불면증, 집중력 저하 등(1~2주간 지속) ③ 적응 단계: 새로운 정보에 순응하는 현실의 문제에 직면하는 등(2주 이후)으로 변천해간다. • 앞으로 일어날 유방의 상실에 대한 슬픔과 혼란을 경험하고 있다. • 유방암과 치료에 대한 정보에 대해 어떤 행동을 했는지, 암 발병의 충격에 어떻게 대처했는지, 유방 상실을 예상하고 어떻게 대처했는지 등의 코핑 행동이 치료 선택 및 신체 이미지의 변화의 문제, 가족과의 관계에 영향을 준다. 🔍 잠재적 간호 문제 : 유방 상실 및 모양의 변화에 따른 신체 이미지에 혼란스러워하고 있다./암에 대한 위협/수면 장애/불안/예상에 대한 슬픔이 보인다.
유방암 치료에 관한 정보의 파악	덩어리의 위치와 크기, 유방관 내 진전의 범위, 전이의 유무, 병기, 가능한 치료방법에 대한 정보는 치료법의 선택 지원에 필요하다. • 유방 보존 치료는 유방 절제술과 비교하여 국소 재발률은 높지만 생존율은 변하지 않는다. • 유방 보존 치료의 적응 기준으로는 종양의 크기가 3cm 이하, 광범위한 유방관 내 진전이 없음, 다발성 병소가 없음, 방사선 조사가 가능함, 환자가 유방 보존 치료를 원하는 것이 조건이 된다. • 센티넬 림프절 생검은 림프절을 생략할 수 있다. • 유방 절제 후 유방 재건술을 선택할 수 있다.
유방암 치료에 관한 설명과 수용방법의 관찰	의사의 설명을 어떻게 이해하고 현상을 받아들였는지를 아는 것은 치료 선택 시의 간호 지원에 중요하다. 또한 수술 전 심리 상태의 평가는 충격과 불안을 완화하고 질병 및 치료에 적극적으로 임할 수 있도록 지원하는 단서가 된다. • 환자가 의사로부터 설명을 듣고 있어도 이해한다고는 할 수 없다.

	● 환자 자신이 치료방법의 결정을 어떻게 하고 싶은지를 파악한다. ● 너무 혼란스러워하고 있지 않은지를 평가한다. 갈등이 심하면, 치료 선택 후에도 불안이나 후회를 남길 수 있다. ● 개별 환자에게 유방의 의미와 가치를 파악하는 것이 필요하다. ● 잘못된 정보나 정보 부족 때문에 과도한 불안이 없는지 확인한다. 🔍 잠재적 간호 문제 : 치료 선택에 있어 의사결정에 대한 갈등이 있다./유방 상실 및 모양의 변화에 따라 신체 이미지에 혼란스러워하고 있다./암 치료 및 암 재발, 전이에 대한 불안이 있다./질환과 치료에 대한 지식이 부족하다.
가족의 반응과 주위의 지원 상황의 파악	환자가 치료에 전념하기 위해서는 가족 내 역할과 직장에서의 근무 조정이 필요하다. 주위의 지원 상황 파악은 환자가 질병과 치료에 적극적으로 임하기 위해 중요하다. ● 가족의 질병, 치료에 대한 이해 상황과 생각을 파악하고 가족에게 어떤 관리가 필요한지 평가한다. ● 유방의 상실이나 변형이 파트너와의 성생활이나 부부 관계에 영향을 미칠 수 있다. 파트너가 어떻게 파악하고 있는지, 환자의 생각과 차이가 생기지 않았는지 파악한다. ● 주위에 폐를 끼치지 않으려는 생각에서 협력을 요구하지 않는 경우가 많다. 가사나 육아에 대한 협력을 얻을 수 있을지 직장에서 근무 조정이 가능한지 확인한다. 🔍 잠재적 간호 문제 : 가족의 질병 예후에 대한 불안, 지식 부족, 지원 부족이 있다.
수술 후의 신체 상황의 파악	수술이 신체에 미치는 영향, 특히 수술이 근육과 신경, 림프절, 혈관, 관절, 피부에 어떻게 영향을 주고 있는지 이해하면서 평가하는 것이 중요하다. ● 가능한 합병증을 예측하면서 평가한다. ● 시간당 50㎖ 이상의 선홍색의 배액, 수술 후 3시간 이상 경과해도 빈혈 상태가 계속되는 경우는 수술 후 출혈을 의심한다. ● 마취의 영향이나 통증, 흉부의 압박 고정 등에 따라 호흡 운동이 억제된다. ● 수술 부위 통증뿐만 아니라 배출 삽입부 통증과 견갑골 통증, 팔의 피로 등의 2차적 통증이나 불편 증상도 인정된다. ● 통증은 재활에 대한 의욕 감퇴, 불안의 조장으로 이어진다. ● 감염을 일으켜 유방 및 드레인 삽입부 주위에 발적, 종창, 열감, 드레인에서 배출되는 배액에 이상이 있는 경우가 있다. ● 수술 부위 주위의 피부나 겨드랑이 부분의 맥관 주위 조직의 경직으로 환측 상지의 운동 장애가 발생하기 쉽다. ● 겨드랑이의 압박감이나 통증, 수술 상처가 떨어져 나가는 것은 아닌가 하는 불안은 환측 상지의 운동 장애 회복이 지연될 수 있다. ● 겨드랑이 림프절 절제로 림프액의 환류 저해가 일어나 환측 상지에 부종이 생기기 쉽다. ● 수술 후 조기에 볼 수 있는 림프 부종은 과도한 휴식으로 상지의 운동량이 극단적으로 저하되기 때문에 발생하는 경우가 많다. ● 앞가슴, 겨드랑이 림프절에 따라 상완 안쪽에 지각 장애가 발생한다. 🔍 공동 문제 : 수술 후 출혈 🔍 잠재적 간호 문제 : 혈액이나 림프액의 축적, 드레인 삽입에 따라 감염을 일으키기 쉽다./부종, 수술 부위의 흉터 형성, 통증으로 어깨 관절의 운동 장애가 있다./통증, 가슴 부분의 압박 고정, 가래 객출이 어려우면 호흡 기능의 변화를 불러오기 쉽다./환측 상지의 부종, 운동 기능 장애, 감각 기능 장애 때문에 피부 손상을 일으킬 위험이 있다./지나친 안정과 수술 부위를 감싸는 것 때문에 재활 운동을 실시하지 못하고, 자기관리가 부족하다.

<table>
<tr><td>수술 후 심리
상태 파악</td><td>환자는 유방 상실이나 변형에 직면하여 슬픔이나 불안이 생기고 당황해한다. 이러한 현실을 받아들이고 적응을 위한 지원을 실시하기 위해서는 환자의 생각을 충분히 듣는 것이 중요하다.</td></tr>
</table>

- 수술 전 유방 상실에 대해 마음의 준비가 되어 있다고 생각되어도 실제 유방 상실을 목격하면 혼란스러울 수 있다.
- 신체 이미지의 변화를 느끼는 첫 번째 어려움은 수술 부위를 볼 때이다.
- 수술로 변화된 신체 이미지는 개인의 가치 판단에 의해 어떤 가치 판단이 이루어지고 있는지, 개별 평가가 중요하다.
- 유방 상실에 따른 생활의 변화에 대한 망설임이나 보조 요법을 앞두고 새로운 치료에 대한 불안이나 재발, 전이의 불안이 나타나는 시기이다. 이러한 과도한 불안은 장기간에 걸친 유방암 치료에 대한 의욕과 심신 회복에 영향을 준다.
- 🔍 잠재적 간호 문제 : 유방 상실 및 모양의 변화에 따라 신체 이미지를 혼란스러워한다./암 치료 및 암 재발, 전이에 대한 불안, 슬픔이 있다./유방 상실에 의한 당황스러움으로 회복 의욕이 저하된다.

Step1 영향 평가	Step2 간호 초점	Step3 계획	Step4 실시	Step5 평가

간호 문제 리스트

\#1 치료 선택에 있어 의사결정에 갈등이 있다(인지–지각 패턴).
\#2 유방 상실 및 모양의 변화에 따라 신체 이미지에 혼란스러워한다(자기인식 패턴).
\#3 통증, 가슴 압박 고정, 가래 객담의 곤란에 따라 호흡 기능의 변화를 불러오기 쉽다(활동–운동 패턴).
\#4 혈액이나 림프액의 축적, 드레인 삽입에 따라 감염을 일으키기 쉽다(영양–대사 패턴).
\#5 부종, 수술 부위의 흉터 형성, 통증으로 어깨 관절에 운동 장애가 있다(활동–운동 패턴).
\#6 상지의 부종, 운동 기능 장애, 감각 기능 장애 때문에 피부 손상을 일으킬 위험이 있다(건강 지각–건강관리 패턴).
\#7 암 치료 및 암 재발 전이에 대한 불안이 있다(자기인식 패턴).

간호의 우선순위 지침

- 일반적으로 간호의 우선순위를 생각할 때, 생명의 위기로 이어질 문제가 우선순위의 상위가 된다. 환자의 고통과 기본적인 생활 행동의 장애 등을 고려하여, 현재 문제와 잠재적인 문제 중 하나를 종합적으로 생각하고 우선순위를 결정한다. 유방암 수술을 받은 환자의 경우, 수술 전의 문제에 수술 후 생각하는 문제를 더해가는 형태가 된다. 신체 이미지에 관한 문제는 수술 전부터 수술 후에 걸친 문제이다.

Step1 영향 평가	Step2 간호 초점	Step3 계획	Step4 실시	Step5 평가

1 간호 문제	간호 진단	간호 목표(간호 성과)
#1 치료 선택에 있어 의사결정에 갈등이 있다.	**의사결정 갈등** **관련 요인:** 관련된 정보의 부족, 여러 종류의 정보원 **진단 지표** ☐ 선택에 대한 불확실성을 표현한다. ☐ 다른 몇 가지 선택 사이에서 방황 ☐ 의사결정의 지연	〈장기 목표〉 스스로 납득한 의사결정을 할 수 있다. 〈단기 목표〉 1) 각 선택의 장단점을 말할 수 있다. 2) 자신의 가치관을 명확히 할 수 있다. 3) 결정에 대한 불안과 망설임을 표현할 수 있다.

간호 계획	중재 포인트와 근거
OP 경과 관찰 항목 - 질환과 치료에 대한 이해와 생각 - 의사의 설명에 대한 인식방법 - 희망하고 있는 치료방법과 그 이유	➲ 환자의 설명에 대한 이해 정도와 생각을 충분히 확인한다. **근거** 환자 자신의 의사결정에는 본인의 생각과 이해가 중요하다. 정보 제공과 환자의 가치관의 명확화는 필수 사항이다.

TP 간호 치료 항목
- 천천히 이야기할 수 있는 환경을 정돈한다.
- 불안과 의문으로 생각하는 것을 말하도록 격려한다.

- 의문점을 정리하면서 확인한다.
- 치료 후의 모습과 생활을 그려본다.
- 지금까지 무엇에 가치를 두었는지 확인한다.
- 의사와의 커뮤니케이션을 지원한다.
- 부부간 상호 이해를 촉진한다.

EP 환자 교육 항목
- 건강 상태 및 각 선택 사항에 대해 설명한다.
- 수술 후 보조 요법에 대해 설명한다.

- 경우에 따라서는 제2의 의견을 제시한다.

➡ 이야기를 듣고 환자의 감정을 그대로 수용한다. 근거 불안은 의사결정 능력에 부정적인 영향을 미친다. 말하는 것으로 자기의 생각을 정리할 수 있다. 간호사가 기분을 받아들이는 것으로 정신적으로 안정하고 신뢰 관계를 구축해나갈 수 있다.

➡ 환자의 희망을 명확히 해나간다. 근거 정신적으로 불안정한 상태의 환자에게 포인트를 주어 정리해 가는 것이 중요하다.

➡ 지원 능력을 강화한다. 근거 남편이나 의사의 의견은 치료법을 결정하는 데 큰 영향을 미친다. 걱정하고 충분히 대화하지 않는 경우가 많기 때문에, 이야기를 나누는 시간을 확보하는 것이 중요하다.

➡ 과부족이나 편향이 없는 정보를 제공한다. 근거 환자가 이러한 지식을 바탕으로 납득한 결정을 가능하게 한다.

➡ 세컨드 오피니언이 필요한지 여부의 판단은 중요 근거 올바른 판단을 보장하는 데 도움이 오히려 혼란스러울 수 있다.

2 간호 문제	간호 진단	간호 목표(간호 성과)
#2 유방 상실과 외관의 변화에 따라 신체 이미지를 혼란스러워하고 있다.	신체 이미지 혼란 **관련 요인:** 질병의 치료, 수술, 현실로 존재하는 신체 구조의 변화 **진단 지표** ☐ 신체에 대한 부정적인 감정 ☐ 신체 부위를 보지 않고, 만지지 않는다.	〈장기 목표〉 신체 이미지의 변화를 수용할 수 있다. 〈단기 목표〉 1) 유방에 대한 생각을 표출할 수 있고 수술 후의 모습을 그려볼 수 있다. 2) 수술 후의 모습에 대해 긍정적인 표현을 하고 유방의 상태를 직시할 수 있다.

간호 계획	중재 포인트와 근거

OP 경과 관찰 항목
- 유방이나 자신의 신체에 대한 생각, 수술 후의 모습 그려보기

- 수술 후 수술 부위의 상태, 수술 이전 이미지와의 차이, 유방을 보았을 때의 반응, 보정 도구에 대한 반응
- 가족이나 파트너의 인식방법이나 희망, 기대, 불안

TP 간호 치료 항목
- 수술 부위와 유방에 대한 감정을 표현할 수 있는 환경을 정돈한다.

- 환자의 기분에 따르고, 수술 부위와 유방을 보도록 제의한다.
- 회복 상황을 함께 평가한다.

➡ 마음의 준비 상태를 파악한다. 근거 예상하는 슬픔으로 유방 상실에 따른 문제에 대한 해결책을 준비할 수 있다.

➡ 유방에 대한 가치 기준이 무엇인지 파악한다. 근거 신체 이미지는 환자 자신의 생각과 감정에서와 타인의 자신에 대한 평가에서 형성된다. 슬픔과 혼란의 의미를 이해하기 위해 필요하다.

➡ 수용적이고 공감적인 태도로 대한다. 근거 말하면서 자신의 마음 상태를 정리할 수 있고, 간호사의 태도에 따라 유방 상실에 대처하는 결의를 할 수 있다.

➡ 수술 부위를 볼 마음의 준비가 되어 있는지 확인한다. 근거 환자가 신체 이미지의 변화를 느끼는 첫 번째 어려움은 수술 부위를 볼 때이다.

- 보정 도구나 복장의 연구에 대하여 상의한다.
- 희망하면 유방 절제술을 받은 환자나 환자 모임을 소개한다.

EP 환자 교육 항목
- 수술 후의 모습을 그려볼 수 있도록 그림과 사진, 비디오를 이용하여 설명한다.
- 보정 도구 및 유방 재건술에 대해 설명한다.
- 걱정되는 일이나 문의 사항이 있으시면 언제든지 상담할 수 있다는 것을 전한다.
- 유방이 상실·변형되어도 지금까지와 다르지 않은 존재라는 것을 전한다.

- 가족의 정신적 지원이 중요하다는 것을 가족에게 전한다.

➡ 환자와 함께 검토한다. **근거** 적절한 보정은 상실한 유방에 대한 부정적인 평가를 완충적으로 수용하게 한다. 체험자로부터 정보로 격려를 받고 자신뿐만 아니라는 느낌을 가질 수 있다.

➡ 현실 문제로서 파악할 수 있도록 관계한다. **근거** 수술에 그리는 이미지와 격차가 큰 경우 수술 후 혼란으로 이어진다.

➡ 가치 기준의 변화를 지원한다. **근거** 환자의 슬픔과 혼란을 지원하기 위하여 지원해 나가는 것을 적극적으로 나타내는 것이 중요하다. 여성으로서의 자신보다 사람으로서 자신의 존재 가치를 두는 수용이 용이하다.
➡ 남편의 지원을 요청한다. **근거** 남편으로부터의 위로나 지지가 수용에 큰 영향을 준다.

3 간호 문제	간호 진단	간호 목표(간호 성과)
#3 통증, 가슴 압박 고정, 가래 객출이 어려우면 호흡 기능의 변화를 일으키기 쉽다.	비효과적 호흡 기능 위험 상태 **위험 요인:** 전신 마취, 통증, 흉부의 압박 고정, 가래 객출의 어려움	〈장기 목표〉 호흡 상태가 안정된다. 〈단기 목표〉 1) 호흡수가 정상 범위에서 안정된다. 2) 가래를 객출할 수 있고, 심호흡을 할 수 있다.

간호 계획	중재 포인트와 근거
OP 경과 관찰 항목 - 마취의 각성 상태 - 호흡 상태(호흡수, 리듬, 깊이, 호흡음) - 가래 객출 상황 - 수술 부위 통증의 정도 - 경피적 산소 포화도	➡ 이상의 조기 발견 **근거** 흉부의 수술 부위 통증과 겨드랑이 압박 고정은 가슴 호흡에 방해가 되고 호흡 억제를 야기할 수 있다. 전신 마취의 영향으로 호흡기 합병 질환을 일으킬 위험이 있다.
TP 간호 치료 항목 - 분무기, 양치질, 체위 배액 - 통증 관리 - 안락한 체위의 연구 - 체위 변환 조기 움직임	➡ 가래 객담을 촉진한다. **근거** 기관 삽관으로 기도에 분비물이 증가하고 있음에도 불구하고, 통증으로 가래의 객담이 어렵다. ➡ 호흡 촉진 **근거** 횡경막을 낮추고 호흡 면적을 넓힌다. 횡격막의 움직임을 잘하여 효율적으로 호흡한다.
EP 환자 교육 항목 - 심호흡을 정기적으로 실시하도록 설명한다. - 상처가 있는 경우 가래 객담방법을 설명한다. - 체위 변환, 조기 움직임의 필요성을 설명한다.	➡ 수술 전부터 설명한다. **근거** 수술 후 조기부터 대처하기 위해서는 수술 전부터의 이해가 필요하다. 심호흡은 폐포 환기를 높인다.

4 간호 문제	간호 진단	간호 목표(간호 성과)
#4 혈액과 림프액의 축적, 드레인 삽입 때문에 감염을 일으키기 쉽다.	감염 위험 상태 **위험 요인:** 피부의 방어 기구의 파괴, 관혈적 치료	〈장기 목표〉 감염의 징후가 보이지 않는다. 〈단기 목표〉 1) 감염 증상을 말할 수 있다. 2) 감염 예방 행동을 취할 수 있다.

<table>
<tr><th>간호 계획</th><th>중재 포인트와 근거</th></tr>
</table>

OP 경과 관찰 항목
- 수술 부위 주위의 발적, 종창, 열감, 통증
- 배액의 양상과 양, 체온
- 검사 결과(CRP, 백혈구 수)

TP 간호 치료 항목
- 수술 부위, 드레인 삽입부의 청결 유지

- 저압 지속 흡인 팩을 항상 음압으로 유지한다.
- 필요 시 드레인을 밀킹한다.

EP 환자 교육 항목
- 감염의 위험성에 대해 설명한다.
- 수술 부위의 보호, 드레인 관리에 대해 설명한다.

➡ 이상의 조기 발견 **근거** 피부 절개에 따라 피부의 방어 기구가 파괴되어 있기 때문에 감염을 일으키기 쉽다.

➡ 수술 부위 보호 **근거** 수술 상처, 드레인 삽입부가 감염 경로가 될 수 있다. 병원체에 의한 오염을 방지한다.
➡ 드레인에서의 배액을 촉진한다. **근거** 드레인에서의 배액이 불충분하면 세균 배양지가 될 수 있다.

➡ 자기관리하도록 격려한다. **근거** 수술 후 다음날에는 움직이고, 신체 움직임이 많아지기 때문에 수술 부위의 고정이나 튜브 관리에 주의한다.

<table>
<tr><th>5 간호 문제</th><th>간호 진단</th><th>간호 목표(간호 성과)</th></tr>
</table>

#5 부종, 수술 부위의 흉터 형성, 통증에 따라 어깨 관절의 운동 장애가 있다.

신체 이동성 장애
관련 요인: 부종, 경직, 통증
진단 지표
□ 관절 가동 범위(ROM)의 제한

〈장기 목표〉 환측 상지의 가동역이 수술 전과 같은 상태로 회복되고 일상생활에 지장을 일으키지 않는다.
〈단기 목표〉 1) 재활 요법의 필요성에 대해 이해할 수 있다. 2) 일상생활에 재활 요법을 도입 계속할 수 있다.

<table>
<tr><th>간호 계획</th><th>중재 포인트와 근거</th></tr>
</table>

OP 경과 관찰 항목
- 어깨 관절의 기왕력
- 수술 부위, 환측 상지의 가동역
- 재활에 대한 마음
- 일상생활 자립도, 재활 요법의 실시 정도
- 부종, 통증의 정도, 권태감, 피로감
- 수술 부위를 보는 두려움

TP 간호 치료 항목
- 환측 상지 거상 운동, 어깨 관절 운동, 손가락 조합 운동 등을 정기적으로 실시한다.

- 훈련 진행 정도에 맞는 가동역을 확대할 수 있도록 일상생활 프로그램을 작성한다.
- 통증과 피로감 등을 관찰하면서 운동량과 운동의 진행 방식을 조절한다.
- 매일 목표를 설정하고 평가한다.
- 겨드랑이의 압박감이 강한 경우 환측 상지를 거상한 상태에서 상완 안쪽을 가볍게 마사지한다.

EP 환자 교육 항목
- 재활의 필요성과 효과에 대해 설명한다.

➡ 회복 평가의 지표 **근거** 오십견(동결 어깨)의 병력 등 수술 전 가동역을 확인해둔다. 재활 요법의 성과를 평가하는 것으로, 의욕을 높인다.
➡ 재활 요법의 촉진 · 저해 요인 파악 **근거** 통증과 피로감은 의욕을 감퇴시킨다. 계속할 수 있도록 재활의 필요성에 대한 이해와 의욕을 평가한다.

➡ 수술 후의 경과에 따라 단계적으로 실시한다. **근거** 근육 운동, 어깨 관절의 ROM 기능 회복에 도움이 된다.
➡ 일상생활 속에 도입하는 것을 환자와 상의한다. **근거** 부담을 느끼지 않고 즐겁게 할 수 있는 연구를 하는 것으로, 재활에 대한 의욕을 강화하고 일상생활에 정착시킬 수 있다.
➡ 성취감이 느껴지게 한다. **근거** 의욕으로 이어진다.
➡ 수술 부위의 치유 과정에 따른 정상적인 현상이라고 설명한다. **근거** 팔의 거상으로 림프액의 배출을 촉진한다. 수술 부위 피부의 유연성을 회복하고 상지 거상이 원활하게 될 수 있다.

➡ 수술 전에 설명하여 이해하게 한다. **근거** 수술 후 조기부터 시작되기 때문에 적극적으로 임할 수 있도록 수술 전부터의 이해가 중요하다.

- 초조해하지 않고 자신의 페이스를 유지하면서 아프
  지 않을 정도로 반복하는 것의 중요성을 설명한다
- 일상생활 속에서 팔을 의식적으로 사용하도록 설명
  한다.

➡지속적인 재활 요법 근거 부담이 심하면 계속되지
않는다.
➡ADL이 기능 훈련이 된다. 근거 림프 부종이나 구
축을 예방한다.

6 간호 문제	간호 진단	간호 목표(간호 성과)
#6 환측 상지의 부종, 운동 기능 장애, 감각 기능 장애에 따라 피부 손상이 발생할 위험성이 있다.	신체 손상 위험 상태 **위험 요인:** 신체적 요인(환측 상지의 림프계 장애, 운동 기능 장애), 감각 기능 장애	〈**장기 목표**〉 림프 부종에 대한 예방 행동과 림프 부종을 완화하는 행동을 취할 수 있다. 〈**단기 목표**〉 일상생활에서 환측 상지의 보호에 대해 설명할 수 있다.

간호 계획	중재 포인트와 근거
OP 경과 관찰 항목 - 환측 상지의 부종, 압흔, 묵중함, 통증, 발적, 열감 - 지각 이상 - 환측 상지의 보호 상태	➡부종, 염증 증상 확인 근거 부종에 따라 조직의 압박, 운동 기능 장애, 감각 기능 장애가 발생한다. 림프액의 흐름이 정체되어 있기 때문에 피부 손상이 되기 쉽고, 감염되기 쉽다.
TP 간호 치료 항목 - 말초에서 중추를 향해 마사지, 탄력 붕대에 의한 압박, 환측 상지의 거상 - 환측 상지의 보온에 주의한다. - 스킨케어	➡림프 부종의 예방과 악화 경감 근거 정맥혈 림프액의 흐름을 촉진한다. 조기이면 누워 있거나 세우는 등의 조기 대처로 줄일 수 있다. ➡보습과 청결을 유지한다. 근거 피부의 건조는 감염의 원인이 된다.
EP 환자 교육 항목 - 림프 부종이 생기는 원인과 증상, 경과에 대해 설명한다. - 피부를 손상하지 않는 연구에 대해 설명한다. - 환측 상지를 조이지 않도록 설명한다. - 환측 상지의 부담과 피로를 피하도록 설명한다. - 목욕 중 팔, 팔뚝, 손바닥을 관찰하도록 권한다.	➡의식 부여 근거 림프절 절제 때문에 감염되기 쉽고, 조기에 대처할 수 있는 자기관리가 필요하다. ➡구체적인 주의사항 근거 외상에 의한 림프액 누출은 감염에 대한 생체 방어 기구를 저해한다. ➡압박 방지 근거 림프액의 흐름을 저해하지 않는다. ➡림프 부종 예방 근거 환측 상지의 과다 사용으로 림프 부종이 악화될 수 있다. ➡초기 징후의 조기 발견 근거 림프 부종은 조기에 대처하면 급격한 부종의 악화를 막을 수 있다.

7 간호 문제	간호 진단	간호 목표(간호 성과)
#7 암 치료 및 암 재발, 전이에 대한 불안이 있다.	불안 **관련 요인:** 건강 상태의 변화, 건강 상태에 대한 위협 **진단 지표** ☐ 인생의 사건(라이프이벤트) ☐ 변화에 따른 걱정을 표현 ☐ 혼란 ☐ 불확실함	〈**장기 목표**〉 불안이 완화하고 미래에 대한 희망적인 감정을 말로 표현한다. 〈**단기 목표**〉 1) 불안한 감정을 표출할 수 있다. 2) 향후 치료에 대해 이야기한다.

간호 계획	중재 포인트와 근거
OP 경과 관찰 항목 - 예후 및 향후 치료에 대한 언행과 수용방법, 이해 상황	➡무엇에 대해 어떻게 불안한 것인지 파악한다. 근거 구체화하고 해결을 위한 지원을 계획한다.

●표정, 수면 상태, 식욕

●지원 체제, 코핑 스타일

TP 간호 치료 항목
●천천히 이야기할 수 있는 환경을 정돈한다.
●의사의 설명 시에는 동석 지원한다.

●환자 모임, 지원 그룹을 소개한다.

EP 환자 교육 항목
●수술 후 보조 요법에 대해 설명한다.

➡일상생활에 미치는 영향을 확인한다. 근거 말에 나타나지 않아도 생활 행동의 변화로 파악된다.
➡효과적인 지원을 검토 근거 지원 능력을 강화한다.

➡수용적이고 공감적인 태도 근거 언어화함으로써 불안이 어디서 오는 것인지를 확인할 수 있다. 간호사가 기분을 수용하는 것으로 정신적으로 안정되고 신뢰관계를 구축할 수 있다.
➡환자의 희망에 따른다. 근거 환자 모임은 상호 지원에 의한 정신적 안정, 지원 그룹에는 정보 제공 및 정신적 지원 프로그램이 있다.

➡목적, 방법, 부작용, 일정 등 과부족이나 편향이 없는 정보 제공 근거 정확한 설명은 미지의 것에 대한 불안을 완화한다. 마음가짐을 할 수 있고, 부작용을 줄일 수 있는 자기관리의 실시로 이어진다.

| Step1 영향 평가 | Step2 간호 초점 | Step3 계획 | Step4 실시 | Step5 평가 |

병기 · 병태 · 중증도별 관리 포인트

【수술 전】 유방암으로 진단된 환자는 충격을 받고 혼란스러워하는 경우가 많다. 정신적으로 불안정한 상태 속에서 치료의 선택을 강요받는 상황이 되기 때문에 환자를 심리적으로 지원하고, 앞을 내다볼 수 있는 과부족 없는 정보 제공이 중요하다.

【수술 직후】 마취 및 수술 침습에 의한 신체적 변화를 일으키기 쉽기 때문에, 수술 후 합병증이나 통증 등 이상 징후의 조기 발견과 대처, 합병증을 일으키지 않도록 간호 관리를 실시한다.

【수술 후】 유방암 특유의 문제로 신체 이미지의 변화와 어깨 관절의 운동 장애, 부종이 발생하는 경우가 많다. 기능 훈련이나 생활 지도를 함과 동시에, 환자의 감정을 표출시키고 수용해나갈 수 있도록 지원한다.

【보조 요법 시】 수술 후 보조 요법으로 화학 요법, 방사선 요법, 호르몬 요법을 받는 경우가 많다. 각각의 치료의 필요성에 대한 이해를 함과 동시에, 치료에 의한 부작용과 그 대처방법에 대해 설명하고 환자가 치료를 계속할 수 있도록 지원해나간다.

간호 활동(간호 중재) 포인트

질병과 치료에 대한 심리적 문제에 대한 지원
●환자 자신의 인식방법이나 이해 상황을 충분히 확인한다.
●환자의 기분을 정리할 수 있도록 불안이나 의문점을 천천히 논의하는 자리를 가진다.
●부부 사이와 의사와의 커뮤니케이션을 지원한다.
●건강 상태와 치료방법에 대해 과부족이나 편향이 없는 정보 제공을 실시한다.

신체 이미지에 대한 지원
●수술 후의 모습을 그려볼 수 있는 설명을 하고 예상할 수 있는 슬픔을 지원한다.
●환자의 기분에 따라 수술 부위와 유방을 직시할 수 있도록 지원한다.
●보정 도구의 이용을 설명하고 상실한 유방을 적절하게 보정할 수 있도록 의논한다.
●남편의 지원을 요청한다.

수술 후 합병증의 예방
●가능한 합병증을 예측하면서 이상의 조기 발견에 노력한다.
●호흡기 합병증과 어깨 관절 운동 장애, 통증 제어를 실시한다.

재활 요법을 격려하고 지원
●재활 요법을 방해하는 요인을 제거하면서 수술 후 경과에 따라 단계적으로 실시한다.
●일상생활 속에 도입하는 것으로 지속적으로 할 수 있도록 한다.
●목표 설정과 평가를 실시하여 재활 요법에 대한 동기를 부여한다.

- 보정 속옷 판매처 소개 및 보정 도구를 만드는 방법, 복장의 연구에 대해 설명한다.
- 퇴원 후 재활방법과 몇 개월은 계속할 필요가 있다는 것을 설명한다.
- 집에서 집안일이나 직장에서의 움직임을 고려한 일상생활 프로그램을 함께 작성한다.
- 환측 상지의 부담과 피로를 피하도록 지도한다.
- 손톱을 바짝 자르지 말고, 환측에서 채혈이나 주사를 피하는 등 피부를 손상하지 않는 연구를 설명한다.
- 소매에 고무가 들어간 옷, 반지나 시계를 피하는 등 환측 상지를 조이지 않도록 설명한다.
- 림프 부종의 초기 증상(팔의 나른함, 중압감, 마비, 피로 용이성, 이질감, 부종, 경직감)을 설명하고 조기에 발견할 수 있도록 한다.
- 수술 후 보조 요법의 필요성과 일정, 부작용 등을 설명하고 향후 치료를 준비한다.

| Step1 영향 평가 | Step2 간호 초점 | Step3 계획 | Step4 실시 | Step5 평가 |

평가 포인트

간호 목표 달성도
- 스스로 납득한 의사결정을 할 수 있는가?
- 신체 이미지의 변화를 받아들일 수 있는가?
- 호흡 상태가 안정되어 있는가?
- 감염의 징후가 보이지 않는가?
- 환측 상지의 가동역이 수술 전 상태로 회복되고 일상생활에 지장이 일어나고 있지 않는가?
- 림프 부종에 대한 예방 행동과 림프 부종을 완화하는 조치를 취할 수 있는가?
- 불안이 완화되고 미래에 대한 희망적인 감정을 말로 표현할 수 있는가?

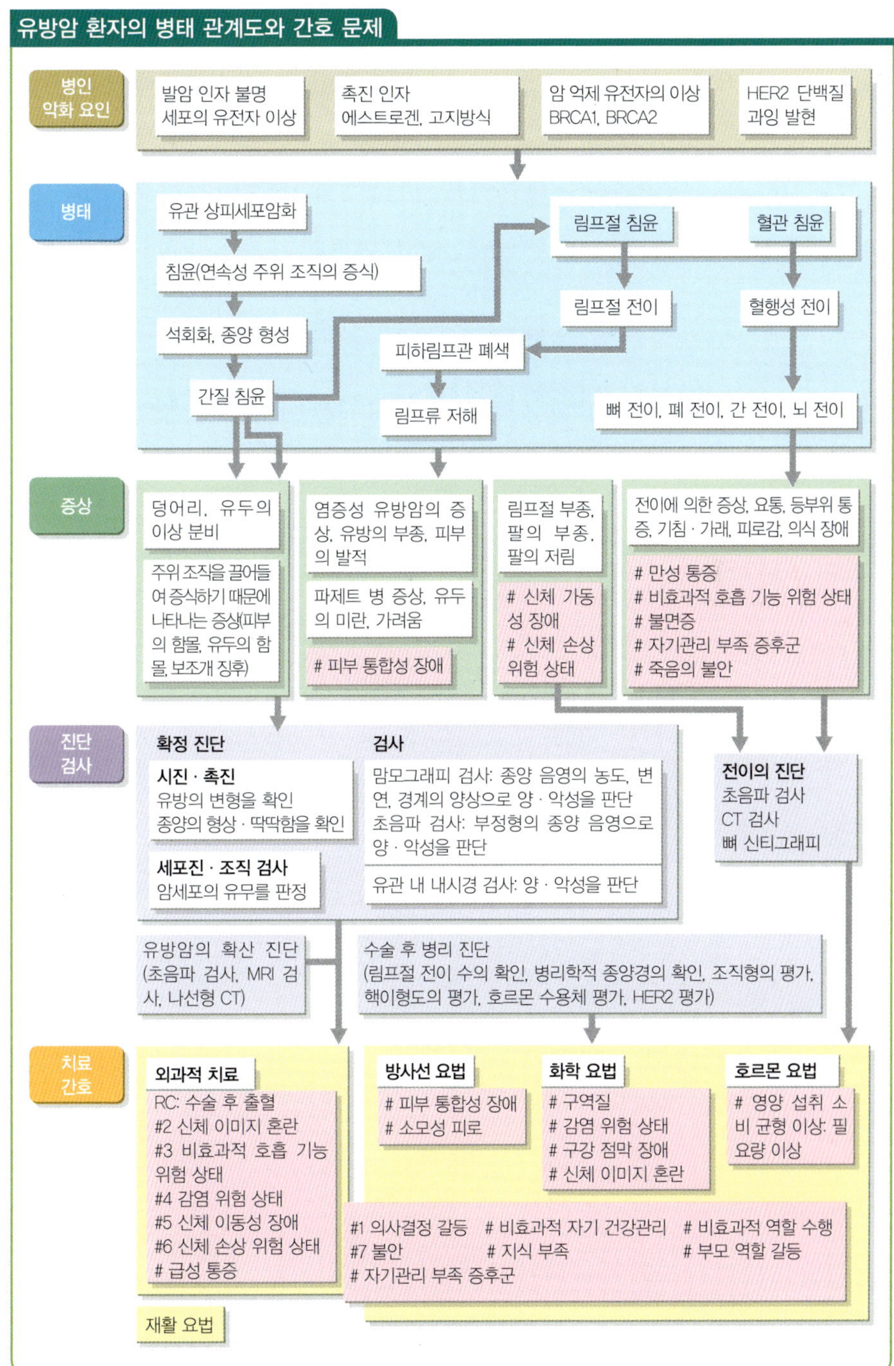
병인·악화 요인

발암 인자 불명 세포의 유전자 이상
촉진 인자 에스트로겐, 고지방식
암 억제 유전자의 이상 BRCA1, BRCA2
HER2 단백질 과잉 발현

병태

유관 상피세포암화
침윤(연속성 주위 조직의 증식)
석회화, 종양 형성
간질 침윤
림프절 침윤
혈관 침윤
림프절 전이
혈행성 전이
피하림프관 폐색
림프류 저해
뼈 전이, 폐 전이, 간 전이, 뇌 전이

증상

덩어리, 유두의 이상 분비
주위 조직을 끌어들여 증식하기 때문에 나타나는 증상(피부의 함몰, 유두의 함몰, 보조개 징후)

염증성 유방암의 증상, 유방의 부종, 피부의 발적
파제트 병 증상, 유두의 미란, 가려움
피부 통합성 장애

림프절 부종, 팔의 부종, 팔의 저림
신체 가동성 장애
신체 손상 위험 상태

전이에 의한 증상, 요통, 등부위 통증, 기침·가래, 피로감, 의식 장애
만성 통증
비효과적 호흡 기능 위험 상태
불면증
자기관리 부족 증후군
죽음의 불안

진단·검사

확정 진단

시진·촉진
유방의 변형을 확인
종양의 형상·딱딱함을 확인

세포진·조직 검사
암세포의 유무를 판정

검사
맘모그래피 검사: 종양 음영의 농도, 변연, 경계의 양상으로 양·악성을 판단
초음파 검사: 부정형의 종양 음영으로 양·악성을 판단
유관 내 내시경 검사: 양·악성을 판단

전이의 진단
초음파 검사
CT 검사
뼈 신티그래피

유방암의 확산 진단 (초음파 검사, MRI 검사, 나선형 CT)
수술 후 병리 진단 (림프절 전이 수의 확인, 병리학적 종양경의 확인, 조직형의 평가, 핵이형도의 평가, 호르몬 수용체 평가, HER2 평가)

치료·간호

외과적 치료
RC: 수술 후 출혈
#2 신체 이미지 혼란
#3 비효과적 호흡 기능 위험 상태
#4 감염 위험 상태
#5 신체 이동성 장애
#6 신체 손상 위험 상태
급성 통증

방사선 요법
피부 통합성 장애
소모성 피로

화학 요법
구역질
감염 위험 상태
구강 점막 장애
신체 이미지 혼란

호르몬 요법
영양 섭취 소비 균형 이상: 필요량 이상

#1 의사결정 갈등
#7 불안
자기관리 부족 증후군
비효과적 자기 건강관리
지식 부족
비효과적 역할 수행
부모 역할 갈등

재활 요법

제13장

안과 질환

77 백내장

요시다 다케시 · 오노 교코

눈으로 보는 질환

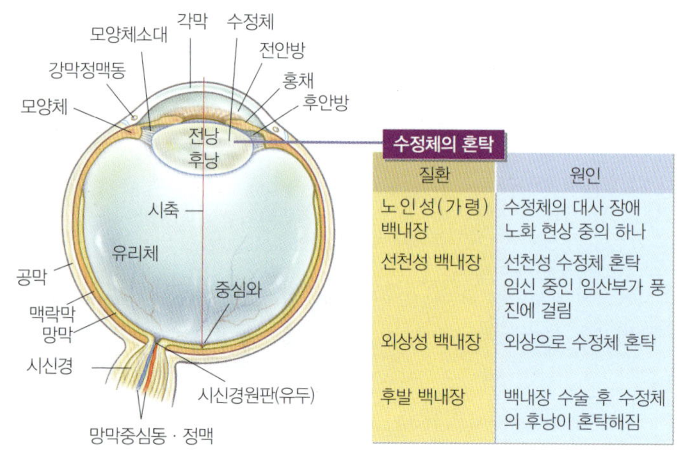

질환	원인
노인성(가령) 백내장	수정체의 대사 장애 노화 현상 중의 하나
선천성 백내장	선천성 수정체 혼탁 임신 중인 임산부가 풍진에 걸림
외상성 백내장	외상으로 수정체 혼탁
후발 백내장	백내장 수술 후 수정체의 후낭이 혼탁해짐

■ 그림 77-1 안구의 구조(오른쪽 눈을 위에서 본 그림)와 백내장의 원인

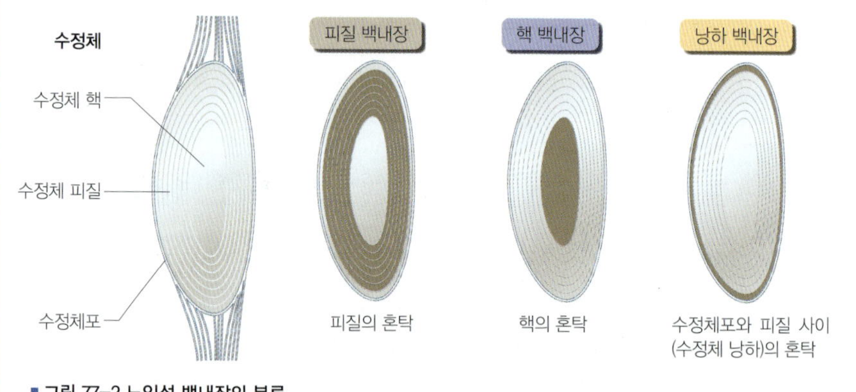

■ 그림 77-2 노인성 백내장의 분류

병태 생리

백내장은 수정체의 전낭하, 후낭하, 피질, 핵이 국소적으로 또는 어긋물려서 혼탁해진 상태로, 뿌옇게 보이고 눈이 부시며 시력 장애를 일으킨다.

- 원인별로는 선천성과 후천성이 있다. 후천성 원인은 임상적으로 가장 많이 나타나는 노인성(노화)과 외상성, 합병증, 방사선, 당뇨병이 원인인 경우, 약물성을 들 수 있다.
- 노인성 백내장은 부위별로 피질 백내장, 핵 백내장, 낭하 백내장이라는 세 가지 형태로 분류된다 (그림 77-2).

● 후천성 백내장
- 노인성 백내장(노화 백내장): 수정체는 25세 이후 무렵부터 투명성이 줄어들고, 노란 색조를 띠기 시작한다. 이 현상을 노화 현상이라 하며, 원인으로는 자외선의 영향이 가장 큰 것으로 알려져 있다. 색조의 변화, 즉 백내장은 수정체의 단백질 변성에 따라 나타난다고 생각하고 있으며, 나이가 들면서 혼탁의 정도가 심해진다.
- 외상성 백내장: 외상으로 수정체낭이 손상되면서 수정체 섬유의 변성으로 늘어나고 혼탁해진다.
- 합병 백내장: 장기 포도막염, 망막박리, 망막 색소 변성, 아토피성 피부염 등 눈의 병변에 따라 수정체에 영양 장애가 생겨 혼탁이 생긴다.
- 방사선 백내장: 방사선 때문에 수정체세포의 DNA에 상해가 생겨 혼탁해진다. 후낭하 백내장이 많다.
- 당뇨병 백내장: 당뇨병 환자에게는 백내장이 발생하기 쉽고, 혈당 조절 불량의 예에서 발생 빈도가 증가한다. 당질은 수정체에서 투명성을 유지하기 위한 중요 성분이지만, 과도한 당질은 수정체막과 핵산의 합성을 저해해, 단백질이 당화되어 혼탁이 생긴다. 후낭하와 피질 백내장이 많다.
- 약물성 백내장: 원인으로는 후낭하 혼탁을 일으키는 부신피질 호르몬 제제가 가장 많지만, 그 이외에도 난치성 부정맥 치료제인 아미오다론 염산염 및 말라리아 예방약인 인산 클로로퀸, 페노티아진계 항정신병 약인 클로르프로마진 염산염 등의 일부 약제 투여 때문에 수정체의 혼탁이 발생한다고 알려져 있다.
● 선천성 백내장
- 선천적 요인으로는 유전 배경을 평가할 수 있으며, 태내 감염에 따른 경우도 있다. 대표적인 경우는 임신 초기 산모의 풍진 감염에 따른 선천성 풍진 증후군이다.

병인·악화 요인

- 상기와 같이 다양한 인자에 따른 수정체 내의 단백질 변성이 병인이나 악화 요인이다.

역학·예후

- 수정체는 25세 이후 무렵부터 투명성이 저하되고 노란 색조를 띠기 시작한다고 알려져 있다. 노인성 백내장의 초발 연령은 개인차가 있지만, 나이가 들면서 빈도는 증가하고 70~80세 노인이 되면 모든 사람이 조금씩이라도 포함된다.

증상

정도에는 개인차가 있지만, 시력 장애가 주요 증상이다.
- 흐릿하게 보인다(뿌옇게 보임): 안개가 낀 것처럼 보인다고 호소하는 경우가 많다. 계속 진행되면 수정체 전체가 탁해지면서 증상이 악화된다.
- 눈이 부시다(광선 공포증): 수정체의 혼탁으로 빛이 반사되면서 생긴다.
- 가까운 것이 잘 보인다: 핵 백내장은 근시화되는 경향이 있어, 일시적으로 근시 시력이 개선될 수 있다.
- 겹쳐 보인다: 달이나 가로등이 이중, 삼중으로 보일 수 있다. 한쪽 눈만 그런 것이 특징이다.
- 일반적으로, 양측성으로 서서히 진행된다. 교정시력이 0.6~0.7이 되면 자각적으로 시력 저하를 호소하는 경우가 많지만, 교정시력이 좋아도 눈이 부신 증상이 심하면 생활상의 불편함을 호소하는 경우가 많다.

진단·검사값

- 문진과 시력 검사를 실시해, 외상이나 당뇨병, 특별한 약의 사용과 치료 경력을 확인한다.
- 세극등현미경 검사를 통해 수정체의 혼탁 부위, 정도를 확인한다.
- 일반적으로, 50세 이상이고 다른 원인이 없다면 노인성 백내장으로 진단한다.
- 혼탁이 진행되면 안저의 투시가 어려운 경우도 있기 때문에, 그러한 경우는 초음파 검사나 CT 또는 MRI로 망막에 큰 이상이 없는지 미리 검사할 필요가 있다.

- 폐쇄각 녹내장: 진행됨에 따라 수정체가 팽화되고 동공이 차단돼, 속발성의 폐쇄각 녹내장이 생기고 안압 상승을 보인다. 원시안의 중년 여성에게 많다.
- 수정체 융해 녹내장: 과숙 백내장(백내장이 지나치게 진행된 상태)이 되고, 진행되면 수정체 내 단백질이 전방 중에 누출되어 안압 상승을 일으키면서 녹내장 증상이 나타난다.

치료법

일상생활에 지장이 없으면 혼탁의 예방과 진행을 지연시킬 목적으로 점안 치료를 실시한다. 지장이 있는 경우에는 수술로 근치적 치료를 한다.

● 치료 방침

- 백내장 치료로는 예방과 진행을 늦추는 것을 목적으로 한, 안약을 이용한 약물 요법과 근치적인 외과적 치료가 있다. 이미 혼탁한 수정체를 투명하게 하는 근치적인 약물 치료는 현재까지 확립되어 있지 않고, 진행되는 예에 따라 수술 치료를 선택하고 있다.

● 약물 요법

- 백내장 치료는 안약이 주체이며, 현재 사용되고 있는 약제로는 피레노키신(카리유니, 카탈린)과 글루타티온(타티온 점안용)이 있다.
- 피레노키신은 수용성 단백질과 키노이드 물질의 결합을 저해함으로써 백내장의 진행을 억제한다. 글루타티온은 항산화작용을 통해 백내장의 진행을 억제한다. 어떤 약제든 백내장의 진행을 예방, 지연시키는 효과가 있지만, 이미 혼탁해진 수정체를 투명하게 만드는 효과는 없다.

■ 표 77-1 백내장의 주요 치료제

분류	일반명	주요 상품명	약의 효과 메커니즘	주요 부작용
백내장 치료제	피레노키신	카리유니, 카탈린	키노이드 물질의 작용 억제, 수정체의 투명성 유지	과민증(안검염, 접촉 피부염 등), 미만성 표층 각막염, 결막 출혈
	글루타티온	타티온 점안용	눈 조직의 신진 대사 개선	눈의 자극감, 가려움증

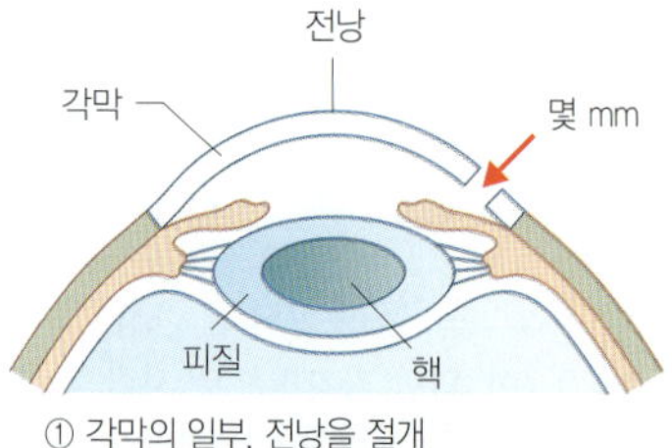

① 각막의 일부, 전낭을 절개

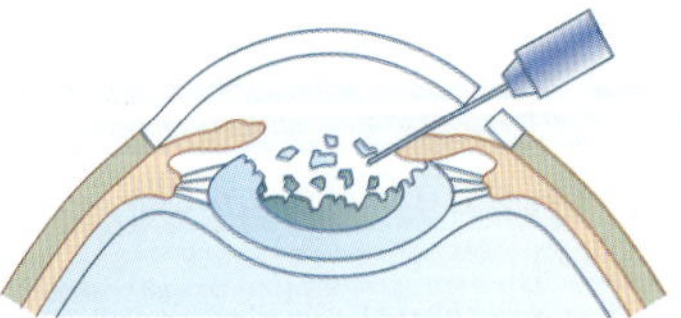
② 수정체의 핵과 피질을 초음파로 깨고 흡인

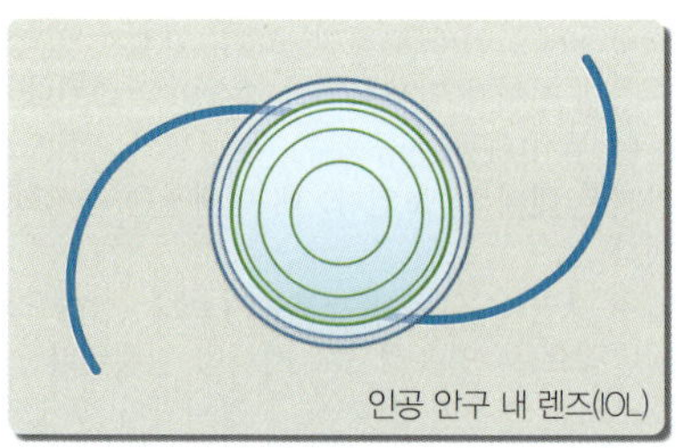

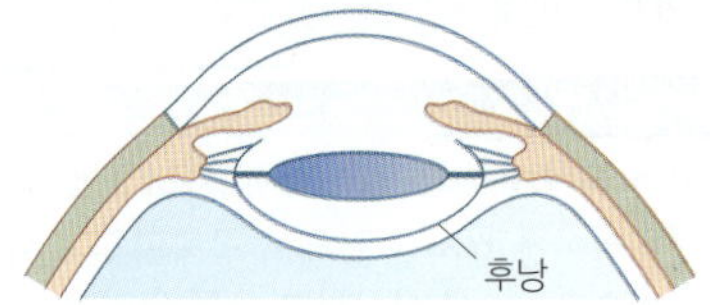

③ 안구 내 렌즈 삽입
모양체 소대와 후낭은 남아 있음

■ 그림 77-3 초음파 수정체 유화 흡인술

 예방 또는 진행을 늦추기 위해 투여한다.
- 카리유니 점안액 0.005% (5㎖/개) 1일 3~4회 점안 ← 백내장 치료제
- 카탈린 K 점안용(과립) 0.75mg/P (15㎖/개) 1일 3~4회 점안 ← 백내장 치료제
- 타티온 점안용(액) 환원형 글루타티온 2% (5㎖/개) 1일 3~4회 점안 ← 백내장 치료제

- 수술 치료
- 기본적으로는 백내장이 일상생활에 지장을 준다면 수술 적응이 된다.
- 초음파 수정체 유화 흡인술(Phacoemulsification aspiration: PEA)
  3mm 정도의 작은 절개창으로 수술이 가능한 저침습성과 인공 안구 내 렌즈(Intraocular lens: IOL) 삽입술의 보급에 따라 현재의 표준 수술식이다. 수정체의 전낭을 원형으로 절개한 다음 초음파로 수정체 핵을 유화 분쇄해 핵 및 피질을 흡인한 뒤, 수정체낭 내에 인공 안구 내 렌즈를 삽입 고정한다. 창구가 작기 때문에 최소 침습되며, 수술 후 난시 발생도 적다(그림 77-3).
- 수정체낭 외 적출술(Extracapsular cataract extraction: ECCE)
  PEA는 수정체 핵을 분쇄할 수 없을 정도로 고도로 진행된 사례에 실시한다. 각막 고리 부분을 따라 약 1/2주를 절개하고 수정체 전낭을 원형으로 절개한다. 그 다음, 수정체 핵을 창구로 압출하여 수정체낭 내에 인공 안구 내 렌즈를 삽입 고정한다. PEA에 비해 수술 후 난시가 생기기 쉽다.
- 수정체낭 내 적출술(Intracapsular cataract extraction: ICCE)
  수정체를 막째 적출하는 방법이다. 수정체 탈구, 아탈구 및 모양체 소대 취약 사례 등에 적용된다. ECCE와 마찬가지로 각막 고리 부분을 따라 약 1/2주를 절개한 후 수정체 전면의 일부를 동결용 칩으로 동결 고정하여 수정체를 꺼낸다. 필요한 경우 IOL을 안구 내에 봉착하여 고정한다.
- 기술과 기계의 발전으로 수술 자체의 위험도는 낮지만 감염에 주의가 필요하다. 드물지만 구축성 출혈 등의 심각한 수술 중 합병증이 생길 수도 있다.

백내장의 병기 · 병태 · 중증도별 치료 순서도

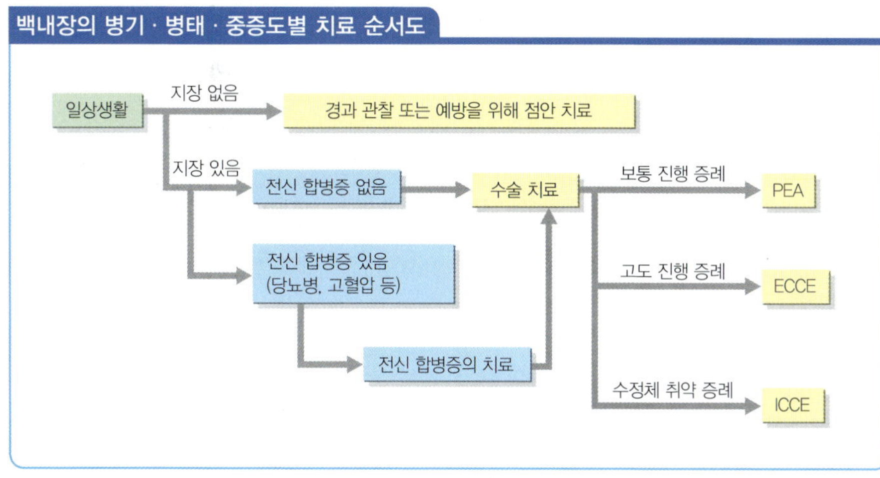

백내장 환자의 간호

오네 키요카

간호 과정 순서도 (수술 전)

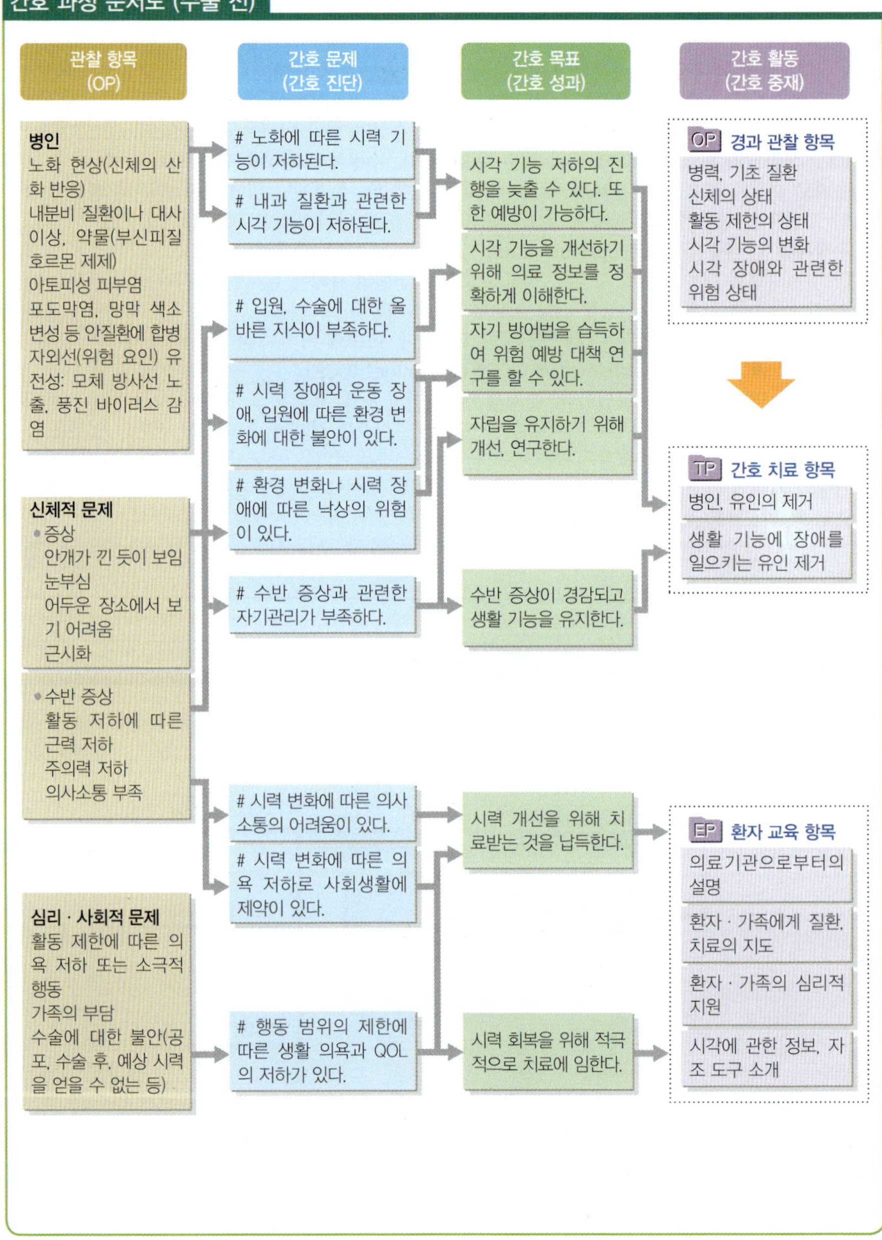

간호 과정 순서도 (수술 후)

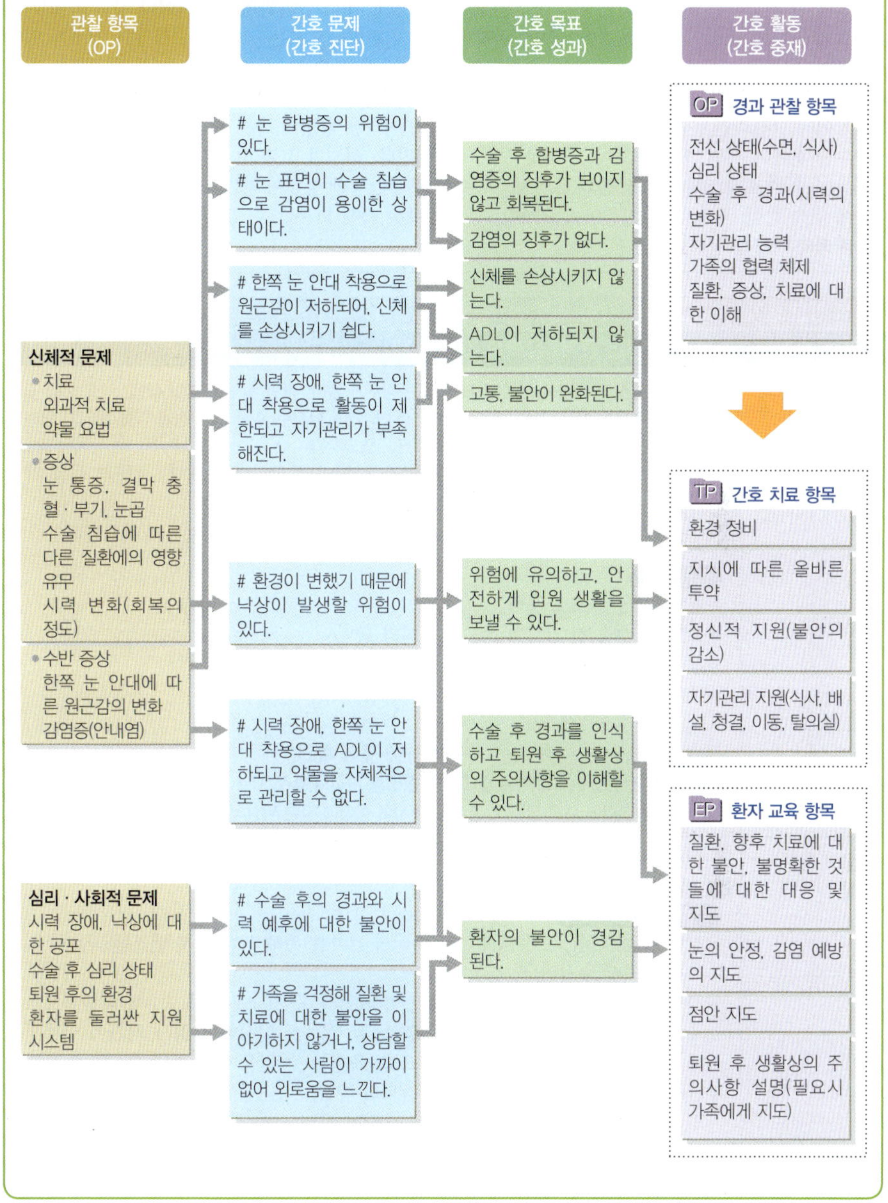

관찰 항목 (OP)	간호 문제 (간호 진단)	간호 목표 (간호 성과)	간호 활동 (간호 중재)

OP 경과 관찰 항목

전신 상태(수면, 식사)
심리 상태
수술 후 경과(시력의 변화)
자기관리 능력
가족의 협력 체제
질환, 증상, 치료에 대한 이해

신체적 문제

- 치료
  외과적 치료
  약물 요법

- 증상
  눈 통증, 결막 충혈·부기, 눈곱
  수술 침습에 따른 다른 질환에의 영향 유무
  시력 변화(회복의 정도)

- 수반 증상
  한쪽 눈 안대에 따른 원근감의 변화
  감염증(안내염)

간호 문제 (간호 진단)

\# 눈 합병증의 위험이 있다.

\# 눈 표면이 수술 침습으로 감염이 용이한 상태이다.

\# 한쪽 눈 안대 착용으로 원근감이 저하되어, 신체를 손상시키기 쉽다.

\# 시력 장애, 한쪽 눈 안대 착용으로 활동이 제한되고 자기관리가 부족해진다.

\# 환경이 변했기 때문에 낙상이 발생할 위험이 있다.

\# 시력 장애, 한쪽 눈 안대 착용으로 ADL이 저하되고 약물을 자체적으로 관리할 수 없다.

간호 목표 (간호 성과)

수술 후 합병증과 감염증의 징후가 보이지 않고 회복된다.

감염의 징후가 없다.

신체를 손상시키지 않는다.

ADL이 저하되지 않는다.

고통, 불안이 완화된다.

위험에 유의하고, 안전하게 입원 생활을 보낼 수 있다.

수술 후 경과를 인식하고 퇴원 후 생활상의 주의사항을 이해할 수 있다.

TP 간호 치료 항목

환경 정비

지시에 따른 올바른 투약

정신적 지원(불안의 감소)

자기관리 지원(식사, 배설, 청결, 이동, 탈의실)

심리·사회적 문제

시력 장애, 낙상에 대한 공포
수술 후 심리 상태
퇴원 후의 환경
환자를 둘러싼 지원 시스템

\# 수술 후의 경과와 시력 예후에 대한 불안이 있다.

\# 가족을 걱정해 질환 및 치료에 대한 불안을 이야기하지 않거나, 상담할 수 있는 사람이 가까이 없어 외로움을 느낀다.

환자의 불안이 경감된다.

EP 환자 교육 항목

질환, 향후 치료에 대한 불안, 불명확한 것들에 대한 대응 및 지도

눈의 안정, 감염 예방의 지도

점안 지도

퇴원 후 생활상의 주의사항 설명(필요시 가족에게 지도)

77
백내장

- 노화 현상에 따른 노인성 백내장이 대부분을 차지하지만, 내과 질환과의 관련성이나 장기 약물 치료에 따른 백내장이 발생할 수도 있다. 내과 질환과의 관련성으로는 당뇨병, 고혈압의 경우가 있으며, 약물로는 부신피질 호르몬 제제(스테로이드제)의 장기 복용이 있다. 또한 피부과 질환인 아토피성 피부염에 많고, 기존의 병력·현 병력과의 관련성을 파악할 필요가 있다. 이러한 노화 현상이나 전신적인 문제를 고려해, 증상과 그 장애를 인식하는 방법에 따른 관리가 필요하다.
- 수술 후에는 시력 개선을 보이고, 예상 시력이 얻어진다. 하지만 고령이나 전신 질환이 있는 경우는 수술 스트레스에 따른 불안과 유연성의 부족으로 불안정한 상태에 빠지기도 한다. 환자의 상태에 따라 관찰, 수술 후의 지원이 필요하다. 수술 후에는 즉시 회복할 수 있도록 생활환경 면에서의 배려와 지도를 실시한다.

Step1 영향 평가	Step2 간호 초점	Step3 계획	Step4 실시	Step5 평가

정보 수집	평가 관점과 근거·잠재적 간호 문제
전신 상태 파악	환자는 기존의 내과 질환을 가지고 있는 경우가 많다. 병력 및 원질환의 상태, 치료 상황 및 치료제 복용을 반드시 확인한다. 특히 노인과 치매 환자는 수술 후 안정과 약물 관리가 어려운 경우가 많아, 환자의 상태에 따른 지원이 필요하다. - 환자의 이해 능력과 일상생활 자립도, 신체의 경직이나 이해력, 손동작 등을 파악해둔다. - 수술 시와 수술 후 안약의 자기관리와 내복약 관리를 할 수 있는지 관찰한다. **질환 검사** - 당뇨병: 혈당 조절 상태. - 고혈압: 수술 전 긴장의 정도와 내복약 확인. - 척추 만곡: 소정의 시간 동안 안정 체위 유지가 가능한가. - 아토피 질환: 급성의 증상 정도(가려움증, 체위 유지). - 뇌경색: 후유증의 정도. - 약물: 지참 약, 수술 전에 복용한 약물 등의 확인. 🔍 잠재적 간호 문제 : 입원, 수술에 대한 올바른 지식의 부족/시력 장애와 운동 장애, 입원에 따른 환경 변화에 대한 불안/환경 변화나 시력 장애에 따른 낙상의 위험성
증상의 정도 관찰	검사는 밝은 곳과 암실에서 이루어지는데, 검사의 필요성과 주의사항을 설명하고 이해와 협력을 얻는다. **수술 전 검사의 지원** - 시력 측정: 나안, 교정시력(자각적 굴절 검사를 통해 얻은 교정 렌즈를 착용한 뒤 측정한 최상의 시력) - 굴절 이상 검사(굴절계 미터): 굴절 이상(원시, 근시, 난시)의 도수를 대략적으로 측정한다. 이것을 참고로 해 자각적 굴절 검사를 실시하면 검사 시간이 단축된다. 백내장이 심한 경우는 오차가 크고, 측정할 수 없을 수도 있다. - 난시의 정도 측정(섬광 시력, 대비감도의 측정): 백내장이 있으면 눈에 들어간 빛의 산란, 침침함, 눈부심이 일어난다. 일반 시력 검사에는 이러한 증상이 반영되기 어렵지만, 이 검사를 통해 타각적으로 평가할 수 있다. - 세극등현미경 검사: 수정체의 혼탁 부위와 정도를 본다. - 안저 검사(망막 전도, 초음파 검사): 빛의 자극에 따라 망막에서 발생하는 전위를 기록한다. 백내장이 심해 망막이 보이지 않는 경우 등에서 망막의 기능을 조사한다. 암실에서 수행하고, 소요 시간은 15분 정도이다. 콘택트 전극을 착용하기 때문에 각막에 상처를 내지 않도록 주의한다. 필요시 B 모드 에코에서 망막박리, 유리체 질환의 유무를 확인한다. - 각막 검사(내피세포 검사, 형상 분석): 각막 내피세포가 극단적으로 감소하면 각막의 투명성을 유지할 수 없게 된다. 내피세포는 재생되지 않고 수술로 그 수가

감소되기 때문에 수술 전에 세포 수 검사가 필요하며, 경우에 따라서는 수술의 적응을 검토할 필요가 있다.
- 안축 길이 · 안구 내 렌즈 도수의 계산: 초음파를 이용한 각막 전면에서 망막까지의 거리를 측정한다. 안구 내 렌즈의 도수를 결정하는 매우 중요한 검사이다. 접촉형은 시간이 걸리기 때문에 정확한 측정과 안전을 확보하기 위해 안정된 자세를 유지할 필요가 있다. 사전에 환자에게 설명을 해주고 기계의 높이를 충분히 조정할 필요가 있다.
- 각막 곡률 반경: 각막 곡선의 강도를 측정한다. 안구 내 렌즈의 도수 계산에 필요하므로 환자에게 설명한다.

환자에게 설명
- 수술에 대한 설명: 수술을 이해할 수 있도록 흐름에 따라 설명한다. 발생할 수 있는 수술 중의 통증과 고통, 대처법을 설명하고 과도하게 불안해하지 않도록 배려한다.
- 🔍 잠재적 간호 문제 : 입원, 수술에 대한 올바른 지식의 부족/시력 장애와 운동 장애, 입원에 따른 환경 변화에 대한 불안

수술의 평가와 지원
- 수술대와 머리 고정: 처음 수술을 받는 환자에게는 바르게 누운 안정된 체위를 설명하고 머리를 고정할 때 고통이 없는지 확인한다.
- 수술 시작과 종료 시에 말을 걸어, 의료진이 모두 협력해 최선의 수술이 되도록 노력하고 있다는 것을 환자가 인식할 수 있도록 배려한다.
- 국소 마취에 대해 설명하고 수술 중에는 환자의 상태를 관찰하면서 수술식의 흐름에 따른 지원을 한다.
- 환자는 의료진의 목소리와 귀에 들리는 소리에 매우 민감하다. 수술 중에는 가능한 한 소리를 내지 않는다.
- 환자의 전신 상태를 모니터링하고 이상을 조기 발견하기 위해 노력한다.
- 환자가 고통을 느낄 시의 신호방법을 정해두고 의료진이 언제든지 대응할 수 있다는 것을 설명한다.

수술 후 평가 및 지원
- 고령자나 질환을 가진 환자는 수술 후 상태, 피로감, 고통의 정도, 질환 증상에 대해 관찰한다.
- 감염의 징후가 보이지 않는지 주의해서 관찰한다.
- 안대는 고정법 순서에 따라 적절하게 착용하고, 눈이 보호되고 있는지 관찰한다.
- 수술 후 땀이나 오염 등을 관찰하고 적절한 시기에 잠옷을 교체한다.
- 지정된 시간의 안정 유지와 필요성에 대해 설명한다.
- 수술 직후의 이동 동작은 낙상 등에 주의하여 신중하게 유도 또는 지원한다.
- 🔍 잠재적 간호 문제 : 입원, 수술에 대한 올바른 지식의 부족/수술 침습에 따라 감염되기 쉬운 상태/시력 장애와 운동 장애, 입원에 따른 환경 변화에 대한 불안/환경 변화에 따른 낙상의 위험성/시력 장애, 한쪽 눈 안대 착용으로 활동이 제한되어 자기관리가 부족하다./한쪽 눈 안대 착용으로 원근감이 떨어지고 신체가 손상되기 쉽다./시력 장애, 한쪽 눈 안대 착용으로 ADL이 저하되고, 약물을 자기관리할 수 없다.

| 환자 · 가족의 심리 · 사회적 측면 파악 | 환자는 시력 장애, 난청 등에 따른 검사와 수술, 수술 후 관리를 충분히 이해하지 못해 불안을 느끼고 있는 경우가 많다. 환자 · 가족이 질환이나 치료에 대해 어떻게 인식하고 있는지 확인한다. |

- 한 번의 설명으로는 이해할 수 없는 부분도 많기 때문에, 설명이나 표현방법을 연구해 정중하게 설명한다.
- 고령자는 난청을 동반하는 경우가 많다. 들리지 않아도 가만히 있는 경우가 있기 때문에 환자가 이해했는지 확인하면서 설명한다.

- 점안 약의 자립, 관리가 어려운 환자는 가족에게도 주의사항을 설명한다.
- 독거노인은 가족의 협력을 얻는 것이 어렵기 때문에 ADL이 저하되지 않도록 배려하고, 환자가 느끼는 불안이나 의문점을 간호사에게 표출하기 쉬운 관계로 만든다.

🔍 **잠재적 간호 문제**: 시력 장애와 운동 장애, 입원에 따른 환경 변화에 대한 불안/시력 장애, 한쪽 눈 안대 착용으로 ADL이 저하되고, 약물을 자기관리할 수 없다./수술의 경과와 시력 예후에 대한 불안/불안을 말하지 못하고 외로움을 느끼고 있다.

Step1 영향 평가	Step2 간호 초점	Step3 계획	Step4 실시	Step5 평가

간호 문제 리스트

A. 수술 전
#1 입원, 수술에 대한 올바른 지식이 부족하다(인지-지각 패턴).
#2 시력 장애와 운동 장애, 입원에 따른 환경 변화에 대해 불안을 느끼고 있다(자기인식 패턴).
#3 환경 변화나 시력 장애에 따른 낙상의 위험이 있다(건강 지각-건강관리 패턴).

B. 수술 후
#4 눈 표면이 수술 침습에 따라 감염되기 쉬운 상태이다(영양-대사 패턴).
#5 한쪽 눈 안대를 착용하면 원근감이 저하되어 신체가 손상되기 쉽다(건강 지각-건강관리 패턴).
#6 환경이 변했기 때문에 낙상의 위험이 있다(건강 지각-건강관리 패턴).
#7 수술 후의 경과 및 시력 예후에 대한 불안이 있다(자기인식 패턴).
#8 시력 장애, 한쪽 눈 안대 착용으로 활동이 제한되고 자기관리가 부족하다(활동-운동 패턴).

간호의 우선순위 지침

A. 수술 전
- 노인성 백내장은 시야가 서서히 보기 어려워진다는 것을 자각해 안경을 맞추려다가 지적을 받는 경우가 많다. 한편, 안과 합병증과 내과 질환으로 발병할 수 있으므로 전신 상태나 병력에 주의가 필요하다. 일반적으로 백내장은 수술을 통해 개선되지만 수술에 대한 적절한 이해와 협력이 필요하며, 특히 고령자는 수술을 쉽게 생각하면 안 된다. 수술에 따른 전신적인 문제와 수술 후 시력 회복에도 개인차가 있다는 것을 설명한다.

B. 수술 후
- 수술 후 감염은 시력 장애를 일으키기 때문에 항상 신중한 관찰이 필요하다. 또한 당일 수술이거나 수술 후 48시간 이내에 퇴원하는 경우는 충분한 생활 지도가 필요하다. 특히 급격한 안구 통증과 시력 저하를 느끼면 즉시 의사에게 연락하도록 지도한다. 수술 후의 시력 회복 과정은 사람마다 차이가 있으므로 개별 상황에 따른 일상생활 지도를 실시한다.

Step1 영향 평가	Step2 간호 초점	Step3 계획	Step4 실시	Step5 평가

A. 수술 전

1 간호 문제	간호 진단	간호 목표(간호 성과)
#1 입원, 수술에 대한 올바른 지식이 부족하다.	**지식 부족** **관련 요인**: 정보를 잘못 해석, 인지 기능의 제한 **진단 지표** ☐ 지시된 것을 적당하게 수행한다. ☐ 문제를 말로 표현한다.	1) 질환, 치료에 대한 올바른 정보를 얻을 수 있다. 2) 수술에 대해 이해했다고 말한다.

<table>
<tr><th>간호 계획</th><th>중재 포인트와 근거</th></tr>
</table>

OP 경과 관찰 항목

- 백내장 질환과 치료의 이해도, 수술 전의 시력 상태
- 수술(수술 중, 후)에 대한 이해도
- 만성 질환의 기왕력 파악
- 검사 데이터, 정보 제공서
- 지참 약: 약 먹는 것을 잊었는지에 대한 여부, 중단 약의 유무, 자기관리 여부
- 현재의 장애와 증상의 유무, 정도: 난청의 유무와 정도, 표정과 호소, 식사 섭취량, 수면 상황, 배설 상황
- 주요 인물의 유무
- 퇴원 후의 생활환경

TP 간호 치료 항목

- 입원 시(또는 수술 전) 오리엔테이션
- 입원 계획표에 따른 설명
- 환경 조정
- 수술에 대한 설명을 이해하고, 불안이 경감될 수 있도록 설명한다.
- 호소를 경청하고 감정을 수용한다.

EP 환자 교육 항목

- 입원 시 오리엔테이션
- 수술 전 오리엔테이션: 특히 수술 시에는 안면을 시트로 가리기 때문에 고통 등을 알리고 싶을 때 소리가 아닌 신호와 같은 구체적인 행동을 하도록 설명한다.

➡ **근거** 수술을 받은 환자는 고령이거나 전신 질환을 병력으로 갖고 있는 경우가 많다. 고령자는 설명에 대한 이해력이 상황에 따라 차이가 있으므로 환자의 이해도를 관찰하면서 설명한다.

➡ 약을 계속 복용하고 있는 환자가 많기 때문에, 자기 관리가 가능한지 여부를 확인한다. **근거** 수술 후에 내복약이 처방된 경우는 지참 약에 대한 문제가 없는지 등을 확인한다.

➡ 수술에 대한 올바른 이해와 협력을 얻는다.
근거 불안이나 두려움 등에 대한 정신적 치료에 따라, 수술이 신속하고 순조롭게 진행된다는 것을 설명하여 이해와 동의를 얻는다.

➡ **근거** 수술이 신속하고 순조롭게 진행되기 위해서는 환자의 협력이 중요하다. 수술실 입실 후의 흐름과 수술 중에 일어날 수 있는 상황 등을 설명하고 수술에 대한 바른 이해와 협력을 얻는다.

<table>
<tr><th>2 간호 문제</th><th>간호 진단</th><th>간호 목표(간호 성과)</th></tr>
<tr><td>#2 시력 장애 및 운동 장애, 입원에 따른 환경 변화에 불안을 느끼고 있다.</td><td>**불안**
관련 요인: 환경의 변화, 건강 상태 위협
진단 지표
☐ 두려움
☐ 혼란
☐ 긴장한 표정
☐ 의식 집중의 어려움
☐ 학습 능력의 약화</td><td>1) 불안과 두려움을 표출할 수 있다. 2) 입원 환경이나 수술의 흐름에 대해 이해할 수 있다.</td></tr>
</table>

<table>
<tr><th>간호 계획</th><th>중재 포인트와 근거</th></tr>
</table>

OP 경과 관찰 항목

- 수술 전 필요한 전신 상태 관찰(병력, 심전도, 흉부 X선 검사, 혈액 검사)
- 눈 수술에 필요한 검사 데이터

TP 간호 치료 항목

- 불안과 공포에 대해 경청한다.
- 상태에 따른 설명을 한다.

➡ **근거** 고령자는 입원 환경에 대한 적응력이 부족하기 때문에 환경 변화에 대응할 수 있는지 여부를 관찰하고 필요에 따라 지원한다.

➡ **근거** 환자는 불안과 감정을 간호사와 공유하는 것으로 위로를 받는다. 환자에게는 수술이나 입원 생활에 대한 상황을 예상할 수 없기 때문에 그 자체로 불안을 갖기 쉽다. 설명을 통해 분위기와 상황에 대한 예상을 하게 하고, 불안의 경감으로 연결한다.

EP 환자 교육 항목
- 수술 흐름에 대한 설명
- 입원 생활의 오리엔테이션
- 수술 후 주의사항 등의 설명

➡ **근거** 환자가 수술에 대한 의사의 설명을 이해하지 못하는 경우는 환자의 입장을 이해하면서 보충해주거나, 알기 쉽게 설명해주면 안심하게 된다.

3 간호 문제	간호 진단	간호 목표(간호 성과)
#3 환경 변화와 시력 장애에 따른 낙상의 위험이 있다.	신체 손상 위험 상태 **위험 요인:** 감각 기능 장애, 물리적인 요인(환경 변화)	1) 신체를 손상시키지 않는다. 2) 시력 장애 및 현상에 대한 올바른 인식을 가지고 안전하게 행동할 수 있다.

간호 계획	중재 포인트와 근거

OP 경과 관찰 항목
- 입원 전의 취침 시 상황(침대 사용 경험, 야간의 수면 상황, 취침 후 조명의 유무, 야간의 배설 횟수)
- 침대 옆 장애물의 확인
- 생활환경의 변화에 대한 정신적인 면 관찰

➡ **근거** 입원 전의 생활과 취침 환경이 다르거나 적응이 덜 된 경우는 낙상으로 이어질 수 있다.

➡ 입원 전의 생활환경을 파악해둔다.

TP 간호 치료 항목
- 침대의 높이는 가능한 한 낮게 한다.
- 환자의 야간 행동을 관찰하고 적절한 침대 난을 선택한다.
- 침대 주변의 위험물을 제거한다.

➡ **근거** 낙상 방지를 위해 노력하고 사고를 방지한다. 고령자는 환경 변화에 따라 일시적으로 불안 상태가 될 수 있고, 입원 전 상태를 파악해 둘 필요가 있다.

EP 환자 교육 항목
- 침대 난간이 필요한 이유를 명확하게 전달하고, 난간 취급 절차, 야간에 난간을 올렸다 내렸다하는 행동에 대한 주의사항을 설명한다.
- 침대 옆 위험물에 대한 주의사항을 구체적으로 지도한다.

➡ 침대 난간은 가능한 범위에서 이해와 협력을 얻어둔다. **근거** 침대 난간을 타고 넘는 환자도 있기 때문에 사고 예방을 위해 주변에는 위험물을 두지 않도록 환자 · 가족에게 설명한다.

B. 수술 후

4 간호 문제	간호 진단	간호 목표(간호 성과)
#4 눈 표면이 수술 침습에 따라 감염이 용이한 상태이다.	감염 위험 상태 **위험 요인:** 침습적 처치, 발병 요인의 노출을 피하기 위한 지식의 부족	1) 수술 후 출혈이 없다. 2) 감염의 징후가 없다. 3) 통증, 두통이 없다.

간호 계획	중재 포인트와 근거

OP 경과 관찰 항목
- 눈 증상(통증, 흐르는 눈물, 충혈, 열감, 혈액성 삼출액, 눈곱, 부종)의 유무와 정도
- 감염 증상의 유무(발열, 염증)
- 전방축농, 시력 저하의 유무
- 수반 증상(발열, 두통, 피로감 등), 검사값

➡ **근거** 수술 후 합병증은 증상이 서서히 나타나는 것도 있지만, 수술 후 48시간 이내에 염증이 발병하는 경우가 많다. 눈 증상의 호소에 대한 주의가 필요하다. 급격한 눈의 통증과 눈물, 종창, 열감은 감염 가능성이 높다.

TP 간호 치료 항목
- 합병증에 따른 염증 증상에 대처한다.
- 조명을 낮추고 소음을 방지해 안정을 유지할 수 있는 환경을 만든다.
- 안정, 냉각
- 이상을 조속히 발견하고 안정을 유지한다.

➡ **근거** 수술 후 나타나는 합병증 증상의 이해와 이상의 조기 발견에 노력한다. 이상을 감지한 경우, 안정된 상태가 유지될 수 있도록 배려한다.

EP 환자 교육 항목
- 안대는 지시가 있을 때까지 사용하도록 설명한다.
- 수술한 눈을 압박하지 않도록 설명한다.
- 강한 통증, 삼출액의 증가, 염증이 생겼을 경우 즉시 알리도록 설명한다.
- 지시가 있을 때까지 안정을 유지하도록 설명한다.
- 적절한 처치를 할 수 있도록 치료의 이해와 협력을 요청한다.

➡ 근거 수술은 순조롭게 진행되었어도, 수술 후 주의 사항을 지키는 것이 시력 개선에 중요하다는 것을 충분히 설명한다.

➡ 근거 환자에게 치료에 대한 이해와 협력을 얻어 신속하게 대처한다.

5 간호 문제	간호 진단	간호 목표(간호 성과)
#5 한쪽 눈 안대 착용으로 원근감이 저하되고 신체가 손상되기 쉽다.	신체 손상 위험 상태 **위험 요인:** 신체적 요인(한쪽 눈에 안대를 착용)	1) 신체를 손상시키지 않는다. 2) 한쪽 눈 안대 착용에 따른 위험을 이해할 수 있다.

간호 계획	중재 포인트와 근거
OP 경과 관찰 항목 • 이동 시·동작 시의 관찰(단차, 위험물 확인) • 식사, 배설, 청결 동작 시의 관찰 • 안전에 대한 이해력	➡ 근거 원근감의 개인차로 현재 시력에 대한 순응성이 있는지의 여부를 관찰하고 자기관리 상태를 파악한다.
TP 간호 치료 항목 • 환자의 속도로 보행하고 필요시 유도나 지원을 한다. • 자주 순회를 돌며 말을 건넨다. • 자기관리 부족에 대한 지원을 한다.	➡ 근거 수술 후 한쪽 눈에 안대를 착용하기 때문에 사물이 입체적으로 보이지 않거나 물건과의 거리를 측정하기 어렵다. 시야 협착이나 평형 감각에 변화가 생기기 때문에 안전 면에 주의한다.
EP 환자 교육 항목 • 도움이 필요하면 연락하도록 설명하고 간호사 호출기가 놓인 장소를 확인한다. • 원근감을 느낄 수 없는 경우에는 천천히 확인하고 보행하도록 지도한다.	➡ 특히 밤낮의 균형이 맞지 않으면 자주 순회를 한다.

6 간호 문제	간호 진단	간호 목표(간호 성과)
#6 환경 변화에 따른 낙상의 위험이 있다.	낙상 위험 상태 **위험 요인:** 수술 후 상태, 익숙하지 않은 병실, 한쪽 눈 안대 착용	1) 낙상이 발생하지 않는다. 2) 위험에 유의하고 안전하게 행동할 수 있다.

간호 계획	중재 포인트와 근거
OP 경과 관찰 항목 • 병실의 환경: 침대의 높이가 적절한지, 복도의 보행에 방해가 되는 것은 없는지, 침상 받침대 주위가 정리 정돈되어 위험물은 없는지 확인한다. • 안전에 대한 이해력	➡ 근거 입원 전과 환경이 다르기 때문에 유연성이 부족한 경우는 낙상의 위험이 있다. 침대 생활에 지장이 없는지 관찰한다. ➡ 근거 일시적인 혼란, 환경 변화에 대한 적응력 부족, 밤낮이 구별되지 않는 등의 증상 출현에 대해 관찰이 필요하다.
TP 간호 치료 항목 • 환경 조정(침대 주위에 보행에 방해가 되는 것을 두지 않는다)	➡ 환경에 대한 적응력이 부족한 경우는 무리하지 않고 생활하도록 유의한다.

- 필요한 경우 유도, 지원한다.
- 여러 차례 순회한다.
- 자기관리 부족에 대한 지원을 한다.

EP 환자 교육 항목

- 필요에 따라 침대 난간을 사용한다. 또한 그에 대한 설명을 충분히 수행한다.
- 침대 난간 유형에 따라 구분해서 사용한다.

➡ 자기관리를 유지해나갈 수 있도록 가족에게도 제의한다.

➡ **근거** 침대 난간은 반드시 환자의 동의를 얻을 필요가 있다. 난간을 넘어가 낙상 사고가 발생할 수도 있기 때문에 충분한 이해와 동의를 얻는다. 환자가 이해하기 어려운 경우는 여러 차례 순회를 한다.

7 간호 문제	간호 진단	간호 목표(간호 성과)
#7 수술 후 경과 및 시력 예후에 대한 불안이 있다.	**불안** **관련 요인:** 건강 상태의 변화, 건강 상태에 대한 위협 **진단 지표** ☐ 두려움 ☐ 혼란 ☐ 긴장한 표정 ☐ 의식 집중이 어려움 ☐ 학습 능력의 약화	1) 불안이 감소한다. 2) 온화한 표정으로 입원 전과 같이 ADL을 할 수 있다. 3) 현재의 기분을 말로 표현할 수 있다. 4) 수술 경과를 이해한다는 말을 한다.

간호 계획	중재 포인트와 근거

OP 경과 관찰 항목

- 백내장의 진행 정도, 기타 안과 질환의 유무, 수술하지 않은 눈의 시력
- 질환, 수술에 대한 인식과 이해 상황
- 만성 질환의 검사 데이터, 정보 수집, 지참 약의 유무, 자기관리 여부, 현재 증상, 보행 장애의 유무와 정도
- 난청의 유무와 정도
- 식이 섭취량
- 수면 상태
- 표정, 호소
- 주요 인물의 유무
- 퇴원 후의 생활환경

➡ **근거** 백내장은 수술 시간이 짧다 하더라도 환자에게는 큰 스트레스가 되고, 전신 질환이 있는 경우는 증상의 진행이나 안정을 위한 머리 고정 등에서 불편함을 호소하기도 한다. 또한 고령자는 유연성의 부족으로 수술에 대한 불안이 증대하거나 필요 이상으로 느낄 수 있다는 것도 고려한다.

TP 간호 치료 항목

- 수술 후 경과, 예후에 대해 설명한다.
- 환경 조정(편안한 환경을 제공)
- 자기관리 부족을 보충하는 지원을 실시한다.
- 잠을 편안하게 잘 수 있도록 지원을 실시한다(족욕, 마사지).
- 가족과 커뮤니케이션을 한다.

➡ **근거** 수술이나 생활환경의 차이가 스트레스가 될 수 있기 때문에 충분한 설명과 환자의 이해가 필요하다. 또한 환자가 이해하지 못할 경우, 가족에게 충분한 설명을 실시한다. 혼자 사는 환자에게는 가능한 범위에서 자기관리를 유지할 수 있도록 설명하고, 환자의 상태에 따라 지원한다.

EP 환자 교육 항목

- 걱정이나 문의사항에 대해서는 언제든지 대응할 것이라고 설명하고, 간호사는 이야기를 들어주는 체제가 되어 있다는 것을 설명한다.

➡ **근거** 환자가 시력 예후에 대한 의사의 설명을 충분히 이해하지 못한 경우는 설명의 보충이 필요하다. 표현이나 설명방법을 연구해 환자가 알기 쉽게 설명한다.

<table>
<tr><td>8 간호 문제</td><td>간호 진단</td><td>간호 목표(간호 성과)</td></tr>
<tr><td>#8 시력 장애, 한쪽 눈 안대 착용으로 활동이 제한되고 자기관리가 부족하다.</td><td>자기관리 부족 증후군
관련 요인: 시력 장애, 한쪽 눈 안대 착용
진단 지표
□ ADL 저하</td><td>1) ADL이 저하되지 않는다. 2) 부족한 자기관리를 보충한다.</td></tr>
</table>

간호 계획 / 중재 포인트와 근거

OP 경과 관찰 항목
- 보이는 정도(어디까지 어떻게 보이는지)
- 성격(자립심)
- 표정, 호소
- 보행 장애와 만성 질환의 유무 및 상태
- 내복약의 관리
- 점안 약을 넣는 방법
- 가족의 지원

❏ **근거** 환자의 상태를 평가해, 현재 상태에 할 수 있는 것, 하지 않는 편이 좋은 것 등을 적합하게 판단하고 자기관리 부족을 보충할 필요가 있다.

❏ **근거** 수술 후의 시력 회복 과정은 개별적으로 다 다르고, 처방되는 안약, 내복약에도 차이가 있다. 환자는 수술 후 경과에 맞춰 내복약과 안약을 복용해야 한다는 것을 이해한다.

TP 간호 치료 항목
- 식사에 대한 지원(세팅 안내, 설명, 도움, 스푼 등의 연구, 배선·하선)
- 청결 지원(목욕, 샤워, 세안, 세발 등)
- 배설의 도움(유도, 보호, 화장실 내의 설명)
- 필요시 도보(유도, 보호, 설명) 등의 지원

❏ **근거** 수술 후의 시력 상태와 수술하지 않은 눈의 시력 상태에 따른 지원이 필요하다. 자기관리에서 어려운 부분을 지원하고, 입원 중에는 의존하려는 마음이 생기기도 하므로 관찰하면서 지원한다. 또한 수술 후 상황을 이해해 무리 없이 자체 관리할 수 있도록 제의할 필요가 있다.

EP 환자 교육 항목
- 불안하거나 상담할 일이 있는 경우 또는 확인할 사항 등이 있으면 언제든지 간호사를 호출하도록 설명한다.
- 할 수 있는 것은 스스로 하도록 격려한다. 독거노인의 경우, 입원 전과 같은 정도의 자립을 목표로 한다.

❏ **근거** 환자는 퇴원 후 ADL과 막연한 예후 등에 대해 불안을 느낀다. 하지만 그 불안을 가족에게 말하고 싶어 하지 않는 경우도 있다. 환자의 입장을 이해하고 언제든 그에 대해 대응하면서 불안을 떨어뜨리기 위해 노력한다.

Step1 영향 평가 → **Step2 간호 초점** → **Step3 계획** → **Step4 실시** → **Step5 평가**

병기·병태·중증도별 관리 포인트

【수술 전】병력, 백내장의 상태를 파악하고 정보에 대한 동의를 얻어 환자·가족의 불안을 감소시켜준다. 검사의 목적과 수술 절차를 설명하고 주의사항을 지도하며, 수술 후를 그려볼 수 있도록 지원한다. 환자·가족 및 의료진 간 신뢰 관계를 구축함으로써 환자는 안심하고 검사, 수술을 받을 수 있게 된다.

【수술 중】전신 상태, 국소 마취 시의 상태를 관찰하고 처치가 신속하고 안전하게 수행될 수 있도록 지원한다.

【수술 후】눈 주위의 청결을 유지하고(특히 수술 후 3일까지 관찰 필요) 시력 경과 관찰, ADL 등에 지장이 생긴 경우는 지원하도록 한다.

간호 활동(간호 중재) 포인트

수술 전의 간호
- 백내장 환자는 내과 질환을 가지고 있는 경우가 많다. 질병 및 치료에 대해 이해할 수 있도록 설명한다.
- 고령자이고 난청 등이 있으면 설명을 이해하는 데 시간이 걸리는 경우가 있다. 환자가 이해할 수 있도록 반복하여 정중하게 설명하고 불안을 완화시키기 위해 노력한다.
- 수술 후에는 시력이 개선되지만 개인차가 있다는 것을 전한다.

- 수술의 두려움, 불안에 대한 치료를 중심으로 환자의 안전, 안녕을 고려한 관리에 노력한다.

- 수술 경과 및 수술 후 치료 방침 등에 대해 이해할 수 있도록 설명한다.
- 점안 지도, 퇴원 교육 등 일상생활에 필요한 사항과 유의사항에 대해 지도한다. 동일 질환이라도 환자가 사용하는 약의 종류가 다른 경우가 있음을 설명하고 의사의 지시대로 사용하도록 전한다.

퇴원·요양 지도(당일 수술 후의 지도)

- 일상생활상의 주의사항을 지도한다.
- 청결을 유지하고, 수술한 눈 주위를 만지지 않도록 주의하게 한다.
- 샤워를 권한다. 목욕을 할 경우에는 장시간 목욕하지 말고, 수술한 눈에 물이 들어가지 않도록 주의하게 한다.
- 균형이 좋은 식사를 의식적으로 섭취하고 기초 질환 상태의 개선을 우선한다.
- 수술한 눈을 보호하기 위해 혼잡한 곳은 피하고 선글라스를 활용한다.
- 눈이 안정될 때까지 무리하지 않는다: 수술 후 시력 회복에는 개인차가 있다. 시력이 안정되고 나서 안경을 맞추도록 전한다. 또한 생활환경에 익숙해질 때까지는 무리하지 않도록 지도한다.
- 점안 약 관리방법을 지도한다. 안약의 필요성, 안약의 작용·부작용, 청결한 작업의 습득, 안약의 보관방법, 기법, 자체 관리하는 방법을 환자·가족과 이야기한다. 외래 통원 시에는 점안방법이 제대로인지 확인받도록 지도한다.
- 이상 시에는 병원에 연락을 하고 반드시 정기 검진을 받도록 지도한다. 안과 질환의 병력이 있는 경우, 특히 자각 증상에 주의하고 정기적인 진찰을 받도록 전한다. 시력이 급격하게 나빠지거나 안구 통증 등이 나타나면 병원에 연락을 취하고 빨리 진찰을 받도록 지도한다.

| Step1 영향 평가 | Step2 간호 초점 | Step3 계획 | Step4 실시 | Step5 평가 |

평가 포인트

- 수술 전·수술 중·수술 후의 각 기간별 간호 목표를 달성할 수 있었는가?
- 시력 개선을 위한 불안을 경감하고 수술을 위한 지원이 가능했는가?
- 병력과 환자의 지식, 정보를 파악하고 개별 상태에 따른 불안의 경감이나 위험을 피하는 지원을 할 수 있었는가?
- 수술 중 환자의 불안을 추측하고 적절한 지원이 가능했는가?
- 하루빨리 정상 생활로 복귀할 수 있도록 환자가 자신의 시력을 이해하고 순응할 수 있도록 도와주었는가?
- 안약의 자기관리에 대한 점안 목적, 기법, 방법, 주의사항, 작용·부작용, 점안 약의 변경 및 중단 시에 대한 설명이 가능했는가?
- 환자의 라이프스타일을 이해하고 퇴원 지도, 생활 지도에 임했는가? 환자·가족은 이해를 했는가?
- 감염을 일으키지 않았는가?

- 참고 문헌

1) 이와세 히카리: 의료 사고의 근절을 목표로–안과 의료와 소송 사례에서 p54~76, 문예사, 2006

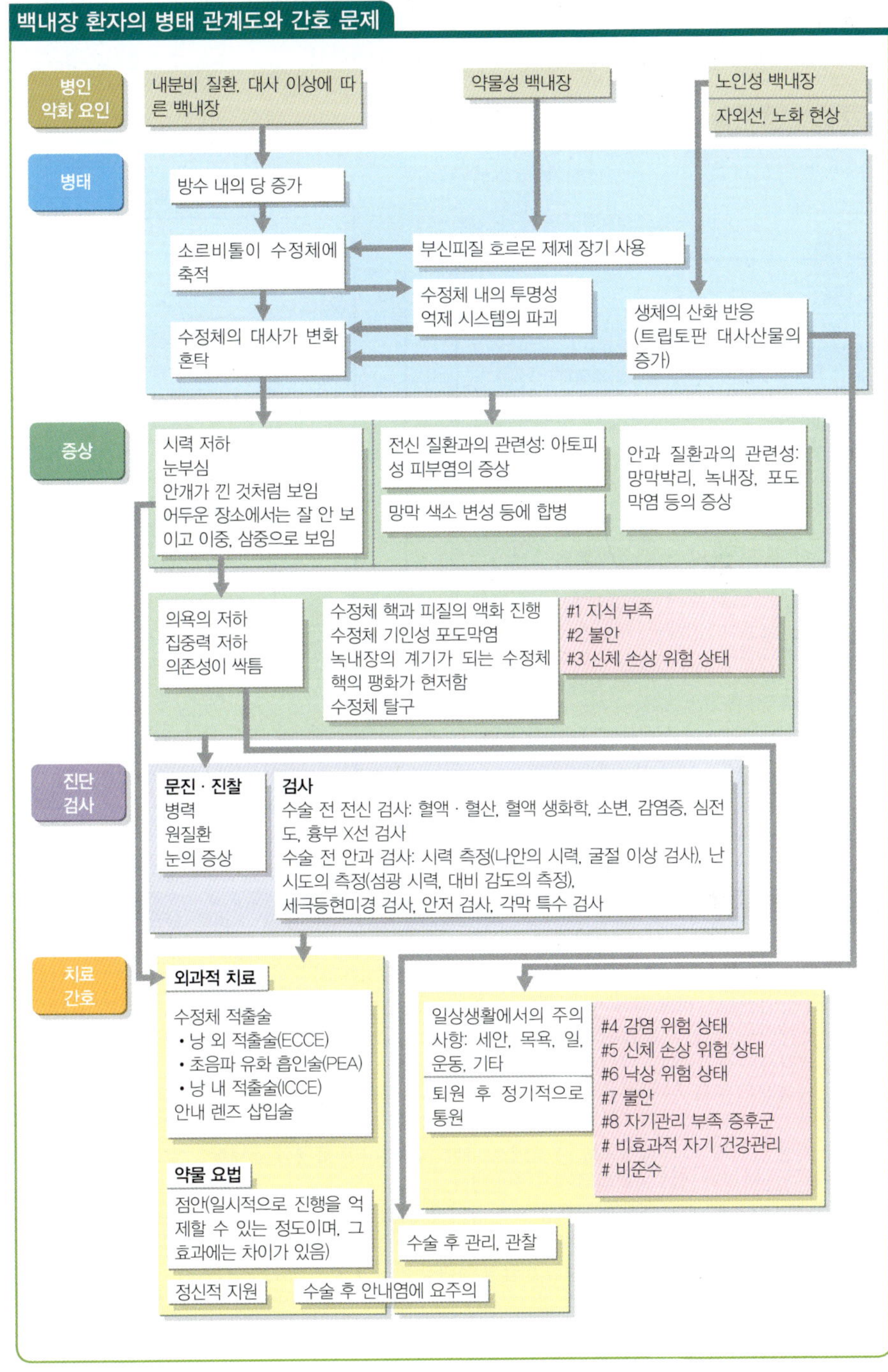
병인
악화 요인

내분비 질환, 대사 이상에 따른 백내장
약물성 백내장
노인성 백내장
자외선, 노화 현상

병태

방수 내의 당 증가
소르비톨이 수정체에 축적
부신피질 호르몬 제제 장기 사용
수정체 내의 투명성 억제 시스템의 파괴
생체의 산화 반응 (트립토판 대사산물의 증가)
수정체의 대사가 변화 혼탁

증상

시력 저하
눈부심
안개가 낀 것처럼 보임
어두운 장소에서는 잘 안 보이고 이중, 삼중으로 보임
전신 질환과의 관련성: 아토피성 피부염의 증상
망막 색소 변성 등에 합병
안과 질환과의 관련성: 망막박리, 녹내장, 포도막염 등의 증상

의욕의 저하
집중력 저하
의존성이 싹틈
수정체 핵과 피질의 액화 진행
수정체 기인성 포도막염
녹내장의 계기가 되는 수정체 핵의 팽화가 현저함
수정체 탈구
#1 지식 부족
#2 불안
#3 신체 손상 위험 상태

진단
검사

문진·진찰
병력
원질환
눈의 증상
검사
수술 전 전신 검사: 혈액·혈산, 혈액 생화학, 소변, 감염증, 심전도, 흉부 X선 검사
수술 전 안과 검사: 시력 측정(나안의 시력, 굴절 이상 검사), 난시도의 측정(섬광 시력, 대비 감도의 측정), 세극등현미경 검사, 안저 검사, 각막 특수 검사

치료
간호

외과적 치료
수정체 적출술
• 낭 외 적출술(ECCE)
• 초음파 유화 흡인술(PEA)
• 낭 내 적출술(ICCE)
안내 렌즈 삽입술
일상생활에서의 주의 사항: 세안, 목욕, 일, 운동, 기타
퇴원 후 정기적으로 통원
#4 감염 위험 상태
#5 신체 손상 위험 상태
#6 낙상 위험 상태
#7 불안
#8 자기관리 부족 증후군
비효과적 자기 건강관리
비준수

약물 요법
점안(일시적으로 진행을 억제할 수 있는 정도이며, 그 효과에는 차이가 있음)
수술 후 관리, 관찰
정신적 지원
수술 후 안내염에 요주의

가모이 고쥬 · 오노 교코

눈으로 보는 질환

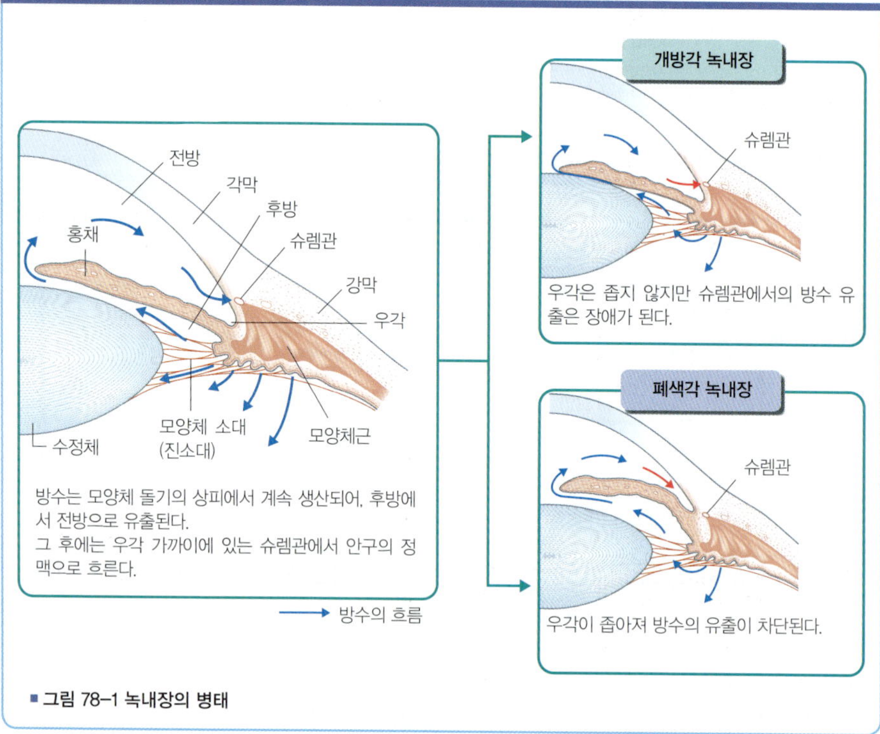

■ 그림 78-1 녹내장의 병태

병태 생리

> 녹내장은 시신경과 시야에 특징적인 변화가 있다. 일반적으로는 안압을 하강시켜 충분히 시신경 장애를 개선하거나 억제할 수 있다. 눈의 기능적, 구조적 이상을 특징으로 하는 질환이다.

- 녹내장은 원인을 달리 밝힐 수 없는 원발 녹내장과, 다른 안과 질환이나 전신 질환, 약물이 원인이 되어 발생하는 속발 녹내장, 태생기의 우각 발달에 이상이 생겨 안압이 상승된 선천 녹내장의 세 가지 병형으로 분류된다.
- 원발 녹내장은 주로 우각 소견의 차이에 따라 원발 개방각 녹내장, 원발 폐쇄각 녹내장으로 분류된다.
- 원발 개방각 녹내장: 원발성으로, 우각에서 나타나는 다양한 유형의 녹내장을 말한다. 만성으로 진행되고 경과됨과 함께 시력의 손상도 진행된다.
- 정상 안압 녹내장: 원발 개방각 녹내장 중 안압이 항상 정상치에 있는 유형을 말한다.
- 원발 폐쇄각 녹내장: 얕은 전방, 좁은 우각을 가지고 있으며, 방수의 흐름이 차단되는 유형의 녹내장을 말한다. 안압이 급속도로 상승하면 급성 녹내장 발작을 일으킨다.
- 속발 녹내장: 개방각을 가진 눈에서 볼 수 있는 스테로이드 녹내장과 폐쇄각을 가진 눈에서 볼 수 있는 포도막염에 따른 속발 녹내장, 혈관 신생 녹내장 등이 있다.
- 선천 녹내장: 우각 형성 부전에 따른 조기형 선천 녹내장과 스터지 웨버(Sturge-Weber) 증후군 등의 선천성 이상을 동반하는 선천 녹내장이 있다. 조기형 선천 녹내장의 치료는 수술이 첫 번째 치료방법이다.

- 일본에서 실시한 역학 조사(일본녹내장학회 타지미 녹내장 역학 조사 2000년 9월~2001년 10월 실시)에서는 40세 이상 남녀 모두에게서 5%의 유병률이 나왔다.
- 조기 치료를 통해 안압이 정상 범위에서 컨트롤되면 녹내장 병태의 진행을 방지할 수 있다. 그러나 원발 개방각 녹내장과 정상 안압 녹내장은 시신경 장애가 서서히 진행되기 때문에 장기간에 걸친 적절한 약물 치료가 필요하다.

증상

▌ 높은 안압(정상 안압 녹내장 제외)과 그에 따른 시야 이상, 시력 저하, 안압 통증 등의 증상을 평가한다.
- 안압이 상승해 눈의 통증, 두통, 안개가 낀 것같이 부옇게 보임, 충혈이 인정된다.
- 시신경 장애에 따른 시야 결손이 인정되지만 초기에는 자각하지 못하는 경우가 많다.

진단·검사값

▌ 세극등현미경 검사, 안압 검사, 우각경 검사, 안저 검사, 시야 검사로 진단한다.
- 세극등현미경 검사로 전방을 잘 관찰하고 얕은 전방인지 정상인지를 판단한다.
- 안압은 일반적으로 10~21mmHg가 정상 안압이며, 21mmHg 이상인 경우는 녹내장이 의심된다. 또한 정상 범위에 있는 경우라도 정상 안압 녹내장의 가능성이 있다.
- 우각은 방수의 유출 경로여서 중요하기 때문에 우각경 검사에서 광우각 또는 협우각을 관찰한다.
- 안저 소견으로는 시신경 유두에 특이적인 함몰 및 위축이 인정된다. 시신경 유두의 함몰 크기는 함몰 오목/유두 직경 비율(C/D 비율)로 표시되는데, 녹내장에서는 이 비율이 커진다. 또한 무적색광을 사용해 안저(눈 바닥)를 보면 유두 주위의 망막에서 시신경 섬유다발의 결손을 관찰할 수 있다.
- 시야 검사에서는 비에름 암점(방중심 암점), 비측계단 암점이라고 불리는 시각 장애가 발견되고, 말기에는 구심성 협착이 나타난다.

치료법

▌ 약물 요법으로 안압 하강을 시도할 수 있으나 충분한 효과를 얻을 수 없는 경우는 수술을 선택한다.
- 치료 방침
- 안압 하강을 목적으로 한 약물 요법이 주체가 된다. 또한 안압 상승의 원인을 치료 가능하다면, 안압 하강과 함께 원인에 대한 치료를 실시한다.
- 약물 요법

Px 처방 예 조기 또는 경증례
- 티모프톨 점안액(0.5%) 1회 1방울 1일 2회 점안 ← 녹내장 치료제

Px 처방 예 상기에서 안압 하강이 잘 안 된 경우, 다음 2제를 병용한다.
- 티모프톨 점안액(0.5%) 1회 1방울 1일 2회 점안 ← 녹내장 치료제
- 키사라탄 점안액(0.005%) 1회 1방울 1일 1회 점안 ← 녹내장 치료제

Px 처방 예 2제에서도 안압 하강이 덜 된 경우, 다음 3제를 병용한다.
- 티모프톨 점안액(0.5%) 1회 1방울 1일 2회 점안 ← 녹내장 치료제
- 키사라탄 점안액(0.005%) 1회 1방울 1일 1회 점안 ← 녹내장 치료제
- 톨소프트 점안액(1%) 1회 1방울 1일 3회 점안 ← 녹내장 치료제
  ※3제로도 안압 하강이 안 되면 수술 치료를 선택한다.

Px 처방 예 급성 녹내장 발작 시
- 20% 만니톨 주 30~45분으로 정맥 주사 ← 수액 제재
- 다이아목스 정(250mg) 1회 1정 1일 1회 ← 이뇨제
- 2% 산피로 점안액 수시로 점안 ← 녹내장 치료제
  ※상기 이외에 레이저 홍채 절제술을 실시한다.

78
녹내장

■ 표 78-1 녹내장의 주요 치료제

분류		일반명	주요 상품명	약의 효과 메커니즘	주요 부작용
안과 약(녹내장 치료제)	β 차단제	티모롤마이렌 산염	티모프톨	방수 생산 억제	심장 기능 억제, 천식 등
	αβ 차단제	니프라디올	하이퍼질, 니프라놀	방수 생산 억제 + 포도막 강막 유출 촉진	
	α₁차단제	부나조신 염산염	데탄톨	포도막 강막 유출 촉진	안검염
	프로스타글란딘 관련 약	라타노프로스트	키사라탄		안검 색소 침착, 첩모난생
	부교감신경 자극 약	필로카르핀 염산염	산피로	섬유주대 유출 촉진	축동, 동공 유착
	교감신경 자극 약	디피베프린 염산염	피바레프린		안류 천포창
이뇨제	탄산 탈수 효소 억제제	도루조라미도 염산염	톨소프트	방수 생산 억제	안검염 등
		아세타조라미도	다이아목스		지각 이상(마비)
	수액 제제	D-만니톨	만니톨, 만니겐, 만니트 T15	유리체 용적의 감소	급성 신부전, 전해질 이상

- ●수술 치료
- ●섬유주대 절제술: 여과 수술. 전방과 결막 아래 조직 사이에 새로운 방수 유출로를 만드는 수술. 가장 일반적인 녹내장 수술이다.
- ●섬유주대 절개술: 방수 유출에 따른 재건술. 섬유주대를 외부에서 절개해 슈렘관에 방수 유출을 촉진하는 목적으로 하는 수술이다.
- ●주변 홍채 절제술: 원발 폐쇄각 녹내장 등 동공 블록이 원인인 녹내장에 대해, 관혈적으로 주변 홍채를 절제하는 것으로 동공 차단을 풀어준다.
- ●레이저 홍채 절개술: 원발 폐쇄각 녹내장 등 동공 블록이 원인인 녹내장에 대해 비관혈적으로 레이저 홍채 절개를 실시한다.

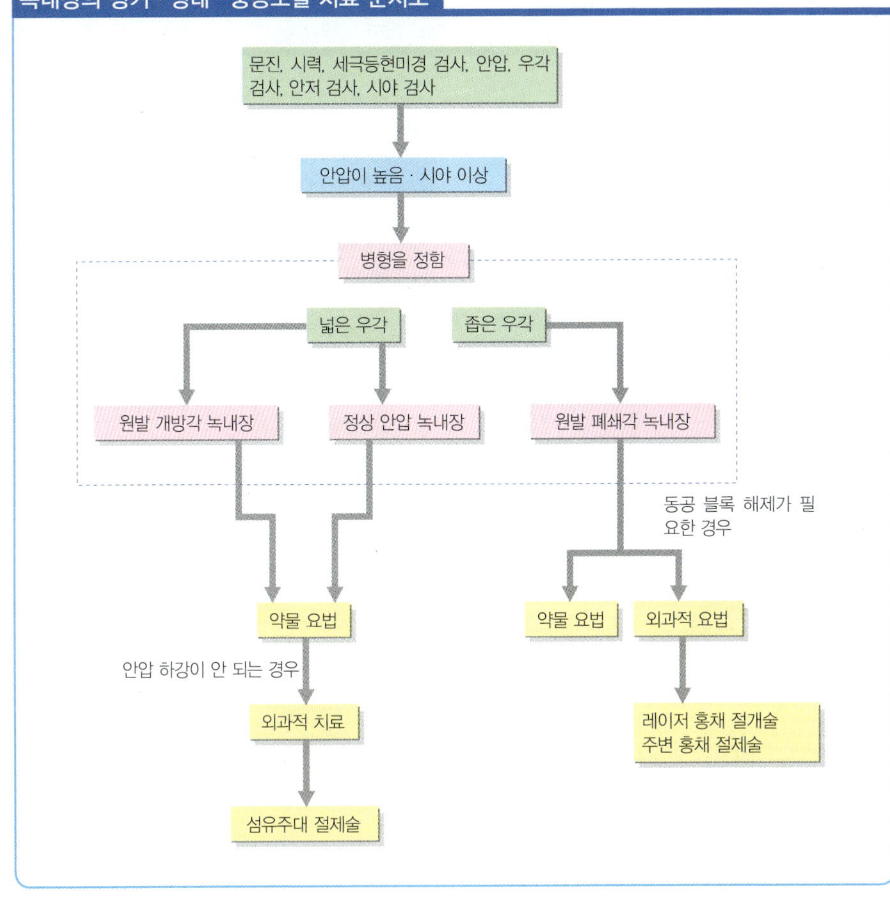

문진, 시력, 세극등현미경 검사, 안압, 우각 검사, 안저 검사, 시야 검사
안압이 높음 · 시야 이상
병형을 정함
넓은 우각
좁은 우각
원발 개방각 녹내장
정상 안압 녹내장
원발 폐쇄각 녹내장
동공 블록 해제가 필요한 경우
약물 요법
약물 요법
외과적 요법
안압 하강이 안 되는 경우
외과적 치료
레이저 홍채 절개술
주변 홍채 절제술
섬유주대 절제술

오네 키요카

간호 과정 순서도(수술 전)

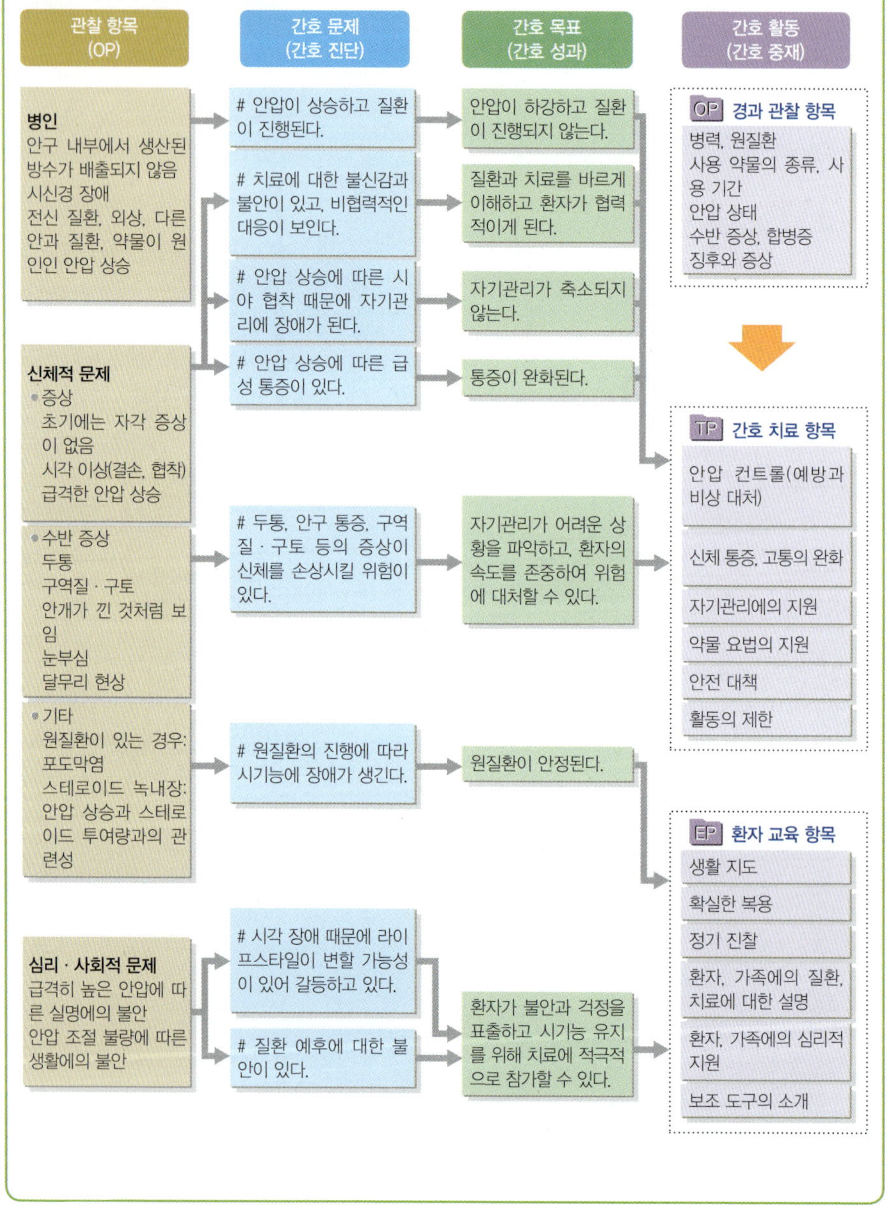

관찰 항목 (OP)	간호 문제 (간호 진단)	간호 목표 (간호 성과)	간호 활동 (간호 중재)

병인
안구 내부에서 생산된 방수가 배출되지 않음
시신경 장애
전신 질환, 외상, 다른 안과 질환, 약물이 원인인 안압 상승

신체적 문제
- 증상
  초기에는 자각 증상이 없음
  시각 이상(결손, 협착)
  급격한 안압 상승
- 수반 증상
  두통
  구역질 · 구토
  안개가 낀 것처럼 보임
  눈부심
  달무리 현상
- 기타
  원질환이 있는 경우: 포도막염
  스테로이드 녹내장: 안압 상승과 스테로이드 투여량과의 관련성

심리 · 사회적 문제
급격히 높은 안압에 따른 실명에의 불안
안압 조절 불량에 따른 생활에의 불안

간호 문제 (간호 진단)

\# 안압이 상승하고 질환이 진행된다.

\# 치료에 대한 불신감과 불안이 있고, 비협력적인 대응이 보인다.

\# 안압 상승에 따른 시야 협착 때문에 자기관리에 장애가 된다.

\# 안압 상승에 따른 급성 통증이 있다.

\# 두통, 안구 통증, 구역질 · 구토 등의 증상이 신체를 손상시킬 위험이 있다.

\# 원질환의 진행에 따라 시기능에 장애가 생긴다.

\# 시각 장애 때문에 라이프스타일이 변할 가능성이 있어 갈등하고 있다.

\# 질환 예후에 대한 불안이 있다.

간호 목표 (간호 성과)

안압이 하강하고 질환이 진행되지 않는다.

질환과 치료를 바르게 이해하고 환자가 협력적이게 된다.

자기관리가 축소되지 않는다.

통증이 완화된다.

자기관리가 어려운 상황을 파악하고, 환자의 속도를 존중하여 위험에 대처할 수 있다.

원질환이 안정된다.

환자가 불안과 걱정을 표출하고 시기능 유지를 위해 치료에 적극적으로 참가할 수 있다.

간호 활동 (간호 중재)

OP 경과 관찰 항목
병력, 원질환
사용 약물의 종류, 사용 기간
안압 상태
수반 증상, 합병증
징후와 증상

TP 간호 치료 항목
안압 컨트롤(예방과 비상 대처)
신체 통증, 고통의 완화
자기관리에의 지원
약물 요법의 지원
안전 대책
활동의 제한

EP 환자 교육 항목
생활 지도
확실한 복용
정기 진찰
환자, 가족에의 질환, 치료에 대한 설명
환자, 가족에의 심리적 지원
보조 도구의 소개

관찰 항목 (OP)	간호 문제 (간호 진단)	간호 목표 (간호 성과)	간호 활동 (간호 중재)

OP 경과 관찰 항목

수술한 눈의 증상
수술한 눈 주변의 상태
수술 후 수반되는 두통, 구역질
안대 사용에 따른 불안
ADL

신체적 문제

- 치료
  외과적 치료
  레이저 치료
  약물 요법

- 증상
  눈의 통증(안구 압박감, 눈 안쪽의 압통)
  이질감(이물감)
  두통

- 수반 증상
  구역질 · 구토

- 기타
  원질환(당뇨병, 고혈압, 알레르기 질환 등)의 증상
  혈당치와 혈압의 변동
  피부의 가려움증 등

\# 안구 통증이 안정에 장애가 된다.

\# 수술 후 감염증을 일으킬 위험성이 있다.

\# 시기능 저하에 따라 자기관리가 부족하고 치료계획을 실시할 수 없다.

\# 시기능 장애에 따른 위험을 인지하지 못하고 손상시킬 가능성이 있다.

\# 당뇨병 망막 병증, 포도막염 등의 합병증에 따른 시기능 장애가 있다.

고통과 눈의 통증을 경감할 수 있다.

감염을 일으키지 않는다.

조기 발견, 조기 치료에 노력한다.

자기관리 유지에 노력한다.

남겨진 시기능(보유 기능)을 유지한다.

시기능 장애의 정도를 이해하고, 위험에 대처할 수 있다.

원질환이 개선된다.

TP 간호 치료 항목

감염증 예방

남은 시기능(보유 기능)의 유지

자립심 제의

점안 지도

EP 환자 교육 항목

수술 후의 경과에 대한 설명

수술 후 수반 증상이나 일어날 수 있는 증상 등에 대한 설명

향후 치료 방침과 치료 경과에 대한 설명

안압 조절을 위한 이상의 조기 발견과 예지 능력을 높이기 위한 지도

심리 · 사회적 문제
안압 상승 재발은 사회생활에 지장을 준다.

\# 치료 및 예후가 불안하다.

치료 방침을 이해하고, 안압을 조절할 수 있다.

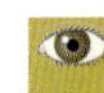

- 녹내장은 자각 증상이 부족하고 병명을 전해 들으면 큰 충격을 받는 환자의 수가 적지 않음을 인식한다. 올바른 지식과 정보를 제공하고 예방과 병태에 따른 지원을 실시한다.
- 수술의 목적은 시력 회복을 위해서가 아니라 시력 장애의 진행을 억제하는 것임을 이해하게끔 지도한다.
- 수술은 안압의 안정 여부가 중요하다. 수술 후의 눈 증상을 관찰하며 환자의 호소에 주의해야 한다. 일상생활로의 복귀를 위해 개인적인 생활 패턴을 이해하고, 환자와 함께 안전 면을 고려한 연구 및 개선을 검토한다.

Step1 영향 평가	Step2 간호 초점	Step3 계획	Step4 실시	Step5 평가

정보 수집	평가 관점과 근거·잠재적 간호 문제
전신 상태 파악	녹내장은 초기, 중기에는 자각 증상이 없는 경우가 대부분이고, 말기가 되어서야 시야 협착 등의 시기능 이상을 자각해 진찰을 받는 경우가 많다. 시기능 장애로 생긴 일상생활의 불편함을 호소한다. 초기, 중기는 일상생활에 불편함이 없어도 시야 협착이 이미 시작된 상태이다. 녹내장의 진단이 확정된 단계이면 조기에 치료를 시작할 필요가 있다. • 급격히 안압이 상승하면 눈의 증상(안개가 낀 것처럼 보임, 달무리 현상, 시력 저하, 안구 통증 등) 외에도 두통, 구역질, 구토를 호소한다. • 속발 녹내장은 전신 질환이나 눈 질환(포도막염), 외상, 부신피질 호르몬 제제(스테로이드제)의 사용이 원인이 된다. 전신 질환의 상태, 약물 사용 상황을 확인·파악한다. • 녹내장의 약물 치료는 장기에 영향을 미치므로 부작용 증상의 출현에 주의해 전신 상태를 관찰한다. 🔍 잠재적 간호 문제 : 두통, 안구 통증, 구역질·구토 등의 증상에 따라 신체가 손상될 위험성이 있다./당뇨병 망막증, 포도막염 등의 원질환 악화
증상의 정도 관찰	녹내장으로 저하된 시기능 장애는 불가역적인 장애이므로 시신경이 회복되지 않는다. 따라서 치료의 목적은 시신경 장애의 진행을 막아 속도를 늦추는 것에 있다. 초기에 치료를 시작해야 할 필요성에 대해 환자가 납득할 수 있도록 정중하게 설명한다. 녹내장은 실명한다는 인식을 가진 사람들이 많기 때문에, 환자는 진단을 받을 때 필요 이상으로 비관적이 된다. 녹내장은 유형이나 진행 상황, 병태에 따라 폭이 있어 치료가 달라지고, 조기에 치료를 시작하면 실명을 면할 수 있다는 점 등을 설명하여 각각의 환자에게 맞는 간호 관점을 세운다. • 녹내장은 원발 개방각 녹내장, 원발 폐쇄각 녹내장, 정상 안압 녹내장, 속발 녹내장, 선천 녹내장 등으로 크게 나뉜다. 안압 상승의 원인에 따라 종류가 나뉘고, 유형에 따라 치료법도 다르기 때문에 병형을 파악하는 것이 중요하다. • 급성 원발 폐쇄각 녹내장은 급격한 달무리 현상, 시력 저하, 안구 통증, 안개처럼 보임, 충혈을 일으킨다. 스트레스와 산동약 등이 유인이 되어 발생할 수 있다. • 말기에는 시각 장애가 진행됨에 따라 자기관리가 부족해지고, 스스로에 대한 자신감을 잃는다. 역할을 다하지 않다 보니 부정적인 생각에 빠지기 쉬운 경향이 있다. 환자가 긍정적인 역할을 찾아낼 수 있도록 지원할 필요가 있다. 🔍 잠재적 간호 문제 : 시각 장애에 따라 라이프스타일이 변화할 가능성이 있어 갈등하고 있다./치료에 대한 불신감, 불안이 있고, 비협력적인 대응을 보인다./두통, 안구 통증, 구역질·구토 등이 발생해 신체를 손상시킬 위험성이 있다./당뇨병 망막증, 포도막염 등의 원질환 악화/안구 통증의 안락 장애/치료 및 예후에 대한 불안/시기능 저하에 따라 자기관리가 부족해지고 치료 계획을 수행할 수 없다. **안압 상승** • 방수의 분비량이 슈렘관으로의 유출량보다 많아지면 안압이 상승한다. • 치료하지 않고 방치하면 신경 섬유와 혈관을 압박하면서 돌이킬 수 없는 손상을 일으켜 눈 통증이나 두통이 생긴다. 환자에게 어떤 증상이 긴급을 요하는 것

- 인지 설명하고, 이상 시에는 조기에 연락하도록 지도해 빠르게 대처한다.
- 자각 증상: 색깔 변화를 식별할 수 없고 시야가 흐려진다. 눈에 통증이 계속되고, 빛의 고리감(달무리 현상), 안압 상승의 발작 증상(두통, 안구 통증, 구역질·구토 등), 결막 충혈, 각막 혼탁, 각막 부종, 홍채의 깊이 등이 나타난다.
- 안압 상승에 따른 영향: 통증이 있거나 기분이 좋지 않아 식사와 충분한 수면을 취할 수 없는 경우가 있기 때문에 환자의 고통을 경감시킬 수 있도록 한다. 또한 시력 장애가 증강될 수 있으므로 위험을 피하는 지원을 실시한다. 정신적으로 불안정해지기 쉽기 때문에 불안을 완화할 수 있도록 지원한다.
- 녹내장의 유형에 따라 우선시되는 치료법은 다르지만, 치료의 목적은 시기능 저하의 진행을 억제하는 것이다. 약물을 사용하는 경우는 부작용에 주의한다. 장기간에 걸친 약물 요법은 환자의 준수 정도가 떨어지기 쉬우므로 치료 지속의 필요성을 설명하고 확인한다. 외과적 치료를 할 경우에는 수술 전 오리엔테이션을 실시해 수술식과 수술 후 경과 등을 설명하고 환자가 의문을 느끼고 있는 점은 염려하지 말고 말하도록 전한다.

🔍 **잠재적 간호 문제**: 두통, 안구 통증, 구역질·구토 등의 증상에 따라 신체가 손상될 위험성이 있다./안구 통증에 따른 안락 장애/수술에 대한 불안/치료 및 예후에 대한 불안/시기능 장애로 위험을 인지하지 못해 손상될 가능성/수술 후 감염증을 일으킬 위험성

하위 시야 관리

- 시각적 보조 도구의 선정과 훈련, 심리 치료 등을 병원에서 실시한다. 환자의 요구를 구체적으로 듣고 필요한 것을 지원한다.
- 환자·가족에게 사회 자원(신체 장애자 수첩, 장애 연금의 교부)의 신청방법, 활용방법 등의 정보를 제공한다.

검사의 지원

안압 검사

- 골드만 압평 안압계: 가장 정확도가 높다는 안압 검사이다. 검사 장비는 세극등현미경에 포함되어 있다. 점안 마취 후 플루오레신으로 각막을 염색하고 파란색 필터 빛을 조사해 칩을 각막에 접촉시켜 측정한다. 감염을 방지하기 위해 칩을 사용할 때마다 소독이 필요하다.
- 비접촉 안압계: 각막에 순간적으로 공기를 분사해 안압을 측정한다. 측정 시간은 짧고 누액을 통한 감염의 위험이 거의 없기 때문에 심사에 적당하다. 측정할 때는 공기가 분사된다는 것을 설명한다.
- 토노펜 안압계: 손으로 잡고 하는 식으로, 한 손으로 유지가 가능하므로 유아를 측정할 때 유용하다.

우각 검사

- 세극등현미경을 사용해 수행하는 간접식이며, 일반적으로 녹내장의 병형을 파악하기 위해 시행한다. 우각경을 착용하기 위해 점안 마취를 실시한다. 검사 중 통증이 없다는 것을 설명한다.

시야 검사

- 동적 시각(골드만 시야계): 시야 전체 검사를 할 수 있다. 검사를 진행하려면 숙련되어 있어야 하지만, 이해의 정도나 고시 상태 등 환자의 반응을 확인하면서 진행하기 때문에 노인이나 어린이에게도 적당하다.
- 정적 시각(험프리 시야계): 중심 시야를 상세하게 조사할 수 있고, 녹내장의 조기 발견 및 경과 관찰에 효과적이다. 검사는 자동 조작으로 하기 때문에 결과의 편차가 적다. 고시 상태나 머리 위의 차이에 주의하도록 하고 필요하다면 주의를 촉구하면서 검사를 추진한다. 주변 시야의 측정은 할 수 없다.

안저 검사

- 시신경 유두의 함몰 확대와 신경 섬유다발의 결손 유무나 정도를 관찰한다.

	시각적 검사 장비(레이저 스캐닝 검안경, 빛 간섭 단층계, 시신경 섬유층 분석 장치)
	●시신경 유두 주위의 시신경 섬유 두께를 측정한다. 녹내장에서 유두의 함몰이 생겨 시신경 섬유층이 얇아진다.
환자 · 가족의 심리 · 사회적 측면 파악	환자는 시기능 장애의 진행으로 실명하는 것이 아닐까 두려워한다. 실명은 면하더라도 시기능 장애의 저하에 따라 일상생활이나 사회생활 등에 지장이 생길 수 있고, 환자는 충격을 받아 치료를 적극적으로 받지 못할 위험성도 있다. 조기에 치료를 시작해 진행을 막아야 할 필요성에 대해 설명함으로써, 환자 · 가족이 안심하고 치료를 받을 수 있도록 신뢰 관계를 확립한다.
	●질환이나 치료에 대한 설명은 한 번에 이해할 수 없는 것도 많기 때문에, 설명방법이나 표현방법을 연구해 정중하게 설명하고 환자와의 신뢰 관계를 구축한다.
	●점안 약의 자립 관리가 어려운 환자는 가족에게도 주의사항을 설명한다.
	●최근 진단 · 치료방법이 발전하면서 녹내장에 걸리면 실명한다는 것은 옛날 생각이 되었다. 실명을 피할 수 없는 난치성 녹내장도 있긴 하지만, 대부분은 조기에 발견 · 치료되면서 질병의 진행을 멈출 수 있음을 설명하고, 불안을 완화시킨다.
	🔍 잠재적 간호 문제 : 수술에 대한 불안/치료 및 예후에 대한 불안

Step1 영향 평가　　Step2 간호 초점　　Step3 계획　　Step4 실시　　Step5 평가

간호 문제 리스트

A. 수술 전

#1 시각 장애는 라이프스타일이 변할 가능성이 있어 갈등하고 있다(역할–관계 패턴).

#2 두통, 안구 통증, 구역질 · 구토 등의 증상으로 신체가 손상될 위험이 있다(건강 지각–건강관리 패턴).

#3 치료에 대한 불신감, 불안이 있고, 비협력적인 대응을 보인다(건강 지각–건강관리 패턴).

B. 수술 후

#4 치료 및 예후에 불안이 있다(자기인식 패턴).

#5 시기능 저하에 따라 자기관리가 부족해지고 치료 계획을 실시할 수 없다(건강 지각–건강관리 패턴).

#6 시기능 장애 때문에 위험을 인지하지 못하고 손상될 가능성이 있다(건강 지각–건강관리 패턴).

#7 안구 통증 때문에 안락에 문제가 생긴다(인지–지각 패턴).

#8 수술 후 감염을 일으킬 위험성이 있다(영양–대사 패턴).

간호의 우선순위 지침

A. 수술 전

●안압 상승에 따른 시력 장애 또는 잠재하는 시력 장애가 향후 시력에 영향을 준다. 따라서 환자는 안압에 대해 과민하게 되고(일반적으로 녹내장 기질이라고 불리는) 각 증상이 있기 때문에 자기관리에 대한 지도가 필요하다.

B. 수술 후

●수술 후 합병증인 발클로르프로마진 염산염의 조기 발견과 대응이 중요하다. 또한 수술 후 안압 컨트롤이 안 되거나 눈의 통증, 일시적인 시력 저하가 나타나면 불안이 심해진다. 환자의 호소, 언행을 관찰하고 불안 완화를 위해 노력함과 동시에, 가족에 대해서도 관리할 필요가 있다.

A. 수술 전

1　간호 문제	간호 진단	간호 목표(간호 성과)
#1 시각 장애 때문에 라이프스타일이 변할 가능성이 있어 갈등하고 있다.	**슬픔** **관련 요인:** 중요한 대상의 상실을 예상 **진단 지표** □ 활동 수준의 변조 □ 심리적 고뇌 □ 고통	1) 입원 생활이나 증상 등에 대한 불안과 걱정을 표출할 수 있다. 2) 수술에 대한 불안과 걱정을 표출할 수 있다. 3) 생활 면의 변화에 대한 이해를 한다.

간호 계획	중재 포인트와 근거

OP 경과 관찰 항목
- 신체 상태와 불안의 정도(불안의 언어적 · 비언어적인 현상의 관찰)
- 갈등 상태
- 수면 상태
- 식사 섭취 상황

TP 간호 치료 항목
- 신뢰 관계의 구축
- 주의 깊게 환자의 이야기를 듣고 생각을 수용한다.
- 의사결정을 분명하게 한다.

- 치료법을 설명하고 문의사항은 표현방법을 바꾸는 등으로 반복하여 설명한다.

EP 환자 교육 항목
- 시야 협착 또는 시야 결손 등 시기능 장애나 발생 가능한 사고에 대해 설명한다.
- 환경 자극을 적게 한다.
- 릴랙스법을 설명한다.
- 지원 시스템을 설명한다.
- 적절한 정보를 제공하며 지식을 심화시키고 기분을 유지하게 한다.
- 가족과 연계한다.

중재 포인트와 근거

➡ **근거** 환자가 가진 불안과 갈등은 상황에 따라 끊임없이 변한다는 것을 이해하고 어떻게 질환을 받아들이고 있는지 파악하는 것이 필요하다.

➡ 환자 · 가족은 질환에 대해 받아들이지 못하고 혼란스러워 불안이 증가하고 있다. **근거** 환자가 잘못된 정보에 흔들리지 않고 올바른 지식을 가질 수 있도록 지원한다. 그러기 위해서는 환자와의 신뢰 관계 구축이 필요하다.

➡ **근거** 녹내장은 진행성이지만 적절한 치료를 받으면 실명을 면하는 경우가 많으므로, 가능한 한 빨리 치료를 시작해야 할 필요성에 대해 설명한다.

➡ **근거** 생활에 변화가 생기기 때문에, 환경에 적응하는 시간이 필요한 경우가 많다. 생활 면의 변화에 대한 이해를 깊이 하는 것이 필요하다. 또한 낮과 밤에 따라 환자의 심리 상태는 변화하기 때문에 환자의 상태를 이해하면서 불안의 경감을 위한 지원 시스템을 도입한다.

➡ 가족에게 환자의 상태나 치료방법을 설명하고 지원을 요청한다.

2　간호 문제	간호 진단	간호 목표(간호 성과)
#2 두통, 안구 통증, 구역질 · 구토 등의 증상에 따라 신체가 손상될 위험성이 있다.	**신체 손상 위험 상태** **위험 요인:** 신체적 요인(시력 장애), 물리적 요인(환경 변화)	1) 안압을 안정시키거나 조절해 신체 손상의 위험을 경감한다. 2) 질환과 현상을 제대로 이해하여 당황하지 않고 행동할 수 있다.

간호 계획	중재 포인트와 근거

OP 경과 관찰 항목
- 시각의 변화(색맹, 보는 정도, 시야 등)
- 빛이 분산되어 보인다.
- 눈 통증, 두통의 관찰

중재 포인트와 근거

➡ **근거** 안압 상승은 시신경 원판의 신경 조직과 혈관을 압박해 돌이킬 수 없는 손상을 일으킨다.

78
녹내장

TP **간호 치료 항목**
- 안압을 내리기 위한 약물을 정확히 투여한다.
- 증상이 경감될 수 있도록 치유 환경을 정비한다.
- 안정이 유지되도록 의류 압박 등을 피한다.
- 침대 주변에 물건을 놓지 않는다.

EP **환자 교육 항목**
- 통증과 고통의 원인을 설명하고 줄일 수 있는 방법을 지도한다.
- 안압 강하 약의 작용·부작용에 대해 설명한다.
- 가족에게 환경 정비의 필요성을 설명한다.

➡ **근거** 안압이 상승하면 안압을 내리기 위해 점안 약을 사용한다. 효과가 만족스럽지 않거나 녹내장 종류와 진행 정도에 따라 수술 치료가 선택된다.

➡ **근거** 고통이 줄어들도록 구체적인 완화방법을 지도하고, 조용하고 안정된 환경을 제공한다.

➡ **근거** 안구 통증이 심한 눈을 감은 채로 있는 경우가 많다. 보행 시에는 주변에 걸리기 쉬운 물건을 놓지 않도록 주의하고 ADL을 지원한다.

3 간호 문제	간호 진단	간호 목표(간호 성과)
#3 치료에 대한 불신감, 불안이 있고 비협조적인 대응을 보인다.	**비준수** **관련 요인:** 계획된 치료 행동과 관련된 지식, 기술 **진단 지표** □ 지시에 따르지 않았음을 나타내는 행동 □ 증상 악화 현상 □ 진료 예약을 지키지 않음	1) 주체적으로 치료를 계속 실시할 수 있다. 2) 준수를 지킨다. 3) 합병증의 위험을 이해할 수 있다.

간호 계획	중재 포인트와 근거
OP **경과 관찰 항목** - 환자가 갖고 있는 지식, 정보 - 증상과 시각적 상태	➡ **근거** 각각의 증상을 정확하게 이해하고 있는지 관찰할 필요가 있다.
TP **간호 치료 항목** - 호소와 불안 등을 경청한다. - 의료진과의 지원 시스템에 충실하도록 노력한다. - 가족에게서 정보를 수집한다.	➡ **근거** 환자 중에는 의사의 설명이 있어도 심적으로 흔들리고, 제대로 이해하지 못하는 경우가 있다. 간호사는 잘못된 지식과 착각을 파악하고, 필요할 때 정정하거나 의사에게 정보를 제공하여 몇 번이라도 설명을 받도록 한다.
EP **환자 교육 항목** - 치료법을 설명하고 올바른 지식을 가질 수 있도록 지도한다. - 적정한 정보를 제공하고, 질환과 치료를 제대로 이해하도록 설명한다. - 가족과 연계한다.	➡ 환자 및 가족과 공유할 수 있는 치료법을 이해하게 하고 지속되는 치료에 대한 이해와 협력을 얻는다. ➡ 가족에게 환자의 상태나 치료방법을 설명하고 환자의 지원을 요청한다.

B. 수술 후

4 간호 문제	간호 진단	간호 목표(간호 성과)
#4 치료 및 예후에 대한 불안이 있다.	**불안** **관련 요인:** 건강 상태의 변화, 건강 상태에 대한 위협 **진단 지표** □ 인생의 사건 변화에 따른 걱정 표현	1) 입원 생활이나 수술, 증상 등에 대한 불안이나 걱정을 표출할 수 있다. 2) 치료를 제대로 이해하고 불안을 줄일 수 있다.

☐ 불확실함
☐ 혼란
☐ 긴장한 표정

간호 계획	중재 포인트와 근거

OP 경과 관찰 항목
- 신체 상태와 불안의 정도(불안의 언어적 · 비언어적인 현상의 관찰)

- 수면 상태
- 식사 섭취 상황

TP 간호 치료 항목
- 신뢰 관계 구축
- 주의 깊게 이야기를 듣고 환자가 어떤 것에 불안을 느끼는지 파악한다.

EP 환자 교육 항목
- 시야 협착 또는 시야 결손 등 시기능 장애 및 발생 가능한 사고에 대해 설명한다.
- 환경 자극을 줄인다.
- 릴랙스법에 대한 설명을 한다.
- 지원 시스템에 대해 설명한다.
- 적절한 정보를 제공하고 치료 내용의 올바른 이해를 촉진한다.
- 가족과 연계한다.

➡ **근거** 환자의 불안은 상황에 따라 시시각각 변화한다는 것을 이해하고, 어떻게 질병을 받아들이고 있는지 파악할 필요가 있다.

➡ **근거** 수술 후 순조롭게 경과가 나오고 있어도, 진행성 질환이기 때문에 환자는 크게 불안해한다. 안압 하강이 치료의 목적이지만, 안압은 하루 내 변동, 계절 간 변동, 노화 변동이 있으므로 안압의 수치 변화에 과잉 반응하지 않아도 됨을 설명한다. 감정을 표출함으로써 불안이 완화되므로 환자가 안심하고 말할 수 있게 신뢰 관계를 구축한다.

➡ **근거** 생활에 변화가 생기므로 환경에 적응하는 데 시간이 걸리는 경우가 많으며, 생활 면의 변화를 이해할 필요가 있다. 또한 낮과 밤에 따라 환자의 심리 상태가 변하기 때문에 환자의 상태를 이해하면서 불안을 경감하기 위한 지원 시스템을 활용한다.

➡ **근거** 가족에게 환자의 눈 상태, 수술 후 경과 및 주의사항 등을 설명하고 환자에 대한 지원을 요청한다.

5 간호 문제	간호 진단	간호 목표(간호 성과)
#5 시기능 저하로 자기관리가 부족해지고 치료 계획을 수행할 수 없다.	**비효과적 자기 건강관리** **관련 요인:** 지식 부족, 치료 계획에 대한 불신, 사회 지원의 부족 **진단 지표** ☐ 질병을 관리하고 싶다고 표현 ☐ 치료 계획을 일상생활에 넣을 수 없음.	1) 자기관리 유지에 노력한다. 2) 남은 시기능(보유 기능)을 유지한다.

간호 계획	중재 포인트와 근거

OP 경과 관찰 항목
- 언행, 표정, 움직임의 관찰
- 입면 상태, 식이 섭취량
- 스트레스의 유무, 정도의 관찰

TP 간호 치료 항목
- 안전한 환경 제공
- 의료 팀워크에의 지원
- 자기관리에 대한 지원

➡ 질환의 특성상 시력을 향상시키기 위한 수술이 아니다. **근거** 진행을 늦추기 위한 수술인 것과 수술 후 일시적으로 시력이 저하된다는 것을 설명한다.

➡ **근거** 수술 후 일시적으로 시력이 저하될 수 있으므로, 환경 조정을 충분히 논의하고 안전을 확보한다. 시각 장애 등의 시기능 이상을 고려해 자기관리를 지원한다.

- 치료 과정에 대한 설명을 지원한다.
- 질환을 이해했는지 확인하고 부족한 점은 보완한다.
- 시야, 시력 장애의 정도에 맞춘 관리를 실시한다.

➡ 근거 수술을 하면 개선이 될 것이라는 기대를 하기 쉽다. 환자가 현상을 어떻게 받아들이고 있는지 파악하고, 질환을 이해하도록 격려하면서 관리(남은 시기능(보유 기능)을 최대한 살려 환자의 자립을 지원하는)를 시작한다.

6 간호 문제	간호 진단	간호 목표(간호 성과)
#6 시기능 장애에 따른 위험을 인지하지 못하고 신체를 손상시킬 가능성이 있다.	신체 손상 위험 상태 **위험 요인:** 감각 기능 장애	1) 신체를 손상하지 않는다. 2) 시기능 장애의 정도를 이해하고 위험에 대처할 수 있다.

간호 계획	중재 포인트와 근거
OP 경과 관찰 항목 - 언행, 라이프스타일의 변화 - 스트레스의 유무와 정도 TP 간호 치료 항목 - 환자의 호소를 경청하고 공감적인 태도로 대한다. - 주요 인물에게 환자의 앞으로의 생활, 행동과 관련된 주의사항을 지도한다. EP 환자 교육 항목 - 휴식, 활동 제한의 필요성을 설명한다. - 시뮬레이션 고글을 설명한다. - 불안에 관한 상담은 언제든지 대응해줄 수 있다는 것을 설명한다.	➡ 근거 시력, 시야의 정도에 따라 향후의 생활이 제한될 수밖에 없다. 그것이 환자에게 많은 스트레스를 준다. ➡ 퇴원 후의 생활에 불안을 안고 있다. 근거 시력 장애는 환자뿐만 아니라 가족에게도 많은 불안과 고통을 준다. 가족에게도 간호를 제공한다. ➡ 근거 수술을 하면 직장이나 청결 등에 제약이 생기기 때문에 환자의 질문에 답해주도록 한다. ➡ 가족이 시뮬레이션 고글 체험을 하면 환자를 이해하기 쉽다.

7 간호 문제	간호 진단	간호 목표(간호 성과)
#7 안구 통증 때문에 안락에 장애가 된다.	안락 장애 **관련 요인:** 수술, 안구 통증 **진단 지표** □ 안락하지 않다는 호소 □ 질환과 관련된 증상	고통과 눈의 통증을 줄일 수 있다.

간호 계획	중재 포인트와 근거
OP 경과 관찰 항목 - 수술 부위의 발적, 종창, 눈물의 상태 - 눈의 통증 부위: 봉합 부위, 압박 통증, 안구의 심부 - 불안의 유무 - 통증과 불안에 따른 스트레스의 유무 TP 간호 치료 항목 - 증상을 경감하기 위한 지원 - 눈 통증의 유인이나 원인의 제거	➡ 근거 눈 조직은 혈관이 많아 수술 후 침습에 따른 변화가 나타나기 쉽다. 따라서 침습이 원인인 증상이 발생하기 쉬우므로 봉합부의 관찰과 자각 증상에 주의한다. ➡ 근거 수술 후 어떤 영향을 받아 방수의 흐름이 차단되면 조속한 치료가 필요하다. 안구 통증의 유발 원인이 있는 경우는 신속하게 대처한다.

- 눈에 통증이 있을 때는 신속하게 연락하도록 설명한다.
- 주의해야 할 안구 통증의 특징(상처의 통증, 안압 상승, 수술 후 감염의 통증)에 대해 설명한다.

➡ 근거 수술 후의 안구 통증은 원인에 따라 해결방법이 다르다. 안압 상승 및 안내염에 따른 통증은 응급처치를 필요로 한다.

8 간호 문제	간호 진단	간호 목표(간호 성과)
#8 수술 후 감염을 일으킬 위험성이 있다.	감염 위험 상태 **위험 요인:** 침습적 처치, 병원 인자에의 노출을 피하는 지식의 부족	1) 감염증을 일으키지 않는다. 2) 이상을 조기에 발견하고 치료할 수 있다.

간호 계획	중재 포인트와 근거
OP 경과 관찰 항목 • 안구 통증의 부위와 정도 • 환자의 호소 내용 • 고통스런 표정과 일반 상태의 변화 • 고통의 표현	➡ 근거 수술 후 1~2일 내에 급격한 시력 저하를 동반한 전방 내염증이 인정된 경우는 기존에 알려진 통증, 결막 충혈, 부종 등의 소견이 부족해도 중증의 안내염일 가능성이 있다.
TP 간호 치료 항목 • 환자의 고통에 대한 호소를 듣는다. • 의사의 지시에 따라 정확하게 처치한다.	➡ 근거 수술 후 안내염의 치료는 일각을 다투기 때문에 호소를 놓치지 않는 것이 중요하다.
EP 환자 교육 항목 • 올바른 점안방법을 지도한다. • 정기 검진의 필요성을 지도한다.	➡ 근거 점안 전후의 손 씻기의 중요성, 점안 시 속눈썹에 닿지 않도록 사용하는 것의 중요성을 설명한다.

Step1 영향 평가 ▶ Step2 간호 초점 ▶ Step3 계획 ▶ **Step4 실시** ▶ Step5 평가

병기·병태·중증도별 관리 포인트

녹내장 시야의 진전에 따른 분류

【수술 전】 비엘름 암점: 자각 증상이 나타나지 않기 때문에 치료를 중단하기 쉽지만, 정기적인 진찰과 지시받은 대로 점안을 계속하는 것이 중요하다.

【중기】 시야 협착 진행: 조기 발견 및 지속적인 치료가 안압을 낮추고 진행을 멈추거나 연기시켜준다는 것을 충분히 이해하도록 설명한다.

【말기】 귀 쪽 잔존 시야: 시각 상실에 대한 불안이 강해지기 때문에 환자의 언행에 주의하고, 위험한 일이 없도록 배려한다.

간호 활동(간호 중재) 포인트

수술 전의 간호

- 치료 방침이나 수술에 대한 이해와 동의를 얻을 수 있는지 환자의 상태를 파악한다. 특히 응급 수술인 경우 불안과 공포감 완화에 노력한다.
- 수술 경험 횟수에 따라 환자의 심리 상태가 변하기 때문에 환자의 심리 상태를 파악한다.

수술 직후의 간호

- 수술 후 안구 통증과 두통 등에 대해 조기에 대처한다.
- 수술 경과에 대해 환자·가족에게 설명한다.

수술 후의 간호
- 안정 유지와 활동의 제한이 있는 경우, 환자의 요구에 대한 지원을 실시한다.
- 안대를 착용 중인 경우에는 위험을 피하기 위한 환경을 조성하고 개선한다.
- 향후의 치료 방침에 대해 환자·가족이 이해할 수 있도록 지원한다.

회복기의 간호
- 낮은 시력의 치료를 원하는 환자는 남겨진 시기능(보유 기능)을 유지하는 간호 목표를 설정하고 사회 자원 활용의 지원을 얻는다.

퇴원·요양 지도

자립심 유지
- 남겨진 시기능(보유 기능)으로 현 상태를 유지할 것을 제의한다.
- 현상 유지가 어려운 경우는 지원 시스템(지역별 지원 시스템, 시력 재활 시설 등)을 지도한다.
- 가족이나 주변 사람들의 이해와 협력을 얻을 수 있도록 제의한다.
- 장기간 안압을 조절해야 할 필요성에 대해 지도한다.
- 지시된 안약을 적정하게 수행하도록 지도한다.

점안의 지도
- 점안의 필요성이나 안약의 종류, 횟수, 청결 작업, 점안방법 등 환자의 이해 상황에 따라 지도한다.
- 점안 보조 도구의 소개와 무리 없이 할 수 있는 연구 등 환자의 상황에 맞춰 설명, 지도한다.
- 점안의 자립이 어려운 경우에는 가족이나 주위의 협력을 얻는다. 통원할 때마다 점안법을 확인하고 필요시에 지도한다.

Step1 영향 평가	Step2 간호 초점	Step3 계획	Step4 실시	Step5 평가

평가 포인트

간호 목표 달성도
- 안압을 조절해야 함을 이해하고 있는가?
- 이상의 조기 발견, 조기 치료에 대해 이해하고 있는가?
- 지시된 안약을 스스로 관리할 수 있는가?
- 현재의 시기능 상태를 이해하고 유지하기 위해 이상의 조기 발견에 노력하고, 적절한 대응을 할 수 있는가?
- 감염을 일으키지 않았는가?
- 시력 장애로 신체가 손상되지 않도록 가정환경을 정비할 수 있었는가?
- 사회 자원을 활용할 수 있는가?

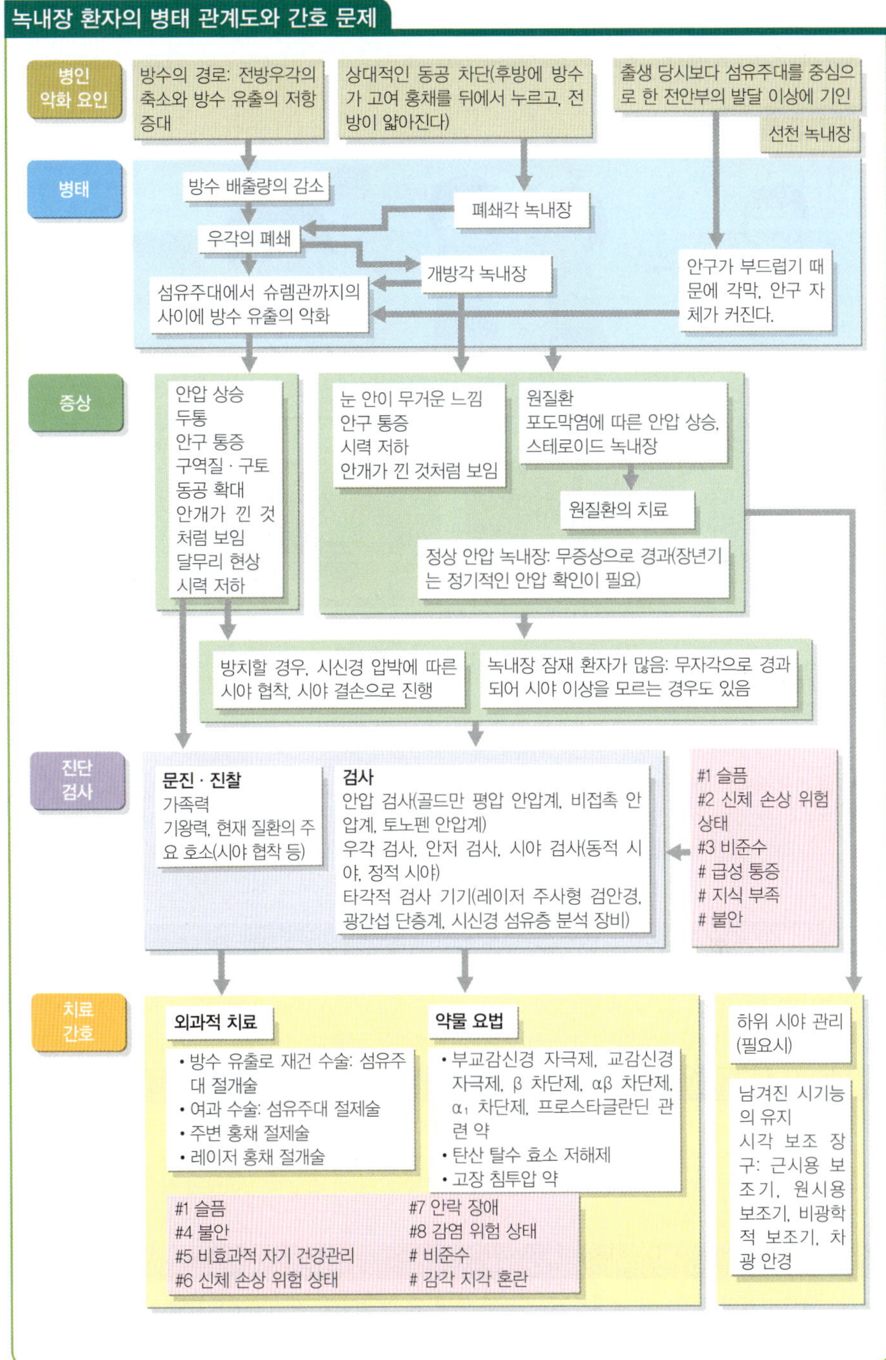
병인 악화 요인
병태
증상
진단 검사
치료 간호
방수의 경로: 전방우각의 축소와 방수 유출의 저항 증대
상대적인 동공 차단(후방에 방수가 고여 홍채를 뒤에서 누르고, 전방이 얇아진다)
출생 당시보다 섬유주대를 중심으로 한 전안부의 발달 이상에 기인
선천 녹내장
방수 배출량의 감소
폐쇄각 녹내장
우각의 폐쇄
개방각 녹내장
섬유주대에서 슈렘관까지의 사이에 방수 유출의 악화
안구가 부드럽기 때문에 각막, 안구 자체가 커진다.
안압 상승
두통
안구 통증
구역질 · 구토
동공 확대
안개가 낀 것처럼 보임
달무리 현상
시력 저하
눈 안이 무거운 느낌
안구 통증
시력 저하
안개가 낀 것처럼 보임
원질환
포도막염에 따른 안압 상승, 스테로이드 녹내장
원질환의 치료
정상 안압 녹내장: 무증상으로 경과(장년기는 정기적인 안압 확인이 필요)
방치할 경우, 시신경 압박에 따른 시야 협착, 시야 결손으로 진행
녹내장 잠재 환자가 많음: 무자각으로 경과되어 시야 이상을 모르는 경우도 있음
문진 · 진찰
가족력
기왕력, 현재 질환의 주요 호소(시야 협착 등)
검사
안압 검사(골드만 평압 안압계, 비접촉 안압계, 토노펜 안압계)
우각 검사, 안저 검사, 시야 검사(동적 시야, 정적 시야)
타각적 검사 기기(레이저 주사형 검안경, 광간섭 단층계, 시신경 섬유층 분석 장비)
#1 슬픔
#2 신체 손상 위험 상태
#3 비준수
급성 통증
지식 부족
불안
외과적 치료
• 방수 유출로 재건 수술: 섬유주대 절술술
• 여과 수술: 섬유주대 절제술
• 주변 홍채 절제술
• 레이저 홍채 절개술
약물 요법
• 부교감신경 자극제, 교감신경 자극제, β 차단제, αβ 차단제, α1 차단제, 프로스타글란딘 관련 약
• 탄산 탈수 효소 저해제
• 고장 침투압 약
하위 시야 관리 (필요시)
남겨진 시기능의 유지
시각 보조 장구: 근시용 보조기, 원시용 보조기, 비광학적 보조기, 차광 안경
#1 슬픔
#4 불안
#5 비효과적 자기 건강관리
#6 신체 손상 위험 상태
#7 안락 장애
#8 감염 위험 상태
비준수
감각 지각 혼란

후카미 신 · 무라카미 기미오

눈으로 보는 질환

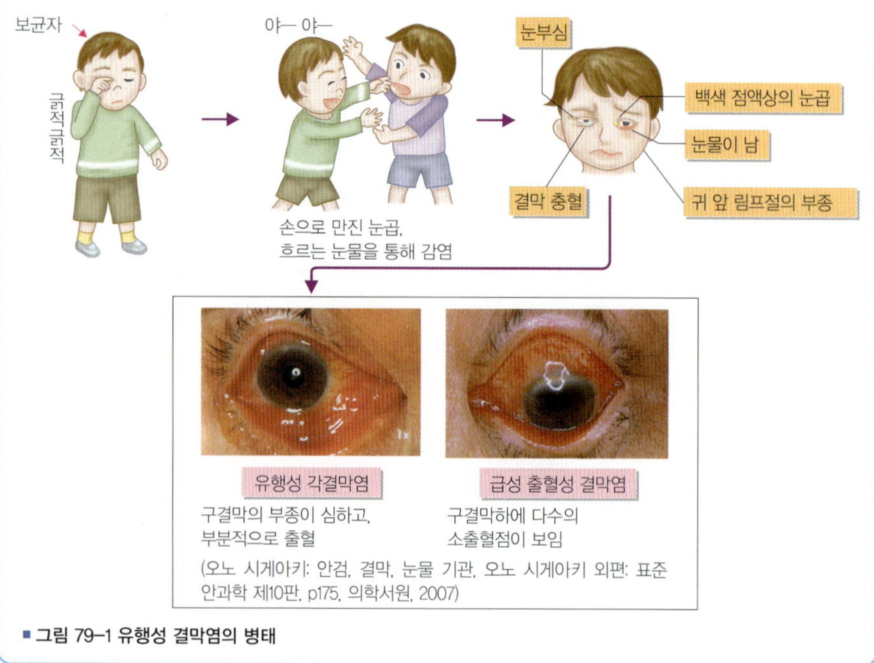

■ 그림 79-1 유행성 결막염의 병태

병태 생리

▌ 유행성 각결막염은 아데노 바이러스에 따른 각막 · 결막의 감염증이다.
- 유행성 각결막염은 아데노 바이러스가 전 안부에 감염되어 나타난다. 일반적으로 '유행성 눈병'이라고 부르고, 급성 결막 충혈(소위 적목 현상)을 일으키는 질환의 대표적인 예이다.

병인·악화 요인

- 아데노 바이러스는 DNA 바이러스의 일종이며 50개 이상의 혈청형이 존재한다. 그중 유행성 각결막염의 원인이 되는 것은 일반적으로 8형, 19형, 37형이다.
- 감염 경로는 손에 묻은 눈곱이나 눈물에 따른 것이 많고, 공기 감염은 일어나지 않는다. 건조해도 2주 정도 전염성을 잃지 않는 것이 큰 특징이다.

역학·예후

- 일본에서 유행성 각결막염 발병자 수는 연간 백만 명 안팎이며, 겨울보다 여름에 많지만 연중 발병한다. 그 감염력은 매우 강력하여 일단 병원 감염을 일으키면 진정시키기가 어렵고, 일시적으로 병동을 폐쇄하는 경우도 드물지 않다.
- 일반적으로는 2주 정도로 치유 예후가 좋은 질환이지만, 치료가 잘못되면 각막 혼탁, 각막 천공, 안구 운동 장애 등이 발생할 가능성이 있으므로 주의가 필요하다.

▌1~2주간의 잠복기를 거쳐 급격한 결막 충혈, 흰색 점액상의 눈곱이 발병한다.

● 일반적으로 귀 앞 림프절 종창(압통을 동반), 눈꺼풀 결막에 여포 형성, 각막 상피하 혼탁을 동반하며, 한쪽 눈에서 발병하고 난 며칠 뒤 반대쪽 눈에도 발병한다. 반대쪽 눈은 비교적 증상이 가벼운 경우가 많다.

● 심한 경우에는 눈꺼풀 결막에 위막이 형성되고 각막 미란이나 검구유착이 합병할 수 있다.

● 증상은 3일~일주일 전후가 절정이며 2주 정도의 시간 안에 자연 치유되지만, 각막 상피하 혼탁이 지체되고 장기간 눈부심의 원인이 되는 경우도 자주 있다.

● 입원 환자에게 발병한 경우, 안과 수술 후 항염증약의 점안 등으로 전형적인 증상을 없애는 경우가 많기 때문에 다음의 신속 진단 키트 등을 적극적으로 활용하는 것이 좋다.

진단·검사값

▌증상의 경과 및 가족력을 통해 진단할 수 있다. 신속 진단 키트에서 양성이 나오면 진단이 확정된다.

● 전형적인 경과를 거치는 것(며칠 간격을 두고 두 눈에 증상이 나타남), 가족 내 발병자가 있는 것 등은 소견과 함께 쉽게 진단할 수 있다. 특이성이 높은 증상으로 유통성의 귀 앞 림프절 종창, 눈꺼풀 결막의 점상 출혈을 들 수 있다(그림 79-1).

● 여포를 형성하는 결막염으로는 한쪽 눈의 경우 헤르페스 바이러스 및 클라미디아에 따른 것, 양안 동일 발병의 경우 급성 출혈성 결막염(엔테로 바이러스, 콕사키 바이러스)을 생각할 수 있다(그림 79-1).

● 현재 외래에서 널리 이용되고 있는 검사법으로는 면역 크로마토그래피에 따른 신속 진단 키트이며, 그림 79-2의 아데노 체크®(산텐 제약) 외에도 BD Adeno 에구자만®(일본 백톤·디킨슨), 퀵 체이서 Adeno®(미즈호메디) 등 여러 종류가 판매되고 있다. 모두 면봉으로 결막을 찰과해 검체 추출액에서 긁어낸 뒤 검사 접시에 소량을 적하하는 간편한 방식이다. 10~15분 후에 진단이 가능하기 때문에 빈번하게 이용되지만, 거의 100%인 특이도에 비해서는 감도가 낮고, 처음에는 50~60%로 되어 있었다. 이 기구에서 양성으로 나오면 진단이 확정되지만, 음성도 부정할 수 없음을 의미한다. 최근에는 90% 전후까지 감도가 상승한 것도 있어, 한층 더 고감도인 장비 개발이 기대된다.

● 기타 방법으로는 중합 효소 연쇄 반응(PCR)에 따른 바이러스 DNA의 추출, 혈청 항체가 측정 등이 있지만 널리 보급된 방법이라고는 말할 수 없다.

● 확정 진단에 이르지 않는 사례도 감염의 확산을 방지하기 위해 적어도 며칠은 유행성 각결막염이라 하고 일상생활 지도를 할 필요가 있다.

합병증

● 각막 상피하 혼탁: 염증이 강한 증례에서 자주 발생하고 장기간 스테로이드 약을 점안하도록 한다. 결막염 증상이 끝이 나면 다른 사람에게 감염되지 않는다.

● 안구 운동 장애: 위막을 형성한 중증 예를 안일하게 치료하면 검구유착이 일어나 장애가 발생할 수 있다.

치료법

● 치료 방침

● 아직까지 아데노 바이러스에 대한 특이적인 약은 없기 때문에 대증적인 치료를 한다.

● 치료는 혼합 감염 예방을 위한 항생제의 점안 및 비스테로이드성 항염증약의 점안이 중심이 된다. 충혈, 눈곱인 결막염 증상이 없어질 때까지 치료를 계속한다.

● 약물 요법

● 합성 부신피질 호르몬 제제(스테로이드 점안 약)를 이용해 임상 증상을 완화할 수 있지만, 이때는 헤르페스 결막염이 제외되어 있는 상태라는 것이 중요하다. 헤르페스 결막염의 초기 증상은 유행성 각결막염과 비슷하며 안이하게 스테로이드 점안 약을 사용하면 심각한 포진 각막염의 발생 원인이 된다. 따라서 진단이 확정되지 않은 초기에는 강력한 스테로이드 안약을 사용하지 않도록 하고, 어쩔 수 없이 사용하게 되는 경우에도 가능한 한 낮은 농도의 것을 써야 한다.

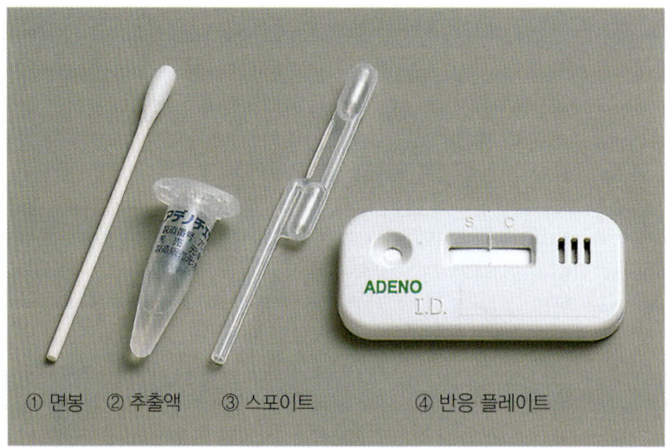

■ 그림 79-2 신속 진단 키트 (아데노 체크®)　　　　　(산텐 제약)

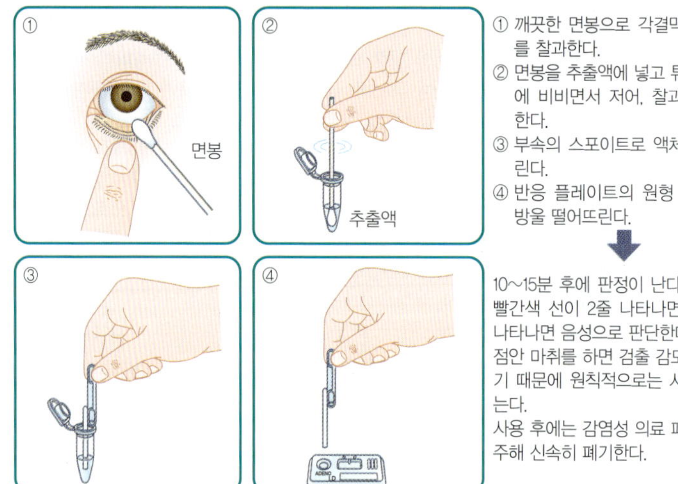

① 깨끗한 면봉으로 각결막에서 상피를 찰과한다.
② 면봉을 추출액에 넣고 튜브의 내벽에 비비면서 저어, 찰과물을 추출한다.
③ 부속의 스포이트로 액체를 빨아올린다.
④ 반응 플레이트의 원형 부분에 몇 방울 떨어뜨린다.

10~15분 후에 판정이 난다. 수직적인 빨간색 선이 2줄 나타나면 양성, 1줄 나타나면 음성으로 판단한다.
점안 마취를 하면 검출 감도가 저하되기 때문에 원칙적으로는 사용하지 않는다.
사용 후에는 감염성 의료 폐기물로 간주해 신속히 폐기한다.

■ 그림 79-3 신속 진단 키트의 검사 절차(아데노 체크®의 예)

- 반대로 결막염 증상이 거의 끝나고 각막 상피하 혼탁만 지속되는 경우는 1일 4회 정도로 스테로이드 안약을 장기간 투여할 필요가 있다. 단기간에 휴약해 버리면 여러 번 재발한 환자는 눈부심의 반복을 호소한다.
- 중증으로 검결막에 위막이 생긴 경우(소아나 젊은 사람에게 많다), 방치하면 흉터가 되고 검구유착의 원인이 되기 쉽다. 따라서 어느 정도 크기의 위막은 집게로 제거해야 하는데, 상당한 통증·출혈을 수반하는 기법이다. 점안 마취하에 가능한 한 신중하게, 최소한으로 진행한다. 사용한 점안 마취 도구는 폐기하고 집게류의 소독을 철저히 하는 등의 배려도 필요하다.

Px 처방 예) 초기 또는 경증례

- 크라비트 점안액　1회 1방울　1일 3회　점안　← 뉴퀴놀론계 항균제
- 니프란 점안액　1회1~2방울　1일 3회　점안　← 비스테로이드성 항염증약(점안)

Px 처방 예) 심한 경우 또는 각막 상피하 혼탁이나 위막이 발생한 경우

- 크라비트 점안액　1회 1방울　1일 4회　점안　← 뉴퀴놀론계 항균제
- 0.1% 후루메토론 점안액　1회 1~2방울　1일 4회　점안　← 합성 부신피질 호르몬 제제(낮은 역가 스테로이드)

■ 표 79-1 유행성 결막염의 주요 치료제

분류	일반명	주요 상품명	약의 효과 메커니즘	주요 부작용
뉴퀴놀론계 항균제	레보플록사신 수화물	크라비트	세균의 DNA 합성을 특이하게 억제하고 살균적으로 작용	쇼크, 과민증
	오플록사신	타리비드		
비스테로이드성항염증약(점안)	프라노프로펜	니프란	프라스타글란딘 합성 저해	과민증
합성 부신피질 호르몬 제제	플루오로메토론	플루메토론, 오도멜, 플루오메솔론, 피토스	염증성의 외안부 질환에 효과를 발휘	녹내장

※경과 등을 통해 진단이 분명해지고, 자각 증상이 매우 강한 경우는 더 강한 스테로이드(0.1% 린데론 점안액 등)를 사용한다.

Px 처방 예 각막 미란 등 각막 증상이 심한 경우에는 위의 처방에 아래 약제를 추가한다.

● 타리비드 안연고　1일 1회　취침 전에 점입　← 뉴퀴놀론계 항균제

Px 처방 예 각막 상피하 혼탁이 지체되는 경우

● 0.1% 플루메토론 점안액　1회 1~2방울　1일 4회　점안　← 합성 부신피질 호르몬 제제(낮은 역가 스테로이드)

※장기 투여한다. 휴약까지는 수개월이 걸릴 수 있다.

유행성 결막염의 병기 · 병태 · 중증도별 치료 순서도

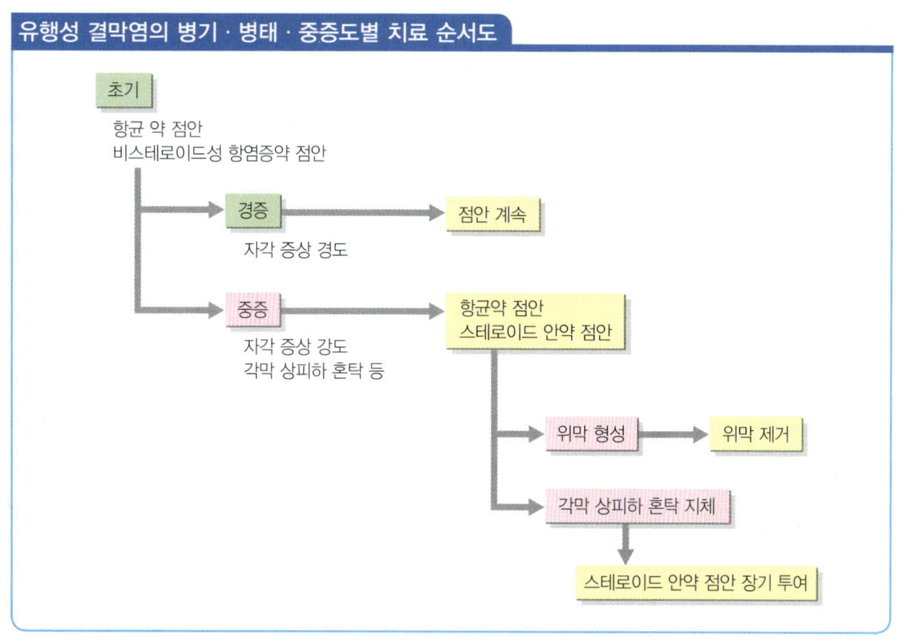

유행성 결막염 환자의 간호

오네 기요카

간호 과정 순서도

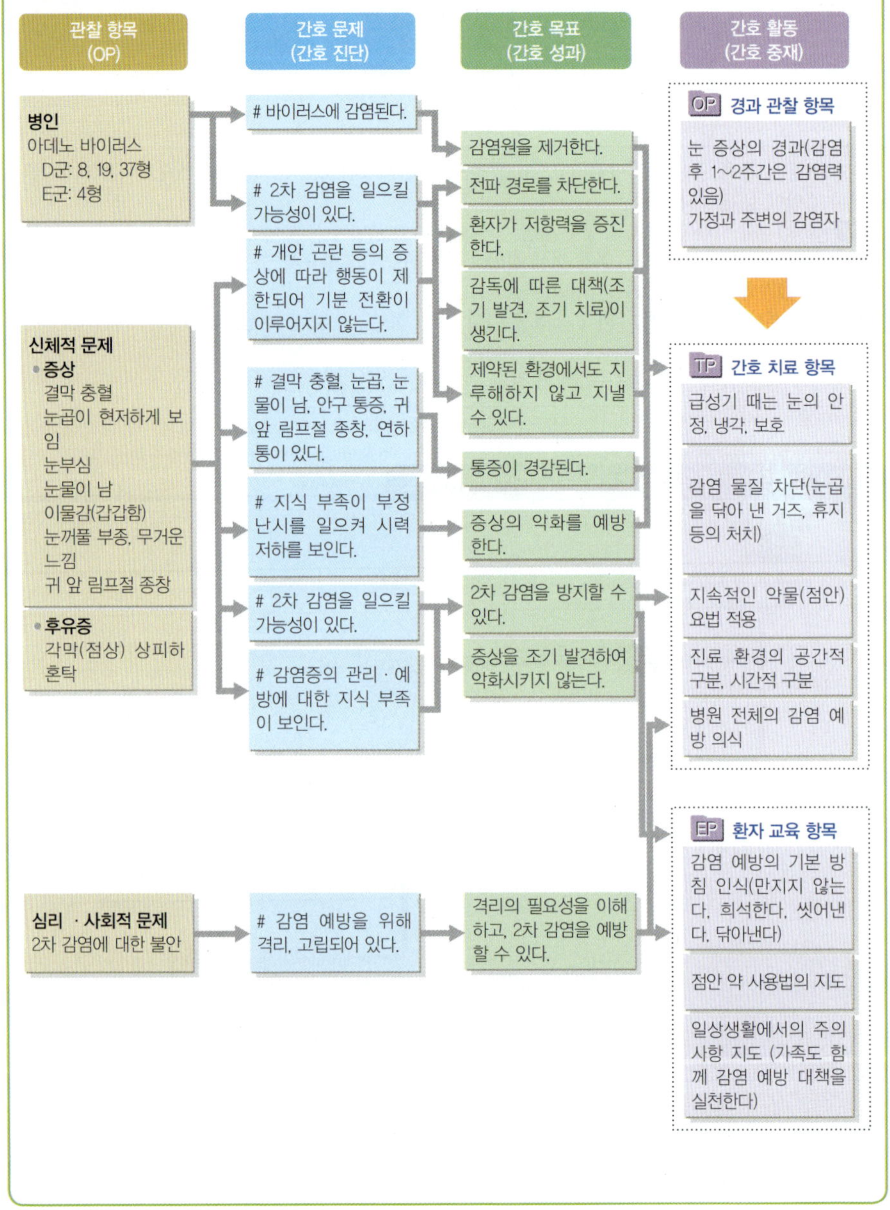

관찰 항목 (OP)	간호 문제 (간호 진단)	간호 목표 (간호 성과)	간호 활동 (간호 중재)

병인
아데노 바이러스
 D군: 8, 19, 37형
 E군: 4형

신체적 문제
• 증상
 결막 충혈
 눈곱이 현저하게 보임
 눈부심
 눈물이 남
 이물감(갑갑함)
 눈꺼풀 부종, 무거운 느낌
 귀 앞 림프절 종창
• 후유증
 각막(점상) 상피하 혼탁

심리 · 사회적 문제
2차 감염에 대한 불안

간호 문제(간호 진단)
\# 바이러스에 감염된다.
\# 2차 감염을 일으킬 가능성이 있다.
\# 개안 곤란 등의 증상에 따라 행동이 제한되어 기분 전환이 이루어지지 않는다.
\# 결막 충혈, 눈곱, 눈물이 남, 안구 통증, 귀 앞 림프절 종창, 연하통이 있다.
\# 지식 부족이 부정 난시를 일으켜 시력 저하를 보인다.
\# 2차 감염을 일으킬 가능성이 있다.
\# 감염증의 관리 · 예방에 대한 지식 부족이 보인다.
\# 감염 예방을 위해 격리, 고립되어 있다.

간호 목표(간호 성과)
감염원을 제거한다.
전파 경로를 차단한다.
환자가 저항력을 증진한다.
감독에 따른 대책(조기 발견, 조기 치료)이 생긴다.
제약된 환경에서도 지루해하지 않고 지낼 수 있다.
통증이 경감된다.
증상의 악화를 예방한다.
2차 감염을 방지할 수 있다.
증상을 조기 발견하여 악화시키지 않는다.
격리의 필요성을 이해하고, 2차 감염을 예방할 수 있다.

간호 활동(간호 중재)

OP 경과 관찰 항목
눈 증상의 경과(감염 후 1~2주간은 감염력 있음)
가정과 주변의 감염자

TP 간호 치료 항목
급성기 때는 눈의 안정, 냉각, 보호
감염 물질 차단(눈곱을 닦아 낸 거즈, 휴지 등의 처치)
지속적인 약물(점안) 요법 적용
진료 환경의 공간적 구분, 시간적 구분
병원 전체의 감염 예방 의식

EP 환자 교육 항목
감염 예방의 기본 방침 인식(만지지 않는다, 희석한다, 씻어낸다, 닦아낸다)
점안 약 사용법의 지도
일상생활에서의 주의 사항 지도 (가족도 함께 감염 예방 대책을 실천한다)

- 아데노 바이러스가 원인인 유행성 각결막염은 소위 '유행성 눈병'이라 하고 전염성이 강하다. 일단 유행하면 맹위를 떨치고 진료를 중지할 수밖에 없는 상황에 몰려 사회적인 문제를 일으킨다.
- 특히 의료 종사자들의 손이나 안과 진료 장비, 검사 장비를 통해 병원 감염을 일으키는 것이 문제가 된다.
- 표준 예방책의 기본적 사항을 이해하고 감염의 위험 관리에 대한 인식이 필요하다.

Step1 영향 평가	Step2 간호 초점	Step3 계획	Step4 실시	Step5 평가

정보 수집	평가 관점과 근거·잠재적 간호 문제

증상의 출현 상황, 정도의 관찰	유행성 각결막염은 전염성 결막염의 대표적인 질환으로, 전염성이 강하다. 감염이 되면 2차 감염을 일으키기 쉽다. 효과적인 약이 없기 때문에 2차 감염을 미연에 예방하고 감염에 대한 위험 관리를 실시한다.
	
	- 아데노 바이러스의 잠복 기간은 1~2주간이고, 갑자기 발병한다. 눈물, 눈곱을 만진 손 등이 타인의 결막에 접촉함으로써 감염이 일어나는데, 눈물이 코눈물관을 통해 비강에 도달하기 때문에 비말 감염도 있을 수 있다. 일반적으로는 발병 후 약 일주일 무렵이 증상의 절정이며, 이후 점차 개선된다.
	- 증상이 언제부터 어떻게 생겼는지, 증상 출현 상황을 파악하는 것은 질병의 진행 정도를 알 수 있고 치료 계획, 간호 계획의 수립에도 효과적이다.
	- 초기 증상은 한쪽 눈에서 발병한 뒤 반대쪽 눈에도 발병한다. 급격하게 증상이 진행되고 결막 충혈, 눈곱, 흐르는 눈물, 이물감, 눈꺼풀 부종 등을 호소한다.
	  • 결막 충혈: 눈꺼풀 결막을 중심으로 넓게는 안구 결막에까지 충혈이 나타난다. 충혈이 감소할 때쯤 각막의 점상 혼탁을 인정할 수 있다. 출혈 때문에 부정 난시가 나타나는 경우는 시력이 저하될 수 있다.
	  • 눈곱이 현저하게 보임: 흰 섬유소성의 눈곱으로, 농성 눈곱과는 다르다.
	  • 이물감: 눈꺼풀이 무겁고 이물감 등을 호소하며, 눈을 뜨는 것이 고통이다.
	  • 눈꺼풀 부종: 결막에 강한 부종, 부기가 보인다.
	- 눈 증상에 이어 귀 앞 림프절 종창, 압통을 동반한다.
	- 아데노 바이러스 치료에 효과적인 약물이 없기 때문에 소염제, 부신피질 호르몬 제제(스테로이드 약)의 점안 등 대증요법을 실시한다. 점안 약이 눈에 닿아 바이러스에 오염되지 않도록 주의하면서 점안한다. 또한 가족이 감염된 경우 점안 약을 공유하지 않도록 지도한다.
	- 발병 후 약 2주 동안 자택에서 요양한다. 증상이 비교적 빨리 낫기 때문에 자택에서의 요양을 꺼리는 사람도 있지만, 감염력이 강하므로 의사의 주의사항을 준수하도록 촉구한다.
	- 콘택트렌즈 사용자는 렌즈 취급 시 감염되기 쉬운 상태에 놓이기 때문에, 사용을 피하도록 지도한다.
	
	🔍 잠재적 간호 문제 : 결막 충혈, 눈곱, 눈물이 남, 눈 통증, 귀 앞 림프절 종창, 연하통이 있다./2차 감염을 일으킬 가능성이 있다.

감염 예방에 대한 이해력 관찰·파악	유행성 각결막염은 감염증법에서 5류 감염증으로 분류되어 있고, 학교 보건법 시행 규칙에는 '건강 상태에 따라 학교의 다른 의사가 감염의 우려가 없다고 인정할 때까지' 등교하지 않도록 정해져 있다. 입원 환자에게 유행성 각결막염이 발병한 경우, 병동 환자에게 감염이 확산되기 쉽기 때문에 아데노 검사 양성 환자를 격리하고 감염 예방 대책을 철저히 할 필요가 있다. - 사람, 물건, 환경에 대해 최대한 예방 대책을 실시해 집단 발생이 일어나지 않도록 한다. - 학생이 감염된 경우, 등교를 금지하고 자택에서 요양시킨다. 성인의 경우에도 감염 예방을 위해 일을 쉬는 것이 바람직하다. 특히 서비스업 등에 종사하는 사람은 주의한다. 직장의 이해를 얻을 수 있도록 의료 측의 지원을 실시한다.

79

유행성 결막염

<table>
<tr><td></td><td>

● 아데노 검사에서 양성으로 판정된 환자는 다른 환자와 진찰실을 구별하고 조속한 진단, 치료를 실시함으로써 타인에 대한 2차 감염을 방지한다.

🔍 잠재적 간호 문제 : 2차 감염을 일으킬 가능성이 있다.

● 예방의 기본은 접촉 감염에 대한 예방이다. 감염원, 전파 경로에 대해 환자 · 가족에게 설명하고, 손 씻기의 중요성, 방법을 지도한다.

● 손 씻기는 흐르는 물에 충분히 헹구고 확실히 건조시킨다. 또는 소독용 알코올로 닦고 건조시킨다.

● 흐르는 눈물이나 눈곱 등을 닦아 낸 거즈나 종이는 비닐 봉투 등에 넣고 밀봉해 폐기한다.

● 환자가 접촉한 진료실 의자와 책상, 의료 기기 등은 소독용 알코올로 충분히 닦고 건조시킨다.

● 환자는 유행성 각결막염으로 진단된 단계에서 다른 사람을 감염시키지 않도록 주의할 필요가 있다. 눈을 만진 손에는 바이러스가 묻어 있으므로, 그 손으로 물건을 만지지 않도록 즉시 손을 씻는다. 또한 환자는 가능한 한 눈을 만지지 않도록 한다.

● 가족에게는 가정에서의 감염 예방을 철저히 하도록 지도할 필요가 있다. 환자가 사용하는 수건 등은 환자 전용으로 두고, 가족은 환자가 사용한 수건 등을 맨손으로 만지지 않도록 한다. 세탁은 별도로 하고 목욕은 환자가 마지막으로 한다.

● 눈 증상이 완화되어도 감염력이 남아 있을 수 있으므로, 감염력의 강도나 감염 확대 방지방법에 대해 지도한다.

🔍 잠재적 간호 문제 : 2차 감염을 일으킬 가능성이 있다./지식 부족에 따른 부정 난시가 나타나 시력 저하를 보인다./개안 곤란 등의 증상에 따라 행동이 제한되어 기분 전환이 이루어지지 않고 있다./감염 예방을 위해 격리되고 고립되어 있다.

</td></tr>
<tr><td>

환자 · 가족의
심리 · 사회적
측면 파악

</td><td>

▌2차 감염에 대한 불안이 있다. 감염 예방 때문에 대인 관계나 사회생활에서 차단되어 고립감을 느끼고 역할을 수행할 수 없는 것에 대한 스트레스와 불안이 생긴다.

● 환자는 집단 감염을 피하기 위해 학교나 직장에서 격리되고 사회적인 고립감을 갖기 쉽다. 사회적 책임을 다하지 않는 것에 대한 스트레스와 불안을 느끼고 있지만, 일시적인 것이므로 즉시 복귀할 수 있음을 전한다.

● 환자는 가족이나 주위 사람들이 감염되지는 않을지에 대한 불안을 느끼고 있다. 감염 예방에 대한 올바른 지식을 가질 수 있도록 지도하고 불안을 완화시킨다.

● 가족은 환자로부터의 감염에 불안을 느끼고 있다. 일상생활에서 감염 예방책을 구체적으로 지도해, 올바른 지식을 주어 불안을 완화시킨다.

🔍 잠재적 간호 문제 : 2차 감염을 일으킬 가능성이 있다./감염 예방을 위해 격리되고 고립되어 있다./지식 부족에 따른 부정 난시가 발생해 시력 저하를 보인다.

</td></tr>
</table>

| Step1 영향 평가 | Step2 간호 초점 | Step3 계획 | Step4 실시 | Step5 평가 |

간호 문제 리스트

#1 결막 충혈, 눈곱, 흐르는 눈물, 눈 통증, 귀 앞 림프절 종창, 연하통이 있다(인지-지각 패턴).
#2 2차 감염을 일으킬 수 있다(영양-대사 패턴).
#3 지식 부족에 따른 부정 난시가 발생해 시력 저하가 나타난다(인지-지각 패턴).
#4 감염 예방을 위해 격리되고 고립되어 있다(역할-관계 패턴).
#5 개안 곤란 등의 증상에 따라 행동이 제한되고 기분 전환을 할 수 없다(활동-운동 패턴).

●흐르는 눈물, 이물감, 결막 충혈 등의 눈 증상은 2~3일 내로 개선되지만, 병원균인 아데노 바이러스의 감염 기간은 약 2주간이다. 이 기간 동안 환자 자신이 감염 확대를 방지할 수 있도록 감염 예방에 대한 충분한 지도를 실시한다.

Step1 영향 평가	Step2 간호 초점	Step3 계획	Step4 실시	Step5 평가

1 간호 문제 / 간호 진단 / 간호 목표(간호 성과)

간호 문제	간호 진단	간호 목표(간호 성과)
#1 결막 충혈, 눈곱, 흐르는 눈물, 눈 통증, 귀 앞 림프절 종창, 연하통이 있다.	급성 통증 **관련 요인:** 질환 **진단 지표** □ 신호, 말로 통증 호소 □ 고통스런 얼굴	〈단기 목표〉 1) 통증이 경감한다. 2) 통증 원인을 이해할 수 있다.

간호 계획 / 중재 포인트와 근거

OP 경과 관찰 항목
●전신 상태 파악
●결막 충혈, 눈곱, 흐르는 눈물, 이물감, 눈꺼풀 부종의 정도
●귀 앞 림프절 종창, 압통의 정도
●이하선 부종에 따른 삼킴 통증의 유무

➡ 근거 갑자기 발병하고 환자는 눈을 뜰 수가 없다. 증상을 통해 바이러스성 감염을 염두에 두고 대처한다.

➡ 근거 바이러스는 임파선을 경유한다.
➡ 근거 통증 때문에 고형물을 씹거나 삼키는 데 지장이 있다. 급성기에는 림프절 종창이 뚜렷하고, 감염력도 강하다.

TP 간호 치료 항목
●눈의 안정을 유지한다.
●안정적으로 머물 수 있도록 환경을 정비한다.
●증상이 완화되도록 냉찜질을 실시한다.

➡급성기에는 눈을 감고 자극을 피한다. 근거 시기능에 자극이 가지 않게 피하고, 안정되도록 환경을 정돈한다. 또한 눈 주변을 냉각해 증상을 진정시킨다.
➡ 근거 통증의 원인을 이해함으로써 통증 완화, 안정을 유지할 수 있다.

EP 환자 교육 항목
●감염증에 대한 이해와 예방법을 지도한다.
●점안 약의 올바른 사용법을 지도한다.
●손 씻기의 필요성과 방법을 지도한다.

➡아데노 바이러스의 감염력이 강력하다는 것을 인식시키고, 2차 감염을 막도록 지도한다. 항염증작용을 기대하고 점안 약을 사용하지만, 점안 시에는 청결하고 정확한 기법을 적용해 감염을 예방한다. 점안 전에는 손을 청결하게 해야 함을 의식하도록 지도한다.

2 간호 문제 / 간호 진단 / 간호 목표(간호 성과)

간호 문제	간호 진단	간호 목표(간호 성과)
#2 2차 감염을 일으킬 가능성이 있다.	감염 중개 위험 상태 **위험 요인:** 감염원 및 감염 예방에 대한 지식 부족, 접촉 감염	〈장기 목표〉 감염이 확대되지 않는다. 〈단기 목표〉 1) 감염 전파 경로를 이해할 수 있다. 2) 효과적인 감염 예방 조치를 실시할 수 있다.

간호 계획 / 중재 포인트와 근거

OP 경과 관찰 항목
●감염 전파 경로의 이해 정도
●질환의 경과, 감염 예방의 이해

➡ 근거 흐르는 눈물, 눈곱을 만진 손 등이 타인의 결막에 접촉함으로써 감염이 발생하지만 눈물이 코눈물관을 통해 비강에 도달하기 때문에 비말 감염도 있을 수 있다.

TP 간호 치료 항목	
•환자가 접촉한 물건을 소독한다.	➡ **근거** 진찰실에서 환자가 접촉한 의자나 책상, 의료 기기 등은 소독용 알코올로 충분히 닦아내고 건조시킨다.
•환자의 눈곱이나 흐르는 눈물을 닦아낸 거즈, 휴지를 폐기한다.	➡ **근거** 눈곱이나 흐르는 눈물을 닦아낸 거즈, 휴지는 비닐 봉투에 넣고 밀봉하여 신속하게 쓰레기통에 폐기한다. 가정에서는 환자의 손이 닿았다고 생각되는 물건을 소독하고, 수건 등을 공동으로 사용하지 않는다.
•환자·가족에게 2차 감염을 예방하기 위한 구체적 방법을 지도한다.	
EP 환자 교육 항목	
•감염원, 전파 경로에 대해 환자·가족에게 설명한다.	➡ **근거** 접촉 감염(직접, 간접, 비말)에 대한 이해가 깊어진다.
•감염성이 없어질 때까지 격리가 필요함을 설명한다.	➡ **근거** 환자는 2차 감염의 위험성을 지적받아 쇼크를 받지만, 올바른 지식을 얻음으로써 감염을 예방할 수 있다. 가족에게 옮겨지지 않도록 가족에게도 질환에 대한 지식, 감염 예방책을 지도한다.
•손 씻는 방법을 지도한다.	

3 간호 문제	간호 진단	간호 목표(간호 성과)
#3 지식 부족으로 부정 난시가 발생하고 시력 저하를 보인다.	**지식 부족** **관련 요인:** 정보의 잘못된 해석 **진단 지표** ☐ 지시된 것을 적당히 수행한다. ☐ 부적절한 행동을 한다.	〈단기 목표〉 1) 염증을 최소한으로 한다. 2) 각막(점상) 상피하 혼탁, 부정 난시에 따른 시력 저하를 방지한다.

간호 계획	중재 포인트와 근거
OP 경과 관찰 항목	
•눈 증상(충혈, 흐르는 눈물, 이질감, 눈꺼풀 부종, 각막(점상) 상피하 혼탁, 부정 난시, 안구 통증) 정도의 관찰	➡ **근거** 강한 염증을 일으킨 경우에는 각막에 많은 점상 혼탁이 일어나면 시력이 저하될 위험성이 있다.
•귀 앞 림프절 종창, 연하통	
TP 간호 치료 항목	
•눈의 안정을 유지한다.	➡ **근거** 충혈이 완화될 무렵부터 각막에 점상 혼탁이 발생하는 경우가 있기 때문에 급성기를 벗어나도 안정을 취하고, 점안 약을 지속적으로 사용할 필요가 있다.
•안정적으로 머물 수 있도록 환경을 정비한다.	
•증상이 완화되도록 냉찜질을 실시한다.	
EP 환자 교육 항목	
•감염증에 대한 이해와 예방법을 지도한다.	➡ **근거** 각막에 점상 혼탁이 발생해, 부정 난시가 생겨 시력이 저하된다. 시력 손상을 방지하기 위해서는 항염 증작용이 있는 점안 약을 사용한다. 충혈 등이 경감되어도 점안 약을 계속 사용하는 것이 중요하다.
•적절한 점안 약 사용법을 지도한다.	
•후유증에 대한 이해와 예방을 지도한다.	

4 간호 문제	간호 진단	간호 목표(간호 성과)
#4 감염 예방을 위해 격리되고 고립되어 있다.	**외로움 위험 상태** **위험 요인:** 신체적 고립, 사회적 고립	〈단기 목표〉 감염 예방을 위한 격리의 필요성을 이해할 수 있다.

간호 계획	중재 포인트와 근거
OP 경과 관찰 항목	
•불안, 우울, 후회 등 자기 부정적인 표현	➡ **근거** 감염증에 걸린 것에 대해 양심의 가책을 느끼지만 감정 표현을 할 수 없는 경우도 있으므로 언행이나 표정으로 환자의 기분을 헤아린다.
•좌절, 초조감 등의 언행, 표정	

TP 간호 치료 항목
- 지원 시스템을 활용한다.
- 환자의 생각을 경청하고 공감적인 태도로 대한다.
- 증상이 완화되도록 냉찜질을 실시한다.

EP 환자 교육 항목
- 질환과 치료에 대한 의문 등에 대해서는 언제든지 응할 수 있음을 설명한다.
- 증상이 좋아졌다고 생각해도, 사람과의 접촉은 신중하게 한다.

➡ **근거** 불안과 초조를 완화할 수 있는 중재방법을 찾는다. 환자가 불안과 불신을 가지고 있다는 것에 공감하면 환자가 생각을 표출하기 쉬워진다.

➡ **근거** 감염증에 걸린 경우, 주위를 염려하고 양심의 가책을 느끼는 경우가 적지 않다. 공중 위생 관점에서 적절한 지도를 하고 예방에 대해 설명한다.

5 간호 문제	간호 진단	간호 목표(간호 성과)
#5 개안 곤란 등의 증상 때문에 행동이 제한되어 기분 전환이 이루어지지 않고 있다.	**기분 전환 활동 부족** **관련 요인:** 기분 전환 활동을 할 수 없는 환경 **진단 지표** □ 지루함에 관한 표현 □ 병원에서는 항상 하던 취미 활동을 할 수 없음	〈단기 목표〉 1) 안정을 유지하면서 자기관리를 할 수 있다. 2) 제약된 환경에서 증상이 완화되고 기분 전환을 할 수 있다.

간호 계획	중재 포인트와 근거

OP 경과 관찰 항목
- 안검 부종, 흐르는 눈물, 눈 통증 등의 관찰
- 어떤 행동이 고통스러운지 관찰

TP 간호 치료 항목
- 가능한 행동 범위 내에서 기분 전환을 한다.
- 눈 부위를 냉각해 통증을 완화한다.
- 환자가 안정될 수 있도록 환경을 조성한다(희미한 불빛, 자극이 적고, 소음이 없는 등).

EP 환자 교육 항목
- 눈을 뜨기가 어려운 경우는 안정을 유지하도록 설명한다.
- 지시된 점안 약 사용 및 안정으로 증상이 완화될 수 있음을 설명한다.

➡ **근거** 급성기에는 약간의 자극에도 현저하게 눈물이 난다. 증상 완화를 위해 현황을 파악할 필요가 있다.

➡ **근거** 고통을 줄일 수 있도록 구체적인 완화방법을 지도하고 안정할 수 있는 조용한 환경을 제공한다.
➡ 눈을 감은 상태에서도 기분 전환할 수 있는 방법을 함께 생각한다(라디오, 음악, 낭독 등).

➡ **근거** 급격한 증상 악화로 불안이 증가하기 때문에 관리에 대한 이해와 협력을 얻는다.

Step1 영향 평가 ▶ Step2 간호 초점 ▶ Step3 계획 ▶ **Step4 실시** ▶ Step5 평가

병기·병태·중증도별 관리 포인트

【잠복기】 아데노 바이러스의 잠복기는 1~2주간이다. 주위에 결막염 증상을 가진 사람이 없었는지 확인한다.

【감염기】 감염 기간은 일반적으로 발병 후 2주간인 것으로 알려져 있다. 이 기간 동안의 감염 예방 대책이 중요하며, 2차 감염 예방이 가능하다. 환자 교육, 의료인에 대한 지도 및 의식 활동이 필요하다.

【회복기】 직장(학교)으로 복귀할 때 감염 예방의 필요성을 인식하고 손 씻기, 소독, 건조를 철저하게 함과 동시에 주변에도 철저히 주지시킨다.

진단 · 치료 지원

- 잠복기는 4, 5일~2주간이기 때문에 감염 경로의 대부분을 알 수 없지만, 접촉 감염, 비말 감염에 따른 것으로 알려져 있다. 신속 진단 키트에서 양성으로 판정받은 경우는 다른 환자가 감염되지 않도록 소독용 알코올로 닦아서 깨끗이 하고, 예방을 철저히 한다.
- 아데노 바이러스는 감염력이 강하기 때문에 의료진은 손 씻기, 소독을 철저히 한다.
- 환자의 눈물이 흘러내린 것과 눈곱 등을 닦아낸 거즈나 티슈는 비닐 봉투 등에 넣고 밀봉하여 폐기한다.
- 환자가 접촉한 의자와 책상, 의료 기기 등은 소독용 알코올로 충분히 닦아내고 건조시킨다.

감염 확대 방지

- 발병 후 7일 동안은 눈물 안에서 바이러스가 활성화되고 있기 때문에 눈물, 눈곱 등이 닿은 위치는 감염원이라 생각한다.
- 환자와 가족에게 감염의 특징을 설명하고 생활 속 감염에 대한 주의사항을 지도한다.

환자 · 가족의 심리 · 사회적 문제에 대한 지원

- 질환에 대해 환자 · 가족에게 알기 쉽게 설명하고 불안을 해소하도록 지원한다.
- 학교 보건법에서 유행성 각결막염은 제3종 전염병으로 분류되어 있다. 학생은 의사의 진찰을 받은 후 등교하도록 설명한다. 일을 쉬는 것이 어려운 직장인에게는 출근을 하면 안 된다는 것을 전하고, 감염 확대 방지를 위한 주의사항을 설명한다.

- 불필요한 불안이 악화되지 않도록 주의한 뒤, 환자 자신이 감염원이 되어 주위 사람들에게 감염을 확대시킬 수 있음을 설명한다.
- 세면대나 비누 곽 등을 불필요하게 건드리지 말고, 흐르는 물과 비누로 충분히 손을 씻고 오염 물질도 씻어내도록 지도한다. 또한 수건은 사용하지 말고, 사용하고 버릴 수 있는 종이 타월 등을 이용해 손가락의 수분을 닦아낸다. 다른 사람과 접촉하지 않도록 지도한다.
- 수건이나 세면기, 세탁기는 가족과 별도로 사용하도록 지도한다.
- 감염자는 목욕을 마지막으로 한다. 사용한 물은 모두 버리고, 목욕탕을 충분히 세척하도록 지도한다. 이때, 100℃에서 3초 동안, 56℃에서 5분동안 가열하면 바이러스를 불활성화시킬 수 있기 때문에 마지막에는 온수로 씻어내도록 지도한다.
- 학교나 직장에서는 의사의 허가가 있을 때까지 결석 · 결근한다. 또한 혼잡한 곳은 피하도록 지도한다.

Step1 영향 평가　　Step2 간호 초점　　Step3 계획　　Step4 실시　　Step5 평가

간호 목표 달성도

- 안약의 필요성을 이해하고 제대로 점안할 수 있는가?
- 손 씻기의 필요성, 방법을 이해하고 제대로 할 수 있는가?
- 눈물, 눈곱 등을 닦은 종이와 휴지 등의 폐기 또는 수건의 분별 등 그 필요성을 이해하고 제대로 할 수 있는가?
- 가족이나 주위 사람에게 감염 확대를 방지할 수 있는가?

유행성 결막염 환자의 병태 관계도와 간호 문제

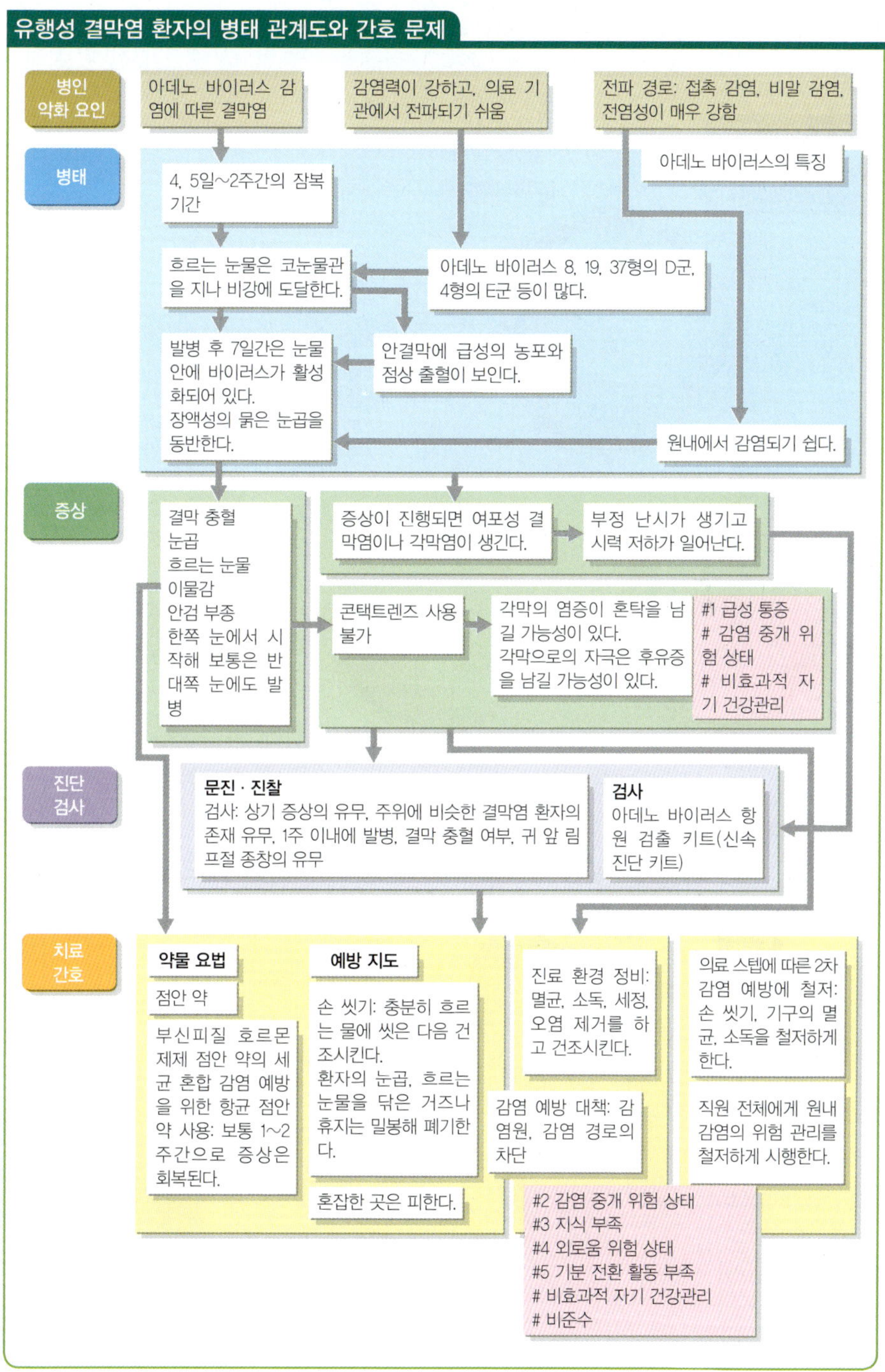

요시다 다케시 · 오노 교코

눈으로 보는 질환

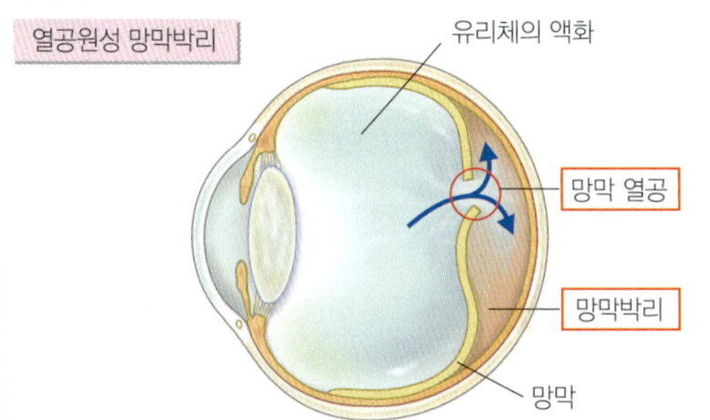

망막에 밸브 모양의 열공. 원공이 생겨 액화한 유리체가 망막 아래에 침입한다. 망막 구멍이 보이지 않는 경우도 있다. 이러한 경우 어떠한 원인으로 망막 아래에 삼출액이 축적된다.

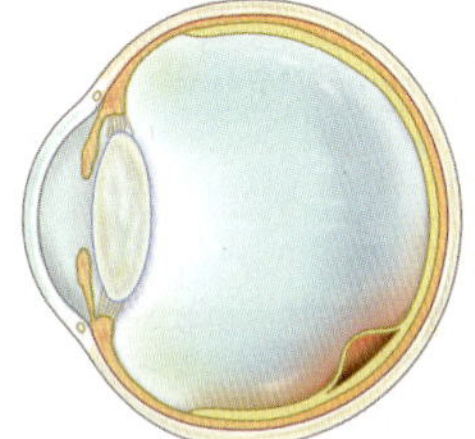
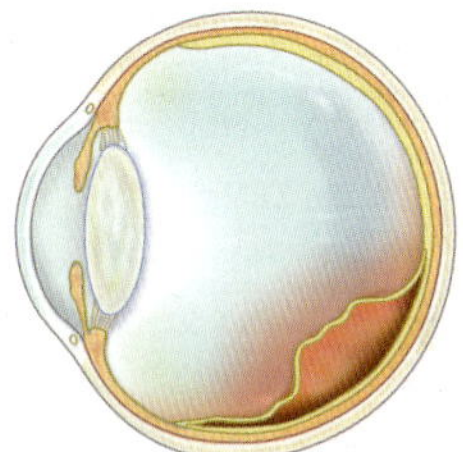

눈에 형성된 증식막 또는 유리체 등이 망막을 견인해 망막이 박리되는 견인성 망막박리와, 망막 내에 염증 등 어떠한 원인으로 삼출액이 축적되어 망막이 박리되는 삼출성 망막박리가 있다.

■ 그림 80-1 망막박리의 병태

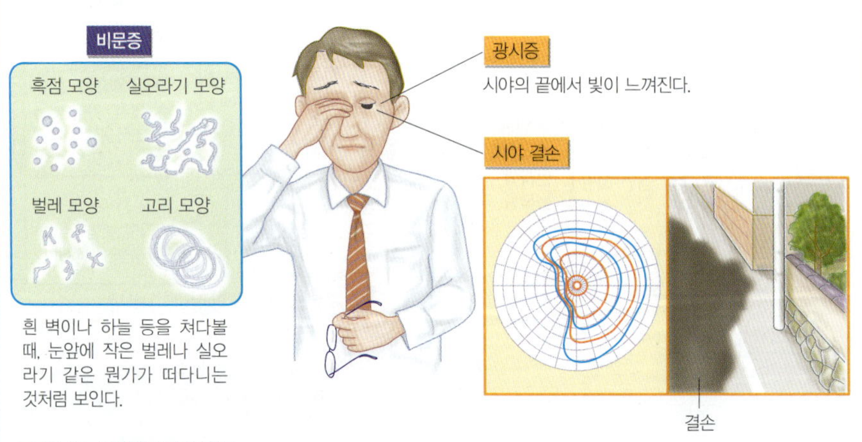

흰 벽이나 하늘 등을 쳐다볼 때, 눈앞에 작은 벌레나 실오라기 같은 뭔가가 떠다니는 것처럼 보인다.

■ 그림 80-2 망막박리의 증상

▌**망막박리는 어떤 원인으로 망막 아래, 즉 감각 망막이 망막색소 상피와의 접착을 잃어 벗겨지고 있는 상태이다.**

- 발병 원인의 분류로는 망막에 망막 구멍이 보이는 것과 보이지 않는 것이 있다. 전자를 열공원성 망막박리(Rhegmatogenous retinal detachment), 후자를 비열공원성 망막박리(Nonrhegmatogenous retinal detachment)라고 한다.
- 열공원성 망막박리는 노화 등으로 액화된 유리체가 망막에 생긴 망막 구멍을 통해 감각 망막과 망막색소 상피 사이에 침투하여 생긴다.
- 망막 열공의 형태로는 망막 열공(Retinal tear)과 망막 원공(Retinal hole)이 있다.
- 망막 열공은 후부 유리체에 박리가 발생할 때 생기는 망막 격자 변성 등의 망막과, 유리체의 강한 유착부에 견인이 일어나 발생하는 밸브 모양의 열공이 있다.
- 망막 원공은 망막이 위축되거나 얇아짐에 따라 생긴다. 망막 격자 변성을 동반하는 경우가 많다. 황반부에 생긴 망막 원공은 황반 원공(Macular hole)이라고 하며, 심한 근시에 많이 보인다.
- 비열공원성 망막박리는 망막 혈관과 망막색소 상피 등의 장애에 따라 망막 아래에 삼출, 누출이 발생하여 박리가 일어난다. 증식 망막증은 증식막 등에 따라 망막의 앞쪽으로 견인되면서 박리가 생긴다. 포도막염, 종양, 당뇨병 망막증 등의 증식 망막증이 원인이 된다.

병인·악화 요인

- 후부 유리체 박리, 망막 격자 변성, 둔한 외상, 아토피성 피부염 등.

역학·예후

- 망막 열공에 따른 망막박리는 중년과 노년에 많이 발병한다. 호발 부위는 귀측 윗부분이고 급속하게 진행되어 포상 망막박리가 되는 경우가 많다.
- 망막 원공이 원인인 경우는 젊은 사람들에게 많이 나타나고, 망막박리는 서서히 진행된다. 황반 원공은 고도근시에 많으며, 중심 시력은 초기 때부터 저하된다. 조기 발견과 조기 치료를 하면 시력 예후는 양호하나, 장기간 방치되었거나 망막박리가 진행되어 황반 부위가 박리된 증례에서는 시력 예후가 나쁜 경우도 있다.

증상

▌**열공원성 망막박리의 초기 증상은 비문증이다. 광시증이 나타날 수도 있다. 비열공성 망막박리에서는 광시증이 자각되지 않는다. 양쪽 모두 진행되면 시야 결손이 나타나고, 중심으로 파급되면 시력 저하가 생긴다.**

- 열공원성 망막박리는 초기 증상으로 비문증(Flying flies)을 호소한다(그림 80-2). 비문증은 모기나 실오라기 같은 것이 눈앞에 보이는 현상으로, 유리체의 혼탁에 따른 것이며 광시증이 나타날 수도 있다. 증상이 진행되면 박리된 범위에 따라 시야 결손을 자각하게 되고, 박리 범위가 넓어지면 시야 결손도 확대된다.
- 안저를 관찰하면 박리 부위는 창백하고 혼탁하게 보이며, 융기되어 주름을 형성한다. 박리 부위 주변에는 열공이나 원공이 한 개에서 여러 개 존재한다. 박리 부위가 황반부에 도달하지 않으면 중심 시력이 유지되지만 황반부에 이르면 급격한 시력 저하가 나타난다.
- 비열공원성 망막박리는 유리체의 견인이 없기 때문에 일반적으로 광시증은 자각되지 않는다. 박리 모양은 유리체강처럼 볼록하고, 열공원성 망막박리에서 나타나는 주름 형성은 보이지 않는다. 질환에 따른 망막하액의 이동이 체위에 따라 보인다. 열공에는 일반적으로 존재하지 않고, 형광 안저 조영술 검사, 초음파 검사, CT 등의 영상 진단이나 전신 검사가 진단에 도움이 된다.
- 비문증은 망막박리의 전조인 경우가 적지 않지만, 생리적인 원인에 따른 것과 병적인 원인 때문에 생기는 것이 있다. 병적인 비문증의 원인으로는 망막박리, 유리체 출혈, 포도막염 등의 다양한 질환이 있다. 양성인 경우로는 생리적 비문증과 후부 유리체 박리에 따른 것이 있다.

● 생리적 비문증

- 질병이 없어도 비문증을 느끼는 경우가 있는데 이것을 생리적 비문증이라 한다. 유리체는 원래 투명하지만 태생기에 소실되었어야 할 유리체의 조직이 남아 비문증으로 느껴진다. 정도가 가볍고 진행되지 않으므로 방치가 가능하다.

80
망막박리(비문증 포함)

- **●후부 유리체 박리**
- 비문증의 원인으로 가장 많이 나타난다. 유리체는 노화와 근시안이 진행되면서 서서히 수축되어 가는데, 이때 유리체와 망막 간의 접착이 떨어져 후부 유리체 박리가 생긴다. 떨어져 나간 원래의 접착 부위가 유리체 혼탁이 되고, 그 그림자가 비문증으로 나타난다. 접착 부분에서 고리나 흑점, 실오라기 모양이 보인다. 증상이 점차 없어지는 경우도 많다.
- 후부 유리체 박리는 노화 현상이며, 고도근시인 경우에 반드시 발생한다. 또한 눈의 타박상이 원인이 되어 발생할 수도 있지만, 일반적으로는 치료 대상이 되지 않는다.

진단·검사값

▌ 신체 소견과 안저 검사로 망막박리가 확인됨으로써 진단한다. 열공의 유무와 범위를 확인한다.
- 문진과 시력 검사를 실시하고, 비문증이나 광시증, 시력 저하, 시야 결손이 있으면 망막박리를 의심한다.
- 안저 검사를 실시해 망막박리를 확인한 후, 원인 열공의 유무, 범위를 확인한다.
- 백내장이나 유리체 출혈 등으로 안저 검사가 어려운 증례에서는 초음파 검사나 CT 등으로 박리의 유무를 확인한다.
- 일상생활상에서 급격한 속도로 비문증이나 광시증이 발견되면, 시력 저하가 없어도 진찰을 받도록 지도하는 것이 중요하다.

합병증

- 유리체 출혈: 망막은 망막 혈관으로 견인되는데, 이는 출혈 때문이다.
- 증식 유리체 망막증: 망막박리가 장기간 방치되면 유리체의 섬유성 성분 증식이 진행되어 난치성이 된다.

치료법

▌ 열공원성 망막박리는 외과적으로 망막 열공을 폐쇄하는 공막 버클링술을 먼저 선택한다. 비열공원성 망막박리의 경우는 원인 질환에 따른 치료를 실시한다.
- **●열공원성 망막박리**
- 외과적 치료이며 망막 열공을 폐쇄하기 위한 것이다.

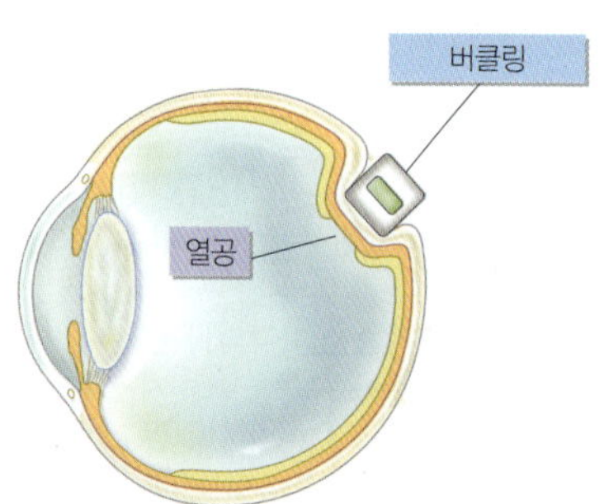

a. 공막 버클링술
공막 측에서 버클링을 대고 눌러, 강막을 함몰시켜 망막을 복원하는 방법.

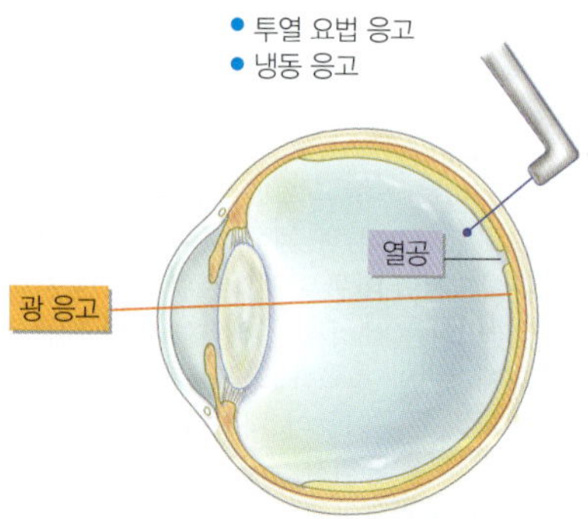

b. 열공 폐쇄 수술
투열 요법 장치나 냉동 응고 장치를 이용해, 강막 측에서 망막을 응고시키거나 광 응고 장치를 이용해 유리체 측에서 응고시키는 방법.

■ **그림 80-3 망막박리 수술**

- 원칙적으로 공막 버클링술이 제일의 선택이다(그림 80-3). 박리의 원인이 되고 있는 열공연을 공막이 융기할 때 접근해 접착시키기 위해서, 또는 유리체강의 용적을 감소시켜 유리체의 견인을 약하게 하기 위해 강막 측에서 실리 밴드의 충전과 그에 따른 윤상 체결 등을 한다.
- 열공 폐쇄를 위해 투열 요법 응고(열작용을 통한 투열 요법 장치를 이용해 공막 측에서 응고한다) 및 냉동 응고, 광 응고를 병용하기도 한다(그림 80-3). 이는 반흔 조직을 형성해 열공 주변을 유착시킬 목적으로 실시된다.
- 유리체 수술은 한정된 증례에서만 행해져 왔는데, 최근에는 기술이 발전해 인공 수정체 눈이나 포상 망막박리 등인 경우는 처음부터 적극적으로 실시되고 있다. 황반 원공에서는 유리체 수술이 유일한 치료법이고, 견인의 원인이 되는 유리체를 제거한다.
- ● 비열공원성 망막박리
- 원질환에 따라 치료법이 다르고, 부신피질 호르몬 제제의 약물 요법, 광 응고, 각종 수술 치료를 실시한다.

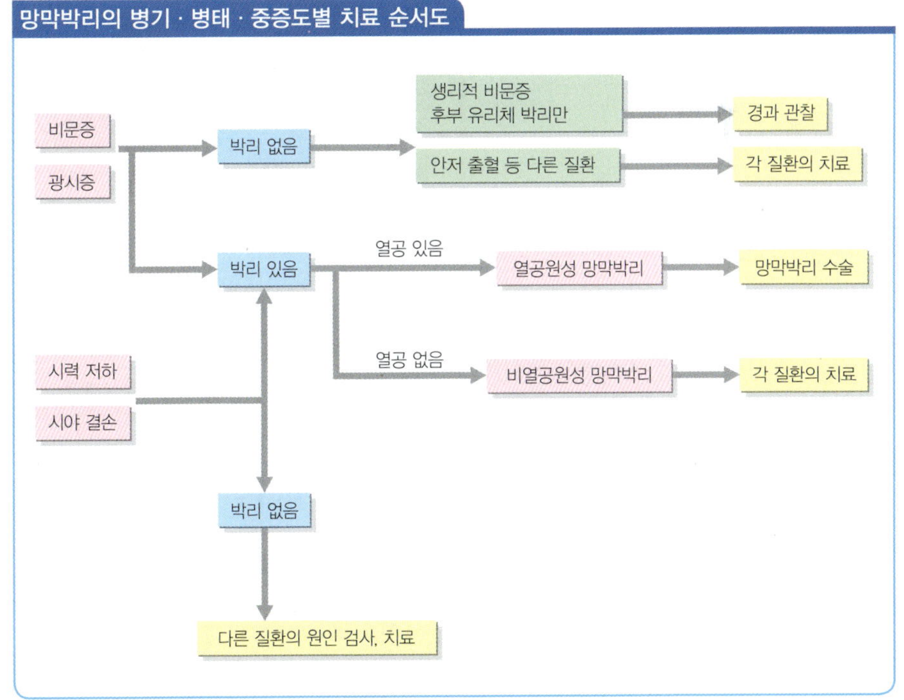

간호 과정 순서도(수술 전)

관찰 항목 (OP)	간호 문제 (간호 진단)	간호 목표 (간호 성과)	간호 활동 (간호 중재)

병인
고도근시, 노화 현상, 외상 등에 따른 망막 열공
아토피성 피부염
포도막염, 당뇨병 망막증, 종양, 혈관 병변 등의 질환

신체적 문제
- 증상
  비문증
  광시증
  변시증
  시야 결손
  시력 장애
- 수반 증상
  소시증의 자각

심리 · 사회적 문제
질환에 대한 불안, 공포
직장(학교)의 지속에 대한 불안

간호 문제(간호 진단)
- \# 질환, 증상이 악화된다.
- \# 시야 이상이 진행되어 환경에 적응할 수 없다.
- \# 감각 기관의 변화(망막박리)에 따라 시력에 변화가 생긴다.
- \# 눈 증상 때문에 사회생활을 유지할 수 없다.
- \# 검사, 치료에 대한 지식 부족으로 수술 후를 예상할 수 없다.
- \# 열공이 확대되고 시력이 저하되는 것이 아닐까 하는 공포, 불안이 있다.
- \# 질환에 대한 지식 부족으로 사회생활 유지에 장애가 된다.

간호 목표(간호 성과)
- 질환이 진행되지 않는다.
- 신체가 손상되지 않았고 입원 생활을 한다.
- 시력을 최대한 유지하고, 수술을 받을 수 있다.
- 증상이나 장애에 대한 갈등, 불안을 경감할 수 있다.
- 현상의 시기능을 인식하고 주위의 이해와 협력을 얻어 생활한다.
- 수술 후의 상태를 예상할 수 있고, 대처방법을 말로 표현할 수 있다.
- 질환에 대한 이해로 불안이 경감되고, 심신의 안정을 찾아 사회생활을 유지할 수 있다.

간호 활동(간호 중재)

OP 경과 관찰 항목
- 시기능 상태(시력, 시야)
- 시력 장애가 생활 면에 미치는 영향
- 기초 질환

TP 간호 치료 항목
- 병인, 유인의 제거
- ADL의 유지
- 남은 시기능의 최대한 적인 활용에 대한 지원

EP 환자 교육 항목
- 입원, 수술을 예상할 수 있도록 지도
- 질환 · 치료에 대한 이해 부족을 보충
- 수술 후의 체위 유지에 대해 이해시키고 실천하게 한다.
- 환자에게 심리적 지원 제공
- 사회 자원을 소개, 활용방법 설명

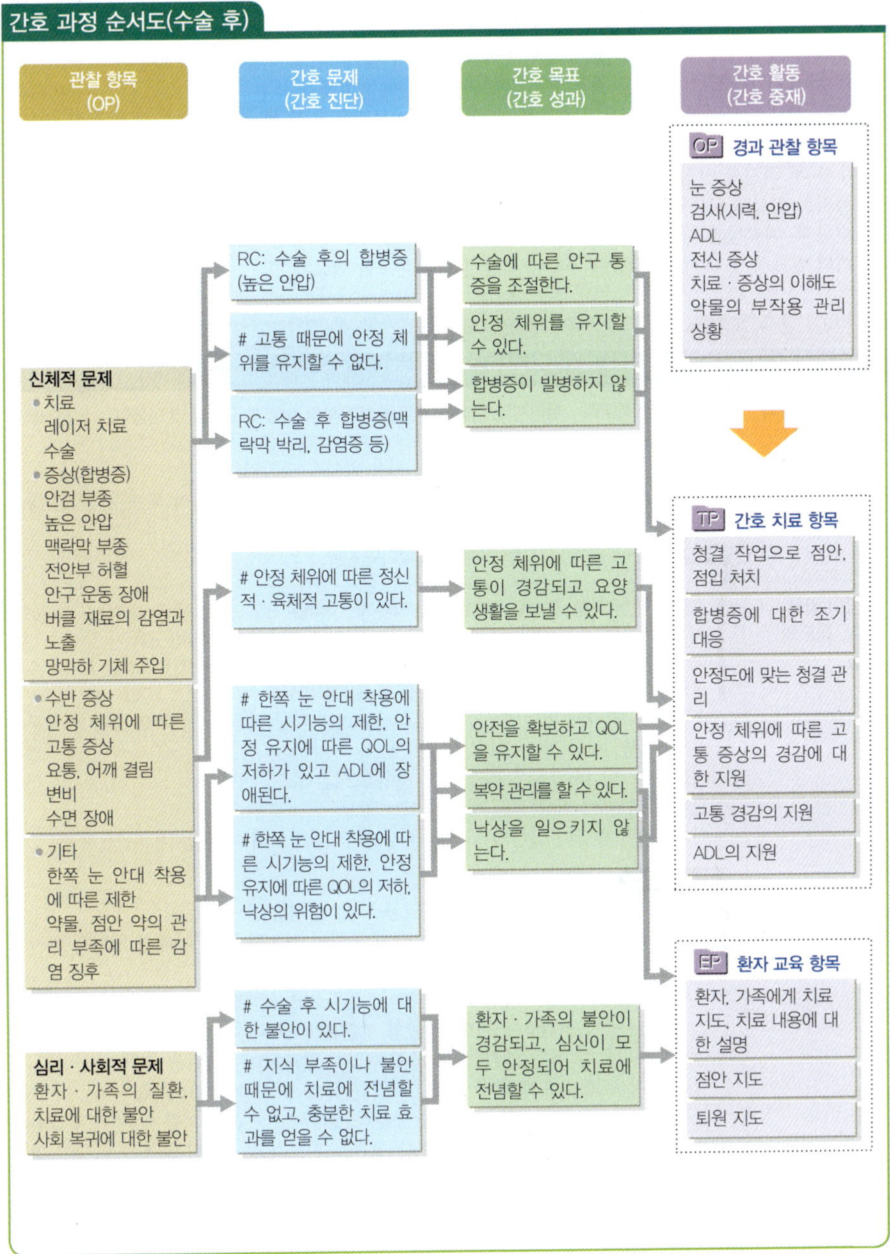

관찰 항목
(OP)

간호 문제
(간호 진단)

간호 목표
(간호 성과)

간호 활동
(간호 중재)

OP 경과 관찰 항목

눈 증상
검사(시력, 안압)
ADL
전신 증상
치료·증상의 이해도
약물의 부작용 관리
상황

RC: 수술 후의 합병증
(높은 안압)

수술에 따른 안구 통
증을 조절한다.

고통 때문에 안정 체
위를 유지할 수 없다.

안정 체위를 유지할
수 있다.

RC: 수술 후 합병증(맥
락막 박리, 감염증 등)

합병증이 발병하지 않
는다.

신체적 문제
●치료
  레이저 치료
  수술
●증상(합병증)
  안검 부종
  높은 안압
  맥락막 부종
  전안부 허혈
  안구 운동 장애
  버클 재료의 감염과
  노출
  망막하 기체 주입

안정 체위에 따른 정신
적·육체적 고통이 있다.

안정 체위에 따른 고
통이 경감되고 요양
생활을 보낼 수 있다.

TP 간호 치료 항목

청결 작업으로 점안,
점입 처치

합병증에 대한 조기
대응

안정도에 맞는 청결 관
리

●수반 증상
  안정 체위에 따른
  고통 증상
  요통, 어깨 결림
  변비
  수면 장애

한쪽 눈 안대 착용에
따른 시기능의 제한, 안
정 유지에 따른 QOL의
저하가 있고 ADL에 장
애된다.

안전을 확보하고 QOL
을 유지할 수 있다.

안정 체위에 따른 고
통 증상의 경감에 대
한 지원

복약 관리를 할 수 있다.

고통 경감의 지원

●기타
  한쪽 눈 안대 착용
  에 따른 제한
  약물, 점안 약의 관
  리 부족에 따른 감
  염 징후

한쪽 눈 안대 착용에 따
른 시기능의 제한, 안정
유지에 따른 QOL의 저하,
낙상의 위험이 있다.

낙상을 일으키지 않
는다.

ADL의 지원

EP 환자 교육 항목

심리·사회적 문제
환자·가족의 질환,
치료에 대한 불안
사회 복귀에 대한 불안

수술 후 시기능에 대
한 불안이 있다.

환자·가족의 불안이
경감되고, 심신이 모
두 안정되어 치료에
전념할 수 있다.

환자, 가족에게 치료
지도, 치료 내용에 대
한 설명

지식 부족이나 불안
때문에 치료에 전념할
수 없고, 충분한 치료 효
과를 얻을 수 없다.

점안 지도

퇴원 지도

기본 개념

- 20대와 50대에게서 발병이 많다. 발달 단계 특성에서 사회생활의 비중이 크기 때문에 발병 시의 대응이나 치료에 대한 이해, 적절한 치료를 위한 도움이 필요하다.
- 자각 증상으로는 비문증을 특징으로 들 수 있지만, 비문증은 노화 현상이나 많은 안과 질환 증상 중의 하나로도 나타날 수 있으므로 비문증에 대한 올바른 이해가 필요하다.
- 수술 후 환자는 안정 체위(엎드린 자세나 옆으로 누운 자세 등)를 일정 기간 유지해야 하며, 체위 유지는 심신에 고통이 크다.
- 수술 후 치료상의 지도 및 점안 지도, 사회 복귀를 위한 지도 등 망막이 회복되는 과정에서 자기관리의 필요성 및 재박리, 합병증 예방에 대한 주의를 촉구할 필요가 있다.

Step1 영향 평가	Step2 간호 초점	Step3 계획	Step4 실시	Step5 평가

정보 수집	평가 관점과 근거·잠재적 간호 문제
전신 상태 파악	환자에게 신체적·심리적 상태를 드러내게 함으로써 어떻게 질환을 받아들이고 있는지를 파악한다. 또한 심리적 변화를 파악한다. • 기왕력, 원질환의 상태, 치료 경과, 사용 약물을 파악한다. • 포도막염이나 당뇨병 망막증, 안구 내 종양, 외상 등이 원인이 되는 2차적인 망막박리는 원질환의 상태를 파악할 필요가 있다. 🔍 잠재적 간호 문제 : 원질환에 따른 망막박리의 진행
증상의 출현 상황, 정도의 관찰	증상의 출현 상황, 정도를 관찰한다. 망막박리는 어떠한 원인으로 망막이 망막색소 상피에서 벗겨진 상태를 말한다. 전조 증상으로 비문증이나 광시증이 나타나는 경우가 많지만, 진행되면 시야 결손이나 시력 저하를 일으킨다. 응급 수술이 대부분이지만, 적절한 시기에 수술을 하면 치유될 확률이 매우 높다. 수술 후 관리를 확실히 하도록 간호 계획을 세운다. • 시기능의 변화가 어떤 증상으로 인식되고 있는지를 파악한다. 주요 증상은 비문증, 광시증, 시야 결손, 시력 장애이다. • 비문증: 시야 내에 작은 벌레 같은 것이 보이는 증상. • 광시증: 시야에 섬광 같은 것이 보이는 증상. • 시야 결손: 증상이 진행되면 커튼이 쳐진 것 같이 보기 어려워지는 증상. **검사의 지원** • 안저 검사: 산동하에 망막박리 및 열공 부위, 범위를 본다. • 초음파 검사(B 모드): 안구 안쪽이 투시 불량인 경우와 망막 아래의 병변을 파악하려는 경우에 실시한다. • 플루오레신 형광 안저 혈관 조영술(FA): 플루오레신을 정맥 주사하고, 푸른색 광을 조사해 망막 혈관을 조영한다. 촬영 시간은 10~15분이다. 인도시아닌그린 형광 안저 혈관 조영술(IA): 인도시아닌그린을 정맥 주사하고, 빨간색 광을 조사해 맥락막 혈관을 조영한다. 촬영 시간은 10~20분이다. • 검사의 필요성, 부작용의 가능성을 충분히 설명하고 서면 동의를 얻는다. 심각한 부작용에 신속하게 대처할 수 있도록 혈관을 확보하고 촬영하는 동안 이상이 없는지 말을 건다. 🔍 잠재적 간호 문제 : 시야 이상의 진행으로 환경에 적응할 수 없다./감각 기관의 변화(망막)에 따른 시력의 변화/검사, 치료에 대한 지식 부족 때문에 수술 후를 예상할 수 없다./열공이 확대되면서 시력이 저하되는 것은 아닌가 하는 공포, 불안이 있다. **수술 후 지원** • 레이저 치료 또는 수술(공막 버클링술, 열공 폐쇄 수술 등)이 있다. 망막 열공만 있으면 레이저 치료로 망막박리의 진행을 억제할 수 있기도 하다. 그러나 대부분은 수술이 필요하다. 벗겨진 망막을 안구 내부에서 누르는 수술은 안구 내에 공기나 특수 가스를 주입해 망막을 원래 위치로 돌리는데, 이러한 경우는 수술 후에 엎드린 자세(복와위)로 안정을 취해야 한다.

	• 수술에 따른 시력 변화는 환자의 기대와 불안이 크다. 기대하는 시력으로 개선되는 경우와 기대에 반하는 경우일 때의 환자의 마음 변화를 파악한다. • 수술 전에 설명한 시력 예후에 대한 환자의 이해 상황과 심리적 변화, 수술 후 경과에 대한 환자의 심리적 변화를 관찰한다. • 수술 다음날부터 안검 부종이 인정된다. 엎드린 자세를 유지할 때 뚜렷하다. • 장기간의 안정 체위 때문에 동일 부위에 부담이 가지만, 치료를 위해서는 안정 체위를 유지하는 것이 중요하다. 안정 체위가 지켜지도록 환자·가족에게 중요성을 설명한다. • 열공 부위에 가스를 맞고 있는 자세를 취하고 있는지 확인한다. • 망막 열공 부위를 미리 확인해둔다. • 다른 질환(류마티스 관절염, 요통 등 뼈·근육 질환 등)의 합병증이 있는 경우, 체위의 유지에 대해 연구한다. 🔍 **잠재적 간호 문제** : 지식 부족과 불안 때문에 치료에 전념하지 못하고, 충분한 치료 효과를 얻을 수 없다./고통 때문에 안정 체위를 유지할 수 없다./한쪽 눈 안대 착용에 따른 시기능의 제한, 안정 유지에 따른 QOL의 저하로 ADL 장애가 된다./한쪽 눈 안대 착용에 따른 시기능의 제한, 안정 유지에 따른 QOL의 저하로 낙상의 위험이 있다.
합병증의 관찰	 **높은 안압** • 수술식에 따라 다른 메커니즘으로 발생한다(① 수술 후 염증에 따른 섬유주대의 장애 ② 동공 차단 ③ 윤상 체결에 따른 수정체의 전방 이동 ④ 눈의 가스 팽창). • 안압이 높으면 눈곱, 두통, 구역질·구토, 기분 불쾌 등의 증상이 나타난다. **맥락막 박리** • 망막박리 수술 후 48시간 이내에 나타난다. 버클이 깊게 들어간 경우 등에 일어나기 쉽다. • 상황에 따라 상맥락막액의 배액이 필요하다. **안구 운동 장애** • 수술 시 근육을 절단하거나 버클에 따른 근육의 압박, 유착, 수술에 따른 근육의 과도한 신장 등을 생각할 수 있다. • 일반적으로는 수술 후 6개월 이내에 자연적으로 회복된다. **버클 재료의 감염과 노출** • 농성 분비물, 결막 충혈, 결막 부종 등이 감염을 의심하게 하는 증상이다. • 항균제의 점안 및 복용 등의 약물 요법으로 개선되는 경우는 거의 없고, 버클 제거가 필요하다. **가스 백내장** • 유리체 수술에서 유리체강이 팽창 가스로 완전히 대체되고 수술 후 엎드린 자세가 충분히 지켜지지 않은 경우, 수정체 후면은 가스에 항상 노출되어 있어 후낭 혼탁을 일으킨다. **망막하 기체 진입** • 주입된 가스가 작은 기포를 형성한 경우에 발생하기 쉽다. 🔍 **공동 문제** : 수술 후 합병증(맥락막 박리, 감염증, 높은 안압 등)
환자·가족의 심리·사회적 측면 파악	

80

망막박리(비문증 포함)

- 증상이나 치료를 제대로 이해함으로써 불안이 감소될 수 있으므로 올바른 정보를 제공한다.
- 퇴원 후에는 눈의 상태가 안정될 때까지 격렬한 운동이나 눈의 지나친 사용에 주의하도록 지도한다.
- 질환이나 치료에 대한 설명은 한 번으로 이해할 수 없는 것도 많기 때문에, 설명 방법이나 표현방법을 연구해 정중하게 설명한다. 또한 환자와의 신뢰 관계를 구축한다.
- 점안 약의 자기관리가 어려운 환자는 가족도 함께 주의사항을 듣게 한다.

🔍 **잠재적 간호 문제** : 수술 후의 시기능에 대한 불안이 있다./지식 부족과 불안 때문에 치료에 전념하지 못하고, 충분한 치료 효과를 얻을 수 없다.

Step1 영향 평가 ▶ **Step2 간호 초점** ▶ Step3 계획 ▶ Step4 실시 ▶ Step5 평가

간호 문제 리스트

A. 수술 전

\#1 감각 기관의 변화(망막)에 따라 시력 변화가 생긴다(인지−지각 패턴).

\#2 시각 이상이 진행돼, 환경에 적응하지 못한다(건강 지각−건강관리 패턴).

\#3 열공이 확대되면서 시력이 저하되는 것은 아닌가 하는 공포, 불안이 있다(자기인식 패턴).

B. 수술 후

RC: 수술 후 합병증(맥락막 박리, 감염증, 높은 안압 등)

\#4 고통 때문에 안정 체위를 유지할 수 없다(건강 지각−건강관리 패턴).

\#5 수술 후 시기능에 대한 불안이 있다(자기인식 패턴).

\#6 한쪽 눈 안대 착용에 따른 시기능의 제한, 안정 유지에 따른 QOL의 저하, 낙상의 위험성이 있다(건강 지식−건강관리 패턴).

\#7 지식 부족과 불안 때문에 치료에 전념하지 못하고, 충분한 치료 효과를 얻을 수 없다(건강 지각−건강관리 패턴).

간호의 우선순위 지침

A. 수술 전

- 갑작스런 시력 이상은 시기능이 회복될지, 사회생활을 유지할 수 있을지에 대한 불안을 심화시킨다. 급성기의 신체적 · 정신적 증상을 이해하고 환자의 불안과 공포심에 대한 심리적인 면을 지원한다.

B. 수술 후

- 수술 후에는 안정을 필요로 한다. 특정 체위 유지에 대한 고통이나 통증이 발생하기 때문에 안정 유지의 필요성과 체위의 고통 경감을 위한 관리를 실천한다.

Step1 영향 평가 ▶ Step2 간호 초점 ▶ **Step3 계획** ▶ Step4 실시 ▶ Step5 평가

A. 수술 전

1 간호 문제	간호 진단	간호 목표(간호 성과)
\#1 감각 기관의 변화(망막)에 따라 시력에 변화가 생긴다.	**감각 지각 혼란(시각)** **관련 요인:** 감각의 통합, 수용, 전달의 변화 **진단 지표** ☐ 감각에 대한 첨예도 변화 ☐ 일반 자극에 대한 반응의 변화	〈**단기 목표**〉 시력을 최대한 유지하고 수술에 임할 수 있다.

<table>
<tr><th>간호 계획</th><th>중재 포인트와 근거</th></tr>
<tr><td>

OP 경과 관찰 항목

- 시기능(시력, 시야) 상태

- 병력, 알레르기의 유무, 정도
- 불안과 두려움의 정도
- 안정도의 확인, 검사 내용

TP 간호 치료 항목

- 내복약, 수술 전 점안 관리

- 안정도에 맞는 ADL 지원(닦아서 깨끗이 함, 샤워, 목욕)
- 안대로 덮여져 있지 않은 경우는 두 눈이 안정적으로 유지될 수 있도록 보호한다.

EP 환자 교육 항목

- 망막박리가 악화될 위험성을 설명하고 안정을 취하게 한다.
- 의사의 지시에 따른 안정도, 청결 관리 등을 설명한다.
- 눈의 안정과 보호의 필요성에 대해 설명한다.

</td><td>

- **근거** 박리의 상태에 따라 눈 증상이 다르다. 시야 결손 및 협착 부위가 변화하고 있는지 확인한다.
- **근거** 아토피성 피부염 등의 질환이 있는 경우 증상과의 관련성이 있는지 관찰한다.
- **근거** 정보를 얻어 예측되는 위험을 파악할 수 있다.

- 의사의 지시대로 복약하고 점안 약을 투여하며 수술 전 준비를 한다.
- **근거** 안정도에 따라 활동 제한이 다르다.

- **근거** 양쪽 눈의 안정을 유지하여 박리가 진행되는 것을 예방한다.

- **근거** 증상이 악화되지 않도록 환자의 협력과 이해를 구한다.

</td></tr>
</table>

<table>
<tr><th>2 간호 문제</th><th>간호 진단</th><th>간호 목표(간호 성과)</th></tr>
<tr><td>

#2 시야 이상이 진행되어 환경에 적응할 수 없다.

</td><td>

신체 손상 위험 상태
위험 요인: 감각 기능 장애, 물리적 요인(환경의 변화)

</td><td>

〈단기 목표〉 안전에 대한 지식을 갖고, 신체를 손상시키는 일 없이 입원 생활을 보낼 수 있다.

</td></tr>
</table>

<table>
<tr><th>간호 계획</th><th>중재 포인트와 근거</th></tr>
<tr><td>

OP 경과 관찰 항목

- 시야 이상의 유무와 정도, 시력 저하의 유무와 정도
- 시야 이상, 시력 저하에 대한 환자의 인식방법
- ADL의 자립 상태
- 안정도에 대한 의사의 지시 내용과 환자의 이해 상황

TP 간호 치료 항목

- 위험 방지를 위한 지원을 하고 침대 주변의 환경을 정비한다. 또한 간호사 호출기를 누르기 쉬운 위치를 결정한다.
- 안정 유지를 위해 행동에 제한이 있는 경우, 청결 지원 등을 실시한다.

EP 환자 교육 항목

- 입원 시 오리엔테이션을 통해 안전한 입원 생활을 하는 방법을 설명한다.
- 시기능의 장애 수준을 분별해 이동 시의 주의사항에 대해 설명한다.
- 물건의 정위치를 결정한다. 위치를 변경한 경우에는 그 취지를 전한다.

</td><td>

- **근거** 망막박리의 정도를 파악하기 위해 필요하다.

- **근거** 시력이 변화하면 ADL의 실시가 어려워지기 때문에 설명하고 양해를 얻는다.

- **근거** 응급 입원 및 응급 수술이 될 수도 있으며, 필요한 사항은 사전에 설명하고 양해를 구한다.

- **근거** 시기능 장애가 발생하면 실내의 입체적 감각이 떨어져 파악하기 어렵다. 어디에 어떤 물건이 놓여 있는지 예상할 수 있도록 설명한다.

</td></tr>
</table>

3 간호 문제	간호 진단	간호 목표(간호 성과)
#3 열공이 확대되어 시력이 저하되는 것은 아닌가 하는 공포, 불안이 있다.	**공포** **관련 요인:** 감각 기능의 장애 **진단 지표** ☐ 걱정이다. 무섭다는 호소 ☐ 자신이 없어졌다는 호소 ☐ 긴장된다는 호소	〈단기 목표〉 1) 수술 후 자신의 상태를 예상할 수 있고 대처방법을 말로 표현할 수 있다. 2) 평소대로의 말이나 태도로 일상생활을 할 수 있다. 3) 바이털 사인이 안정된다.

간호 계획	중재 포인트와 근거
OP 경과 관찰 항목 • 표정, 언행의 표출 상태와 불안의 관계 • 식욕, 식사 섭취 상황 • 신체 증상의 유무	➡ **근거** 불안과 공포는 시력 저하에 대한 대처 능력이나 시력 변화의 적응력에 영향을 주기 때문에 어느 정도인지 확인할 필요가 있다.
TP 간호 치료 항목 • 검사, 치료의 필요성, 방법을 알기 쉽게 설명해 협력을 얻는다. • 검사 결과에 대해 의사로부터 충분한 설명을 들을 수 있도록 배려한다. • 수술의 오리엔테이션을 불안감 없이 받을 수 있도록 지원한다.	➡ **근거** 수술 전 환자 · 가족 모두는 불안한 심리 상태에 놓여 있기 때문에 충분한 배려가 필요하다. ➡ **근거** 눈에 가스를 주입하는 수술을 한 후에는 며칠~일주일간 엎드린 자세를 유지해야 하기 때문에 사전에 충분한 설명과 준비가 필요하다.
EP 환자 교육 항목 • 수술에 대한 사전 정보의 동의를 구한다. • 환자가 수술 후 상태를 구체적으로 예상할 수 있게 설명한다. 필요시 보행 훈련을 한다. • 의사의 설명으로 이해하기가 부족하면 추가 설명을 한다. 환자가 납득을 하고 수술받을 수 있도록 한다. • 수술 후 필요한, 엎드린 자세에 대해 의미와 방법을 설명한다. • 수술에 대한 의문이나 불안은 언제든지 의료진과 상담할 수 있으며 의료진에게 그에 대한 용의가 있음을 설명한다.	➡ **근거** 보행 훈련은 수술 후 한쪽 눈 안대 때문에 보행의 어려움이 예측되는 환자에게 필요하다. ➡ **근거** 수술은 입원을 필요로 하고 수술 후 경과에 따라 치료가 이루어진다. 필요한 경우, 환자가 치료 방침에 대해 재인식할 수 있도록 상황에 맞는 설명을 할 필요가 있다.

B. 수술 후

공동 문제	간호 목표(간호 성과)
RC: 수술 후 합병증(맥락막 박리, 감염증, 높은 안압 등)	〈장기 목표〉 합병증이 발병하지 않는다. 〈단기 목표〉 수술 후 경과가 순조롭다.

간호 계획	중재 포인트와 근거
OP 경과 관찰 항목 • 바이털 사인(혈압, 체온, 맥박, 호흡 등) • 안구 통증의 유무, 정도 • 눈 증상의 경과와 관찰 • 감염 징후와 증상 • 시력, 시야, 봉합부의 상태	➡ **근거** 조기 발견 · 조기 치료는 합병증, 감염증의 악화를 방지한다.
TP 간호 치료 항목 • 상처 치유가 촉진될 수 있도록 균형 잡힌 식사를 제공하고 수면을 취할 수 있는 환경을 준비한다.	➡ **근거** 최고의 식사와 수면은 건강을 증진시키고, 수술 부위의 치유를 촉진한다.

- 무균적인 점안 약, 안연고의 점입 처치를 한다.

- 통증에 대해서는 필요에 따라 처방된 진통제를 투여한다.

EP 환자 교육 항목
- 안대를 벗지 않도록 지도한다.
- 수술 후의 제한에 대해 자세하게 설명한다.
- 환자·가족에게 발적, 짙은 눈곱의 증가 등의 징후·증상이 발견되면 즉시 연락하도록 지도한다.

➡ **근거** 무균적 방법으로 미생물의 침입을 최소화하고 감염의 위험을 줄인다.
➡ **근거** 통증의 악화는 안압 상승을 반영하는 것이다.

➡ **근거** 안대 착용은 봉합부의 자극을 완화하고 치유를 촉진시킨다.
➡ **근거** 이러한 징후와 증상의 조기 발견은 감염, 재발, 합병증을 예방 또는 최소화할 수 있는 신속한 간호 중재를 가능하게 한다.

---

4 간호 문제	간호 진단	간호 목표(간호 성과)
#4 고통 때문에 안정 체위를 유지할 수 없다.	**비준수** **관련 요인**: 계획된 치료 행동에 관한 지식 **진단 지표** □ 증상 악화의 징후 □ 지시에 따르지 않는다는 것을 나타내는 행동	〈단기 목표〉 고통이 경감되어 안정 체위를 유지할 수 있다.

간호 계획	중재 포인트와 근거
OP 경과 관찰 항목 • 안정 체위를 계속할 수 있는지 확인한다. • 안정 체위에 따른 고통 증상(눈의 통증, 앞이마 부위 통증, 뺨 부위 통증 등)의 정도를 파악한다. **TP 간호 치료 항목** • 베개, 쿠션 등으로 배려하고 고통을 줄일 수 있도록 환자에게 맞는 자세를 정돈한다. • 온찜질이나 습포로 고통 증상을 완화한다. **EP 환자 교육 항목** • 적절한 체위를 지도한다. • 지시된 안정 체위를 취해야 할 필요성에 대해 환자·가족에게 설명한다.	➡ **근거** 지시된 안정 체위를 유지하고 있는지 확인하여, 치료 효과를 촉진시키고 합병증을 예방한다. ➡ **근거** 고통의 정도를 확인하고 완화시킬 수 있는 간호 중재를 한다. ➡ **근거** 벗겨진 망막을 안구 내에서 누르기 위해 눈에 공기 및 특수 가스를 주입하기도 한다. 이 경우, 수술 후 엎드린 자세로의 안정이 필요하다. ➡ **근거** 장기간 안정 체위를 유지할 수 있도록 고통이 완화되는 상태를 만들 필요가 있다. ➡ **근거** 수술 후의 체위 유지는 망막의 고정을 돕기 때문에 지시된 자세를 유지하도록 노력한다.

5 간호 문제	간호 진단	간호 목표(간호 성과)
#5 수술 후의 시기능에 대한 불안이 있다.	**불안** **관련 요인**: 건강 상태의 변화, 건강에 대한 위협 **진단 지표** □ 인생의 사건 변화에 따른 걱정 표현 □ 불확실함 □ 혼란 □ 긴장한 표정	〈장기 목표〉 생활 시력의 회복을 실감할 수 있고, 불안이 완화된다. 〈단기 목표〉 치료 방침과 시기능의 개선을 확인할 수 있다.

<table>
<tr><td>간호 계획</td><td>중재 포인트와 근거</td></tr>
</table>

간호 계획	중재 포인트와 근거
OP 경과 관찰 항목 • 환자의 지식, 정보량의 정도와 내용 • 증상과 시기능의 상태	➡ **근거** 이해가 깊어지면 불안도 적어진다. 필요 이상의 불안을 갖지 않도록 지식, 정보의 양·질을 확인할 필요가 있다.
TP 간호 치료 항목 • 환자를 편안하게 하는 치유 환경을 조성한다. • 환자의 호소를 경청하고 공감적인 태도로 대한다.	➡ **근거** 치유 환경을 만드는 것으로 불안을 완화한다. ➡ **근거** 불안을 말로 표현하는 것은 마음을 안정되게 한다.
EP 환자 교육 항목 • 치료 방침이나 시력의 예후에 대한 상담은 의사에게 언제라도 받을 수 있다고 설명한다. • 사회 복귀에 필요한 상담 등 대응할 수 있는 사항들을 설명한다. • 생활 면에서의 연구 및 개선 등에 대해 조언한다.	➡ **근거** 적절한 조언으로 불안이 해소될 수도 있다. 불안의 내용을 파악한다.

6 간호 문제	간호 진단	간호 목표(간호 성과)
#6 한쪽 눈 안대 착용으로 시기능 제한, 안정 유지에 따른 QOL의 저하, 낙상의 위험이 있다.	신체 손상 위험 상태 **위험 요인:** 감각 기능 장애	〈단기 목표〉 1) 회복 과정에서 낙상하는 일 없이 지낼 수 있다. 2) 안정을 유지한 채 가능한 범위에서 적절한 자기관리를 할 수 있다.

간호 계획	중재 포인트와 근거
OP 경과 관찰 항목 • 시력의 상태, 눈 증상 • 자기관리 능력 • 치료의 경과	➡ **근거** 눈에 기체(공기 및 특수 가스)를 주입하는 수술은 수술 후에 엎드려서 안정을 유지해야 할 필요가 있고, 활동이 제한된다.
TP 간호 치료 항목 • 활동 제한에 따른 청결 지원(닦아서 깨끗이 함, 세발, 샤워, 목욕 등) • 식사를 세팅해주고, 환자의 자기관리를 격려하며 최소한의 지원을 한다. • 여러 차례 순회하며 낙상 사고가 발생하지 않도록 환경을 정비한다.	➡ **근거** 안정도에 따라 활동 제한이 다르다. ➡ **근거** 환자 스스로 자기관리를 함으로써 자존감을 높이고 의존성을 완화할 수 있다. ➡ **근거** 빈번한 순회는 간호사가 환자의 요구에 응할 수 있어 손상의 위험 순위를 낮춘다.
EP 환자 교육 항목 • 환자·가족에게 침대 주위나 가정에 있는 위험의 잠재적 상태를 설명하고 정리 정돈에 유의하도록 설명한다. • 안정의 필요성에 대해 설명하고 지켜지는 범위 내에서 자기관리를 하도록 전한다.	➡ **근거** 안전한 환경을 제공한다. ➡ **근거** 자기관리 능력의 저하를 방지한다.

<table>
<tr><td>**7 간호 문제**</td><td>**간호 진단**</td><td>**간호 목표(간호 성과)**</td></tr>
<tr><td>#7 지식 부족이나 불안으로 치료에 전념하지 못하고 충분한 치료 효과를 얻을 수 없다.</td><td>비효과적 자기 건강관리
관련 요인: 지식 부족
진단 지표
□ 지시된 치료방법을 실시하는 것이 어렵다고 표현
□ 위험 요인을 감소시키는 행동을 하지 못함</td><td>〈단기 목표〉 올바른 지식을 얻어 불안이 완화되고 치료에 적극적으로 임할 수 있다.</td></tr>
</table>

간호 계획 / 중재 포인트와 근거

OP 경과 관찰 항목
- 질환, 치료의 지식 수준
- 질환, 치료의 이해력 확인
- 지원 시스템과 가정환경

➡ 근거 환자와 가족의 지식 수준을 평가하고 교육 방침을 세운다.

TP 간호 치료 항목
- 질환, 치료에 대해 불안이 있는 경우 의사에게 연락하여 설명을 요청한다.

➡ 근거 질환, 치료에 대해 의사로부터 자세한 설명을 받음으로써 불안을 줄일 수 있고, 치료에 협력적이게 된다.

- 불안과 불평을 경청하고 정신적 지원을 실시한다.

➡ 근거 환자는 두려움과 불안, 외로움 등을 가지기 쉽다. 이러한 상황을 충분히 이해하고 만남을 통해 기분을 살핀다.

EP 환자 교육 항목
- 의사로부터의 증상, 치료에 대한 설명에서 이해하지 못한 점을 보완한다.

➡ 근거 환자·가족에게 증상과 치료에 대한 설명을 보충한다. 환자가 올바른 지식을 갖게 되어 불안이 완화된다.

- 처방 약의 정보를 제공하고 자기관리 대책을 설명한다.

➡ 근거 정확한 정보를 제공해 지시된 약을 제대로 사용할 수 있다.

- 안정을 필요로 하는 일상생활을 위해 복귀에 대한 설명을 한다.

➡ 근거 재박리, 감염, 합병증을 예방한다.

- 필요에 따라 사회 자원 소개와 활용방법을 설명한다.

➡ 근거 지속적인 관리가 가능해진다.

Step1 영향 평가 Step2 간호 초점 Step3 계획 **Step4 실시** Step5 평가

병기·병태·중증도별 관리 포인트

【급성기】 갑작스런 시력 장애로 충격이 큰 환자에게 정신적 지원을 한다. 사전 정보에 대한 동의를 얻고, 환자와 의료진 간의 신뢰 관계를 유지하면서 치료 방침에 대한 이해와 협력을 얻는다. 병력, 원질환의 상태, 치료 경과, 사용 약물을 파악한다.
【만성기】 재박리 예방과 생활환경 면의 지도를 실시한다.
【회복기】 남겨진 시기능 유지에 노력하면서, 격렬한 운동이나 눈의 과다 사용에 주의한다. 일상생활의 주의사항과 사회 자원 활용 정보를 제공한다.

간호 활동(간호 중재) 포인트

진단·치료 지원
- 망막박리는 갑자기 시력 이상이 나타나는 경우와 서서히 시력이 저하되는 경우가 있으며, 개인차가 있지만 즉각적인 조치가 필요하다. 응급 입원이나 수술이 진행되는 경우에는 냉정하고 침착하게 설명하고, 환자의 불안을 경감시키며 상담에 응한다.
- 포도막염이나 당뇨병 망막증, 안구 내 종양, 외상 등이 원인이 되어 일어나는 2차적인 비열공원성 망막박리는 원질환의 치료를 실시한다.
- 검사 시에는 몇 번이라도 산동약을 점안하고, 상태를 관찰하기 위해 필요한 검사의 취지를 설명하고 검사, 처치에 대한 지원을 실시한다.

- 수술 후에는 감염증 등 합병증이 발생할 위험이 있으므로 조기에 발견할 수 있도록 관찰한다. 또한 상처의 회복이 촉진될 수 있도록 식사나 수면 등 생활환경을 정돈한다.
- 유리체 수술은 눈에 가스를 주입하기 때문에 수술 후 엎드린 자세를 유지하면서 안정을 유지할 필요가 있다. 수술 후부터 엎드린 자세나 옆으로 누운 자세 등의 체위를 유지하면 목, 어깨, 허리 통증 등 수술한 안부 이외에도 압통과 동일한 체위 유지에 따른 고통이 동반될 수 있다. 체위 유지에 대한 설명을 하고, 이해와 협력을 얻을 필요가 있다. 또한 베개나 쿠션 등을 연구해 환자가 편한 자세를 유지할 수 있도록 지원한다.

- 수술 후의 시력 예후에 대해서는 시력 회복의 정도 등 불안한 부분이 많기 때문에 환자의 생각을 경청한다. 치료 방침, 시력 예후에 대한 의사의 설명을 이해하고, 동의하고 있는지 관찰한다. 또한 정신적 안정을 취할 수 있도록 지원한다.
- 한쪽 눈에 안대를 착용해 시야가 좁아지기 때문에 낙상에 주의하고, 필요하다면 안내 지원을 실시한다.
- 직장(학교으로의) 복귀에 대해서는 시력 상황이나 환자의 심리적인 면을 관찰해 무리 없이 복귀할 수 있도록 의료 연계를 하고 지원한다.

퇴원·요양 지도

- 점안 약이나 내복약, 안정 체위 유지 및 행동 제한 등의 실시는 환자의 이해를 위해 그 중요성에 대해 몇 번이라도 알기 쉽게 설명한다. 특히 점안은 장기간 지속되기 때문에 그 종류와 방법에 대해 설명하고 점안 전에는 반드시 손을 씻고 청결하게 할 것을 지도한다.
- 필요시에는 가족의 협력을 얻어 적절한 요양 환경을 유지할 수 있도록 지도한다.
- 백내장과 달리 시력의 회복 과정은 각각의 상태에 따라 차이가 있다는 것을 설명하고 환자의 기분에 따라 감정을 공유한다.
- 수술로 주입된 가스가 눈에 잔류하고 있는 상태에서도 퇴원을 할 수는 있지만, 가스가 소실될 때까지 집에서 엎드린 자세를 취하는 등 지시한 안정도를 유지하도록 지도한다.
- 수술 후 염증이나 감염을 방지하기 위해 수술 후에는 눈에 물이 들어가지 않도록 주의하고 손은 항상 청결하게 유지할 수 있도록 지도한다.
- 세발 시에는 의사의 허가가 있을 때까지 미용실을 이용하거나 가족에게 의뢰한다. 직접 세안을 하거나 머리를 감지 않는다.
- 혼잡한 곳을 피한다.
- 장시간 비행기를 타면 기압이 눈에 영향을 줄 수 있으므로 의사에게 확인한다.
- 비문증, 광시증의 출현, 시력 저하, 시야의 변화를 자각했을 때는 즉시 진찰하도록 지도한다.

Step1 **영향 평가**   Step2 **간호 초점**   Step3 **계획**   Step4 **실시**   Step5 **평가**

평가 포인트

- 환자는 질환과 증상, 치료 내용을 바르게 이해하고 있는가?
- 지시된 안정 체위는 고통이 적고 환자가 유지할 수 있는가?
- 낙상하지 않고 안전하게 요양 생활을 보냈는가?
- 점안 약의 사용방법, 주의사항을 이해하고 청결을 의식하면서 넣는 법을 확실하게 실시할 수 있었는가?
- 요양 생활 및 퇴원 후의 생활에 대한 불안한 언행을 보이지 않았는가?
- 수술 후 합병증(맥락막 박리, 감염증 등)을 일으키지 않았는가?

망막박리 환자의 병태 관계도와 간호 문제

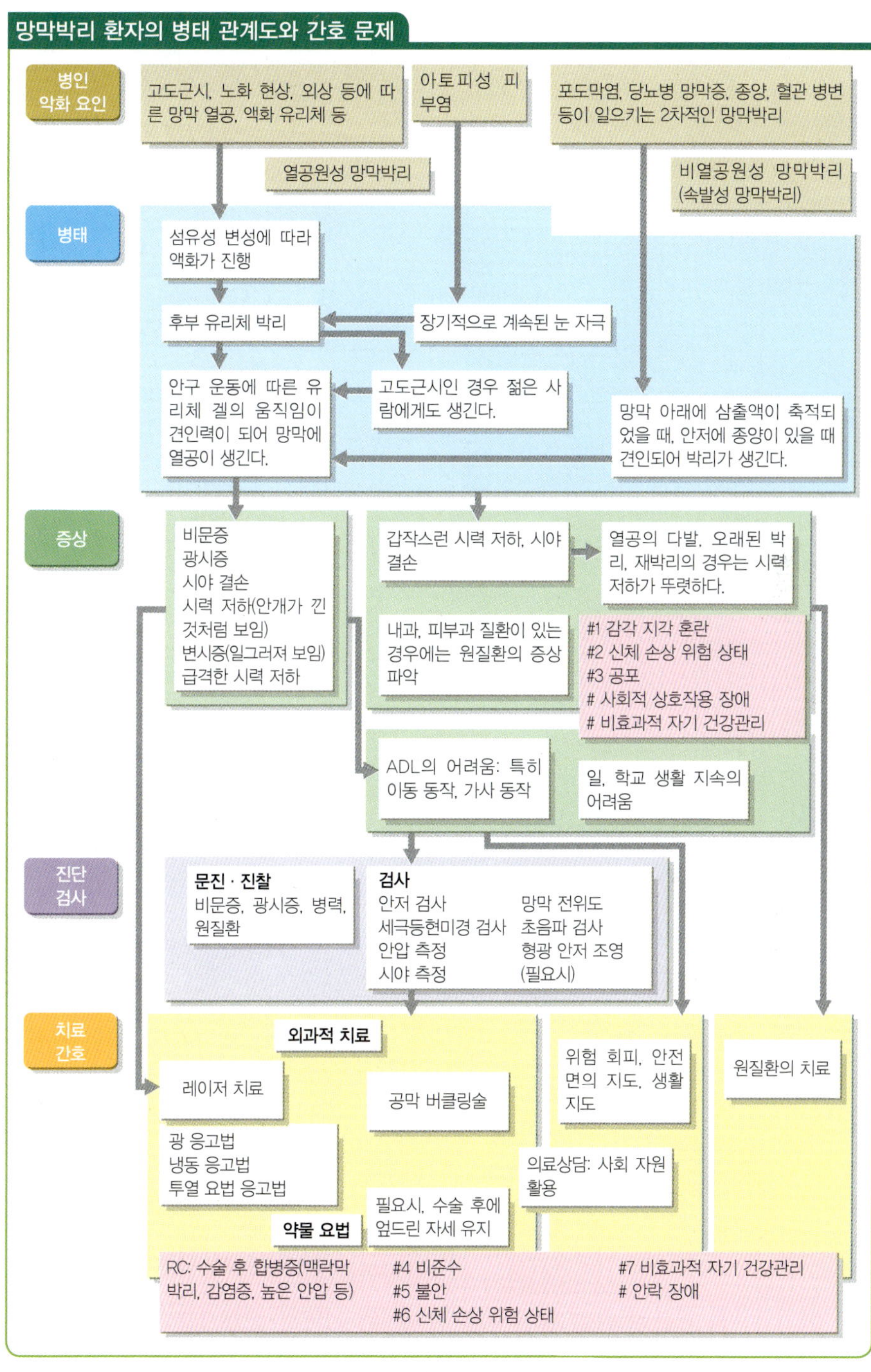

이비인후과 질환

81 난청

기요카와 유스케 · 기타무라 오토

눈으로 보는 질환

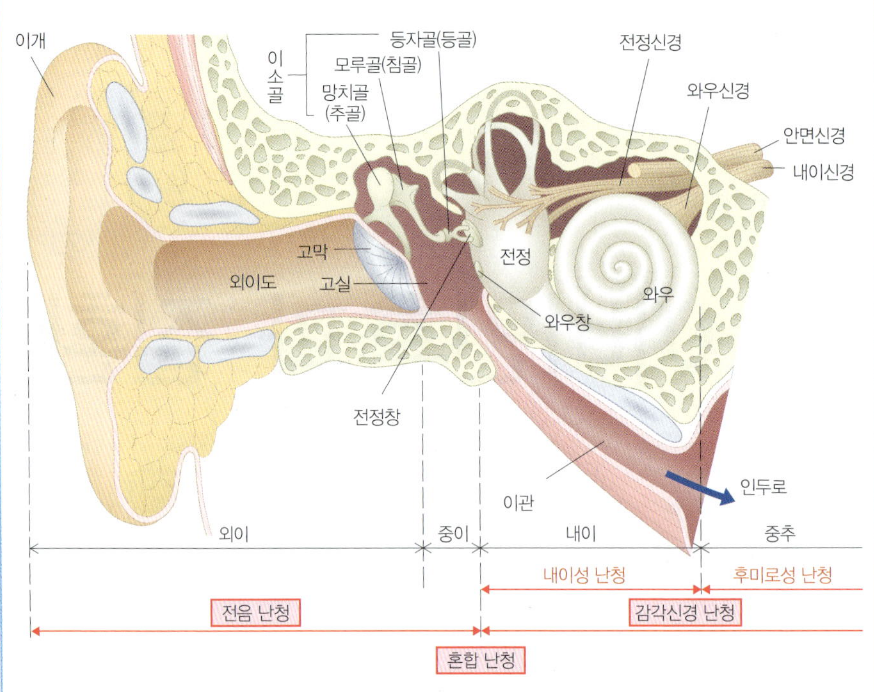

■ 그림 81-1 청각 기관의 해부와 난청의 분류

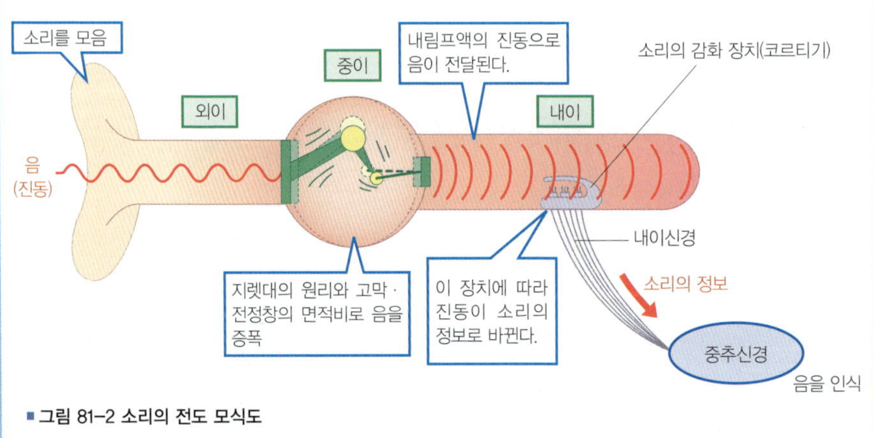

■ 그림 81-2 소리의 전도 모식도

■ 표 81–1 각 난청의 대표적 질환

전음 난청	외이도 이물, 이구색전, 선천성 외이도 폐쇄, 외이도염, 외이도 종양 고막염, 외상성 고막 천공 이소골 절개, 이소골 기형, 측두골 골절 급성, 만성 중이염, 삼출성 중이염, 이경화증, 고실경화증, 중이 종양	
감각신경 난청	내이성	급성 음향 외상 · 소음성 난청, 두부 외상 · 측두골 골절 약제성 난청, 내이염, 돌발성 난청, 메니에르 병, 외부 림프누관 종양 노인성 난청, 기능성 난청 선천성의 감염(독소 플라즈마증, 풍진, 사이토메갈로 바이러스 감염증, 헤르페스 감염 중독, 매독) 유전성, 내이 기형, 전신 질환(혈액 질환, 당뇨병, 자가 면역 질환)
	후미로성	종양, 뇌혈관 장애(뇌경색, 뇌출혈) 염증성 질환(뇌염, 뇌막염 등), 두부 외상 탈수 질환(다발성 경화증 등), 유전성
혼합 난청	측두골 골절 만성 중이염	

병태 생리

난청은 다양한 원인 때문에 소리가 잘 들리지 않는 상태이다.

- 청각 전도로: 소리 자극은 외이로 들어가 고막, 이소골, 와우, 청신경, 뇌간을 통해 대뇌 측두엽의 청각 피질에 도달해 소리로 인식된다.
- 외이: 귀는 귓바퀴, 외이도, 고막으로 구성되어 있고, 외이도는 공명강의 역할을 한다. 소리는 고막에서 진동으로 변환된다.
- 중이: 중이에는 이소골, 이관 등이 있으며, 이소골은 망치골, 모루골, 등자골로 구성되어 있다. 망치골은 고막에 접해 있고 등자골은 내이의 전정창에 닿아 있으며, 고막에서 진동을 증폭시켜 내이에 전달한다.
- 내이, 청신경, 중추(뇌간, 대뇌 등): 내이에 전해진 진동은 와우에서 소리의 높낮이, 크기가 판별되고 전기적인 자극으로 변환되어 청신경을 거쳐 대뇌로 전해진다.

병인·악화 요인

- 난청의 원인: 청각 전도로의 어느 부위에 문제가 생기든 간에 난청이 발생한다. 따라서 난청의 원인은 다양하다. 난청은 장애 부위에 따라 ① 전음 난청, ② 감각신경 난청(내이성 난청, 후미로성 난청), ③ 혼합 난청으로 분류된다. 전음 난청은 외이, 중이에 문제가 있는 경우이다. 감각신경 난청은 내이에 원인이 있는 경우 내이성 난청, 중추에 원인이 있는 경우는 후미로성 난청으로 구분된다. 혼합 난청은 전음 난청과 감각신경 난청이 동시에 발생하는 경우이다(그림 81–1, 표 81–1).

역학·예후

- 난청을 호소하는 환자는 소아에서 노인까지 폭넓게 존재하고, 연대마다 빈도가 높은 질환이 다르다.
- 언어 발달은 1세~3세까지의 기간 동안 급속하게 발달한다. 따라서 소아 난청은 조기에 발견해 적절한 치료를 해주지 않으면 언어 및 사회성 발달이 저해된다.
- 청각은 20대에 제일 좋고 그 이후에는 서서히 나빠진다. 청력 검사를 하면 개인차가 크지만, 50대부터의 청력 검사는 고음역이 저하된다.

증상

이명, 현기증, 이폐감, 귀의 이질감 등 다른 증상들을 주된 호소로 생각해 진찰하고, 난청이라 인식하지 않을 수 있기 때문에 주의가 필요하다.

- 유아의 경우에는 '소리에 반응하지 않는다, 언어 발달이 늦는다' 등의 점에서 보호자가 난청을 의심, 발견하는 경우가 있다.
- 난청의 원질환에 따라 다양한 수반 증상이 인정된다.

- 귀와 직접 관련된 것으로는 귀통증, 귀 출혈, 귀 고름, 이폐감, 이명, 현기증, 안면신경 마비 등이 있다.

▌ 문진, 신체 소견, 각종 청력 검사에서 병인과 정도를 진단한다.

- 문진: 한쪽 또는 양쪽인지, 발병 시기, 발병 양식(급성·만성), 경과, 가족력(유전성이 의심되지는 않는지), 기왕력, 난청에 따른 증상의 유무를 듣는다. 소아의 경우는 임신 중의 경과나 생후부터 지금까지의 발달에 대해 듣는 것이 중요하다.
- 진단: 귀에 대한 소견뿐만 아니라 얼굴 모양과 머리, 안면 기형의 유무 등에도 주의한다.

● 검사값

- 순음 청력 검사: 청력 측정기를 사용해 각 주파수(음의 높이)에서 소리가 들리는 최소 임계값(소리의 크기)을 기록한 것이다. 기도 청력(외이도에서 고막, 이소골을 통해 내이에 전달되는 경로)과 골도 청력(머리에서 뼈를 통해 내이에 직접 전달되는 경로), 이 두 가지를 측정한다. 정상적인 청력으로 들을 수 있는 음역은 20~20000Hz 사이이다(그림 81-3). 난청의 정도 분류는 여러 가지로, 문헌에 따라 다르며 통합된 것은 아직 없는 상황이다. WHO(세계보건기구)에서 소개된 분류표 81-2를 첨부해 놓았다.
- 기타 청력 검사: 팀파노메트리·왜성분 이음향 방사(DPOAE), 유아 청력 검사, 뇌파 청력 검사(ABR), 영상 검사(CT·MRI), 어음 변별 검사 등이 있으며 필요에 따라 검사한다.

■ 표 81-2 WHO에 따른 난청의 정도 분류

분류	평균 청력 수준
정상 (No impairment)	25dBHL 이하
경도 난청 (Slight impairment)	26~40dBHL
중등도 난청 (Moderate impairment)	41~60dBHL
고도 난청 (Severe impairment)	61~80dBHL
심한 난청·농 (Profound impairment including deafness)	81dBHL 이상

dBHL: decibels hearing level

▌ 난청의 종류와 원인 규명에 따라 약물 요법, 수술 치료를 선택한다.
▌ 청력의 회복이 어려운 경우에는 보청기 및 인공 와우가 적응된다.

● 치료 방침

- 원질환에 따라 치료 방침이 다르다. 전음 난청은 약물 치료나 고막, 이소골 연쇄를 형성하는 수술을 하면 청력을 회복시킬 수 있는 경우가 있다. 감각신경 난청은 약물 치료가 중심이 되지만, 청력을 회복시키기는 어려운 경우가 많다. 청력은 시간이 지남에 따라 변화하기 때문에 경시적으로 청력의 변화를 보는 것이 중요하다.

● 약물 요법

- 난청에 사용되는 약물의 예를 표 81-3에 표시하였다.

Px 처방 예 중이염·외이염. 다음 중 하나를 사용한다.

1) 사와시린 정(250mg)　1회 1정　1일 3회　아침·점심·저녁 식사 후　← 항균제
2) 프로목스 정(100mg)　1회 1정　1일 3회　아침·점심·저녁 식사 후　← 항균제
3) 타리비드 이과용액 0.3%(5㎖)　1일 2회 점이　← 항균제

Px 처방 예 메니에르 병. 다음 중 하나를 사용한다.

1) 이소바이드액　1회 30㎖　1일 3회　아침·점심·저녁 식사 후　증상·연령에 따라 적절히 증감
　← 이뇨제

Px 처방 예 감각신경 난청. 다음 중 하나를 사용한다.

1) 아데포스 과립(100mg/g)　1회 100mg　1일 3회　아침·점심·저녁 식사 후　← 순환 개선제
2) 메티코발 정(0.5mg)　1회 1정　1일 3회　아침·점심·저녁 식사 후　← 비타민 제제

Px 처방 예 급성 감각신경 난청. 다음 중 하나를 사용한다.

1) 프레드닌(5mg)　30mg을 12일간에 걸쳐 점차적으로 감량 투여　← 부신피질 호르몬 제제

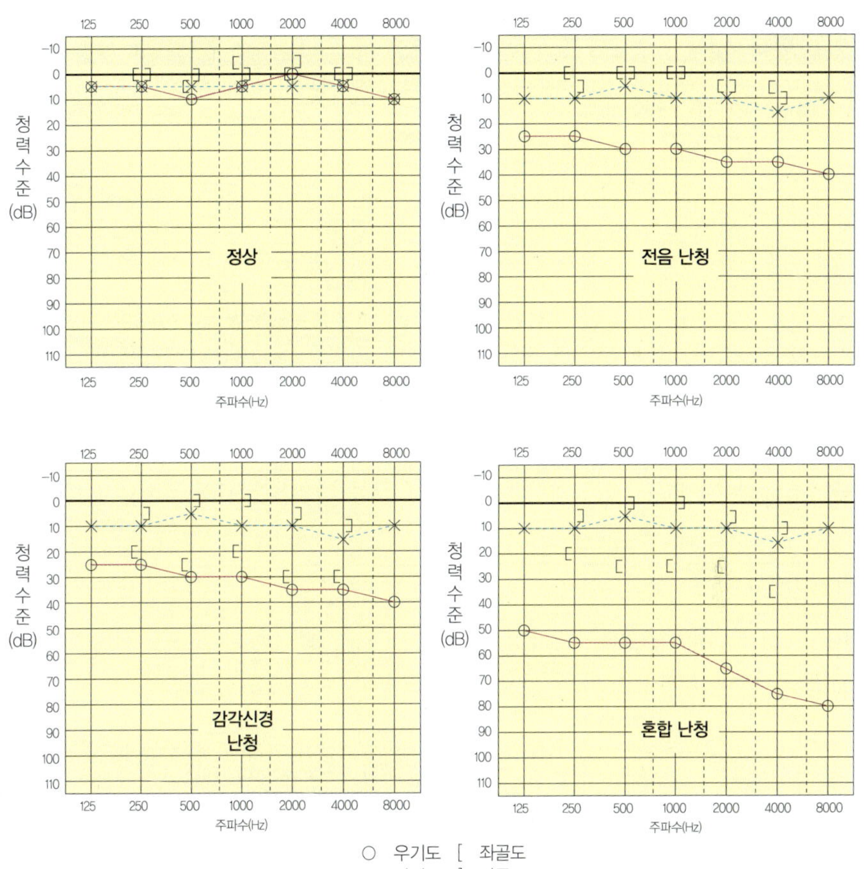

■ 그림 81-3 순음 청력 검사

2) 린데론 주 10mg을 10일간에 걸쳐 점차적으로 물방울 투여 ← 부신피질 호르몬 제제

● 수술 치료
• 난청에 관한 수술은 전음 난청에 대해 이루어지는 것이 대부분이다(표 81-4).
● 보청기
• 다른 치료법(외과적 치료, 약물 요법)으로 청력이 개선되지 않는 난청, 대화 등에 불편을 느끼는 경우 보청기를 착용한다. 노인성 난청일 때 사용되는 빈도가 높다.
• 제일 좋은 적응은 전음 난청이며, 소리를 증폭시켜 청각 효과를 얻을 수 있다. 감각신경 난청은 소리를 증폭시켜도 충분한 효과를 얻기 어렵다.
● 인공 와우
• 보청기를 사용해도 효과를 얻을 수 없는 심한 난청 환자에게 효과적이다. 언어 습득에 중요한 1, 2세까지는 착용을 하면 정상적인 언어 발달을 할 수 있다고 알려져 있으며, 선천성 난청에 대해서도 이루어진다.

■ 표 81-3 난청의 주요 치료제

분류	일반명	주요 상품명	약의 효과 메커니즘	주요 부작용
순환 개선제	아데노신삼인산 2나트륨 수화물	아데포스, ATP, 트리노신	혈관 확장에 따른 내이의 혈행 개선	안면 홍조, 두통, 소화 증상, 가려움증 등
	카리지노게나제	칼리크레인, 카르나크린, 사크레틴, 로사굿		
	덱스트란 40 · 유산 링거액	저분자 덱스트란 L	말초 순환 개선에 따른 내이의 혈행 개선	약물 알레르기, 소화기 증상 등
	바트록소빈	데피브라제	말초 순환 개선에 따른 내이의 혈행 개선	출혈 경향, 쇼크 등
비타민 제제	메코발라민	메찌코바루, 코바메틴, 반코민	말초신경 장애의 개선	거의 없음
부신피질 호르몬 제제	프레드니솔론	프레드닌, 프레드니솔론, 프레도한	항염증작용에 따른 바이러스성 내이염의 개선, 활성 산소의 억제, 면역적인 작용 원인 등	불면증, 보름달 얼굴, 위십이지장 궤양, 당뇨병, 녹내장, 감염증의 유발 · 악화
	베타메타손	린데론, 리네스테론		
이뇨제	이소솔비드	이소바이드, 메니에트	이뇨작용에 따른 내림프 수종 개선	소화기 증상, 두통 등
				간질성 폐렴, 유사 알도스테론증 등
프로스타글란딘 제제	알프로스타딜	파르크스, 주사용 프로스탄딘, 리풀	혈관 확장에 따라 내이로의 혈액 개선	약물 알레르기, 혈관통, 정맥염 등
거담제	L-카르보시스테인	무코다인	장애된 중이 점막을 치료하고, 섬모 운동을 회복하여 중이 축적액의 배설을 촉진	약물 알레르기, 소화기 증상, 간 기능 장애 등
소염 효소제	리소자임 염산염	노이팀, 아크딤, 레프트제	(부)비강염의 개선으로 이관 기능을 개선하고 내이 축적액의 배설을 촉진	
항진균제	비포나졸	마이코스폴	살균으로 외이염, 내이염 개선	
	클로트리마졸	엔페시드, 타온		
항균제(점이)	오플록사신	타리비드		
	포스포마이신 나트륨	이과용 호스미신 S		
	세프메녹심 염산염	베스트론		

■ 표 81-4 난청에 대한 외과적 치료

질환	주요 치료법	질환	주요 치료법
급성 중이염	고막 절개	고실경화증	고실 형성술
외상성 고막 천공	고막 형성술	외림프루	림프누관 폐쇄술
삼출성 중이염	고막 절개 · 고막 튜브 장치	메니에르 병	내림프낭 수술, 고막 튜브 장치
이경화증	등자골 수술		
만성 중이염	고실 형성술	청신경 종양	종양 적출술

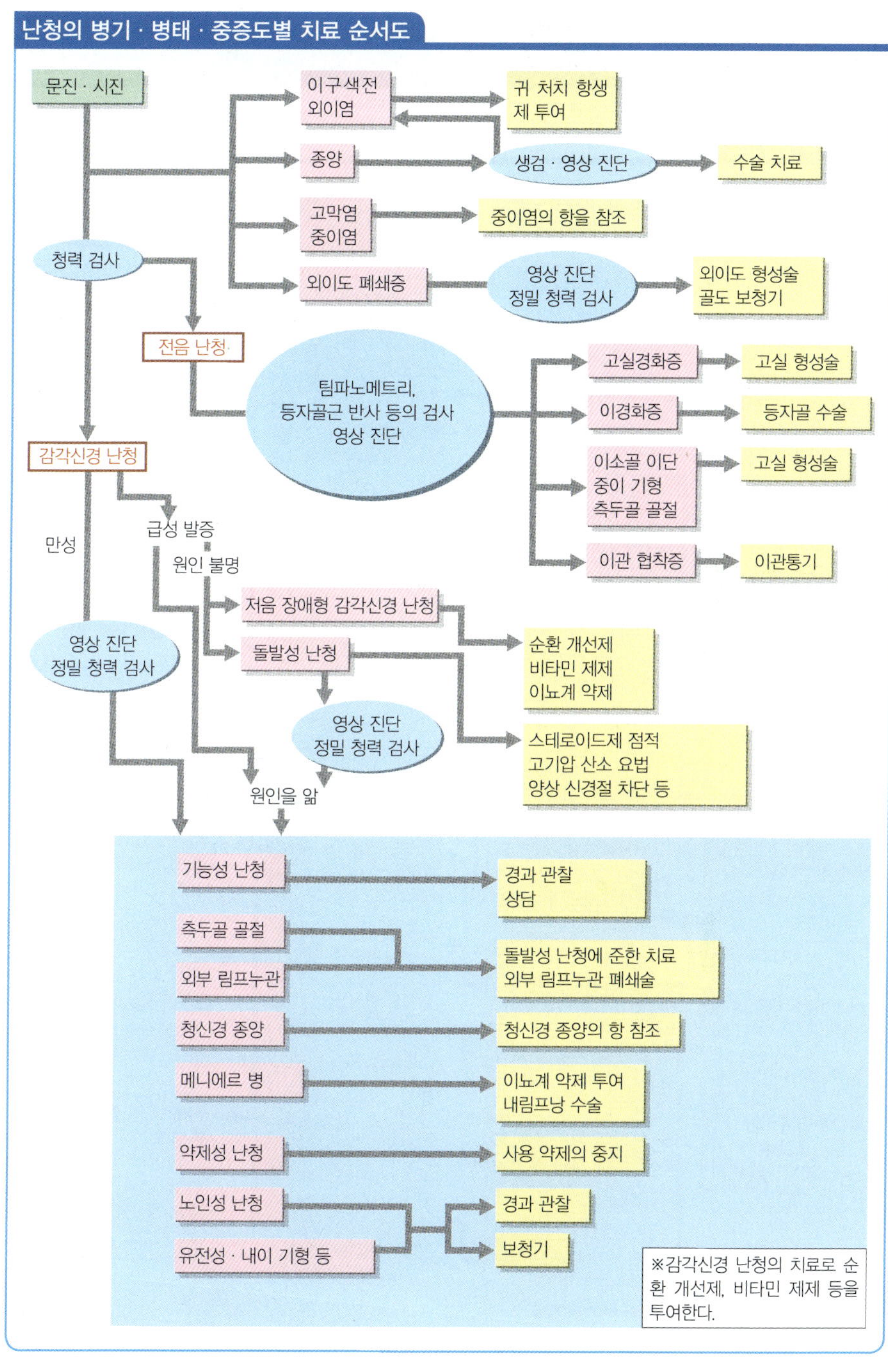
문진·시진
청력 검사
이구색전 외이염
귀 처치 항생제 투여
종양
생검·영상 진단
수술 치료
고막염 중이염
중이염의 항을 참조
외이도 폐쇄증
영상 진단 정밀 청력 검사
외이도 형성술 골도 보청기
전음 난청
팀파노메트리, 등자골근 반사 등의 검사 영상 진단
고실경화증
고실 형성술
이경화증
등자골 수술
이소골 이단 중이 기형 측두골 골절
고실 형성술
이관 협착증
이관통기
감각신경 난청
만성
급성 발증
원인 불명
저음 장애형 감각신경 난청
돌발성 난청
순환 개선제 비타민 제제 이뇨계 약제
영상 진단 정밀 청력 검사
영상 진단 정밀 청력 검사
스테로이드제 점적 고기압 산소 요법 양상 신경절 차단 등
원인을 앎
기능성 난청
경과 관찰 상담
측두골 골절
외부 림프누관
돌발성 난청에 준한 치료 외부 림프누관 폐쇄술
청신경 종양
청신경 종양의 항 참조
메니에르 병
이뇨계 약제 투여 내림프낭 수술
약제성 난청
사용 약제의 중지
노인성 난청
유전성·내이 기형 등
경과 관찰
보청기
※감각신경 난청의 치료로 순환 개선제, 비타민 제제 등을 투여한다.

81
난청

난청 환자의 간호

우에다 지요코

간호 과정 순서도

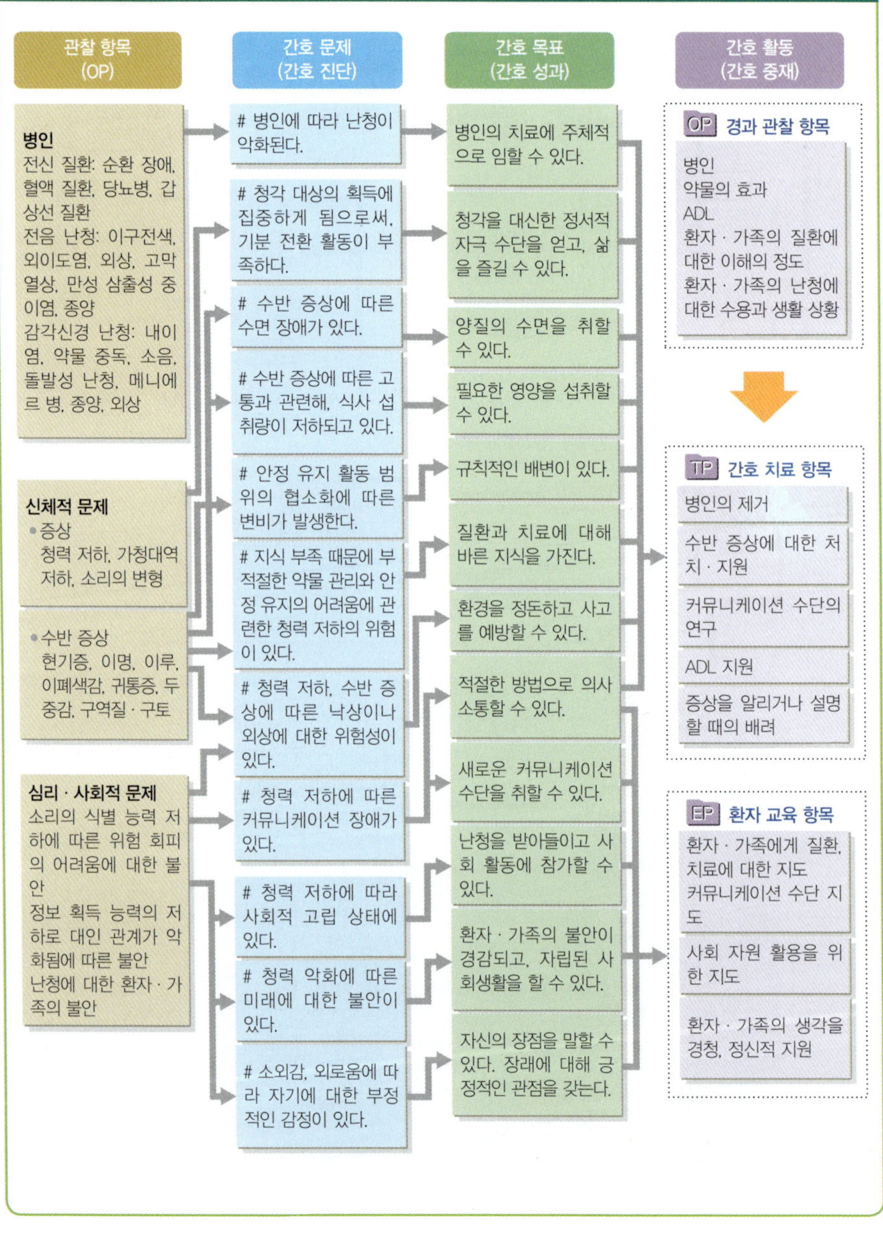

- 난청은 소리의 전도 경로 중 어느 부위에라도 문제가 발생하면 나타난다. 난청은 외계의 음성 기관인 이개, 외이도, 고막, 중이 등 소리가 전해지는 기구의 장애가 원인인 전음 난청과 복잡한 소리를 분석·통합하는 기능을 가진 내이 및 청신경, 뇌간, 대뇌 피질의 청각 전도 경로의 장애로 일어나는 감각신경 난청이 있다. 또한 난청의 발병 시기에 따라 선천성 난청과 후천성 난청(중도 난청)이 있다. 여기에서는 중도 난청 환자의 간호를 중심으로 설명한다.
- 난청은 청각 기관이 고장난 것이며, 외관으로 판단하기 어렵기 때문에 장애가 생활에 미치는 영향이 어느 정도인지 확인하기 어렵다. 난청 장애는 시기, 부위, 정도에 따라 다양한 특징이 있다. 난청 때문에 위험을 감지하는 능력이 저하되거나 타인과의 커뮤니케이션이 괴로워지고 은둔형외톨이가 되거나 외로움을 느끼는 경우도 있다. 환자 스스로가 장애를 수용하고 잔존 기능을 발휘할 수 있게 하는 지원이 중요하다.

Step1 영향 평가	Step2 간호 초점	Step3 계획	Step4 실시	Step5 평가

정보 수집	평가 관점과 근거·잠재적 간호 문제
전신 상태 파악	**청력 저하에 따른 환자의 신체적·정신적 상황을 이해함으로써 전인적 치료를 제공할 수 있다.** • 신체적 상태의 관찰 → 다음 항목 참조. • 검사 결과로 난청의 정도와 생활에 미치는 영향, 원질환을 파악한다. • 원질환에 따라 약물이 사용되기 때문에 정확하게 투여되고 있는지 확인한다. • 난청에 대한 인식, 원질환의 이해 정도를 파악한다. • 난청이 일상생활에 미치는 영향, 사회생활에 미치는 영향, 경제적 문제 등을 파악한다. • 난청에 대해 무엇이 불안한지, 알고 싶은 정보는 무엇인지 등을 파악한다. 🔍 잠재적 간호 문제 : 지식 부족에 따른 잘못된 약물 관리 및 안정 유지의 어려움에 관련한 청력 저하의 위험성이 있다.
청력 저하, 자각 증상, 타각 증상의 출현 상황, 정도, 생활에의 영향 관찰	**청력 저하의 정도, 자각 증상, 수반 증상이 어떻게 나타나고 생활에 영향을 미치는지를 관찰해, 난청의 진행 정도를 알면 간호 계획 수립에 효과적이다.** • 전음 난청은 전음기 중 한 부위가 고장 나 내이까지의 소리 전도가 방해되는 것이기 때문에 소리가 왜곡되는 것이 아니다. 소리를 크게 하면 언어음을 정확하게 수신할 수 있다. • 감각신경 난청은 전달된 소리를 뇌에서 인지할 때까지의 감각 기관인 내이, 상위 중추에 장애가 생긴 것이기 때문에, 소리의 수청 명료도가 나빠지고 특히 고음역의 청력이 저하되는 것이 특징이다. • 청력 저하에 따른 수반 증상으로는 귀 고름, 두통, 발열, 이폐감, 현기증, 이명 등이 있다. • 돌발적으로 급격하게 난청이 발병하고 현기증과 이명이 동반되는 경우는 돌발성 난청, 메니에르 병을 생각할 수 있다. • 난청으로 반복되는 귀 고름이 있는 경우 만성 중이염이 의심된다. 🔍 잠재적 간호 문제 : 청력 저하, 수반 증상에 따른 낙상이나 외상의 위험성이 있다./지식 부족에 따른 부적절한 약물 관리와 안정 유지의 어려움과 관련한 청력 저하의 위험성이 있다./청력 저하에 따른 커뮤니케이션 장애가 있다./청력 저하로 사회적 고립 상태에 놓여 있다./청각의 대상 획득에 집중한 데 따른 기분 전환 활동의 부족 **이루** • 외이도에서 배설되는 분비물의 총칭을 이루라고 한다. 이구, 외이도염, 중이염의 병인에서 유래한다. • 염증의 정도, 시기에 따라 장액성, 점액성, 농성, 혈성 등의 양상을 보이고 악취를 수반할 수 있다.

- 중이염의 경우, 발병 후 귀 고름이 나타날 때까지의 기간은 2, 3일이며, 항균제를 적절하게 사용해 이루의 감소를 돕는다. 이루의 세균학적 검사를 실시해 적절한 항균제를 투여한다.
- 이루가 지속적으로 배설되면 외이도와 귓바퀴가 더러워지고, 악취를 수반하는 경우도 있다.

🔍 잠재적 간호 문제 : 잘못된 약물 관리를 통해 이루가 지속되면 불쾌감, 일상생활에 지장을 준다.

귀통증

- 이통은 외이, 내이의 염증이 가장 많고, 이물질, 외상, 귀설 등이 병인이다. 모두 증상이 심하다. 내이 질환의 경우 귀통증보다는 두통을 느끼는 경우가 많다.
- 하악 관절과 치아, 설인신경 등의 질환과 편도선, 후두 감염, 종양의 경우에는 관련 통증으로 귀통증을 자각할 수 있다.
- 발병 부위는 귓바퀴 뒤의 유방 모양 돌기 주변이 많다. 이명, 발열, 귀 고름 등의 수반 증상을 동반하는 경우가 있다.
- 외이의 염증에 따른 통증은 씹거나 이관에 닿으면 심해진다.

🔍 잠재적 간호 문제 : 귀통증에 수반되는 증상과 관련된 고통, QOL의 저하/고통에 따른 식사 섭취의 감소/수반 증상에 따른 수면 장애/안정 유지, 활동 범위의 협소화에 따른 변비

이명

- 이명은 외적인 소리 자극이 존재하지 않음에도 불구하고 소리가 들리는 것처럼 느껴지는 소리 감각을 말하며, 환자 본인에게만 들리는 청각 이상감이다. 이명은 난청의 전구 증상인 경우도 있다.
- 외이에서 중이까지의 병변으로는 혈류의 증가와 염증 때문에 이명이 생기고, 병변의 치료와 함께 사라지는 특징이 있다. 내이에 병변이 미친 경우는 이명이 오래 남는다.
- 소리의 양상은, 저음성의 이명인 경우 중이 질환에 따른 것이 많고, 고음성인 경우는 내이성, 중추성 이명으로 되어 있다. 환자에 따라서 여러 가지 소리가 들린다.
- 환자에게 있어서는 고통스러운 소리지만, 크기는 10dB(데시벨) 이내인 경우가 대부분이다.
- 이명이 신경 쓰여 잠을 잘 수 없는 등 생활에 영향을 미칠 수 있다.

🔍 잠재적 간호 문제 : 지속되는 이명에 따른 집중력 감퇴, 식사 섭취량의 감소, 불면 등 생활에 지장

현기증(어지러움)

- 주위의 물체가 정지하고 있음에도 불구하고, 다양한 방향으로 움직이는 것처럼 보이고 직립 자세를 유지하기 어려운 상태이다. 환자는 눈앞이 캄캄해지거나 소용돌이처럼 회전하는 느낌이라고 표현하는 경우가 많다.
- 원인은 전정성과 비전정성으로 나뉜다. 전정성은 다시 중추성(청신경 종양 등)과 말초성(화농성 내이염, 약물 중독, 돌발성 난청, 메니에르 병 등)으로 나뉜다. 중추성의 경우는 운동감을 수반하지 않고, 흔들리는 감이 있으며 증상이 지속된다. 정도는 가볍고 의식 장애가 일어날 수 있으며, 이명, 난청은 동반하지 않는 경우가 많다. 평형 장애를 인정한다. 말초성의 경우는 운동감을 동반한 현기증이 일과성으로 반복된다. 현기증과 자율신경증은 비례하고, 이명, 난청을 동반하는 경우가 많다.

🔍 잠재적 간호 문제 : 현기증에 따른 불쾌감/자기관리 부족/고통에 따른 식사 섭취량의 저하/안정 유지, 활동 범위의 협소화에 따른 변비/청력 저하, 수반 증상에 따른 낙상이나 외상의 위험성

<table>
<tr><td>환자·가족의
심리·사회적
측면 파악</td><td>환자·가족이 난청 및 수반 증상을 어떻게 인식하고 있는지 확인한다. 난청을 제대로 이해하고 사회 복귀를 위해 잔존 기능을 활용한 새로운 커뮤니케이션방법을 획득하게 해주는 정신적 지원이 중심이 된다.
환자·가족은 갑작스런 청력 저하에 당황스럽고 장래에 대한 불안이 생긴다. 무력감과 분노 등의 정신적 갈등이 있다고 생각된다. 환자·가족이 장애를 수용하고, 장애를 가진 자신의 존재 가치를 인정하며 자립하기 위해서는 지속적인 정신적·사회적 지원이 필요하다.

●환자·가족의 생각을 경청하고 난청을 어떻게 받아들이고 대처하려는지 파악해, 그 생각에 따라 지원을 실시한다.
●환자·가족이 잘못된 인식을 갖고 있는 경우에는 부정적인 태도를 취하기보다 우선 이유를 들어본 다음에 올바른 정보를 제공하고 논의한다.
●갑자기 청력 장애가 발병해 어떻게 정보를 얻으면 좋을지 망설이고 있는 경우에는 환자·가족과 함께 정보를 얻을 수 있는 방법에 대해 생각한다.
●의사가 하는 검사 결과 및 치료 방침 등에 대한 설명을 할 때 간호사도 동석하고, 환자·가족이 물어보기 쉽도록 쉬운 표현으로 의역하거나 질문 등을 적극적으로 실시한다. 또한 환자·가족의 언행을 관찰하면서 현재의 건강 상태를 이해하고 있는지 확인한다.
●정확한 정보를 제공하기 위한 연구를 한다. 환자의 청력 정도에 따라 정상 청력 측보다 소리의 크기, 높이, 속도, 조용한 장소 등을 배려해, 환자와 마주하고 천천히 입모양을 보이면서 대화한다. 정보의 우선순위에 따라 이해하고 있는지 여부를 확인하며 전달한다. 또한 중요한 정보는 이해한 후에도 정보 노트에 기술하도록 설명한다.
●수반 증상이 있는 경우는 환자의 호소를 정확히 파악하고 대응한다.
🔍 잠재적 간호 문제 : 청력 장애에 따른 미래에 대한 불안/청력 저하에 따른 사회적 고립/소외감, 외로움에 따른 자신에 대한 부정적 감정이 있다.</td></tr>
</table>

Step1 영향 평가 　 Step2 간호 초점 　 Step3 계획 　 Step4 실시 　 Step5 평가

간호 문제 리스트

#1 청력 저하, 수반 증상에 따른 낙상이나 외상의 위험성이 있다(건강 지각-건강관리 패턴).
#2 지식 부족에 따른 잘못된 약물 관리와 안정 유지의 어려움과 관련된 청력 저하의 위험성이 있다(건강 지각-건강관리 패턴).
#3 청력 저하에 따른 커뮤니케이션 장애가 있다(역할-관계 패턴).
#4 청력 저하 때문에 사회적 고립 상태에 놓여 있다(역할-관계 패턴).
#5 청각의 대상 획득에 집중한 데 따른 기분 전환 활동이 부족하다(코핑-스트레스 내성 패턴).
#6 청력 악화에 따른 장래에 대한 불안이 있다(자기인식 패턴).
#7 소외감, 외로움에 따른 자신에 대한 부정적 감정이 있다(자기인식 패턴).
#8 수반 증상에 따른 수면 장애가 있다(수면-휴식 패턴).
#9 수반 증상에 따른 고통 때문에 식사 섭취량이 감소하고 있다(영양-대사 패턴).
#10 안정 유지, 활동 범위의 협소화에 따른 변비가 있다(배설 패턴).

간호의 우선순위 지침

●전음 난청은 외이 및 내이 질환으로 발병하기 때문에, 환자가 정상적인 내이 기능을 갖고 있고 소리가 제대로 전달된다면 청력의 회복이 가능하며 보청기 착용이 효과적이다. 감각신경 난청은 와우, 와우신경, 뇌신경 장애로 발병하기 때문에 보청기는 효과가 없다.
●각각의 원질환에 따라 약물을 이용하는 등의 적극적인 치료가 이루어지지만 반드시 치료 효과를 얻는다고는 할 수 없다. 오히려 그다지 기대할 수 없는 경우가 많다. 어떤 경우든 간에 난청이라는 현실을 받아들이고 청력 기능 훈련에 적극적으로 임해, 잔존 청력을 살리는 것이 중요하다.

81
난청

- 난청의 수용이 환자 본인의 심리에 어떤 영향을 미치는지 이해하고 환자의 생각에 따라 지원할 필요가 있다. 환자는 주위의 위험 감지 및 알림 등을 주의하지 않게 되어 인간관계에 불신감을 갖거나, 자신의 안전을 확보할 수 없다는 것에 대한 긴장과 고통·불안이 있어 생활의 행동 범위를 좁히고 두문불출하는 등이 일이 생길 수 있으므로, 이들을 자세히 관찰하도록 한다. 또한, 회화 능력 등을 파악하고 어떤 커뮤니케이션 수단을 사용할 수 있는지 환자·가족과 함께 생각하는 것이 중요하다.

Step1 영향 평가	Step2 간호 초점	Step3 계획	Step4 실시	Step5 평가

1

간호 문제	간호 진단	간호 목표(간호 성과)
#1 청력 저하, 수반 증상에 따른 낙상이나 외상의 위험성이 있다.	신체 손상 위험 상태 **위험 요인:** 감각 기능의 장애(현기증), 신체적 요인(휘청거림), 물리적 요인(보행 장애물)	〈**장기 목표**〉 청력 저하의 정도를 파악해 수반 증상이 완화되고, 손상이 일어나지 않는다. 〈**단기 목표**〉 1) 청력 장애 수준을 이해하고 약물 요법의 목적과 생활 조정의 중요성을 말할 수 있다. 2) 안전 예방책의 준수와 보조 도구를 활용할 수 있다.

간호 계획	중재 포인트와 근거
OP 경과 관찰 항목 - 청력 저하의 정도, 현기증, 휘청거리는 정도, 외관 상황의 관찰	○증상을 항상 확인한다. `근거` 증상의 진행 정도에 따라 위험 순위가 높아진다.
TP 간호 치료 항목 - 청력 장애와 수반 증상이 생활에 어떻게 영향을 미치고 있는지, 생활의 어려움을 파악한다. - 침대 주변 환경을 정리하고, 보행 공간을 확보한다. - 활동 능력에 따라 난간 또는 보조 도구를 사용하거나 지원방법을 검토한다. - 안정성이 있는 신체 동작을 취할 수 있도록 지원한다. - 경보, 사이렌, 비상 알림 등의 정보 제공방법을 환자와 함께 생각하고 지원한다.	○환자·가족을 확인하고 관찰한다. `근거` 낙상이나 외상 예방 대책을 검토하는 데 참고가 된다. ○방문 시 물품이 정돈되어 있는지 확인한다. `근거` 불필요한 물품은 보행에 방해가 되기 때문에 위험하다. ○보행 시 난간, 휠체어가 설치되어 있는지 확인한다. `근거` 안전한 이동을 보장한다. ○이동할 때 신발을 신고 있는지 확인한다. `근거` 발바닥의 기저 면을 넓게 해 안정된 자세를 취할 수 있다. ○사고 발생을 예방할 수 있는 방법을 지원한다. `근거` 환자와 함께 생각하고 검토해 사고에 대한 의식이 높아질 수 있도록 동기 부여를 한다.
EP 환자 교육 항목 - 환자·가족에게 위험물을 제거하도록 지도한다. - 약물 치료의 목적, 정확히 투여하는 것의 중요성, 또한 생활을 조정하는 것을 지도한다. - 난간이나 보조 기구를 사용해 환자의 속도로 행동할 수 있게 지켜본다. 가족도 같은 대응을 하도록 지도한다.	○정돈의 필요성을 설명한다. `근거` 낙상의 위험성을 인식한다. ○환자와 함께 복약 관리를 한다. `근거` 복약 사항의 준수를 유지하고 청력 저하, 수반 증상의 완화를 돕는다. ○안전한 이동방법을 확인한다. `근거` 안전한 이동방법을 이해하는 것은 위험 예방으로 이어진다.

2

간호 문제	간호 진단	간호 목표(간호 성과)
#2 지식 부족에 따른 부적절한 약물 관리 및 안정 유지의 어려움과 관련된 청력 저하의 위험성이 있다.	비준수 **관련 요인:** 계획된 치료 행동과 관련한 지식과 기술 **진단 지표** □ 증상 악화 현상 □ 객관적인 검사 결과	〈**장기 목표**〉 올바른 지식을 얻어 치료 지침을 준수할 수 있다. 〈**단기 목표**〉 1) 원질환을 이해하고 약물 요법의 목적이나 휴식의 필요성에 대해 말할 수 있다. 2) 복약 관리 및 안정의 필요성을 이해하고 실행할 수 있다.

<table>
<tr><th>간호 계획</th><th>중재 포인트와 근거</th></tr>
</table>

OP 경과 관찰 항목

- 청력 저하에 따른 증상의 출현 상황, 정도의 관찰(귀 통증, 귀 출혈, 귀 고름, 이폐감, 이명, 현기증 등)
- 순음 청력 검사

TP 간호 치료 항목

- 복약 시간을 지키고 양을 정확하게 투여할 수 있도록 환자와 함께 관리방법을 검토한다.
- 환자가 안정을 유지할 수 있도록 침대 주변의 손이 닿는 범위에 필요한 생활 용품을 정돈한다.

EP 환자 교육 항목

- 복약의 목적, 시간, 양을 설명하고 정확하게 복약할 수 있도록 지도한다.
- 급성기에 안정 요법의 지시가 있는 경우, 그 필요성 및 정도, 기간 등을 설명한다.

➡증상을 항상 관찰한다. **근거**증상의 악화는 준수의 저하가 원인인 경우도 있다.

➡계시적으로 청력의 변화를 관찰한다. **근거**청력은 시간이 경과함에 따라 변화한다.

➡환자와 함께 복약 계획을 확인한다. **근거**준수 사항을 유지할 수 있다.

➡필요로 하는 물품을 항상 확인하고 정리한다. **근거**침대에서의 생활을 원활하게 할 수 있다.

➡환자의 행동 변화를 격려한다. **근거**규정 준수의 정도를 높이는 것으로 이어진다.

➡생활상의 주의사항을 설명한다. **근거**불필요하게 움직이면 증상이 악화될 위험성이 높아진다.

<table>
<tr><th>3 간호 문제</th><th>간호 진단</th><th>간호 목표(간호 성과)</th></tr>
</table>

#3 청력 저하에 따른 커뮤니케이션 장애가 있다.

언어적 커뮤니케이션 장애
관련 요인: 노화, 염증, 신경 장애, 스트레스, 환경
진단 지표
☐ 부적절한 언어적 표현
☐ 보통의 커뮤니케이션 패턴을 이해, 유지하기 어렵다.

〈장기 목표〉 새로운 커뮤니케이션방법을 얻고, 의사소통을 원활하게 할 수 있다.
〈단기 목표〉 난청의 원인에 따른 방법으로 메시지를 받을 수 있다.

<table>
<tr><th>간호 계획</th><th>중재 포인트와 근거</th></tr>
</table>

OP 경과 관찰 항목

- 증상의 출현 상황, 정도의 관찰

- 소리의 크기, 높이, 말하는 속도, 말을 하는 위치 관찰

TP 간호 치료 항목

- 환자의 정면을 향하여 명확하고 명료하게 저음으로 말한다.

- 실내 소음을 작게 한다.

- 환자가 이해하기 어려운 단어는 다른 쉬운 말로 의역하여 표현한다.

EP 환자 교육 항목

- 환자가 익숙한 커뮤니케이션방법을 활용하도록 지도한다(보청기, 수화, 필담, 독순, 몸짓 등).
- 새로운 커뮤니케이션 수단을 이용해 사회 복귀가 어느 정도 가능한지 환자·가족과 함께 생각하고 지도한다.

➡들리는 방법의 정도를 확인한다. **근거**장애의 정도에 따라 커뮤니케이션방법을 검토해 참고로 한다.

➡환자가 알아듣기 쉬운 방법을 확인한다. **근거**활용할 수 있는 능력을 발견한다.

➡환자의 가청 범위에 따라 위치 등을 고려한다. **근거**타인의 입술을 독해할 수 있다. 감각신경 난청은 고음역의 청력이 현저히 저하된다.

➡라디오나 텔레비전의 소리를 끄고 말한다. **근거**잡음 때문에 대화를 듣기가 더욱 어렵다.

➡동일한 단어를 반복하지 않는다. **근거**집중력이 감퇴하고 초조감으로 연결된다.

➡청각을 대신하는 감각 기능을 이용한다. **근거**환자 자신의 관심과 의지를 존중한다.

➡보청기 장착 등을 지도한다. **근거**앞으로의 생활에 대한 전망을 계획하는 것이 삶의 의욕으로 이어진다.

<table>
<tr><td>4 간호 문제</td><td>간호 진단</td><td>간호 목표(간호 성과)</td></tr>
<tr><td>#4 청력 저하에 따른 사회적 고립 상태에 있다.</td><td>사회적 고립
관련 요인: 건강 상태의 변화
진단 지표
□ 핸디캡 현상
□ 대중 속에서 불안정한 상태
□ 은둔형외톨이</td><td>〈장기 목표〉 난청이라는 장애를 받아들이고 스스로 타인과의 관계를 만들 수 있다.
〈단기 목표〉 1) 생각을 표출할 수 있다. 2) 난청인 자신에 대해 말할 수 있다.</td></tr>
</table>

간호 계획	중재 포인트와 근거
OP 경과 관찰 항목	
• 초조감과 안정되지 않는 정도의 관찰	➡정신적 동요의 정도를 파악한다. 근거 장애 수용의 단계를 알 수 있다.
• 활동성(신체적·언어적)의 관찰	➡활동성의 저하 수준을 평가한다. 근거 타인과의 상호작용 상황을 파악한다.
TP 간호 치료 항목	
• 현재 품고 있는 생각을 표출할 수 있도록 경청하는 자세로 환자를 대한다.	➡청취 자세로 임한다. 근거 감정을 표출하는 것이 지금의 자신에 대해 생각하는 기회가 된다.
• 지금까지 어떤 방법으로 감정을 컨트롤해왔는지 확인하고 함께 방법을 검토한다.	➡감정의 코핑방법을 상기한다. 근거 지금까지 길러온 대처방법을 활용해 정신적인 동요를 줄인다.
EP 환자 교육 항목	
• 가족에게 느긋한 마음으로 대화하도록 지도한다.	➡항상 초조해하지 않도록 한다. 근거 환자 대화의 속도를 파악한다.
• 자신의 장점을 찾도록 지도한다.	➡항상 긍정적인 감정을 갖게 한다. 근거 환자가 자신감을 가질 수 있게 한다.

<table>
<tr><td>5 간호 문제</td><td>간호 진단</td><td>간호 목표(간호 성과)</td></tr>
<tr><td>#5 청각의 대상 획득에 집중함에 따라 기분 전환 활동이 부족하다.</td><td>비효과적인 코핑
관련 요인: 긴장을 완화시키는 패턴의 혼란
진단 지표
□ 정신 집중이 안 된다.
□ 코핑할 수 없다고 말로 표현한다.</td><td>〈장기 목표〉 청각을 대신하는 정서적 자극방법을 찾아내 생활을 즐길 수 있다.
〈단기 목표〉 릴랙스하는 법을 찾아낼 수 있다.</td></tr>
</table>

간호 계획	중재 포인트와 근거
OP 경과 관찰 항목	
• 긴장감, 피로감, 어깨 결림, 두통의 유무와 정도	➡청각 기능 훈련이 부담되진 않는지 관찰한다. 근거 심한 긴장 상태는 두통이나 구역질, 불면증 등을 일으킬 수 있다.
• 심계항진, 안면 홍조, 가슴의 답답함, 불면증의 유무와 정도	➡스트레스에 대한 생리적 변화를 관찰한다. 근거 기분 전환이 되고 있는지 파악한다.
TP 간호 치료 항목	
• 긴장 완화를 위한 지원을 한다(마사지, 온찜질, 목 스트레칭 등).	➡환자가 편안해지도록 지원한다. 근거 긴장과 스트레스를 해소하는 방법을 찾는다.
• 환자와 함께 일과를 계획한다.	➡하루를 보내는 방법에 변화를 준다. 근거 생활에 여가를 만들어 리듬을 준다.
• 새로운 커뮤니케이션 수단의 획득을 지원한다.	➡언제나 따뜻하게 지켜본다. 근거 환자 혼자서 청각 대상을 얻을 수 있는 것이 아님을 자각한다.

EP 환자 교육 항목

- 지금까지 해온 기분 전환방법을 상기하고, 생활속에서 재미를 찾아내는 방법을 지도한다.

➡ 기분 전환방법을 찾는다. **근거** 적절한 정서적 자극을 주고 생활 속에서 즐거움을 찾으면 의욕적으로 임할 수 있다.

6 간호 문제	간호 진단	간호 목표(간호 성과)
#6 청력 악화에 따른 미래에 대한 불안이 있다.	**불안** **관련 요인:** 건강 상태, 경제적 상태, 역할 기능에 대한 위협 **진단 지표** □ 맥박 수의 증가, 혈압의 상승 □ 불면 □ 문제 해결 능력의 약화	〈장기 목표〉 향후 생활의 전망을 명확히 하고 불안을 경감할 수 있다. 〈단기 목표〉 1) 불안을 표출할 수 있다. 2) 효과적인 코핑을 이용할 수 있다.

간호 계획	중재 포인트와 근거
OP 경과 관찰 항목 • 증상의 출현 상황, 정도의 관찰(심장박동 수와 호흡 수의 증가, 혈압의 상승, 심계항진)	➡ 불안의 수준을 평가한다. **근거** 교감신경이 자극을 받고 있는 상황인지 아닌지 파악한다.
TP 간호 치료 항목 • 환자의 생각을 경청하고 공감하는 태도로 대한다. • 지금까지 해온 코핑을 상기하고, 그것을 이용할 수 있도록 돕는다. • 퇴원 후의 생활을 어떻게 보내고자 하는지 확인하고 환자의 생각에 부응해 방법을 지원한다.	➡ 불안의 내용을 명확히 한다. **근거** 간호의 방향성을 모색한다. ➡ 효과적인 코핑의 활용을 격려한다. **근거** 불안의 완화로 이어진다. ➡ 향후 생활에 대한 전망을 확인한다. **근거** 계획에 대해 말하면서 자기를 반성해보는 기회를 갖게 된다.
EP 환자 교육 항목 • 지역의 관련 기관 및 환자 모임, 사회 자원의 활용에 대해 지도한다.	➡ 원하는 정보를 제공한다. **근거** 정보를 얻는 것은 불안의 해소로 이어지고, 동병자들이 심리적인 지원이 된다.

7 간호 문제	간호 진단	간호 목표(간호 성과)
#7 소외감, 외로운 감정에서 생겨난 자기에 대한 부정적인 감정이 있다.	**자존감 상황적 저하** **관련 요인:** 기능 장애, 사회적 역할의 변화 **진단 지표** □ 자기 부정적인 발언을 한다. □ 상황을 잘 처리할 수 없을 것이라고 자기 자신을 평가한다.	〈장기 목표〉 청력 장애에 대한 자신의 감정과 생각을 말로 꺼내고 표현할 수 있다. 〈단기 목표〉 1) 자신의 장점을 말할 수 있다. 2) 청력 장애에 대한 생각을 표출할 수 있다.

간호 계획	중재 포인트와 근거
OP 경과 관찰 항목 • 자기를 부정하는 언행의 유무 • 수면, 식욕, 일상생활 행동의 상황 등의 관찰	➡ 자신의 능력에 대해 부정적인 자기 평가를 하고 있지 않은지 항상 관찰한다. **근거** 증상의 악화는 소외감, 외로움을 더욱 확대시켜 사회 복귀를 어렵게 한다.
TP 간호 치료 항목 • 청력의 정도와 치료, 경과, 예후에 대해 의문점이 없는지 확인하고, 있으면 의사와 제휴하면서 지원한다. • 환자의 생각, 의견을 공감적으로 받아들이고 그 생각에 따른 지원을 실시한다.	➡ 질환에 대한 올바른 인식을 갖는다. **근거** 오해는 불안을 강화시키고 스트레스가 된다. ➡ 항상 긍정적인 언행으로 지원한다. **근거** 환자 자신이 스스로의 능력, 장점을 찾아내는 기회로 만든다.

81

난청

EP	환자 교육 항목

• 자신에 대한 생각, 견해를 표출하도록 지도한다.

➡ 현재 자신을 어떻게 받아들이고 있는지 확인한다. **근거** 청각 장애인이 된 자신을 돌아보는 기회로, 향후 전망에 대해 떠올려볼 수 있게 한다.

8 간호 문제	간호 진단	간호 목표(간호 성과)
#8 수반 증상에 따른 수면 장애가 있다.	**불면** **관련 요인:** 불안, 환경 인자(익숙하지 않은 환경), 잦은 낮잠 **진단 지표** ☐ 잠들기나 수면 지속의 어려움 호소 ☐ 잠에서 깨어나지 못함을 호소	〈장기 목표〉 수반 증상이 완화되고, 하루의 수면 패턴과 활동의 균형을 취할 수 있다. 〈단기 목표〉 1) 약물을 정확히 복용할 수 있다. 2) 수면을 방해하는 원인을 명확하게 말할 수 있다. 3) 하루 동안의 생활 계획을 세울 수 있다.

간호 계획	중재 포인트와 근거

OP	경과 관찰 항목

• 수반 증상(이명, 귀 고름, 귀통증, 두통, 현기증 등)

• 약에 대한 부작용
• 불면증과 관련된 증상(피로감, 식욕 저하, 낮잠 상황, 수면제의 사용 상황)의 정도, 외관 상태의 관찰
• 수반 증상의 원질환에 대한 인식 확인

• 입면의 어려움, 수면 지속의 어려움, 수면에 대한 불만감의 유무

➡ 증상은 항상 확인한다. **근거** 증상의 악화는 평가 저하가 원인이 될 수도 있다.

➡ 질환에 대한 인식을 저하시키지 않는다. **근거** 치료법 준수를 유지할 수 있다.
➡ 수면 상태를 파악한다. **근거** 숙면을 취할 수 있도록 연구한다.

TP	간호 치료 항목

• 환자와 함께 하루 동안의 활동 계획을 세운다.

• 낮잠이 1시간 이상 지속되지 않도록 지원한다.

➡ 환자와 함께 활동 계획을 세운다. **근거** 하루 생활 계획에 환자가 적극적으로 참여함으로써 실행이 용이하게 된다.
➡ 낮잠의 양과 시간을 제한한다. **근거** 밤에 수면을 유지하기 어려워진다.

EP	환자 교육 항목

• 약의 작용 · 부작용에 대해 설명하고 정확한 양, 정해진 시간에 복용하도록 지도한다.

➡ 환자가 약에 대한 인식을 하게 한다. **근거** 약물에 대해 이해하는 것은 규정 준수 향상으로 이어지고, 수반 증상 등을 경감할 수 있다.

9 간호 문제	간호 진단	간호 목표(간호 성과)
#9 수반 증상에 따른 고통 때문에 식사 섭취량이 저하된다.	**영양 섭취 소비 균형 이상: 필요량 이하** **관련 요인:** 음식 섭취를 하지 않음, 심리적 요인(불안) **진단 지표** ☐ 이상적인 체중보다 20% 이상 적은 체중 ☐ 1일 권장 식품 섭취량보다 적은 양의 불충분한 음식 섭취에 대한 호소	〈장기 목표〉 수반 증상이 완화되고 경구 섭취량을 증가시킬 수 있다. 〈단기 목표〉 1) 식사 섭취의 필요성에 대해 설명할 수 있다. 2) 수반 증상의 치료방법에 대해 설명할 수 있다.

<table>
<tr><th>간호 계획</th><th>중재 포인트와 근거</th></tr>
</table>

OP 경과 관찰 항목
- 수반 증상과 그에 따른 고통 등의 정도, 외관 상황의 관찰
- 식사 섭취량, 식사의 내용

TP 간호 치료 항목
- 식사 전후에 양치질이나 브러싱을 지원한다.

- 식사 시에 편안한 자세, 안정된 분위기로 섭취할 수 있도록 지원한다.

EP 환자 교육 항목
- 환자가 먹고 싶은 음식을 고단백, 고칼로리 식품으로 선택할 수 있도록 환자·가족에게 지도한다.
- 수반 증상의 완화를 위한 치료방법에 대해 의사와 제휴하면서 설명한다.

➡ 항상 증상을 관찰한다. **근거** 수반 증상이 환자에게 주는 고통이나 식욕에의 영향을 파악한다.

➡ 구강 내 청결을 유지한다. **근거** 구강 내 불편한 점이 없어져 식욕 증진으로 이어진다.
➡ 식사 시의 환경을 정돈한다. **근거** 느긋한 식사 환경은 고통 등을 잊게 할 수 있다.

➡ 소량이라도 영양가 있는 음식을 섭취한다. **근거** 소량의 음식은 위장에 부담이 없다.
➡ 생활상의 주의사항도 포함해 설명한다. **근거** 원질환의 치료방법에 대한 이해는 준수의 향상뿐만 아니라 불안 해소로도 이어진다.

---

10 간호 문제	**간호 진단**	**간호 목표(간호 성과)**
#10 안정 유지, 활동 범위의 감소에 따른 변비가 있다.	**변비** **관련 요인:** 부족한 신체 활동, 최근에 일어난 환경 변화 **진단 지표** □ 배변 횟수의 감소 □ 배변 시 몸의 자세 □ 장 음의 약화 □ 배변 시 따르는 통증	〈장기 목표〉 규칙적인 배변 활동을 하고 배변 시 통증이나 불편 증상이 없다. 〈단기 목표〉 1) 2일 이내로 규칙적인 배변 활동을 한다. 2) 배변을 무리하게 힘주지 않고 배설할 수 있다.

<table>
<tr><th>간호 계획</th><th>중재 포인트와 근거</th></tr>
</table>

OP 경과 관찰 항목
- 증상의 출현 상황, 정도의 관찰
- 배변 횟수, 변의 양상
- 복명, 장 연동 소리

TP 간호 치료 항목
- 매일 일정한 시간에 배변하도록 돕는다.

- 충분한 수분과 식이 섬유가 많은 음식의 섭취를 촉진한다.

- 복부 마사지나 온찜질, 체위 변환, 정해진 범위 내에서의 운동을 할 수 있도록 지원한다.

EP 환자 교육 항목
- 변의가 있으면 반드시 배변하도록 지도한다. 안정 요법 시에는 환자가 신경 쓰이지 않도록, 프라이버시를 충분히 배려한다.

➡ 배변 시의 상태를 확인한다. **근거** 변비의 정도를 파악한다.

➡ 배변 습관을 확립한다. **근거** 조건 반사에 따른 배변 습관을 가질 수 있다.
➡ 경구 섭취 상황을 확인한다. **근거** 수분 부족은 변을 딱딱하게 하며, 식이 섬유는 장내에 기계적인 자극이 된다.
➡ 장의 연동운동을 촉진하는 지원을 한다. **근거** 마사지 등은 장관 자극과 혈액 순환을 좋게 하고 장 연동을 촉진시킨다.

➡ 배변을 억제하지 않는다. **근거** 변의를 느끼기 어려워지거나 생리적 자극에 반응하기 어려워진다.

병기·병태·중증도별 관리 포인트

【급성기】 어떠한 병인으로 급격하게 청력 저하가 일어난 시기이다. 예후를 가장 좌우하는 시기이고 수반 증상에 따른 고통도 있으며, 불안이 크다고 생각된다. 이러한 상황에 처한 환자에게는 원인 규명을 위해 신속한 검사와 치료 수행을 지원하고, 치료 효과를 관찰한다. 병이 영향을 미치는 생활에 대한 지원 및 정신적 지원을 실시한다.

【만성기】 적극적인 치료가 끝나고 청력이 더 이상 복구되지 않는 현실을 직면하게 되는 시기이다. 병인이 된 질환과 난청이라는 현실을 직시하고 새로운 커뮤니케이션 수단을 취할 수 있도록 지원한다. 또한 앞으로의 생활을 전망하고 사회 복귀를 향한 지원이 중점이 된다.

【유지기】 잔존 기능을 유지·활용하여 사회생활에 적응할 수 있도록 한다. 또한 가족의 지원 체제에 대한 확인·조정을 실시하고, 사회 자원의 효과적인 활용방법을 검토한다.

간호 활동(간호 중재) 포인트

검사·치료 지원

- 진단 시 문진은 소리에 강약을 붙여 환자의 반응을 관찰함으로써 청력의 정도를 알 수 있다. 시진은 외이도의 귀지와 귀 고름을 본다. 난청의 개선책을 생각하는 데 도움이 된다.
- 이경 검사, 순음 청력 검사를 통해 큰 소리 범위의 한계와 들리지 않는 소리의 성질을 추정할 수 있다. 어음 청력 검사는 일상생활에서 청력 장애의 정도를 추정할 수 있으므로, 환자와의 커뮤니케이션에 활용한다.
- 염증성 난청에는 항균제, 돌발성 난청은 안정, 부신피질 호르몬 제제, 혈관 확장제 등이 사용되므로 복약 관리를 철저히 하고 부작용에 유의한다.
- 환자가 병동 외부에서 검사를 받는 경우에는 해당 검사와 관련된 간호사에게 미리 환자의 청력 정도, 커뮤니케이션방법을 알려준다.
- 검사 예정이거나 내복약 등의 변경이 있는 경우에는 항상 환자와 함께 기재한 용지를 확인한다.

낙상 사고 방지

- 원내 방송이나 긴급 사태의 정보는 개별적으로 알리는 것임을 미리 설명해둔다. 또한 같은 병실 환자에게도 이해를 구하고 협력을 얻는다.
- 이명, 두통, 현기증 등 불쾌한 수반 증상을 자각하고 있다면 병실 환경(침대 난간, 난간, 복도, 화장실, 세면장)을 안전하게 정돈하고, 밝은 조명을 설치한다.
- 자동차 소리나 사람의 발소리 등을 들을 수 없는 경우가 많아 차와 사람을 순간적으로 피할 수 없기 때문에 침착한 걸음, 행동을 취하도록 지도한다.

청력 저하의 정도에 따른 커뮤니케이션 지원

- 환자의 정면을 바라보고 입은 크게 벌리며 천천히 명확하게 발음한다.
- 대화는 조용하고 안정된 환경에서 느긋한 기분으로 한다.
- 언어 이외의 의사소통방법도 검토하고 사용한다(필담, 몸짓, 손가락 문자, 수화, 독순).
- 환자가 이해하기 어려운 말은 반복하지 말고 쉬운 언어로 바꿔 말한다.
- 보청기를 착용하는 경우는 서두르지 말고 단계적 장착 훈련을 지도한다. 훈련을 계속하기 위해서는 가족의 협력도 필요하므로, 가족도 훈련 대상이 된다.

자기관리 지원

- 안정 치료 시에는 침대 주위에 생활에 필요한 물품들을 정리해둔다.
- 샤워를 할 수 없는 경우는 전신을 닦아서 깨끗이 하고, 세발이나 구강 관리를 지원한다.
- 귀통증이 있으면 부드러운 음식을 준비한다.

환자·가족의 심리·사회적 문제 지원

- 환자·가족의 청력 장애에 대한 생각 등을 경청하고, 환자·가족이 스스로 해결할 수 있도록 지원한다.
- 의사와 연계하여, 난청의 원질환에 대해 환자·가족에게 알기 쉽게 설명하고 불안을 해소할 수 있도록 지원한다.

- 사회 복귀를 위해, 가정환경의 정비나 사회 자원의 활용 등 필요한 지원을 실시한다.
- '환자 모임' 등을 소개하고, 고민을 나누거나 새로운 커뮤니케이션 수단을 얻기 위한 연구에 대해 배울 수 있는 장소를 제공한다.

퇴원·요양 지도

- 퇴원 후에도 정기적으로 진찰과 청력 검사를 받아 청력의 정도를 측정해야 할 필요성에 대해 설명한다.
- 상기도 감염을 예방하기 위해 외출 후 손 씻기, 양치질을 권장한다.
- 새로운 커뮤니케이션 수단을 활용할 수 있도록 '수화 모임'이나 '환자 모임'을 소개해주고 활동 범위를 확대할 수 있도록 지원한다.
- 사회에 복귀한 환자의 체험담을 들을 수 있는 기회를 마련해, 장애 극복 과정을 학습하고 삶의 의욕을 지속시킬 수 있도록 지원한다.
- 보청기 착용의 경우, 자기관리에 대해 지도한다. 보청기의 큰 소리 때문에 청력이 악화되는 경우가 있기 때문에 소음이 있는 장소에서는 사용 횟수와 볼륨을 최소화한다. 보청기를 정기적으로 점검한다.
- 교통량이 많은 장소로의 외출은 가족이나 주위 사람들이 함께하도록 지도한다.
- 청력 장애인에게 도움이 되는 보조 장비(전화 부속 장치, PC 통신, 실내 신호 장치, 경보 시스템, 문자 방송 어댑터, 팩스 등)에 대한 정보를 제공한다.

| Step1 영향 평가 | Step2 간호 초점 | Step3 계획 | Step4 실시 | Step5 평가 |

평가 포인트

간호 목표 달성도
- 낙상에 따른 외상이나 사고를 일으키는 일 없이 일상생활을 할 수 있는가?
- 올바른 복약 관리 및 안정 치료를 유지하고 수반 증상이 개선되었는가?
- 새로운 커뮤니케이션 수단을 확보하고 ADL을 할 수 있는가?
- 장애를 받아들이고 타인과의 관계를 만들어 나갈 수 있는가?
- 청각 이외의 기능을 살려 삶을 즐기는 방법을 찾을 수 있는가?
- 향후 삶에 대한 전망을 세워, 환자·가족은 심신이 안정된 가정생활을 준비하고 있는가?
- 환자는 청력 장애를 가진 상태에서 감정과 생각을 표현할 수 있는가?
- 수면 장애 없이 ADL을 할 수 있는가?
- 수반 증상이 완화되고 경구 섭취가 증가했는가?
- 배변 활동이 규칙적으로 되고 복부 불편감이 없어졌는가?

81
난청

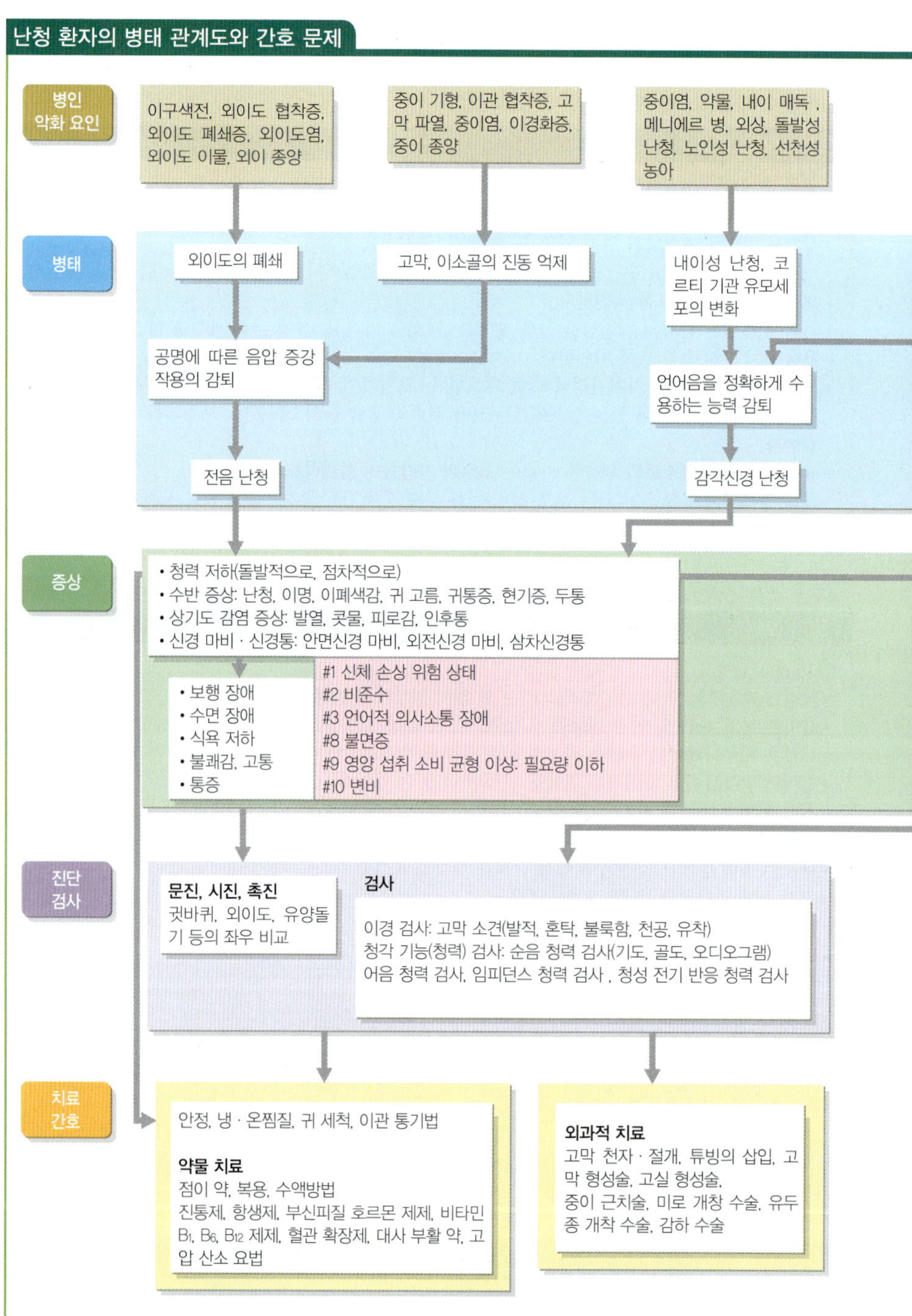
병인
악화 요인

이구색전, 외이도 협착증, 외이도 폐쇄증, 외이도염, 외이도 이물, 외이 종양

중이 기형, 이관 협착증, 고막 파열, 중이염, 이경화증, 중이 종양

중이염, 약물, 내이 매독, 메니에르 병, 외상, 돌발성 난청, 노인성 난청, 선천성 농아

병태

외이도의 폐쇄

고막, 이소골의 진동 억제

내이성 난청, 코르티 기관 유모세포의 변화

공명에 따른 음압 증강 작용의 감퇴

언어음을 정확하게 수용하는 능력 감퇴

전음 난청

감각신경 난청

증상

• 청력 저하(돌발적으로, 점차적으로)
• 수반 증상: 난청, 이명, 이폐색감, 귀 고름, 귀통증, 현기증, 두통
• 상기도 감염 증상: 발열, 콧물, 피로감, 인후통
• 신경 마비 · 신경통: 안면신경 마비, 외전신경 마비, 삼차신경통

• 보행 장애
• 수면 장애
• 식욕 저하
• 불쾌감, 고통
• 통증

#1 신체 손상 위험 상태
#2 비준수
#3 언어적 의사소통 장애
#8 불면증
#9 영양 섭취 소비 균형 이상: 필요량 이하
#10 변비

진단
검사

문진, 시진, 촉진
귓바퀴, 외이도, 유양돌기 등의 좌우 비교

검사

이경 검사: 고막 소견(발적, 혼탁, 불룩함, 천공, 유착)
청각 기능(청력) 검사: 순음 청력 검사(기도, 골도, 오디오그램)
어음 청력 검사, 임피던스 청력 검사 , 청성 전기 반응 청력 검사

치료
간호

안정, 냉 · 온찜질, 귀 세척, 이관 통기법

약물 치료
점이 약, 복용, 수액방법
진통제, 항생제, 부신피질 호르몬 제제, 비타민 B₁, B₆, B₁₂ 제제, 혈관 확장제, 대사 부활 약, 고압 산소 요법

외과적 치료
고막 천자 · 절개, 튜빙의 삽입, 고막 형성술, 고실 형성술, 중이 근치술, 미로 개창 수술, 유두종 개착 수술, 감하 수술

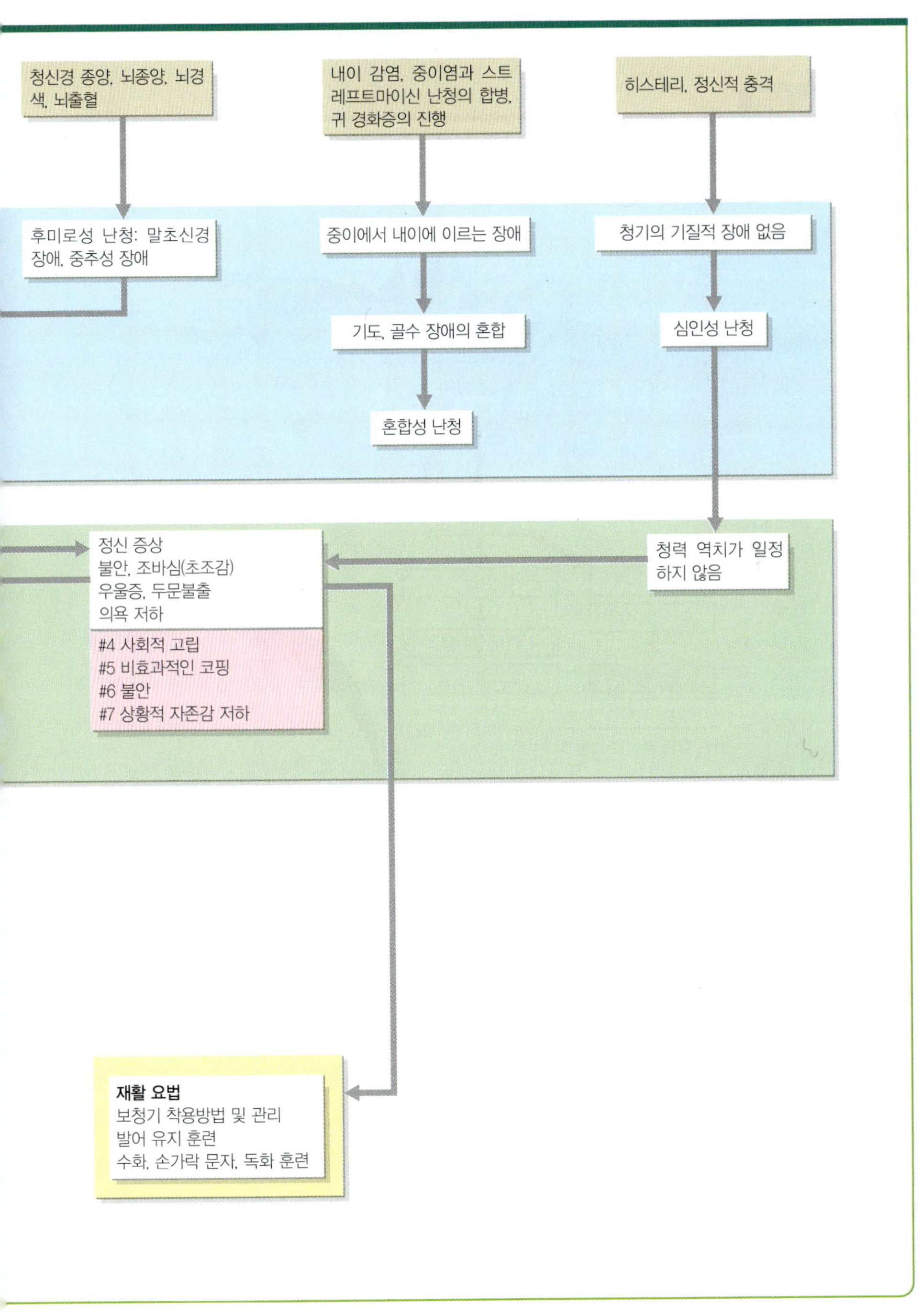
청신경 종양, 뇌종양, 뇌경색, 뇌출혈
내이 감염, 중이염과 스트렙토마이신 난청의 합병, 귀 경화증의 진행
히스테리, 정신적 충격
후미로성 난청: 말초신경 장애, 중추성 장애
중이에서 내이에 이르는 장애
청기의 기질적 장애 없음
기도, 골수 장애의 혼합
심인성 난청
혼합성 난청
정신 증상
불안, 조바심(초조감)
우울증, 두문불출
의욕 저하
#4 사회적 고립
#5 비효과적인 코핑
#6 불안
#7 상황적 자존감 저하
청력 역치가 일정하지 않음
재활 요법
보청기 착용방법 및 관리
발어 유지 훈련
수화, 손가락 문자, 독화 훈련

구와하타 유코 · 기타무라 오토

눈으로 보는 질환

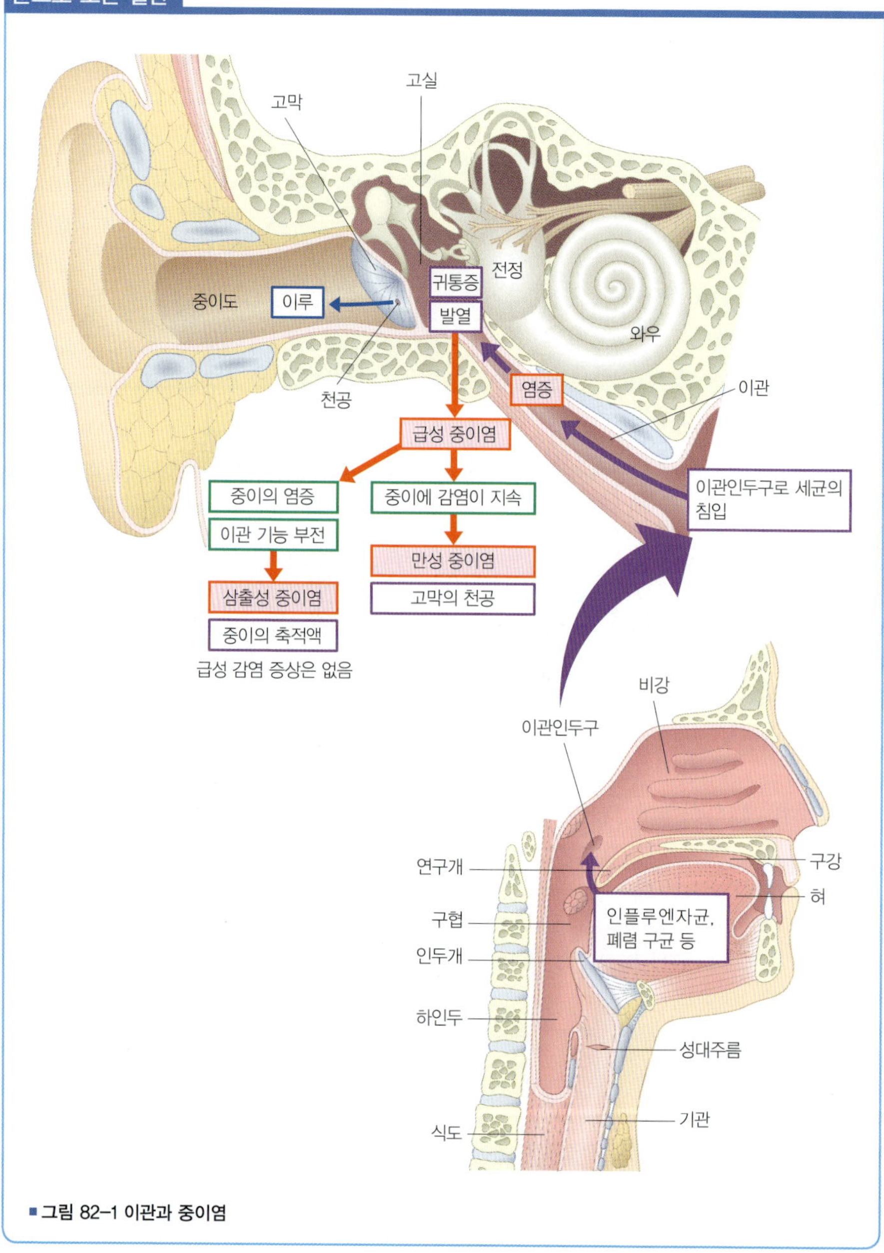

■ 그림 82-1 이관과 중이염

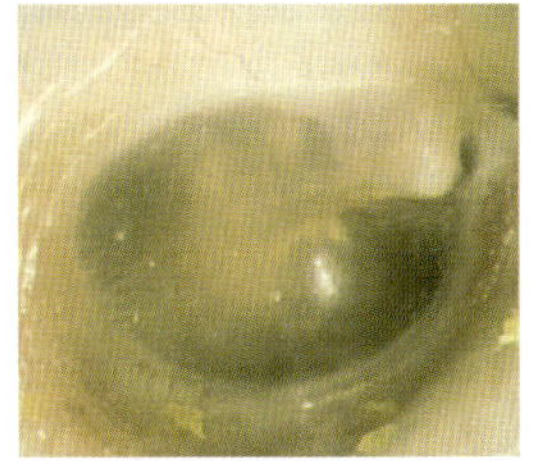
a. 4세 남아의 정상 고막

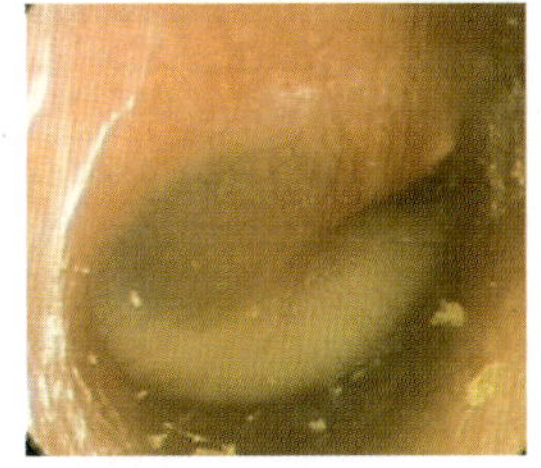
b. 중이염에 걸린 고막 소견

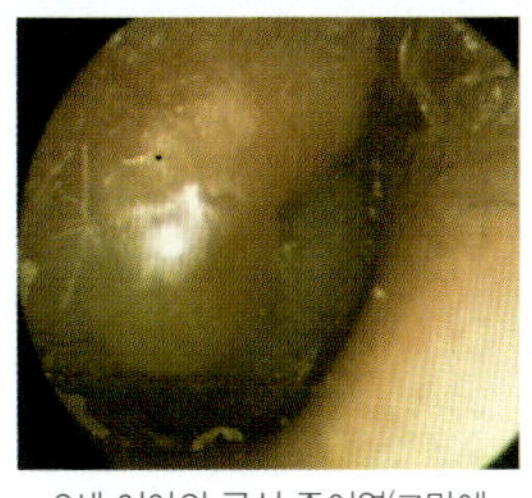
c. 3세 여아의 급성 중이염(고막에 수포를 합병)

■ 그림 82-2 중이염의 소견

A. 급성 중이염

병태 생리

- 급성 중이염은 급성으로 발병한 중이의 감염증이다.
- 주로 귀통증, 발열, 귀 고름을 동반한다.

병인 · 악화 요인

- 비인강의 기염균이 이관(그림 82-1)을 통해 감염되는 경우가 많기 때문에, 감기 등의 상기도 급성 염증에 이어 발병한다.
- 기염균으로, 인플루엔자균, 폐렴 구균, 모락 셀라 · 카타라리스가 많이 검출된다.
- 3세 이하의 유아, 어린이집에 다니는 아동이나 기초 질환으로 당뇨병이 있는 경우에는 반복 또는 중증화하기 쉽다.
- 기타 특수한 경우로, 결핵성 중이염이나 호산구성 중이염 등이 있다.

역학 · 예후

- 이관 기능이 미숙한 유아와 아동에게 발병하는 대표적인 상기도염이며, 겨울철에 많다.
- 적절한 치료를 통해 2~3주 동안 치료하지만, 삼출성 중이염으로 이행할 수 있다.
- 항균제 내성균의 검출이 증가하고 있어 문제가 되고 있다.

증상

- 3대 증상은 귀통증, 발열, 귀 고름이다.
- 이폐감이나 난청, 현기증을 호소하는 경우가 있다.
- 유아는 기분이 나쁘고, 귀에 손을 대는 등으로 발견할 수 있다.
- 중이 축적액을 배농하여 통증은 줄이고 해열한다.

진단 · 검사값

- 임상 증상과 고막 소견이 결정적인 단서가 된다.
- 고막의 발적, 두껍게 부풀고 또는 중이의 축적 액이나 고막 천공, 귀 고름 등이 관찰되는 것으로 진단되고 임상 증상과 함께 중증 정도를 판정한다.
- 검사값
- 이루 또는 비인강을 닦는 액으로 세균 배양 검사를 실시하여 기염균을 동정한다.

분류	일반명	주요 상품명	약의 효과 메커니즘	주요 부작용
페니실린계 항균제	아목시실린 수화물 (AMPC)	사와시린, 아모린, 파세토신, 화이도시린	그람 양성 세균·음성 세균의 세포벽 합성을 억제	설사·묽은 변, 식욕 부진, 발진
	아목시실린 수화물·크라브란산칼륨 (CVA/AMPC)	클라바목스	AMPC의 작용 이외에 β 락타마제를 불가역적으로 억제한다.	설사·묽은 변, 발진
세펨계 항균제	세프트리악손나트륨 수화물(CTRX)	로세핀	세균의 세포벽 펩티드글리칸 가교 형성을 억제한다.	호산구 증가, 과민증
	세프디토렌피복실 (CDTR–PI)	메이액트	세균의 세포벽의 합성을 저해한다.	설사·묽은 변 등의 소화기 증상, 발진 등의 알레르기 증상

합병증

● 염증이 심하고 확대되면 유양돌기염, 안면신경 마비, 내이염, 뇌막염, 뇌농양 등이 발병할 수 있다.

치료법

● 치료 방침
● 국소 처치와 약물 치료를 기본으로, 귀 고름 제거 등 귀 청소 및 콧물 흡인 등이 필수 항목이다.
● 약물 요법
● 중증도에 따른 약물 선택이 내성균의 출현을 억제하기 때문에 중요하다.

Px 처방 예 치료 순서도를 참고로 다음을 선택한다.

1) 사와시린(AMPC)　상용량 13.3mg/kg/회　1일 3회　아침·점심·저녁 식사 후(40mg/kg/일)
　고용량 26.6mg/kg/회　1일 3회　아침·점심·저녁 식사 후(80mg/kg/일)　← 페니실린계 항균제
2) 클라바목스(CVA/AMPC)　48.2mg/kg/회　1일 2회　아침·저녁 직전　← 페니실린계 항균제
3) 메이액트(CDTR–PI)　상용량 3mg/kg/회　1일 3회　아침·점심·저녁 식사 후(9mg/kg/일)
　고용량 6mg/kg/회　1일 3회　아침·점심·저녁 식사 후(18mg/kg/일)　← 세펨계 항균제
4) 로세핀(CTRX)　30mg/kg/회　1일 2회　점적 정맥 주사(60mg/kg/일)　← 세펨계 항균제

B. 삼출성 중이염

병태 생리

● 중이에 축적액이 있지만, 귀의 통증이나 발열 같은 급성 감염 증상이 없는 중이염이다.
● 중이의 염증과 이관 기능 부전이 관여하고 이관인두구로 정상적인 배액이 상실된 상태.

병인·악화 요인

● 소아의 급성 중이염이나 부비강염 등의 상기도 감염에 이어 발병하는 경우가 많다.
● 아데노이드 증식증에서는 이관인두구의 폐쇄를 일으켜, 이관 기능 부전에 빠지기 쉽다.

역학·예후

● 4~8세 유아와 노인에게 많은 분포를 나타낸다.
● 구개열이나 상인두 종양 환자에서는 삼출성 중이염이 높은 비율로 나타난다.
● 유아기에 오래 발병하면 언어 발달 지연이 발생할 수 있다.

증상

● 주된 증상은 난청, 이폐감이다.

분류	일반명	주요 상품명	약의 효과 메커니즘	주요 부작용
마크로라이드계 항균 약	클라리스로마이신	클라리스, 클라리시드	세균의 단백질 합성을 저해한다.	복통·설사 등의 소화기 증상, 간 기능 검사치 이상
거담제	L-카르보시스테인	무코다인	점액 구성 성분을 조정한다.	식욕부진, 설사, 발진

- 귀통증이 없기 때문에 유아는 증상을 호소하지 않고, TV의 음량을 높이는 등으로 알아차리는 경우가 많다.

진단 · 검사값

- 황색을 띤 중이의 축적액이 보이는 특징적인 고막 소견으로 진단한다.
- 검사값
- 경도에서 중등도의 전음 난청을 보이며, 고막의 가동성이 떨어진다.
- 성인에서는 상인두 종양을 감별하기 위해 비인강 관찰을 충분히 실시한다.

합병증

- 부비강염, 급성 중이염, 아데노이드 증식증, 구개열, 상인두 종양

치료법

- 치료 방침
- 원인인 비인두 질환을 먼저 치료한다.
- 약물 요법
- **Px 처방 예** 이유로 다음의 처방을 적절히 결합한다.
- 무코다인 정(500mg)　1회 1정　1일 3회　아침·점심·저녁 식사 후　← 거담제
- 클라리스 정(200mg)　1회 1정　1일 1회　아침 식사 후　← 마크로라이드계 항균제
- 수술 치료
- 상기에서도 나아지지 않는 경우 다음을 시행한다.
  - 고막 절개: 중이의 축적액을 배액.
  - 고막 튜브 삽입술: 재발의 경우.
  - 아데노이드 절제술: 아데노이드 증식증.
  - 상인두 생검: 상인두 종양.

C. 만성 중이염

병태 생리

- 중이에 감염이 지속된 결과, 고막에 천공을 일으켜 고실강, 유돌강에 만성 염증성 변화가 생긴 상태이다.

병인 · 악화 요인

- 중이 내의 잦은 급성 염증이 만성 염증으로 이행한 상태.
- 유착성 중이염, 고실경화증, 진주종성 중이염 등 다양한 형태를 취한다.

역학 · 예후

- 감염이 조절되고 병변의 정도가 가벼운 경우에는 고실 형성술에 따라 청력 개선을 기대할 수 있다.

증상

- 난청 및 반복성 이루.

82
중이염

분류	일반명	주요 상품명	약의 효과 메커니즘	주요 부작용
세펨계 항균제	세프디토렌피복실	메이액트	세균의 세포벽 합성을 저해한다.	설사 · 묽은 변 등의 위장 장애, 발진 등의 알레르기 증상
이비인후과용 항균제제	오플록사신	타리비드 이비인후과용 액	세균의 DNA 복제를 억제한다.	통증 · 가려움증

진단 · 검사값

- 고막 천공, 육아, 이소골 결손 등의 이경 소견 또는 영상 소견으로 진단한다.
- 검사값
- 청력 검사에서 다양한 정도의 전음 난청 또는 혼합 난청이 나타난다.
- 급성 악화 시에는 세균 배양 검사를 실시한다.
- CT에 의한 측두골 병변을 평가한다.

합병증

- 뇌농양, 뇌막염 등의 두개내 합병증.
- 진주종성 중이염은 현기증, 안면신경 마비 등이 발병할 수 있다.
- ※진주종성 중이염은 편평 상피세포가 중이강에 침입하여 증식한 것으로, 주위의 뼈를 파괴하면서 서서히 커진다. 주머니 모양의 내강은 상피낙층물이 퇴적하여, 진주처럼 보이기 때문에 이름이 붙여졌다.

치료법

- 치료 방침
- 귀 고름을 멈추게 하기 위해 귀를 깨끗이 청소하고 소독 등의 국소 처치가 중요하다.
- 약물 요법
- 내성균의 출현이 많기 때문에 배양 시 약물 감수성 검사를 실시하여 적절히 효과적인 항균제로 변경한다.

Px 처방 예
- 메이액트 MS 정(100mg)　1회 1정　1일 3회　아침 · 점심 · 저녁 식사 후　← 세펨계 항균제
- 타리비드 이비인후과용액 0.3%(5㎖/개)　1일 2회　점이　← 이비인후과용 항균 제제

- 수술 치료
- 고막 성형술: 청력 개선이나 감염을 제어한다.
- 고실 성형술: 진주종성 중이염 등에 이루어져 고실 병변의 제거와 전음을 재건하여 청력 개선이 기대된다.

급성 중이염의 병기 · 병태 · 중증도별 치료 순서도

■ 소아 급성 중이염의 치료

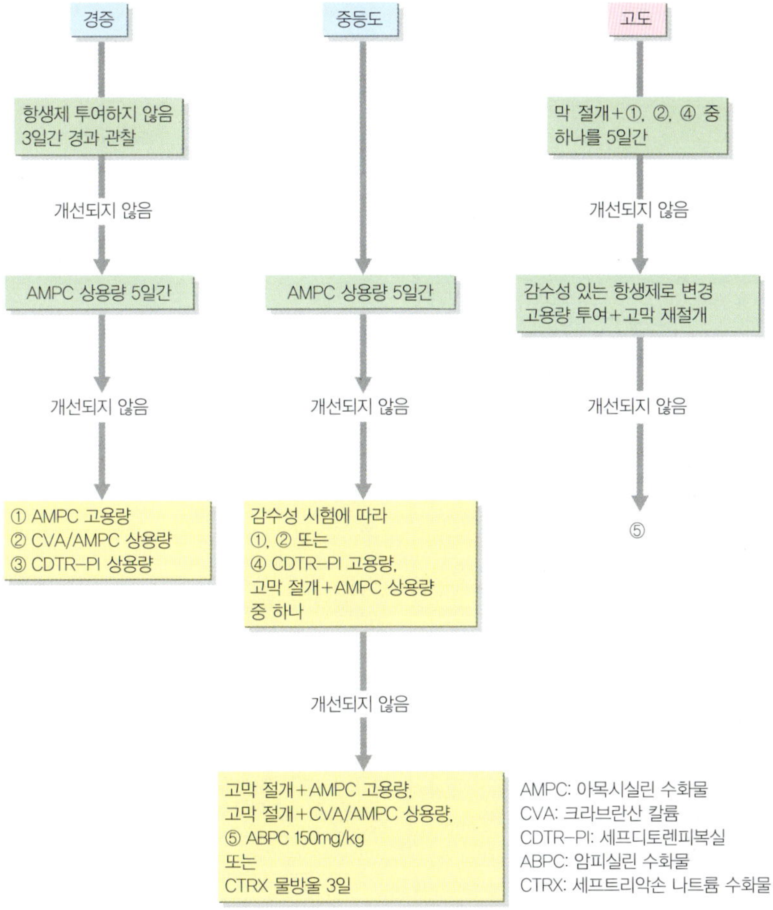
경증
항생제 투여하지 않음 3일간 경과 관찰
개선되지 않음
AMPC 상용량 5일간
개선되지 않음
① AMPC 고용량
② CVA/AMPC 상용량
③ CDTR-PI 상용량
중등도
AMPC 상용량 5일간
개선되지 않음
감수성 시험에 따라 ①, ② 또는 ④ CDTR-PI 고용량, 고막 절개+AMPC 상용량 중 하나
개선되지 않음
고막 절개+AMPC 고용량, 고막 절개+CVA/AMPC 상용량, ⑤ ABPC 150mg/kg 또는 CTRX 물방울 3일
고도
막 절개+①, ②, ④ 중 하나를 5일간
개선되지 않음
감수성 있는 항생제로 변경 고용량 투여+고막 재절개
개선되지 않음
⑤

AMPC: 아목시실린 수화물
CVA: 크라브란산 칼륨
CDTR-PI: 세프디토렌피복실
ABPC: 암피실린 수화물
CTRX: 세프트리악손 나트륨 수화물

※고막 소견, 귀 고름, 귀통증, 발열, 연령 등의 임상 증상을 점수화하여 분류
※진통, 해열을 목적으로 아세트아미노펜(10mg/kg)을 돈복
※적절히 정장 약을 처방

(일본이비인후과학회, 일본소아이비인후과학회, 일본이비인후과감염증연구회 편: 소아 급성 중이염 진료 가이드라인 2009년판 개정 2판, p54~55, 금원출판, 2008)

우에다 지요코

간호 과정 순서도

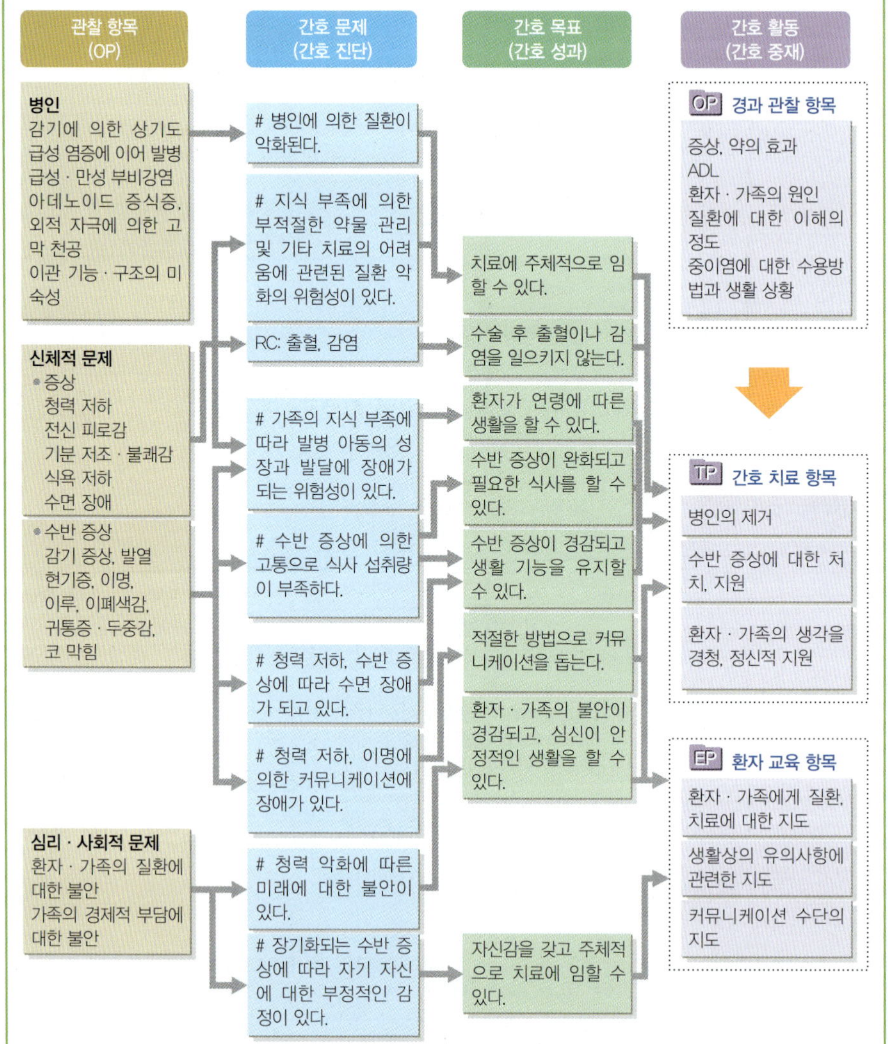

관찰 항목 (OP)	간호 문제 (간호 진단)	간호 목표 (간호 성과)	간호 활동 (간호 중재)

병인
감기에 의한 상기도 급성 염증에 이어 발병
급성 · 만성 부비강염
아데노이드 증식증, 외적 자극에 의한 고막 천공
이관 기능 · 구조의 미숙성

신체적 문제
- 증상
  청력 저하
  전신 피로감
  기분 저조 · 불쾌감
  식욕 저하
  수면 장애
- 수반 증상
  감기 증상, 발열
  현기증, 이명,
  이루, 이폐색감,
  귀통증 · 두중감,
  코 막힘

심리 · 사회적 문제
환자 · 가족의 질환에 대한 불안
가족의 경제적 부담에 대한 불안

\# 병인에 의한 질환이 악화된다.

\# 지식 부족에 의한 부적절한 약물 관리 및 기타 치료의 어려움에 관련된 질환 악화의 위험성이 있다.

RC: 출혈, 감염

\# 가족의 지식 부족에 따라 발병 아동의 성장과 발달에 장애가 되는 위험성이 있다.

\# 수반 증상에 의한 고통으로 식사 섭취량이 부족하다.

\# 청력 저하, 수반 증상에 따라 수면 장애가 되고 있다.

\# 청력 저하, 이명에 의한 커뮤니케이션에 장애가 있다.

\# 청력 악화에 따른 미래에 대한 불안이 있다.

\# 장기화되는 수반 증상에 따라 자기 자신에 대한 부정적인 감정이 있다.

치료에 주체적으로 임할 수 있다.

수술 후 출혈이나 감염을 일으키지 않는다.

환자가 연령에 따른 생활을 할 수 있다.

수반 증상이 완화되고 필요한 식사를 할 수 있다.

수반 증상이 경감되고 생활 기능을 유지할 수 있다.

적절한 방법으로 커뮤니케이션을 돕는다.

환자 · 가족의 불안이 경감되고, 심신이 안정적인 생활을 할 수 있다.

자신감을 갖고 주체적으로 치료에 임할 수 있다.

OP 경과 관찰 항목

증상, 약의 효과
ADL
환자 · 가족의 원인 질환에 대한 이해의 정도
중이염에 대한 수용방법과 생활 상황

TP 간호 치료 항목

병인의 제거

수반 증상에 대한 처치, 지원

환자 · 가족의 생각을 경청, 정신적 지원

EP 환자 교육 항목

환자 · 가족에게 질환, 치료에 대한 지도

생활상의 유의사항에 관련한 지도

커뮤니케이션 수단의 지도

- 중이는 인두와 고실을 연락하는 고막과 내이 사이에 있는 길이 3.5cm의 관강이며, 고막, 고실, 이관, 유돌동, 유돌봉소로 구성된다. 주로 고막과 이소골에 따라 소리를 증폭시키는 역할을 하고 있으며, 약 30dB(데시벨)의 음압 증강작용이 있다.
- 중이염은 삼출성 중이염, 급성 중이염, 만성 중이염(단순 화농성 중이염, 진주종성 중이염)으로 나뉜다.
- 중이염은 이관을 통해 감기에 의한 상기도의 급성 염증(비염, 비인강염, 급성 편도염)에 이어 발생하는 것이 많기 때문에, 콧물과 가래가 있는 기침이 계속되면 진료를 받을 것을 설명하고 양치질과 손 씻기를 지도한다. 이환 환자의 나이는 유아부터 아동기에 가장 많기 때문에 보호자의 지도도 중요하다. 또한 중이염은 비강에서 비인강, 이관, 유돌봉소의 감염으로 관찰해나갈 필요가 있다.
- 급성 중이염은 감기에 걸린 후 콧물, 가래가 있는 기침이 며칠 동안 계속된 후, 갑자기 귀통증, 귀 고름이 생기고 발열을 동반하는 경우가 많다. 항생제의 복용이나 점이 약이 치료의 중심이 되기 때문에 약물이 유효하게 작용하기 위해 정확한 양, 시간을 지키도록 설명한다. 급성 중이염 발병 후 3개월이 지나도 귀 고름이 인정되는 경우 만성 중이염으로 이행했다고 생각한다. 단순 화농성 중이염은 귀 고름이 계속되지만 생명의 위험은 적다. 하지만 진주종성 중이염은 두개내 합병증을 일으켜 생명을 위협할 수도 있으므로, 청력 저하(난청)의 정도, 두통, 편두통, 후두부를 두들기는 것 같은 통증 증상, 현기증이나 구토 등의 일과성 미로 증상 유무의 관찰이 필요하다.

Step1 영향 평가	Step2 간호 초점	Step3 계획	Step4 실시	Step5 평가

정보 수집	평가 관점과 근거 · 잠재적 간호 문제
전신 상태의 파악	중이염에 따른 환자 및 가족의 신체적 · 정신적 상황을 이해함으로써 전인적 치료를 제공할 수 있다. • 신체적 상태의 관찰 → 다음 항목 참조. • 검사 결과에서 질환의 정도와 생활에 미치는 영향, 원 질환을 파악한다. • 원 질환에 따라 약물이 사용되기 때문에 정확하게 투여되고 있는지 확인한다. • 중이염에 대한 인식, 원 질환의 이해 정도를 파악한다. • 중이염이 주는 생활에의 영향, 사회생활에 미치는 영향, 경제적 문제 등을 파악한다. • 중이염에 대해 환자가 불안하게 느끼고 있는 것, 알고 싶은 정보 등을 파악한다. 🔍 잠재적 간호 문제 : 지식 부족 때문에 잘못된 약물 관리 및 기타 치료의 어려움으로 질환이 악화될 위험성이 있다./가족의 지식 부족으로 발병 아동의 성장 · 발달이 장애가 될 위험성이 있다.
자각 · 타각 증상의 부위, 외관 상황, 정도의 관찰	중이염의 악화 정도, 자각 증상, 수반 증상이 어떻게 나타나고 어떻게 생활에 영향을 미치고 있는지를 관찰하여 중이염의 진행 정도를 알고, 간호 계획을 수립할 수 있다. **급성 중이염** • 염증의 정도에 따라 증상은 다양하며 서서히 나타나는 경우와 급격히 나타나는 경우가 있다. • 이통: 먼저 이폐색감이 나타나고, 압박감, 다음으로 찌르는 듯한 귀통증, 또는 귀 주위에 분산된 귀통증이 발생한다. 고막이 천공하면 나아진다. • 발열: 일반적으로 발열 염증의 정도에 따라 나타난다. 경증은 38.0℃, 중증에서는 39.0℃ 전후에서 오한전율을 동반하는 경우가 있다. 이 경우는 혈중 감염도 의심된다. 배농하면 서서히 해열된다. 부적절한 약물 관리에 따라 내성균이 출현하고 발열이 지속되는 경우도 있다. • 이루: 이루는 처음 장액 혈성에서 다량, 3~4일 또는 1~2주간 지속된다, 그 사이 점차 장액 농성에서 고름으로 바뀌고 양도 감소한다. • 유돌면의 압통, 두통, 현기증이 보이며, 소아의 경우는 식욕부진을 일으킬 수 있다.

- 농성의 이루가 3주 이상 지속되는 경우는 고실 이외의 부위에 염증이 확산되고 있거나 합병증을 일으키고 있을 가능성도 생각할 수 있다.
- 이명과 난청: 난청은 이명과 함께 반드시 발생하는 증상이다. 이명은 초기에는 박동성으로 지속성인 경우도 있다. 병변이 흡수되면서 청력이 회복되지만, 때로는 영구적으로 청력 장애를 남길 수도 있다.

🔍 **잠재적 간호 문제** : 고막의 염증에 의한 귀통증, 두통과 관련한 수면 장애 및 생활에의 지장/지식 부족 때문에 잘못된 약물 관리 및 기타 치료의 어려움에 관련된 질환 악화의 위험성이 있다./청력 저하, 이명을 동반한 커뮤니케이션 장애가 있다./수반 증상이 일으키는 고통 때문에 식사 섭취량이 감소하고 있다.

만성 중이염

약물의 자기관리가 안 되고 반복 감염을 일으키며, 심지어 급성 중이염이 악화되어 3개월을 경과하여도 이루가 지속되는 경우 만성 중이염을 생각한다.

- 이루: 양상은 보통 농성 또는 점액 농성이지만, 고실 하부의 병변에서는 장액성이다.
- 고실 벽에 폴립이 생긴 경우는 빈혈이 된다. 냄새는 보통 무취이지만, 세균 감염, 뼈의 파괴를 수반하는 경우는 악취가 난다. 이루 중에 크림 같은 물질이 섞여 있고, 악취가 심한 경우는 가성 진주종을 생각한다. 이루의 양상, 양, 냄새의 변화를 항상 관찰하고 악화되는 것을 조기 발견할 필요가 있다.
- 난청: 일반적으로 전음 난청이지만, 감각신경 난청을 동반한 혼합 난청의 경우도 있다. 난청의 정도는 고막 천공의 크기, 화농의 지속, 분비물의 양, 점막의 종창, 고실 내에 있는 결합식의 유착, 내이의 장애 등 각소의 요인에 달려있다. 생활에 어떤 불편이 생기고 있는지, 난청이 생활에 미치는 영향을 확인하고 지원에 활용할 필요가 있다.
- 귀통증 · 두통: 육아 등에 의한 이루의 배출 장애와 뇌농양 등 중이 · 내이의 염증이 원인으로 발병하는 경우가 있으므로, 통증의 유무, 부위, 정도, 특성을 관찰할 필요가 있다.
- 신경 장애: 고실신경의 마비는 고실 상부의 병변에 따라 발병하는 경우가 있어, 미각 장애가 일어난다. 또한 안면신경 마비는 유돌동 부근 또는 고실 내에서 안면신경관의 파괴에 따라 발생한다. 증상으로 얼굴 모양의 변형, 발음 이상 등을 수반하는 경우가 있다.
- 현기증(어지러움): 염증에 의한 뼈 파괴가 뼈 미로에 이르는 경우 지속적인 현기증이 일어난다. 이것은 심각한 증상이며, 현기증의 정도, 지속 시간, 수반 증상(부동감, 휘청거림, 구역질 · 구토, 안구진탕 등)의 유무를 확인한다.

🔍 **공동 문제** : 출혈, 감염

🔍 **잠재적 간호 문제** : 청력 저하, 이루 등의 수반 증상이 장기간에 따른 고통 · 불안/내이염, 뇌농양, 수막염 등의 두개내 합병증, 이성 안면신경 마비 등의 중이염 합병증에 따른 생활에 미치는 영향, QOL의 저하/현기증이나 수반 증상에 따른 낙상이나 ADL의 장애

급성 유양돌기염

급성 중이염이나 만성 중이염의 급성 악화 시에 이어 발병한다. 고실의 염증이 진행되고 유돌동, 측두골의 함기봉소에 이르러, 점막의 부종, 세포 침윤, 뇌의 축적을 일으켜, 골막염이나 골막하 농양을 형성하고, 두개내 합병증을 일으킬 수 있다.

- 통증: 유돌기 부위의 자발적 통증, 압통이 나타난다.
- 이루: 다량의 이루가 박동성으로 천공에서 유출되어 나오는 경우가 많다. 이루가 갑자기 정지되고 체온이 상승하며, 통증이 심해질 때는 병변이 횡정맥동, 두개내 등으로 발전했음을 예측한다.
- 귀 주위의 부종: 유돌기 부위의 골막 비후, 피부 발적, 귀 뒤쪽 부종이 보인다.
- 청력 장애: 중이 침습의 정도에 따라 고도의 난청 등 다양하지만, 일반적으로 진행성으로 완고하다.

	- 전신 증상: 전신 피로감, 불면증, 식욕부진을 호소하는 경우가 있으므로 충분히 관찰한다. 🔍 공동 문제 : 출혈, 감염 🔍 잠재적 간호 문제 : 유양돌기염, 수반 증상에 따른 전신 피로감/청력 저하, 수반 증상에 따라 수면 장애가 되고 있다./식욕부진에 관련된 자기관리의 부족
환자 · 가족의 심리 · 사회적 측면의 파악	환자 · 가족이 질환이나 수반 증상을 어떻게 인식하고 있는지를 확인한다. 중이염이라는 질환을 올바르게 이해하고 건강 회복을 위한 약물의 자기관리를 바르게 할 수 있도록 지원이 필요하다. 환자 · 가족은 치료가 장기화되면서 회복에 대한 조바심이나 수반 증상의 악화에 따른 미래에 불안을 느끼는 한편, 치료에 전념하는 것에 무력감을 느끼는 가운데 치료를 중단해버리는 경우도 있다. 적극적으로 치료에 전념할 수 있도록 지속적인 정신적 · 사회적 지원이 필요하다. - 환자 · 가족의 생각을 경청하고, 질환을 어떻게 받아들이고 어떻게 대처하려는지를 파악하고 그 생각에 따라 지원을 실시한다. - 환자 · 가족이 잘못된 인식을 갖고 있는 경우 부정적인 태도를 취하는 것이 아니라, 그렇게 생각하는 이유를 들은 다음, 올바른 정보를 제공하고 상의한다. - 환자 · 가족이 질환을 앓고 있으면서 생활에 불편한 것이 없는지 확인하고 그것에 따른 대책을 함께 생각한다. - 의사가 하는 검사 결과 및 치료 방침 등에 대한 설명에 간호사도 동석하고 환자 · 가족이 질문하기 쉽도록 쉬운 표현으로 대체하거나 설명한다. 또한 환자 · 가족의 언행을 관찰하면서 현재의 건강 상태를 이해하고 있는지 확인한다. - 정확한 정보를 제공해나가기 위한 연구를 한다. 환자나 가족의 이해 상황에 따라 알기 쉬운 말로 설명한다. 정보의 우선순위에 따라 이해하고 있는지 여부를 확인하면서 전달한다. - 수반 증상이 있는 경우 환자의 호소를 정확히 파악하고 대응한다. - 치료는 약물 치료뿐만 아니라 수술 치료도 필요할 수 있으므로 수술 내용과 주 수술 시기에 관련한 설명 내용의 이해를 확인하고, 오해가 생긴 경우 의사와 제휴를 취하면서 다시 설명하여 불안을 완화하기 위해 노력한다. 🔍 잠재적 간호 문제 : 청력 악화에 따른 장래에 대한 불안이 있다./장기화되는 수반 증상에 따라 자신에 대한 부정적인 감정이 있다.

<table>
<tr><td>Step1 영향 평가</td><td>Step2 간호 초점</td><td>Step3 계획</td><td>Step4 실시</td><td>Step5 평가</td></tr>
</table>

간호 문제 리스트

RC: 출혈, 감염

#1 지식 부족 때문에 잘못된 약물 관리 및 기타 치료의 어려움에 관련된 질병 악화의 위험성이 있다(건강 지각–건강관리 패턴).

#2 가족의 지식 부족으로 발병 아동의 성장 · 발달에 장애가 될 위험성이 있다(건강 지각–건강관리 패턴).

#3 청력 저하, 이명에 따른 커뮤니케이션 장애가 있다(역할–관계 패턴).

#4 장기화되는 수반 증상에 따라 자신에 대한 부정적인 감정이 있다(자기인식 패턴).

#5 청력 악화에 따른 장래에 대한 불안이 있다(자기인식 패턴).

#6 청력 저하, 수반 증상에 따라 수면이 장애가 된다(수면–휴식 패턴).

#7 수반 증상이 일으키는 고통 때문에 식사 섭취량이 감소하고 있다(영양–대사 패턴).

간호의 우선순위 지침

- 중이염은 감기에 의한 상기도 감염이나 부비동염에서 이관 및 이관 주위의 림프관을 통해 중이로 파급된 염증이다. 소아기의 발병 빈도가 비교적 높은 질환의 하나로, 환자 · 가족에의 지도가 질환의 악화를 예방하는 데 중요한 도움이 된다. 또한 성장 · 발달 과정에 장애가 되지 않도록 수반 증

상과 합병증을 예방해나가는 것도 필요하다. 장기간 염증과 회복을 반복하기 때문에 통증과 이루, 때로는 현기증(어지러움)으로 괴로워하기도 한다. 또한 고막 손상이나 이소골의 파괴와 변형에 따라 전음 난청을 일으킬 수 있다. 이러한 상황에 있는 환자·가족은 수반 증상에 의한 생활에 미치는 영향의 지속으로 회복에 대한 불안이 크고, 정신적·사회적 지속적인 지원이 필요하다.

Step1 영향 평가	Step2 간호 초점	Step3 계획	Step4 실시	Step5 평가

공동 문제	간호 목표(간호 성과)
RC: 출혈, 감염	〈장기 목표〉 1) 출혈의 징후를 모니터하고 수술 후 출혈을 일으키지 않는다. 2) 감염을 예방한다. 〈단기 목표〉 1) 출혈의 징후를 모니터하고 조기에 발견한다. 2) 귀에서 분비물을 관찰한다. 3) 약을 정확하게 관리한다. 4) 양치질과 효과적인 손 씻기의 습관화

간호 계획	중재 포인트와 근거

OP 경과 관찰 항목

- 이루, 출혈, 이통, 청력 저하

- 삼킬 때 통증, 발열, 콧물, 코 막힘, 초조감 등 증상의 정도, 외관 상태의 관찰
- 헤모글로빈 수치, 혈소판의 확인

- 백혈구 수, CRP값의 확인

➡ 증상을 항상 관찰한다. **근거** 수술 후 대량 출혈과 수술 후 3일 이후의 출혈은 이상하다.

➡ **근거** 상기도 감염과 부비강염의 발병은 중이염을 더욱 악화시킨다.

➡ 출혈에 관련한 검사치의 확인 **근거** 이상 수치는 출혈을 나타낸다.

➡ 감염과 관련된 검사값의 확인 **근거** 이상 수치는 감염을 나타낸다.

TP 간호 치료 항목

- 이루의 정도에 따라 외이 주변을 청결하게 한다.

- 목욕 시에는 귀마개를 하고 중이에 물이 들어가지 않도록 지원한다.

- 연하 통증이 있으면 부드러운 음식을 준비한다.

- 침대 주변의 먼지를 제거하고 환경을 정비한다.

➡ 불쾌감을 경감하는 지원 **근거** 불결해지면 귓바퀴 주위에 습진이나 가려움증을 일으킬 수 있다.

➡ 귀에 물이 들어가지 않게 지원 **근거** 튜브를 장착하고 있기 때문에 물이 중이에 침입하여 반복성 중이염이 재발할 위험성이 있다.

➡ 식사 섭취하기 쉬운 식품을 선택한다. **근거** 딱딱한 음식물보다 부드러운 음식이 씹는 횟수가 적다.

➡ 감염 예방에의 지원 **근거** 먼지나 세균 등으로 코점막을 자극하지 않는다.

EP 환자 교육 항목

- 환자·가족에게 약물의 필요성을 설명하고 올바르게 약물 관리를 할 수 있도록 환자·가족의 이해에 맞게 지도한다.
- 외이도의 분비물 관찰의 필요성에 대해 설명하고, 출혈이 있으면 즉시 보고하도록 지도한다.

- 식사 전후, 귀가 후에 양치질이나 비누를 거품을 내어 씻는 손 씻기를 할 필요성에 대해 설명한다.

- 코를 풀 때는 한쪽씩 푼다. 또한 천천히 몇 초가 걸리도록 지도한다.

➡ 주체적으로 치료에 참여하기 위한 지원 **근거** 수술 후 약물 복용은 혈관을 수축시켜 출혈량을 감소시킨다.

➡ 수술 후 출혈의 유무를 관찰 **근거** 환자·가족이 질환, 치료에 대한 인식을 잘 하고, 이상을 조기 발견하도록 한다.

➡ 주체적으로 감염을 예방하기 위한 지원 **근거** 환자·가족이 감염의 위험을 이해하고 스스로 감염 예방에 임할 수 있다.

➡ 올바른 코 풀기방법을 지도 **근거** 세게 푸는 방법은 세균이 이관을 통해서 중이에 감염되는 원인이 된다.

<table>
<tr><td>1 간호 문제</td><td>간호 진단</td><td>간호 목표(간호 성과)</td></tr>
<tr><td>#1 지식 부족으로 잘못된 약제 관리 및 기타 치료의 어려움에 관련한 질환의 악화 위험성이 있다.</td><td>비준수
관련 요인: 계획된 치료 행동에 관련한 지식과 기술
진단 지표
□ 수반 증상의 악화
□ 증상 악화의 징후
□ 개선되지 않는다.</td><td>〈장기 목표〉 치료의 필요성에 대하여 이해하고 지속적인 치료에 적극적으로 임할 수 있다.
〈단기 목표〉 1) 약물 요법의 목적과 생활을 조정하는 것의 중요성을 말할 수 있다. 2) 정확한 양, 시간에 복약할 수 있다.</td></tr>
</table>

간호 계획	중재 포인트와 근거
OP 경과 관찰 항목 • 청력 저하의 정도, 이루, 귀통증 • 구역질·구토, 현기증, 휘청거림 증상의 정도, 출현 상황의 관찰	➡ 증상을 항상 확인한다. 근거 증상의 악화는 준수의 저하가 원인인 경우도 있다.
TP 간호 치료 항목 • 청력 장애와 수반 증상이 생활에 어떻게 영향을 미치고 있는지, 생활의 어려움을 파악한다. • 복약 시간과 양을 정확하게 실시할 수 있도록 환자·가족과 함께 관리방법을 검토한다. • 지속되는 이루나 귀통증, 수반 증상을 완화하게 하는 지원을 한다.	➡ 환자·가족의 확인과 관찰 근거 수반 증상에 따른 자기관리 부족을 파악한다. ➡ 환자의 행동 변화를 격려한다. 근거 함께 검토하는 것은 자각을 촉진하고 준수를 유지하는 것으로 이어진다. ➡ 수반 증상을 완화한다. 근거 악화 예방으로 이어진다.
EP 환자 교육 항목 • 중이염이 악화되면 어떤 합병증을 일으키는지 환자·가족에게 지도한다. • 증상 악화나 합병증을 예방하기 위해 어떻게 대책을 세우면 좋을지 환자·가족에게 지도한다. • 약물 요법의 목적, 정확하게 투여하는 것의 중요성, 또한 생활을 조정하는 것을 지도한다.	➡ 합병증에 대한 인식을 높인다. 근거 올바른 인식을 함으로써 규정 준수를 향상시키는 동기 부여가 된다. ➡ 일상생활 면에서의 유의사항을 지도한다. ➡ 환자와 함께 복약 관리를 한다. 근거 준수를 잘 유지하고 청력 저하, 수반 증상을 완화한다.

<table>
<tr><td>2 간호 문제</td><td>간호 진단</td><td>간호 목표(간호 성과)</td></tr>
<tr><td>#2 가족의 지식 부족으로 환자의 성장·발달이 장애가 될 위험성이 있다.</td><td>발달 지연 위험 상태
위험 요인: 여러 차례 반복되는 중이염</td><td>〈장기 목표〉 환자·가족이 치료에 주체적으로 임해, 연령에 적합한 활동을 할 수 있다.
〈단기 목표〉 주위에 관심을 보이고, 연령에 따른 ADL을 할 수 있다.</td></tr>
</table>

간호 계획	중재 포인트와 근거
OP 경과 관찰 항목 • 증상의 출현 상황, 정도의 관찰	➡ 들리는 방법의 정도를 확인한다. 근거 장애의 정도나 연령에 따른 정보 제공의 방법을 검토하는 데 참고가 된다.
TP 간호 치료 항목 • 환자의 흥미·관심을 파악하고 그에 따른 지원을 한다. • 연령에 적합한 놀이와 활동을 할 수 있도록 환경을 정돈하고 나이에 따라 타인과의 상호 관계를 맺을 수 있도록 지원한다.	➡ 환자의 관심사에 대한 지원 근거 관심이 있는 것에서 외부 자극을 주는 것으로 성장·발달을 촉진한다. ➡ 놀이를 할 수 있도록 지원 근거 놀이를 통해 사회 활동의 학습이 된다.

* 환자 및 가족에게 염증의 반복이나 증상 악화의 예방을 위한 치료의 중요성과 생활 조정의 필요성에 대해 연령에 따라 지도한다.
* 환자 · 가족에게 놀이나 사회활동의 필요성에 대해 연령에 따라 지도를 실시한다.

➡중이염의 악화와 합병증 예방에 지원 **근거** 청력 저하 및 두개내 합병증을 예방한다.

➡연령에 적합한 사회활동 참여에 대한 지원 **근거** 관심을 주위로 향하게 하고 상호 관계를 구축할 수 있도록 한다.

3 간호 문제	간호 진단	간호 목표(간호 성과)
#3 청력 저하, 이명에 따른 커뮤니케이션 장애가 있다.	**언어적 커뮤니케이션 장애** **관련 요인:** 신체적 장벽, 정동 상태 **진단 지표** □ 일반 커뮤니케이션 패턴을 이해하고 유지하는 것이 어려움 □ 선택하여 경청하는 것이 어려움	〈장기 목표〉 청력 저하 및 이명 증상을 완화하고 커뮤니케이션이 이루어진다. 〈단기 목표〉 1) 가능한 커뮤니케이션방법을 취할 수 있다. 2) 확실하게 치료를 계속할 수 있다.

간호 계획	중재 포인트와 근거

OP 경과 관찰 항목

* 청력 저하, 수반 증상의 출현 상황, 정도의 관찰
* 청력 저하는 좌우 어느 쪽의 귀인지, 양쪽인지 관찰한다.

➡증상을 항상 관찰한다. **근거** 장애의 정도에 따라 커뮤니케이션방법을 검토하기 위한 참고로 한다.
➡청력이 좋은 쪽에서 말을 한다. **근거** 대화를 이해하기 쉬워진다.

TP 간호 치료 항목

* 현재 안고 있는 생각을 표출하도록 격려하고 환자 · 가족의 대처방법을 지원한다.
* 원활한 커뮤니케이션을 위한 지원을 한다.

➡경청 자세로 임한다. **근거** 감정을 표출하는 것으로 현재의 자신을 바라보고 해결방법을 명확하게 한다.
➡정면을 향하고 건강한 쪽에서 말한다. **근거** 알기 쉽게 하기 위한 연구

EP 환자 교육 항목

* 가족에게 느긋한 마음으로 대화하도록 지도한다.
* 증상이 나아져도 지시된 약물의 양, 시간, 기간을 확실하게 지켜 계속하도록 지도한다.

➡항상 서두르지 않도록 한다. **근거** 대화의 속도를 파악한다.
➡증상을 악화시키지 않는다. **근거** 염증이 반복되어 청력의 악화가 일어나기 때문에 예방한다.

4 간호 문제	간호 진단	간호 목표(간호 성과)
#4 장기화되는 수반 증상에 따라 자기에 대한 부정적인 정서가 있다.	**자존감 상황적 저하** **관련 요인:** 기능 장애, 발달상의 이상, 사회적 역할의 변화 **진단 지표** □ 자기 부정적인 발언을 한다. □ 상황을 잘 처리 할 수 없다고 자기 자신을 평가한다.	〈장기 목표〉 자신감을 갖고 주체적으로 치료에 임할 수 있다. 〈단기 목표〉 1) 자신의 생각과 의견을 말로 표현할 수 있다. 2) 자신의 장점을 말할 수 있다.

간호 계획	중재 포인트와 근거

OP 경과 관찰 항목

* 수반 증상의 부위, 정도, 지속 시간, 기간 등의 관찰
* 자체를 부정하는 언행이나 죄책감을 나타내는 언행의 유무
* 수면, 식욕, 자기관리 상황 등의 관찰

➡증상을 항상 관찰 **근거** 증상 악화가 더 자기 자신의 상실로 이어진다.
➡자신이 없는 언행의 관찰 **근거** 우울증의 유무나 일상생활에 미치는 영향을 생각한다.

TP 간호 치료 항목

- 수반 증상을 어떻게 받아들이고 대처하려는지 경청하고 오해가 있으면 알기 쉽게 설명한다.
- 수반 증상을 완화하는 지원을 한다.
- 환자 · 가족의 생각과 의견에 따라 지원한다.

➡ 질병에 대한 인식을 명확히 한다. 근거 질환을 잘못 인식하면 더욱 불안의 강화로 이어진다.
➡ 수반 증상에 따른 고통의 완화 근거 고통을 안고 있어서 자신의 건강 가치를 상실시켜 치료에 소극적이 된다.

EP 환자 교육 항목

- 환자 자신이 장기에 걸친 치료에 임한 노력에 대하여 말하고, 노력해온 것을 말로 표현할 수 있도록 지도한다.

➡ 지금까지의 치료 노력을 언어화한다. 근거 노력해온 자기를 되돌아보고, 그것을 인정하는 기회가 된다.

5 간호 문제	간호 진단	간호 목표(간호 성과)
#5 청력 악화에 따른 미래에 대한 불안이 있다.	**불안** **관련 요인:** 건강 상태, 경제 상태, 역할 기능에 대한 위협 **진단 지표** □ 맥박 수의 증가, 혈압의 상승 □ 초조감(안절부절) □ 의식 집중이 어려움	〈장기 목표〉 난청에 대한 생각을 표출하고 향후 자신의 삶을 이야기 할 수 있다. 〈단기 목표〉 1) 난청에 대한 생각을 말할 수 있다. 2) 효과적인 코핑을 이용할 수 있다.

간호 계획	중재 포인트와 근거

OP 경과 관찰 항목

- 혈압, 맥박, 호흡
- 불면증, 식욕 저하, 피로 등의 증상의 출현 상황, 정도의 관찰

➡ 불안의 수준을 평가한다. 근거 교감신경이 긴장 상태에 있지 않은지 관찰한다.

TP 간호 치료 항목

- 환자의 난청에 대한 생각을 경청하고 공감적인 태도로 대한다.
- 지금까지 해온 코핑을 상기하고, 그것을 이용할 수 있도록 돕는다.
- 퇴원 후의 생활을 어떻게 보내고자 하고 있는지 확인하고 환자의 생각에 따라 지원한다.

➡ 불안의 내용을 명확하게 한다. 근거 간호 방향을 모색한다.
➡ 효과적인 코핑의 활용을 촉진한다. 근거 불안의 완화로 이어진다.
➡ 향후 삶의 전망을 확인한다. 근거 말하면서 자기를 되돌아보고 앞으로의 삶을 생각할 기회가 된다.

EP 환자 교육 항목

- 지역의 관련 기관 및 환자 모임, 사회 자원의 활용에 대하여 지도한다.

➡ 알고 싶어 하는 정보를 제공한다. 근거 얻은 정보를 활용하여 자신감으로 이어지고, 또한 동병자들이 심리적인 지지가 된다.

6 간호 문제	간호 진단	간호 목표(간호 성과)
#6 청력 저하, 수반 증상에 따라 수면 장애가 된다.	**불면증** **관련 요인:** 신체적 불편 **진단 지표** □ 환자가 잠들기 어렵거나 수면 지속의 어려움을 호소 □ 환자가 잠에서 깨어나지 못한다고 호소	〈장기 목표〉 숙면감이 있다고 언어로 표현한다. 〈단기 목표〉 1) 낮잠의 시간과 양을 제한할 수 있다. 2) 치료를 정확하게 계속할 수 있다.

<table>
<tr><th>간호 계획</th><th>중재 포인트와 근거</th></tr>
<tr><td>

OP 경과 관찰 항목
- 청력, 이루, 이명, 이폐감, 현기증 등 수반 증상의 정도, 외관 상태의 관찰
- 낮 중의 수면, 활동 상황 확인
- 각성 시와 낮의 피로감, 두중감의 유무

</td><td>

➡수반 증상과 수면 패턴의 관찰 **근거** 증상 악화는 더욱 수면 장애를 심화시킨다.
➡수면과 활동 균형 관찰 **근거** 야간 수면을 보장한다.
➡불면에 따른 신체적 영향의 관찰 **근거** 라이프스타일에 간섭을 유발하지 않도록 한다.

</td></tr>
<tr><td>

TP 간호 치료 항목
- 야간에는 조명을 낮춰 조용한 환경을 확보할 수 있도록 돕는다.
- 환자의 치료에 대한 생각을 공감적으로 받아들이고 그 생각에 따라 치료를 유지할 수 있도록 지원한다.

</td><td>

➡수면 환경을 정돈한다. **근거** 숙면감을 가질 수 있도록 한다.
➡항상 긍정적인 언행으로 지원한다. **근거** 환자 자신이 자신의 치료에 대한 노력을 인정하고 또한 치료에 임할 수 있도록 한다.

</td></tr>
<tr><td>

EP 환자 교육 항목
- 낮잠과 활동의 균형을 생각한 일과표를 함께 생각하고 지도한다.

</td><td>

➡낮잠의 시간량을 제한한다. **근거** 환자 · 가족과 함께 생각하여 자신의 일과표를 작성, 주체적으로 임한다.

</td></tr>
</table>

<table>
<tr><th>7 간호 문제</th><th>간호 진단</th><th>간호 목표(간호 성과)</th></tr>
<tr><td>

#7 수반 증상에 따른 고통 때문에 식사 섭취량이 감소하고 있다.

</td><td>

영양 섭취 소비 균형 이상: 필요량 이하
관련 요인: 음식을 섭취할 수 없다.
진단 지표
☐ 이상적인 체중보다 20% 이상 적은 체중
☐ 1일 권장 식품 섭취량보다 적은 불충분한 음식 섭취의 호소

</td><td>

〈장기 목표〉 수반 증상이 완화되고, 식사 섭취량을 증가시킬 수 있다.
〈단기 목표〉 1) 수반 증상의 약물 요법 등을 정확하게 계속할 수 있다. 2) 식사 섭취의 연구를 할 수 있다.

</td></tr>
</table>

<table>
<tr><th>간호 계획</th><th>중재 포인트와 근거</th></tr>
<tr><td>

OP 경과 관찰 항목
- 수반 증상(이명, 이루, 귀통증, 두통, 현기증, 구역질 · 구토 등)의 정도, 외관 상태의 관찰
- 수반 증상의 원질환에 대한 인식의 확인
- 식사 섭취 내용 · 양, 섭취 간격, 섭취 시간의 관찰

</td><td>

➡증상을 항상 확인한다. **근거** 증상 악화는 식욕 저하를 가속화시키게 된다.
➡질병에 대한 인식의 지원 **근거** 준수하는 것을 유지
➡식사 섭취 상황의 점검 **근거** 먹기 쉽게 하기 위한 연구를 한다.

</td></tr>
<tr><td>

TP 간호 치료 항목
- 식사 시에 안락한 체위 유지와 낙상 예방을 위해 침대 난간을 설치하는 등 환경을 정비한다.
- 소량의 음식을 여러 차례에 나누어 먹을 수 있도록 지원한다.
- 정신적으로 침착한 분위기에서 휴식을 할 수 있는 환경을 정돈한다.

</td><td>

➡식사 시 안전을 확보한다. **근거** 수반 증상에 따른 위험을 예방한다.
➡무리하게 식사를 권하지 않는다. **근거** 위부 팽만감을 줄인다.
➡식욕이 증가하기 위한 지원 **근거** 소화액 분비를 촉진시킨다.

</td></tr>
<tr><td>

EP 환자 교육 항목
- 약의 작용 · 부작용에 대해 설명하고 약물의 정확한 양, 정해진 시간에 복용하도록 지도한다.

</td><td>

➡약물을 제대로 자기관리하게 하는 지원 **근거** 준수의 향상으로 이어져 수반 증상 등을 완화하도록 한다.

</td></tr>
</table>

병기 · 병태 · 중증도별 관리 포인트

【급성기】급성 중이염은 유아나 아동이 상기도 감염 등의 원인으로 반복 감염되기 쉽다. 또한 이 시기의 환자는 면역 상태가 불안정하고 집단으로 상호 감염을 일으키기 쉬우며, 이외에 이관이 굵고 중이강까지의 거리가 짧은 것 등이 요인으로 반복된다. 완전히 중이염이 치료되지 않았을 때 투약을 중지하는 등 부적절한 약물 사용으로 재발을 반복하는 사이에 만성으로 이행하는 경우도 많다. 가족에게 올바른 지식이나 복약 관리방법을 지도하고 준수를 강화하는 지원이 필요하다. 급성기는 갑자기 귀에 통증을 동반하는 이루, 청력 저하가 나타나기 때문에, 환자 · 가족의 불안이 크다고 생각된다. 검사, 치료에는 납득할 수 있는 설명과 정신 면에서의 지원이 중요하다.

【만성기】급성 중이염의 치료 기간이 3개월을 경과하여도 이루가 지속되는 경우는 만성 중이염을 생각한다. 환자 · 가족은 치료가 장기에 이르러 치료를 포기해 더욱 증상을 악화시킬 수 있기 때문에, 적극적으로 치료를 유지할 수 있도록 지속적인 지원이 필요하다. 또한 난청이 되는 경우도 있으므로, 청력 저하의 정도를 파악하고 생활에 미치는 영향이 어느 정도인지, 무엇에 불편을 느끼는지 명확하게 할 필요가 있다. 언어적 의사소통에 장애가 발생하는 경우에는 새로운 커뮤니케이션 수단을 획득할 수 있도록 지원한다.

간호 활동(간호 중재) 포인트

검사 · 치료에의 지원

- 진찰 시의 문진에서는 감기나 상기도 감염에 걸리지 않았는지 확인한다. 콧물, 가래를 동반하는 중이염을 앓고 있는 경우도 있으므로, 자세히 청취함으로써 향후 발병할 수 있는 질환에 대한 원인과 생활의 개선책을 생각하는 데 도움이 된다.
- 이경 검사에서는 고막의 발적과 팽창이 보인다. 천공하면 이루가 배설되므로 내이에서 분비물의 관찰에 유의한다.
- 급성 중이염은 30dB의 경도의 전음 난청이 인정된다. 난청이 약한 경우에도 언어를 습득하는 시기이면 언어의 지연 및 구음 장애가 발생할 수 있으므로 청력 검사 결과를 확인하고 커뮤니케이션 방법을 연구한다.
- 약물 치료는 항생제, 항알레르기 약, 항히스타민제, 소염 효소제, 점액 용해약물 등을 증상에 따라 사용하기 때문에 정확하게 관리되고 있는지를 관찰하고 약물 요법의 필요성에 대한 이해를 높이기 위한 지원을 한다.
- 삼출성 중이염은 비인강의 관찰과 스프레이에 의한 약액 분무, 콧물 흡입, 폴리첼법(폴리첼구의 끝을 비강에 넣어, 연하 운동을 시켜 공기를 보낸다) 또는 카테터 통기법(카테터 끝을 이관의 인두구에 삽입하여 공기를 보낸다)에 의한 이관 환기 요법을 할 때 환자의 고통을 완화하기 위하여 안락한 체위를 연구, 지원한다.
- 만성 중이염은 고실 내 세척 및 흡인을 한 후 점이 약을 주입한다. 점이 약 사용 후에는 현기증의 증상에 주의한다. 또한 처치 후에는 이루 등의 분비물의 양상, 양, 냄새 등을 관찰하고, 효과의 정도를 파악한다.
- 급성 중이염이나 삼출성 중이염은 고막 절개술 · 환기 튜브 유치 수술을 하고 중이 축적액을 배액하여 중이강의 환경과 난청을 개선한다. 또한 만성 중이염은 염증 완화와 청력 개선을 목적으로 고실 형성술이 이루어지기 때문에 환자 · 가족의 이해력에 따라 수술에 대한 설명 및 오리엔테이션을 한다.
- 수술 직후에는 이명, 두통, 현기증 등 불쾌한 증상을 자각하고 있지 않은지 확인하고 침상에서 안정을 취하며, 수술 부위를 압박하지 않도록 지원한다. 또한 발열이 수술 후 3일 이상 지속되는 경우에는 수술 부위의 혈종이나 재감염을 의심하고 의사에게 연락한다.

청력 저하의 정도에 따른 커뮤니케이션의 지원

- 건강한 쪽에 서서 환자의 얼굴이 보이는 위치에서 크게 입을 벌리고 천천히 명확하게 말한다.
- 대화는 조용하고 안정된 환경에서 느긋한 기분으로 한다.
- 환자의 반응을 보면서 말한다.
- 내용을 이해하는지 확인한다.

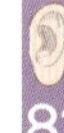

82

중이염

자기관리에의 지원
- 수술 직후의 안정 치료 시에는 침대 주위에 생활에 필요한 물품을 정리해둔다.
- 샤워를 할 수 없는 경우는 귓바퀴 주위나 피부를 닦아서 깨끗이 하고, 구강 관리를 지원한다. 또한 세발 시에는 귀 내부가 오염되지 않도록 주의한다.
- 귀통증이 있으면 부드러운 음식을 준비한다.

환자 · 가족의 심리 · 사회적 문제에 대한 지원
- 환자 · 가족의 청력 장애에 대한 생각 등을 경청하고 환자 · 가족이 스스로 해결할 수 있도록 지원한다.
- 의사와 연계하도록 하고, 중이염의 본 질환에 대해 환자 · 가족에게 알기 쉽게 설명하고 불안을 해소하도록 지원한다.
- 난치성 중이염은 수술로 고막 절개술, 튜브 유치가 이루어지는데, 환자 · 가족은 청력 저하 등의 예후에 대한 불안 및 기타 막연한 불안감을 갖는 경우가 있으므로, 수술에 대한 설명을 충분히 하고, 정신적 측면의 지원을 실시한다.

퇴원 · 요양 지도

- 퇴원 후에도 정기적인 진찰을 통해 치료를 받을 필요성을 설명한다.
- 감기 및 부비강염의 발병에 따라 재발하는 경우도 있으므로 이를 예방하기 위해 외출 후 손 씻기, 양치질을 권장한다.
- 아동기에 코를 훌쩍이거나 강하게 푸는 것도 악화 요인이 되므로 부드럽게 코를 풀도록 지도한다.
- 수영이나 격렬한 운동, 기압의 변화가 심한 장소에 갈 경우(비행기의 이용, 등산 등)는 의사와 반드시 상의하여 해결방법을 생각하도록 설명한다.
- 귀통증, 이루가 발병한 경우는 감염의 우려가 있으므로 즉시 진찰하도록 지도한다.
- 감염 예방을 위해 귀지는 스스로 제거하지 말고 인정될 때까지 진찰 시에 의사가 실시한다는 것을 설명한다.

Step1 영향 평가 Step2 간호 초점 Step3 계획 Step4 실시 **Step5 평가**

평가 포인트

간호 목표 달성도
- 치료의 필요성을 이해하고 지속적인 치료에 적극적으로 임할 수 있는가?
- 고막 절개 수술, 이루나 귀통증을 완화하고, 수술 후 출혈의 징후는 없었는가?
- 환자 · 가족이 치료에 주체적으로 임하고, 연령에 따른 사회활동을 할 수 있는가?
- 청력 저하 및 이명 증상을 완화하고 커뮤니케이션을 취할 수 있는가?
- 자신감을 갖고 주체적으로 치료에 임할 수 있는가?
- 난청에 대한 생각을 표출하고, 앞으로 자신의 삶을 말할 수 있는가?
- 숙면감이 있다고 언어로 표현할 수 있는가?
- 수반 증상이 완화되고 식사 섭취량이 증가했는가?

중이염 환자의 병태 관계도와 간호 문제

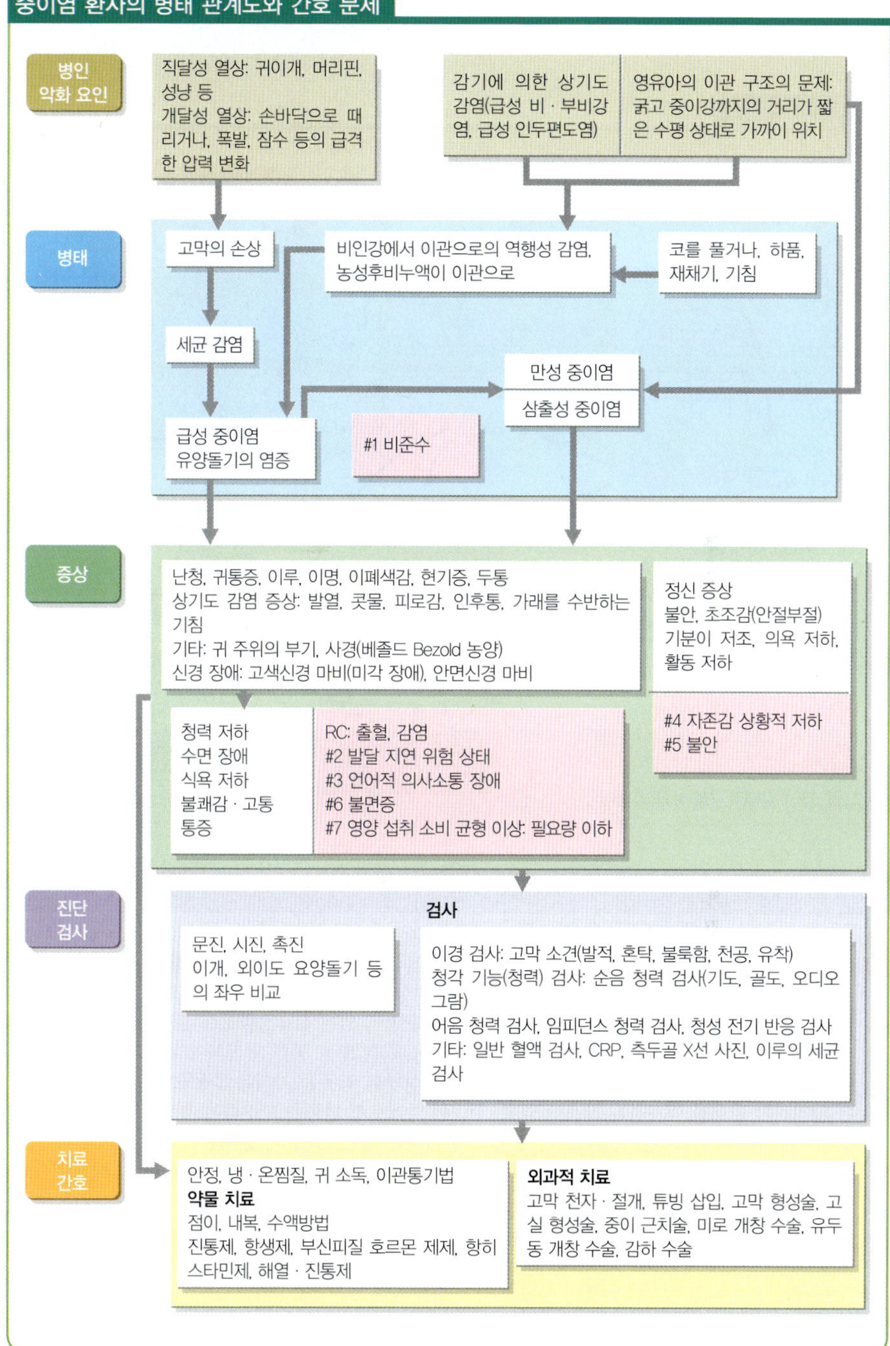

와타나베 겐스케

눈으로 보는 질환

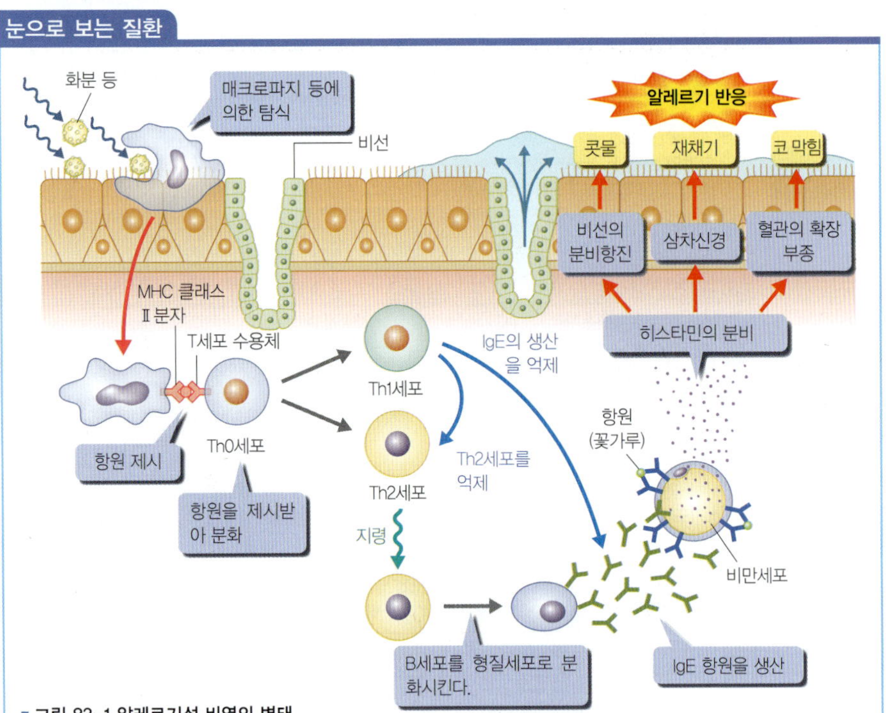

■ 그림 83-1 알레르기성 비염의 병태

병태 생리

> 알레르기성 비염은 코 점막을 자극하는 것에 대한 방어 반응의 과잉으로 생긴 질환이다. T세포가 Th0에서 Th1과 Th2로 분화하는 과정에서 Th2세포의 분화·활성화가 우위가 되면 코에 알레르기가 발병한다.

- 부유하는 항원이 코 점막에 흡착되면 대식세포와 수상세포와 같은 항원 제시세포에 탐식된다. 탐식된 항원은 펩타이드로 분해된 후 다시 각자의 세포막에 있는 MHC 클래스 분자에 표출되어 제시된다. 세포 표면에 제시된 펩타이드가 T세포 수용체(TCR)를 통해 접촉하여 T세포는 활성화한다. 이 T세포는 Th0라고 부르고, Th1과 Th2라는 상반된 작용을 가지는 T세포로 분화한다. Th1은 알레르기 반응을 억제하는 작용이 있고, Th2는 알레르기 반응을 항진하는 작용이 있다. Th2세포에서는 IL-3·4·5 등의 알레르기 반응을 항진하는 사이토카인이 분비된다. Th2세포는 동일한 항원을 세포 표면에 제시하고 있는 B세포와 반응하여 B세포를 형질세포로 분화시켜 항원에 특이적인 IgE 항체를 생산한다. 생산된 IgE는 조직의 비만세포 등 IgE·FC 수용체를 보유하는 각종 세포에 부착하는데 이를 통하여 과잉 반응이 일어나게 된다.
- Th1세포에서 생산되는 IFN-γ 등은 Th2세포의 분화·활성화를 억제하고 또한 IgE 생산을 억제한다. 따라서 Th1과 Th2의 균형이 무너지고, Th2세포의 분화·활성화가 우위가 되면 알레르기성 비염이 발병하기 쉬워진다.
- 과민 반응이 일어난 후에 다시 항원이 코에 들어오면 항원은 비만세포 표면에 부착된 IgE와 결합하여 비만세포에서 히스타민 등의 화학 물질이 방출되어 코 알레르기 증상인 재채기, 콧물, 코 막힘의 증상이 발병한다.

●IgE가 관여하는 일련의 알레르기 반응을 1형 알레르기라고 부르고 있다. 코 알레르기 증상 발병에는 비만세포가 관여하는 즉시 증상(항원 노출 후 15분 안에 발병)뿐만 아니라 호산구가 주역이라 생각되는 지연 증상(항원 노출 후 수 시간 뒤에 발병)이 있다.

병인 · 악화 요인

●과민성에 영향을 미치는 요인은 숙주의 것과 숙주 이외의 것이 있다. 숙주의 요인으로 유전적 요인이 중요하며, 숙주 이외 요인으로 대기 오염 물질이나 감염 등의 환경 인자와 항원 인자(항원이 가지고 있는 과민작용 활성의 강도)가 중요하다.

역학 · 예후

●일본인의 경우 30%가 비염을 갖고 있으며, 그중 18%가 통년성(집안 먼지, 진드기 등), 17%가 삼나무 꽃가루 알레르기, 11%가 삼나무 이외의 꽃가루 알레르기로 통년성과 계절성이 합병하는 사람도 많다. 유병률에는 지역차, 나이차가 큰 것도 특징이다.
●개발 도상국에서는 유병률이 낮다.
●동일 1형 알레르기 천식이나 아토피성 피부염과의 합병 비율이 높다. 그러나 천식과 달리, 비염으로 생명의 위기에 노출되지는 않는다.

증상

▌삼대 증상은 재채기, 콧물, 코 막힘이다.
●항원 노출 15분 정도로 증상이 나타나는 즉시 반응과 몇 시간 후 증상이 나타나는 지연 반응이 있다. 그러나 실제로는 항원이 끊임없이 비강으로 들어가기 때문에, 양자가 일체되어 증상을 나타낸다.
●항원 노출에 따라 코 점막 상피 장애(벗겨짐)가 발생하면 코 점막은 매우 과민한 상태가 된다. 과민 상태가 되면 항원 이외의 다양한 자극(온도 차이, 후추와 같은 자극 물질 등)으로 증상이 나타난다.
●다른 1형 알레르기 질환인 아토피성 피부염, 천식과의 합병 비율이 높다.

진단 · 검사값

▌비경 검사, 콧물 검사, 피부 반응 검사, RAST으로 진단한다.
●비경 검사: 코 점막(하갑개)이 창백 부종 상태로, 수양성 콧물이 인정된다. 삼나무 꽃가루 알레르기와 같은 급성 알레르기 증상인 경우 점막이 발적하는 경우도 있다.
●콧물 검사: 콧물을 프레파라트에 도포하고 에오디노스테인으로 염색하여 현미경으로 관찰. 호산구가 있는 경우 비염, 호중구뿐이라면 감기 또는 부비동의 가능성이 높다.
●피부 테스트: 항원을 피부에 떨어뜨려 바늘로 긁는다. 15분간 피부에 발적, 팽진이 나타난다.
●RAST(radioallergosorbent test; 방사성 알레르겐 흡착 시험): 혈청 특이 IgE 항체의 양을 측정한다. 채혈에 의한 혈청을 이용한 검사이기 때문에 한 번 채혈하면 몇 종류의 항원 검사도 가능하며, 다양한 항원의 검색에 편리하다. 항체량의 정량값이 나온다.
●유발 시험: 비강 내에 항원 디스크를 붙이고 15분 후에 증상이 나타나면 양성이다. 피부 테스트 또는 RAST에서 양성으로 나온 것에 대하여 실시한다. 항체가 있어도 증상이 없는 경우가 있으므로 중요한 검사이다. 손이 많이 가서 일상 진료에서는 생략하는 경우가 많다.
●검사값
●구체적으로 수치를 얻을 수 있는 검사는 RAST 정도로, 다른 검사는 질적(성분)인 검사이다. RAST값은 2 이상을 양성이라 한다.

원인 물질의 제거와 항히스타민제 및 알레르기성 비염 국소 치료제의 약물 요법이 기본이며, 증상이 안정되면 약을 중지한다.

● 치료 방침

● 알레르기 비염은 생명 예후에 직접 영향을 주지 않기 때문에, 중증도와 환자의 희망을 생각하여 치료 방침을 세울 필요가 있다. 기본은 약물 치료이지만 약물 치료는 질환 자체가 치료되는 것이 아니다. 치료의 포인트는 어떻게 약물 사용량을 감소시킬 수 있는가 하는 것이다. 영향이 적은 것부터 열거하면, ① 항원을 피함, ② 코 세정 요법, ③ 약물 요법, ④ 감작을 줄이는 요법, ⑤ 외과적 요법이다. 감작을 줄이는 요법은 드물게 아나필락시스 쇼크를 일으키지만, 완전 치유를 희망할 수 있는 유일한 방법이다.

● 약물 요법

Px 처방 예 경증
● 알레그라 정(60mg)　1회 1정　1일 2회　아침 · 저녁 식후　← 제2세대 항히스타민제

Px 처방 예 중등증 이상(재채기, 콧물형)
● 알레그라 정(60mg)　1회 1정　1일 2회　아침 · 저녁 식후　← 제2세대 항히스타민제

■ 표 83-1 알레르기성 비염의 주요 치료제

분류	일반명	주요 상품명	약의 효과 메커니즘	주요 부작용
제1세대 항히스타민 제	클로르페니라민말레산염	포라라민, 네오마레루민 TR	히스타민 수용체 길항작용	졸음 요폐(전립선 비대 환자)
	클레마스틴푸마르산염	타베질, 텔긴G		졸음
제2세대 항히스타민 제	푸마르산 케토티펜	자디텐, 지키리온, 푸마르산 케토티펜		졸음 경련
	아젤라스틴 염산염	아젭틴		졸음
	에피나스틴 염산염	알레지온, 알레르나신		
	세티리진 염산염	지르텍		
	베포타스틴 베실산염	타리온		
	오로파타진 염산염	알레록		
	펙소페나딘 염산염	알레그라		졸음은 적다
류코트리엔 길항제	프란루카스트 수화물	오논	류코트리엔 수용체 길항작용	−
트롬복산 A₂길항제	라마트로반	바이나스	TXA_2 수용체 길항작용, PDG_2 수용체의 하나인 $CRTH_2$ 수용체 길항작용	소화기 증상
메디에타 유리 억제제	크로모그리크산 나트륨	인탈	비만세포에서 히스타민 유리를 억제	
	트라닐라스트	리자벤		방광염 같은 증상
Th2 사이토카인 억제제	토실산 스프라타스토	아이피디	IL-4, 5 생산을 억제하고 IgE 항체 생산을 억제	소화기 증상
알레르기성 비염 외용 치료제	베클로메타손프로피온산에스텔	알데신 AQ 네잘, 리노코트	전신작용이 적은 국소 스테로이드제이고, 항염증작용과 항알레르기작용이 있다.	스테로이드 전신 투여 시보다 스테로이드 약물의 부작용은 적지만 주의는 필요
	플루티카손프란카르복시산 에스테르	아라미스트		

- 아라미스트 1회 각 비강 2분무 1일 1회 비강 분무 ← 알레르기성 비염 국소 치료제

Px 처방 예 중등 증 이상(코 막힘형), 1) 또는 2) 중 하나와 3)을 사용한다.

1) 오논 캡슐(112.5mg) 1회 2캡슐 1일 2회 아침·저녁 식후 ← 류코트리엔 길항제
2) 바이나스 정(75mg) 1회 1정 1일 2회 아침·저녁 식후 ← 트롬복산 A_2 길항제
3) 아라미스트 1회 각 비강 2분무 1일 1회 비강 분무 ← 알레르기성 비염 국소 치료제

- **수술 치료**
- 비중격 교정술, 하비갑개 점막하 절제술: 비강 형태의 개선을 목적으로 한다. 코 막힘에 대해서는 즉효성을 기대할 수 있다.
- 레이저 소작, 고주파 소작, 트리클로르 아세트산 도포: 레이저는 3~5회의 조사가 필요하다. 고주파는 하갑개 점막에 양극 침을 삽입하여 소작하기 때문에 한 번으로 충분하다. 트리클로르 아세트산은 염증이 치료되기까지 1주간 정도의 시간이 걸린다. 이러한 방법은 모두 외래 당일 수술이다.
- 부교감신경 절단술: 비디안 신경 절단 수술은 눈물의 분비도 억제하기 때문에 최근에는 후비신경 절단 수술이 주로 시행되어 왔다.

알레르기성 병기·병태·중증도별 치료 순서도

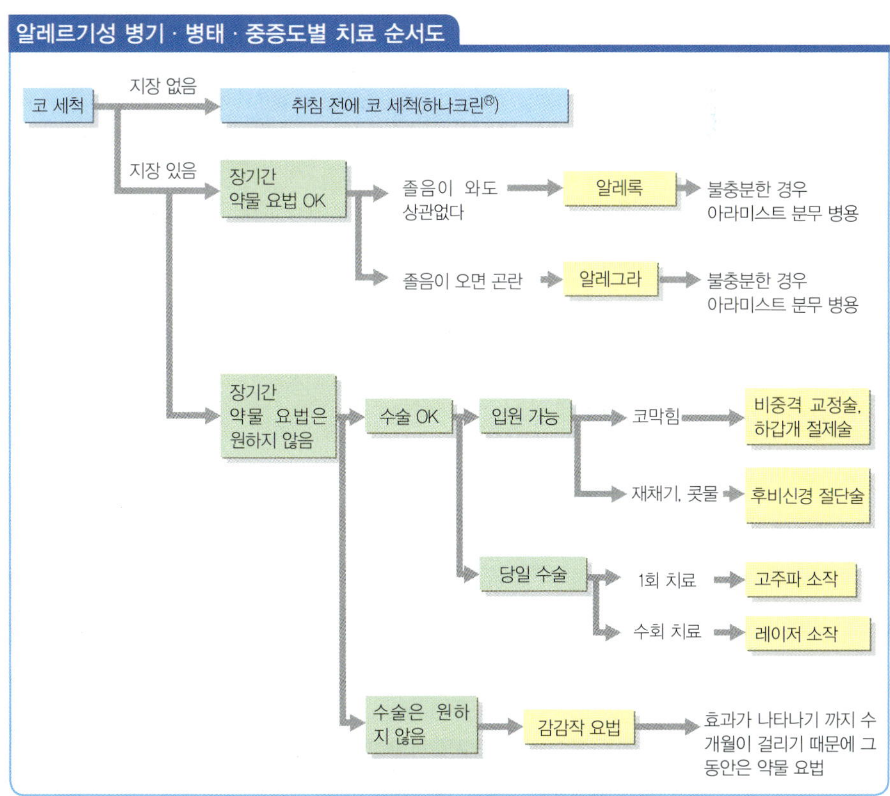

알레르기성 비염 환자의 간호

다키시마 노리코

간호 과정 순서도

관찰 항목 (OP)	간호 문제 (간호 진단)	간호 목표 (간호 성과)	간호 활동 (간호 중재)

병인
코 점막 과민성
IgE 수용체에 특이적
IgE 항체의 결합

→ # 항원과의 접촉에 의한 증상의 악화가 나타난다.

→ 증상이 개선된다.

OP 경과 관찰 항목
재채기, 콧물, 코 막힘의 정도
가려움증
감정의 변화
수면 상황
스트레스

신체적 문제
- 증상
  재채기, 콧물, 코 막힘
  코 점막, 안구 점막, 귀 점막의 가려움

→ # 약을 적절하게 사용하지 않은 것과 관련한 증상의 악화가 나타난다.

→ 약을 적절하게 사용할 수 있다.

- 수반 증상
  후각 저하
  두통, 코 뿌리 부분의 통증
  눈 주위가 붓는 느낌
  눈부심증, 눈물이 나옴
  목이 쉼, 기침
  복통
  전신 피로감

TP 간호 치료 항목
원인 물질(항원)을 제거
불안, 걱정, 고민 등에 대하여 이야기한다.

→ # 증상이 너무 심한 결과 불면증이 생긴다.

→ 충분하게 수면을 취할 수 있다.

- 약의 부작용
  졸음
  집중력의 저하

→ # 약물의 부작용에 관련한 신체 손상의 가능성이 있다.

→ 신체 손상을 일으키지 않는다.

EP 환자 교육 항목
약의 사용방법에 대한 지도
원인 물질(항원)을 제거하는 방법에 대한 지도
일상생활상의 증상 완화방법에 대한 지도
심리적 지원

증상이 완화되지 않은 것에 따른 불안이 있다.

심리 · 사회적 문제
스트레스

→ # 사회생활에 지장이 생기는 것에 따른 스트레스가 있다.

→ 불안, 스트레스가 완화된다.

기본 개념

- 알레르기 비염은 발작성으로 반복되는 재채기, 수성성 콧물, 코 막힘이 주요 증상으로, 이러한 증상 · 징후를 조절할 수 있게 한다.
- 알레르기 비염은 장기간에 걸쳐 지속적 또는 간헐적으로 증상이 나타나기 때문에 장기간 치료를 계속할 수 있도록 간호를 실시한다.

정보 수집	평가 관점과 근거 · 잠재적 간호 문제
증상의 정도 관찰	▌발작성, 반복성 재채기, 수성성 콧물, 코 막힘의 정도는 코 점막 과민성의 정도와 항원의 코 점막에 작용을 반영한다. 재채기, 수성성 콧물, 코 막힘이 현저한 경우는 코 점막에서 항원 항체 반응이 항진한 상태이다. ●코 점막의 항원 반응을 파악하고, 증상에 따라 약물 요법을 실시하기 위하여 증상의 관찰이 중요하다. 또한 증상이 심해지면 밤에 잠을 잘 수 없는 경우도 있다. 🔍 잠재적 간호 문제 : 항원과의 접촉에 의한 증상의 악화/증상이 심해지는 것과 관련한 스트레스, 불면증
약의 효과 관찰	▌발작성, 반복성 재채기, 수성성 콧물, 코 막힘의 증상을 완화하고 코 점막, 안구 결막, 귀 점막에 생긴 가려움증을 억제하는 목적으로 부신피질 호르몬 제제와 항히스타민제, 항알레르기 약이 투여된다. 이 약물의 적절한 사용에 따라 증상이 완화된다. ●약을 적절하게 사용하고 있는지를 확인하기 위해 약의 효과를 관찰한다. 약의 효과는 개인차가 있으므로 개인에 따라 약의 선택이 필요하다. ●재채기, 수성성 콧물, 코 막힘의 정도를 경시적으로 밝힌다. ●가려움증의 정도를 경시적으로 밝힌다. ●약을 지시대로 복용하고 있는지 여부를 파악한다. 🔍 잠재적 간호 문제 : 증상이나 가려움증이 감소하지 않는 것에 따른 스트레스/약을 적절하게 사용하지 않은 것에 관련된 증상의 악화
약의 부작용 관찰	▌치료로는 부신피질 호르몬 제제(스테로이드)와 항히스타민제, 항알레르기 약이 비강(코 스프레이) · 안약 · 경구로 투여된다. 항히스타민제는 중추신경계에 작용하기 때문에 부작용으로 졸음, 집중력 저하가 생기기 쉽다. ●약물의 부작용 관찰은 부작용의 조기 해결뿐만 아니라 환자의 일상생활에 미치는 영향을 파악하는 데도 중요하다. ●졸음의 유무 · 정도와 일상생활에 영향을 밝힌다. 🔍 잠재적 간호 문제 : 약물의 부작용과 관련된 신체 손상의 가능성
환자 · 가족의 심리 · 사회적 측면의 파악	▌알레르기성 비염은 공기 중에 부유하는 항원을 흡입함으로써 발생되기 때문에 원인 물질을 피하는 것은 어렵고, 원인 물질이 존재하는 한 증상이 계속된다. 이러한 상황에서 환자의 심리 상태를 파악하는 것은 치료를 계속 받도록 지원하는 데 중요하다. ●환자의 사회생활에 미치는 지장 정도를 파악하는 것은 질환을 가지면서 환자가 원하는 생활을 보낼 수 있도록 지원하는 데 중요하다. ●현재의 상황을 어떻게 받아들이고 있는지를 밝힌다. ●사회생활에 미치는 영향을 밝힌다. 🔍 잠재적 간호 문제 : 증상이 완화되지 않는 것에 대한 불안/사회생활에 지장을 불러오는 것에 따른 스트레스

간호 문제 리스트

#1 항원과의 접촉에 의한 증상의 악화(인지−지각 패턴)
#2 증상이 완화되지 않는 것에 대한 불안(자기인식 패턴)
#3 증상이 심해지는 것과 관련된 불면증(수면−휴식 패턴)
#4 약을 제대로 사용하지 않은 것과 관련된 증상의 악화(건강 지각−건강관리 패턴)
#5 약의 부작용과 관련된 신체 손상의 가능성(건강 지각−건강관리 패턴)
#6 사회생활에 지장을 불러오는 것에 의한 스트레스(코핑−스트레스 내성 패턴)

간호의 우선순위 지침

- 알레르기성 비염은 발작성, 반복성 재채기, 수성성 콧물, 코 막힘에 따라 불쾌 증상이 심한 질환이다. 이러한 불편 증상에 관련한 문제의 우선순위가 높아진다. 다음의 증상 악화에 관한 문제, 증상에 따라 생기는 심리·사회적인 문제를 해결한다.

| Step1 영향 평가 | Step2 간호 초점 | Step3 계획 | Step4 실시 | Step5 평가 |

1

간호 문제	간호 진단	간호 목표(간호 성과)
#1 항원과의 접촉에 의한 증상의 악화가 나타난다.	**안락 장애** **관련 요인:** 알레르기 반응 **진단 지표** □ 안락하지 않다는 호소 □ 자극에 과잉 반응 □ 가려움증의 호소	〈장기 목표〉 증상이 개선된다. 〈단기 목표〉 증상 악화의 원인을 이해하고 원인을 제거하는 방법을 실행할 수 있다.

간호 계획	중재 포인트와 근거
OP 경과 관찰 항목 • 재채기의 정도 • 수성성 콧물의 정도 • 코 막힘의 정도 • 가려움증의 정도	➡ 증상의 정도를 밝힌다. 근거 증상의 정도에 따라 관계가 가능하게 된다.
TP 간호 치료 항목 • 증상의 악화를 일으키는 원인(항원)에 대해 상의한다. • 지시된 약물의 사용	➡ 항원을 이해한다. 근거 항원을 이해하면 악화를 피하는 방법을 찾을 수 있다.
EP 환자 교육 항목 • 증상 악화의 원인(항원)을 제거하는 방법, 증상 악화의 원인을 피하는 방법을 지도한다.	➡ 환자가 항원에 대처할 수 있도록 한다. 근거 질환에 걸린 기간이 장기에 이르게 되므로 일상생활에서 자기관리가 필요하게 된다.

2

간호 문제	간호 진단	간호 목표(간호 성과)
#2 증상이 완화되지 않는 것에 의한 불안이 있다.	**불안** **관련 요인:** 건강에 대한 위협 **진단 지표** □ 생산성 저하 □ 안정되지 않음 □ 고뇌한다.	〈장기 목표〉 불안이 완화된다. 〈단기 목표〉 1) 질환의 특성을 알 수 있다. 2) 증상을 경감시키는 방법을 안다.

간호 계획	중재 포인트와 근거
OP 경과 관찰 항목 • 불안의 내용, 정도	➡ 불안의 원인·정도 근거 불안의 원인·정도에 따른 관계가 가능하게 된다.
TP 간호 치료 항목 • 현재 이루어지고 있는 치료에 대하여 논의 • 향후 전망을 논의	➡ 증상이 발생하는 이유를 알 수 있도록 설명한다. 근거 나타나는 증상의 메커니즘에 대해 지식을 갖는 것으로 대처법을 적절하게 실시할 수 있다.

• 증상의 완화를 위해 현재 해야 할 필요가 있는 방법을 지도한다.

➡ 환자가 증상에 대처할 수 있도록 간호한다. 근거 이환 기간이 장기에 이르므로 일상생활에서 자기관리가 필요하게 된다.

3 간호 문제	간호 진단	간호 목표(간호 성과)
#3 증상이 심해짐에 따른 불면이 생긴다.	불면증 **관련 요인:** 신체적 불편 **진단 지표** ☐ 환자가 잠들기 어려움을 호소 ☐ 환자가 수면 유지 곤란을 호소 ☐ 감정의 변화가 관찰된다.	〈**장기 목표**〉 충분히 수면을 취할 수 있다. 〈**단기 목표**〉 증상이 개선된다.

간호 계획	중재 포인트와 근거
OP 경과 관찰 항목 • 입면의 자연스런 정도 • 야간 수면 지속의 정도 • 감정의 변화의 유무·정도	➡ 증상이 수면에 미치는 영향을 명확히 한다. 근거 수면 부족은 증상을 악화시킨다.
TP 간호 치료 항목 • 약의 사용방법을 확인한다.	➡ 증상을 완화되게 한다. 근거 재채기, 수성성 콧물, 코막힘, 가려움증 등의 증상은 수면 장애의 원인이 된다.
EP 환자 교육 항목 • 증상에 대한 대처방법을 지도한다.	➡ 증상에 대처할 수 있도록 한다. 근거 이환 기간이 장기에 이르므로 일상생활에서 자기관리가 필요하게 된다.

4 간호 문제	간호 진단	간호 목표(간호 성과)
#4 약물을 적절하게 사용하지 않은 것과 관련한 증상의 악화가 나타난다.	비효과적 자기 건강관리 **관련 요인:** 지식 부족, 치료 계획의 복잡성, 건강관리에 대한 가족의 대응 패턴, 무력 **진단 지표** ☐ 치료 계획을 일상생활에 적용할 수 없다. ☐ 질병을 관리하고 싶다고 말한다. ☐ 지시한 활동방법을 실시하는 것이 어렵다고 말한다.	〈**장기 목표**〉 증상에 따라 적절한 조치를 취할 수 있다. 〈**단기 목표**〉 1) 약물의 사용방법을 안다. 2) 약을 제대로 사용할 수 있다.

간호 계획	중재 포인트와 근거
OP 경과 관찰 항목 • 증상의 회복의 유무, 정도	➡ 증상의 정도를 명확하게 한다. 근거 약물을 적절하게 사용할 수 있는 것을 파악할 수 있다.
TP 간호 치료 항목 • 약의 사용방법을 설명하면서 처치를 한다.	➡ 약의 사용방법을 알 수 있게 한다. 근거 이환 기간이 장기에 이르므로 일상생활의 자기관리가 필요하게 된다.
EP 환자 교육 항목 • 약의 사용방법을 지도한다.	

|---|---|---|
| #5 약의 부작용과 관련된 신체 손상의 가능성이 있다. | 신체 손상 위험 상태
위험 요인: 화학적 인자(약물) | 〈장기 목표〉 신체를 손상하지 않는다.
〈단기 목표〉 1) 약물의 부작용을 이해할 수 있다. 2) 부작용의 위험을 피하는 방법·행동을 취할 수 있다. |

간호 계획	중재 포인트와 근거
OP 경과 관찰 항목 • 부작용 증상(졸음의 정도, 집중력 저하 등)	➡증상의 정도·복용량과 졸음의 관계를 명확하게 한다. 근거복용량의 적합성 여부를 안다.
TP 간호 치료 항목 • 약의 부작용이 불러오는 생활상의 위험에 주의한다. • 약물의 부작용을 환자에게 설명한다.	
EP 환자 교육 항목 • 약의 부작용 증상과 부작용이 불러오는 생활상 위험을 방지하는 방법을 지도한다.	➡약물의 부작용에 대한 지식을 가지고 위험을 피할 수 있도록 한다. 근거바르게 부작용 증상을 의식하는 것은 위험을 피하는 것으로 이어진다.

6 간호 문제	간호 진단	간호 목표(간호 성과)
#6 사회생활에 지장이 생기는 것에 따른 스트레스가 생긴다.	비효과적 코핑 **관련 요인:** 스트레스 요인에 대처하는 준비의 기회가 부적절 **진단 지표** □ 역할 기대를 만족할 수 없다. □ 코핑할 수 없다고 말한다.	〈장기 목표〉 스트레스가 완화된다. 〈단기 목표〉 1) 사회생활에 지장을 말할 수 있다. 2) 사회생활의 지장에 대처법을 말할 수 있다.

간호 계획	중재 포인트와 근거
OP 경과 관찰 항목 • 스트레스의 정도	➡스트레스의 원인을 명확하게 한다. 근거스트레스 내용에 따라 관계가 가능하게 된다.
TP 간호 치료 항목 • 사회생활에 미치는 지장에 대하여 상의한다.	➡지장에 대한 해결책을 찾아낼 수 있도록 한다. 근거스트레스를 경감하게 하고 질병을 가지면서도 사회에 적응해나갈 수 있다.
EP 환자 교육 항목 • 사회생활상의 지장을 최소한으로 하기 위한 방법을 지도한다.	

Step1 영향 평가 ▸ Step2 간호 초점 ▸ Step3 계획 ▸ **Step4 실시** ▸ Step5 평가

병기·병태·중증도별 관리 포인트

【계절성 알레르기성 비염】계절성에 의한 것은 삼나무 꽃가루나 벼과 식물의 꽃가루가 대표적인 원인 물질(항원)로 알려져 있다. 알레르기성 비염을 일으키는 원인 물질이 날아다니기 전부터 항알레르기 약을 복용하도록 권하고, 원인 물질에 대한 대처방법을 이해할 수 있도록 한다.

【통년성 알레르기 비염】통년성 비염은 진드기, 집 먼지, 애완동물 등이 원인인 경우가 많기 때문에 실내를 청소하고 실내 환경을 정비함과 동시에 약물 요법을 실시한다. 환자·가족이 항알레르기 약 복용의 의미를 이해하고 복용을 계속할 수 있도록 한다. 또한 원인 물질에의 대처법을 이해할 수 있도록 지도한다.

치료 지원
- 지시된 대로 약물을 사용해야 할 필요성을 알 수 있도록 지도한다.
- 지시된 약을 적절한 방법으로 사용할 수 있도록 지도한다.
- 부신피질 호르몬 제제와 항히스타민제의 효과·부작용에 대해 충분히 알 수 있도록 설명한다.
- 증상 악화 시에는 자기 판단으로 약을 증량하지 말고 진찰하도록 지도한다. 증상은 아침 기상 시가 특히 심하다는 것을 설명한다.

항원을 피하는 것에 대한 지원
- 항원은 악화 요인임을 이해하고 항원을 피하거나 항원을 제거하여 증상이 악화되지 않도록 지도한다.
- 실내 청소를 철저히 한다.
- 계절성 알레르기성 비염은 꽃가루가 날릴 때의 외출은 마스크와 안경을 착용한다. 귀가 후 세안이나 양치질을 하고, 눈을 씻거나 코를 풀고 꽃가루를 제거한다.
- 꽃가루가 많이 날릴 때는 외출을 삼가하거나 창문을 닫아 꽃가루가 실내로 유입되지 않도록 한다.
- 꽃가루가 많이 날릴 때에는 밖에서 세탁물을 말리지 않도록 한다. 밖에서 말렸을 때는 꽃가루를 털고 나서 들여오도록 한다.
- 실내에 공기 청정기를 놓는 등으로 하여 가능한 실내 공기를 청정하게 한다.

일상생활의 지원
- 과로나 수면 부족은 체력을 소모시킴과 동시에, 저항력도 저하시켜 증상을 악화시키는 요인이 되기 때문에 충분히 휴식을 취할 필요가 있다는 것을 설명한다.
- 스트레스에 따라 악화되기 때문에 스트레스를 잘 해소시키는 방법을 함께 생각한다.
- 영양 상태의 저하는 저항력을 감소시켜 증상의 악화로 이어질 수 있으므로 충분히 영양을 취해야 할 필요성을 지도한다.
- 항히스타민제의 부작용에 따라 졸음이 올 수 있다는 것을 이해하게 하고 환자가 일상생활에서의 유의점을 알 수 있도록 지도한다.
- 집 먼지와 진드기가 원인인 경우는 세심하게 청소하고, 이불이나 카페트에서 제거하도록 지도한다.
- 곰팡이의 증식을 억제하기 위해 실내의 습도는 낮게(50% 이하) 유지하도록 한다.

환자·가족의 심리·사회적 측면에 대한 지원
- 치료가 장기에 이르므로 꾸준히 치료를 계속할 수 있도록 지원한다.
- 치료는 장기적이라는 것, 치료에 따라 증상이 완화되는 것을 이해할 수 있도록 설명한다.

퇴원·요양 지도

- 지시대로 약을 사용하여 증상·징후를 컨트롤할 수 있도록 설명하고 사용 약제의 효과·부작용과 함께 적절한 약물의 사용방법을 지도한다.
- 항원을 피하도록 대처법을 지도한다.
- 증상 완화를 위한 일상생활에 있어서의 유의점에 대해 지도한다.

Step1 영향 평가　　Step2 간호 초점　　Step3 계획　　Step4 실시　　Step5 평가

평가 포인트

간호 목표 달성도
- 적절한 약을 사용하여 증상·징후를 제어할 수 있는가?
- 항원을 피할 수 있는가?
- 증상 완화를 위해 필요한 일상생활에 있어서의 유의점을 알고 있는가?

●참고 문헌
1) 히노하라 시게아키, 이무라 히로오 감수: 면역 · 알레르기 질환 간호를 위한 최신 의학 강좌11, p249~269, 중산 서점, 2001
2) 이마무라 사다오, 이쇼쿠 노부히코 편: 피부과 · 성형외과, p187~188, 메디컬 출판, 1997
3) 마에하라 스미코, 노구치 미와코 감수: 도설 새로운 임상 간호학 전서10, 방어 기능의 장애와 간호, p159~203, 동봉사 출판, 1992
4) 나카타 야스나리, 하야시 유코 감수: 엑셀 간호사(면역 · 알레르기 편), 실무 간호를 위한 병동 · 외래 설명서 12, p242~251, 메디컬 리뷰, 2004
5) 우치다 유키오, 후나사카 소타로 편: 눈/이비인후과, 도설 임상 간호 의학10, p336~337 동봉사 미디어 플랜 1999
6) 히노하라 시게아키, 이무라 히로오 감수: 이비인후과 질환 간호를 위한 최신 의학 강좌 21, p146~151, 중산서점, 2002

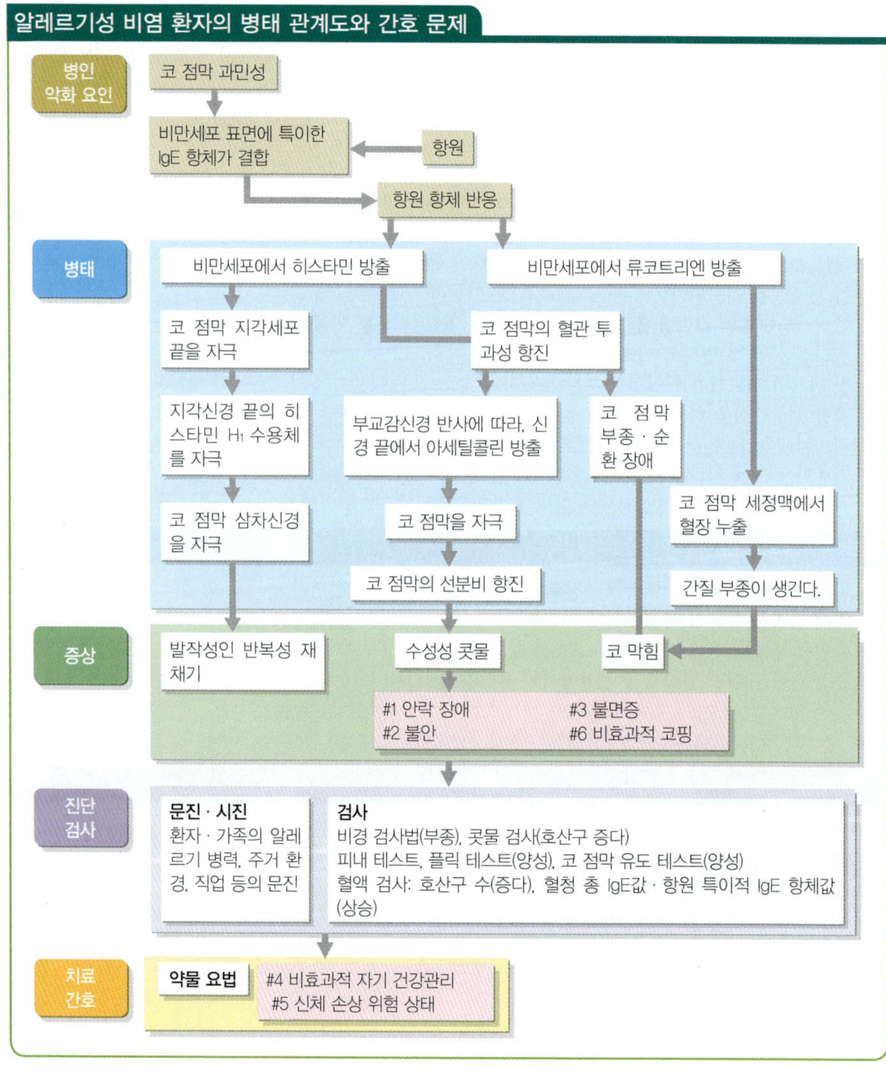

84 청신경 종양

스기모토 다로

눈으로 보는 질환

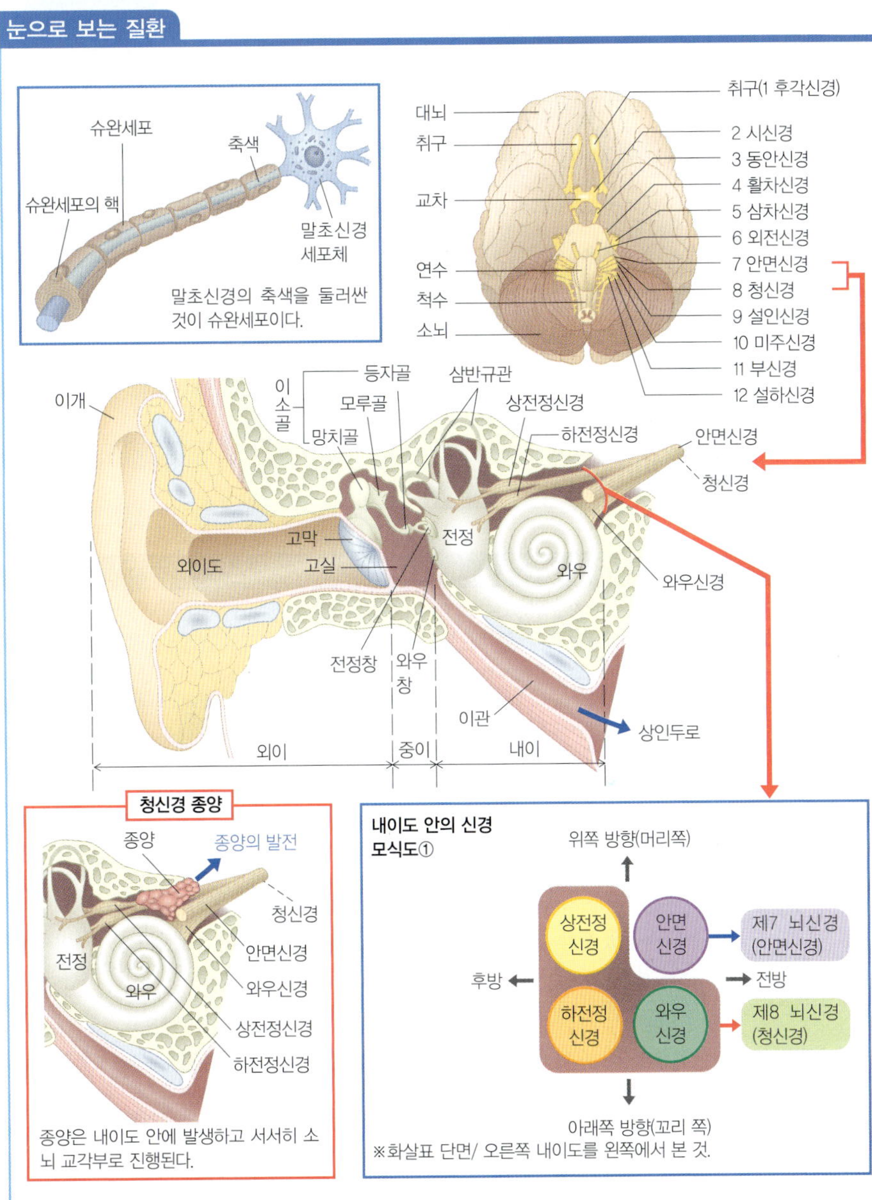

■ 그림 84-1 청신경의 구조와 청신경 종양

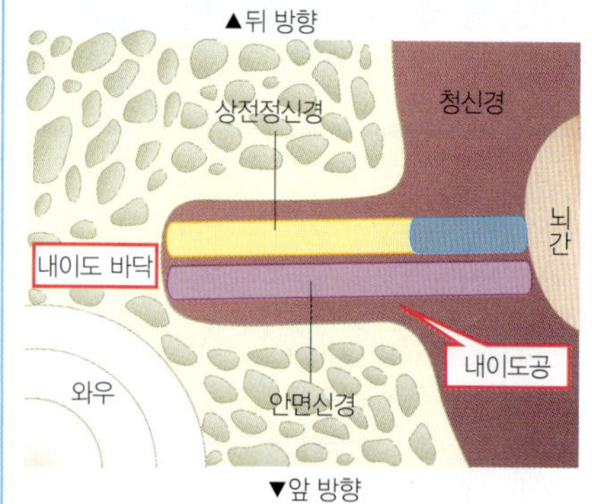

a. 내이도 위쪽 방향
　내이도의 상반분(두정부 방향)은 앞 방향으로 안면신경, 뒤 방향으로 상전정신경이 있다.

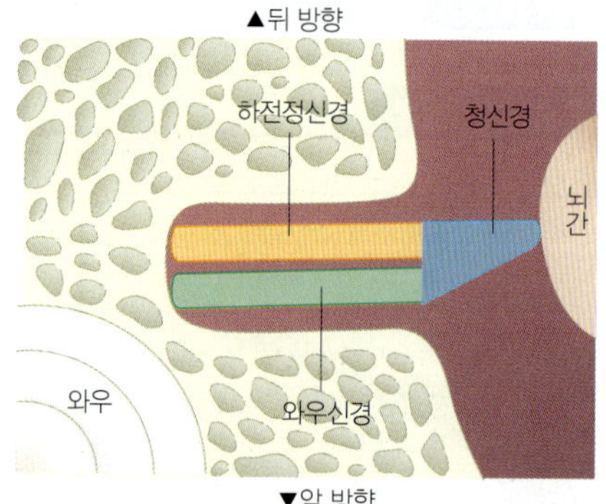

b. 내이도 아래쪽 방향
　내이도의 하반분(꼬리 쪽 방향)은 앞 방향에 와우신경, 뒤 방향에 하전정신경이 있다.

※상하의 전정신경과 와우신경을 모두 합하여 청신경이라 한다.
※횡단 모양/ 우내이도를 위쪽 방향(두정부 방향)에서 본 모습이다. 그림 84-1 내의 모식도①도 참고.

■ **그림 84-2 내이도 안의 신경 모식도②**

병태 생리

▌**청신경 종양은 제8(Ⅷ) 뇌신경(청신경)의 슈완세포로 생기는 신경초종이다.**

- 제8 뇌신경은 와우신경과 전정신경으로 구성되는데, 청신경 종양은 대부분이 전정신경에서 유래하기 때문에 미국과 유럽에서는 전정 신경초종(vestibular schwannoma)이라고도 하며 보통 편측성이다.
- 양측성인 것은 신경 섬유종증 2형(neurofi bromatosis type Ⅱ)이라고 하며, 상염색체 우성 유전을 나타내는 전신 질환의 한 병변이다.
- 종양은 내이도 내에 발생하여 서서히 커지고 점차 소뇌 교각부(후두개와 방향)로 진전한다.
- 양성 종양이지만 내이도의 뼈를 조금씩 녹여 커지고, 내이도 구멍 측이 확대된 깔때기형, 내이도 가운데를 확대한 달걀형 등의 모양으로 내이도가 확대되는 것이 많다. 그러나 작은 종양에서는 내이도가 확대되지 않고, 드물게 큰 종양에서도 내이도가 확대되지 않은 채 소뇌 교각부에 진행되는 경우도 있다.
- 청신경 종양 자체는 후미로성(내이보다 중추쪽)의 병변이지만, 증례에 따라 내이 병변(내이성 난청)이 병존하는 것에도 유의할 필요가 있다. 그 병태로는 내이도 내를 흐르고 있는 미로 동맥이 종양에 따라 혈류 장애를 일으키고, 말초의 청각 기관 기능이 저하되는 메커니즘이 추측되는데, 자세한 내용은 불명이다.
- 내이도 내를 흐르는 신경의 모식도를 그림 84-1, 2에 나타내었다. 전정신경은 내이도의 바닥 쪽에 상전정신경과 하전정신경으로 나뉘어 있고, 중추 쪽에서 합류한다. 청신경 종양은 전정신경 유래의 종양이 대부분이고, 와우신경으로 유래하는 종양은 매우 적다.
- 제7 뇌신경(안면신경)에 발생한 경우는 안면 신경초종으로 진단하는데, 청신경 종양과는 다른 질환이다.

병인·악화 요인

- 한쪽 청신경 종양의 병인은 아직 불명이다.
- 양쪽 청신경 종양을 발병하는 신경 섬유종증 2형은 상염색체 22번 장완에 원인 유전자가 있는 것으로 밝혀져 있다.

- 청신경 종양은 원발성 뇌종양의 약 10%를 차지하고, 소뇌 교각부 종양의 약 80%를 차지한다.
- 인구 10만 명 중 약 1명의 빈도로 발생한다고 되어 있지만, 최근에는 MRI에서 작은 종양이 발견되는 경우도 많아, 한층 빈도가 높다고 생각된다. 호발 연령은 40~50대지만, 소아를 포함하여 젊은 층에도 발병할 수 있다. 또한 여성에게 약간 많다고 되어 있지만, 성차는 크지 않다.
- 일반적으로 서서히 커지며, 문제가 되는 증상이 없는 경우, 작은 종양에 있어서는 치료를 하지 않고 잠시 상태를 지켜볼 수도 있지만, 증례에 따라 증가 속도와 패턴이 다르다고 알려져 있으므로 주의가 필요하다. 방치해서 커지면 뇌간이나 소뇌를 압박하고 생명을 위협하는 사태가 되기 때문에 너무 크지 않은 상태에서 치료할 필요가 있다.
- 양쪽 청신경 종양(신경 섬유종증 2형)은 청신경 종양 전체의 2~5%로 인정되고, 한쪽 청신경 종양에 비해 난청의 진행이 빠르고 청각 예후가 불량하며, 소아 백내장이나 다른 부위의 신경초종, 수막종 등을 합병하는 경우가 많다. 경과를 관찰하여 치료를 해도 양쪽의 난청이 큰 문제가 된다.

▌ 처음 증상으로 가장 많은 것은 난청, 이명, 이폐색감 등이다.

- 앞서 언급했듯이 청신경 종양의 대부분은 전정 신경초종이기 때문에 이론적으로는 현기증이나 휘청거림 등의 전정 증상이 질병 초기에 나타나는 경우가 많을 것이다. 그러나 실제로는 종양의 진전이 느리고, 종양이 생긴 쪽의 전정 장애가 대상 쪽의 전정 기능 및 중추성에 조금씩 대상되고 있기 때문에 전정 증상이 처음 증상이 되는 경우는 10~15% 정도에 지나지 않는다.
- 처음 증상으로 가장 많은 것은 대상 기능이 없는 와우 증상(난청, 이명, 이폐색감 등)이 80% 이상을 차지한다. 와우 증상은 내이도 내의 한정된 공간에서 종양에 따라 와우신경이 직접 압박을 받은 후 미로 장애와 미로 동맥의 혈류 장애 등에 의한 내이 장애 모두에 따라 생긴다고 생각하고 있다.
- 전 과정 중에 나타나는 증상으로는 와우 증상이 가장 많이 인정되고(전체의 95% 이상), 이어서 전정 증상(30~60%)이다. 안면신경 마비가 있는 증례는 매우 적다. 미각 이상을 호소하는 경우도 드물게 있다.
- 와우 증상 중 가장 빈도가 높은 난청은 많은 증례에서 서서히 진행되지만, 청신경 종양 증례의 10~20%는 돌발성 난청 모양의 급성 감각신경 난청으로 발병한다. 급성 감각신경 난청은 일반적으로 돌발성 난청과 달리 며칠에 걸쳐 진행되기도 하고, 완전하게 회복되는 경우도 있다.
- 한쪽 진행성 감각신경 난청과 급성 감각신경 난청이 인정되는 증례는 반드시 청신경 종양의 존재를 염두에 둘 필요가 있다. 반대로 처음에는 돌발성 난청으로 치료된 증례 속에 1~5% 정도 청신경 종양이 포함되어 있다는 보고도 있다.
- 전정 증상으로는 부동성 현기증(자신과 외부의 경치가 흔들리는 느낌) 및 평형 장애(흔들림)가 많고, 회전성 현기증(자신과 외부의 경치가 빙글 도는 느낌)은 10~20% 정도로 적다. 드물게 메니에르 병과 유사한 현기증 발작이나 두위성 현기증을 주로 호소하는 사례도 있어 주의가 필요하다.
- 종양이 소뇌 교각부로 진행이 커지면 상기 증상 이외에 안면 인식 저하 또는 마비(삼차신경 증상)가 일어나고 더욱 증가하면 설인 · 미주신경 마비와 조화 운동 불능 등의 소뇌 증상과 뇌압항진 증상 등이 발생할 수 있다.
- 최근에는 영상 진단의 발전과 의료 환경의 정비에 따라 작은 종양 단계에서 발견되는 경우가 많아졌고, 와우 증상이나 전정 증상 이외의 증상이 있는 환자는 줄어들고 있다.

▌ 주로 수막종이나 유상피종과의 감별이 문제가 된다.

- 순음 청력 검사에서 한쪽 감각신경 난청이 인정되는 경우가 많다.
- 청력 모양(청력 검사의 모양)에 특징적인 것은 없지만, 계곡형(중음역의 저하) 및 dip형(딥, 특정 주파수 저하, 특히 중음역)의 청력 모양이 인정되는 경우에는 청신경 종양을 의심할 수 있다고 알려져 있다.
- 어음 청력 검사는 어음 변별 능력의 저하(언어의 듣기 저하)가 인정되는 경우가 많다.

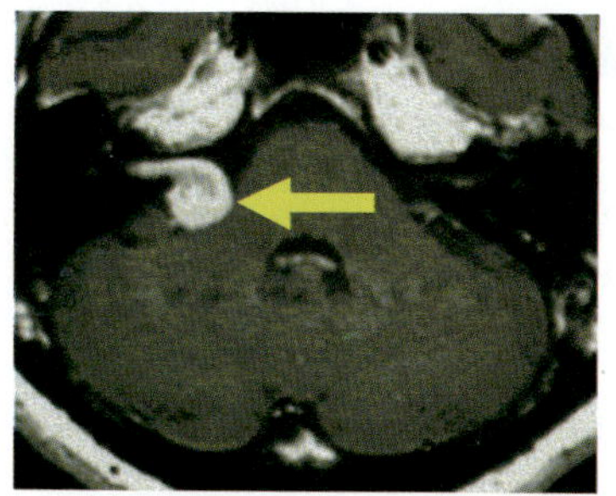

오른쪽 청신경 종양의 MRI(조영 T1 강조 횡단 영상). ← 가 가돌리늄으로 조영된 종양. 우내이도에서 소뇌 교각부에 걸쳐 종양이 진행되어 있다. 소뇌 교각부의 최대 직경은 14mm.

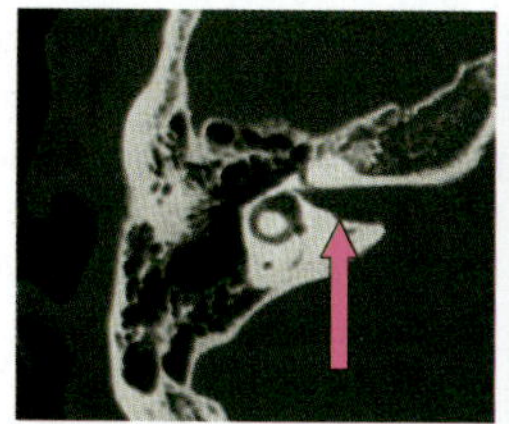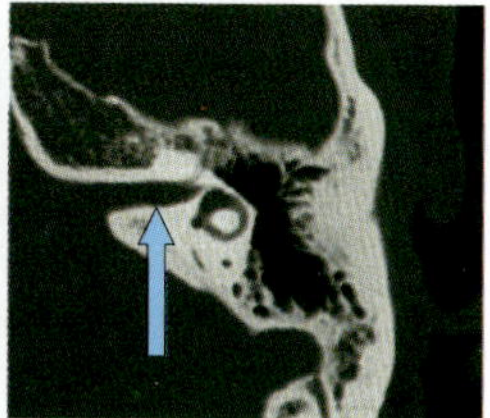

같은 증례의 측두골 단순 CT 횡단 영상. 외측 반규관의 수준이 슬라이스 되어 있다. ← 가 우내이도(종양이 있는 쪽), ← 가 좌내이도(건강한 쪽). 종양이 있는 내이도의 확대가 인정된다.

■ 그림 84-3 청신경 종양의 내이도 확대

- ABR(청성 뇌간 반응)은 청신경 종양의 선별 검사로서 가장 유용한 청력 검사이다. 90% 이상의 증례에서 이상 소견이 인정된다. V파 잠복기 연장(0.3m/sec 이상), 1-5파간 잠복기 연장(4.4m/sec 이상), V파의 소실 등이 주요한 이상 소견이다.
- 평형 기능 검사는 건강한 쪽 방향의 주시 안진, 두위 변환 안진 검사에서 수직성이나 사행성의 안진을 인정할 수 있다.
- 온도 안진 검사는 종양이 있는 쪽의 무반응이나 반응 저하(20% 이상 반규관 마비)가 인정되는 경우가 많다. 온도 안진 검사 자체가 상전정신경의 기능 검사이므로, 하전정신경 유래의 청신경 종양은 작은 종양에서 정상 소견을 보여 선별 검사로 유용하지 않을 수 있다. 그러나 한쪽 감각신경 난청과 온도 안진 검사에서 반응 저하가 모두 인정되는 경우에는 청신경 종양의 존재를 반드시 의심해야 한다.
- 영상 진단으로는 단순 X선 촬영(안와 내 내이도법, 스텐버스법)과 측두골 CT가 내이도의 확대를 보기 위해 참고가 된다(그림 84-3).
- 종양 자체의 진단을 위해서는 MRI가 필수적이다(그림 84-3). CISS(constructive interference in steady state)법 등의 특수한 MRI 촬영방법은 내이도 내의 신경다발도 볼 수 있고, 판별 검사로서의 가치가 높다.
- 내이도 내 작은 종양의 진단을 위해서는 조영 MRI 가 유용하다.
- 조영 CT는 현재 진단적 가치가 낮고, 그다지 이용하지 않게 되었다.
- 드물게 건강 진단 및 뇌 검사 등으로 MRI를 실시해 청신경 종양이 무증상으로 발견될 수 있지만, 이 같은 증례에서는 순음 청력 검사, 평형 기능 검사, 온도 안진 검사, ABR 등에서 이상이 인정되지 않는 경우도 있다.
- 병기 분류
- 명확한 병기 분류는 없다.
- 그 크기에 따라 내이도 내에 국한된 종양(소위 ear tumor), 소뇌 교각부(후두개와)로 진행된 부분의 크기가 10mm까지의 작은 종양, 10~30mm까지의 종양, 30mm 이상의 큰 종양으로 분류한 경우도 있다. 그러나 종양의 크기와 증상에는 반드시 밀접한 상관관계가 있는 것은 아니고, 내이도 내 종양에서도 난청과 현기증 등의 증상이 생길 수 있다.
- 검사값
- 특징적인 혈액 검사값의 이상은 없다.

종양의 크기, 부위, 증상의 유무 등에 따라 경과 관찰, 외과적 치료에 의한 종양 적출, 정위 방사선 치료 중 하나가 적응이 된다.

● 치료 방침

● 청신경 종양의 치료에는 크게 수술 치료와 방사선 치료가 있다. 그러나 작은 종양(내이도 내, 후두개와로의 진행이 10mm 이하의 것) 단계에서 발견되면 65세 이상 노인의 경우, 증상이 없는 경우, 전신 상태가 불량한 경우 등은 치료를 하지 않고 반년에서 1년간 MRI로 종양 크기의 추이를 보는 방법(경과 관찰/wait and scan policy)도 하나의 중요한 선택 사항이다.

〈외과적 치료의 적응과 주의점〉

● 수술은 종양의 전적출, 안면신경의 보존을 주목적으로 하고 가능하면 청력 보존도 시도한다.

● 안면신경은 내이도 내에서 종양에 따라 띠 모양으로 부서져 길게 늘어져 있는 경우가 많기 때문에 수술 시 신경 섬유가 손상되기 쉽고, 수술 후 안면신경 마비가 생길 수 있음을 반드시 환자에게 설명할 필요가 있다. 작은 종양이면 90%의 예에서 수술 후 양호한 안면신경 기능이 유지된다고 되어 있다.

● 청력의 보존은 수술 전 청력이 좋은 예(평균 청력 수준이 50dB 이내이고 최고의 어음 명료도가 50% 이상)에서는 70% 이상의 증례에서 청력을 보존할 수 있었다. 그러나 수술 전 청력이 나쁜 증례에서 수술 후 청력이 회복되는 예는 드물다. 또한 건강한 쪽(종양이 없는 쪽)의 청력이 안 좋은 쪽(종양이 있는 쪽)보다 나쁘고, 주로 안 좋은 귀로 커뮤니케이션을 취한 경우나 양쪽 청신경 종양의 경우에는 수술의 적응 결정 및 시행을 신중하게 할 필요가 있다.

● 수술에 따라 전정신경이 적출되기 때문에 수술 후에는 잠시 동안 건강한 쪽 방향의 수평 회선 혼합성 안진(마비성 안진)이 인정되고 현기증이나 흔들림을 호소한다.

● 수술 후 1주일 이내에 이동이 가능한 사례가 대부분이지만, 이동에 다소 도움이 필요하다.

● 수술 후 합병증으로는 다른 수액 누출, 수막염, 경막하출혈, 신경 뇌 질환, 뇌경색 등을 들 수 있다.

〈방사선 치료의 적응과 주의점〉

● 방사선 치료로는 감마 나이프를 주로 한 정위 방사선 치료가 이루어지고 있으며, 종양의 소실보다 성장 억제를 목적으로 한다.

● 노인이거나 수술을 원하지 않는 경우, 종양의 후두개와에의 진행이 25~30mm 이하인 경우 등이 적응되고 종양이 낭포 변성을 주체로 하는 경우는 좋은 적응이 아니다. 안면신경 기능은 약 80%, 청력은 약 50%의 증례에서 보존 가능하다.

● 합병증으로 청력 저하, 안면신경 마비, 현기증, 안면 마비, 수두증 등은 모두 지발성(3~6개월 후)으로 나타나고 드물게 치료 후 종양이 증가 또는 악성화되는 예도 보고되고 있어 주의가 필요하다.

● 장기적인 경과에 대해서는 아직 충분히 검토되고 있다고 말하기 어렵다.

● 약물 요법

● 청신경 종양 자체를 근치시킬 수 있는 약물 치료는 현재 존재하지 않는다. 급성 감각신경 난청으로 발병한 예에서는 돌발성 난청에 준하여 치료를 실시한다(467쪽 '101 난청'의 '치료 순서도' 참조).

● 수술 치료

〈미로경유법〉

● 귀 뒤쪽을 절개하고 내이를 파괴하여 내이도나 후두개와의 종양에 접근하는 수술 방식이다.

● 수술할 때 뇌 조직의 압을 요하지 않고, 내이도 바닥이 관찰하기 쉬운 종양의 바깥쪽 가장자리 처리를 충분하게 할 수 있다. 얼굴신경을 손상하지 않는 등의 장점이 있지만, 수술한 쪽의 청력이 없어지게 되는 것이 가장 큰 단점이다.

● 수술 전에 고도의 감각신경 난청이고 후두개와에의 진행이 30mm 이하인 증례가 좋은 적응이다.

● 주로 이비인후과에서 선택한다.

〈중두개와법〉

● 귓바퀴의 위쪽에 역U형 등의 피부 절개를 놓고 일시 개두하여 측두엽을 압하고 중두개와 쪽에서 종양에 접근하는 수술 방식이다.

84
청신경 종양

- 반규관을 절개하지 않도록 주의하여 내이도 위쪽의 뼈를 절제하면 안면신경과 와우신경을 보존하는 것이 가능하다.
- 일반적으로 후두개와로의 진행이 10mm 이하인 경우 청력의 보존을 생각하는 증례가 좋은 적응이다. 특히 내이도 내의 작은 종양의 적출에 적합하다.
- 이비인후과, 뇌신경외과 양쪽에서 선택한다.

〈후두하법(후 S상동법)〉

- 귀 뒤쪽에서 후두부 피부를 절개하고 S상정맥동 후방을 개두하여 소뇌 외부 측면을 뒤로 이동시켜 후두개와에서 종양에 접근하는 수술 방식이다.
- 내이도 뒤쪽에서 뼈를 절개하여 내이도 내 종양을 처리할 수 있지만, 내이 바닥쪽 처리는 다소 어렵다.
- 중두개와법과 같이 안면신경과 와우신경을 보존하는 것이 가능하다.
- 거대한 것에서 작은 종양까지 다양한 크기의 종양에 적응이 된다.
- 주로 신경외과에서 선택한다.

이러한 모든 수술 방식에서 안면신경 자극 장치에 의한 안면신경 모니터링을 하면 안면신경을 보존할 수 있는 확률이 보다 높아진다. 또한 청력의 보존을 시도하는 중두개와법과 후두하법은, ABR이나 와전도 등으로 청각 모니터링을 하면서 수술을 진행하면 와우신경을 보존할 수 있는 확률이 더 높아진다.

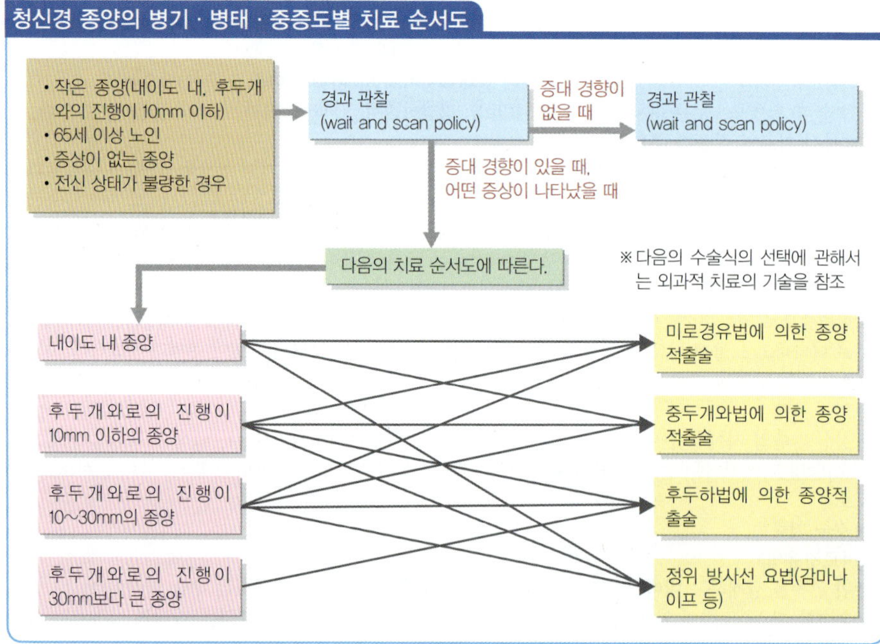

청신경 종양 환자의 간호

시게노 가오루

간호 과정 순서도

관찰 항목 (OP)	간호 문제 (간호 진단)	간호 목표 (간호 성과)	간호 활동 (간호 중재)

병인
청신경(제8 뇌신경)의 신경초세포에서 발생하는 양성 종양

신체적 문제
- 증상
  난청, 현기증, 이명

- 수반 증상: 종양의 범위가 확대된 경우
  삼차신경 마비(안면 지각 이상)
  안면신경 마비(폐안 장애, 입이 다물어지지 않는다)
  설인 · 미주신경 마비(연하 장애)
  두개내압 항진 증상(두통, 구역질 · 구토)

- 치료에 의한 합병증의 유무와 정도: 수술 조작에 의한 안면신경 마비, 전신 마취 수술에 의한 연수 장애, 호흡 · 순환 기능 장애, 의식 장애 등 심각한 합병증
  방사선 치료에 의한 탈모, 외이도염, 중이염 등의 부작용

심리 · 사회적 문제
환자 · 가족의 증상 및 치료, 예후에 대한 불안

\# 청신경 압박에 의한 청력 장애, 전정 기능 장애(평형 감각 장애), 소뇌 압박에 의한 소뇌 운동 장애에 따라 낙상의 위험성이 있다.

\# 청신경이 압박된 것에 의한 감각(청각)의 손상 · 취약 및 이명, 그에 따른 커뮤니케이션 장애가 있다.

\# 안면신경 · 삼차신경 마비에 의한 저작 곤란, 설인 · 미주신경 마비에 의한 연하 반사 지연 때문에 섭식 · 연하 장애가 있다.

\# 안면신경 · 삼차신경 마비에 의한 눈물 감소, 안면 지각 이상 또는 눈깜빡임 반사 이상에 관련한 각 결막 건조 · 손상이 보인다.

\# 외과적 치료, 방사선 치료에 관련된 합병증에 따른 QOL의 저하가 보인다.

\# 청각 장애, 이명 및 안면신경 마비에 의한 조음 장애 때문에 커뮤니케이션이 잘 안 되고, 대화하기를 피하고 혼자 고립된다. 또는 소외감을 안고 있다.

\# 증상의 진행과 새로운 증상의 출현에 따라 생물학적 통합성(자기 개념)에 대한 위협과 관련한 불안이 있다.

낙상에 의한 신체 손상이 없다.

환자 · 가족이 질환을 이해하고, 안전을 확보하기 위한 행동을 취할 수 있다.

커뮤니케이션이 원활하게 되고 있다.

자기관리를 충분히 실시할 수 있다.

연하 장애 없이 필요한 영양을 섭취할 수 있다.

지속적으로 자기관리(점안)할 수 있다.

적절한 관찰과 환자의 자각 증상의 보고에 따라 부작용 발견 시 조기에 대응할 수 있다.

환자 · 가족의 불안이 경감되고, 심신이 모두 안정된 생활을 보낼 수 있다.

OP 경과 관찰 항목

증상(난청, 현기증, 이명, 수두증 증상, 안면신경 마비, 섭식연하 장애)
ADL
수술 치료 · 방사선 치료의 부작용
환자 · 가족의 질환에 대한 이해와 생활 상황

TP 간호 치료 항목

일상생활에의 지원

수반 증상에 대한 관리

커뮤니케이션 수단의 연구

EP 환자 교육 항목

환자 · 가족에의 질환, 치료의 지도

환자 · 가족의 심리적 지원

사회 자원 활용을 위한 환자 · 가족에게 지원

- 양성 종양이며 적출 수술로 증상의 개선을 기대할 수 있지만, 수술 기법에 따라 안면신경 손상 등의 위험이 높다. 또한 종양이 확대하면 연속적으로 증상이 나타나기 때문에 환자의 불안이 크다. 정신적 지원이 중요하다.
- 청신경(제8 뇌신경)을 둘러싼 종양에 의한 특징적인 증상은 난청이지만, 환자 · 가족에게 일상생활에서 주의해야 하는 사항을 잘 이해하게 하고, 심신 양면의 지원을 계속하는 것이 중요하다.

Step1 영향 평가	Step2 간호 초점	Step3 계획	Step4 실시	Step5 평가

정보 수집	평가 관점과 근거 · 잠재적 간호 문제
전신 상태 파악	환자에게 신체적 · 심리적 상태를 드러내도록 함으로써 통합 관리를 할 수 있다. 심리적인 상태는 질병의 진행 및 치료 효과에도 관계한다. ● 초기 증상은 청신경 압박에 의한 국소적인 증상(청력 장애, 이명, 현기증)이지만, 어떤 증상이든 일상생활을 위협하고 QOL을 저하시킨다. ● 증상의 진행에 따른 다른 뇌신경 압박 증상은 섭식 · 삼킴 기능을 침해하고 전신 상태를 극단적으로 악화시킬 우려가 있다. → 다음 항 참조. 🔍 잠재적 간호 문제 : 청력 장애, 현기증, 안면신경 마비 등에 의한 일상생활의 지장
증상 부위, 출현 상황, 정도의 관찰	증상이 어느 부위에서 어떻게 나타나고, 어느 정도인지 관찰한다. 증상 상태 및 정도를 파악하여 질병의 진행 정도도 알 수 있고, 치료 계획, 간호 계획의 수립에도 효과적이다. ● 양성 종양이며 종양 확대도 천천히 진행되기 때문에 경과를 관찰하면서 치료 방침을 결정할 수도 있다. 주요 증상인 난청의 정도와 진행을 지속적으로 관찰하면서 다른 증상의 출현과 그 정도 · 진행 상황도 면밀하게 관찰하는 것이 중요하다. 🔍 잠재적 간호 문제 : 청신경이 압박되는 것에 의한 감각(청각)의 손상 · 취약 및 이명, 난청에 따른 커뮤니케이션 장애가 있다./청신경 압박에 의한 청력 장애, 전정 기능 장애(평형 감각 장애), 소뇌 압박에 의한 소뇌 운동 장애로 낙상의 위험성이 있다./증상의 진행이나 새로운 증상의 발현 등 생물학적 통합성(자기 개념)에의 위협과 관련한 불안이 있다. **청력 장애 · 이명 · 현기증** ● 난청이나 이명으로 진찰하는 경우가 많다. ● 한쪽 귀만 전화 목소리가 들리지 않는 등의 경미한 증상에서 시작하여 초기에는 환자가 알지 못할 수도 있지만, 종양 확대와 함께 서서히 청력 저하가 진행된다. ● 대부분 청력을 잃고 나서 진찰을 받는 경우도 있는데, 수술에 따라 회복되는 경우도 있어, 지속적이고 객관적으로 관찰하는 것이 중요하다. 🔍 잠재적 간호 문제 : 청신경이 압박되는 것에 의한 감각(청각)의 손상 · 취약 및 이명, 그에 따른 커뮤니케이션 장애가 있다./청력 장애에 따른 일상생활의 지장 및 사회적 고립/현기증이 발생시키는 낙상의 위험 **삼차신경 · 안면 마비** ● 삼차신경(제5 뇌신경)에 영향을 미치고, 삼차신경 기능이 약해지면 눈 깜빡임 반사가 저하된다. 눈에 이물질이 들어가도 방어할 수 없는 안면 지각 이상과 하악 운동을 하기 어려워지기 때문에 입이 잘 닫히지 않으며, 충분히 씹을 수 없는 등 안전과 영양 섭취 등의 면에 영향을 미친다. ● 안면신경(제7 뇌신경)에 영향을 줄 경우 안면신경의 기능인 눈물 분비, 침 분비가 억제되고 안면 근육 운동이 충분하지 않기 때문에 입술이 잘 닫히지 않는다. 식사 시 구강 내에 음식을 유지할 수 없거나 구순폐쇄 부전에 따라 연하에 지장을 일으키는 등의 증상이 나타난다. 🔍 잠재적 간호 문제 : 안면신경 · 삼차신경 마비에 의한 눈물 감소, 안면 지각 이상 또는 눈 깜빡임 반사 이상에 관련된 각 결막 건조 · 손상이 보인다./안면신경 · 삼차신경 마비에 의한 저작 곤란에 관련한 섭식 · 연하 장애가 있다.

	 • 설인신경(제9 뇌신경)·미주신경(제10 뇌신경)이 압박을 받아 신경 마비가 일어나면 씹기 운동·연하 반사가 장애가 되고, 섭식·삼킴이 어려워지며, 특히 연하 반사가 억제된 경우에는 사레가 들릴(기도로 잘못 삼킬) 위험성이 높다. • 씹기·삼키기 기능이 저해되면 충분한 영양분을 섭취하지 못하고, 영양 섭취 불균형이 된다. 🔍 잠재적 간호 문제 : 설인·미주신경 마비에 의한 연하 반사 지연 때문에 연하 장애가 있다. • 종양이 내이도에서 소뇌 교각부로 침범하여 소뇌를 압박할 때 증상이 나타난다. • 일어섰을 때의 자세가 앞으로 굽은(전굴) 자세가 된다. 보폭도 작아진다. • 걷기 시작하면 도중에 행보가 빨라지거나 종종걸음이 되고, 가볍게 친 것만으로도 돌진하여 쓰러져 버린다. 🔍 잠재적 간호 문제 : 소뇌 압박에 의한 소뇌 운동 장애증에 따라 낙상의 위험이 있다.
치료 중·후의 관찰(합병증 포함)	외과적 치료 및 정위적 방사선 치료(감마 나이프가 주류)가 이루어진다. 외과적 치료는 수술에 따라 안면신경 등 해부학적으로 가까운 부위에 있는 신경을 손상시킬 위험이 높고, 특히 안면신경 마비의 출현·진행이 없는지 관찰한다. 또한 정위 방사선 치료는 종양의 증대를 방지할 목적으로 행해지지만 반드시 증가를 억제할 수 있는 것은 아니기 때문에 청력 장애의 정도를 비롯한 안면신경 마비, 연하 장애(설인·미주신경 장애) 등의 다른 증상 출현의 유무를 관찰하고 이상이 있으면 즉시 의사에게 보고하여 적절한 치료를 받을 수 있도록 조정한다. 어떤 증상이든 표정의 변화나 식사 행동의 변화로 나타나는 경우가 많기 때문에 일상생활을 관찰해나간다. • 수술 치료는 현미경으로 이루어지지만, 종양 청신경을 비롯해 신경에서 박리하는 것 자체가 신경 손상을 일으키게 되고, 특히 청력 장애의 악화나 이명, 안면신경 마비가 일어날 빈도가 높다. • 안면신경 마비는 마비가 있는 쪽으로 눈이 감기지 않고, 입이 닫히지 않으며(음식을 흘림), 얼굴이 왜곡되는 등의 변화로 나타난다. 🔍 잠재적 간호 문제 : 수술에 따른 청신경 손상에 의한 청력 장애, 이명, 현기증의 악화/수술에 따른 다른 신경 압박에 의한 섭식·연하 곤란/방사선 치료 후 증상 악화/치료 후 증상 악화 또는 증상 출현 때문에 생겨나는 불안
환자·가족의 심리·사회적 측면 파악	환자·가족이 질환을 어떻게 인식하고 있는지를 확인한다. 진찰했을 때에는 이미 청각 장애가 진행되어 일상의 커뮤니케이션 등 생활에 지장을 일으키는 경우가 많기 때문에 정신적으로 피폐해져 있기도 하여, 정신적 지원을 계속해야 한다. • 치료의 선택에서 실시 후까지의 긴 기간 동안 환자·가족의 치료에 따른 반응도 주의 깊게 관찰한다. 외과적 치료나 방사선 치료의 효과가 낮거나, 반대로 수술에 의한 신경 손상 증상이 나타날 위험성도 있으므로 치료를 선택할 때 각 치료법의 장점과 위험을 충분히 인식하고 있는지를 확인할 필요가 있다. • 청력 장애 등 다양한 증상 출현이 어느 정도 일상생활에 영향을 주고 있는지를 관찰하고 연구에 따라 향상시킬 수 있는 것에 대해 제안한다. • 가족이나 동료 등의 이해·협력을 얻을 수 있는지 확인하고 지원 시스템을 지원한다. • 질병에 대한 느낌을 환자·가족이 드러내도록 하고 인식이 낮은 경우 정중하게 설명한다. • 정신적 지원의 필요성을 파악하고 필요에 따라 가족 간의 조정을 한다. 🔍 잠재적 간호 문제 : 청각 장애, 이명 및 안면신경 마비에 의한 조음 장애 때문에 의사소통이 잘되지 않고, 대화를 피해서 혼자 고립되거나 또는 소외감을 안게 된다./의사소통 장애/불안/수면 장애

간호 문제 리스트

#1 청신경이 압박되는 것에 의한 감각(청각)의 손상·취약 및 이명, 그에 따른 커뮤니케이션 장애
가 있다(인지–지각 패턴: 역할–관계 패턴).

#2 청각 장애, 이명 및 안면신경 마비에 의한 조음 장애 때문에 의사소통이 잘 되지 않고, 대화를
피해서 혼자 고립되어 있다. 또는 소외감을 안고 있다(역할–관계 패턴).

#3 청신경 압박에 의한 청력 장애, 전정 기능 장애(평형 감각 장애), 소뇌 압박에 의한 소뇌 운동 장
애증에 따라 낙상의 위험성이 있다(건강 지각–건강관리 패턴).

#4 증상의 진행과 새로운 증상의 출현에 따라 생물학적 통합성(자기 개념)에 대한 위협과 관련된
불안이 있다(자기인식 패턴).

#5 안면신경·삼차신경 마비에 의한 눈물 감소, 안면 인식 이상이나 눈 깜빡임 반사 장애에 관련된
각 결막 건조·손상이 보인다(영양–대사 패턴).

#6 안면신경·삼차신경 마비에 의한 씹기 곤란, 설인·미주신경 마비에 의한 연하 반사 지연 때문
에 섭식·연하 장애가 있다(영양–대사 패턴).

간호의 우선순위 지침

- 만성 경과 관찰이나 위험 상태에 대한 배려도 중요하다. 또한 장기간 치료를 계속하기 위해 환자
의 의욕을 지속적으로 개선시킬 웰니스 관점도 잊지 말아야 한다.

1 간호 문제	간호 진단	간호 목표(간호 성과)
#1 청신경이 압박되는 것에 의한 감각(청각)의 손상·취약 및 이명, 그에 따른 커뮤니케이션 장애가 있다.	**감각 지각 혼란: 청각** **관련 요인:** 감각 통합·수용·전달의 변화 **진단 지표** □ 일반 자극에 대한 반응의 변화 □ 의사소통 장애 **언어적 커뮤니케이션 장애** **관련 요인:** 해부학적 장애 **진단 지표** □ 일반 커뮤니케이션 패턴을 이해하고 유지하는 것이 어렵다. □ 선택하여 경청하는 것이 어렵다.	〈장기 목표〉 커뮤니케이션이 원활하게 되고 만족도가 높아진다. 〈단기 목표〉 1) 감각 과부하 증상(이명)이 감소했다고 표현한다. 2) 타인에 대한 이해를 회복한다. 3) 자신을 표현하는 능력이 높아진다. 4) 다른 사람에게 접촉하려는 자세를 보인다.

간호 계획	중재 포인트와 근거
OP 경과 관찰 항목 • 청력의 정도(일상생활에서 알아듣는 목소리나 음의 크기) • 이명의 정도와 소리의 특색 • 다른 사람의 이야기 듣기, 내용 이해의 정도 **TP 간호 치료 항목** • 청력과 이해력을 강화한다. 　• 청각이 좋은 측에서 말을 건넨다. 　• 환자의 정면을 향하여 분명하고 명료하게 말한다.	⮕ 청력 장애와 이명으로 양 증상이 있는 경우, 일상생활상의 대화에 극단적인 지장을 일으키게 된다. 간단한 청력 검사 데이터만 아니라 생활에서 들을 수 있는 범위를 파악하는 것이 중요하다. ⮕ 이명은 객관적으로는 모르기 때문에 환자의 호소를 잘 듣는다. 이명의 증강·감약 같은 파가 있는지, 어떤 때 어떤 계기로 증폭하는지 등 천천히 시간을 갖고 듣는다.

- 제스치와 터칭을 사용한다.
- 다른 효과적인 커뮤니케이션 수단이 없는지 모색한다.
- 타인의 이야기를 들을 수 있도록 배려한다.
  - 불필요한 소음을 없애고 평온한 환경을 제공한다.
  - 동시에 여러 사람이 말을 하지 않는다.

EP 환자 교육 항목

- 환자가 전하고 싶은 것을 다른 사람이 이해할 수 있는 방법을 고안하도록 지도한다.
  - 입술을 정확하게 움직여 명료하게 발음하도록 지도한다.
  - 효과적인 비언어적 의사소통 수단(몸짓, 가리키며 터칭 등)을 이용하도록 지도한다.

➡ 정확하게 입술의 움직임이 있으면, 발음이 다소 명료하지 않아도 환자와 다른 사람(간호사 포함) 모두 입술 움직임의 내용을 읽기 쉬워진다.

---

2 간호 문제	간호 진단	간호 목표(간호 성과)
#2 청각 장애, 이명 및 안면신경 마비에 의한 조음 장애 때문에 커뮤니케이션이 잘되지 않고, 대화를 피해 혼자 고립되는 경우가 있다. 또는 소외감을 안고 있다.	**사회적 상호작용 장애** **관련 요인:** 의사소통의 장벽 **진단 지표** □ 다른 사람과의 상호작용이 잘 기능하지 않는다. □ 거북한 상호작용 행동의 사용	〈장기 목표〉 환자가 사회화에 대한 만족감이 높아졌다고 표현한다. 〈단기 목표〉 1) 타인에 대한 이해를 회복한다. 2) 자신을 표현하는 능력이 높아진다. 3) 타인에게 접촉하려는 자세를 보여준다. 4) 사회화를 촉진하는 새로운 행동을 찾아낸다.

간호 계획 / 중재 포인트와 근거

OP 경과 관찰 항목

- 다른 사람의 이야기 듣기, 이해의 정도

➡ 청력 장애와 이명의 양 증상이 있는 경우 일상생활에서 대화에 극단적인 지장을 일으키게 된다. 간단한 청력 검사 데이터만 아니라 생활상의 어려움에 대하여 아는 것이 간호하는 데 가장 중요한 포인트이다.

- 청각이 감퇴·소실된 것에 대한 반응(곤혹스러움의 유무와 정도)
- 커뮤니케이션이 어렵다는 것에 대해서 환자의 생각·의견
- 타인과 관계하는 방법

➡ 서서히 진행되는 난청에 대해 '이대로 청력을 잃어버리지는 않을까' 하는 불안은 헤아릴 수 없다. 청력 저하에만 주목하는 것이 아니라 그에 대한 환자의 반응에 주목한다.

➡ 회화의 성립 여부와 함께 대화의 참여 상황 등 환자가 타인에게 관계하려고 하는 의사가 있는지, 관계를 피하는 것 같은 언행은 없는지를 본다.

TP 간호 치료 항목

- 청력과 이해력을 강화한다('간호 문제 #1'의 TP 참조).
- 환자의 이야기를 이해하기 위해 노력한다.
  - 듣는 시간을 충분히 갖는다.
  - 이해한 척하지 않는다.
- 의사소통을 할 수 없는 욕구 불만에 대해 환자의 호소를 수용적으로 듣는다.

➡ **근거** 타인과의 교류가 어려운 것으로 자기 가치가 저하되고, 스스로를 고립시킬 가능성이 높다.

➡ **근거** 환자가 이야기하는 것을 잘 모르는 경우에 이해한 척하면 나중에 환자가 갖게 되는 불신감이 커지고 신뢰 관계를 구축할 수 없다.

EP 환자 교육 항목

- 환자가 전하고 싶은 것을 다른 사람이 이해할 수 있는 방법을 고안하도록 지도한다('간호 문제 #1'의 EP 참조).
- 환자·가족에게 환자와 이야기하는 방법에 대하여 설명·지도한다.

<table>
<tr><td>3 간호 문제</td><td>간호 진단</td><td>간호 목표(간호 성과)</td></tr>
<tr><td>#3 청신경 압박에 의한 청력 장애, 전정 기능 장애(평형 감각 장애), 소뇌 압박에 의한 소뇌 운동 실조에 따라 낙상의 위험성이 있다.</td><td>낙상 위험 상태
위험 요인: 청각 장애</td><td>〈장기 목표〉 신체를 손상하지 않는다.
〈단기 목표〉 1) 신체 손상의 위험을 스스로 해결하기 위한 보호 행동을 할 수 있다. 2) 소리 이외의 수단으로 육체적으로 위험한 상황에 있는지 알 수 있다.</td></tr>
</table>

간호 계획	중재 포인트와 근거
OP 경과 관찰 항목 • 현기증 호소 • 보행 상태	
	➡보행 상태를 관찰함과 동시에 자각 증상에 대해 확인한다. 또한 인지 장애 및 요실금 등 다른 증상이 있는지 관찰한다. 근거 현기증에 의한 휘청거림 외에 종양이 수액 순환을 저해하는 경우 수두증이 발생하고, 보행 장애가 일어난다. 소뇌에 압박이 미쳤을 때에도 소뇌 운동 실조 증상으로 보행 장애가 일어난다.
• 휘청거림이나 보행 장애에 대한 환자의 인식	➡환자가 낙상의 위험을 어느 정도 자각하고 있는지, 그에 대한 불안감은 없는지를 듣는 등 언행을 관찰하는 가운데 판단한다.
TP 간호 치료 항목 • 보행 시 지원 • 침대의 높이를 최소한으로 낮춘다. • 병실, 복도 등의 환경을 정비한다. • 위험하다는 것을 환자가 지각하기 위한 소리 이외의 수단을 찾는다.	➡현기증이 심할 때, 수두증과 소뇌 증상 발현 시에는 반드시 보조 지원한다. ➡젖은 바닥은 즉시 닦고, 물건이 널려져 있지 않도록 한다. 복도를 걸을 때 보행에 방해가 되는 왜건이나 기계 장치를 두지 않는다. 난간의 점검, 벽에서 튀어 나온 것(선반 등)의 제거 등
EP 환자 교육 항목 • 증상에 따라 혼자 보행하지 말고, 간호사를 부르도록 설명한다. • 발에 맞는 미끄러지지 않는 신발을 신도록 환자·가족에게 지도하고 준비하라고 한다.	➡샌들, 슬리퍼가 아닌 발뒤꿈치를 커버할 수 있는 유형의 신발을 선택한다.

<table>
<tr><td>4 간호 문제</td><td>간호 진단</td><td>간호 목표(간호 성과)</td></tr>
<tr><td>#4 증상의 진행과 새로운 증상의 출현에 따라 생물학적 통합성(자기 개념)에 대한 위협에 관련한 불안이 있다.</td><td>불안
관련 요인: 건강, 역할 기능, 역할 상태, 자기 개념에 대한 위협
진단 지표
□ 맥박 수의 증가, 혈압 상승
□ 불면증
□ 인생의 사건의 변화에 따른 걱정을 표현한다.
□ 안정하지 못한다(안절부절).
□ 초조감
□ 불명확함</td><td>〈장기 목표〉 심신의 편안함이 늘었다고 표현한다.
〈단기 목표〉 1) 불안이라는 감정을 다른 사람에게 표현한다. 2) 불안이 조금이라도 완화되었다고 표현한다.</td></tr>
</table>

<table>
<tr><th>간호 계획</th><th>중재 포인트와 근거</th></tr>
</table>

OP 경과 관찰 항목
- 바이털 사인 관찰
- 소화기 증상 등의 전신 증상

➡ **근거** 불안할 때 바이털 사인의 변화로 빈맥, 혈압 상승, 호흡 촉박 외에도 동공 확대, 구강 점막 건조 등 다양한 교감 긴장 증상이 나타난다. 또한 식욕부진이나 구역질·구토, 설사 등의 소화기 증상도 나타나기 쉽다.
➡ 관찰한 것을 종합해 불안의 정도를 평가한다.

- 표정, 어조, 불안, 주의력 등의 관찰
- 수면 상태(지속 시간, 입면 상황 등)

TP 간호 치료 항목
- 공감적 이해를 나타낸다.
  - 환자 곁에서 보조 지원한다.
  - 터칭한다.
  - 느긋한 시간을 갖고, 호소를 듣는다.
- 과도한 자극을 제거한다.
  - 가능하면 개인실로 한다.
  - 불안을 안고 있는 사람을 가까이하지 않는다.

➡ 환자가 자신의 감정을 표현하는 가운데 울거나 해도 간호사는 동요하거나 불안에 빠지지 않도록 하고, 그것을 조용히 받아들인다.

➡ 가족이 환자처럼 불안에 빠져 있는 경우, 환자와의 접촉을 잠시 멈추고 개별적으로 관리를 하여 불안을 완화하고 접촉을 하도록 면회를 조정한다.

EP 환자 교육 항목
- 불안을 해소하는 방법을 가르친다.
  - 호흡을 조절한다.
  - 어깨의 힘을 뺀다.

➡ 환자가 스스로 불안을 조절할 수 있도록 호흡법, 릴랙스법을 지도한다.

<table>
<tr><th>5 간호 문제</th><th>간호 진단</th><th>간호 목표(간호 성과)</th></tr>
<tr><td>#5 안면신경·삼차신경 마비에 의한 눈물 감소, 안면 지각 이상이나 눈 깜빡임 반사 이상에 관련된 각 결막 건조·손상이 보인다.</td><td>조직 통합성 장애: 각막
관련 요인: 조직 순환 변화(눈물 분비 저하), 기계적 마찰(눈물 감소에 의한 윤활성 저하)
진단 지표
□ 손상된 조직(각 결막)
□ 파괴된 조직</td><td>〈장기 목표〉 1) 각 결막이 손상(건조)되지 않는다. 2) 지속적으로 자기관리(점안)를 할 수 있다.</td></tr>
</table>

<table>
<tr><th>간호 계획</th><th>중재 포인트와 근거</th></tr>
</table>

OP 경과 관찰 항목
- 폐안, 눈 깜빡임의 여부와 각막의 건조 정도
- 눈 깜빡임 반사의 유무와 정도

➡ **근거** 안면신경 마비로 눈 깜빡임을 할 수 없으며, 각 결막이 건조해진다. 또한 삼차신경 마비가 있는 경우 각막 반사가 일어나지 않기 때문에 이물질이 들어가도 그것을 피하거나 눈물로 씻어버리는 방어 메커니즘이 파괴되고 있다.

TP 간호 치료 항목
- 점안 약의 투여

➡ 기본적으로 스스로 점안할 수 있도록 지도하지만 할 수 있을 때까지 일부 지원하고 지켜본다.

EP 환자 교육 항목
- 점안 약의 필요성과 구체적인 방법을 설명한다.

6 간호 문제	간호 진단	간호 목표(간호 성과)
#6 안면신경·삼차신경 마비에 의한 저작 곤란, 설인·미주신경 마비에 의한 연하 반사 지연으로 섭식·연하 장애가 있다.	**연하 장애** **관련 요인:** 뇌신경이 관여. 구강인두의 이상(설인·미주신경 마비에 의한 연하 반사 지연, 안면신경·삼차신경 마비에 의한 저작 곤란, 안면신경·삼차신경 마비에 의해 입을 다물기 어렵다) **진단 지표** ☐ 음식 덩어리 형성의 지연 ☐ 연하의 지연	**〈장기 목표〉** 사레 들리지 않고 필요한 영양을 섭취할 수 있다.

간호 계획	중재 포인트와 근거
OP 경과 관찰 항목 • 구강에 음식 넣기와 유지(흘림의 유무), 씹기 정도 • 연하 모습, 목이 메는 모습의 유무 • 호흡 전반(호흡수, 리듬, 깊이, 천명의 유무, 부 잡음의 유무 및 성질)	➡ **근거** 안면신경, 삼차신경 마비에 따라 음식을 입에 유지하지 못하고(구순폐쇄는 안면신경, 하악 운동에 의한 폐구는 삼차신경 지배) 씹기에 의한 음식 덩어리의 형성에 지장을 일으키는(씹기에 필요한 하악 운동은 삼차신경, 타액의 분비는 안면신경 지배) 것을 생각할 수 있다. ➡ 연하 반사의 지연은 없는지, 연하 시의 후두 거상은 충분한지, 연하 시 입이 다물어져 있는지 등을 본다. **근거** 음식이 목을 통과하여 삼키는 2단계(연하 반사)를 담당하는 것은 설인·미주신경이며, 이러한 뇌신경이 장애된 경우 사레 들림으로 이어진다. ➡ 목 메임이 보이지 않더라도 불현성 흡인을 일으킬 수도 있으므로 호흡 상태를 지속적으로 관찰한다.
TP 간호 치료 항목 • 식사 전에 폐 물리 치료, 가래 제거(호흡기 분비물 제거)를 한다. • 식사 전후로 구강 관리를 한다. • 음식 덩어리(잘 씹은 음식의 부드럽고 둥근 덩어리)를 형성하기 쉬운 음식을 선택하고, 형상으로 한다. • 인두로 넘어가기 쉬운 체위를 연구한다.	➡ **근거** 특히 목·안쪽 혀에 분비물이 있으면 연하 반사가 일어나기 어렵고, 사레 들림으로 이어진다. 폐 물리 치료를 실시하는 것은 기도 분비물을 충분히 배출시키고, 식사 중에 분비물이 인두 부분에 남아서 오연하는 것을 막기 위함이다. ➡ **근거** 구강 관리를 하고 구강 내의 세균을 감소시킨다. 세균 수를 줄임으로써 소량을 잘못 삼켜도 감염을 일으킬 위험을 감소시키는 효과를 기대할 수 있다. ➡ 반 유동식을 선택하는 것 외에 걸쭉함이 있는, 푹신한 느낌의 음식 등의 조리를 연구한다.
EP 환자 교육 항목 • 식사 전에 가래를 빼는 것(폐 물리 치료)의 필요성과 방법에 대해 설명하고 환자 스스로 실천할 수 있도록 지도한다. • 식사 전후의 구강 관리의 필요성을 설명한다. • 연하 시에는 의식적으로 입을 다물도록 설명한다.	

병기·병태·중증도별 관리 포인트

【급성기】 가장 빈발하는 증상은 청력 장애이고, 전화의 목소리가 한쪽만 들리지 않는 등의 경미한 증상에서, 일상생활에 지장을 일으키는 난청까지 질병의 진행에 따라 정도는 다양하다. 종양의 크기에 따라 압박되는 뇌신경의 범위가 확대되고, 청력 저하(난청)가 진행되고 감각 장애(청각 장애)에 의한 정신적 혼란이 생기기 때문에 증상의 관찰뿐만 아니라 환자의 기분을 표현할 수 있는 느긋한 대화를 하는 등 커뮤니케이션 관련 연구·지원과 환자의 안전을 보호하는 지원이 필요하다. 또한 증상이 진행되면 안면신경과 삼차신경, 설인·미주신경에 영향을 미쳐 표정이 왜곡되거나 섭식·연하 장애가 생기는 등 불편하고 일상생활의 어려움으로 직결되는 증상으로 나타난다. 각각의 증상에 대하여 일상생활에 지장이 최소화되도록 다른 방법을 생각하거나, 환자와 함께 생각하고 극복해가는 자세가 중요하다.

【만성기】 대부분은 수술로 종양을 적출하거나 방사선 치료를 통해 종양의 축소화하도록 하여 청력을 회복하는 경우가 많다. 드물게 청력 장애가 개선되지 않거나 악화되고 또한 수술 전에는 없었던 다른 증상이 출현하는 등 환자에게는 수용하기 어려운 일도 일어날 수 있으므로, 증상을 주의 깊게 관찰하여 조기 발견·해결에 연결한다. 그런 상황에서 치료에 따른 지시 사항을 준수하는 것이 어려워지기 쉽기 때문에 심리적인 관리에도 충분히 배려한다.

【회복기】 청력 장애 등의 증상이 장기화될 경우 생활환경(물질적·심리적·인적 환경)을 조정하고 일상생활을 보내기 쉬운 방향으로 조언·지원한다.

간호 활동(간호 중재) 포인트

진단·치료 지원
- 치료방법(외과적 치료, 방사선 치료, 경과 관찰 등)을 환자·가족과 함께 확인하고 각각의 장점과 단점을 인식하고 나서 치료법을 선택할 수 있도록 지원한다.
- 수술 시에는 수술 후 합병증의 예방, 조기 발견이 가장 중요한 포인트이다.
- 방사선 치료의 경우 수십 차례에 걸친 치료가 될 것으로 예측되며, 특히 통원 치료를 선택한 경우 계속적으로 통원할 수 있도록 환자 및 가족을 포함하여 지원한다.
- 눈물 분비가 저하된 경우에는 시간을 정해놓고 환자 본인이 점안을 할 수 있도록 지원한다.

일상생활 행동에 대한 지원
- 난청으로 청각의 정보 수집이 어렵다는 것을 고려하여 부족한 자기관리를 지원한다.
- 언어적 커뮤니케이션 이외의 방법에 의한 정보 교환의 수단을 확립한다.
- 현기증이나 보행 곤란이 생겼을 때는 자기관리를 보충하고 증상이 안정되면 서서히 생활 행동 범위를 넓혀나간다.
- 수면 장애가 있는 경우 입면을 촉진하는 등 수면에 대한 지원을 한다.

영양 및 수분 섭취를 위한 지원
- 연하 장애가 있는 경우 음식의 선택이나 조리법을 연구한다.
- 씹기·연하 장애의 내용·정도에 따라 지원·지도한다.
- 식욕이 없을 때에도 섭취할 수 있도록 음식의 대체 및 조리에 관한 연구를 한다.

환자·가족의 심리·사회적 문제에 대한 지원
- 청력 장애나 언어적 의사소통의 장애 등 헤아릴 수 없는 불안과 불만을 안고 있다는 것을 이해하고 간호사가 그것을 수용하고 관계한다.
- 가정환경에 친화적인 일상생활 동작 연구를 실시한다.
- 요양이 오래 걸리기 때문에 진행 방지를 위해서도 작은 증상 변화를 놓치지 말고 적절히 진찰하는 것을 가족도 이해하게 한다(재택 요양의 경우).

- 집에서 평온한 요양 환경을 유지하기 위한 방법을 환자 · 가족과 함께 생각한다.
- 현기증 등 낙상의 위험이 있는 경우에는 집의 구조를 고려하여 위험 회피방법을 환자 · 가족과 함께 생각한다.
- 증상이 악화되거나 전례 없는 증상이 출현하거나 하는 경우에는 즉시 진찰하도록 지도한다.
- 이용할 수 있는 사회 자원에 대한 정보를 제공하고, 이용을 권한다.
- 환자 · 가족 각각이 가정 내에서 하는 역할을 확인하고 환자의 요양 생활을 지원하기 위한 인적 환경을 조정한다.

Step1 영향 평가　　Step2 간호 초점　　Step3 계획　　Step4 실시　　**Step5 평가**

평가 포인트

간호 목표 달성도
- 치료의 진행 방식에 대한 장기적인 전망을 이해하고 있는가?
- 청력 장애 때문에 타인과의 의사소통에 지장을 일으키고 있지 않는가?
- 청력 장애 때문에 자기관리에 지장을 일으키고 있지 않는가?
- 현기증, 수두증 증상이나 소뇌 증상 등이 출현하여 낙상의 위험은 없는가?
- 증상의 변화에 대해 환자 자신이 감지하고 말로 표현할 수 있는가?
- 타인과의 교류를 포기하고 있지 않는가?
- 청력 장애의 진행 및 기타 증상의 출현에 위협을 느끼고 불안에 빠져 있지 않는가?
- 음성 이외의 방법으로 신변의 위험을 감지하고 안전 확보를 위한 행동을 취할 수 있는가?
- 평온한 환경에서 침착하게 보낼 수 있는가?
- 환자 · 가족의 지원을 얻을 수 있고 가정에서의 요양이 가능하게 되었는가?

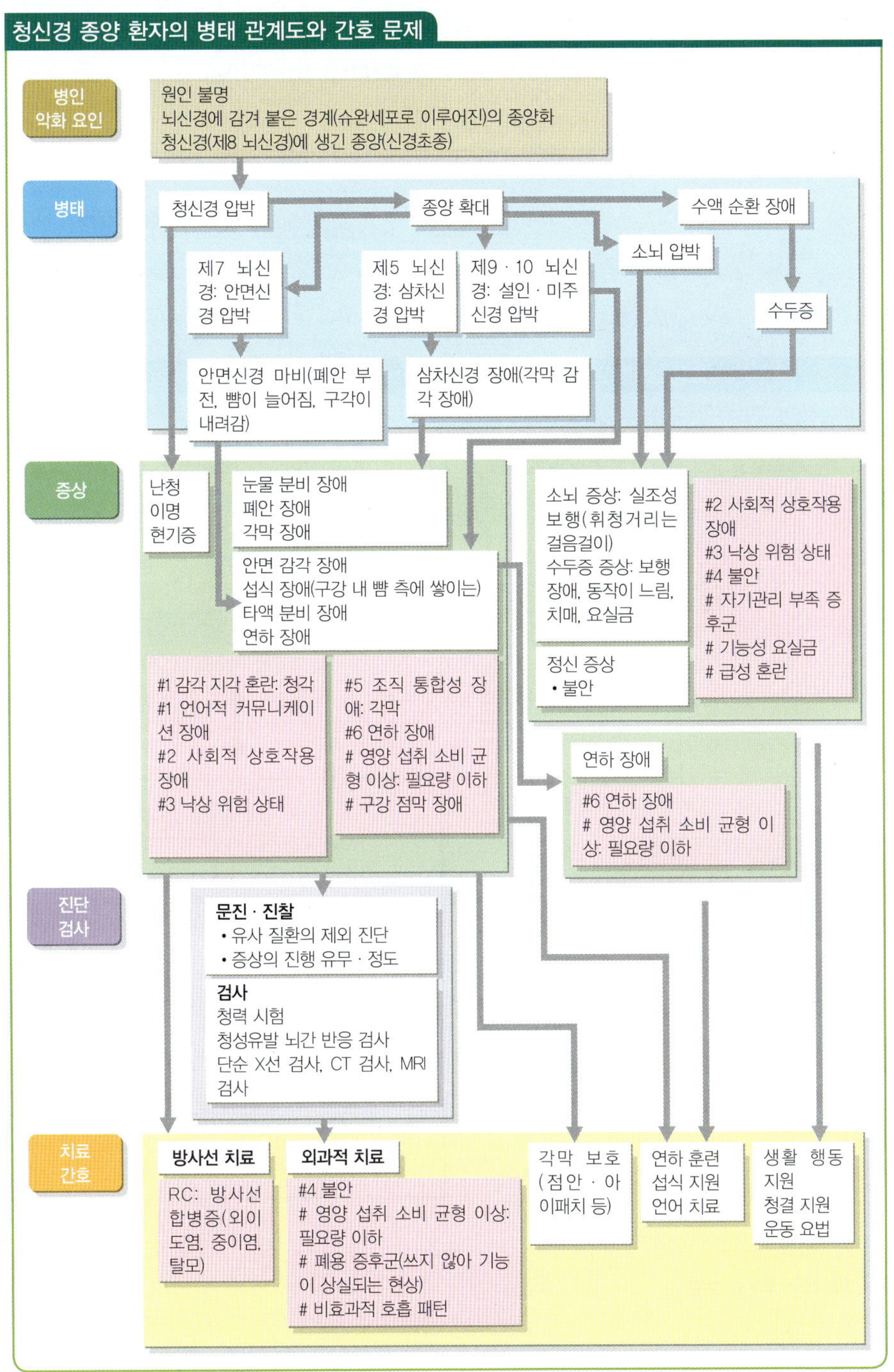
병인
악화 요인
원인 불명
뇌신경에 감겨 붙은 경계(슈완세포로 이루어진)의 종양화
청신경(제8 뇌신경)에 생긴 종양(신경초종)
병태
청신경 압박
종양 확대
수액 순환 장애
제7 뇌신경: 안면신경 압박
제5 뇌신경: 삼차신경 압박
제9 · 10 뇌신경: 설인 · 미주신경 압박
소뇌 압박
수두증
안면신경 마비(폐안 부전, 뺨이 늘어짐, 구각이 내려감)
삼차신경 장애(각막 감각 장애)
증상
난청
이명
현기증
눈물 분비 장애
폐안 장애
각막 장애
소뇌 증상: 실조성 보행(휘청거리는 걸음걸이)
수두증 증상: 보행 장애, 동작이 느림, 치매, 요실금
#2 사회적 상호작용 장애
#3 낙상 위험 상태
#4 불안
자기관리 부족 증후군
기능성 요실금
급성 혼란
안면 감각 장애
섭식 장애(구강 내 뺨 측에 쌓이는)
타액 분비 장애
연하 장애
정신 증상
• 불안
#1 감각 지각 혼란: 청각
#1 언어적 커뮤니케이션 장애
#2 사회적 상호작용 장애
#3 낙상 위험 상태
#5 조직 통합성 장애: 각막
#6 연하 장애
영양 섭취 소비 균형 이상: 필요량 이하
구강 점막 장애
연하 장애
#6 연하 장애
영양 섭취 소비 균형 이상: 필요량 이하
진단
검사
문진 · 진찰
• 유사 질환의 제외 진단
• 증상의 진행 유무 · 정도
검사
청력 시험
청성유발 뇌간 반응 검사
단순 X선 검사, CT 검사, MRI 검사
치료
간호
방사선 치료
RC: 방사선 합병증(외이도염, 중이염, 탈모)
외과적 치료
#4 불안
영양 섭취 소비 균형 이상: 필요량 이하
폐용 증후군(쓰지 않아 기능이 상실되는 현상)
비효과적 호흡 패턴
각막 보호(점안 · 아이패치 등)
연하 훈련
섭식 지원
언어 치료
생활 행동 지원
청결 지원
운동 요법

85 후두암

스기모토 다로 · 기시모토 세이지

눈으로 보는 질환

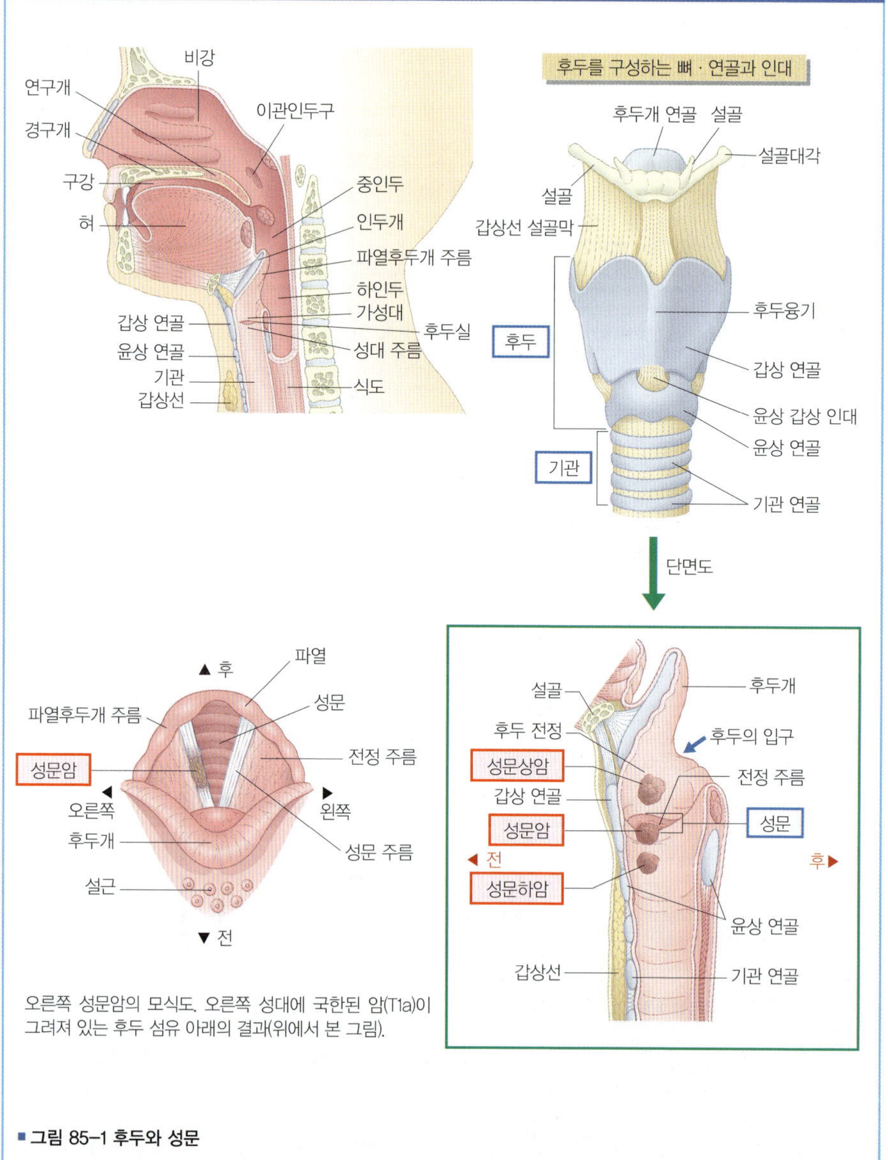

오른쪽 성문암의 모식도. 오른쪽 성대에 국한된 암(T1a)이 그려져 있는 후두 섬유 아래의 결과(위에서 본 그림).

■ 그림 85-1 후두와 성문

오른쪽 성문암 T1aN0M0 방사선 치료

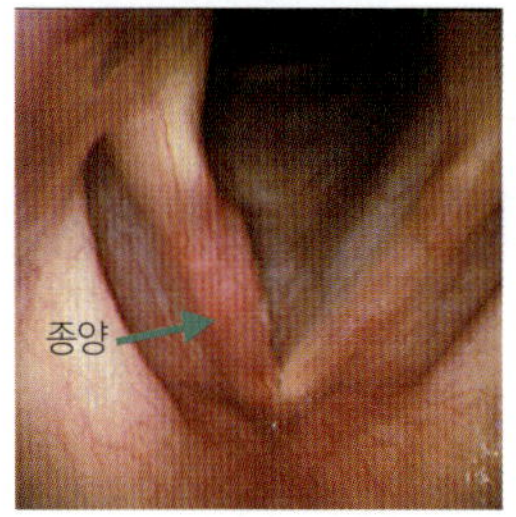

a. 치료 전

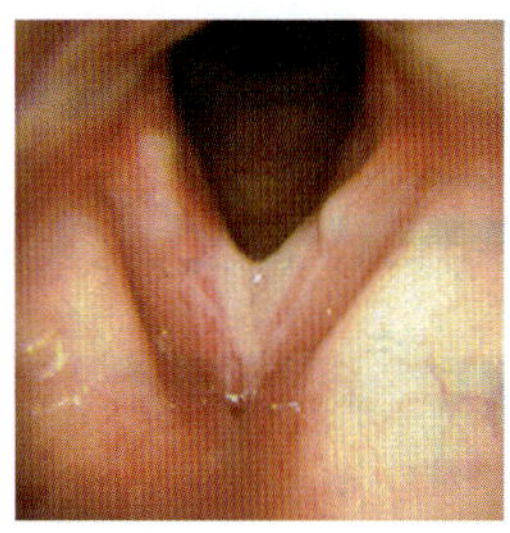

b. 치료 중

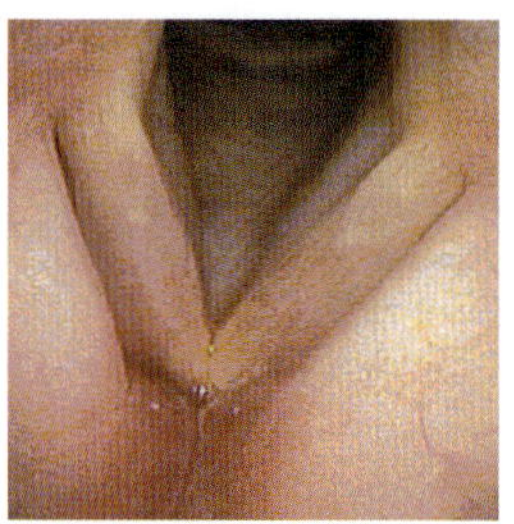

c. 치료 후

■ 그림 85-2 후두암의 치료 경과

병태 생리

▌후두암은 대부분 점막 상피에서 발생하는 편평 상피암이며, '목소리를 내는 곳'인 성문암이 60~70%를 차지한다.

● 후두암은 동물에서는 거의 없고, 인간 특유의 악성 질환의 대표적인 것으로 알려져 있다. 노인에게 발생 빈도가 높고, 사회의 고령화와 함께 발병수가 증대하여 문제가 되는 암이다.

● 후두암은 대부분이 후두내강을 덮는 점막 상피에서 발생하고 병리 조직형은 98% 이상이 편평 상피암이다. 선암, 선 모양 낭포암 등 선 조직 유래의 암도 있지만 매우 드물다.

● 후두는 갑상연골 가운데에 위치한다. 위쪽은 중인두, 아래쪽은 기관, 뒤쪽은 하인두로 각각 이어져 전하방으로는 갑상선에도 접해 있어, 병변의 진전과 함께 이러한 기관에도 침투할 수 있다(그림 85-1).

● 후두의 가장 중요한 기능인 발성을 담당하는 성대는 갑상 연골의 중앙 약간 아래에 위치하며 성문이라 한다. 크게 나누어 성문보다 위쪽에 있는 암을 성문상암, 아래에 있는 암을 성문하암라고 한다(그림 85-1).

● 후두암의 일반적인 이미지는 목소리를 내는 곳(성문)의 암이지만, 후두암과 성문암이 같은 것은 아니다. 성문상암이나 성문하암도 후두암에 속한다. 그 비율은 성문암이 60~70%, 성문상암이 약 30%를 차지하고, 성문하암은 매우 적어 2% 전후이며, 이들은 병태가 다르다. 자세한 내용은 증상의 조항에 설명하였다.

병인 · 악화 요인

● 후두암의 자세한 병인은 불분명하지만, 외적 요인의 개입이 크다고 되어 있다. 특히 흡연은 가장 큰 위험 인자로 알려져 있으며, 그 만성적인 자극이 발암을 유도한다고 생각하고 있다.

● 1일 흡연량과 흡연 기간을 곱한 브링만 지수가 하나의 지표가 되고 600 이상이면 심각하다고 되어 있다. 또한 알코올이나 비위생적인 구강 환경도 특히 성문상암에 있어서 관여가 깊다. 목에 방사선을 조사했던 경력도 발암 인자가 될 수 있다(보통 잠복기는 20~30년이고 일반적으로 방사선 유발암이라고 한다).

● 인간 유두종 바이러스에 의한 발암도 알려져 있으며 특히 흡연 경력이 없는 환자의 후두암 발병에 깊이 관여한다고 생각하고 있다. 또한 전암 병변인 후두백반증의 암화에도 주의할 필요가 있다.

역학 · 예후

▌후두암은 전체 악성 종양의 1~5%를 차지하는 것으로 되어 있고, 세계적으로 보면 이환율은 지역 차이가 크다.

● 남성은 스페인, 프랑스, 이탈리아, 브라질 등에 많고, 여성은 미국, 인도 등에 많다.

● 일본은 세계적으로 보면 남녀 모두 가장 이환율이 낮은 지역에 속한다.

● 일본에서의 이환율은 인구 10만 명당 3~4명 정도로 남성은 여성의 10배의 빈도로 발병하고 50~70대가 많다. 환자의 90% 이상이 흡연자이다.

85
후두암

- 쉰 목소리 등의 증상이 나타나기 쉽고, 1·2기의 조기암(병기 분류의 자세한 것은 후술)으로 발견되는 비율이 약 70%를 차지한다.
- 전체 5년 생존율은 70~80%로, 두경부암 중에서는 비교적 예후가 좋다. 그러나 진행암에서는 후두를 전적출할 필요가 있고, 생명 예후는 좋아도 음성 기능을 상실하기 때문에 조기 발견·조기 치료가 중요하다.

증상

성문암은 쉰 목소리, 성문상암과 성문하암은 어떤 이질감, 연하 통증, 가래가 걸리는 느낌 등의 증상이 출현한다. 성문하암은 무증상으로 경과하고, 호흡곤란으로 초진하는 경우도 있다.

- 후두는 발성, 기도의 형성, 사례 들림 방지 등의 기능이 있는데, 후두암은 이들의 기능 장애를 야기한다. 그 결과, 쉰 목소리, 호흡곤란, 연하 곤란 등의 증상이 나타날 수도 있는데, 부위별로 증상이 다소 다르다.
- 가장 많은 성문암에서는 거의 모든 경우에 쉰 목소리가 인정된다. 암이 진행되면 쉰 목소리는 악화되고, 더 진행되면 성문이 좁아져 호흡곤란이 나타난다. 또한 암이 커지면 가래에 피가 섞이는 경우도 있다. 경부 림프절 전이는 적다.
- 성문상암·성문하암은 초기에는 쉰 목소리가 나타나기 어렵고, 어떤 이질감(거북한 느낌 등), 삼킬 때 통증, 가래가 걸린 느낌 등의 호소만으로 진단이 늦어지게 된다. 암이 성문 방향으로 진전하면 쉰 목소리가 나오고 악화되어 성문이 좁아져 호흡곤란이 나타난다. 성문암에 비해 경부 림프절 전이의 빈도가 높다. 호흡곤란과 경부 림프절 전이가 처음 증상으로 나타날 수 있다.
- 성문하암은 무증상으로 경과하고 갑자기 호흡곤란을 호소하며 내원하게 되어 암 치료 시작 전에 먼저 절개술에 따라 기도 확보가 필요할 수도 있다.

진단·검사값

- 후두암의 진단을 위해서는 먼저 간접 후두경이나 후두 내시경에 의한 시진과 경부 림프절 촉진이 이루어진다.
- 시진에서는 병변의 진전 범위, 후두 마비의 유무 등을 잘 관찰한다.
- 촉진은 림프절 전이의 유무와 수·존재 부위의 확인, 암의 후두 이외부의 진전 여부를 확인한다.
- 건강 진단 등으로 객담세포진이 양성인 경우 폐암 외에 후두암도 의심할 필요가 있다.
- 후두에 병변이 인정되면 외래에서 국소 마취하에 병변의 일부를 채취(생검)하고 병리 조직 진단을 실시하여 확정 진단을 내린다. 인후두 반사가 심하고 외래에서 생검하는 것이 어려운 경우에는 전신 마취하에 생검할 수도 있다.
- 후술하는 암의 병기 분류는 암의 진전 정도를 나타내는 것으로, 치료 방침 결정에도 관여한다. 그 평가를 위하여 흉부 단순 X선, 흉부 CT 등의 영상 진단을 실시한다. 최근에는 PET-CT에 의한 병변의 평가도 이루어진다.
- 암이 성대에 있으면 그 부위의 점막 진동이 부족하기 때문에 조기암의 진단에 후두 스트로보스카피가 도움이 되기도 한다.
- 병기 분류
- 후두암의 병기 분류는 다른 암과 마찬가지로 원발소의 진전 정도(T 분류), 경부 림프절 전이의 정도(N 분류), 원격 전이의 유무(M 분류)의 종합 평가에 따라 결정된다.
- 원발소의 진전 정도는 T1~T4의 4단계로 분류된다. T1 성문암은 또한 한쪽 성대에만 병변이 존재하는 T1a와 양측 성대에 병변이 확대된 T1b로 분류된다.
- 한쪽 성대가 고정되어 있는 경우 T3이 된다. T4 종양이 추전간극·종격에 침투하거나 경동맥을 전주성으로 둘러싼 T4b와 거기까지 진전되고 있지 않지만 후두의 틀을 넘어 진전된 T4a로 분류되어 있다.
- 경부 림프절 전이의 정도는 크기, 개수에 따라 N0~N3의 4단계로 분류된다(N 분류).
- 원격 전이의 유무는 무는 M0이고 유는 M1으로 분류된다.
- 병기를 간단하게 정리하면 다음과 같다. 개요는 표 85-1에 정리하였다.

〈1기·2기(조기암)〉
- 경부 림프절 전이도 원격 전이도 없이 암의 원발소에 국한되어 있는 상태.

	T분류	N분류	M분류
1기	T1	N0	M0
2기	T2	N0	M0
3기	T1, T2	N1	M0
	T3	N0, N1	M0
4A기	T1, T2, T3	N2	M0
	T4a	N0, N1, N2	M0
4B기	T4b	N에 관계없이	M0
	T에 관계없이	N3	M0
4C기	T, N에 관계없이		M1

(일본두경부암학회 편: 두경부암 취급 규약, 2012년 6월 개정 5판, p47, 금원출판, 2012)

- 원발소가 후두의 1아 부위(후두 안쪽에 한층 더 세세한 분류, 예를 들어, 성대, 후두실, 가성대는 각 1아 부위)에 머물고 있는 것을 1기, 인접한 아 부위에 진전하고 있지만 후두 내에 머물러 있는 것을 2기라 한다.

〈3 · 4기(진행암)〉

- 암의 원발소가 크거나, 성대 운동이 제한되어 있거나, 발소가 작아도 경부 림프절 전이가 있는 상태.
- 한쪽 성대가 움직이지 않거나 3cm보다 작은 경부 림프절 전이를 1개 인정하고 암이 후두에 국한되어 있는 것들을 3기, 원발소가 후두의 틀을 넘어 인두나 경부에 진전된 것이나, 경부 림프절 전이가 1개라도 원발소의 반대편에 있는 것, 다발하고 있는 것, 6cm 이상의 거대한 것을 4기(4A기, 4B기)라 한다. 물론 원격 전이가 있는 경우 4기(4C기)가 된다.

● 검사값

- 특징적인 검사치 이상은 없다. 증례에 따라 SCC 항원이나 CYFRA 등의 종양 표지자가 상승하는 것도 있다.

치료법

후두암의 치료에는 방사선 치료나 수술 치료(레이저 수술 포함) 또는 이들을 조합한 치료와 최근에는 화학 방사선 요법이 이루어진다.

● 치료 방침

- 수술 치료는 원발 부위의 수술과 경부 림프절 전이의 수술로 크게 구별된다.
- 원발 부위의 수술은 원발 부위 주변만을 절제하는 후두 부분 절제술과 후두를 모두 절제하는 후두 전적출술로 나누어진다(그림 85-3).
- 경부 림프절 전이에 대해서는 전이 림프절을 주위의 지방 조직과 함께 제거하는 경부 절제 수술이 이루어진다. 한쪽과 양쪽 중 어느 쪽에 절개 수술을 시행할지는 증례에 따라 결정한다.
- 조기암은 방사선 치료 혹은 수술 치료(주로 후두 부분 절제술/레이저 수술 포함), 진행암에서는 외과적 치료(주로 후두전적출술)를 하는 경우가 많다.
- 조기암 치료에서 방사선 및 수술(후두 부분 절제술)의 두 가지 선택이 있는 경우 나이, 전신 상태, 직업, 환자의 희망 등을 고려하여 결정한다. 특히 젊은 사람은 미래 방사선 유발암의 발생을 고려하여 일반적으로 수술 치료가 선택된다.
- 진행암에서는 병리 조직학적 검사 결과 다발성의 경부 림프절 전이가 있는 경우, 수술로 절제한 단면에 암이 있던 사례 등을 중심으로, 수술 후 방사선 요법을 추가하여 이루어질 수 있다.
- 최근 기존 표준 치료로 후두전적출술이 이루어졌던 진행암은 절제 불가능한 암을 중심으로 화학 요법(항암제 치료)과 방사선 치료를 동시에 시행하는 화학 방사선 요법이 많이 이루어지게 되었으며, 후두를 보존할 수 있는 근치 치료의 선택 사항으로 중요한 위치를 차지하고 있다. 그러나 화학 방사선 요법 후 잔존 및 재발 예에 대해서는 여전히 외과적 치료(이 경우는 구제 수술이라 통칭한다)가 중요한 치료법임에 변함이 없다. 또한 화학 방사선 요법 후 수술은 첫 번째 치료로 수술을 시행한 증례와 비교했을 때 누공 등의 수술 후 합병증이 많은 것으로 알려져 있어 주의가 필요하다.

85
후두암

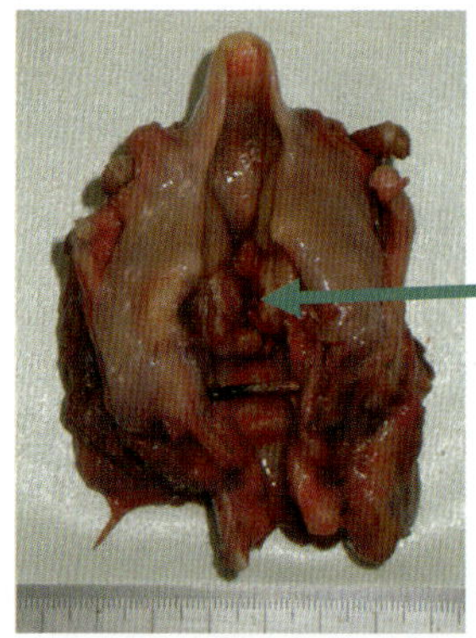

■ 그림 85-3 방사선 치료 후 재발 예에 대한 후두전적출술의 적출 표본

- 기존 치료 후 재발해 근치를 할 수 있는 추가적인 치료가 불가능한 증례 등은 적극적인 치료는 하지 않고 환자의 QOL을 가능한 한 유지할 수 있도록, 내복의 항암제 등에 의한 비교적 부작용이 적은 화학 요법이 이루어지는 경우도 있다(종양 휴면 요법).

- 약물 요법
- 단독으로 후두암을 근치시킬 수 있는 약물(항암제)은 현재 존재하지 않는다. 외과적 치료나 방사선 치료와 함께 사용한다.
- 내복: 티에스원(TS-1), 테가플 · 우라실(UFT) 등
- 점적: 시스플라틴, 탁소텔, 플루오로우라실(5-FU) 등

- 수술 치료
〈후두 부분 절제술〉
- 레이저 절제술, 후두 절개술에 의한 성대 절제술, 후두 수평 부분 절제술 · 후두 수직 부분 절제술 등이 있다.
- 주로 초기암에 적응이 되고 발성 기능을 보존하면서 암을 후두의 일부와 함께 적출하는 수술식이다. 방사선 치료 후 또는 화학 방사선 요법 후 국한된 재발 예에도 적응이 있다.
- 일반적으로 레이저 절제술, 후두 절개 수술, 후두 수평 부분 절제술 · 후두 수직 부분 절제술 순으로 절제 범위가 크다.
- 절제 범위가 클수록 수술 후에 사레가 들리기 쉬워진다. 일반적으로 먹는 방법의 연구 등의 재활 요법으로 개선되지만, 아무래도 개선되지 않는 경우에는 후두전적출술의 적응이 된다. 그러나 후두 부분 절제술의 적응은 엄격하게 결정해야 한다. 나중에 후두전적출술을 실시하면 좋다고 안이하게 부분 절제를 선택할 것은 아니다.
〈후두아전적출술〉
- 윤상 연골보다 위쪽의 후두 조직을 갑상 연골과 함께 절제하고 설골과 윤상 연골을 봉축하는 수술식이다.
- 통상의 후두 부분 절제술보다 넓은 범위를 절제하고 성대를 적출하는데, 잔존한 파열부 등의 조직 진동으로 발성이 가능해진다. 그러나 적응이 되는 환자가 제한되어 있다.
〈후두전적출술〉
- 후두를 혀 뼈와 기관륜 위쪽과 함께 전적출하는 수술식이다.
- 기관 절제술 끝은 흉골상연의 피부에 봉합되고 영구기관공이 된다. 인두 점막은 일시적으로 봉합되어 기도와는 완전히 분리되므로 사레 들림은 일어나지 않는다.
- 근치할 수 있는 수술 방식으로 그 중요성은 높지만, 후두전적출에 따라 음성 기능이 영구적으로 상실되고 신체 장애자 3급의 적응이 된다. 또한 코를 풀 수 없고, 숨을 쉴 수 없으며, 냄새를 맡을 수 없는 등의 기능 상실과 목욕도 가슴까지 밖에 담글 수 없는 등의 문제도 있어, 시행할 경우는 충분한 설명과 환자의 이해가 필수적이다.

- 수술 후에는 교육과 훈련으로 식도 발성이나 전기 후두 발성법, 션트 발성법 등에 따라 음성으로 의사소통이 가능하게 되는 경우도 있다. 최근에는 기관과 식도 사이에 음성 보철을 유치하여 식도 발성을 할 수 있게 하는 방법도 대안이 되고 있다.

후두암의 병기 · 병태 · 중증도별 치료 순서도

- 화학 방사선 요법의 도입 등으로 최근 치료방법이 다양해지고 있다. 아직까지는 현재 치료법의 시설 간 차이가 크다.
- 다음에 나오는 것은 하나의 예이다.
- 성문암, 성문상암, 성문하암로 나누어 각각 T 분류, 또한 N 분류에 따른 치료의 알고리즘으로 표시되는 것이 바람직하지만, 너무 복잡하므로 여기에서는 모든 후두암으로 통합하여 T 분류만으로 원발소의 치료 순서도를 나타낸다.
- 후두아전적출술 내용은 생략했다.
- 경부 제거 수술은 편의상 기재를 생략했다. 경부 제거 수술은 경부 림프절 전이가 있을 때 원발소의 치료와 동시에 또는 원발소 치료 후 경부 림프절 전이에만 잔존한다. 재발한 경우는 단독으로 시행한다.
- 원격 전이가 있는 경우, 이 순서도에서 제외, 완화 의료를 실시하게 된다.

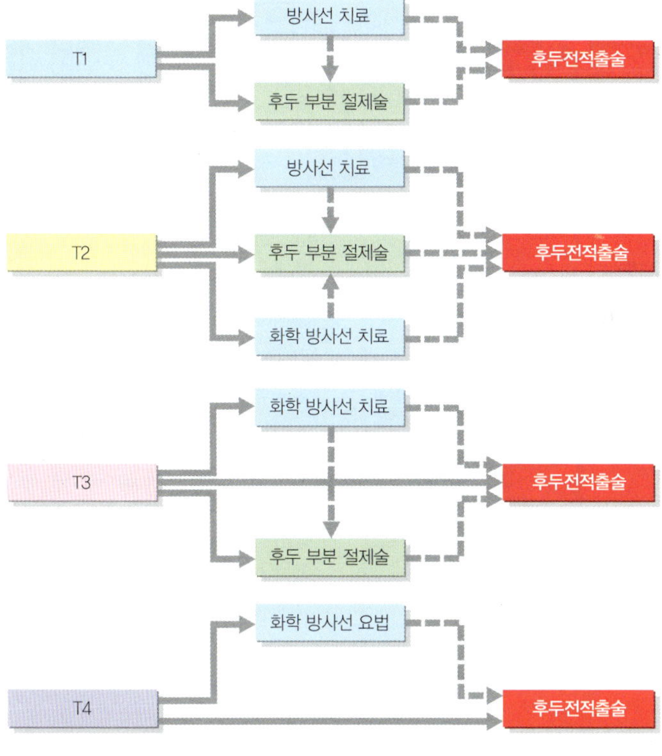

※점선의 화살표는 발소 재발시의 흐름

고하라 이즈미

간호 과정 순서도

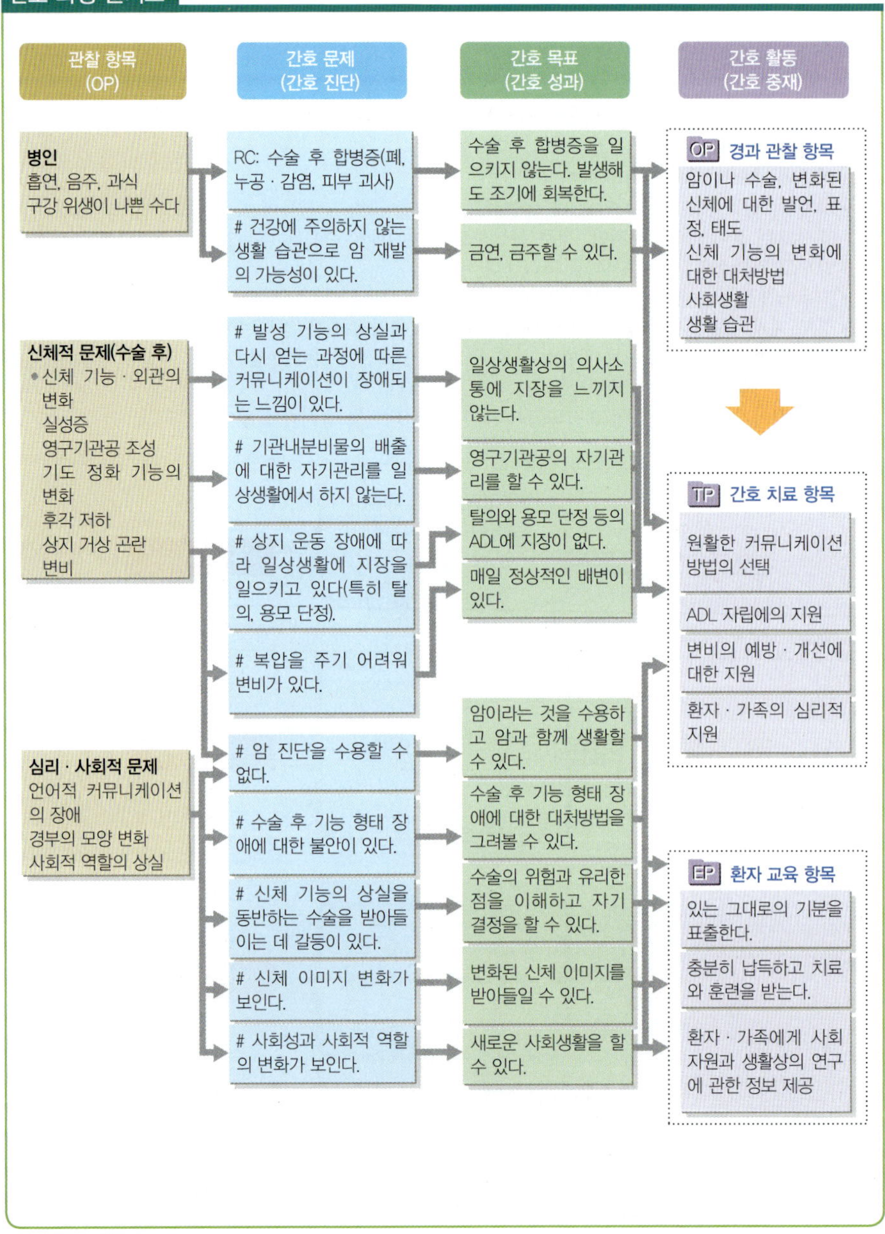

- 조기암에서는 방사선 요법이 적용되지만, 병기가 진행되고 있는 경우에는 후두전적출술 및 경부 림프절 제거 수술이 이루어진다. 수술 후 기능 형태 장애에 따른 일상생활에 미치는 영향이 큰 치료법이기 때문에 환자가 충분히 납득하고 수술에 임할 수 있도록 지원한다.
- 수술 후 변화된 신체로 생활에 적응해나갈 수 있도록 신체 기능 훈련과 생활상의 연구를 함께 하고, 생활을 재구성해나간다.

Step1 영향 평가	Step2 간호 초점	Step3 계획	Step4 실시	Step5 평가

정보 수집	평가 관점과 근거 · 잠재적 간호 문제
전신 상태의 파악	환자로부터 신체적 · 심리적 상태를 듣고, 후두 적출술을 위한 심신 양면의 준비가 되어 있는지 평가한다. 수술 전에 적절한 간호 지원을 실시하여 수술 후 회복 과정도 원활하게 진행된다. • 암 진단과 목소리를 잃는 것(실성증)에 대한 인식의 파악 → 다음 항목 참조. • 흡연, 음주, 구강 위생 등 생활 습관을 파악한다. • 호흡 기능, 심장 기능, 간 기능, 신장 기능, 골수 기능, 영양 상태를 파악한다. • 당뇨병, 고혈압 등 합병증의 유무 및 조절 상태를 확인한다. 🔍 공동 문제 : 수술 후 합병증(폐, 누공 · 감염, 피부 괴사)
암 진단 · 목소리를 잃는 것에 대한 인식의 파악	암이라는 것과 후두전적출술에 의해 목소리를 잃는 것을 어떻게 인식하고 있는가를 파악하는 것은 암이나 수술 후 기능 형태 장애에 대한 수용 정도를 파악할 수 있고, 치료 계획, 간호 계획의 수립에 효과적이다. **암 진단** • 후두암의 5년 생존율은 70%를 넘고 있고, 암 중에서는 예후가 좋다. • 최근 암 치료의 발전으로 암은 컨트롤할 수 있는 만성 질환으로 파악할 수 있지만, 일반 사회에서 암은 죽음을 연상시키는 것이 많아 암 진단은 환자 · 가족에게 충격적인 일이다. • 암 진단은 환자에게 위기 상황(스트레스가 많은 상황에 직면하여 지금까지의 대처 기제로 문제를 해결할 수 없고 어떻게 대처해야 할지 모르는 혼란 상황)을 가져올 수 있다. • 핑크에 따르면 위기에 직면한 환자는 충격, 방어적 퇴행, 승인, 적응과 변화의 4단계를 거친다고 한다. 위기는 환자의 정신적인 건강에 있어서, 좋건 나쁘건 4~6주에서 어떤 결과가 나온다고 하는데, 위기에 잘 대처할 수 없는 경우 정신 장애가 일어날 수 있다. 🔍 잠재적 간호 문제 : 암 진단을 수용할 수 없다. **후두전적출술 후 기능 형태 장애** • 성대에 국한된 후두암은 방사선 요법만으로 근치를 바랄 수 있지만 진행된 후두암은 후두전적출술이 표준 치료이고, 경부 림프절 전이가 있는 경우 림프절 절개 수술도 동시에 이루어진다. • 후두전적출술에 따른 영구기관공의 조성은 음성 기능의 상실, 기관 구멍을 통해 호흡을 해나가는 것에 따른 후각 저하 및 삼키는 기능의 변화(수분을 훌짝 마실 수 없는, 뜨거운 것을 식히면서 먹을 수 없는), 경부 기관공을 보호하는 의복을 입어야만 하는 등 생활에 큰 영향을 미친다. • 경부에는 구각, 혀, 어깨 등의 운동에 관여하는 신경이 주행하고 있다. 일반적으로는 이러한 신경을 보존하면서, 전이 림프절 절제술을 시행하는 보존적 경부 곽청 수술이 이루어진다. • 부신경은 승모근의 지배신경에서 어깨 관절의 외전 운동을 담당하고 있다. 보존적 경부 곽청 수술이 이루어진 경우에도 수술 중 부신경의 견인이 원인이 되어 수술 후 일과성의 승모근 마비 증상(상지 거상 장애와 어깨의 늘어짐)을 일으킨다.

85

후두암

<table>
<tr><td></td><td>

- 수술 후 일과성의 승모근 마비는 수술 후 약 반년 정도로 개선되지만, 어깨 관절 운동의 재활 요법에 의한 어깨 관절의 경직 예방에 노력한다.
- 암 치료를 위해 이러한 수술을 받는 것은 환자에게 있어서 위기 상황이 된다. 의사로부터 충분한 설명을 듣고, 환자 개인의 일상생활에 미치는 영향과 수술 후 생활의 전망을 환자·가족이 잘 고려하고 이해한 뒤에 결정해야 한다.

🔍 잠재적 간호 문제 : 신체 기능의 상실을 수반하는 수술을 수용하는 것에의 갈등/수술 후의 기능 형태 장애에 대한 불안

</td></tr>
<tr><td>

수술 후 합병증의 관찰

</td><td>

후두전적출술의 수술 후 합병증 중에서도 흡연 지수가 높은 환자나 경부에 방사선 치료 경력이 있는 환자에서는 폐 합병증, 누공, 감염이 발병하기 쉽다. 또한 경부 림프절 곽청술이 동시에 이루어진 경우는 경부에 피부 괴사가 일어날 수 있어 문제의 조기 발견에 노력한다.

- 수술 후 3~4일째 수술 부위 통증과 압통을 동반한 경부의 부종이 있는 경우에는 누공이 의심된다. 누공이 발생하면 수술 부위의 감염도 발생한다. 경부에 방사선 치료 경력이 있는 환자나 당뇨병을 합병하고 있는 환자에게 일어나기 쉽다.
- 경부 피부 괴사는 경부에 방사선 치료 경력이 있는 환자가 경부 림프절 곽청 수술을 받은 경우에 일어나기 쉽다. 괴사에 따라 경동맥이 노출되면 치명적인 출혈의 위험이 있다.

🔍 공동 문제 : 수술 후 합병증(폐, 누공·감염, 피부 괴사)

</td></tr>
<tr><td>

커뮤니케이션 기능의 관찰

</td><td>

후두전적출술에 따라 성문이 손실되면 정상적인 발성은 불가능하다. 대체 발성방법으로 인공 후두나 식도 발성이 있고, 수술 상처가 치유된 후 훈련을 시작한다. 대체 발성방법을 배우려면 몇 주~몇 개월이 필요하기 때문에 습득할 수 있는 기간은 필담, 문자판, 몸짓 등 각 환자가 받아들이기 쉬운 방법으로 커뮤니케이션을 돕는다. 인간에게 있어 자신의 의사를 타인에게 전달하는 것은 살아가는 데 필수적인 행위이며, 의사소통이 안 되는 느낌은 수술 후 심신의 회복 과정에 악영향을 미치기 때문에 환자가 자신의 의사를 전달하기 쉬운 환경을 제공한다.

- 필담이나 문자판을 이용한 방법은 환자가 쓰거나 가리키며 문자에 주의 집중하기 쉽고 표정이나 숨결 등 말 이외의 신호에도 주의한다.
- 인공 후두 중 가장 대표적인 것은 전기식 인공 후두이다. 배터리에 따라 구동되는 진동을 목에 대고 그것을 인두 점막에 전달함으로써 발성이 가능하다. 기계적인 소리에 억양을 붙이기 어려운 것, 소형 마이크 정도 크기의 기구를 손에 들고 경부에 대기 때문에 한 손이 막아 버릴 수 있는 등의 단점이 있지만, 습득은 비교적 쉽다.
- 식도 발성은 구강에서 식도로 공기를 보내, 트림을 하는 감각으로 공기를 구강으로 보내면서 발성하는 방법이다. 특별한 기구를 필요로 하지 않기 때문에 양손을 사용하지 않아도 되는 것, 육성에 가까운 소리가 나온다는 것의 이점이 있지만, 식도 발성의 습득은 반드시 쉽다고는 할 수 없다.
- 식도 발성 등의 대체 발성방법을 습득하기 위해서는 전문가의 도움이 필요하다.
- 의료 기관의 재활 부문에 식도 발성 훈련을 실시할 수 있는 언어 청각사(ST)가 있는 시설도 있지만, 각지의 '환자 모임'에서 식도 발성 전문가가 지도에 나서고 있고 일본에서는 그것을 활용하는 경우가 일반적이다.
- 목소리를 잃고 커뮤니케이션방법이 변화된 환자를 어떻게 대할 것인가? 가족이나 직장 상사·동료 등 환자를 둘러싼 사람들이 당황하는 일이 적지 않다. 경우에 따라서는 직장을 잃을 수도 있다. 현재 사용할 수 있는 커뮤니케이션방법과 대체 발성을 얻는 것의 전망에 대해 환자 주위의 이해·협력을 얻을 수 있도록 한다. 일자리를 잃을 수밖에 없는 경우에는 경제적 기반을 확보하면서 새로운 직업과 역할을 얻을 수 있도록 지원한다.

🔍 잠재적 간호 문제 : 발성 기능의 상실과 재획득에 따른 의사소통의 장애/신체 이미지의 변화/사회성과 사회적 역할의 변화

</td></tr>
</table>

<table>
<tr><td>ADL의 변화의
관찰</td><td>

후두전적출술에 따른 영구기관공의 조성 및 경부 림프절 제거에 의한 상지 기능 장애에 따라 일상생활의 다양한 장면에 지장을 불러오므로 자기관리방법을 알아 생활을 재구성할 수 있는 간호 지원이 필요하다.

식사에 미치는 영향

- 영구기관공을 조성하면 기관공에서 호흡을 하기 위해 후각이 저하되고 미각이 변한 것처럼 느껴져, 식욕에 영향을 준다.
- 기관공으로 호흡을 하기 때문에 뜨거운 것을 식히면서 섭취할 수 없고, 국수를 후루룩 먹을 수 없는 상황이 생긴다.
- 이러한 변화는 먹는 즐거움과 외식을 동반하는 사람과의 교제에도 영향을 미친다.

🔍 잠재적 간호 문제 : 신체 이미지의 변화/사회성과 사회적 역할의 변화

경부의 모양

- 영구기관공은 목 아래로 증설된다. 이물 혼입을 방지하고 기관 내의 습도를 유지하기 위해 기관공은 거즈나 천으로 보호할 필요가 있다.
- 기관공을 보호하는 거즈를 외관적으로 눈에 띄지 않게 하기 위해 경부의 노출이 적은 의류를 착용하거나 스카프나 마음에 드는 천을 목에 두르게 한다.
- 영구기관공의 증설은 복장 제한이 더해지게 되고 환자에게 옷차림의 즐거움에 미치는 영향이 크다.

🔍 잠재적 간호 문제 : 신체 이미지의 변화

영구기관공의 관리

- 영구기관공에서 기관내분비물이 배출된다. 일반적으로 기관내분비물은 기침에 따라 자체 객담할 수 있지만, 분비물의 점조성이 높은 경우는 가습기나 흡입기를 이용하여 가래를 부드럽게 하거나, 흡입기를 이용하여 가래를 흡인한다.
- 가래의 자체 객담이 어려운 경우는 흡입기를 이용하여 흡인한다. 수술을 받고 퇴원 후에도 가래의 자체 객담이 어려운 경우에는 가정에서 사용할 수 있는 간이 흡입기를 준비하고 가래의 흡인 작업을 환자 스스로 할 수 있도록 교육한다.

🔍 잠재적 간호 문제 : 기관내분비물의 배출에 대한 자기관리를 일상생활에서 할 수 없다.

변비 경향

- 콧구멍과 입이 아니라 영구기관공을 통해 호흡을 하게 되므로 배에 힘을 주어 복압을 주는 것이 곤란해지기 때문에 변비가 생기기 쉽다.

🔍 잠재적 간호 문제 : 복압을 주기 어려워짐에 의한 변비

상지 운동 장애의 정도

- 수술 직후부터 경부 수술 흉터의 경직에 따라 교액성의 느낌과 경직감이 생긴다. 증상은 수술 후 수개월이 지나고 나서 강해지기 때문에, 환자는 불안을 느끼기 쉽다. 환자·가족에게 수술 후 약 1년 전후로 경직이나 조이는 감이 감소하는 것을 설명하고 불안 완화에 노력한다.
- 경부 림프절 곽청 수술을 하면 일과성의 승모근 마비가 발생하여 상지 거상이 곤란해지기 때문에 탈의, 세발 등의 일상생활 지원을 실시하는 것과 함께, 자기관리방법을 지도한다. 또한 승모근 마비가 발생하는 반년 정도의 사이에도, 어깨 관절의 경직을 예방하기 위해 수술 후 조기부터 지속적으로 재활 치료를 한다.

🔍 잠재적 간호 문제 : 상지 운동 장애에 따른 일상생활의 지장(특히 탈의, 용모 단정)

금연·금주의 권장

- 후두암의 발병에는 흡연과 음주, 구강 위생이 나쁨 등의 생활 습관이 영향을 주는 경우가 많다. 후두전적출 후 흡연은 기능적으로는 불가능하게 되지만, 수술 후 폐 합병증 예방을 위해 수술 전부터 금연에 노력한다. 음주는 기회와 양을 줄이는 등 생활을 검토하고 재발의 위험을 줄이는 데 노력한다.

🔍 공동 문제 : 수술 후 합병증(폐)
🔍 잠재적 간호 문제 : 건강에 주의하지 않는 생활 습관에 의한 암 재발의 가능성

</td></tr>
</table>

85

후두암

<table>
<tr><td>환자 · 가족의
심리 · 사회적
측면 파악</td><td>환자 · 가족이 질병(암) 또는 수술 후 기능 형태 장애를 어떻게 인식하고 있는지를 확인한다. 암이나 실성증 등의 수술 후 기능 형태 장애는 환자 · 가족에게 심리적 · 사회적으로 커다란 충격을 준다. 충격적인 사건에 대처하기 위한 간호 지원을 분명하게 하고 환자 및 가족의 심리 · 사회적 측면의 인식을 정보 수집하는 것이 필수적이다.</td></tr>
</table>

- 암은 죽음을 연상시키는 질환이라고 인식하고 있는 사람도 적지 않아 암 진단은 환자 · 가족에게 심리적 커다란 충격을 준다. 암의 원인을 생각하게 하는 상황 속에서 스스로의 생활 습관을 지나치게 후회하거나 유전으로 인식해, 가족에게 미안한 마음을 많이 품을 수 있다. 암에 걸린 것을 어떻게 생각하는지 환자 · 가족에게 이야기하게 하는 것은 암에 효과적으로 대처하고 암과 함께 살아가는데 중요하다.
- 실성증이나 영구기관공 조성, 상지의 운동 장애는 환자의 신체 이미지를 변화시켜 자기의 존재 가치를 위협하는 사건이 될 수 있다. 수술 후 기능 형태 장애를 어떻게 인식하고 있는가를 환자 · 가족에게 이야기하게 하고, 장애를 수용해나가기 위한 간호 지원방법에 활용한다.
- '환자 모임' 참여는 대용 음성을 습득하기 위한 훈련이 주된 목적이지만, 일상생활상의 연구나 고민 같은 정보를 서로 교환할 수 있고, 같은 장애를 가진 환자들이 지지하는 모임이다.
- 그러나 다른 한편으로 '환자 모임'에 익숙해지지 않고 대용 음성 습득 훈련 자체가 중단되는 경우가 있으므로, 환자 · 가족의 '환자 모임'에 대한 인식을 지속적으로 확인한다.
- 우리나라에서는 후두를 전두후 적출술하면 장애인 3등급으로 인정되고 체외용 인공 후두 등의 장애인 보장구 의료 급여 혜택과 연금 등 소득 지원, 감면 및 공제, 교통수단 등의 서비스를 이용할 수 있다.
- 장애인으로 인정되는 것은 환자 · 가족에게 있어서 '장애인의 낙인이 찍힌다'는 부정적인 이미지 때문에 장애인증을 거부할 수 있다. 환자 · 가족이 수술 후 기능 형태 장애를 어떻게 받아들이고 있는지를 고려하면서 사회 자원의 활용방법을 제안해나갈 필요가 있다.

🔍 잠재적 간호 문제 : 암 진단을 수용하지 않는다./수술 후 기능 형태 장애에 대한 불안/신체 이미지의 변화

<table>
<tr><td>Step1 영향 평가</td><td>Step2 간호 초점</td><td>Step3 계획</td><td>Step4 실시</td><td>Step5 평가</td></tr>
</table>

간호 문제 리스트

RC: 수술 후 합병증(폐, 누공 · 감염, 피부 괴사)
#1 암 진단을 수용할 수 없다(코핑-스트레스 내성 패턴).
#2 수술 후의 기능 형태 장애에 대한 불안이 있다(자기인식 패턴).
#3 신체 기능 상실을 동반한 수술에 갈등이 있다(인지-지각 패턴).
#4 발성 기능의 상실과 재획득에 따른 의사소통 장애가 있다(역할-관계 패턴).
#5 기관내분비물의 배출에 대한 자기관리를 일상생활에서 할 수 없다(건강 지각-건강관리 패턴).
#6 상지 운동 장애 때문에 일상생활에 지장(특히 탈의, 용모 단정)을 불러오고 있다(활동-운동 패턴).
#7 복압을 주기 어려워 변비가 생긴다(배설 패턴).
#8 신체 이미지에 변화가 보인다(자기인식 패턴).
#9 사회성과 사회적 역할에 변화가 보인다(역할-관계 패턴).
#10 건강에 주의하지 않는 생활 습관으로 암 재발의 가능성이 있다(건강 지각-건강관리 패턴).

간호의 우선순위 지침

- 수술은, 암을 수용하고 충분히 납득하고 수술에 임하기 위한 간호를 실시한다.
- 수술 전후에 있어서는 생활 안전의 견지에서 수술 후 합병증의 예방·조기 발견에 대한 간호가 우선된다.
- 수술 후 퇴원 목표를 세우는 시기보다 변화된 신체 기능에 적응하고 생활을 재구성해 나가기 위해서는 환자의 재활을 촉진하고 자기관리에 대한 의욕을 높이는 지원이 중심이 된다.

| Step1 영향 평가 | Step2 간호 초점 | Step3 계획 | Step4 실시 | Step5 평가 |

공동 문제

RC: 수술 후 합병증(폐, 누공·감염, 피부 괴사)

간호 목표(간호 성과)

〈장기 목표〉 수술 후 합병증을 발병하지 않는다. 발병해도 조기에 회복한다.

〈단기 목표〉 1) 수술 전: 수술 후 합병증 예방의 필요성을 환자가 이해하게 한다. 2) 수술: 수술 후 합병증 예방·조기 회복에 행동을 취할 수 있도록 지원한다.

간호 계획

OP 경과 관찰 항목
- 수술 전: 흡연의 유무, 호흡 기능 검사 결과 파악
- 수술 후: 호흡 상태, 수술 부위의 피부색, 부기의 유무, 감염의 징후 관찰

TP 간호 치료 항목
- 영구기관공으로 가래를 적절하게 흡인하고 기관내분비물을 제거한다. 수술 부위의 청결에 노력하고, 거즈가 더러워지면 교환한다.
- 경부 수술 부위의 거즈에 혈액이 많이 묻어 있거나 피부색이 나쁜 경우 의사에게 연락한다.

EP 환자 교육 항목
- 금연의 필요성을 설명하고 금연을 실행할 수 있는 방법을 함께 생각한다.
- 심호흡, 경부를 누르면서 가래 객담방법, 수술 부위의 안정방법에 대하여 설명한다.

중재 포인트와 근거

➡ 수술 후 폐 합병증의 위험을 관찰한다. **근거** 후두암 환자는 흡연 경력이 있는 사람이 많다.

➡ 수술 후 합병증의 예방·조기 발견에 노력한다. **근거** 흡연 지수가 높은 환자, 경부에 방사선 치료 경력이 있는 환자, 당뇨병을 합병하고 있는 환자에서는 수술 후 합병증이 발생하기 쉽다.

➡ 흡인의 자극으로 기침을 유발하지 않도록 한다. **근거** 기침에 따라 수술 부위에 부하가 걸려 상처 치유가 지연된다.

➡ 조기 발견에 노력한다. **근거** 재수술을 요할 수도 있다.

➡ 금연 의욕을 가질 수 있도록 지원한다. **근거** 의지 없이는 금연을 계속할 수 없다.

➡ 합병증 예방을 위한 자기관리를 지원한다. **근거** 자기관리의 성공으로 투병 의욕이 높아진다.

---

1 간호 문제	간호 진단	간호 목표(간호 성과)
#1 암 진단을 수용할 수 없다.	**비효과적 코핑** **관련 요인:** 강도의 위협, 적응을 위한 에너지를 유지할 수 없다. **진단 지표** □ 지원을 요구할 수 없다고 말한다. □ 적응 행동을 방해하는 코핑 스타일 사용 □ 목표를 향한 행동의 부족	〈장기 목표〉 암이라는 것을 받아들이고 암과 함께 생활할 수 있다. 〈단기 목표〉 암에 걸린 것에 대한 심정을 그대로 표출할 수 있다.

간호 계획

OP 경과 관찰 항목
- 암과 암 치료 관련한 발언, 표정이나 태도의 관찰

중재 포인트와 근거

➡ 환자의 말뿐만 아니라, 진찰 시 의사에게 대하는 태도 등을 관찰한다. **근거** 암을 수용하는 데 어떤 심리 상태인지를 알 수 있는 중요한 정보가 된다.

- 환자에게 있는 그대로의 감정을 표출해도 좋다는 것을 전하고 그 기회를 만든다.
- 감정을 표출하고 싶지 않을 때는 무리하게 말하지 않아도 괜찮다는 것을 보장한다.

- 환자가 표출한 감정을 부정하지 않고, 공감적 이해를 나타낸다.
- 기분의 침체가 심한 경우는 정신과 의사나 연락 담당 간호사, 임상 심리사와 함께 환자를 지원한다.

EP 환자 교육 항목

- 아무것도 생각할 수 없는, 믿고 싶지 않은 괴로운 기분이 드는 것이 당연하다는 것을 전한다.
- 괴로운 기분을 그대로 표출해도 좋다는 것을 전한다.

- 정신과 의사나 연락 담당 간호사, 임상 심리사 등 심리 치료 전문가와 상담할 수 있다는 것을 말한다.

⊃ 감정을 표출하기 쉬운 환경을 제공한다. 근거 기분을 표출함으로써 암의 수용이 촉진된다.
⊃ 환자가 어떤 방법으로 자신의 마음의 안정하도록 하고 있는지를 판별한다. 근거 현실을 부인하는 환자가 무리하게 현실에 마주하는 것은 심리적 위협으로 이어진다.
⊃ 환자가 자신의 감정을 정리할 수 있도록 관계한다. 근거 암의 수용이 촉진된다.
⊃ 우울증의 정도를 관찰한다. 근거 우울증이 심한 경우는 자살의 위험이 있으므로 전문가의 도움이 필요하다.

⊃ 환자의 괴로운 마음에 대한 이해를 나타낸다. 근거 공감적 이해로 암의 수용이 촉진된다.
⊃ 괴로움을 혼자서 앓지 않게 환경을 제공한다. 근거 환자를 안심하게 한다.
⊃ 심리 치료 전문가의 힘을 빌리는 데 대한 저항감을 줄인다. 근거 지원되는 인적 자원을 활용한다.

2	간호 문제	간호 진단	간호 목표(간호 성과)
	#2 수술 후 기능 형태 장애에 대한 불안이 있다.	**불안** **관련 요인:** 인생의 중요한 목표에 관한 무의식의 갈등, 중요한 가치관에 대한 무의식의 갈등, 욕구가 충족되지 않음 **진단 지표** □ 안정되지 않음 □ 생각을 차단 □ 주의 장애	〈장기 목표〉 수술 후 기능 형태 장애에의 대처 방법을 그려볼 수 있다. 〈단기 목표〉 수술 후 기능 형태 장애 속에서 무엇이 불안인지 표출할 수 있다.

간호 계획	중재 포인트와 근거

OP 경과 관찰 항목

- 수술 후 기능 형태 장애에 관한 말, 표정, 태도의 관찰

TP 간호 치료 항목

- 의사로부터 수술에 대한 설명이 이루어질 때 동석하여 환자의 반응을 관찰하고 설명 내용의 이해 상황을 평가한다.

- 수술 전에 의사로부터의 설명 내용을 어떻게 느꼈는지 환자가 말할 수 있는 기회를 만들어, 수술 후 기능 형태 장애를 환자가 어떻게 받아들이고 있는지, 불안해하는 것은 무엇인지를 파악한다.
- 환자의 이해 상황에 따라 수술 후 기능 형태 장애를 가지면서 생활을 재구축할 수 있는 정보를 제공하고 불안함을 해소한다.

⊃ 수술 후 기능 형태 장애가 자신의 생활에 미치는 영향을 구체적으로 그려볼 수 있는지 평가한다. 근거 부족한 정보는 무언가를 분명하게 한다.

⊃ 설명하는 자리에 동석하고 환자가 이해한 설명 내용을 환자 자신의 말로 표현할 수 있도록 관계한다. 근거 수술 후 기능 형태 장애의 개요는 처음에는 의사가 설명하는 것이 바람직하다.
⊃ 말로 표현하게 하여 기능 형태 장애를 갖고 생활을 그려나갈 수 있도록 한다. 근거 언어화함으로써 막연한 감정과 생각이 구체화된다.

⊃ 환자의 이해 상황과 이해의 방법(속도와 스타일)을 존중한다. 근거 너무 많은 정보를 제공하면 소화하지 못하고 정보가 위협이 될 수 있다.

- 수술과 수술 후 기능 형태 장애에 대한 의문점이나 불안한 점은 모두 해결하고 나서 수술에 임할 것을 권한다.
- 의문점이나 불안한 점은 간호사에게 알려주면, 해결을 위해 힘이 될 것이라고 설명한다.

- 수술 후 안내 책자를 이용하여, 환자·가족에게 장애의 불편을 줄일 수 있는 생활방법을 제공한다.

- 수술 후 부위가 치유될 때까지의 의사 전달방법으로 필담이나 문자판의 사용법을 연습해둔다.

⊃ 충분히 납득하고 수술에 임할 수 있도록 한다. 근거 생활에의 영향이 큰 수술이고, 충분히 납득하지 않고 수술을 해서는 안 된다.
⊃ 환자가 말을 하기 쉬운 분위기를 제공한다. 근거 간호사의 상상 이상으로, 환자는 의료진에게 거리감을 느끼고 있다.
⊃ 안내 책자를 주는 것뿐 아니라, 안내 책자를 보면서 환자·가족과 간호사가 대화하는 기회를 반드시 마련한다. 근거 상호작용을 통해 환자 및 가족이 불안을 해소할 수 있었는지 파악할 수 있다.
⊃ 환자가 자신감을 가질 수 있도록 지원한다. 근거 할 수 있을 것 같다는 자신감은 불안의 해소로 이어진다.

3 간호 문제	간호 진단	간호 목표(간호 성과)
#3 신체 기능의 상실을 수반하는 수술을 받는 것에의 갈등이 있다.	**의사결정 갈등** **관련 요인:** 여러 정보원, 가치관에 대한 위협의 자각, 확실하지 않은 자신의 가치관 **진단 지표** □ 선택에 관한 불확실함을 말로 표현한다. □ 다른 몇 가지 선택 사이에서 방황 □ 의사결정의 지연	〈장기 목표〉 수술에 따른 위험과 유리한 점을 이해하여 수술에 대한 자기 결정을 할 수 있다. 〈단기 목표〉 수술에 따른 위험과 유리한 점을 이해할 수 있다.

간호 계획	중재 포인트와 근거

OP 경과 관찰 항목

- 수술에 대한 갈등, 치료방법과 그것이 자신의 삶에 미치는 영향에 관한 말, 표정, 태도의 관찰

⊃ 수술 이외의 치료법에 대해서도 정보가 제공되며, 그것을 환자가 어떻게 이해하고 있는지 평가한다. 근거 자기 결정에는 수술 이외의 대안에 대한 정보 제공이 필요하다.

TP 간호 치료 항목

- 의사로부터 수술에 대해 설명이 이루어질 때에는 동석하여 수술 이외의 치료 선택 사항이 어떻게 설명되었는지, 그에 대한 환자의 반응을 파악한다.

- 수술 전에 환자가 수술을 받는 경우 및 수술 이외의 치료법을 선택하는 경우의 위험과 유리한 점에 대해 어떻게 생각하는지 말할 수 있는 기회를 마련한다.
- 환자의 미래의 희망과 삶의 가치관을 이야기하여 이를 존중하는 가운데 어떤 치료를 선택하는 것이 좋은지 상의한다.

⊃ 설명 장면에 동석하고 환자가 이해한 설명 내용을 자신의 말로 표현할 수 있도록 관계한다. 근거 수술 이외의 치료법에 대한 개요는 처음에는 의사가 설명하는 것이 바람직하다.
⊃ 말하도록 하여 수술 이외의 치료법을 선택한 경우의 생활도 그려갈 수 있도록 한다. 근거 언어화에 따라 막연한 감정과 생각이 구체화된다.
⊃ 환자의 희망과 가치를 존중한다. 근거 치료하는 것이 목적이 아니라 치료를 받으면서 어떻게 살아가고 싶은지를 생각하고 자기 결정해야 한다.

EP 환자 교육 항목

- 수술과 수술 이외의 치료법의 위험과 유리한 점을 제대로 이해하고 있는지, 환자의 인식을 확인하고 부족한 정보가 있으면 제공하고 이해를 촉진한다.

- 수술을 받을 것인지의 여부에 대해 환자가 신뢰하는 타인(배우자, 부모, 자녀)과 상담하고, 그 다음에 결정하도록 조언한다.

⊃ 충분한 정보 제공과 이를 바탕으로 선택·납득을 통하여 자기 결정할 수 있도록 한다. 근거 생활에의 영향이 큰 치료이며, 충분한 납득을 하지 않고 수술을 해서는 안 된다.
⊃ 타인의 의견을 경청하기 위한 고민을 혼자 안고 있지 않도록 하면 좋다. 근거 지지해주는 사람의 의견은 자기 결정에 크게 영향을 준다.

85
후두암

- 원하면 다른 의사의 의견을 듣는 기회를 마련할 수 있다는 것을 설명한다(세컨드 오피니언).

➡무턱대고 다른 병원 의사를 찾게 하는 것이 아니라 적절한 의견을 들을 수 있도록 자원을 소개한다. 근거 표준 치료를 받는 기회와 시간 낭비·노력을 소비하지 않도록 한다.

4 간호 문제	간호 진단	간호 목표(간호 성과)
#4 발성 기능 상실과 다시 얻는 것에 의한 커뮤니케이션 장애가 있다.	**언어적 커뮤니케이션 장애** **관련 요인:** 신체적인 장벽(후두전적출술) **진단 지표** ☐ 말하기가 어렵다. ☐ 언어적 표현을 하기가 어렵다(음성 기능 상실).	〈**장기 목표**〉일상생활에서 커뮤니케이션에 지장을 느끼지 않는다. 〈**단기 목표**〉1) 필담이나 몸짓으로 최소한의 의사를 표출할 수 있다. 2) 대용 음성 훈련에 임한다.

간호 계획	중재 포인트와 근거

OP 경과 관찰 항목
- 사용하는 의사소통방법(필담, 문자판, 대용 음성 등)과 그 효과

➡의사소통이 이루어지지 않는 것 같은 느낌의 유무를 파악한다. 근거 커뮤니케이션이 이루어지지 않는 느낌은 스트레스가 크다.

TP 간호 치료 항목
- 수술 후 부위가 치유될 때까지 필담이나 문자판 등, 경부에 부담이 가지 않는 방법을 사용한다. 환자가 쓰는 문자만을 주시하지 않고 환자의 표정이나 태도도 관찰하면서 느긋한 분위기로 대한다.
- 필담은 쓰는 시간과 상대가 읽기 어려움 등 의사를 전하는 것에는 신속성이 부족하기 때문에, '아프다' '가래를 뱉고 싶다' 등 자주 사용하는 단어 카드를 이용하는 등 연구한다.
- 수술 부위가 치유된 후, 대용 음성 훈련을 시작한다. 처음에는 입에서 트림을 하는 요령으로 소리를 내며 연습한다.
- 대용 음성 훈련을 지속적으로 실시할 수 있는 사회 자원(환자 모임 등)을 소개한다.

- 식도 발성을 습득할 때까지는 전기식 인공 후두의 사용도 생각한다.

➡표정이나 몸짓 등의 비언어적인 의사소통방법을 활용한다. 근거 언어 이외의 방법도 유효한 커뮤니케이션의 수단이 된다.

➡각 환자가 도입하기 쉬운 방법으로 의사소통을 돕는다. 근거 할 수 있을 것이라는 기분이 커뮤니케이션이 안 되는 느낌을 극복할 수 있어 환자의 의욕으로 이어진다.
➡초조해하지 말고 조금씩 재활을 추진한다. 근거 배우는 속도는 환자에 따라 다르다.

➡퇴원 후부터 본격적인 훈련을 시작할 수 있도록 한다. 근거 대용 음성 훈련 장소의 대부분은 각지의 '환자 모임'이다.
➡전기식 인공 후두의 장점을 환자가 이해할 수 있도록 한다. 근거 식도 발성 습득하는 데 몇 달의 시간이 필요하므로, 그동안은 전기식 인공 후두를 이용하는 것이 커뮤니케이션이 원활하다.

EP 환자 교육 항목
- 수술 전에 필담이나 문자판의 사용법을 연습해둔다.

- 대용 음성 훈련에 계속 참여할 것을 권한다.

- 훈련 시간뿐만 아니라 실제 생활 장면에서 대용 음성을 다루어 보는 것을 권한다.

➡누워서 해본다. 근거 수술 후에는 누운 자세로 필담이나 문자판을 사용하는 상황이 많다.
➡훈련 의욕을 유지한다. 근거 능숙하지 않으면 의욕이 저하되기 쉽다.
➡생활에서 사용하는 것으로 자신감을 가질 수 있게 한다. 근거 인간의 육성과 다르기 때문에 생활 장면에서 사용하는 것에 주저하기 쉽다.

<table>
<tr><td>5 간호 문제</td><td>간호 진단</td><td>간호 목표(간호 성과)</td></tr>
<tr><td>#5 기관내분비물의 배출에 대한 자기관리를 일상생활에서 할 수 없다.</td><td>비효과적 자기 건강관리
관련 요인: 지식 부족, 행동을 일으키는 동기 불충분
진단 지표
□ 질병을 관리하고 싶다고 말한다.
□ 치료 계획을 일상생활에서 할 수 없다.</td><td>〈장기 목표〉 영구기관공의 자기관리를 할 수 있다.
〈단기 목표〉 영구기관공의 자기관리의 필요성을 설명할 수 있다.</td></tr>
</table>

간호 계획

OP 경과 관찰 항목

- 가래의 양이나 성질, 영구기관공 주위의 피부의 청결, 경부에 고정하는 끈이 달린 거즈(앞치마 거즈)에 가래의 부착 정도, 가래를 객담할 때의 동작

TP 간호 치료 항목

- 수술 직후에는 간호사가 영구기관공을 관리하지만, 서서히 환자가 스스로 할 수 있는 범위를 확대해 나간다.
- 영구기관공을 보거나 만지는 것을 피하는 경우 자기관리를 무리하게 추진하지 않는다.
- 퇴원 전에 목욕이나 세발 기회를 마련해 처음 할 때 간호사가 지켜본다.

EP 환자 교육 항목

- 영구기관공으로 이물질 혼입이나 기관의 건조를 방지하기 위해 앞치마 거즈를 목에 대도록 설명한다.
- 앞치마 거즈는 더러워지면 교환하도록 지도한다.
- 기관 내가 건조하고 가래가 딱딱한 경우는 가습기 및 흡입 장치의 사용을 고려한다.
- 기존 제품의 앞치마 거즈를 '환자 모임'에서 구할 수 있다는 것, 좋아하는 천으로 스스로 만들 수 있는 것을 정보 제공한다.
- 가래 객담 시에는 영구기관공에 티슈를 대고 가래의 확산을 막도록 설명한다.
- 가래를 자력으로 객담할 수 없는 경우에는 흡입기를 사용한다. 집에서 흡입기를 사용할 경우에는 흡입 작업을 지도한다.
- 기관공 주위는 부드러운 천이나 거즈를 적셔 깨끗이 닦고, 묻은 가래를 치우기 어려운 경우는 과산화수소(H_2O_2)를 물에 2~3배로 희석하여, 거기에 담근 면봉으로 기관공 주위를 닦아 가래를 떠오르게 한다. 익숙해질 때까지 거울을 보면서 하도록 지도한다.
- 목욕 시 몸을 물에 담근다거나 세발·세안 시는 영구기관공으로 물이 들어가지 않게 주의하도록 설명한다. 목에 수건이나 앞치마 거즈를 감아 넣고, 머리에서부터 샤워를 할 때는 샴푸모자를 착용할 것을 조언한다.

중재 포인트와 근거

➡ 환자가 불편하지 않도록 관찰한다. **근거** 자기관리의 정도를 확인한다.

➡ 자기관리의 확대에 대하여 환자의 의욕을 인정하는 태도로 중재한다. **근거** 의욕의 유지로 이어진다.

➡ 신체 기능·형태의 변화에 마주하는 심리 상태인지 확인한다. **근거** 무리하게 마주하는 것은 위협으로 이어진다.

➡ 퇴원 전에 한번 생활 행동을 해보고, 행동을 확대한다. **근거** 퇴원 후의 생활에 자신감이 붙는다.

➡ 거즈는 어느 정도 두께가 없으면 흡입 시 기관공에 달라붙어 버리므로, 호흡 상태에 따라 조절한다. **근거** 호흡 기능의 변화에 적응할 수 있다.

➡ 기관공 주위의 청결을 유지한다. **근거** 상기도염을 예방한다.

➡ 가습기 및 흡입기의 필요성을 평가한다. **근거** 일반적으로 기구를 사용하지 않아도 가래를 객담할 수 있다.

➡ 환자의 취향을 도입한다. **근거** 자기관리의 의욕을 높인다.

➡ 에티켓으로 습관화할 수 있도록 한다. **근거** 사회성을 향상시킨다.

➡ 흡입기 사용의 필요성을 평가한다. **근거** 일반적으로 흡입기를 사용하지 않고 가래를 뱉도록 한다.

➡ 영구기관공을 보고, 신체 기능·형태의 변화에 임할 수 있는 심리 상태인지 확인한다. **근거** 무리하게 마주하는 것은 위협으로 이어진다.

➡ 목욕이나 세발에 대한 공포감을 완화한다. **근거** 장애를 가진 신체가 되어도 그렇게까지 청결 습관을 바꿀 필요는 없다.

<table>
<tr><td>6 간호 문제</td><td>간호 진단</td><td>간호 목표(간호 성과)</td></tr>
<tr><td>#6 상지 운동 장애로 일상생활에 지장을 일으키고 있다(특히 탈의, 용모 단정).</td><td>신체 이동성 장애
관련 요인: 근육·골격계 장애(승모근 마비)
진단 지표
□ 관절 가동 범위(ROM)의 제한</td><td>〈장기 목표〉 탈의와 용모 단정 등 일상생활에 지장이 없다.
〈단기 목표〉 일상생활 속에서 어깨 관절의 가동 훈련에 임할 수 있다.</td></tr>
</table>

간호 계획	중재 포인트와 근거
OP 경과 관찰 항목 • 어깨 관절의 가동역, 경부의 경직감, 일상생활의 지장 정도	➡ 환자의 고통과 일상생활에 미치는 영향을 파악한다. 근거 환자의 주관적인 고통을 이해할 필요가 있다.
TP 간호 치료 항목 • 수술 후 상처부위 치유를 기다리며 목 마사지와 어깨 관절의 가동 범위 훈련을 시작한다. 재활 훈련 부문과 연계하여 물리치료사(PT)에 의한 훈련을 계획할 수 있으면 좋다. • 탈의나 용모 단정 등 팔을 들어 올리는 동작에 지장이 생기기 쉽기 때문에, 필요에 따라 일상생활을 지원한다. • 환자의 노력과 발전을 인정하는 말 걸기를 적극적으로 한다.	➡ 상지 운동 장애에 대한 고통과 불편을 이해하면서 훈련을 계획한다. 근거 훈련에의 의욕을 높인다. ➡ 할 수 없는 부분을 지원한다. 근거 할 수 있는 것은 스스로 함으로써 자기관리를 유지한다. ➡ 환자의 노력에 이해를 표시한다. 근거 훈련 및 생활의 재구축에 대한 의욕을 유지할 수 있다.
EP 환자 교육 항목 • 목 마사지와 어깨 관절의 가동 범위 훈련을 환자 스스로 할 수 있도록 방법을 설명한다. • ADL 자체가 재활이 되므로, 퇴원 후의 생활은 탈의나 용모 단정 등을 최대한 스스로 하도록 설명한다. • 가사나 일은 부담이 되지 않을 정도로 하고 약간씩 활동 범위를 넓혀 가도록 조언한다.	➡ 물리치료사와 함께 연대한다. 근거 의료팀으로 교육 내용의 공통 인식이 필요하다. ➡ 환자의 노력을 인정하면서 훈련한 것을 실제 생활에서 적극적으로 사용해간다. 근거 훈련과 실제 생활이 분리되기 쉽다. ➡ 변화하는 신체 기능에 익숙해지고 자신감을 가질 수 있게 한다. 근거 생활의 재구축으로 이어진다.

<table>
<tr><td>7 간호 문제</td><td>간호 진단</td><td>간호 목표(간호 성과)</td></tr>
<tr><td>#7 복압을 주기 어려움으로써 변비가 보인다.</td><td>변비
관련 요인: 영구기관공 조성
진단 지표
□ 딱딱한 유형의 변
□ 배변 패턴의 변화
□ 배변 횟수의 감소</td><td>〈장기 목표〉 매일 정상적인 배변이 있다.
〈단기 목표〉 변비에 주의할 수 있다.</td></tr>
</table>

간호 계획	중재 포인트와 근거
OP 경과 관찰 항목 • 배변량, 횟수, 양상(딱딱한 정도)	➡ 배변 상태는 항상 관찰하고 변비를 예방할 수 있는 것이 바람직하다. 근거 변비를 예방하여 완하제 등의 처리가 불필요해지고, 생리 기능이 자연적으로 유지된다.
TP 간호 치료 항목 • 매일 아침 혹은 변의를 느낄 때에 배변한다. • 식사 이외에 하루 1ℓ를 기준으로 수분을 충분히 섭취한다.	➡ 변의를 무시하지 않는다. 근거 장 연동에 따라 변의가 유발된다. ➡ 식사 이외의 수분 섭취를 습관화할 수 있도록 한다. 근거 수분이 부족하면 변이 딱딱해져 변비가 되기 쉽다.

- 야채나 콩 등의 식이 섬유를 많이 포함한 식품을 섭취한다.
- 적당한 운동을 한다.

- 하복부를 둥글게 글씨를 쓰듯이 마사지하거나 등허리를 마사지하면 배변이 유발된다.
- 3일 이상 배변이 없는 경우에는 완하제나 좌약, 관장 사용을 검토한다.

 환자 교육 항목
- 영구기관공을 설치하여 복압을 줄 수 없어, 변비가 되기 쉬운 상태인 것을 설명한다.

- 영구기관공을 손가락으로 누르면서 숨을 참으면 복압을 주기 쉬운 것을 설명한다.
- 변비의 예방방법과 대처방법(상기 TP 참조)에 대하여 환자·가족에게 알기 쉽게 설명한다.

- 변의 부피를 늘리는 식품을 섭취한다. **근거** 어느 정도의 부피(찌꺼기)가 있는 것으로 변의가 유발된다.
- 수술 후에는 행동 범위가 축소되는 경향이기 때문에 조금씩 확대한다. **근거** 적당한 운동으로 대장 연동을 촉진할 필요가 있다.
- 목욕할 때나 텔레비전을 볼 때 등, 하기 쉬운 시간을 제안한다. **근거** 마사지하여 장 연동을 촉진시킨다.
- 변비가 개선되지 않으면 약물방법을 병용한다. **근거** 변비를 방치하면 장폐색의 원인이 된다.

- 변비가 되기 쉬운 상태를 이해한다. **근거** 신체 기능의 변화를 이해하지 않고 변비의 자기관리를 할 수 없다.
- 복압을 주는 방법을 이해하게 한다. **근거** 대처법을 아는 것으로 자기관리 의욕이 높아진다.
- 생활상의 작은 연구로 대처할 수 있는 것을 이해하게 한다. **근거** 할 수 있다는 기분이 되는 것이 자기관리 능력을 높이는 데 중요하다.

---

8 간호 문제	간호 진단	간호 목표(간호 성과)
#8 신체 이미지에 변화가 보인다.	**신체 이미지 혼란** **관련 요인:** 질병의 치료(처치), 수술 **진단 지표** □ 신체에 대한 부정적인 정서(수치심, 당혹감, 혐오감 등) □ 상실에 마음에 상처를 입는다. □ 라이프스타일의 변화를 말로 표현한다.	〈장기 목표〉 변화하는 신체 이미지를 받아들인다. 〈단기 목표〉 1) 변화된 신체에 대한 기분을 말로 할 수 있다. 2) 변화된 신체 기능에 맞춰 생활하는 방법을 배우는 데 적극적으로 임할 수 있다.

간호 계획	중재 포인트와 근거

 경과 관찰 항목
- 변화된 신체에 대한 말, 반응, 태도

 간호 치료 항목
- 변화된 신체에 대한 괴로움과 부정적인 감정에 이해를 표시한다.

- 환자가 노력하고 있는 것이나 재활이 진행된 점을 인정하는 말을 건넨다.
- 신체적 장애가 있어도 환자의 인간으로서의 가치가 바뀌는 것이 아니고, 중요한 존재임을 전한다.

 환자 교육 항목
- 변화하는 신체에 대한 괴로운 마음을 표출해도 좋다는 것을 전한다.

- 신체가 변해도 살아가는 힘을 갖고 있다는 것을 알린다.

- 부정적인 신체 이미지를 가지고 있지 않은지 파악한다. **근거** 장애 수용의 상태를 평가할 수 있다.

- 감정을 표출하기 쉬운 자세로 관계한다. **근거** 기분을 표출하는 것은 변화된 신체를 수용하는 것으로 이어진다.
- 환자 자신이 긍정적인 변화에 주의할 수 있도록 지원한다. **근거** 새로운 신체 이미지 형성으로 이어진다.
- 자기 가치, 자존감을 유지할 수 있도록 지원한다. **근거** 새로운 신체 이미지 형성으로 이어진다.

- 감정을 표출하기 쉬운 자세로 관계한다. **근거** 감정을 표출하는 것은 변화된 신체를 수용하는 것으로 이어진다.
- 환자가 가진 힘을 믿는다. **근거** 자기 가치를 깨닫고, 새로운 신체 이미지 형성으로 이어진다.

<table>
<tr><td>9 간호 문제</td><td>간호 진단</td><td>간호 목표(간호 성과)</td></tr>
<tr><td>#9 사회성과 사회적 역할에 변화가 보인다.</td><td>사회적 상호작용 장애
관련 요인: 의사소통의 장벽
진단 지표
□ 사회적 상황이 불편하다.
□ 타인과의 상호작용이 잘 되지 않는다.</td><td>〈장기 목표〉 새로운 사회생활을 할 수 있다.
〈단기 목표〉 1) 혼자서 외출할 수 있다. 2) 가정 생활과 업무에 복귀할 수 있다.</td></tr>
</table>

간호 계획	중재 포인트와 근거

OP 경과 관찰 항목

- 퇴원 후 일상생활(집에만 있지 않은지, 복직할 수 있는지 등)에 대한 정보를 수집한다.

- 가정이나 직장에서 어떤 역할을 하는지 정보를 수집한다.

➡ 수술 전 생활과 변화의 정도를 파악한다. 근거 목소리를 잃거나 영구기관공의 조성으로 사회성이 저하되기 쉽다.

➡ 현상에 대한 환자의 만족감과 자기 가치에 미치는 영향을 파악한다. 근거 사회적 역할의 변화는 환자의 자기 가치의 저하로 이어지기 쉽다.

TP 간호 치료 항목

- 사회생활을 다시 구축하는 데 장벽이 되고 있는 것은 무엇인지 환자와 대화한다.
- 장벽에는 대응을 연구하여 해결할 수 있고 재활이 진행될 때까지 해결되지 않은 것, 환자가 스스로 심리적 장벽을 만들고 있는 것 등이 있기 때문에 장벽의 내용을 환자와 이야기하면서 정리한다.
- 장애의 재활 현황과 향후 전망에 대하여 가족이나 직장 상사 · 동료와 상의한다.

- 실직하거나 경제적으로 어려운 경우는 사회복지사와 연계하여 생활의 기반을 만든다.
- 가정이나 직장에서의 역할을 수술 전과 같이 다하지 못해도 사람으로서의 가치가 저하된 것은 아니라는 것을 전한다.

➡ 환자가 처한 입장이나 괴로움에 이해를 표시한다. 근거 심리적 회복으로 이어진다.

➡ 문제를 정리할 수 있도록 대화하지만, 인정하고 싶지 않은 것을 억지로 마주하지 않도록 주의한다. 근거 무리하게 현실에 마주하는 것은 심리적 위협이 된다.

➡ 가족이나 직장 상사 · 동료의 이해 · 협력을 얻을 수 있도록 한다. 근거 재활을 진행하는 것과, 환경 조정은 필수적이다.

➡ 사회생활의 큰 변화에 환자가 적응할 수 있도록 한다. 근거 경제적 기초는 생활에 필수적이다.

➡ 자기 가치, 자존감을 유지할 수 있도록 한다. 근거 자기 가치와 자존감은 사회생활을 다시 구축하는 데 중요하다.

EP 환자 교육 항목

- 외출이나 사람과의 교제를 수술 전과 같이 계속한다. 자신을 잘 이해해주는 사람과의 교제를 시작하면 좋다.
- 목소리를 잃은 것이 장벽인 경우, 환자가 생각하는 것보다 대용 음성이 잘되어 있는 것도 많으므로, 객관적인 평가를 전한다.

➡ 사회생활에 자신감을 가질 수 있게 한다. 근거 실성증이나 영구기관공 조성에 따라 사람과의 교제 범위가 축소되기 쉽다.

➡ 대체 음성의 사용에 자신감을 가질 수 있게 한다. 근거 훈련에서는 할 수 있어도 실생활에서 사용하는 것을 망설이는 경향이 있다.

<table>
<tr><td>10 간호 문제</td><td>간호 진단</td><td>간호 목표(간호 성과)</td></tr>
<tr><td>#10 건강에 주의하지 않는 생활 습관에 따라 재발의 가능성이 있다.</td><td>비효과적 건강 유지
관련 요인: 비효과적 개인 · 가족 코핑
진단 지표
□ 기본적 건강 실천을 다하는 책임을 질 수 없다.
□ 건강 행동을 개선하기 위한 관심의 표명 부족</td><td>〈장기 목표〉 금연과 금주를 할 수 있다.
〈단기 목표〉 금연과 금주의 필요성을 환자가 설명할 수 있다.</td></tr>
</table>

<table>
<tr><th>간호 계획</th><th>중재 포인트와 근거</th></tr>
</table>

OP 경과 관찰 항목

- 수술 전 생활 습관(흡연·음주의 양과 기간), 스트레스 해소방법

- 현재 음주량·빈도, 업무상의 회식 등의 음주 기회와 알코올에 의존 여부, 스트레스 해소방법

TP 간호 치료 항목

- 금연과 금주를 위한 행동 계획을 환자와 함께 생각한다.

- 금연과 절주를 위한 환자의 노력을 인정하는 말을 건넨다.

- 알코올에 대한 의존도가 의심되는 경우에는 정신과 의사와 연대한다.

EP 환자 교육 항목

- 수술 전 금연, 수술 후 금주의 필요성을 설명한다.

- 흡연과 음주 이외의 스트레스 해소방법을 찾는다.

중재 포인트와 근거:

➡영구기관공 조성으로 수술 후 흡연은 할 수 없지만, 지금까지의 생활 습관을 파악한다. **근거** 생활 습관 변화는 쉽지 않다.

➡환자가 처한 환경을 포함하여 파악한다. **근거** 음주 습관의 변화는 쉽지 않다.

➡환자에게 동기 부여한다. **근거** 생활 습관의 변화를 일으킨다.

➡환자에게 동기 부여한다. **근거** 생활 습관의 변화를 일으킨다.

➡전문의의 도움이 필요하다는 것을 환자가 이해할 수 있도록 한다. **근거** 정신과 진료를 거부하는 환자가 적지 않다.

➡환자에게 동기 부여한다. **근거** 생활 습관의 변화를 일으킨다.

➡지속할 수 있는 방법을 찾는다. **근거** 생활 습관의 변화를 일으킨다.

Step1 영향 평가　Step2 간호 초점　Step3 계획　**Step4 실시**　Step5 평가

병기·병태·중증도별 관리 포인트

【진단기·수술 전】암 진단을 받아들이고, 기능 형태 장애를 동반하는 수술을 받을 것을 자기 결정할 수 있도록 지원한다. 동시에 수술 후 합병증 예방 및 수술 후 기능 장애에 대한 신체적·심리적 준비를 촉진한다.

【수술 후 급성기】수술 후 합병증의 예방과 조기 발견·회복에의 간호를 실시한다. 실성증에 의한 의사소통 장애를 해결하는 것은 수술 후 환자의 요구를 파악하는 데 중요하다. 수술 전부터 가지고 있어도 현실적으로 목소리를 잃고 영원히 기관공 증설로 경부의 모양이 변화하면 장애는 엄청난 고통이 생겨나므로 환자의 심리 상태에 배려한다.

【수술 후 재활 기간】대용 음성을 얻을 수 있는 것을 비롯한 기능 훈련에 임하면서, 가정·사회에 복귀하고 생활을 다시 구축할 수 있도록 지원한다.

간호 활동(간호 중재) 포인트

암 진단 시의 간호

- 암 진단을 통해 환자 및 가족의 심리적 충격을 이해하고 암에 대하여 효과적으로 대처해 나갈 수 있도록 지원한다.
- 환자·가족이 있는 그대로의 감정을 표출할 수 있는 관계를 형성한다.

수술 전 간호

- 선택할 수 있는 치료법에 대해 충분히 정보를 제공하고 납득하여 치료에 임할 수 있도록 지원한다.
- 수술 후의 기능 형태 장애에 대처하기 위해 심신을 갖춘다.

의사소통 장애에 대한 대응

- 필담이나 문자판을 사용하는 경우에는 환자가 침착하게 의사 표시할 수 있는 분위기를 만든다.
- 비언어적인 커뮤니케이션방법을 활용하여 의사소통에 도움이 된다.
- 대용 음성 훈련에 적극적으로 임할 수 있도록 동기를 부여한다.
- 환자의 자존감과 자기 가치를 저하시키지 않는다.
- 가족이나 직장의 이해와 협력을 요청한다.

85

후두암

자기관리 지원

자기관리 지원
- 환자가 스스로 할 수 있는 것과 할 수 없는 것을 파악하도록 지원한다.
- 기능 장애의 원인과 향후 전망을 환자 · 가족에게 정보 제공하고 불안을 완화한다.
- 할 수 있게 되었다는 것을 인정하고 자기관리 확대에 의욕을 높이고, 삶의 재구축으로 연결한다.

환자 · 가족의 심리 · 사회적 문제에 대한 지원
- 수술 후 기능 형태 장애에 대한 대처법을 제공하고, 환자 · 가족의 불안을 완화한다.
- 사람과의 교제 및 업무 복귀 등 사회성을 복구할 수 있는지 판별한다.
- 장애를 가지면서 생활에 적응할 수 있을 때까지 계속 간호한다.

퇴원 · 요양 지도

- 환자 · 가족이 퇴원 후의 생활에 대해 걱정스러워하는 점, 불안하게 느끼는 점을 파악하고 해결방법을 정보 제공한다.
- 대용 음성 훈련을 위한 '환자 모임'에 대하여 정보 수집해둔다(위치 및 훈련 일정 등). 수술 전 또는 퇴원 전에 견학할 수 있으면 좋다.
- 대용 음성을 습득하는 데 몇 달~1년 걸리는 것을 전하고 꾸준히 훈련하도록 제의한다.
- 외출이나 사람과의 교제, 직장 복귀 등 사회생활을 적극적으로 확대하도록 격려한다.
- 호흡곤란 등 응급 의료 기관의 연락처나 외래에서의 상담 창구 정보를 제공한다.

| Step1 영향 평가 | Step2 간호 초점 | Step3 계획 | Step4 실시 | Step5 평가 |

평가 포인트

간호 목표 달성도
- 암 진단 및 수술 후 기능 형태 장애를 수용하고 변화된 신체를 가지면서 긍정적인 마음으로 생활할 수 있는가?
- 의사소통이 안 되는 느낌은 어느 정도인지, 재활에 임하고 있는가?
- 상지 운동 장애에 따른 생활 동작의 지장은 어느 정도인가, 재활에 임하고 있는가?
- 기관내분비물의 배설에 대한 자기관리를 할 수 있는가?
- 사회성과 사회적 역할의 변화는 어느 정도인가, 삶을 재구성할 수 있는가?
- 수술 후 합병증을 일으키지 않았는가?
- 규칙적으로 배변이 있는가?
- 금연, 금주를 실천할 수 있는가?

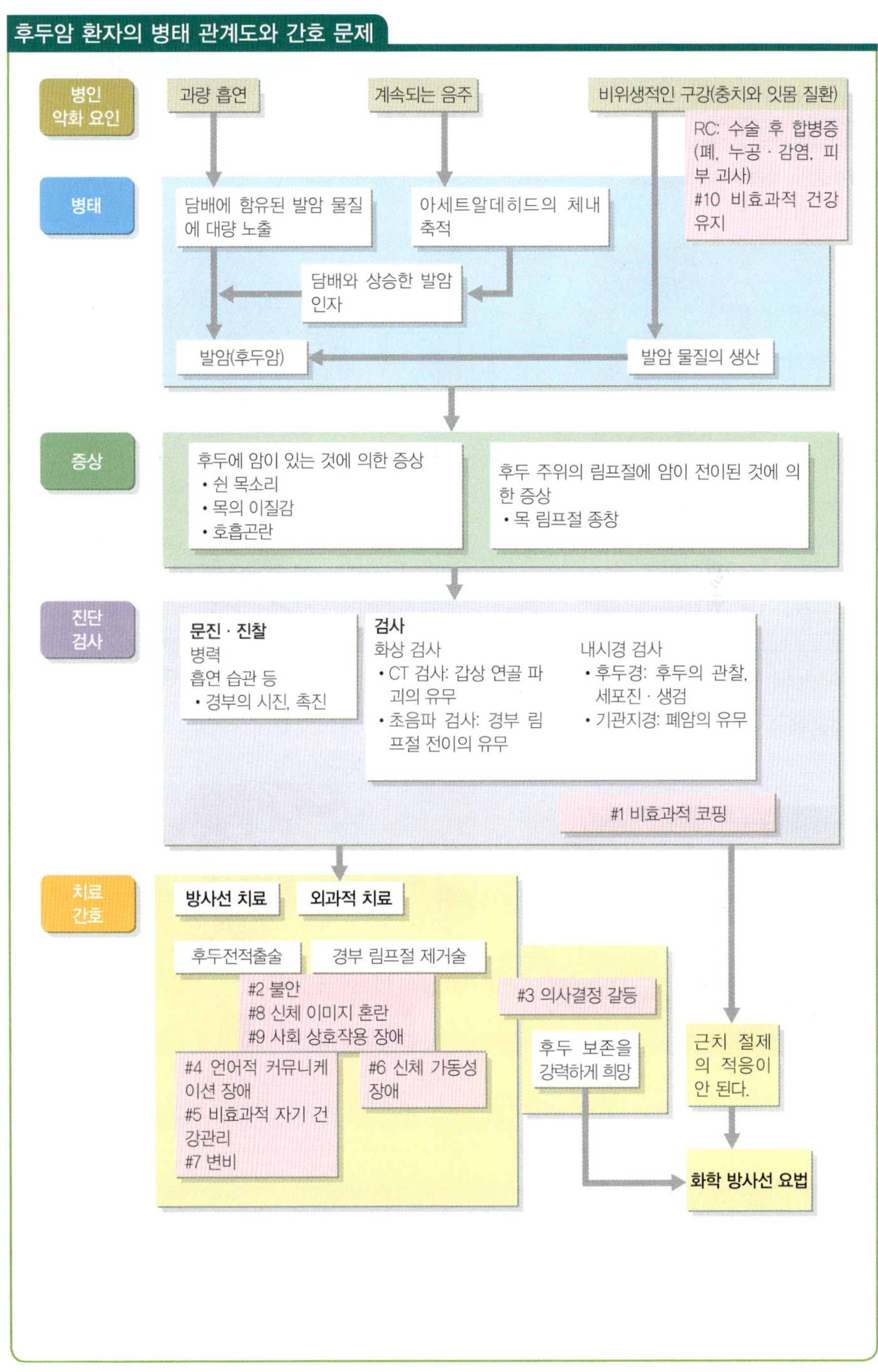
후두암 환자의 병태 관계도와 간호 문제
병인 악화 요인
병태
증상
진단 검사
치료 간호
과량 흡연
계속되는 음주
비위생적인 구강(충치와 잇몸 질환)
RC: 수술 후 합병증(폐, 누공·감염, 피부 괴사)
#10 비효과적 건강 유지
담배에 함유된 발암 물질에 대량 노출
아세트알데히드의 체내 축적
담배와 상승한 발암 인자
발암 물질의 생산
발암(후두암)
후두에 암이 있는 것에 의한 증상
• 쉰 목소리
• 목의 이질감
• 호흡곤란
후두 주위의 림프절에 암이 전이된 것에 의한 증상
• 목 림프절 종창
문진·진찰
병력
흡연 습관 등
• 경부의 시진, 촉진
검사
화상 검사
• CT 검사: 갑상 연골 파괴의 유무
• 초음파 검사: 경부 림프절 전이의 유무
내시경 검사
• 후두경: 후두의 관찰, 세포진·생검
• 기관지경: 폐암의 유무
#1 비효과적 코핑
방사선 치료
외과적 치료
후두전적출술
경부 림프절 제거술
#2 불안
#8 신체 이미지 혼란
#9 사회 상호작용 장애
#4 언어적 커뮤니케이션 장애
#5 비효과적 자기 건강관리
#7 변비
#6 신체 가동성 장애
#3 의사결정 갈등
후두 보존을 강력하게 희망
근치 절제의 적응이 안 된다.
화학 방사선 요법

85
후두암

86 설암

스미 다쿠로 · 기시모토 세이지

눈으로 보는 질환

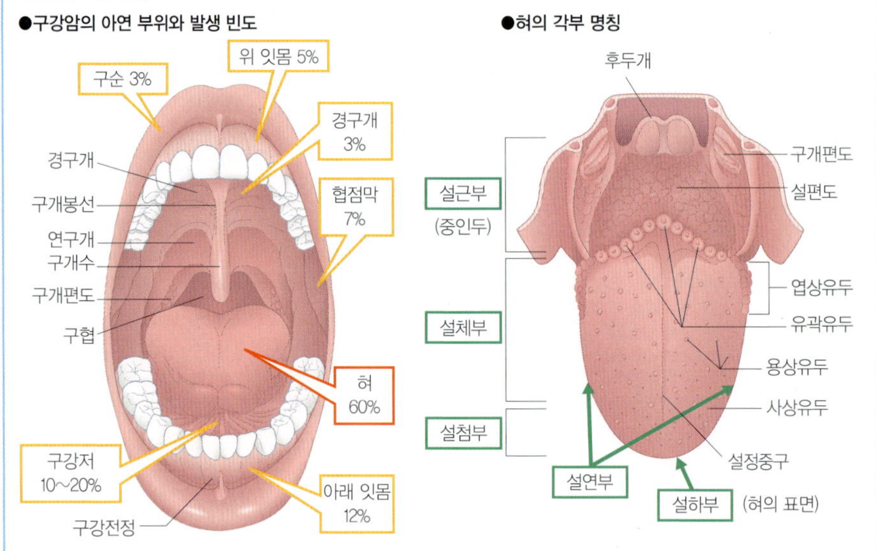

■ 그림 86-1 구강암의 발생 빈도와 혀의 해부

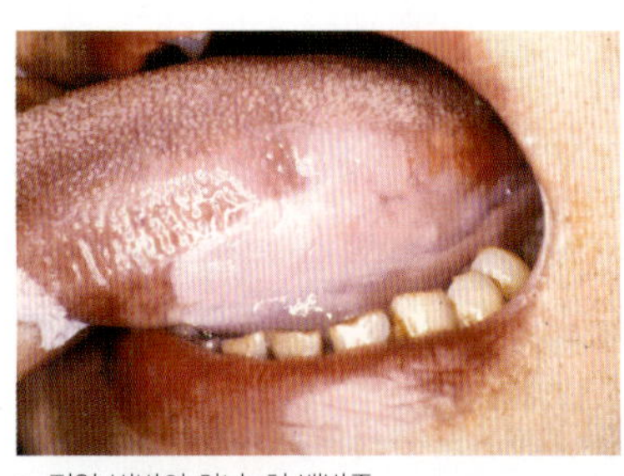

a. 전암 병변의 하나, 혀 백반증

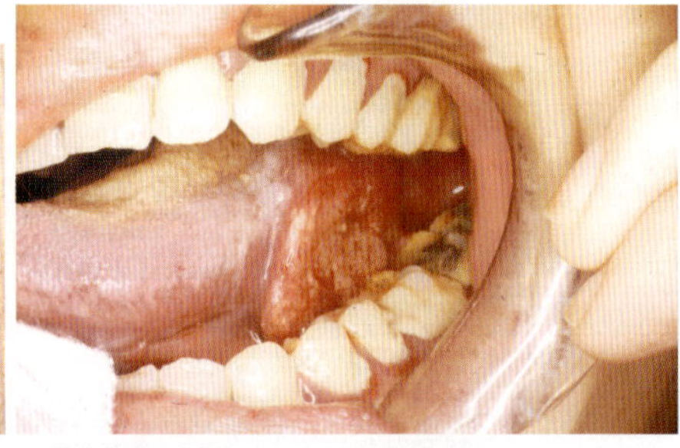

b. 설암의 국소 사진

■ 그림 86-2 백반증과 설암

병태 생리

▌혀에 발생하는 악성 종양이다.
- 설암은 구강암 중 가장 빈도가 높고, 조직 형태는 대부분 편평 상피암이다.

병인 · 악화 요인

▌3대 위험 인자는 흡연, 음주, 혀의 만성 자극이다.
- 구강암의 위험 요인으로는 흡연과 음주를 들 수 있다. 또한 틀니나 우치에 의한 혀의 지속적인 자극과 구강 내 비위생 등에 의한 만성 염증이 발생하는 것과 관련된다고 알려져 있다.

- 전암 병변으로 백반증이나 홍반증이 있다.
- 최근 인유두종 바이러스(HPV) 감염이 관여하는 것으로 밝혀졌다.

역학 · 예후

- 구강암의 부위별 빈도를 그림 86-1에 나타냈는데, 약 과반수가 설암이다.
- 남녀 비율은 2:1이고 50대 이상에서 노인에게 많지만, 최근에는 50대 미만의 젊은 사람 수도 증가하고 있다.
- 사회의 고령화에 따라 환자 수는 증가하고 있으며, 설암의 연간 신규 환자 수는 약 3000명에 이른다.
- 예후는 병기에 따라 다르다(표 86-1, 2 참조). 1기 · 2기의 5년 생존율은 80% 정도로 비교적 예후가 양호하지만 3기, 4기는 30~50% 정도이다.
- 설암은 경부 림프절 전이가 높은 비율로 인정된다. 초진 시 이미 40%로 인정되고, 과정 중에 전이되는 것을 포함하면 70%에 달한다. 1기 · 2기에서도 혀의 치료 후에 경부 림프절 전이가 많이 발생하는데 이를 후발 림프절 전이라고 한다. 이러한 림프절 전이에 대해서는 수술(경부 곽청 수술)을 실시한다.
- 설암을 포함한 두경부암은 다른 두경부 영역(구강, 인두, 후두 등), 식도 및 위장 그리고 폐에 새로운 암(중복 암)을 합병하는 경우가 많다. 따라서 이러한 중복암의 조기 발견도 예후 개선에 중요하다.

증상

▌식사할 때 혀의 통증이나 음식물이 따갑게 느껴지거나 혀를 움직이기 어려운 등의 자각 증상을 평가한다.
- 자각 증상은 음식물이 따갑게 느껴지고 혀가 아파서 식사를 하기 어렵거나, 초기에는 증상이 없는 경우도 있다.
- 진행되면 혀가 움직이기 어렵기 때문에 말하기 어렵고, 틀니가 맞지 않으며, 출혈 등의 증상이 나타난다.
- 경부 림프절 전이가 되면 경부의 종괴로 알게 될 수도 있다.

진단 · 검사값

▌진단의 결정적 수단은 생검이다.
- 시진상으로는 다양한 형태를 취한다. 지속되는 궤양이나 종양이 인정되면 설암을 의심한다. 촉진상 경결이 인정되는 경우가 많다.

86
설
암

■ 표 86-1 설암의 TNM 분류

T 분류(기본 종양의 크기)
T1: 2cm 이하
T2: 2cm 이상 4cm 이하
T3: 4cm 이상
T4a: 골수질, 외설근, 상악동, 안면 피부에 침투
T4b: 저작근간극, 익상돌기, 두개저에 침투, 내경동맥을 전주성으로 둘러쌈

N 분류(경부 림프절 전이의 수, 크기)
N0: 림프절 전이 없음
N1: 환측 단발, 3cm 이하
N2a: 환측 단발, 3cm 이상 6cm 이하
N2b: 환측 다발, 6cm 이하
N2c: 건측 또는 양측, 6cm 이하
N3: 6cm 이상

M 분류(원격 전이의 유무)
M0: 원격 전이 없음
M1: 원격 전이 있음

■ 표 86-2 설암의 병기 분류

1기	T1N0M0
2기	T2N0M0
3기	T3N0/N1M0, T1/T2/N1M0
4A기	T4aN0/N1M0, T에 관계없이 N2M0
4B기	T4bN1/N2/N3/M0, T에 관계없이 N3M0
4C기	T, N에 관계없이 M1

- 유통성으로 경결을 수반하는 출혈성 종양이 전형적이다. 또한 표면에 괴사 및 궤양을 동반하기도 한다.
- 혀의 옆 가장자리에 발생하는 경우가 많다.
- 확정 진단은 생검에 의한 병리 조직 진단으로 한다.
- 기본 종양의 크기 · 경부 림프절 전이의 유무를 시, 촉진 및 영상 검사(초음파 검사 · CT · MRI 등) 로 평가한다.
- 흉부 X선 검사나 흉부 CT, PET/CT에서 원격 전이(폐전이)의 유무를 확인하고 표 86-1, 2에 따라 병기를 결정한다.
- 인후두 내시경 검사를 실시하여, 인후두를 정밀 검사하고 다른 두경부암의 합병이 없는지 여부를 조사한다.
- 상부 소화관 내시경 검사를 실시하여 식도~위의 중복암 유무를 검사한다.

합병증

- 연하 장애, 구음 장애, 개구 장애, 통증, 출혈, 경부 림프절 전이, 원격 전이(폐 등)

치료법

병변부를 절제하는 수술 치료가 기본이며, 병기에 따라 방사선 조직 내 조사, 림프절 곽청 수술, 화학 요법, 그리고 재건술 등을 선택 · 추가한다.

● 치료 방침

- 수술 치료가 기본이다. 1기 · 2기로 조기암인 경우에는 방사선 조직 내 조사 치료도 적용된다. 구강은 발음, 씹기, 삼키기 등의 중요한 기능을 담당하고, QOL에 깊이 관여하고 있기 때문에 암 치료뿐만 아니라 치료 후 기능 보존이 중요하다. 치료법에 대안이 있는 경우에는 각 치료법의 장단점에 대하여 충분히 설명을 하고 환자 자신의 선택을 우선시하게 된다.

● 수술 치료

- 원발(혀)에 대한 수술: 혀를 절제하는 범위에 따라 ① 혀 부분 절제술, ② 혀 가동부 반측 절제술, ③ 혀 가동부(아) 전적술, ④ 혀 반측 절제술, ⑤ 혀(아) 전적술로 분류된다. 절제 범위가 커지면 수술 후의 연하 · 발음 등의 기능이 장애된다.
- 경부 림프절 전이에 대한 수술(경부 곽청 수술): 경부 림프절 전이 부위에 대해서 이루어진다. 합병증으로 경동맥, 경정맥에서의 출혈, 설하신경, 안면신경 하악연지, 미주신경, 부신경, 횡격신경, 교감신경 등이 마비될 가능성이 있다.
- 재건술: 절제 수술 후 결손 부위가 폐쇄할 수 없는 경우에는 재건술을 동시에 수행하여 수술 부위를 폐쇄한다. 결손 부위의 크기에 따라 피부 이식 · 인공 피복재나 전완 피변, 전외측 대퇴 피변, 복직근 피변 등을 이용한다. 하악골을 합병 절제한 경우에는 유리비골 피변 및 티타늄 플레이트로 재건한다. 재건을 함으로써 수술 후 연하 및 발음 기능을 유지할 수 있다.

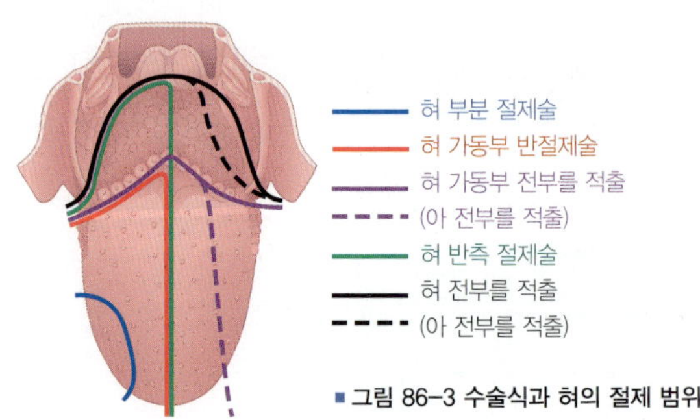

■ 그림 86-3 수술식과 혀의 절제 범위

수술식	방법
1기	절제 또는 조직 내 조사
2기	절제 또는 조직 내 조사, 경우에 따라 환측의 예방적 경부 곽청술을 한다.
3기	원발 종양이 T1–2의 경우: 원발은 절제 또는 조직 내 조사 및 환측의 경부 곽청술
	원발 종양이 T3의 경우: 절제술+구강내 재건술+환측의 경부 곽청술
4A · 4B기	종양 절제술+구강내 재건술+양쪽 경부 곽청술
4C기	화학 요법 또는 완화 치료

※ 수술 후 필요에 따라 방사선 치료를 추가한다.

● **방사선 요법**
- 조직 내 조사: 일반적으로 외부에서의 방사선 조사와 달리 환부에 직접 방사성 금속을 심어 암 조직을 파괴하는 방법이고, 설암과 전립선암, 자궁암에 이용된다. 1기 · 2기(3기의 일부에도 행해진다)의 설암에 대해 실시한다. 치료 결과는 수술과 같다고 되어 있다. 부작용으로 구내염, 하악골 골수염, 만발성 방사선 유발암의 가능성이 있다. 또한 특수한 설비가 필요하기 때문에 실시 시설이 한정되어 있다. 실제로는 국소 마취하에 세슘 바늘이나 이리듐 선원, 방사성 금입자를 삽입한다. 주위의 피폭을 피하기 위하여 환자의 격리가 필요하다.
- 외부 조사: 외과적 치료의 보조 요법으로 추가될 수 있다. 수술 소견에 따라 합계 50Gy(약 5주간) 조사되는 경우가 많다.

● **화학 요법**
- 수술 전 · 수술 후의 보조 치료 및 재발 시 또는 원격 전이가 있는 경우에 사용한다. 시스플라틴(란다), 후루오로우라실(5-FU), 도세탁셀 수화물(탁소텔), 테가풀 · 기메라실 · 오테라실칼륨 배합제(티에스원) 등이 사용된다.

● **보조 요법**
- 암에 의한 통증에 대하여 진통제를 적절히 사용한다. 섭취할 수 없는 경우에는 경비위관 및 위루로 경관영양을 실시한다.

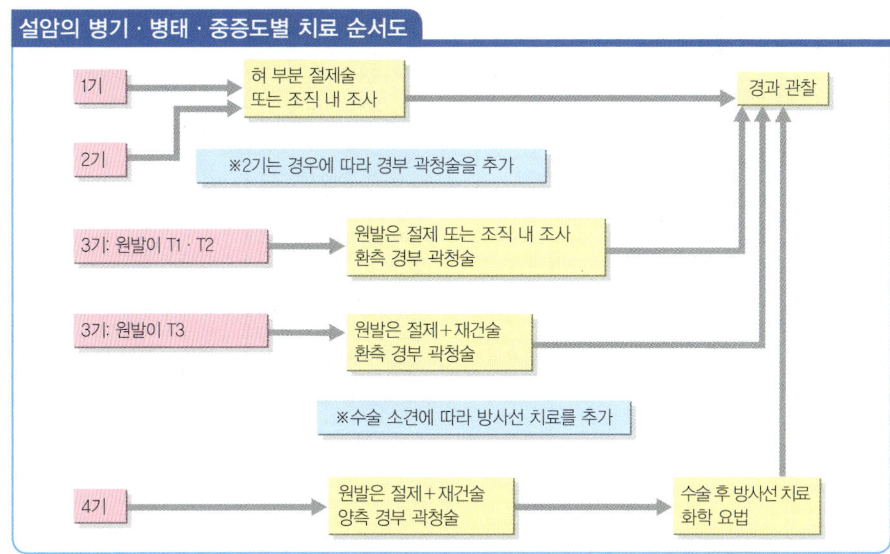

간호 과정 순서도

관찰 항목 (OP)	간호 문제 (간호 진단)	간호 목표 (간호 성과)	간호 활동 (간호 중재)

병인
흡연, 음주, 과식
구강 위생이 나쁨
치열이 나쁨

RC: 수술 후 합병증(폐, 유리 조직 이식 부위와 피부의 괴사, 정신 장애, 누공·감염)

\# 건강에 주의하지 않는 생활 습관으로 암 재발의 가능성이 있다.

수술 후 합병증을 발병하지 않는다.

금연, 절주를 할 수 있다.

OP 경과 관찰 항목
암이나 수술, 변화된 신체에 대한 발언, 표정, 태도
신체 기능의 변화에의 대처방법
사회생활
생활 습관

신체적 문제(수술 후)
• 신체 기능의 변화
구음 장애
연하 장애
상지 거상의 어려움

\# 연하 장애 때문에 필요한 수분·영양을 섭취할 수 없다.

\# 구음 장애에 따른 커뮤니케이션의 장애가 있다.

\# 기관 절개에 따른 자기관리를 일상생활에서 할 수 없다.

\# 상지 운동 장애에 따라 일상생활에 지장을 빚고 있다(특히 탈의, 용모 단정).

필요한 수분과 영양을 경구 섭취 할 수 있다.

일상생활에서 커뮤니케이션에 지장을 느끼지 않는다.

기관 절개 부위의 자기관리를 할 수 있다.

탈의와 용모 단정 등 일상생활에 지장이 없다.

TP 간호 치료 항목
재활 요법과의 연계
연하 훈련·구음 장애 훈련의 생활 장면에의 활용

회화, 식사 섭취, 탈의·용모 단정, 기관 캐뉼라 관리 등의 자기관리에의 지원

환자·가족에의 심리적 지원

심리·사회적 문제
언어적 커뮤니케이션 장애
먹는 즐거움과 사회적 역할의 변화

\# 암 진단을 수용할 수 없다.

\# 수술 후의 기능 장애에 대한 불안이 있다.

\# 신체 기능의 상실을 동반하는 수술을 수용하는 데 갈등이 있다.

\# 신체 이미지 변화가 보인다.

\# 사회성과 사회적 역할에 변화가 보인다.

암이라는 것을 받아들이고 암과 함께 생활할 수 있다.

수술 후의 기능 장애에 대한 대처방법을 이미지 할 수 있다.

수술의 위험과 유리한 점을 이해하고 스스로 결정할 수 있다.

변화된 신체 이미지를 받아들일 수 있다.

새롭게 사회생활을 할 수 있다.

EP 환자 교육 항목
있는 그대로의 기분을 표출한다.

충분히 납득하고 치료와 훈련을 받는다.

환자·가족에게 사회 자원과 생활상의 연구에 관한 정보 제공

- 설암은 진단 시에 경부 림프절 전이가 인정되는 경우가 많기 때문에, 제일 먼저 선택되는 치료법은 수술이다. 수술에 따라 연하 장애 및 구음 장애를 입는 것은 일상생활에 미치는 영향이 크기 때문에 환자가 충분히 납득하고 수술에 임할 수 있도록 지원한다.
- 수술 후 변화된 신체로 생활에 적응해 나갈 수 있도록 신체 기능 훈련과 생활상의 연구하도록 하고, 생활을 재구성해 나간다.

Step1 영향 평가	Step2 간호 초점	Step3 계획	Step4 실시	Step5 평가

정보 수집	평가 관점과 근거 · 잠재적 간호 문제
전신 상태 파악	환자에게 신체적 · 심리적인 상태를 듣고, 혀 적출술에 대한 심신 양면의 준비가 되어 있는지 평가한다. 수술 전에 적절한 간호 지원을 함으로써 수술 후 회복 과정도 원활하게 진행된다. ● 암 진단이나 기능 장애를 동반한 수술에 대한 인식의 파악 → 다음 항목 참조. ● 흡연, 음주 등의 생활 습관, 당뇨병, 고혈압 등의 합병증의 유무 및 제어 상태의 파악. ● 호흡 기능, 심장 기능, 간 기능, 신장 기능, 골수 기능, 영양 상태 파악. 🔍 공동 문제 : 수술 후 합병증(폐, 출혈, 유리 조직 이식 부위나 피부의 괴사, 섬망, 누공 · 감염, 림프 누출)
암 진단 및 수술에 대한 인식의 파악	암이라고 진단된 것이나, 수술에 따른 연하 장애와 구음 장애를 어떻게 인식하고 있는지를 파악하여 암이나 수술 후 기능 형태 장애에 대한 수용 정도를 파악할 수 있고, 치료 계획, 간호 계획의 수립에 효과적이다. **암 진단** ● 설암의 5년 생존율은 40% 미만이지만 치료 결과는 최근 좋아지고 있다. ● 암은 환자와 그 가족에게 죽음을 연상시키는 경우가 많다. 따라서 암 진단은 환자 · 가족의 위기적 상황(스트레스가 많은 상황에 직면하여 지금까지의 대처 기제로 문제를 해결할 수 없고 어떻게 대처해야 할지 모르는 혼란 상황)을 가져올 수 있다. 🔍 잠재적 간호 문제 : 암 진단을 수용할 수 없다. **설암의 치료와 수술 후 기능 형태 장애** ● 혀의 유곽유두보다 전방에 발현된 암이 설암이며, 유곽유두보다 뒤에 있는 설근에 발현된 암이 중인두암으로 분류된다. ● 설암은 약 40%에서 경부 림프절 전이가 인정되어 방사선 요법만으로는 근치를 바랄 수 없어 수술을 먼저 선택한다. 혀의 종양(암) 절제와 경부 림프절 전이가 있는 경우 림프절 수술도 동시에 진행된다. ● 설암의 수술은 절제 범위가 혀 가동부의 절반 이하이면 재건술을 하지 않아도 대화와 음식을 먹는 기능에 지장이 적다. 혀를 거의 전부를 적출하는 경우에도(혀 전부를 적출), 일측설근의 대부분이 남는 절제이면 유리 조직 이식에 의한 재건술을 함으로써 대화와 음식의 기능은 유지된다. ● 설근부도 포함한 혀 전부를 적출한 경우는 연하 장애가 심하고 사레 들림 또는 경구섭취 부족을 불러일으키기 때문에, 기관구를 폐쇄할 수 없거나 위루 등으로 영양을 보충할 필요가 있다. ● 절제 부위의 재건방법은 유경 피변과 유리 조직 이식의 2가지로 분류된다. 유경 피변은 DP 핌변(흉삼각근부 피변, 앞가슴에서 어깨에 걸친 피부)과 대흉근 피변이 많이 이용된다. 유경 피변은 피변 부위의 혈류가 유지되는 장점이 있지만, 흉부나 어깨의 피부와 근육이 벗겨지기 때문에 큰 흉터 상처가 남는 것과 절개창 재건 부위 정착까지의 외관상의 문제에서 유리 조직 이식에 실패할 경우에 이용되는 것이 많다.

86
설
암

	• 유리 조직 이식에는 전완원위의 피부(유리전완 피변), 대퇴전외측의 피부(유리전외측 대퇴 피변), 복부의 피부(유리복직근 피변) 등이 이용되고, 피부 조직 채취 부위에는 흉터가 남는다. • 부신경은 승모근의 지배신경에 어깨 관절의 외전 운동을 담당하고 있다. 보존적 경부 곽청 수술이 이루어진 경우에도 수술 중 부신경의 견인이 원인이 되어 수술 후 일과성의 승모근 마비 증상(상지 거상 장애와 어깨의 늘어짐)을 일으킨다. 수술 후 일과성의 승모근 마비는 수술 후 약 반년 정도로 개선된다. • 암 치료를 위해 이러한 수술을 받는 것은 환자에게 있어서는 위기적 상황이다. 의사로부터 충분한 설명을 듣고, 환자 개인의 일상생활에 미치는 영향과 수술 후 생활의 전망을 환자·가족이 잘 고려하고, 이해한 뒤에 결정해야 한다. 🔍 잠재적 간호 문제 : 신체 기능의 상실을 수반하는 수술에의 갈등/수술 기능 형태 장애에 대한 불안
수술 후 합병증의 관찰	유리 조직 이식에 따라 혀 절제 부위를 재건할 경우 피변 괴사가 가장 큰 합병증이다. 또한 조직 이식을 한 경우 수술 후 3일 정도는 경부의 안정을 요하고 기관 절개에 따라 의사소통 장애를 일으키기 쉬운 것 등의 영향이 있다. 수술 후 섬망도 나타나기 쉽기 때문에 주의 깊은 관찰이 필요하다. • 유리 조직 이식 수술에서 가장 문제가 되는 것은 문합혈전에 의한 이식 조직(피변부)의 괴사이다. 수술 직후부터 1주일 후까지, 이식 부위의 피부 색조를 시간을 정해 놓고 정기적으로 관찰한다. • 유리 조직 이식 수술은 수술 시간이 길어 신체 영향이 크기 때문에 수술 후에는 중환자실에 1일 전후로 입원하는 경우가 많다. 경부의 안정, 기관 절개에 의한 커뮤니케이션 장애 이외에 중환자실의 낯선 환경으로 섬망이 나타나기 쉽다. • 수술 후 섬망은 수술 후 2~3일에 나타나는 경우가 많으며, 며칠 후 회복된다. 수액 라인이나 드레인 유치에 의한 구속감, 불안과 불면증, 전해질 이상도 섬망의 요인이 되므로, 환자의 전신 상태를 관찰하여 섬망의 유인을 파악한다. • 불필요한 활동 제한을 없애는 것은 수술 후 섬망의 예방과 조기 회복에 도움이 된다. 중환자실 체류 기간의 단축, 경부 안정을 유지하면서 조기 이상에 노력한다. • 수술 후 3~4일째 수술 부위 통증과 압통을 동반한 경부의 부종이 있는 경우에는 누공이 의심된다. 누공이 발생하면 수술 부위의 감염도 발생한다. 당뇨병을 합병하고 있는 환자에게 발병하기 쉽다. 🔍 공동 문제 : 수술 후 합병증(유리 이식 부위나 피부 괴사, 섬망, 누공·감염)
커뮤니케이션 기능의 관찰	설아전적출 또는 혀 적출술을 하면, 구음 장애나 연하 장애를 일으키고, 수술 후에는 연하 장애에 따른 침의 오연 예방 목적으로 기관 절개 부위에 정맥이 유치되기 때문에 그동안 일반 발성은 불가능하다. 기관 캐뉼라 제거 후 발성은 가능해지지만 혀 절제술에 따른 구음 장애 때문에 말을 명료하게 발음하는 것이 어려워진다. 커뮤니케이션의 장애는 수술 후 심신의 회복 과정에 악영향을 미치기 쉽고, 특히 혀 수술로 유리 조직 이식을 할 경우 경부 휴식의 필요성 등도 유인이 되어 수술 후 섬망을 일으키기 쉽다. 또한 구음 장애는 사회성의 저하로 이어지기 쉬워서 퇴원한 후에도 환자의 생활 상황 정보를 수집하는 것이 좋다. • 기관 캐뉼라 유치 중에는, 환자는 필담이나 문자판, 몸짓 등을 통해 자신의 의견을 전달하게 된다. 환자가 좋아하는 방법을 도입하지만 수술에서의 커뮤니케이션방법을 연습해둔다. • 필담이나 문자판을 이용하는 경우, 환자가 쓰거나 가리키는 문자에 간호사는 주의하여 집중해야 한다. 커뮤니케이션에서는 표정이나 숨결, 몸짓 등의 비언어적인 사인도 중요하며, 환자의 전신의 움직임을 관찰하면서 커뮤니케이션을 돕는다. • 필담이나 문자판으로 자신의 의사를 전하는 것은 음성으로 말을 할 경우에 비해 정보 전달량과 스피드가 압도적으로 떨어지고 환자는 생각한 대로 전해지지 않는

것에 초조함을 느낀다. 간호사는 환자가 쓰거나 문자를 가리키며 하는 속도에 맞추어 천천히 대답하는 등 환자가 자신의 의사를 전하기 쉬운 분위기를 만든다.

- 말을 하는 기능을 담당하고 있는 것은 입술이나 혀, 구개, 성문이며, 혀 절제는 구음 장애를 일으킨다. 구음 장애에 대한 기능 회복 훈련을 재활 부문과 연계하여 환자에게 제공한다. 훈련은 기관 캐뉼라를 제거한 뒤부터 시작한다.
- 구음 장애에 대한 훈련은 남은 혀만으로 소리를 만드는 기능을 습득하는 것을 제일 먼저 시도해본다. 절제 범위가 넓은 경우에는 남아 있는 혀만으로 소리를 만드는 것이 어렵다. 이러한 경우에는 혀 이외의 기관에서 소리를 내는 훈련을 시도한다.
- 수술 2개월 정도까지는 소리를 잘 만들 수 없으며 대화에 지장이 있지만, 수술 후 1년 정도 경과하는 가운데 수술 부위의 흉터 수축이 개선되고, 혀 주위 근육의 움직임이 좋아지면 구음 장애가 개선되어 간다.
- 구음 장애 때문에 커뮤니케이션 기능이 변화된 환자를 어떻게 대할 것인지, 가족 또는 직장 상사·동료 등 환자 주위 사람들이 당황하는 일이 적지 않다. 집에 틀어박히는 등 사회생활이 협소화되거나, 경우에 따라서는 직장을 잃을 수도 있다. 현재 가능한 커뮤니케이션방법과 훈련을 통해 개선의 전망에 대해 환자 주변 사람들의 이해·협력을 얻을 수 있도록 한다. 일자리를 잃을 수밖에 없는 경우에는 경제적 기반을 확보하면서 새로운 직업과 역할을 얻을 수 있도록 지원한다.

🔍 잠재적 간호 문제 : 구음 장애에 따른 커뮤니케이션 장애/신체 이미지 변화/사회성과 사회적 역할의 변화

식사 섭취 기능의 관찰

- 훈련은 재활 부문〔의사와 언어 치료사(ST)〕 및 영양관리사와 연계하여 실시한다.
- 유리 조직 이식술에 의한 혀의 재건을 수반하는 혀 가동부 반측 절제 이상의 수술을 받은 경우는 수술 후 7일째 연하 조영 검사를 실시해, 봉합 부전이 없는 것을 확인한 후에 경구 섭취를 시작한다. 간호사 및 재활 부문의 물리치료사와 함께, 젤리 모양의 식품 100㎖ 정도에서 훈련을 시작한다. 입 안에서 통합되기 쉬운 식품과 섭취하기 쉬운 것의 정보를 환자·가족에게 제공한다.
- 수술 후 14일째 무렵부터 식사 내용을 일반식으로 접근해가고, 수술 후 21일 전후를 퇴원 목표로 한다. 일반식에 접근하기까지 기간은 수분과 에너지 섭취가 부족하기 때문에 경관영양을 병용한다.
- 연하 훈련을 해도 모든 기능을 회복할 수는 없다. 그 경우에는 안전하게 경구 섭취하기 위한 자세나 식사의 형태, 한입에 섭취하는 양 등을 조정한다.
- 수술 후 8주가 지나서도 잘 삼키지 못하고 경구 섭취가 불충분한 경우, 연하 기능의 조급한 회복은 어렵다. 경관영양의 지속이나 위루에서의 영양 보급을 검토한다.
- 수술 2개월 정도는 섭취할 수 있는 음식이 제한되는 시간도 걸리지만 1년 정도 지나면 수술 후 흉터 구축이 개선되어 혀 주위 근육이 잘 움직이기 때문에 연하 기능도 개선되는 경우가 많다.
- 음식은 수분과 영양을 섭취하는 생리적 의의뿐만 아니라, 먹고 맛보는 즐거움과 사람과의 교제 수단에도 관계가 깊고, 심리·사회적 의의가 있다. 연하 장애에 따라 먹고 마실 수 있는 음식이 제한되어 섭취방법도 변화하는 것은 외식이나 회식을 할 수 없는 등 사회생활의 축소로 이어지거나 인간으로서의 존재 가치에 영향을 준다. 적어도 수술 후 1년간은 환자의 재활 상황을 파악하고 회복 과정을 지원한다.

🔍 잠재적 간호 문제 : 연하 장애 때문에 필요한 수분·영양을 섭취할 수 없다./신체 이미지의 변화/사회성 및 사회성 역할의 변화 |

<table>
<tr><td>ADL의 변화
관찰</td><td>

허 절제술 외에 경부 림프절 절제가 이루어지거나 연하 장애 때문에 기관 절개 부위를 폐쇄할 수 없는 경우는 일상생활의 다양한 장면에 지장을 불러온다. 자기관리방법을 배워 생활을 재구성할 수 있는 간호 지원이 필요하다.

기관 절개 중의 관리

- 연하 장애 때문에 기관 캐뉼라를 제거할 수 없는 상태에서 퇴원할 경우에는 기관 내 분비물의 흡인 및 기관 캐뉼라의 취급에 대해 환자·가족에게 지도가 필요하다.
- 기관 캐뉼라를 목에 고정하는 방법을 환자·가족에게 설명한다. 배변 시 너무 힘을 주는 등으로 캐뉼라가 빠져 버렸을 경우, 방치하면 기관지 절개 부위가 축소되어 버려 캐뉼라 재삽입이 어려워진다. 스스로 다시 잘 삽입할 수 없는 경우는 의료 기관에 응급 진료를 받아야 한다.
- 기관 캐뉼라로 이물 흡입이나 기관의 건조를 예방하기 위해 기관 캐뉼라를 끈 달린 거즈 등으로 보호할 필요가 있다.
- 기관내 분비 물질의 점조성이 높은 경우에는 가습기나 흡입기를 이용하여 가래를 부드럽게 하거나 흡입기를 이용하여 가래를 흡인하는 방법을 지도한다. 가정에서 사용할 수 있는 간이 흡입기를 준비하고 가래 흡인 작업을 환자 스스로 할 수 있도록 교육한다.
- 삽입하는 기관 캐뉼라의 종류에 따라서는 캐뉼라의 오염이나 폐색 예방을 위해 캐뉼라 세척이 필요하게 되는 경우가 있다.

🔍 잠재적 간호 문제 : 기관 절개에 따른 자기관리의 필요성

상지 운동 장애

- 수술 직후부터 경부 수술 부위의 흉터 경직에 따라 조이는 감이나 경직감이 생긴다. 증상은 수술 후 몇 개월 지나고 나서 심해지는 경우도 적지 않고, 환자는 불안하기 쉽다. 환자·가족에게 수술 후 약 1년 전후에서 경직이나 조이는 감이 감소한다는 것을 설명하고 불안의 경감에 노력한다.
- 경부 림프절 절제가 이루어지면 부신경이 보존되는 보존적 수술식도, 일과성의 승모근 마비가 발생하여 상지 거상이 어려워진다. 일과성의 승모근 마비는 약 반년 정도로 회복되는 경우가 많은데, 어깨 관절 구축 예방을 위한 운동방법과 탈의, 세발이나 빗질 등 일상생활에 있어서 자기관리방법을 지도한다.

🔍 잠재적 간호 문제 : 상지 운동 장애에 따른 일상생활의 지장(특히 탈의, 용모 단정 등)

금연·절주

- 설암의 발병에는 흡연과 음주, 구강 위생이 나쁨 등의 생활 습관이 영향을 주는 경우가 많다. 수술 후 폐 합병증 예방을 위해 수술 전부터 금연을 실행한다. 음주에 대해서는 음주의 기회와 양을 줄이는 등 생활을 검토하고 재발의 위험을 줄이는 데 노력한다.

🔍 공동 문제 : 수술 후 합병증(폐)
🔍 잠재적 간호 문제 : 건강에 주의하지 않는 생활 기호에 의한 암 재발 가능성

</td></tr>
<tr><td>환자·가족의
심리·사회적
측면의 파악</td><td>

환자·가족이 질병(암) 또는 수술 후의 기능 장애를 어떻게 인식하고 있는지를 확인한다. 암이나 수술 후 연하 장애와 구음 장애는 환자·가족에게 심리적·사회적으로 큰 충격을 준다. 충격적인 사건에 대처해 나가기 위한 간호 지원을 제시하고, 환자 및 가족의 심리·사회적 측면의 인식을 정보 수집하는 것이 필수적이다.

- 암은 죽음을 연상시키는 질환으로 인식하고 있는 사람도 적지 않아 암 진단은 환자·가족에 심리적 충격을 준다. 암의 원인을 생각하는 마음에서 스스로의 생활 습관을 지나치게 후회하거나, 유전으로 파악해 가족에게 미안한 마음을 지나치게 갖는 경우도 있다.
- 암에 걸린 것을 어떻게 생각하는지 환자·가족에게 이야기하게 하는 것은, 암에 효과적으로 대처하고 암과 함께 살아가는 데 중요하다.

</td></tr>
</table>

	● 연하 장애나 구음 장애, 피변에 의한 상처 흉터, 상지의 운동 장애는 환자의 신체 이미지를 변화시켜 자기의 존재 가치를 위협하는 사건이 될 수 있다. 수술 후 기능 장애를 어떻게 인식하고 있는지 환자·가족에게 이야기하게 하고 장애를 수용해 나가기 위한 간호 지원방법에 활용한다.
	🔍 잠재적 간호 문제 : 암 진단을 수용할 수 없다./수술 기능 장애에 대한 불안/신체 이미지의 변화

| Step1 영향 평가 | Step2 간호 초점 | Step3 계획 | Step4 실시 | Step5 평가 |

간호 문제 리스트

RC: 수술 후 합병증(폐, 유리 조직 이식 부위나 피부의 괴사, 섬망, 누공·감염)
#1 암 진단을 수용할 수 없다(코핑-스트레스 내성 패턴).
#2 수술 후 기능 장애에 대한 불안이 있다(자기인식 패턴).
#3 신체 기능의 상실을 수반하는 수술에의 갈등이 있다(인지-지각 패턴).
#4 연하 장애 때문에 필요한 수분·영양을 섭취할 수 없다(영양-대사 패턴).
#5 구음 장애에 따른 커뮤니케이션 장애가 있다(역할-관계 패턴).
#6 절개에 따른 자기관리를 일상생활에 할 수 없다(건강 지각-건강관리 패턴).
#7 상지 운동 장애 때문에 일상생활에 지장(특히 탈의, 용모 단정)을 일으키고 있다(활동-운동 패턴).
#8 신체 이미지에 변화가 보인다(자기인식 패턴).
#9 사회성과 사회적 역할에 변화가 보인다(역할-관계 패턴).
#10 건강에 주의하지 않는 생활 습관으로 암 재발의 가능성이 있다(건강 지각-건강관리 패턴).

간호의 우선순위 지침

● 수술 전에는 암을 수용하고 납득하여 수술에 임하기 위한 간호를 실시한다.
● 수술 직전·직후에는 생명 안전의 견지에서 수술 후 합병증의 예방·조기 발견에 대한 간호가 우선된다.
● 수술 후에는 구강 섭취가 시작되는 시기로 변화된 신체 기능에 적응해 가기 위한 환자의 재활 요법을 촉진하고 삶을 재구성해 나가는 간호가 중심이 되어, 적어도 수술 후 1년은 지속적으로 지원한다.

| Step1 영향 평가 | Step2 간호 초점 | Step3 계획 | Step4 실시 | Step5 평가 |

공동 문제

RC: 수술 후 합병증(폐, 유리 조직 이식 부위나 피부의 괴사, 섬망, 누공·감염)

간호 목표(간호 성과)

〈장기 목표〉 수술 후 합병증을 발병하지 않는다. 발병해도 조기에 회복시킨다.
〈단기 목표〉 1) 수술 전: 수술 후 합병증 예방의 필요성을 환자가 이해하도록 한다. 2) 수술: 수술 후 합병증의 예방·조기 회복에 행동을 취할 수 있도록 지원한다.

간호 계획

OP 경과 관찰 항목

● 수술 전: 흡연의 유무, 호흡 기능 검사 결과 파악

● 수술 후: 호흡 상태, 출혈의 유무·정도, 수술 부위의 피부색(특히 유리 피부 이식 부위)·부종의 유무, 감염 현상, 환자의 언행이나 의식 수준, 수면 상태 관찰

중재 포인트와 근거

➲ 수술 후 폐 합병증의 위험을 관찰한다. 근거 설암 환자는 흡연 경력이 있는 사람이 많다.
➲ 수술 후 합병증의 예방·조기 발견에 노력한다. 근거 흡연 지수가 높은 환자, 당뇨병 환자는 수술 후에 합병증이 발병하기 쉽다.

- 수술 후 1일째까지 수술 부위를 2시간 간격으로 관찰하고, 경부 수술 부위의 거즈에 혈액이 많이 묻어 있거나 피부색이 나쁜 경우는 의사에게 연락한다.
- 유리 조직 이식을 한 경우는 혈관 문합부의 봉합부 전이나 동·정맥의 폐색을 예방하기 위해 경부 조직의 안정을 유지할 수 있는 베개나 모래주머니를 놓는 방법을 연구하고, 경부의 과도한 신전 및 회선, 굴곡을 예방한다.
- 수술 후 섬망 예방을 위한 조기 움직임과 야간에 수면을 취하여 생활 리듬을 만든다. 수면제를 적절하게 사용한다.
- 섬망이 나타났을 때에는 낙상이나 몸에 내재된 루트의 자체 제거를 예방하고 환자의 혼란과 흥분을 부정하지 않고 환자가 안정되는 환경을 제공한다. 진정이 필요한 경우에는 정신과 의사의 협력도 얻어 향정신성 약물을 적절하게 사용한다.

- 금연의 필요성을 설명하고 금연을 실행할 수 있는 방법을 함께 생각한다.
- 섬망이 나타났을 때에는 환자가 현실을 인식해 나갈 수 있도록, 장소, 시간, 사람, 환자가 처한 상황(수술이 끝난 것이나 현 단계의 치료 내용)에 대하여 간결한 말로 천천히 설명한다. 가족에 대해서도 수술 후 일시적인 정신 착란임을 설명하고 환자와 접하는 방법을 전한다.

- ➡ 의사도 관찰을 자주하기 때문에 정보를 교환하면서 조기 발견에 노력한다. 근거 재수술을 하는 경우도 있다.
- ➡ 조직 이식 부위의 괴사를 예방한다. 근거 조직 이식 부위의 생착은 수술의 성패로 이어진다.

- ➡ 생활 리듬에 따라 현실 감각을 유지한다. 근거 입원 환경이나 영향을 받는 처치 등 일상적이지 않은 생활환경이 섬망의 유발 원인이 된다.
- ➡ 환자의 안전 확보를 우선한다. 근거 수술 후 일시적 증상이므로 안전한 환경을 제공하는 것 때문에 신체적 회복과 함께 증상은 사라진다.

- ➡ 금연 의욕을 가질 수 있도록 지원한다. 근거 의지 없이는 금연을 계속할 수 없다.
- ➡ 환자의 언행을 부정하지 않고 안전한 환경을 정돈한다. 근거 수술 후 일과성 증상이므로 안전한 환경을 제공하면 신체적 회복과 함께 증상은 사라진다.

1 간호 문제	간호 진단	간호 목표(간호 성과)
#1 암 진단을 수용할 수 없다.	비효과적 코핑 **관련 요인:** 강도의 위협, 적응을 위한 에너지를 유지할 수 없다. **진단 지표** ☐ 지원을 요구할 수 없다고 말한다. ☐ 적응 행동을 방해하는 코핑 스타일 사용 ☐ 목표를 향한 행동의 부족	〈장기 목표〉 암이라는 것을 받아들이고 암과 함께 생활할 수 있다. 〈단기 목표〉 암에 걸린 것에 대한 심정을 그대로 표출할 수 있다.

간호 계획	중재 포인트와 근거
OP 경과 관찰 항목 • 암과 암 치료에 관련한 발언, 표정이나 태도의 관찰	➡ 환자의 말뿐만 아니라, 진찰 시 의사에게 대하는 태도 등을 관찰한다. 근거 암을 수용해 나가는 데 어떤 심리 상태인지를 알 수 있는 중요한 정보가 된다.
TP 간호 치료 항목 • 환자에게 있는 그대로의 감정을 표출해도 좋다는 것을 전하고 그 기회를 만든다. • 감정을 표출하고 싶지 않을 때는 무리하게 말하지 않아도 괜찮다는 것을 보장한다.	➡ 감정을 표출하기 쉬운 환경을 제공한다. 근거 기분을 표출함으로써 암의 수용이 촉진된다. ➡ 환자가 어떤 방법으로 자신의 마음의 안정하도록 하고 있는지를 판별한다. 근거 현실을 부인하는 환자가 무리하게 현실에 마주하는 것은 심리적 위협으로 이어진다.

- 환자가 표출한 감정을 부정하지 않고, 공감적 이해를 나타낸다.
- 기분의 침체가 심한 경우는 정신과 의사나 연락 담당 간호사, 임상 심리사와 함께 환자를 지원한다.

- 아무것도 생각할 수 없는, 믿고 싶지 않다고 하는 괴로운 기분이 되는 것은 당연하다는 것을 전한다.
- 괴로운 기분을 그대로 표출해도 좋다는 것을 전한다.

- 정신과 의사나 연락 담당 간호사, 임상 심리사 등 심리 치료 전문가와 상담할 수 있다는 것을 말한다.

➡ 환자가 자신의 감정을 정리해나갈 수 있도록 관계한다. **근거** 암의 수용이 촉진된다.
➡ 우울증의 정도를 관찰한다. **근거** 우울증이 심한 경우는 자살의 위험이 있으므로 전문가의 도움이 필요하다.

➡ 환자의 괴로운 마음에 이해를 나타낸다. **근거** 공감적 이해로 암의 수용이 촉진된다.
➡ 괴로움을 혼자서 앓지 않게 환경을 제공한다. **근거** 환자를 안심하게 한다.
➡ 심리 치료 전문가의 힘을 빌리는 데 저항감을 줄인다. **근거** 지원되는 인적 자원을 활용한다.

2 간호 문제	간호 진단	간호 목표(간호 성과)
#2 수술 후 기능 형태 장애에 대한 불안이 있다.	**불안** **관련 요인:** 인생의 중요한 목표에 관한 무의식의 갈등, 중요한 가치관에 대한 무의식의 갈등, 욕구가 충족되지 않음 **진단 지표** □ 안정되지 않음 □ 생각을 차단 □ 주의 장애	〈장기 목표〉 수술 후 기능 형태 장애에의 대처 방법을 그려볼 수 있다. 〈단기 목표〉 수술 후 기능 형태 장애 속에서 무엇이 불안한지 표출할 수 있다.

간호 계획	중재 포인트와 근거

- 수술 후 기능 형태 장애에 관한 말, 표정, 태도의 관찰

➡ 수술 후의 기능 형태 장애가 자신의 생활에 미치는 영향을 구체적으로 그려볼 수 있는지 평가한다. **근거** 부족한 정보는 무언가를 분명하게 한다.

- 의사로부터 수술에 대한 설명이 이루어질 때 동석하여 환자의 반응을 관찰하고 설명 내용의 이해 상황을 평가한다.

- 수술 전에 의사로부터 설명 내용을 어떻게 느꼈는지, 환자가 말할 수 있는 기회를 만들어, 수술 후 기능 형태 장애를 환자가 어떻게 받아들이고 있는지, 불안해하는 것은 무엇인지를 파악한다.
- 환자의 이해 상황에 따라 수술 후 기능 형태 장애를 가지면서 생활을 어떻게 재구축할 수 있는 정보를 제공하고 불안해하는 것을 해소해나간다.

- 수술 후 연하 장애와 구음 장애에 대한 훈련 및 해결 방법의 개요, 회복되어 가는 시기의 기준에 대해 정보를 제공한다.
- 절제 범위에 따라 연하 기능을 상실하고 경부 전굴 및 경부 회선으로 음식을 인두로 보내는 것을 이해할 수 있도록 설명한다.

➡ 설명하는 자리에 동석하고 환자가 이해한 설명 내용을 환자 자신의 말로 표현할 수 있도록 관계한다. **근거** 수술 후 기능 형태 장애의 개요는 처음에는 의사가 설명하는 것이 바람직하다.
➡ 말로 표현하게 하여 기능 형태 장애를 갖고 생활을 그려볼 수 있도록 한다. **근거** 언어화함으로써 막연한 감정과 생각이 구체화된다.

➡ 환자의 이해 상황과 이해의 방법(속도와 스타일)을 존중한다. **근거** 너무 많은 정보를 제공하면 소화하지 못하고 정보가 위협이 될 수 있다.

➡ 구체적인 정보를 제공함으로써 투병 의지를 높인다. **근거** 수술 후 재활에 의욕은 필수적이다.

➡ 환자의 반응에 따라 시기나 말을 선택하고 잃어버리는 기능뿐만 아니라 기능 회복에 대한 희망을 가질 수 있게 지원한다. **근거** 심리적 충격이 큰 정보이므로 신중하게 대응한다.

86
설
암

• 섭취할 수 있는 음식의 형태는 걸쭉하고 연한 음식이나 믹서식으로 할 것을 환자와 (식사를 준비하는) 가족에게 설명한다.
• 안내 책자 등을 이용하여 연하 장애와 구음 장애를 갖고 사는 생활방법의 정보를 제공한다.

• 의문점이나 불안한 점은 간호사에게 알려주면, 해결을 위해 힘이 될 것이라고 설명한다.

• 수술 후 기관 캐뉼라가 내재되어 있는 동안의 의사 전달방법으로 필담이나 문자판의 사용법을 연습한다. 수술 직후에는 반듯이 누워 있는 자세가 되므로, 그 체위로 할 수 있는 방법을 연습한다.

➡ 식사를 준비하는 가족의 협력을 얻을 수 있도록 수술 전부터 준비한다. 근거 협력 체제를 갖춘다.

➡ 전달뿐만 아니라, 안내 책자를 보면서 이야기한다. 근거 환자·가족의 불안이 해소되었는지 파악할 수 있다.
➡ 환자가 말을 하기 쉬운 분위기를 제공한다. 근거 간호사의 상상 이상으로, 환자는 의료진에게 거리감을 느끼고 있다.
➡ 환자가 자신감을 가질 수 있도록 지원한다. 근거 할 수 있을 것 같다는 자신감이 불안 해소로 이어진다.

3 간호 문제	간호 진단	간호 목표(간호 성과)
#3 신체 기능의 상실을 수반하는 수술을 받는 것에의 갈등이 있다.	**의사결정 갈등** **관련 요인:** 여러 정보원, 가치관에 대한 위협의 자각, 확실하지 않은 자신의 가치관 **진단 지표** ☐ 선택에 관한 불확실함을 말로 표현한다. ☐ 다른 몇 가지 선택 사이에서 방황 ☐ 의사결정의 지연	〈장기 목표〉 수술에 따른 위험과 유리한 점을 이해하여 수술에 대한 자기 결정을 할 수 있다. 〈단기 목표〉 수술에 따른 위험과 유리한 점을 이해할 수 있다.

간호 계획	중재 포인트와 근거

OP 경과 관찰 항목
• 수술에의 갈등, 치료방법과 그것이 자신의 삶에 미치는 영향에 관한 말, 표정, 태도의 관찰

➡ 수술 이외의 치료에 대해서도 정보가 제공되며 그것을 환자가 어떻게 이해하고 있는지 평가한다. 근거 스스로 결정할 때는 수술 이외의 대안에 대한 정보 제공이 필요하다.

TP 간호 치료 항목
• 의사로부터 수술에 대한 설명이 수행될 때 동석하고 수술 이외의 치료 선택이 어떻게 설명되었는지 그에 대한 환자의 반응을 파악한다.

• 수술 전에 환자가 수술을 받은 경우 및 수술 이외의 치료법을 선택한 경우의 위험과 유리한 점을 어떻게 생각하는지 환자가 말할 기회를 만든다.
• 환자의 미래의 희망과 삶의 가치관을 이야기하여 이를 존중하는 가운데 어떤 치료를 선택하는 것이 좋은지 이야기한다.

➡ 설명할 때에 동석하고 환자가 이해한 설명 내용을 자신의 말로 표현할 수 있도록 관계한다. 근거 수술 이외의 치료법에 대한 개요는 처음에는 의사가 설명하는 것이 바람직하다.
➡ 말하게 하여 수술 이외의 치료법을 선택하는 경우의 생활도 이해할 수 있도록 한다. 근거 언어화에 따라 막연한 감정과 생각이 구체화된다.
➡ 환자의 희망과 가치를 존중한다. 근거 치료하는 것이 목적이 아니라 치료를 받으면서 어떻게 살아갈 것인가를 생각하고 스스로 결정해야 한다.

EP 환자 교육 항목
• 수술과 수술 후 기능 장애에 대한 의문점이나 불안한 점은 모두 해결하고 수술에 임할 것을 권한다.

• 수술과 수술 이외의 치료법의 위험과 유리한 점을 제대로 이해할 수 있는지, 환자의 인식을 확인하고 부족한 정보가 있으면 제공하고 이해를 촉진한다.

➡ 납득하고 치료에 임할 수 있도록 한다. 근거 생활에 영향이 큰 수술이며 납득하지 않고 수술을 받아서는 안 된다.
➡ 충분한 정보 제공과 이를 바탕으로 선택·납득에 의한 자기 결정을 할 수 있도록 한다. 근거 생활에 영향이 큰 치료이며, 충분한 납득을 하지 않고 수술을 받아서는 안 된다.

• 수술을 받을지의 여부에 대하여 환자가 신뢰하는 타인(배우자, 부모, 자식 등)과 상의하고, 결정하도록 권한다.
• 원하면 다른 의사의 의견을 듣는 기회를 마련할 수 있다는 것을 설명한다(세컨드 오피니언).

➡ 다른 사람의 의견을 듣는 것으로, 고민을 혼자 안지 않도록 하는 것이 좋다. `근거` 지지가 되는 사람의 의견은 자기 결정에 크게 영향을 준다.
➡ 무턱대고 다른 병원 의사를 찾는 것이 아니라 적절한 의견을 들을 수 있도록 자원을 소개한다. `근거` 표준 치료를 받을 수 있는 기회와 시간 낭비·노력을 지출하지 않도록 한다.

4 간호 문제	간호 진단	간호 목표(간호 성과)
#4 연하 장애 때문에 필요한 수분·영양을 섭취할 수 없다.	**연하 장애** **관련 요인:** 구강 인두의 이상 **진단 지표** ☐ 음식 덩어리를 형성하기 위한 혀 운동 부족 ☐ 연하 곤란의 징후 관찰(구강 내의 음식물 축적) ☐ 기침을 계속 한다.	〈장기 목표〉 필요한 수분과 영양을 섭취할 수 있다. 〈단기 목표〉 1) 연하 훈련에 임한다. 2)삼키기 쉬운 식품과 삼키는 요령을 안다.

간호 계획	중재 포인트와 근거

OP 경과 관찰 항목
• 수분·식사 섭취량과 식사에 걸리는 시간
• 섭취하는 식품의 형태, 식품에 대한 환자의 취향, 입 안에 남은 음식물의 유무, 계속 기침하는 빈도, 가래의 양상
• 섭취 시의 자세나 연하 상태

➡ 삼키는 훈련에 대한 환자의 노력을 인정하면서 관찰한다. `근거` 재활 의욕을 저하시키지 않도록 한다.
➡ 섭취하기 어려운 음식을 사례 들림이 없는지 파악한다. `근거` 혀 절제술 후에는 씹어야 하는 식품이나 구강 내에서 모양이 되지 않는 음식은 삼킬 수 없다.
➡ 자세나 음식을 보내는 방법이 적절한지 파악한다. `근거` 훈련한 방법이 실제의 식사 장면에서 활용되고 있지 않는 것이 있다.

TP 간호 치료 항목
• 수술 후 7일째 무렵에 조영 검사에서 봉합 부전이 없음이 확인된 후, 재활 부문 간호사(언어 치료사) 및 영양사와 함께 연하 훈련 프로그램을 수립한다.
• 젤리 식품 100㎖ 정도에서 연하 훈련을 시작한다. 수술 후 21일째 무렵을 퇴원 목표로 하고 그때까지 한 입 크기의 부드러운 음식을 섭취할 수 있도록 훈련을 진행한다.
• 영양 부문의 협력을 얻어 환자의 입맛을 식사에 포함한다. 부담이 되지 않는 범위에서 가족의 협력을 얻어도 좋다.
• 식사 중에 질식, 흡인하는 경우는 적절하게 흡인하고 흡인 물질의 양상을 관찰한다.
• 잘 삼킬 수 없는 경우에는 음식이나 양을 줄이고 걸쭉하게 하는 등 연구한다.

• 섭취량이 부족한 경우는 경관영양을 병용한다.

• 퇴원 후에는 연하 장애에 대한 환자와 가족의 노력을 인정하고, 새로운 사람과의 회식 등, 사회생활의 확대로 이어질 수 있도록 전한다.

➡ 관계하는 의료 스텝 간 정보를 공유하고 훈련 프로그램에 대한 공통 인식을 형성한다. `근거` 의료팀으로서의 기능을 높인다.
➡ 약 2주 정도에 걸쳐 조금씩 가정에서의 식사로 접근하여 자신이 먹도록 한다. `근거` 가정생활에 원활하게 복귀할 수 있도록 하는 것을 제1 목표로 한다.

➡ 먹는 즐거움을 존중한다. `근거` 식사는 영양 섭취라는 생리적 의미뿐만 아니라, 심리·사회적 의미를 갖는 행위이다.
➡ 연하 상태를 관찰하면서 흡인의 타이밍을 돕는다. `근거` 흡인성 폐렴을 예방한다.
➡ 연하 상태를 관찰하면서 섭취하기 쉬운 식사의 형태를 헤아린다. `근거` 미세한 가감으로 연하하기 쉬운 것이 있다.
➡ 경관영양을 하는 시간에 대해서는 환자의 의향에 따른다. `근거` 훈련과 처치에 쫓기지 않도록 생활 리듬을 배려한다.
➡ 환자나 가족이 훈련 의욕을 계속 가질 수 있도록 관계한다. `근거` 노력을 인정받는 것은 훈련 의욕을 지지하게 된다.

EP 환자 교육 항목	
• 연하 훈련 프로그램을 설명하고, 최종적으로 연하 기능이 안정될 때까지는 1년 정도 걸리기 때문에 초조해하지 말고 훈련에 임하도록 전한다.	➲ 환자가 심리적으로 쫓기거나, 훈련 의욕이 저하되지 않도록 배려한다. **근거** 먹어보는 것으로 처음 연하 장애를 실감하게 되고, 환자는 낙담하기 쉽다.
• 섭취할 때는 음식물이 식도로 보내지기 쉽게 고개를 45도 앞으로 굽힌다. 다음으로 음식물을 숟가락으로 혀의 죽지에 놓고, 고개를 가볍게 뒤로 젖히면 삼킬 수 있다.	➲ 혀 절제에 따라 음식을 보내는 기능이 저하되었기 때문에 자세나 도구를 연구한다. **근거** 사레 들림 없이 섭취할 수 있는 방법을 습득한다.
• 식사 섭취량이 늘어 퇴원이 가까워지면 퇴원 후 식사를 준비하는 사람도 함께, 영양사에 의한 지도를 받는다. 가정에서의 식사 스타일을 가미하여 사레 들리지 않고, 즐기면서 먹을 수 있는 식단을 생각한다. 걸쭉한 제제 등 편리한 제품의 구입방법을 설명한다.	➲ 환자도 가족(식사를 만드는 사람)도 부담을 줄일 수 있는 방법을 환자 · 가족과 함께 생각한다. **근거** 부담감이 크면 환자가 가족에게 부담을 느끼는 등 가족 간의 관계가 변화한다.

5 간호 문제	간호 진단	간호 목표(간호 성과)
#5 구음 장애에 의한 커뮤니케이션 장애가 있다.	언어적 커뮤니케이션 장애 **관련 요인:** 신체적인 장벽(혀 절제 수술) **진단 지표** ☐ 말하기가 어렵다. ☐ 단어를 만드는 것이 어렵다.	**〈장기 목표〉** 일상생활에서 커뮤니케이션 지장을 느낄 수 없다. **〈단기 목표〉** 1) 필담이나 몸짓으로 최소한의 의사를 표출할 수 있다. 2) 구음 장애 훈련에 임한다.

간호 계획	중재 포인트와 근거
OP 경과 관찰 항목	
• 사용하는 커뮤니케이션방법(기관 캐뉼라 유치 동안 필담이나 문자판, 기관 캐뉼라 제거 후 자신의 목소리)과 그 효과(잘 의사 표출할 수 있는지)	➲ 커뮤니케이션 장애의 유무를 파악한다. **근거** 커뮤니케이션의 장애는 스트레스가 크다.
TP 간호 치료 항목	
• 수술 후 기관 캐뉼라 유치 중에는 필담이나 문자판 등이 주된 의사 표출 수단이 된다. 환자가 쓰는 글자만을 주시하지 않고 환자의 표정이나 행동도 관찰하면서 느긋한 분위기로 대한다.	➲ 표정이나 행동 등 비언어적 커뮤니케이션방법을 활용한다. **근거** 언어 이외의 방법도 유효한 커뮤니케이션 수단이 된다.
• 필담은 쓰는 시간과 상대가 읽기 어려운 등 의사소통에 신속성이 부족하기 때문에, '아프다' '가래를 뱉었으면 좋겠다' 등 빈번히 사용되는 단어 카드를 이용하는 등을 연구한다.	➲ 각 환자가 하기 쉬운 방법으로 의사소통을 돕는다. **근거** 할 수 있을 것이라는 기분이 커뮤니케이션 장애를 극복할 수 있는 환자의 의욕으로 이어진다.
• 기관 캐뉼라 제거 후부터 구음 장애에 대한 본격적인 훈련을 시작한다. 재활 부문 간호사(언어 치료사)와 연계하여 훈련 프로그램에 대한 공통 이해를 돕는다.	➲ 초조해하지 말고 조금씩 재활을 추진한다. **근거** 배우는 속도는 각 환자에 따라 다르다.
• 환자가 언어 치료사로부터 받은 훈련 내용을 일상생활 장면에서 적극적으로 사용할 수 있도록 환자와의 대화 장면을 의도적으로 마련하고 가능하게 되는 시점을 전한다.	
EP 환자 교육 항목	
• 수술 후에는 사레 들림의 가능성이 없어질 때까지 기관 캐뉼라가 내재되어 발음할 수 없음을 설명하고 수술 전에 필담이나 문자판의 사용법을 연습해두고, 볼펜보다 굵은 사인펜 쪽이 편하게 쓸 수 있고, 상대도 읽기 쉽다.	➲ 반듯이 누운 자세에서 써보는 등 실제 사용 장면을 상정하여 시도해보고 환자가 취하기 쉬운 방법을 준비한다. **근거** 수술 후에는 반듯이 누운 자세로 필담이나 문자판을 사용하는 장면이 많다.

- 구음 장애에 대한 훈련을 초조해하지 말고 계속할 것을 권한다. 구음 장애가 안정될 때까지 수술 후 1년 정도 걸리는 것을 말한다.
- 훈련 시간뿐만 아니라 실제 생활 장면으로 얘기해 볼 것을 권한다. 전화는 상대방이 듣기에 어려운 것도 많기 때문에, 팩시밀리 또는 전자 메일의 이용도 검토한다.

➡ 훈련 의욕을 유지한다. **근거** 능숙하지 않으면 심리적으로 쫓기거나 훈련 의욕이 저하되기 쉽다.

➡ 실제 생활 장면에서 사용함으로써 자신감을 가질 수 있게 한다. **근거** 자신감을 가질 때 사회생활도 확대되어 간다.

6 간호 문제	간호 진단	간호 목표(간호 성과)
#6 기관 절개에 따른 자기관리를 일상생활에서 할 수 없다.	비효과적 자기 건강관리 **관련 요인:** 지식 부족, 행동을 일으키는 동기가 불충분 **진단 지표** ☐ 질병을 관리하고 싶다고 말한다. ☐ 치료 계획을 일상생활에 적용할 수 없다.	〈장기 목표〉 기관 절개 부위의 자기관리를 할 수 있다. 〈단기 목표〉 기관 절개 부위의 자기관리의 필요성을 설명할 수 있다.

간호 계획	중재 포인트와 근거

OP 경과 관찰 항목

- 가래의 양이나 양상, 기관 캐뉼라의 오염 상황, 경부에 고정하는 끈이 있는 거즈(앞치마 거즈)에 가래 부착 정도, 스스로 흡인하는 경우에 흡인 작업

➡ 환자에게 불쾌감을 주지 않도록 관찰한다. **근거** 자기관리의 정도를 확인한다.

TP 간호 치료 항목

- 수술 직후에는 간호사가 기관 캐뉼라 유치에 대하여 관리를 하지만, 장착하고 퇴원하는 경우는 환자가 스스로 할 수 있는 범위를 서서히 확대해간다.
- 퇴원 전에 목욕이나 세발 기회를 마련해, 처음 할 때는 간호사가 지켜본다.

➡ 자기관리의 확대에 대해 환자의 의욕을 인정하는 태도로 중재한다. **근거** 의욕 유지로 이어진다.

➡ 퇴원 전에 기본적인 생활 행동을 시도해보고 행동을 확대한다. **근거** 퇴원 후 생활에 자신감이 붙는다.

EP 환자 교육 항목

- 연하 장애 때문에 기관 캐뉼라를 삽입한 채로 퇴원할 경우에는 캐뉼라의 취급방법을 지도한다.

➡ 연하 장애가 개선되지 않는 괴로움을 배려한다. **근거** 자기관리에 대한 환자의 준비 상황에 맞추어 지도할 필요가 있다.

- 기관 캐뉼라로 이물 흡입이나 기관의 건조를 막기 위해 앞치마 거즈를 목에 대도록 설명한다.
- 앞치마 거즈는 더러워지면 교환한다.

➡ 기관 내를 보호한다. **근거** 상기도염이나 폐렴을 예방한다.

➡ 기관 캐뉼라의 청결을 유지한다. **근거** 상기도염을 예방한다.

- 기관 내가 건조하여 가래가 딱딱한 경우는 가습기나 흡입기의 사용을 고려한다.
- 가래를 자력으로 객출할 수 없는 경우에는 흡입기를 사용한다. 자택에서 흡입기를 사용하는 경우에는 흡입 작업을 지도한다.
- 환자가 스스로 세정이 필요한 기관 캐뉼라를 유치하고 있는 경우에는 세정방법을 설명한다.
- 배변 시 배에 힘을 주어 기관 캐뉼라가 빠지거나, 스스로 삽입할 수 없는 경우에는 바로 의료 기관에서 진료를 받는다.
- 목욕 시 탕에 들어갈 때나 세발·세안 시에는 기관 캐뉼라로 물이 들어가지 않도록 주의한다. 목에 수건이나 앞치마 거즈를 두르고 들어갈 것, 머리에서부터 샤워를 할 때는 샴푸 모자를 착용할 것을 권한다.

➡ 가습기나 흡입기의 필요성을 평가한다. **근거** 가래는 자연스럽게 객출하여 상기도염이나 폐렴을 예방한다.

➡ 흡입기 사용의 필요성을 평가한다. **근거** 일반적으로는 흡입기를 사용하지 않아도 가래를 스스로 객출할 수 있다.

➡ 생활 속에서 하기 쉬운 시간대를 함께 생각한다. **근거** 부담감을 적게 한다.

➡ 긴급성을 이해할 수 있도록 설명한다. **근거** 빠진 채 방치하면 기관 절개부가 축소되어 재삽입이 어려워진다.

➡ 목욕이나 세발에 대한 공포감을 경감한다. **근거** 장애를 가진 신체가 되어도 청결 습관을 크게 바꿀 필요는 없다.

간호 문제	간호 진단	간호 목표(간호 성과)
#7 상지 운동 장애로 일상생활에 지장을 일으키고 있다(특히 탈의, 용모 단정).	신체 이동성 장애 **관련 요인:** 근육·골격계 장애(승모근 마비) **진단 지표** □ 관절 가동 범위(ROM)의 제한	〈장기 목표〉 탈의와 용모 단정 등 일상생활에 지장이 없다. 〈단기 목표〉 일상생활 속에서 어깨 관절의 가동 영역 훈련에 임할 수 있다.

간호 계획	중재 포인트와 근거
OP 경과 관찰 항목 • 어깨 관절의 가동역, 경부 경직감, 일상생활의 지장 정도	➡ 환자의 고통과 일상생활에 미치는 영향을 파악한다. 근거 환자의 주관적인 고통을 이해할 필요가 있다.
TP 간호 치료 항목 • 수술 후 부위의 치유를 기다리며 목 마사지와 어깨 관절의 가동 범위 훈련을 시작한다. 재활 부문과 연계하여 물리치료사(PT)에 의한 훈련을 계획할 수 있으면 좋다. • 탈의나 머리 빗기, 세발 등 팔을 올리는 동작에 지장을 불러오기 쉽기 때문에, 필요에 따라 일상생활을 지원한다. • 환자의 노력과 진전을 인정하는 말을 적극적으로 한다.	➡ 상지 운동 장애에 대한 고통과 불편을 이해하면서 훈련을 계획한다. 근거 훈련에의 의욕을 높인다. ➡ 할 수 없는 부분을 중재한다. 근거 할 수 있는 것은 자신이 함으로써 자기관리를 유지한다. ➡ 환자의 노력에 이해를 나타낸다. 근거 훈련 및 생활의 재구축에 의욕을 유지할 수 있다.
EP 환자 교육 항목 • 경부의 마사지나 어깨 관절의 가동역 훈련을 환자 자신이 하도록 방법을 설명한다. • ADL 자체가 재활 요법이 되므로 퇴원 후의 생활에서는 탈의나 머리 빗기·세발 등을 가능한 한 스스로 하도록 설명한다. • 가사나 일은 부담이 되지 않을 정도로 하고 약간씩 활동 범위를 넓혀 가도록 조언한다.	➡ 물리치료사와 함께 연계하여 한다. 근거 의료팀 내에서 교육 내용을 공통 인식하는 것이 필요하다. ➡ 환자의 노력을 인정하면서 훈련한 것을 실제 생활에서 적극적으로 활용해간다. 근거 훈련과 실제 생활을 분리하기 쉽다. ➡ 변화된 신체 기능에 익숙해져 자신이 할 수 있도록 한다. 근거 생활의 재구축으로 이어진다.

간호 문제	간호 진단	간호 목표(간호 성과)
#8 신체 이미지에 변화가 보인다.	신체 이미지 혼란 **관련 요인:** 질병의 치료(치료), 수술 **진단 지표** □ 신체에 대한 부정적인 정서(수치심, 당혹감, 혐오 등) □ 상실에 따른 마음의 상처 □ 라이프스타일의 변화에 대하여 표현한다.	〈장기 목표〉 변화된 신체 이미지를 받아들일 수 있다. 〈단기 목표〉 1) 변화된 신체에 대한 기분을 말할 수 있다. 2) 변화된 신체 기능에 맞춰 생활해 나가는 방법에 적극적으로 임할 수 있다.

간호 계획	중재 포인트와 근거
OP 경과 관찰 항목 • 변화하는 신체에 대한 말, 반응, 태도	➡ 부정적인 신체 이미지를 가지고 있지 않은지 파악한다. 근거 장애 수용의 상태를 평가할 수 있다.
TP 간호 치료 항목 • 변화하는 신체에 대한 괴로움과 부정적인 감정에 이해를 표시하고 공감적인 태도를 취한다. • 환자가 노력하고 있는 것이나 재활이 진행된 점을 인정하는 말을 한다.	➡ 감정을 표출하기 쉬운 자세로 관계한다. 근거 변화된 신체를 수용해나가는 것으로 이어진다. ➡ 환자 자신이 긍정적인 변화에 주의할 수 있도록 지원한다. 근거 새로운 신체 이미지 형성으로 이어진다.

- 신체적 장애가 있어도 환자의 인간으로서의 가치가 변하는 것이 아니라, 중요한 존재임을 전한다.

- 변화된 신체에 대한 아픈 마음을 표출해도 좋다는 것을 전한다.
- 신체가 변화해도 살아가는 힘을 가지고 있음을 알린다.

➡ 자기 가치, 자존감을 유지할 수 있도록 지원한다. **근거** 새로운 신체 이미지 형성으로 이어진다.

➡ 감정을 표출하기 쉬운 자세로 관계한다. **근거** 변화된 신체를 수용하는 것으로 이어진다.

➡ 환자가 가진 힘을 믿는다. **근거** 자신의 가치를 깨닫고 새로운 신체 이미지 형성으로 이어진다.

9 간호 문제	간호 진단	간호 목표(간호 성과)
#9 사회성과 사회적 역할에 변화가 보인다.	사회적 상호작용 장애 **관련 요인:** 의사소통 장벽 **진단 지표** ☐ 사회적 상황이 불편 ☐ 타인과의 상호작용이 잘 이루어지지 않는다.	〈장기 목표〉 새로운 사회생활을 할 수 있다. 〈단기 목표〉 1) 혼자서 외출할 수 있다. 2) 가정생활과 업무에 복귀할 수 있다.

간호 계획	중재 포인트와 근거

OP 경과 관찰 항목

- 퇴원 후 일상생활(집에 틀어박혀 있지 않은지, 복직할 수 있었는지 등)에 대한 정보를 수집한다.
- 가정이나 직장에서 어떤 역할을 하는지 정보를 수집한다.

➡ 수술 전 생활과 변화의 정도를 파악한다. **근거** 연하 장애와 구음 장애 때문에 사회성이 저하되기 쉽다.

➡ 현상에 대한 환자의 만족과 자기 가치에 미치는 영향을 파악한다. **근거** 사회적 역할의 변화는 환자의 자기 가치의 저하로 이어지기 쉽다.

TP 간호 치료 항목

- 사회생활을 다시 구축하는 데 장벽이 되고 있는 것은 무엇인지, 환자와 이야기한다.
- 장벽에는 대응을 연구하는 것으로 해결할 수 있음과 재활이 진행될 때까지 여전히 해결되지 않은 것, 환자가 스스로 심리적 장벽을 만들고 있는 것 등이 있기 때문에 장벽의 내용을 환자와 이야기하면서 정리한다.
- 장애의 재활 현황과 향후 전망 시에 가족이나 직장 상사·동료와 상의한다.

- 실직하거나 경제적으로 어려운 경우는 사회복지사와 연계하여 생활의 기반을 만든다.
- 가정이나 직장에서의 역할을 수술 전처럼 다하지 않아도 사람으로서의 가치가 저하된 것은 아니라는 것을 전한다.

EP 환자 교육 항목

- 외출이나 사람과의 교제를 수술 전과 같이 계속한다. 자신을 잘 이해 해주는 사람과의 교제에서부터 시작하면 좋다.
- 구음 장애가 장벽인 경우, 환자 자신이 생각하는 것보다 상대는 잘 알아듣고 있는 경우도 있으므로 객관적인 평가를 단어를 선택해 전한다.

➡ 환자가 처한 입장이나 괴로움을 이해함을 나타낸다. **근거** 심리적 회복으로 이어진다.

➡ 문제를 정리할 수 있도록 대화하지만, 인정하고 싶지 않은 것을 억지로 마주하지 않도록 주의한다. **근거** 무리하게 현실에 마주하는 것은 심리적 위협이 된다.

➡ 가족이나 직장 상사·동료의 이해·협력을 얻을 수 있도록 한다. **근거** 재활을 진행하면서 환경 조정은 필수적이다.

➡ 사회생활의 큰 변화에 환자가 적응할 수 있도록 한다. **근거** 경제적 기초는 생활에 필수적이다.

➡ 자기 가치, 자존감을 유지할 수 있도록 한다. **근거** 각자 가치의 유지는 사회생활을 다시 구축하는 데 중요하다.

➡ 사회생활에 자신감을 가질 수 있게 한다. **근거** 연하 장애와 구음 장애 때문에 사람들과의 교제 범위가 축소되기 쉽다.

➡ 말하기에 자신감을 가질 수 있게 한다. **근거** 훈련은 할 수 있어도 실생활에서 사용하는 것을 주저하는 경향이 있다.

86

설암

10 간호 문제	간호 진단	간호 목표(간호 성과)
#10 건강에 주의하지 않는 생활 습관은 암 재발의 가능성이 있다.	비효과적인 건강 유지 **관련 요인:** 비효과적 개인·가족 코핑 **진단 지표** □ 기본 건강 실천을 충족하는 책임을 질 수 없다. □ 건강 행동을 개선하는 것에 대한 관심의 표명 부족	〈**장기 목표**〉 금연, 절주를 할 수 있다. 〈**단기 목표**〉 금연, 절주의 필요성을 환자가 설명할 수 있다.

간호 계획	중재 포인트와 근거
OP 경과 관찰 항목 • 수술 전 흡연·음주의 양과 기간, 스트레스 해소방법 • 현재 음주량·빈도, 업무상의 회식 등의 음주 기회, 니코틴과 알코올에 의존 유무 • 스트레스를 느끼는 일 및 그 해소방법, 금연 및 절주에 대한 관심과 의욕	➡ 과거의 생활 습관을 파악한다. **근거** 생활 습관을 변경하는 것은 쉽지 않다. ➡ 금연, 절주에 대한 관심이나 의욕과 아울러 환자가 처한 환경이나 심리 상태도 파악한다. **근거** 환경이나 심리 상태는 흡연·음주 습관에 영향이 크다.
TP 간호 치료 항목 • 금연과 절주를 위한 행동 계획을 환자와 함께 생각한다. • 금연과 절주를 위한 환자의 노력을 인정하는 말을 한다. • 니코틴과 알코올에 대한 의존이 의심되는 경우에는 정신과 의사와 연계한다.	➡ 환자에게 동기 부여한다. **근거** 생활 습관의 변화를 갖게 한다. ➡ 환자의 의욕을 높인다. **근거** 생활 습관의 변화를 일으킨다. ➡ 전문의의 도움이 필요하다는 것을 환자가 이해할 수 있도록 한다. **근거** 정신과 진료를 거부하는 환자가 적지 않다.
EP 환자 교육 항목 • 금연, 수술 후 절주의 필요성을 설명한다. • 흡연과 음주 이외의 스트레스 해소방법을 찾는다.	➡ 환자에게 동기 부여한다. **근거** 생활 습관의 변화를 불러온다. ➡ 지속할 수 있는 방법을 찾는다. **근거** 생활 습관 변화를 불러온다.

Step1 영향 평가 ▶ Step2 간호 초점 ▶ Step3 계획 ▶ **Step4 실시** ▶ Step5 평가

병기·병태·중증도별 관리 포인트

【진단기·수술 전】암 진단을 받아들이고, 기능 형태 장애를 동반한 수술에 대해 충분히 설명을 듣고, 스스로 결정할 수 있도록 지원한다. 동시에 수술 후 합병증 예방과 기능 장애의 신체적·심리적 준비를 촉진한다.

【수술 후 급성기】수술 후 합병증의 예방과 조기 발견·회복에의 간호를 실시한다. 특히 유리 조직 이식부의 합병증 및 수술 후 섬망의 발현에 주의한다. 기관 절개를 한 경우나 혀 절제술에 의한 구음 장애는 커뮤니케이션에 장애를 일으켜 수술 후 섬망의 요인이 되므로, 환자의 고통을 배려한다.

【수술 후 재활 기간】연하 장애와 구음 장애에 대한 기능 훈련에 임하면서, 가정·사회에 복귀 생활을 다시 구축할 수 있도록 지원한다.

간호 활동(간호 중재) 포인트

암 진단 시 간호
• 암 진단을 통한 환자 및 가족의 심리적 충격을 이해하고 암에 대하여 효과적으로 대처해나갈 수 있도록 지원한다.
• 환자·가족이 있는 그대로의 감정을 표출할 수 있는 관계를 형성한다.

- 선택할 수 있는 치료법에 대해 충분히 정보를 제공하고 납득하여 치료에 임할 수 있도록 지원한다.
- 수술 전부터 수술 후 기능 장애를 해결하기 위해 심신을 갖춘다.
- 수술은 특히 섬망이나 유리 피부 이식 부위의 괴사에 주의한다.

연하 장애와 커뮤니케이션 장애에 대한 대응
- 연하 및 구음 장애에 대한 기능 훈련에 적극적으로 임할 수 있도록 지원한다.
- 환자의 자존감과 자기 가치를 저하시키지 않는다.
- 가족이나 직장의 이해와 협력을 얻어, 사회성이 저하되지 않도록 지원한다.

환자·가족의 심리·사회적 문제에 대한 지원
- 수술 후 기능 장애에 대한 대처법의 정보를 제공하고, 환자·가족의 불안을 완화한다.
- 사람과의 교제 및 업무 복귀 등 사회성을 복구할 수 있는지 확인한다.
- 장애를 갖고 생활에 적응할 때까지 계속 간호한다.

퇴원·요양 지도

- 환자·가족이 퇴원 후의 생활에 대해 걱정스러운 점, 불안하게 느끼는 점을 파악하고 해결방법을 정보 제공한다.
- 연하 및 구음 장애는 수술 1년 후에 더욱 개선을 기대할 수 있다는 정보를 제공하고 꾸준히 훈련하도록 동기를 부여한다.
- 흡인 시의 자택에서의 대응방법, 응급 의료 기관의 연락처 및 외래에서의 상담 창구의 정보를 제공한다.

| Step1 영향 평가 | Step2 간호 초점 | Step3 계획 | Step4 실시 | Step5 평가 |

평가 포인트

간호 목표 달성도
- 암 진단 및 수술 후 기능 장애를 수용하고 변화된 신체를 가지면서 긍정적인 마음으로 생활할 수 있는가?
- 식사 섭취 및 커뮤니케이션의 장애는 어느 정도인지 재활에 임해, 사회성을 회복할 수 있는가?
- 상지 운동 장애에 의한 ADL의 지장은 어느 정도인지, 재활에 성실히 임하여 ADL을 자립할 수 있는가?
- 수술 후 합병증을 일으키지 않았는가?
- 금연, 절주를 수행할 수 있는가?

86
설암

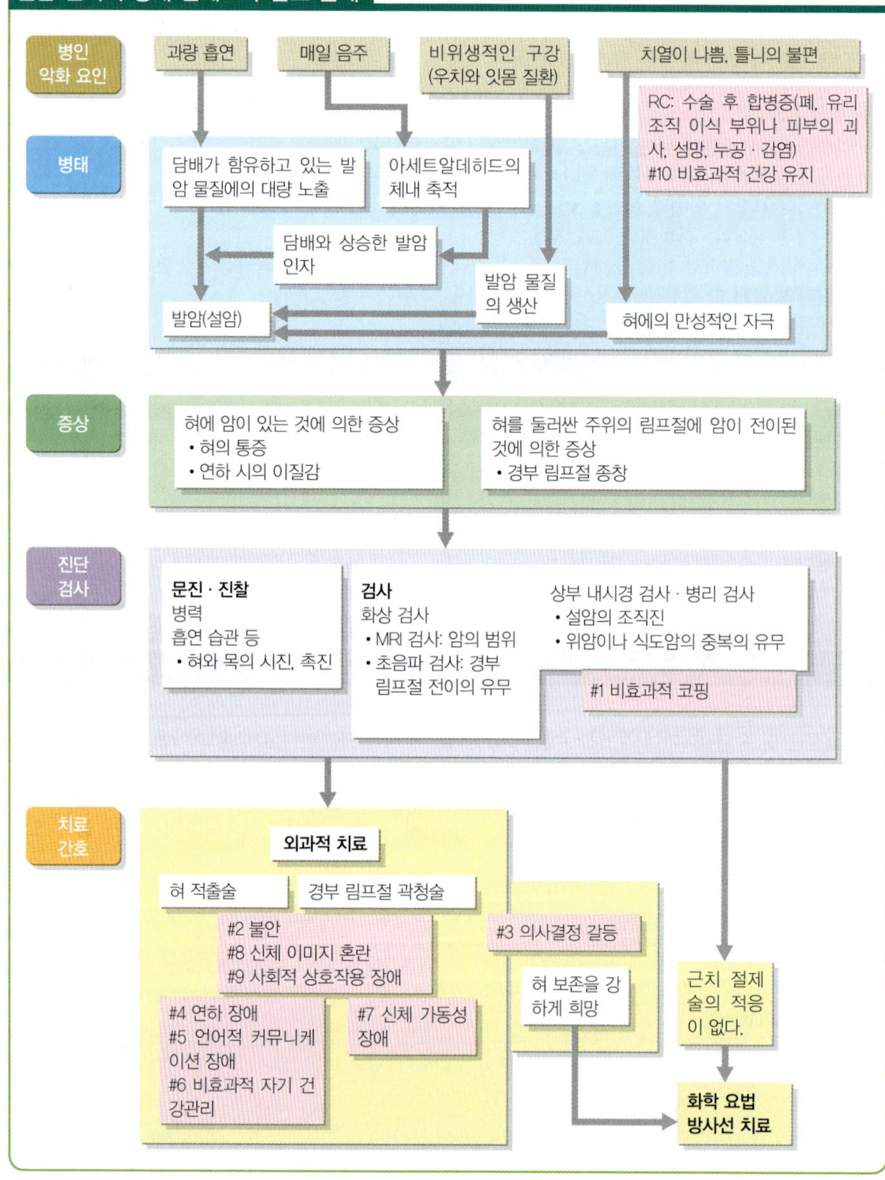
병인
악화 요인
과량 흡연
매일 음주
비위생적인 구강
(우치와 잇몸 질환)
치열이 나쁨, 틀니의 불편
병태
담배가 함유하고 있는 발암 물질에의 대량 노출
아세트알데히드의 체내 축적
RC: 수술 후 합병증(폐, 유리 조직 이식 부위나 피부의 괴사, 섬망, 누공 · 감염)
#10 비효과적 건강 유지
담배와 상승한 발암 인자
발암 물질의 생산
발암(설암)
혀에의 만성적인 자극
증상
혀에 암이 있는 것에 의한 증상
• 혀의 통증
• 연하 시의 이질감
혀를 둘러싼 주위의 림프절에 암이 전이된 것에 의한 증상
• 경부 림프절 종창
진단
검사
문진 · 진찰
병력
흡연 습관 등
• 혀와 목의 시진, 촉진
검사
화상 검사
• MRI 검사: 암의 범위
• 초음파 검사: 경부 림프절 전이의 유무
상부 내시경 검사 · 병리 검사
• 설암의 조직진
• 위암이나 식도암의 중복의 유무
#1 비효과적 코핑
치료
간호
외과적 치료
혀 적출술
경부 림프절 곽청술
#2 불안
#8 신체 이미지 혼란
#9 사회적 상호작용 장애
#3 의사결정 갈등
#4 연하 장애
#5 언어적 커뮤니케이션 장애
#6 비효과적 자기 건강관리
#7 신체 가동성 장애
혀 보존을 강하게 희망
근치 절제술의 적응이 없다.
화학 요법
방사선 치료

상태* 392

ㅅ

사회적 고립 474

사회적 상호작용 장애 521,
546, 567

설사 335

섭식 자기관리 부족 297

성적 기능 장애 116, 130, 143

수면 패턴 혼란 261

슬픔 425

신체 손상 위험 상태 176, 197,
284, 394, 410, 411, 425,
428, 453, 456, 472, 508

신체 이동성 장애 219, 259,
393, 544, 566

신체 이미지 혼란 115, 174,
220, 244, 262, 299, 391,
545, 566

ㅇ

안락 장애 129, 172, 195, 274,
428, 506

언어적 커뮤니케이션 장애 473,
494, 520, 542, 564

연하 장애 524, 563

영양 섭취 소비 균형 이상:

필요량 이하 12, 28, 33, 51,
67, 218, 232, 300, 476, 496

외로움 위험 상태 440

의사결정 갈등 113, 141, 390,
541, 562

ㅈ

자기관리 부족 증후군* 413

자존감 상황적 저하 220, 313,
475, 494

자존감 상황적 저하 위험
상태 336, 356

절망감 175

절박성 요실금 155

조직 통합성 장애 523

지식 부족 408, 440

ㅊ

체액량 과잉 11, 26, 30, 48,
68

출혈 위험 상태 82, 129

ㅍ

피부 통합성 장애 214, 231,
243, 283

피부 통합성 장애 위험

상태 115, 275

ㅎ

활동내성 저하 27, 50, 67

활동내성 저하 위험 상태 353,
373

근거 중심 **질환별 간호 과정 3**

펴   냄 2020년 12월 15일 1판 2쇄
편   집 이노우에 도모코·사토 치후미
감 수 자 엄옥주
옮 긴 이 이민자
펴 낸 이 김철종
펴 낸 곳 (주)한언
등록번호 제1-128호 / 등록일자 1983. 9. 30
주   소 서울시 종로구 삼일대로 453(경운동) 2층
          TEL. 02-701-6911(대) / FAX. 02-701-4449

홈페이지 www.haneon.com
e-mail haneon@haneon.com

이 책의 무단전재 및 복제를 금합니다.
잘못 만들어진 책은 구입하신 서점에서 바꾸어 드립니다.
ISBN 978-89-5596-698-5   14510
      978-89-5596-686-2   14510(세트)

한언의 사명선언문
Since 3rd day of January, 1998

Our Mission – 우리는 새로운 지식을 창출, 전파하여 전 인류가 이를 공유케 함으로써 인류 문화의 발전과 행복에 이바지한다.

– 우리는 끊임없이 학습하는 조직으로서 자신과 조직의 발전을 위해 쉼 없이 노력하며, 궁극적으로는 세계적 콘텐츠 그룹을 지향한다.

– 우리는 정신적, 물질적으로 최고 수준의 복지를 실현하기 위해 노력하며, 명실공히 초일류 사원들의 집합체로서 부끄럼 없이 행동한다.

Our Vision 한언은 콘텐츠 기업의 선도적 성공 모델이 된다.

저희 한언인들은 위와 같은 사명을 항상 가슴속에 간직하고
좋은 책을 만들기 위해 최선을 다하고 있습니다.
독자 여러분의 아낌없는 충고와 격려를 부탁 드립니다.
• 한언 가족 •

HanEon's Mission statement

Our Mission – We create and broadcast new knowledge for the advancement and happiness of the whole human race.

– We do our best to improve ourselves and the organization, with the ultimate goal of striving to be the best content group in the world.

– We try to realize the highest quality of welfare system in both mental and physical ways and we behave in a manner that reflects our mission as proud members of HanEon Community.

Our Vision HanEon will be the leading Success Model of the content group.